胸部のCT

第4版

編集　村田喜代史　洛西ニュータウン病院放射線科 部長
　　　上甲　　剛　関西労災病院放射線科 管理部長
　　　村山　貞之　琉球大学大学院医学研究科放射線診断治療学 教授
　　　酒井　文和　前 埼玉医科大学国際医療センター画像診断科 教授

Ikezoe's
CT of the Chest

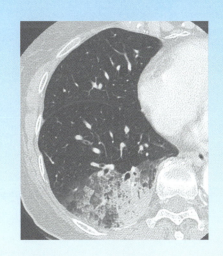

メディカル・サイエンス・インターナショナル

Ikezoe's CT of the Chest
Fourth Edition
Edited by Kiyoshi Murata, Takeshi Johkoh, Sadayuki Murayama, Fumikazu Sakai

© 2018 by Medical Sciences International, Ltd., Tokyo
All rights reserved.
ISBN 978-4-8157-0118-5

Printed and Bound in Japan

執筆者一覧 (執筆順)

森谷　浩史	Hiroshi Moriya	大原綜合病院 画像診断センター長	
石口　恒男	Tsuneo Ishiguchi	愛知医科大学 名誉教授，社団医療法人トラストクリニック 理事長	
原　　眞咲	Masaki Hara	名古屋市立西部医療センター放射線診療センター長（名古屋市立大学大学院高度医療教育研究センター 教授）	
小澤　良之	Yoshiyuki Ozawa	名古屋市立大学大学院放射線医学分野 講師	
尾辻　秀章	Hideaki Otsuji	西の京病院・メディカルプラザ薬師西の京 PET センター長	
髙橋　雅士	Masashi Takahashi	友仁山崎病院 病院長	
伊藤　春海	Harumi Itoh	福井大学 名誉教授（福井大学高エネルギー医学研究センター 特命教授）	
一門　和哉	Kazuya Ichikado	済生会熊本病院呼吸器センター呼吸器内科 部長	
足立　秀治	Shuji Adachi	北播磨総合医療センター 健康管理センター長（放射線診断科）	
栗山　啓子	Keiko Kuriyama	国立病院機構大阪医療センター放射線診断科 部長	
楠本　昌彦	Masahiko Kusumoto	国立がん研究センター中央病院放射線診断科 科長	
本多　　修	Osamu Honda	大阪大学大学院医学系研究科放射線医学 講師	
賀門　克典	Katsunori Oikado	がん研究会有明病院画像診断部 呼吸器領域担当部長	
新田　哲久	Norihisa Nitta	京都岡本記念病院放射線科 主任部長	
丸山雄一郎	Yuichiro Maruyama	JA 長野厚生連浅間南麓こもろ医療センター放射線科 部長	
富山　憲幸	Noriyuki Tomiyama	大阪大学大学院医学系研究科放射線医学 教授	
藤本　公則	Kiminori Fujimoto	久留米大学医学部放射線医学講座 教授	
佐土原順子	Junko Sadohara	医療法人せとじまクリニック 診療部長	
角　　明子	Akiko Sumi	久留米大学医学部放射線医学講座 講師	
村山　貞之	Sadayuki Murayama	琉球大学大学院医学研究科放射線診断治療学 教授	
岡田　文人	Fumito Okada	大分大学医学部附属病院放射線科 講師	
濱中　章洋	Akihiro Hamanaka	兵庫県立淡路医療センター放射線科 部長	
安藤ゆみ子	Yumiko Ando	国立病院機構西別府病院放射線科 医長	
小野　麻美	Asami Ono	大分大学医学部附属病院放射線科 助教	
佐藤　晴佳	Haruka Sato	大分大学医学部附属病院放射線科	
田中　伸幸	Nobuyuki Tanaka	国立病院機構山口宇部医療センター 統括診療部長	
宜保　慎司	Shinji Gibo	浦添総合病院放射線科	
芦澤　和人	Kazuto Ashizawa	長崎大学大学院医歯薬学総合研究科臨床腫瘍学 教授	
土屋奈々絵	Nanae Tsuchiya	琉球大学医学部附属病院放射線科	
徳田　　均	Hitoshi Tokuda	東京山手メディカルセンター呼吸器内科	
氏田万寿夫	Masuo Ujita	立川綜合病院放射線科 主任医長	

坂井　修二	Shuji Sakai	東京女子医科大学画像診断学・核医学講座 教授
室田真希子	Makiko Murota	香川大学医学部放射線医学講座 学内講師
佐藤　　功	Katashi Satoh	宇多津病院放射線科画像診断センター
野間　恵之	Satoshi Noma	天理よろづ相談所病院放射線部診断部門 部長
上甲　　剛	Takeshi Johkoh	関西労災病院放射線科 管理部長
澄川　裕充	Hiromitsu Sumikawa	大阪国際がんセンター放射線診断科 副部長
江頭　玲子	Ryoko Egashira	佐賀大学医学部附属病院放射線科 助教
杉浦　弘明	Hiroaki Sugiura	慶應義塾大学医学部放射線診断科 助教
土屋　　裕	Yutaka Tsuchiya	昭和大学江東豊洲病院呼吸器アレルギー内科 講師
遠藤　正浩	Masahiro Endo	静岡県立静岡がんセンター画像診断科 部長
藪内　英剛	Hidetake Yabuuchi	九州大学大学院医学研究院保健学部門 教授
黒﨑　敦子	Atsuko Kurosaki	結核予防会複十字病院放射線診断科 部長
小山　光博	Mitsuhiro Koyama	大阪医科大学放射線医学教室 講師
審良　正則	Masanori Akira	国立病院機構近畿中央胸部疾患センター放射線科 部長
荒川　浩明	Hiroaki Arakawa	獨協医科大学放射線医学 講師
加藤　勝也	Katsuya Kato	川崎医科大学総合医療センター放射線科 教授
松岡　　伸	Shin Matsuoka	聖マリアンナ医科大学放射線医学講座 准教授
中野　恭幸	Yasutaka Nakano	滋賀医科大学内科学講座呼吸器内科 病院教授（科長）
中園　貴彦	Takahiko Nakazono	佐賀大学医学部附属病院放射線部 准教授
八木橋国博	Kunihiro Yagihashi	聖マリアンナ医科大学横浜市西部病院放射線科 准教授
松下彰一郎	Shoichiro Matsushita	聖マリアンナ医科大学放射線医学講座 助教
飛野　和則	Kazunori Tobino	飯塚病院呼吸器内科 部長（順天堂大学呼吸器内科）
久保　　武	Takeshi Kubo	京都大学医学部附属病院放射線部 助教
楊川　哲代	Noriyo Yanagawa	がん・感染症センター都立駒込病院放射線診療科診断部
酒井　文和	Fumikazu Sakai	前 埼玉医科大学国際医療センター画像診断科 教授
栗原　泰之	Yasuyuki Kurihara	聖路加国際病院放射線科 部長
髙橋　康二	Koji Takahashi	元†旭川医科大学放射線医学講座 教授
小野　修一	Shuichi Ono	弘前大学大学院医学研究科放射線科学講座 診療教授
松迫　正樹	Masaki Matsusako	聖路加国際病院放射線科 医長（胸部画像診断室室長）
岩澤　多恵	Tae Iwasawa	神奈川県立循環器呼吸器病センター放射線科 部長
篠崎　健史	Takeshi Shinozaki	自治医科大学医学部放射線医学講座 講師
村田喜代史	Kiyoshi Murata	洛西ニュータウン病院放射線科 部長
園田　明永	Akinaga Sonoda	滋賀医科大学放射線医学講座 講師

†髙橋康二先生は，2018年2月2日にご逝去されました．

第4版 序

　1998年2月に，池添潤平先生と私が編者となって，最新の胸部CTの知見を整理し，わかりやすく解説した教科書を作りたいと考え，多くの胸部放射線研究会の先生方にご協力をいただいて，「胸部のCT」を出版してから，はや20年が経過した．この間，「胸部のCT」は多くの方々に臨床の現場で使っていただき，また，内容に関していただいたご意見も参考にしながら版を重ね，さらに編者に上甲　剛先生，村山貞之先生にも加わっていただきながら，内容も充実したものに進化してきたと自負している．しかしながら，第3版を出版してから7年が経過し，胸部疾患においても，新しい疾患概念が登場したり，肺癌のTNM分類や組織分類，さらに取り扱い規約の改訂といった大きな変化が起こっている．そこで，酒井文和先生にも編者に加わっていただき，もう一度，「胸部疾患の最新のCT診断情報を提供でき，かつ臨床的に使いやすい教科書を提供する」という原点に戻って改訂第4版を出版することとし，執筆者についても，その疾患に精通しておられる先生にわかりやすく解説していただく方針で編集を行った．加えて，胸部の高分解能CT (HRCT) の生みの親である伊藤春海先生には，今後の胸部CTが解析していくべき肺微細解剖や疾患について，考えておられるところを寄稿していただいた．これから胸部CTを学ぶ者にとっても，研究をしていく者にとっても示唆に富む一章となっていると思う．

　今回の改訂では，多列検出器型CT (MDCT) 技術の成熟を踏まえ，方法論的な章は割愛あるいはコンパクトなものとして，より疾患の解説に重点を置き，頻度の高い疾患は漏れなくカバーしながら，まれではあるが重要な疾患を含め，臨床の現場で役立つ教科書をめざした．また，可能な限り，新しいCT画像を採用することにした．したがって，胸部疾患のCT診断をこれから学ぼうと考えておられる先生方にとっても，放射線診断医にとっても，また呼吸器内科医，呼吸器外科医といった呼吸器を専門にしておられる先生にとっても役立つ教科書となったものと信じている．

　最後に，本書の出版に当たって，多大のご協力をいただいたメディカル・サイエンス・インターナショナルの正路　修氏に心から感謝申し上げたい．

2018年3月

編者を代表して　村田喜代史

初版　序

　Hounsfield により CT が初めて発表されて既に 25 年が経過した．従来の X 線検査では得られなかった新しい情報が得られるようになり，診断体系そのものが変化したといっても過言ではない．

　CT は横断断層像であり，きわめて濃度分解能のよい画像情報が得られるという特徴がある．当初は，従来描出できなかった脳実質が描出されることから，特に頭蓋内病変の診断に用いられた．その後，体幹部が撮像可能な装置が開発され，さらに短時間での撮像が可能になったことから腹部領域へと適応が広がっていった．肺は，元来，空気と気管支血管系が良好なコントラストをなす臓器であり，従来の胸部単純 X 線像や断層 X 線像で得られる情報は，頭部や腹部領域と比べてはるかに多かったために，初期には CT の有用性はそれほど認識されなかった．しかしながら，胸部領域においても，まず，縦隔内の軟部組織間の解析に有用であることが確認され，続いて肺内腫瘤影，胸膜病変，胸壁病変などの解析に用いられるようになった．肺野病変に対する有用性が本当に認識されるようになったのは，高分解能 CT(HRCT) が使用されるようになってからである．

　HRCT は，従来の X 線検査では描出できなかった肺野末梢の微細構造，特に二次小葉構造の認識を可能にした．従来，単純 X 線像では特に診断の難しかった"びまん性肺疾患"と呼ばれる一群の疾患は，二次小葉構造との関係でみると，二次小葉内での病変分布にそれぞれある特徴を有していることが明らかになってきた．したがって，従来は全く認識できなかった二次小葉構造との関連でみた病変分布が，HRCT で認識できることから，びまん性肺疾患の診断は著しく進歩した．さらに最近では，ヘリカル CT が開発され，撮像時間の飛躍的な短縮と through-put の改善が計られ，任意の断面での表示や，3 次元表示も可能になってきている．さらには，早期(初期)肺癌の診断にも，HRCT が必須となってきた．

　本書は，最近の胸部 CT の知見を整理し，わかりやすく解説することを目的にしている．特に，最新の画像を用い，読影の実際，読影のコツ，鑑別診断を示した．また，疾患そのものに関するポイント，診断上陥りやすい点についても記述した．実際には HRCT を用いたものが多いが，臨床現場でどのように HRCT が用いられているかをご理解いただけるものと思う．HRCT 所見を記載する用語の問題も重要である．同じ用語を用いていても，対応する実際の画像所見が異なる場合もある．この点に関しては，厚生省特定疾患-びまん性肺疾患調査研究班の画像部会がまとめた試案を記述していただいた．このなかでも特に注意していただきたいのは，肺野の高吸収域という用語である．通常，実質臓器では，高濃度域とか濃度上昇域という言葉が用いられているが，肺野にそのまま用いると混乱が生じる可能性があり，上記の表現を採用している．すなわち，従来の胸部単純写真で，高濃度部とは重なりのない肺野などの黒い部分を示すし，低濃度部とは心臓に重なった肺野など白い部分を指すからである．

　執筆は編者らの施設を中心に，日頃，関西地域で研究会を持ち，画像所見の描写や解釈に

ついて共通の目を持っている先生方にお願いしたが，当初の目的は達成できたのではないかと思っている．本書が読者のみなさんのお役に立てると信じている．

1997年12月

池添　潤平
村田喜代史

目 次

I. 検査法と適応　　1

1. MDCTを用いた種々の胸部CT検査（森谷浩史） ……… 2
- a．X線CT装置の開発と歴史 ……… 2
- b．CTの適応と問題点 ……… 5
- c．種々のCT検査 ……… 8
- d．各種の再構成画像 ……… 18
- e．診療手技のガイド・シミュレーション ……… 25
- f．計測・定量化技術 ……… 26

2. CT検査の被曝（石口恒男） ……… 29
- a．CT検査による被曝量の評価法 ……… 30
- b．CT検査による典型的な被曝量 ……… 33
- c．CT検査の被曝による発癌リスクの考え方 ……… 35
- d．CT検査の被曝低減策 ……… 36

II. 胸部の正常解剖とCT像　　41

1. 縦隔の解剖（原　眞咲，小澤良之） ……… 42
- a．縦隔の範囲 ……… 42
- b．縦隔の区分 ……… 43
- c．縦隔のCT解剖 ……… 54
  - 縦隔横断像 ……… 57
  - 縦隔矢状断像 ……… 63
  - 縦隔冠状断像 ……… 67

2. 肺区域解剖（肺門部の解剖を含む）（尾辻秀章） ……… 72
- a．肺区域の命名，キースライスと実際の解析例 ……… 72
  - 肺区域解剖：HRCT横断像 ……… 77
- b．Eparterial bronchusとhyparterial bronchusについて ……… 85
- c．肺葉切除を意識した解剖学的ポイント ……… 89

3. 肺野末梢構造とHRCT：二次小葉を中心に（髙橋雅士） ……… 96
- a．気道系の解剖 ……… 96
- b．血管系の解剖 ……… 99
- c．二次小葉の定義，解剖，HRCT像 ……… 101
- d．間質の定義，解剖，画像 ……… 107

III. 肺標本のマイクロ CT による解析 （伊藤春海，一門和哉） 115

1. 気管支・肺動脈束と肺静脈・境界膜系の関係 116
   a．従来からの考え方 116
   b．マイクロ CT による解析 118
2. 小葉間隔壁のマイクロ CT 120
3. 小葉の 3D 像 121
4. 小葉内細静脈のマイクロ CT 122
5. 蜂巣肺のマイクロ CT 123
6. 気管支異常 126
7. 小葉中心性粒状病変と小葉辺縁性病変の共存（マイクロ CT 像） 126
8. びまん性肺胞傷害 129
9. 細葉中心性肺気腫のマイクロ CT 129

IV. 肺腫瘤性病変 135

1. 肺腫瘤性病変の診断へのアプローチ （足立秀治） 136
   a．存在診断(病変のスクリーニング) 137
   b．質的診断 138
   c．進展範囲診断 143
2. 最新の肺癌病期分類 （栗山啓子） 144
   a．TNM 分類 144
   b．画像診断による TNM 臨床分類(cTNM) 148
   c．病期分類 158
   d．病期分類における CT の問題点 158
3. 肺門部肺癌 （髙橋雅士） 162
   a．肺門構造 162
   b．肺門部肺癌とは 162
   c．肉眼的進展形態と画像 166
   d．肺門部肺癌と手術 177
4. 肺野型肺癌 （楠本昌彦） 181
   a．肺野型肺癌の CT 所見 181
   b．非典型的な画像所見を示す肺野型肺癌 188
   c．肺癌の新しい WHO 分類(2015)と画像診断 194
5. 転移性肺腫瘍(癌性リンパ管症を含む) （本多　修） 203
   a．血行性の転移性肺腫瘍 203
   b．リンパ行性の転移性肺腫瘍 205
   c．経気道性の転移性肺腫瘍 207
   d．胸膜転移 207
   e．非典型的な転移性肺腫瘍のパターン 208

f．良性腫瘍の転移性肺腫瘍 ……………………………………………… 212
6．低悪性度腫瘍と良性腫瘍（負門克典）……………………………………… 214
　　a．低悪性度の肺癌 ………………………………………………………… 214
　　b．前浸潤性病変 …………………………………………………………… 220
　　c．良性腫瘍 ………………………………………………………………… 223
7．CTガイド下肺生検（新田哲久）……………………………………………… 229
　　a．経皮的肺生検の適応 …………………………………………………… 229
　　b．CTガイド下肺生検の成績 ……………………………………………… 230
　　c．肺生検の手技 …………………………………………………………… 231
　　d．被曝について …………………………………………………………… 234
　　e．検体の取り扱い ………………………………………………………… 234
　　f．合併症 …………………………………………………………………… 234
　　g．インフォームド・コンセント ………………………………………… 239
8．肺癌CT検診（丸山雄一郎）………………………………………………… 240
　　a．肺癌検診における胸部単純X線写真の役割 ………………………… 240
　　b．胸部CTを用いた肺癌検診の歩み …………………………………… 241
　　c．肺癌CT検診で検出された肺結節の取り扱いの考え方 …………… 242
　　d．被曝線量低減のすすめと留意点 ……………………………………… 248
　　e．肺癌検診が抱える課題 ………………………………………………… 248

Ⅴ．縦隔腫瘍　　261

1．縦隔腫瘍の診断へのアプローチ（原　眞咲）……………………………… 262
　　a．診断の進め方の基本 …………………………………………………… 262
　　b．発生部位診断（JART区分における縦隔上部病変を含めて）……… 262
　　c．周囲との関係 …………………………………………………………… 266
　　d．病変の形状 ……………………………………………………………… 268
　　e．内部性状 ………………………………………………………………… 268
　　f．経過観察 ………………………………………………………………… 272
2．胸腺腫 thymoma（富山憲幸）……………………………………………… 272
　　a．胸腺腫の頻度と発生部位 ……………………………………………… 272
　　b．胸腺腫の分類 …………………………………………………………… 273
　　c．胸腺腫の画像所見 ……………………………………………………… 276
3．胸腺腫以外の前縦隔腫瘍（藤本公則，佐土原順子，角　明子）………… 281
　　a．胸腺上皮性腫瘍 ………………………………………………………… 281
　　b．胚細胞性腫瘍 germ cell tumors ……………………………………… 290
　　c．悪性リンパ腫 malignant lymphoma ………………………………… 298
　　d．鑑別疾患と鑑別のポイント …………………………………………… 305

4. 中・後縦隔腫瘍（原　眞咲）　309

A. 中縦隔 middle mediastinum（JART 区分：気管食道傍領域 peritracheoesophageal zone, ITMIG 区分：臓器領域 visceral compartment）　309
   a．充実性病変　309
   b．嚢胞性病変　314

B. 後縦隔 posterior mediastinum（JART 区分：椎体傍領域 paravertebral zone, ITMIG 区分：椎体傍領域 paravertebral compartment）　319
   a．末梢神経腫瘍　319
   b．交感神経腫瘍　325
   c．神経原性腫瘍以外の病変　328

VI. 肺感染症　337

1. 肺感染症の診断へのアプローチ（村山貞之）　338
   a．検査法　338
   b．日本医学放射線学会・日本呼吸器学会作成の診療ガイドライン上の記載　339

2. 市中肺炎　341
   a．細菌性肺炎（岡田文人，濱中章洋，安藤ゆみ子，小野麻美，佐藤晴佳）　341
   b．非定型肺炎（マイコプラズマ，クラミドフィラ，レジオネラ）（田中伸幸）　354
   c．インフルエンザウイルス肺炎（村山貞之，宜保慎司）　363

3. 日和見感染症　367
   a．ニューモシスチス肺炎，サイトメガロウイルス肺炎（芦澤和人）　367
   b．肺真菌症（土屋奈々絵）　374

4. 肺抗酸菌症 1　結核症（徳田　均）　383
   肺抗酸菌症（総論）　383
   a．結核症：診断へのアプローチ　384
   b．結核症の読影に必要な基礎知識　384
   c．気道散布性結核症　387
   d．粟粒結核 miliary tuberculosis, disseminated tuberculosis　399
   e．気管支結核症 bronchial tuberculosis　402
   f．結核性胸膜炎 tuberculous pleurisy　402
   g．免疫不全者の結核 tuberculosis in compromised host　404

5. 肺抗酸菌症 2　非結核性肺抗酸菌症（氏田万寿夫）　407
   a．非結核性抗酸菌症の疫学　407
   b．非結核性抗酸菌症の診断　407
   c．*Mycobacterium avium* complex（MAC）症　408
   d．*M. kansasii* 症　419
   e．*M. abscessus* 症　421

6. 寄生虫疾患（坂井修二）　422
   a．各肺寄生虫症の CT 所見　422

7. 誤嚥性肺炎（室田真希子，佐藤 功）·········429
- a．誤嚥性肺炎〔嚥下性肺炎（通常型）〕の画像診断·········429
- b．Mendelson 症候群·········431
- c．びまん性嚥下性細気管支炎 diffuse aspiration bronchiolitis：DAB·········431
- d．慢性誤嚥性変化·········433

VII. びまん性肺疾患 1   441

1. びまん性肺疾患の診断へのアプローチ（野間恵之）·········442
- a．小葉について·········442
- b．小葉から見た読影方法·········442

2. 原因不明の間質性肺炎·········448
- a．新しい分類と概念（上甲 剛）·········448
- b．慢性間質性肺炎(IPF, NSIP)（澄川裕充）·········454
- c．喫煙関連間質性肺炎（江頭玲子）·········466
- d．急性間質性肺炎(AIP)，特発性器質化肺炎(COP)（一門和哉）·········476
- e．その他のまれな間質性肺炎（藤本公則）·········486

3. 膠原病肺·········496
- a．強皮症肺 systemic sclerosis(SSc) associated interstitial lung disease（杉浦弘明）·········496
- b．多発性筋炎/皮膚筋炎 polymyositis-dermatomyositis：PM-DM（江頭玲子）·········502
- c．関節リウマチ rheumatoid arthritis：RA（土屋 裕）·········511
- d．Sjögren 症候群 Sjögren syndrome：SjS（芦澤和人）·········523
- e．その他の膠原病（上甲 剛）·········528

4. 急性呼吸促迫症候群 acute respiratory distress syndrome：ARDS（一門和哉）·········533
- a．画像所見の理解に必要な知見について·········533
- b．画像所見·········535

5. 好酸球性肺炎 eosinophilic pneumonia（上甲 剛）·········539
- a．慢性好酸球性肺炎 chronic eosinophilic pneumonia：CEP·········540
- b．急性好酸球性肺炎 acute eosinophilic pneumonia：AEP·········542

VIII. びまん性肺疾患 2   559

6. 薬剤性肺障害（遠藤正浩）·········560
- a．臨床的事項·········560
- b．病理学的事項·········560
- c．画像所見·········561

7. 放射線性肺障害（藪内英剛）·········569
- a．標準的放射線治療後の放射線性肺障害·········569
- b．定位放射線治療後の放射線肺臓炎·········570
- c．乳房接線照射後の照射野外器質化肺炎·········573
- d．照射想起現象 radiation recall phenomenon·········575

8. 肺血管炎·········576
- a．顕微鏡的多発血管炎 microscopic polyangiitis：MPA（黒﨑敦子）·········576
- b．多発血管炎性肉芽腫症 granulomatosis with polyangiitis：GPA（芦澤和人）·········582
- c．好酸球性多発血管炎性肉芽腫症（旧チャーグ・ストラウス症候群/アレルギー性肉芽腫性血管炎）eosinophilic granulomatosis with polyangiitis：EGPA（黒﨑敦子）·········586

9. 肉芽腫性肺疾患·········591
- a．サルコイドーシス sarcoidosis（藤本公則，角 明子）·········591
- b．肺組織球症 pulmonary Langerhans cell histiocytosis：PLCH（小山光博）·········607
- c．過敏性肺炎 hypersensitivity pneumonitis（審良正則）·········610

10. 職業性肺疾患·········615
- a．珪肺と mixed dust fibrosis（MDF）（荒川浩明）·········615
- b．石綿関連疾患（加藤勝也）·········621
- c．その他の塵肺（審良正則）·········632

11. 気道病変·········639
- a．慢性閉塞性肺疾患 chronic obstructive pulmonary disease：COPD（松岡 伸）·········639
- b．気管支喘息 bronchial asthma（中野恭幸）·········648
- c．ACO（asthma and COPD overlap）（中野恭幸）·········650
- d．気管支拡張症 bronchiectasis（中園貴彦）·········652
- e．再発性多発軟骨炎（RP）などの中枢気道病変（八木橋国博，松下彰一郎）·········656
- f．びまん性汎細気管支炎 diffuse panbronchiolitis：DPB（審良正則）·········662
- g．閉塞性細気管支炎 bronchiolitis obliterans：BO（肺移植関連を中心に）（加藤勝也）·········666

12. リンパ増殖性肺疾患（上甲 剛）·········669
- a．疾患概念と画像診断に必要な解剖·········669
- b．良性病変·········672
- c．悪性リンパ腫·········679

13. まれなびまん性肺疾患·········685
- a．LAM，MNPH（飛野和則）·········685
- b．アミロイドーシス amyloidosis（久保 武）·········691
- c．肺胞蛋白症 pulmonary alveolar proteinosis（村山貞之）·········695
- d．肺胞微石症 pulmonary alveolar microlithiasis（澄川裕充）·········698
- e．異所性肺石灰化（久保 武）·········701

f．肺骨化症 pulmonary ossification（杉浦弘明）……… 702
　　g．造血幹細胞移植後非感染性合併症（楊川哲代）……… 704
　　h．IgG4 関連疾患と MCD（酒井文和）……… 710

IX．血管性病変　　743

1. 血管性病変の診断へのアプローチ（栗原泰之）……… 744
2. 肺血栓塞栓症 pulmonary thromboembolism：PTE（栗原泰之）……… 744
　　a．肺血栓塞栓症へのアプローチ ……… 744
　　b．検査方法 ……… 745
　　c．画像所見 ……… 746
　　d．ピットフォール ……… 749
3. 感染性塞栓と腫瘍性塞栓（髙橋康二）……… 752
　　a．感染性塞栓 ……… 752
　　b．腫瘍塞栓 ……… 753
　　c．PTTM（primary tumor thrombotic microangiopathy）……… 754
4. 肺動脈肉腫 pulmonary artery sarcoma（小野修一）……… 755
　　a．疾患の一般的事項 ……… 756
　　b．CT 所見 ……… 757
　　c．他の放射線診断 ……… 757
5. 肺水腫 pulmonary edema（松迫正樹）……… 759
　　a．肺水腫の分類 ……… 759
　　b．肺水腫の病態生理 ……… 759
　　c．肺水腫の CT 所見 ……… 760
6. 肺高血圧症 pulmonary hypertension（岩澤多恵）……… 771
　　a．肺高血圧症の定義 ……… 771
　　b．肺高血圧症の分類 ……… 772
　　c．肺高血圧症の CT 所見 ……… 772
　　d．肺動脈性肺高血圧症 pulmonary artery hypertension：PAH ……… 775
　　e．肺動脈性肺高血圧症をきたすその他の疾患 ……… 777
　　f．肺静脈性肺高血圧症（肺静脈閉塞性疾患 pulmonary veno-occlusive disease：
　　　　PVOD および肺毛細血管腫症 pulmonary capillary hemangiomatosis：PCH）
　　　　……… 778
　　g．肺疾患に続発する肺高血圧 ……… 779
　　h．慢性血栓塞栓性肺高血圧症 chronic thromboembolic pulmonary hyperten-
　　　　sion：CTEPH ……… 780
　　i．心疾患に続発する肺高血圧症 pulmonary hypertension secondary to left
　　　　heart disease：PH-LHD ……… 782

X. 胸膜・胸壁疾患　787

1. 胸膜・胸壁疾患の診断へのアプローチ（酒井文和）　788
  a. 胸壁胸膜の正常解剖と正常像，変異　788
  b. 胸膜疾患，胸壁疾患へのアプローチ　790

2. 胸膜疾患（篠崎健史）　792
  a. 胸水 pleural effusion　792
  b. 膿胸 empyema　792
  c. 良性石綿胸水（石綿胸膜炎）benign asbestos pleural effusion（asbestos pleuritis）　795
  d. 気胸 pneumothorax　796
  e. 胸膜気管支瘻 bronchopleural fistula　797
  f. 胸膜肥厚 benign pleural thickening　798
  g. 胸膜腫瘍 pleural tumor　804

3. 胸壁疾患（酒井文和）　810
  a. 先天形成異常　810
  b. 炎症性疾患　810
  c. 外傷　810
  d. 腫瘍性疾患　810

XI. 胸部外傷　819

1. 胸部外傷の診断へのアプローチ（栗原泰之）　820

2. 胸部外傷（栗原泰之）　821
  a. 気胸 pneumothorax　821
  b. 血胸 hemothorax　822
  c. 胸部大動脈損傷 aortic injury　824
  d. 気管気管支損傷 tracheobronchial tear　824
  e. 肺実質損傷　826
  f. 横隔膜損傷　827
  g. 肋骨骨折 rib fracture　829
  h. 脊椎骨折 thoracic fracture　830
  i. 胸骨骨折　830
  j. 食道損傷　831

XII. 先天異常　833

1. 先天異常の診断へのアプローチ（村田喜代史）　834

2. 気管支肺異常 bronchopulmonary anomaly（村田喜代史，園田明永）　835
  a. 肺無形成，低形成 pulmonary agenesis, aplasia, or hypoplasia　835

b．気管支原性嚢胞 bronchogenic cyst ……………………………………… 836
　　　c．先天性肺気道奇形 congenital pulmonary airway malformation：CPAM ……… 838
　　　d．Neonatal lobar hyperinflation(congenital lobar emphysema) …………………… 840
　　　e．気管支閉鎖症 bronchial atresia ……………………………………… 840
　　　f．先天性気管気管支狭窄および拡張 …………………………………… 842
　　　g．先天性気管支分岐異常 anomaly of tracheobronchial branching ……………… 842
3．**肺血管異常 pulmonary vascular anomaly**（村田喜代史，園田明永）……………… 846
　　　a．肺動脈欠損症 proximal interruption of pulmonary artery ……………………… 846
　　　b．左肺動脈右肺動脈起始症 pulmonary artery sling …………………………… 847
　　　c．肺底区動脈大動脈起始症 systemic arterial supply to normal basal
　　　　 segments of the lung …………………………………………………………… 848
　　　d．部分肺静脈還流異常 partial anomalous pulmonary venous return：PAPVR
　　　　 …………………………………………………………………………………… 850
　　　e．肺動静脈奇形 pulmonary arteriovenous malformation：AVM ……………… 850
　　　f．縦隔内の血管奇形 ………………………………………………………… 853
4．**気管支肺実質と血管の合併異常 combination of bronchopulmonary and vascular anomaly**（村田喜代史，園田明永）………………………………………… 857
　　　a．肺低形成症候群 hypogenetic lung syndrome(scimitar syndrome) ……… 857
　　　b．肺分画症 pulmonary sequestration ……………………………………… 857
5．**その他の先天異常**（村田喜代史，園田明永）………………………………… 865

索引 ……………………………………………………………………………………… 871
　　和文索引 …………………………………………………………………………… 871
　　欧文索引 …………………………………………………………………………… 879

I.

検査法と適応

Ikezoe's
CT of the Chest

1. MDCTを用いた種々の胸部CT検査

a. X線CT装置の開発と歴史

1) CT装置の技術的進化

　医用画像診断装置はデータ取得系と画像出力系の両面で進歩を続けている．時間・空間分解能の向上，画像出力の自由度の増加に伴うさまざまな効率的表示方法に加えて，被曝線量の低減，使用造影剤の減量によるリスクの減少によって検査の適応・目的が変化してきている．

　1970年代に製品化されたX線CTも上記両面で発展を続けている．初期のCTは撮像時間の短縮に開発の力が注がれた．高速化により呼吸停止中の撮像が可能となり，頭部から体幹部へ臨床適応が拡大し，高分解能CT（high-resolution CT：HRCT）の実現により，肺野診断の標準的画像となった．現在の呼吸器臨床においてはCTは必須の検査法となっており，技術的進歩と一般臨床への普及に伴って多くの臨床場面へ適応が拡大している．

2) 連続回転CT・ヘリカルCT

　その後，連続回転CT（1985年）[1]，ヘリカルスキャン（1990年）[2]など高速化が進み，短時間で広範囲を撮像可能となった．機器の普及とともに高分解能薄層撮像が一般的となり，ヘリカルスキャンにより3次元画像が一般臨床で用いられるようになった．1998年に0.5秒/回転が実現し，高速撮像による心拡張期画像や精度の高い造影検査法へと応用された．同年，多数列の検出器を並べて同時に複数スライスの撮像ができる多列検出器型CT〔multidetector-row CT：MDCT，マルチスライスCT（MSCT）〕が製品化された[3]．

3) MDCT（マルチスライスCT：MSCT）

　従来のCTが1列の検出器で1断面をスキャンしていたのに対し，MDCTは複数列の検出器からデータ収集することで，同時に複数断面のスキャンを可能とするものである．あらゆる点でそれまでのCTの機能を凌駕した高機能CTとして臨床導入された[4]．

　MDCTでは，撮像スライスの薄層化と撮像の高速化の面で顕著な技術的進歩があり，0.5秒以下の回転と0.5 mm厚のスライス厚が実現した[3]．高速回転のヘリカルスキャンが標準的撮像となり，0.5〜1 mm厚のスライスが実現させた等方性ボクセル（isotropic voxel）画像により，CTは横断（軸位断）撮像から体積（volume）撮像へ発展した．

　撮像面における画質の向上，種々の偽影低減処理，被曝低減など，多くの技術が一般臨床に利用された．また，心電図同期技術を用いた心臓の静止画像も得られるようになった．MDCTはこのような撮像技術系の向上，画質向上，3次元表示技術の向上を伴う高機能CTであり，この時期のCTの分解能がその後の胸部CTの基本性能となった．

　MDCTの臨床利用としては，高速撮像による 1) 画質向上（motion artifactの減少），2) 心

臓拍動の可視化, 3) 最適な造影時相, 広範囲化による 4) 全肺ないし全身撮像, 5) 複数部位の一括検査, 6) 末梢動脈の CT angiography (CTA), 薄層化による 7) 微細構造の描出, 8) 全肺の HRCT, そして処理能力の向上による 9) 処理件数の増加, などがあげられる. スクリーニング CT と精検 CT との境界がなくなり, 最終的画像診断・質的推定診断としての撮像が増加した. 造影 CT においても CTA に代表される血管系の描出と腫瘍血行動態撮像が一般化した. CTA では, 非侵襲的に精度の高い血管画像が得られ, カテーテルを用いた血管造影検査の診断的役割は減少した. このように, MDCT の臨床導入により, 断層撮像・血管造影・気管支造影に替わって, CT が呼吸器領域における最終的画像診断となる場合が多くなった.

4) 多列化の進歩

　MDCT 登場後の技術的進歩は極めて急速である. 開発の方向はさらなる多列化・高機能化を目指している. およそ 20 年間で, 2 列・4 列・8 列・16 列・32 列・64 列・320 列と列数が増加し, 高速撮像が容易となり, 薄いスライス厚による連続撮像, 肝臓などの多相性ダイナミックスキャンに応用された. 4 列 MDCT により広範囲撮像・高速撮像・高分解能撮像が可能になったが, 臨床撮像でそれらの 3 要素を同時に満たす能力には至っていなかったため, 要求される機能を選択して利用していた. 16 列 MDCT では, これらの 3 要素が同時に取得可能となり, 従来複数回に分けて行っていた胸腹部骨盤撮像が 1 回の撮像で行え, 大血管をねらった 3D-CTA も一般的となった. 複数回撮像や造影 X 線検査の置換により, 検査の低侵襲化・効率化をもたらした. 64 列 MDCT では撮像がさらに高速化し, 一般臨床撮像で心臓 CT を行える状態となった.

　列数の増加に伴って処理能力(高速化・広範囲化)が向上し, 呼吸停止時間短縮, 広範囲撮像, 造影剤減量, 高精細画像, 従来の侵襲的検査の置換などが可能となっている[4].

5) MDCT 後の技術的革新

　MDCT 製品化の後, Gemstone 検出器による高空間分解能 CT, 2 管球搭載 CT による時間分解能向上, volume scan を可能とした 320 列 area detector CT (ADCT), さまざまな手法を用いた dual energy CT (DECT), 超高精細 CT など, 各社からそれぞれ異なる特色をもった次世代 CT が製品化された.

① 320 列面検出器 CT

　320 列 ADCT はヘリカルスキャンを用いることなく寝台を固定したまま 16 cm の撮像が可能な装置であり, 心拍動・呼吸運動の位相差のない同一時相での等方性ボクセルデータの取得が可能である. 呼吸器領域においては, 心拍動による motion artifact のない鮮明な肺野画像が得られ, 空間分解能・時間分解能とも向上する. また, step & shoot 方式で行う wide volume scan により, 位相差のない画像を広範囲で得ることも可能である. 同一部位の連続撮像により呼吸動態・動静脈の血流評価や灌流画像が得られる.

② Dual sourse CT (DSCT)

　X 線管球と検出器ユニットが 2 基搭載されている. flush spiral scan により, 0.28 秒/回転・寝台移動 46 cm/秒の高速撮像を実現している.

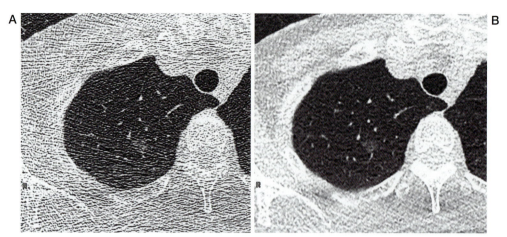

図 1-1 低線量撮像時の逐次近似応用再構成の一例
A：FBP，B：AIDR3D（撮像電圧 3 mAs，実効線量 0.12 mSv）　逐次近似応用再構成を用いた AIDR3D（B）では，肺癌 CT 検診などの低線量撮像や高体重例・肩などのアーチファクト例のノイズが低減される．

③ Dual energy CT（DECT）

　異なる管電圧で撮像することで，骨影の除去，アーチファクト低減，精密な差分画像，エネルギーサブトラクションを用いた組織成分の分別（単色 X 線等価画像・マルチ物質密度弁別画像）などが可能である．2 管球 CT，超高速切り替え方式，twin beam dual energy，2 層検出器・2 回転方式などの手法が開発されている．

④ 超高精細 CT

　およそ 20 年間，CT の検出器は最小が 0.5 mm であったが，2016 年，0.25 mm 検出器が臨床に登場した．1024×1024（2048×2048）マトリックス表示も可能となり，これまでの 0.5 mm の等方性ボクセルを超えた，さらなる緻密な形態情報の取得を可能とした．

⑤ 逐次近似再構成法　iterative reconstruction

　2011 年，東日本大震災の後，線量低減時の画質低下の改善を目的とした画像再構成方法技術が注目され，その一手法として，逐次近似再構成法が臨床導入された．フィルタ補正逆投影法（filtered back-projection：FBP）と比較して，アーチファクトとノイズの低減効果を有しており，従来と同等の画像ノイズ（SD）であれば被曝線量を低減することが可能である．また，空間分解能を維持したまま，低コントラスト検出能が向上する．現在，線量低減へ向けたさまざまな開発が行われている．線量低減により，さらなる適応の変化・機能診断への応用が可能となる（図 1-1）．

6）今後の展望

　CT は一般臨床へ広く普及した装置である．進歩に伴って従来の画像検査を置き換え，多くの臨床場面へ適応が拡大し，現在の呼吸器臨床において必要不可欠の検査となっている．現在の開発方向は，高分解能化，高速化，動態撮像への対応，単色 X 線などの異なる線質の CT・被曝低減と多岐に向かっている．今後の高機能 CT についても，これまでみられたような適応の変遷が起こるものと思われる．

b. CTの適応と問題点

1) 胸部CTの適応

　CTは低侵襲・簡便性・形態計測としての精度の高さにより，スクリーニング検査から精密検査まで幅広く利用されている．放射線診療ガイドライン[5]における胸部CTの条件として，一般のCT撮像には5〜10 mm厚の連続スキャン，精細撮像には2 mm厚以下の薄層スキャン，また，造影CTとしては肺動脈相が狙える時間因子が要求されているが，現在，臨床導入されている64列以上のMDCTはこの条件を大きく凌駕する能力を有している．

　現在，被曝が制御条件にならない限り，胸部CTはあらゆる呼吸器疾患に対して行われている．胸部単純X線写真と比較して，重複投影による死角が少ない点から呼吸器臨床における一般的画像検査となっている．特に，胸部の臨床症状がある場合，胸部単純X線写真で所見がある場合，臨床経過に疑問がある場合などに用いられる．そのほか，異常所見の検出・除外を含めて臨床方針を迅速に決定したい場合など多くの臨床場面で用いられている．

　簡便さから初診時のスクリーニング検査として多用されるとともに，同時に精細な連続画像が得られることで最終的画像診断となることも多く，decision treeの単純化がみられる．

　臨床適応の判断と撮像方法はALARA (as low as reasonably achievable)の原則[6]（検査のメリットが放射線のリスクを上回る場合，合理的に達成可能な限り被曝量を減らす）に則って行う．撮像に当たっては，撮像範囲・撮像方法・造影の有無・条件設定・被曝低減機能・逐次近似再構成の使用を考慮する．

　参考として，医療被ばくガイドライン(DRLs2015)における成人(体重50〜60 kg)の胸部CTの診断参考レベル$CTDI_{vol}$(mGy)は15 mGyとされている[7]．

2) 各種ガイドラインにおける胸部CTの適応

① 肺癌の存在が強く疑われる場合の胸部検索

② 肺野孤立性陰影の精査

　①，②については，各論を参照いただきたい．

③ 肺癌治療に関連するCT

　治療効果判定のための画像診断：化学療法や放射線治療など非切除療法の治療効果判定を目的としたCT撮像では，前回CTと同じ条件で撮像，表示することが必要である．測定可能病変，評価可能病変に対して，縮小・増大率を測定する．目標病変の評価のほか，新病変の出現の有無を判定する．

　治療関連合併症：化学療法，放射線治療後の合併症としては放射線による肺臓炎，薬剤性間質性肺炎，日和見感染症，感染症の再燃，出血，食道炎，腫瘍の一時的増悪などがある．手術後合併症としては術式と臨床症状を考慮した読影が必要である．

　治療後の経過観察：再発，転移，合併症，新病変の有無の確認のために撮像される．

④ 肺炎・びまん性陰影・呼吸器症状例の精査

⑤ 血管性病変

　④，⑤については，各論を参照いただきたい．

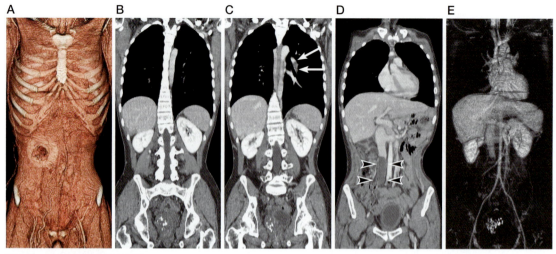

図1-2 直腸癌の骨盤内再発
A：volume rendering（VR）像，B〜D：MPR 冠状断像，E：volume rendering（VR）像　短時間撮像により，癌治療後の体幹部検索や肺塞栓と深部静脈血栓の検索などが1回の造影で撮像できる．冠状断 MPR（B〜D）にて肺動脈塞栓（→）と下大静脈の静脈血栓（▶）が描出されている．肺梗塞の診断と腹部骨盤検索を同時に行う場合は，造影剤注入後に胸部撮像，150秒〜180秒後に腹部骨盤撮像を行う．心機能の低下により造影時相が延長する可能性や造影剤の高速注入が負荷となる危険性も考慮して条件を設定する必要がある．

⑥ 高エネルギー外傷診療における全身 CT 検査（trauma pan-scan）

CT 機器の性能向上と撮像時間の短縮により頭部〜骨盤の全身 CT が可能となっている．外傷診療においては，全身 CT により予測生存率を上回る実生存割合が得られる[8]．撮像不要と思われた部位であっても 17%（52/311）の症例で有意所見が認められる[8]．明らかな外傷兆候がない症例の 19%（頭部 3.5%，頸椎 5.1%，胸部 19.6%，腹部 7.1%）に異常所見が見つかり，治療方針が変更される[9]などの報告があり，trauma pan-scan として，頭部〜骨盤の全身 CT が行われる．

Trauma pan-scan の適応は，高エネルギー外傷，または外傷診療の secondary survey のはじめに頭部 CT を撮像する場合とされている[10]．

3）機能向上に伴う適応の変化
① 高速・広範囲化に伴う適応の変化：体幹部一括撮像

CT の高速撮像化により，呼吸停止下に広範囲が撮像できるため，癌の転移検索や高エネルギー外傷例などの緊急撮像や急性期疾患に対する迅速撮像，不明熱検索などが1回の CT 撮像で可能になった（図1-2, 3）．特に，高エネルギー外傷例をはじめとする急性期疾患に対する広範囲 CT が増加している（trauma pan-scan）．

高機能 CT では全肺の精細 CT 撮像が得られるため，通常撮像と精細撮像との線引きがなくなった．初回の通常撮像で全肺の等方ボクセルが得られていれば，撮像データから任意断面の HRCT 表示が可能であるため，改めて HRCT を撮像する必要がない．解剖学的構造や病変の広がりに応じて任意の MPR が作成できるため（後述），MPR を臨床目的とした撮像も行われている．

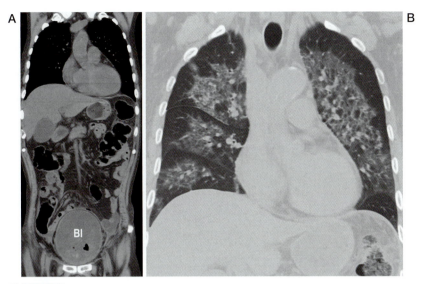

図 1-3 進行膀胱癌
MPR 冠状断像　A：軀幹部，B：胸部（肺野条件）　膀胱（BI）内は腫瘍が充満している（A）．肺野画像（B）では肺水腫が明瞭に描出されている．短時間撮像により，このような呼吸状態の悪い症例に対しても 1 回で撮像できる．

造影 CT では，最適な造影時相を広範囲で狙えるため，大動脈を狙った広範囲の CTA が可能となった．急性胸痛に対しては 1 回の造影 CT で急性冠症候群・大動脈解離・肺血栓塞栓症を診断ないし除外する triple-rule-out CT も行われる．

② 高速化

高速撮像では体動・呼吸運動・腸管運動による motion artifact が減少するため，呼吸停止不能例においても臨床上利用可能な画像が得られている（図 1-4）．小児～高齢者など呼吸停止困難例に対しても撮像が可能になり，従来は CT の適応とならなかったような急性呼吸症状を有する例の高精細 CT 画像も容易に得られるようになった．小児の鎮静の頻度も減少している[11]．さらに，あらゆる撮像で等方ボクセルが得られるため，救急症例も含めて現在の CT 検査は迅速・簡便・最終的・オールマイティな画像診断となっている[12~14]．

③ その他の CT 適応に関係する機能

大動脈から下肢の末梢動脈まで 1 回の造影で撮像できるなど，血管情報の取得目的の広範囲造影 CT が一般的となった．目的の血管が高吸収に造影されている first-pass の時相で撮像することで良好な 3D-CTA 画像を得ることができる．造影時相を的確に捉える技術も進歩し，64 列以上の CT では拍動する心臓さえも 3D-CTA の標的臓器となった．

4）適応の変化に伴う臨床的課題
① 胸部単純 X 線写真の役割の変化

臨床現場における胸部単純 X 線写真の診断比重が減少している．特に，本邦では保有 CT 台数が多く，撮像の機会も多い．また，単純 X 線写真での見落としの回避を目的として CT の撮像する場合もある．その反面，時間をかけて単純 X 線写真を読影する機会が少なくなっており，CT の撮像頻度をさらに増加させている．

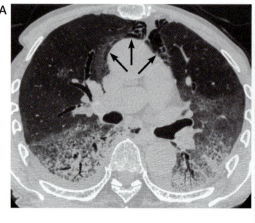
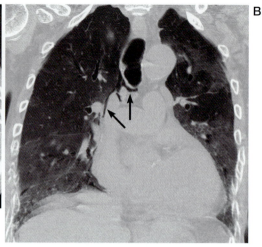

図1-4 呼吸困難を有する薬剤性肺炎例
A：CT（肺野条件），B：MPR冠状断像　気縦隔を併発している（→）.

② 確定診断困難な肺野の微小陰影の検出

　CT撮像機会の増加・高分解能化に伴って，目的部位以外の肺野微小陰影に遭遇する機会が増えている．確定診断困難かつ経過観察の指針も不明確な微小陰影の検出が増加しており，CTによる微小所見の検出感度の良好さが集団検診における不利益事象として問題視されている．

③ 目標臓器以外の病変検出

　撮像部位の広範囲化により，目標臓器以外の病変が描出されることも多くなったので，目標臓器以外の腫瘍所見に留意する必要がある．胸部CTにおいては，肺実質のみの読影では胸壁や腹部など胸郭外の重大所見を見逃してしまう危険性がある．また，慢性閉塞性肺疾患（COPD），冠動脈石灰化，大動脈瘤，内臓脂肪など，生活習慣の是正の根拠として重要な所見もある．

C. 種々のCT検査

　胸部領域の標準的撮像法：胸部疾患の診断に必要なCT装置の性能は，造影剤のボーラス投与による早期相の撮像および臨床的実用性に耐える高分解能CTが撮像可能で，かつ，多列検出器を装備するMDCT（multidetector-row CT）であることが望ましい．撮像方法は一般的には胸部では肺尖から肺底部までの連続スキャンを行うべきである．スライス厚は5〜10 mmで，必要に応じて3〜5 mm程度の中層厚CTを併用する．検査時に十分な呼吸停止をすることが必要である[5]．縦隔条件は通常の再構成，ウィンドウレベル（window level：WL）30〜50 HU，ウィンドウ幅（window width：WW）250〜400 HU程度，肺野条件は高周波強調再構成，WL −500〜−700 HU，WW 1000〜2000 HU程度が一般的である．

　以下に単純CT，造影CT，その他のCT撮像に大別して概説する．

図 1-5 非結核性抗酸菌症
HRCT 右上葉背側部に小葉中心性粒状影，気管支粘液栓(→)も認める．

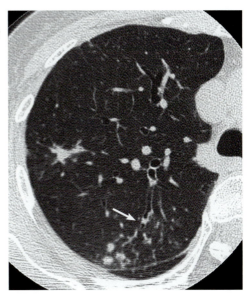

1）単純 CT

呼吸器系画像診断においては造影剤を用いない単純 CT が行われる機会が多い．従来の胸部 CT 検査には 5～10 mm 厚程度の厚いスライス厚が用いられ，肺野の結節や病変の質的推定を行う目的で 2 mm 程度以下の薄層 CT（thin-section CT，高分解能 CT など）が用いられていたが，MDCT 以降の CT では通常撮像で薄層データが得られるため，スライス厚の観点からは通常 CT と thin-section CT との区別はなくなった．

① 一般的撮像：肺〜全身へ（胸部 X 線写真異常例に対する CT）

検索のための CT 撮像は呼吸停止下の全肺撮像を基準として設定される．全肺の薄層画像が得られるため，CT は現時点で最も有力な呼吸器形態診断である．

さらに，体幹部を 1 回で撮像する広範囲撮像が増加している．広範囲の連続撮像により，病変の頸部・腹部臓器への進展が明瞭に捉えられる．特に体軸方向への広がり（胸壁構造の破壊，葉間胸膜への進展など）は連続撮像データを用いた MPR で明瞭に判断できる．そのほか，播種結節，肺内の多発結節，リンパ節腫大，肝結節，副腎結節，骨の破壊性腫瘍など，広範囲撮像によって診断できる場合がある．

② 高分解能 CT high-resolution CT：HRCT

びまん性疾患の質的診断，肺野結節の診断のために用いられる（図 1-5〜8）．スライス厚は 2 mm 以下，FOV（撮像視野）15〜20 cm の辺側拡大，高周波強調再構成，WL －500〜－700，WW 1200〜1800 程度の肺野画像とされる[15,16]．通常，深吸気で撮像するが，場合によっては呼気時 CT を行う．

スライス厚 2 mm 程度の HRCT では，肺野中間層に存在する径 2 mm 前後の亜区域枝から亜亜区域枝レベルの気管支が描出される．小葉内構造としては，小葉内で 2〜3 次分岐し，終末細気管支に至るまでの気道に伴走した小葉内肺動脈が認識される．したがって，末梢肺胸膜直下の脈管構造を小葉中心として描出し，小葉間隔壁の一部，肺静脈，小葉外を走行する太い気管支・肺動脈・肺静脈，胸膜などを小葉輪郭として描出する[15,16]．MDCT 以降の

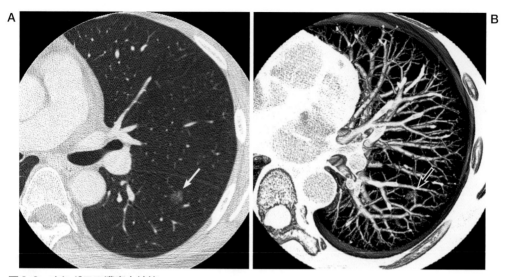

図1-6　すりガラス濃度小結節
A：HRCT，B：VR像　左S^6に pure GGO 結節がみられる（→）．

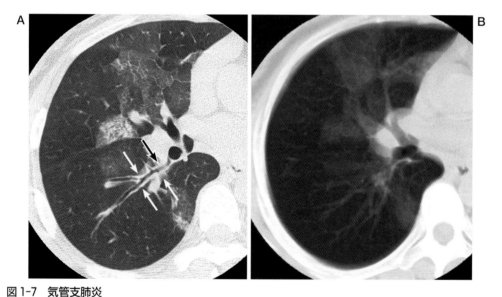

図1-7　気管支肺炎
A：HRCT，B：summation像　中葉・右下葉に汎小葉性陰影がみられる．気管支壁肥厚（B^6）も認める（→）．

CTでは全肺のHRCTデータから任意断面の再構成ができるため，気道系の広がりを肺門から末梢肺小葉構造まで追跡・分析することが可能である．

③ 超高精細CT（0.25 mm slice detector CT）

およそ20年間，0.5 mm検出器が最小であったが，2016年，0.25 mm検出器が臨床に登場した．1024×1024（2048×2048）マトリックス表示も可能となり，これまでの0.5 mmの等方性ボクセルを超えた，さらなる緻密な形態情報の取得を可能とした[17]（図1-9）．データ量の増大により，通常のHRCTで撮像し，有所見部位のみ超高精細撮像を行うなどの使い分

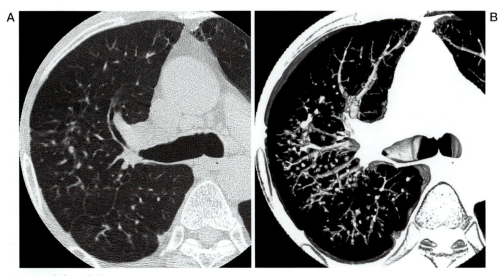

図1-8 塵(じん)肺
A：HRCT，B：VR像　小葉中心性粒状影を認める．

けがなされるものと思われる．

④ 低線量CT(肺癌CT検診)

ヘリカルCTを用いた肺癌検診は早期の小型肺癌の発見が可能で，高危険群の肺癌死亡を有意に減少させると報告されている．健常受診者に対するCT撮像は，それぞれのガイドラインに則り，適正な条件で行う必要がある．

2) 造影CT
① 造影CTの適応

血管系疾患，腫瘍性疾患を疑う場合，縦隔・胸壁疾患などに造影CTが行われる．

造影には自動注入機を用いたボーラス注入法を用いる．造影剤総量100 mL以下を秒間1～5 mL程度の注入速度で注入する[5]．

高機能CTで目的の時相を撮像する．高速撮像により，造影時相を適切に狙った撮像(最適時相撮像・複数時相撮像)が行える．すなわち，肘静脈から注入された造影剤が上大静脈，肺動脈，胸部大動脈と循環していく過程を狙って撮像する．撮像中の造影効果が維持できればよいため，高機能CTでは造影剤を減量できる．

② 造影CTの方法

一般に肘静脈から自動注入機を用いたボーラス注入法で造影剤を注入する．造影CTにおける造影効果は造影剤濃度・量・時間あたりの注入ヨード量により規定される．高機能CTでは撮像時間を短縮できるので，造影剤を急速注入し，高い造影効果の時相を狙って撮像する必要がある．

1) 目標血管を選択的に造影する場合は，構造物のみが造影されている時間内に撮像すればよい．到達時間に造影剤の注入持続時間を加算した時間が造影ピークにほぼ一致するので，その時間を撮像中心時間に設定した撮像を行う．

2) first passによる血管描出を目的とする場合，適切に造影剤の流入時相を捉えることが

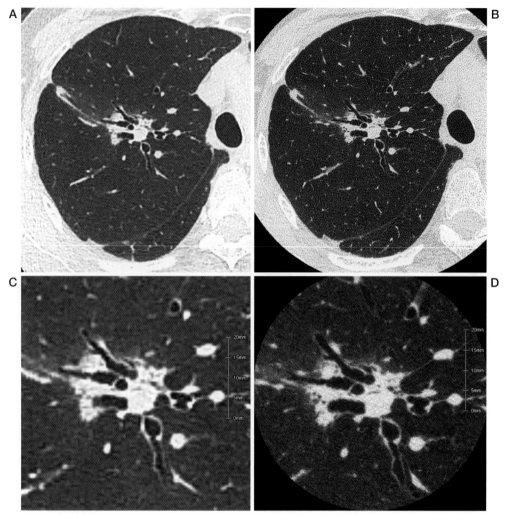

図 1-9 小型腺癌
A, C：従来型 CT，B, D：超高分解能 CT（C, D は病変部の拡大像）　従来型 CT（A, C）と比較して超高分解能 CT（B, D）では腫瘍の性状，気管支・血管の関与が明瞭である．

できれば，少ない造影剤量で良好な画像を得ることができる[4,18]．

3）生理食塩水による後押しにより，造影剤のボーラス性が高まり，造影中の良好な血中濃度が維持される．また，鎖骨下静脈や上大静脈の高濃度造影剤残留によるアーチファクトが減少する[19,20]．静脈ライン〜鎖骨下静脈・上大静脈の造影剤が押し出されるため，注入された造影剤が有効に利用され，結果的に造影剤を 20〜25％減量できる[20]．また，最高濃度到達時間を延長させる．

ⅰ）**胸部血管の造影時相**

肘静脈から注入された造影剤は上大静脈に流入し，7 秒程度で肺動脈（肺循環），15 秒程度で胸部大動脈（大循環）に到達する．このような循環過程を狙って撮像する．

ⅱ）**撮像時相の決定方法**

高い造影効果を得るためのスキャン開始タイミングの決定方法には，以下の方法がある．

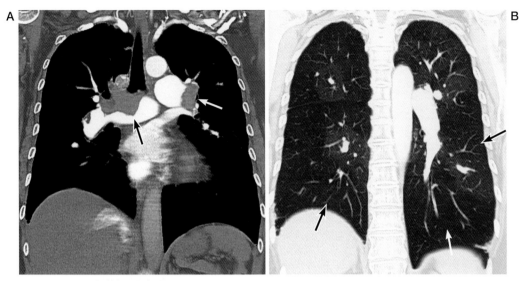

図 1-10　慢性肺動脈血栓塞栓症
A：造影 CT MPR 冠状断像，B：肺野条件　冠状断 MPR（A）にて，肺動脈内の造影欠損が明瞭に描出されている（→）．また，肺野条件の MPR（B）により，末梢肺野の mosaic perfusion が明瞭に描出されている．透過性亢進領域の肺動脈径の狭小化も明瞭である（→）．

時間固定法：標準的な循環動態をもとに撮像時間をあらかじめ決めて撮像する．造影剤到達時間の個体差を考慮して注入時間を長めに設定するなど，安全幅をもたせる必要がある．

ボーラストラッキング（bolus tracking）法：造影剤の流入を CT 画像上でリアルタイムにモニターしながら撮像を開始する．モニター撮像時の被曝と撮像開始までの技術的な待機時間の問題がある．

テスト注入（test injection）法：少量の造影剤を用いたテスト注入により循環動態把握を行ったうえで最適時相を決定する．到達時間・通過時間が測定できるので，予想される造影剤ピーク（到達時間＋注入時間）を撮像時間中心に狙って撮像する．

テストボーラストラッキング法：少量の造影剤をモニタリング下に先行注入したのちに，引き続いて本注入を行う．ボーラストラッキング法とテスト注入法のハイブリッド法である．

iii）胸部造影 CT 撮像における留意点

肺動脈亜区域枝の造影欠損の検出：高速化による motion artifacts の減少と造影時相の最適化により，肺動脈本幹から亜区域枝レベルまで血栓や塞栓子を検出可能となった[21]（図 1-10）．亜区域動脈の診断には 1 mm 厚程度の薄いスライス厚が必要であり[22]，高速撮像により動きのアーチファクトが減少する．また，区域から亜区域動脈は高濃度製剤を用いた方が造影効果が高い[23]．

大動脈から分枝する血管の描出：分枝動脈を高いコントラストで捉えるためには大動脈相で撮像する必要がある．脊髄動脈[24,25]，気管支動脈などが良好に描出され，aberrant な責任動脈が明らかになる場合もあるため，IVR 手技の効率化・安全性の確認のために有効である[26〜28]．肺分画症などの異常血管の描出にも有効である．造影 CT のみにて大動脈から分岐する異常血管と肺静脈への還流が捉えられ，診断目的の血管造影が不要となる場合もある．

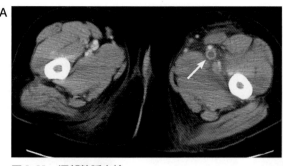 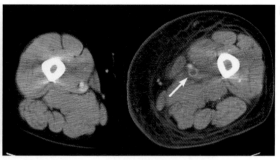

図1-11 深部静脈血栓
A, B：骨盤部造影CT　肺梗塞の診断目的の胸部CT撮像後，150秒～180秒後に腹部骨盤撮像を行う．左大腿の腫脹と左大腿静脈の造影欠損(→)を認める．

　腫瘍造影や静脈系造影：腫瘍の造影効果，肺癌の病期診断(縦隔肺門リンパ節，胸壁浸潤，縦隔浸潤など)や体幹部静脈系の造影などの遅延相撮像では十分量の造影剤が必要である．肺動脈撮像後に引き続いて深部静脈を撮像する場合は肺動脈のfirst passを目的とした撮像方法の後に造影剤量(総ヨード量)を増やし，3～5分程度の十分な遅延相に撮像することで静脈系の均一な造影効果が望める(図1-11)．

　造影剤腎症と低管電圧撮像：造影剤の使用に当たっては，過去の造影剤副作用，気管支喘息の有無，腎機能低下の有無などを評価したうえで適応を決定する．腎機能の評価はクレアチニン/eGFRによって行い，造影の可否を決定する．腎機能低下例や高齢者など造影剤を減量する場合に低管電圧撮像が用いられる．造影剤使用量を減量しても造影剤コントラストを上げることができる．

iv）結節の造影効果による診断

　造影CTは肺結節の良悪性鑑別において，ある程度の除外診断ないし重要な所見が得られる(図1-12, 13)．造影CTで造影効果がほとんどみられない場合，良性が示唆される[29]．注入後40秒ほどから造影され，造影ピークは悪性103±43秒，良性119±45秒である[30]．ダイナミックCTを用いた検討では造影剤注入後1分，2分，3分，4分で腫瘍の造影効果に大きな違いがみられないとも報告されている[29]．

　また，造影CTにより特徴的な造影形態が得られる場合もある．膿瘍や結核・真菌症などの肉芽腫性感染症では輪郭部のみに造影効果を認める．また，軟骨成分の過誤腫では軟骨部分は造影効果が欠如する．

v）3D-CTA

　CT技術を使って血管の立体的な3次元画像を表示することを3D-CTAと呼称している．3D-CTAを行うためには血管内CT値を十分に上昇(300～400 HU以上)させる必要があるため，造影効果の高い時相を狙ったCT撮像が必要である．

　3D-CTAでは取得したデータを多方向から観察することも可能であり，また，血管の形態・走行のほかに，気管支・縦隔内構造などとの位置関係が容易に把握可能である(図1-14)．

　胸部の3D-CTAとしては，肺循環系(肺動脈造影など)，大動脈系(気管支動脈造影，大動脈造影など)がある．肺動脈系と大動脈系とでは造影剤の到達時間が異なるため，適切な時

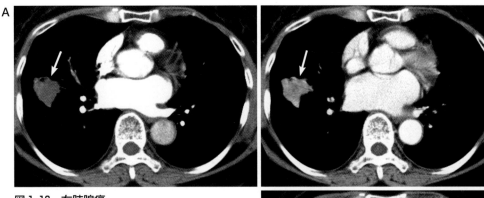
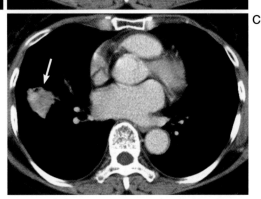

図 1-12　右肺腺癌
3 相造影 CT　A：肺動脈相, B：大動脈相, C：遅延相　腫瘍(→)は, 肺動脈相(A)では不染, 大動脈相(B)と遅延相(C)において徐々に造影される(間質性造影パターン).

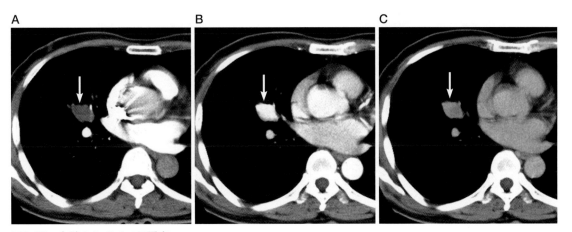

図 1-13　右肺カルチノイド腫瘍
3 相造影 CT　A：肺動脈相, B：大動脈相, C：遅延相　腫瘍(→)は, 肺動脈相では不染, 大動脈相と遅延相における腫瘍の造影効果は大動脈濃度と同様に変動している(富血性腫瘍の造影パターン).

相の設定が必要である.
　カテーテルを用いた血管撮影と比べ低侵襲・容易・簡便に行うことができ, 同時に肺野・縦隔など, 肺血管以外の病変の評価が可能な利点がある. 気管支動脈造影法(CTBAG)は気管支動脈に対する IVR に先立って行われている. 気管支動脈の良好な描出が得られ, 血管造影検査時の血管同定時間の短縮や, 喀血症例における IVR の必要性の有無の検討などに利用されている. aberant な血管探索のため頸部〜上腹部を含めた撮像が必要となる場合がある.

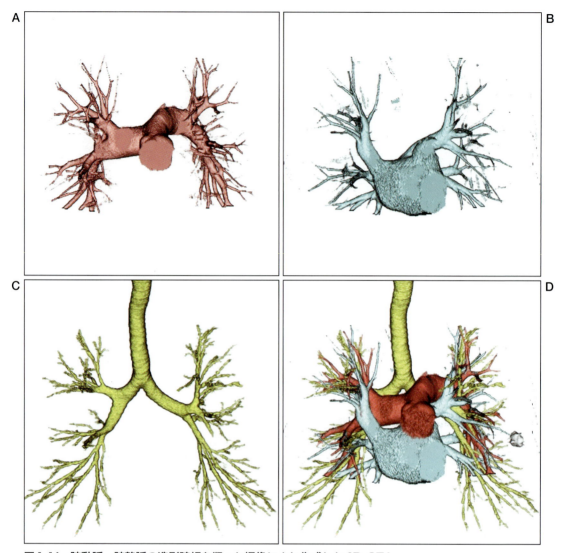

図 1-14　肺動脈・肺静脈の造影時相を狙った撮像により作成した 3D-CTA
肺動脈相(A)，肺静脈相(B)，気管支樹(C)を加算して作成した 3 次元画像(D)．

vi）Perfusion CT

　血液灌流解析を行う．連続撮像法と次項に述べる dual energy 法がある．axial 表示のみならず MPR，VR のマップも作成可能できる．

3）Dual energy CT（DECT）

　2005 年にガントリ内に 2 組の X 線管と検出器を搭載した dual source CT が登場した．2 組の X 線管から異なる管電圧の X 線を同時照射しながらデータ収集を行う．現在はこの方法のほかに超高速スイッチング方式，2 層検出器，X 線束分割方式，2 回転方式などの方式が用いられている．異なる管電圧の撮像データを得ることで，骨影の除去，アーチファクト低減，精密な差分画像，組織成分の分別などが可能である．肺動脈血栓塞栓症に対する perfusion CT や造影 CT 像から単純 CT 像を作成する virtual non-enhanced CT などへ応

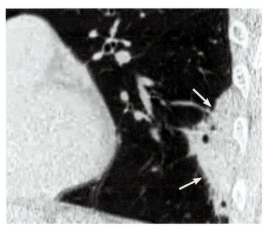

図1-15 呼吸CT：左肺背側の胸壁に広く接する肺癌
320列ADCTにて呼吸動態を連続撮像．腫瘍(→)と胸壁との癒着・固着の有無を確認できる．

用されている．

① 肺灌流画像(lung perfusion blood volume)・ヨード密度画像(iodine density)

　肺実質のヨード造影剤分布を強調した画像を得ることができる．肺塞栓症例において，CT PA のみでは亜区域枝より末梢の微小塞栓を評価することは困難であるが，ヨード分布画像では血管の閉塞部位だけでなく肺血流シンチグラフィと同様のヨードの分布低下域を評価できる．肺腫瘍では，造影効果だけではなく腫瘍内部の壊死などの状態を評価できる．

② 単色X線等価画像(モノクロマチック画像)・スペクトラルCT

　ビームハードニングの影響を取り除くことにより，物質密度に表せた単色X線等価画像を作成できる．

4) 呼吸動態CT

　256列〜320列ADCT (area detector CT) は寝台を固定したまま16 cmの撮像が可能な装置であり，撮像範囲内を同一時相で撮像できる．寝台移動せずに連続撮像が可能であるため，心拍動・呼吸動態・血流連続撮像などの機能画像に応用されている．

　ADCTの160 mmの撮像範囲は呼吸性移動を十分に捉えることができるため，連続撮像により呼吸運動を撮像することが可能である(図1-15)．呼吸下の動的観察には古くからX線透視，吸気・呼気撮像，体表超音波検査，シネMRIなどが行われているが，CTは肺野病変や肺野構造が描出できるため，エア・トラッピング(air trapping)の判断や胸部腫瘍の胸壁への浸潤・癒着の診断に用いられる．含気を有する結節でも胸壁との動きを明瞭に描出することができる．気管支喘息の気管支の動的狭窄(dynamic airway narrowing)[31]，慢性閉塞性肺疾患(COPD)で呼気時の気道抵抗増加により生じるエア・トラッピングによる動的過膨張(dynamic hyperinflation)[32]，肺野の局所的な動態[33]を評価できるなど，呼吸器機能診断への応用が検討されている．

5) 死亡時CT (AiCT)[34]

　近年，死因究明や遺体の証拠保全・解剖の補助を目的とした死亡時CT撮像(オートプシーイメージングautopsy imaging：Ai)の機会が増えている．死亡時CTにおいては，以下のごとく通常の臨床撮像とは撮像方法が異なる部分がある．1) 遺体が搬入された状態のまま

撮像する．2) 頭頂から下肢(少なくとも膝)までの全身を最大 FOV にて撮像する．3) 被曝低減を考慮する必要がないため，画質を優先する．

d. 各種の再構成画像

1) 多断面再構成法　multiplanar reconstruction：MPR

　体積データから任意断面を再構成する方法である．冠状断，矢状断，斜位断，解剖構造に合わせた任意断などがある．従来の横断像と同様にウィンドウ幅(WW)，ウィンドウレベル(WL)を調整して表示する．撮像断面以外の広がりや上下の連続性の確認に有効であり，病変と既存構造物との位置関係の診断が可能である．病変形状，気管支，血管，胸膜など既存構造との関係を多方向から分析できる．この方法はデータの欠落がなく，立体把握診断における最も信頼性の高い方法である．

① 冠状断・矢状断 MPR

　胸部単純X線写真と表示方向が一致するため，胸部臨床医にとって馴染みやすい画像である．X線断層撮像の分析によって蓄積された区域解剖学に基づいた肺既存構造の分析が容易に行える(図 1-16〜20)．

② 任意断面 MPR

　既存構造物や病巣の広がりの認識が容易となる．気道や血管など管状構造物に対しては，縦断(長軸断)・横断(短軸断)が有効である(図 1-21, 22)．

ⅰ) 既存構造に対する断面設定

　肺癌病期診断(transfissural tumor growth, chest wall involvement, mediastinal infiltration, lymph node staging)に有用である(図 1-23, 24)．葉間面に直交する MPR は葉間胸膜浸潤の判断に優れ，原発肺葉の確定と浸潤肺葉の局在を把握できる．

　気管支や血管に沿った MPR は狭窄程度や周囲構造の評価に優れている．距離・角度の測定が正確に行えるため，気道や血管ステント治療におけるデバイス選択に有用である．

ⅱ) 胸膜直下投影[35]

　小葉は胸膜面に対して敷石状に配列するため，胸膜表面から胸膜直下 5 mm 程度の深さの MPR や胸膜直下の曲面を描出すると，気道(細気管支)が横断表示され，小葉中心の認識が容易となる．小葉間隔壁や小葉内細動脈，小葉間細静脈が規則性をもって表示されるため，病巣と小葉との関連を推定することができる．びまん性肺疾患や気道感染性疾患の分布を判断するうえで有用である．

ⅲ) 肺野孤立結節周囲の表示[36]

　孤立結節に関与する気管支の長軸断と胸膜面に平行な MPR により，病変の二次小葉に対する態度を分析することができる(図 1-25)．小葉内にとどまり気道に沿って近傍の小葉中心に波及する病態か，小葉間隔壁を越えて周囲に連続性に進展する病態なのかを判断することができる．

　充実性腺癌における外方へ突出する不整輪郭，すりガラス濃度腺癌における外方凸で境界明瞭な輪郭，中心部の虚脱や高吸収域，拡張気管支・脈管気管支の収束，炎症治癒後の結節における平盤状・多面形状の境界などが描出される．

1. MDCTを用いた種々の胸部CT検査　19

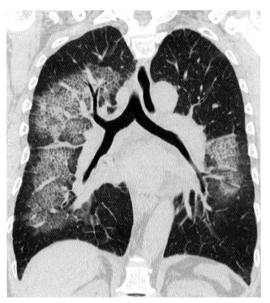

図1-16　肺水腫
HRCT MPR 冠状断像　中心域のすりガラス影が明瞭である．

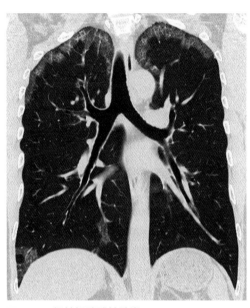

図1-17　慢性好酸球性肺炎
HRCT MPR 冠状断像　肺尖部胸膜直下のすりガラス影が明瞭である．

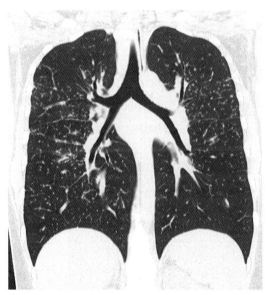

図1-18　サルコイドーシス
HRCT MPR 冠状断像　両肺に小葉中心性微細粒状影がみられる．

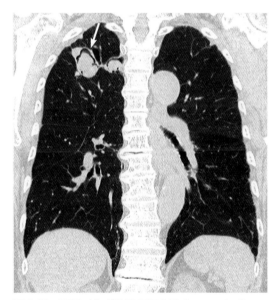

図1-19　アスペルギルス症によるfungus ball（→）
HRCT MPR 冠状断像　右肺尖部にmeniscus signを有する空洞陰影を認める（→）．

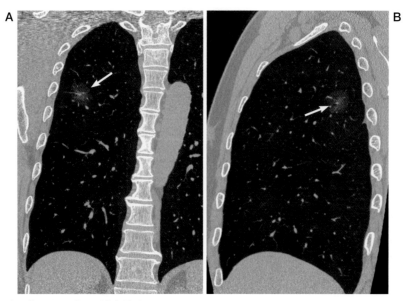

図1-20 右S² のすりガラス濃度腺癌
HRCT A：MPR冠状断像，B：矢状断像　中心部にやや高吸収域を有する径2cm程度のすりガラス濃度を認める(→)．すりガラス濃度内の高吸収域が多面体形状に描出されており，小葉単位の虚脱が起きていることを推定させる．中心に細気管支が位置し，周囲の小葉間細静脈を超えてすりガラス濃度が広がっている．病変が小葉を越えて進展している様子が描出されている．

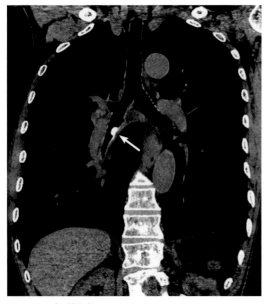

図1-21 気道異物
気管から左右主気管支・右中間気管支幹に一致させたMPR（斜位冠状断）　右中間気管支幹縦隔側に高吸収異物を認める(→)．

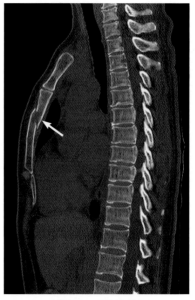

図1-22 外傷による胸骨骨折
胸骨と椎体に一致させた単純CT MPR斜位矢状断像　横断（軸位断）像で指摘困難だった胸骨体部の骨折が明瞭に描出されている(→)．

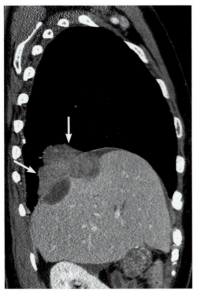

図1-23 癌性胸膜炎
造影CT MPR矢状断像 横隔膜上下に進展する腫瘤形成が明らかである（→）．

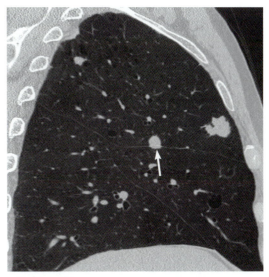

図1-24 肺癌のtransfissural tumour growth：多発肺転移例
HRCT MPR斜位矢状断像 結節内に葉間胸膜が描出されている（→）．葉間胸膜の構造を残したまま上下に腫瘤を形成している．

iv）CPR（curved planar reconstruction）

MPRが平面であるのに対し，既存構造物や病巣の広がりの認識のために曲面を再構成することができる．血管・気管支・胸膜面などに一致させたCPR（曲面断再構成）は目標構造を1画面に表示することができる．

2）最大値投影法　maximum intensity projection：MIP

投影線上の最大CT値を撮像体積データの代表値として投影する．骨や造影された血管などCT値の高い構造を強調した画像が得られる（図1-26）．造影CTで，血管の連続性を把握するのに適している．通常の血管造影では得ることができない上下方向など多方向からの画像や，選択した領域の画像（partial MIP，slab MIPなどと呼称）が作成できる利点がある．

3）最小値投影法　minimum intensity projection：MinIP

MIPと同様の表示方法である．投影線上の最小CT値を撮像体積データの代表値として投影する．MIPがCT値の高い構造を強調するのに対し，CT値の低い領域を強調した画像が得られる．MIPと同様に選択した領域のみの画像も作成できる．肺野の気腫性変化や拡張気管支の描出に有効である（図1-27）．

4）加算平均投影法　summation（SUM，raySUMなどと呼称）

MIPと同様の表示方法である．投影線上に含まれる全CT値の平均値を撮像体積データの代表値として投影する．MIPやMinIPがCT値の高い構造やCT値の低い構造を強調す

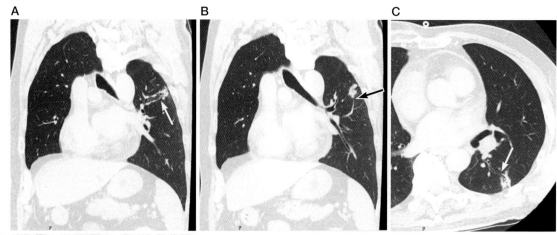

図1-25 肺野孤立結節周囲の表示
CT（肺野条件） MPR A〜C：脈管に対する長軸断像，D：胸膜直下像（気道・脈管に対する短軸断） 脈管に対する長軸断像（A〜C）では，脈管・気管支の関与の形態，収束や巻き込みを表示できる（→）．胸膜直下像（D）では，周囲小葉への進展形態を表示できる．

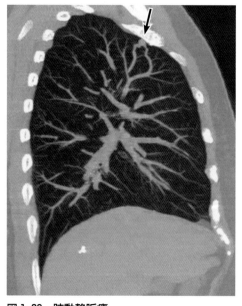

図1-26 肺動静脈瘻
単純CT（MIP画像） 矢状断で2cmほどの領域を選択して作成したMIP画像．単純CTであるが，肺動脈，nidus（→），肺静脈の連続性が明瞭に描出されている．

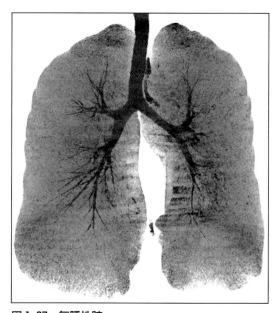

図1-27 気腫性肺
単純CT（MinIP画像） 気管支樹・気腫性変化が描出される．

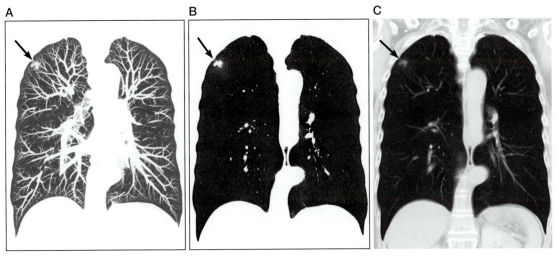

図 1-28　右上葉肺癌
造影 CT　A：MIP 画像，B：MinIP 画像，C：summation 画像　MIP（A）では，腫瘍（→）周囲の脈管形態が観察できる．MinIP（B）では気管支が強調される．小血管影が消え，病変のみ残存している．summation（C）では単純 X 線写真様，断層写真様の画像になる．

るのに対し，X 線写真様の画像が得られる（図 1-28）．単純 X 線所見の成り立ちの理解に利用することができる．MIP と同様，選択した領域の画像が作成できる．

5）サーフェスレンダリング　surface rendering

　抽出領域の表面ボクセルのみを表示する（図 1-29 A）．抽出した領域のうち投影線上で最も視点に近いボクセルを表示することで立体画像を得る．処理データ量が少ないためコンピュータ処理能力が十分でなかった時代に用いられ，その後，ボリュームレンダリング法に移行していたが，近年，術前シミュレーション画像など目的の構造物を明確に表示したい場合，他のシステムへ立体形状をエクスポートする場合などに利用されている．

6）ボリュームレンダリング　volume rendering：VR

　現在の 3 次元画像の主流となっている．撮像体積データのなかから，CT 値に応じてボクセルに色調，透明度を設定する．表示 CT 値，透明度を変化させることで CT 値の異なる臓器を表示でき，また表示立体を切削することで内部構造を描出できる（図 1-29）．

　立体の抽出は CT 値の閾値を設定する方法が基本であるが，近年，領域拡張技術などのさまざまな自動抽出技術が開発されており，複数の抽出立体の加算・減算も可能である．作成された画像は立体構造の認識に優れているが，抽出に用いられた手法と精度・表示法（透明度の設定など）を理解したうえで利用する必要がある．

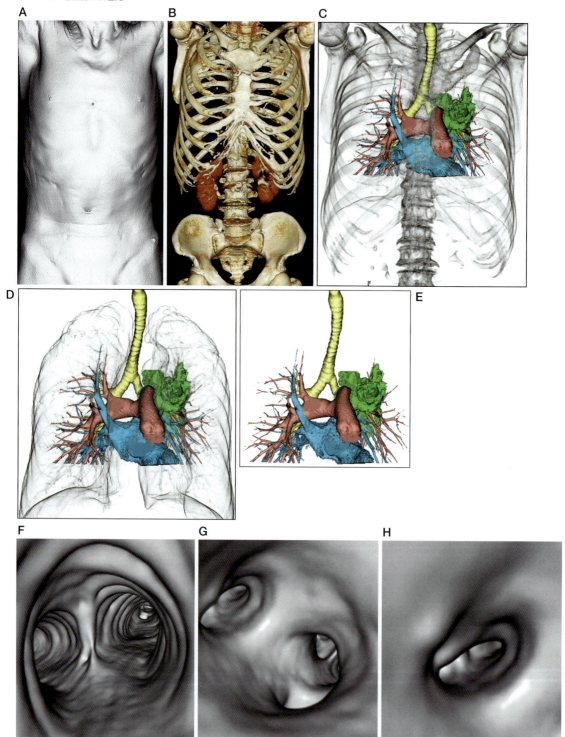

図1-29 同一の撮像データから作成した各種3次元CT像

A：surface rendering（体表面の描出），B：volume rendering像（骨・血管などの描出），C〜E：抽出構造（肺動静脈・気管支樹・肺輪郭・骨）の加算表示，F〜H：仮想気管支鏡　取得した全 voxel データからの任意断面表示，抽出領域の表面表示（surface rendering, A），voxel に色調，透明度を設定する（volume rendering, B）手法などが用いられている．表示 CT 値，透明度を変化させることで目的とする解剖構造を表示できる（C〜E）．立体の抽出には CT 値の閾値を設定する方法，目的の立体を用手的に選択する方法（領域拡張処理など），用手的に切削する方法などがある．また，複数の抽出立体を加算・減算することも可能となっている．

e. 診療手技のガイド・シミュレーション

1) CT angiography (3D-CTA) (図 1-30)

　造影 CT データから血管の解剖学的位置関係や広がりを立体的に表示する手法である．目的の血管が良好に造影されている時相で撮像することで 3 次元画像を得る．表示には MIP や VR，CPR などが用いられる．目的の血管が明瞭に造影されていれば，CT 値の閾値を設定するのみで容易に VR による血管像を得ることができるが，骨や体内金属などの高吸収物の存在による修飾や用手的操作による影響を受ける．

2) CT 気管支造影法　CT bronchography

　気管支造影は 1918 年に Jackson によって硬性気管支鏡下に行われ[37]，その後，軟性気管支鏡の普及に伴って広く行われた手技であるが，使用造影剤の製造中止，患者の肉体的負担，検査手技の煩雑さなどにより，現在は実施されていない．現在，CT の撮像データから VR 法にて，気道内の空気領域を抽出することにより気管支造影様の画像が得られる (図 1-31)．

3) 仮想内視鏡　virtual endoscopy

　視点を 3 次元画像の体積内に置き，視野角を 100°前後に設定することで実際の内視鏡所見を模した画像が得られる (図 1-29 F〜H)．胸部領域においては，気管支鏡や胸腔鏡を模した画像を作成できる．本法によって得られる内腔の形態情報 (凹凸，角度，距離感など) を従来の CT 像のみから理解することは困難であり，3 次元画像の有用性の高い臨床領域といえる．

　気道への具体的利用として，1) 気道悪性疾患に対する放射線，レーザー治療後の経過観察，2) 気道内病変の確認 (特に内視鏡不可視の末梢領域，狭窄閉塞部の末梢側)，3) 実気管支鏡手技のガイド，などがあげられる．実気管支鏡と比較して低侵襲という点が最大の利点である．内視鏡不可視の末梢領域，狭窄閉塞部の末梢側は実気管支鏡では視認不可能な領域である．さらに，気道内と気道外情報を併せて表示できる点・形態計測の客観性は実気管支鏡より勝っている[38,39]．

　内視鏡下に行う診療や治療の範囲が拡大しており，信頼性の高い事前情報は手技の確実性・効率化 (危険性の予測，患者の負担の軽減，所要時間の短縮など) に直結する[40〜43] (図 1-32)．CT 像上，目標病変への気管支到達が確認される場合，CT bronchus sign 陽性といい，経気管支的到達を期待できる．

4) 仮想超音波　virtual sonography

　CT や MR 像を用いた仮想的な超音波像を作成できる．超音波検査のプローブの当て方をシミュレーションできる．

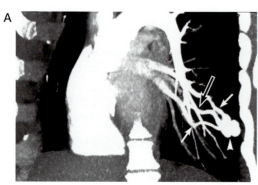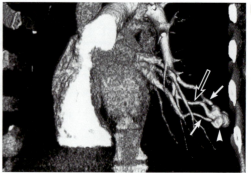

図1-30　肺動静脈瘻
造影CT　A：MIP画像，B：VR像　320列ADCTのdynamic volume scanにより造影時相を狙って撮像．肺動脈(大矢印)，nidus(▶)，肺静脈(小矢印)へ造影剤が流れる時相を適切に撮像することができる．

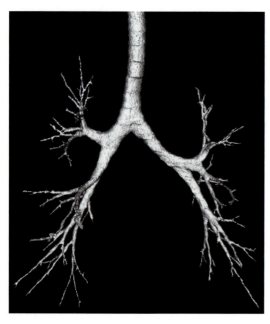

図1-31　CT気管支造影
等方ボクセルによるMDCTでは全方向に歪みのない3次元画像が得られるようになったため，単純CT像から最小値投影法による気道描出や気管支造影様の3次元画像が容易に作成できる．

f. 計測・定量化技術

① 低吸収域解析(LAA計測)

ゴダード法・クラスター解析など，COPD解析に有用．肺と肺気腫の面積・体積を計測できる(図1-33)．

② 気道解析

気管支を自動抽出し，目的気管支のパスを作成，CPR，ストレートビュー，短軸像で気管支の内腔・壁厚を計測できる(図1-34)．

1. MDCTを用いた種々の胸部CT検査　27

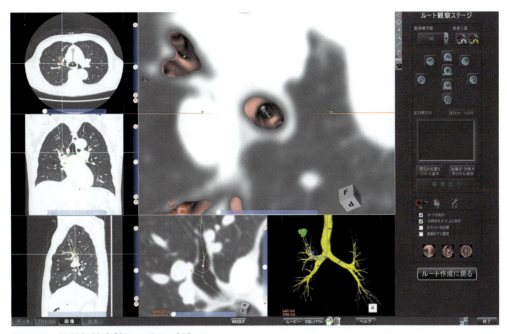

図1-32　仮想気管支鏡によるナビゲーション
経気管支鏡的手技の事前情報としてCTデータを用いた仮想気管支鏡が用いられている．CTデータの高精細化に伴い，描出される気管支精度も向上している．（データ提供：ザイオソフト）

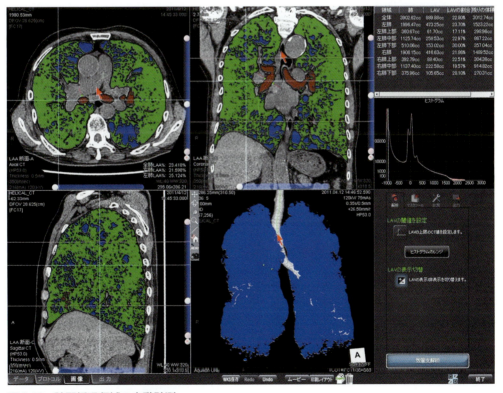

図1-33　肺野低吸収域の自動計測
設定したしきい値により，肺野をカラー表示している．この表示では−950以下の領域を青色に表示している．（データ提供：ザイオソフト）

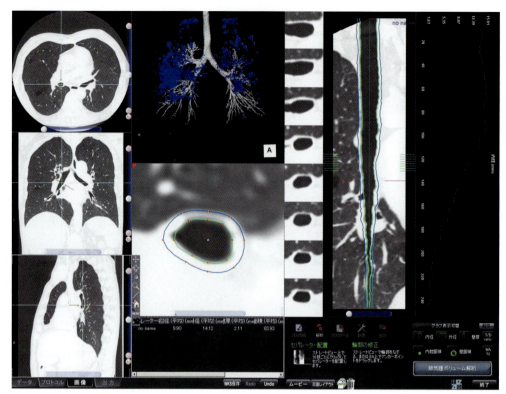

図 1-34 気道の自動計測
選択した気管支の径，壁厚，内腔面積などを表示する．（データ提供：ザイオソフト）

③ 結節計測

　CT で撮像した胸部領域などのデータから領域を一点指定することで結節部位のボリュームを抽出し，体積や径を計測できる．過去画像と比較し，病変部の経時的変化を定量化する．ヒストグラム・腫瘍病変を WHO，RECIST などの基準で評価できる（図 1-35）．

④ 肺動脈内血栓計測

　血管追跡アルゴリズムを用いて血管成分を抽出し，各血管樹から血管内への造影剤の濃淡を解析し，完全閉塞や一部欠損域を評価する．血栓の形態，サイズ，CT 値などを計測できる．

⑤ その他の定量化技術

　冠動脈石灰化，大動脈瘤，内臓脂肪，骨塩量，筋肉量などの生活習慣是正・介護予防に関連する定量化も検討が進んでいる．

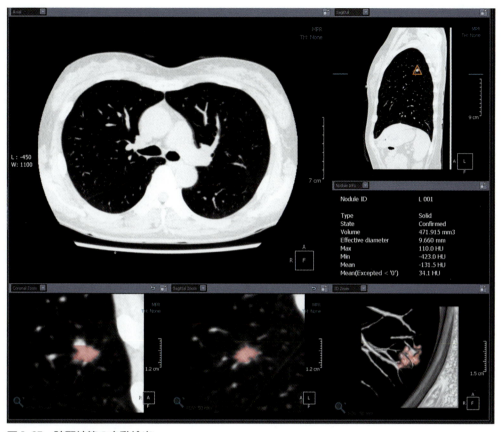

図 1-35　肺野結節の自動検出
結節を検出し，自動計測する．（データ提供：インフィニットテクノロジー）

2. CT 検査の被曝

　胸部疾患の診療において，CT は精密検査，経過観察から検診に至るまで広く利用されている．一方，医療被曝における CT の占める割合は多い．国連原子放射線影響科学委員会（UNSCEAR）の統計によると，日本を含む比較的医療水準の高い 27 か国の平均で，CT の件数は全 X 線検査件数の 6％であるが，CT 検査による被曝は X 線診断に伴う被曝の 41％を占めている[44]．

　OECD（経済協力開発機構）の統計（2014 年）によると，日本国内の CT 装置数は住人 100 万人あたり 107 台で，先進 35 国のなかで最も多く，また日本人の年間 CT 検査件数は 1000 人あたり 231 件で，エストニア，米国に次いで第 3 位である[45]．CT 検査を実施する医師，スタッフは，患者の被曝低減に常に留意する必要がある．本項では，CT 検査に伴う被曝の評価方法，被曝量，被曝のリスク，被曝低減法などについて解説する．

a. CT検査による被曝量の評価法

　CT検査による被曝量は，一般的な被曝評価と同様，局所の被曝量は組織吸収線量，全身的な影響は実効線量で評価される．一方，CTでは通常のX線検査と違って，回転するファンビームの中を患者が移動しながら撮像が行われ，スキャン部位に応じてX線出力が変化するため，CT線量指標(computed tomography dose index：CTDI)およびdose length product(DLP)などの指標が用いられる[46,47]．

1) 組織吸収線量　absorbed dose

　人体局所の組織や臓器の線量を評価する量で，単位はGy(グレイ)である．単位質量あたりの組織・臓器に蓄積するエネルギーの指標として，物質1kgに1jのエネルギーが吸収された場合の吸収線量が1Gyと定義される．

2) 実効線量　effective dose

　被曝による確率的影響(発癌)のリスクを評価する指標で，単位はSv(シーベルト)である．臓器の吸収線量，放射線の種類に応じた放射線荷重係数，および各臓器の放射線感受性の違いを表す組織荷重係数の積を，被曝した全臓器について加算して求める．

　　実効線量 $E = \Sigma W_T \cdot \Sigma W_R \cdot D_{T,R}$　(Sv)
　　($D_{T,R}$：吸収線量，W_R：放射線荷重係数，W_T：組織荷重係数)

　X線の放射線加重係数は1であり，全身の組織が均等に1Gyを被曝した場合の実効線量は1Svとなる．組織加重係数(表1-1)は，おもな臓器における放射線誘発癌の感受性を表す指標である[47]．

　CT検査では，より簡便に，撮像時のデータと変換係数から実効線量を推定することができる(後述の「5) CT検査における実効線量の推定算出法」を参照)．

3) CT線量指標　CT dose index：CTDI

　CTDIは，テーブルを固定して1回の回転を行った際の線量プロファイルD(z)を，回転軸(Z軸)に沿って積分し，名目上のX線ビーム幅で除したもので，単位はmGyである．CT線量測定用ファントム(体幹用は直径32cm，頭部用は直径16cmのアクリル製円柱)に挿入した有効長100mmのペンシル型線量計を用いて，$CTDI_{100}$として測定される．

　　$CTDI_{100} = 1/nT \cdot \int_{-50}^{+50} \cdot D(z)dz$　(mGy)
　　(n：1回転当たりのスライス数，T：公称スライス厚)

① $CTDI_w$(荷重CTDI)

　ファントム内の線量分布は，一般に辺縁部で高く中心部で低い．$CTDI_w$は，不均一な線量を平均化して評価するための指標で，小文字のwはweighted(荷重，重み付け)を意味する．

　$CTDI_w$は，円柱型ファントムの中心で測定した$CTDI_{100}(c)$の1/3と，表面下10mmの位

表 1-1　おもな臓器の組織荷重係数

臓　　器	組織荷重係数（W_T）	係数の合計（ΣW_T）
骨髄，結腸，肺，胃，乳腺＊他の臓器	0.12	0.72
生殖腺	0.08	0.08
膀胱，食道，肝，甲状腺	0.04	0.16
骨皮質，脳，唾液腺，皮膚	0.01	0.04

＊他の臓器：副腎，胸腔外組織，胆嚢，心，腎，リンパ節，筋，口腔粘膜，膵，前立腺，小腸，脾，胸腺，子宮/子宮頸部.
（文献 47）より許可を得て転載）

置で測定した $CTDI_{100}(p)$ の 2/3 を加算して得られる．$CTDI_{100}(p)$ はファントム辺縁で 90°ごとに配置された 4 点の平均値を用いる．

$$CTDI_w = 1/3\ CTDI_{100}(c) + 2/3\ CTDI_{100}(p)\quad (mGy)$$

② $CTDI_{vol}$

ある撮像条件において，ファントムの厚さ 1 cm の領域（volume）の吸収線量を示す指標で，vol は volume（体積）を表す．$CTDI_{vol}$ は，$CTDI_w$ をピッチ係数（CT pitch factor）で除して得られる．単位は mGy である．

$$CTDI_{vol} = CTDI_w\ /\ CT\ pitch\ factor\quad (mGy)$$

CT pitch factor は，1 回転あたりのテーブル移動距離を X 線ビーム幅（スライス総厚）で除したものである．以前のヘリカルピッチ（1 回転あたりのテーブル移動距離を 1 スライスの厚さで除したもの）に対してビームピッチ（beam pitch）ともよばれる．

$$CT\ pitch\ factor = 1\ 回転あたりのテーブル移動(mm)\ /\ X\ 線ビーム幅(mm)$$

4）Dose length product（DLP）

1 回の検査全体に対する線量を評価する指標である．

$$DLP = \sum_i nCTDI_w \times nT \times N \times C\quad (mGy \cdot cm)$$

i はその検査におけるスキャンシーケンス数で，それぞれのシーケンスは名目上のビーム幅 nT cm で N 回転，1 回転あたりの照射条件は C mAs である．$nCTDI_w$ は用いられた管電圧と名目上の全ビーム幅について適切な，正規化された荷重 CTDI（$mGy\ mA^{-1}\ s^{-1}$）である．

DLP はまた，$CTDI_{vol}$ とスキャン長の積として求めることができる．

$$DLP = CTDI_{vol} \times スキャン長\quad (mGy \cdot cm)$$

$CTDI_{vol}$ や DLP は dose report として CT 装置上に表示され，被曝評価の指標となる．し

表1-2 DLPから実効線量への換算係数 E_{DLP}

領域	年齢				
	0歳	1歳	5歳	10歳	成人
頭部と頸部	0.013	0.0085	0.0057	0.0042	0.0031
頭部	0.011	0.0067	0.0040	0.0032	0.0021
頸部	0.017	0.012	0.011	0.0079	0.0059
胸部	0.039	0.026	0.018	0.013	0.014
腹部と骨盤	0.049	0.030	0.020	0.015	0.015
軀幹	0.044	0.028	0.019	0.014	0.015

0〜10歳の小児のデータはすべて直径16 cmのファントムでの計測値を想定．
成人の頭部と頸部のデータは直径16 cmのファントム，胸部，腹部・骨盤，軀幹のデータは直径32 cmのファントムの計測値を想定．
（文献48）より改変）

かし，$CTDI_{vol}$は円柱ファントムで計測した場合の値であり，実際には患者の体格の大小や断面の形状によって線量分布が異なるため，個々の患者の被曝を正確に測定しているわけではないことに留意すべきである（後出の「6) SSDE」を参照）．

通常，スキャン中は後述する自動照射制御（automatic exposure control：AEC）によって管電流が変化し，$CTDI_{vol}$も刻一刻変化する．検査後に表示される$CTDI_{vol}$値はスキャン中の平均値を示す装置が多いが，一部のメーカーには，スキャン中の最大値を表示する装置があるので注意が必要である．

5) CT検査における実効線量の推定算出法

簡便な方法として，撮像領域と年齢別に設定した係数E_{DLP}とDLPからおよその実効線量を推定することができる．

$$実効線量 E = (E_{DLP})_{region, age} \times DLP \quad (mSv)$$

E_{DLP}は，数学的ファントムを用いたモンテカルロ法によって，6種類の身体領域と5段階の標準年齢について設定された係数である[48]（表1-2）．

6) Size-specific dose estimates (SSDE)

$CTDI_{vol}$は円柱ファントムで計測した場合の値であり，実際の被曝量は患者の体格によって異なる．たとえば，体格の大きな患者ではX線出力が増加し$CTDI_{vol}$が高値となるが，皮下脂肪や軟部組織でX線が吸収されるため，体内臓器の被曝量が$CTDI_{vol}$と同等に増加するわけではない．そこで，より正確に被曝量を評価するため，個々の患者の体格を考慮した線量指標として，size-specific dose estimates (SSDE) が提唱された[49]．SSDEは，患者の正側スキャノグラムまたは実際のCT断面における身体の左右径と前後径から，変換表などを用いて実効径と変換係数を求め，$CTDI_{vol}$に変換係数を掛けて算出する．SSDEを用いると，体格の大小に関わらず実際の被曝量を管理可能である[50]．近年，DICOMデータからSSDEを自動計算し，記録・管理するシステムも普及しつつある．

b. CT 検査による典型的な被曝量

通常の CT 検査におけるおもな臓器の吸収線量と実効線量の典型的な例を**表 1-3** に示す[46]．これらは標準的な人体ファントムを用いて，コンピュータを用いた線量計測法で得られたものであり，撮像条件によって大きく変化する．

おもな X 線撮影，CT 検査，核医学検査における実効線量の比較例を**表 1-4** に示す[46,51]．胸部および腹部・骨盤の CT 検査による実効線量は 8〜14 mSv であり，比較的高いレベルである．

診断参考レベル diagnostic reference level：DRL

医療被曝に線量限度を課すことは適当でないが，患者の放射線防護（放射線治療を除く）の最適化を目的として，診断参考レベル（DRL）の利用が国際的に提唱されている．DRL は臨床的に必要とされる適切な画像情報の取得に伴う被曝量の目安となるものである．日本では，放射線診療と医療被曝防護の関連団体による「医療被ばく研究情報ネットワーク（J-RIME）」が，大規模な全国調査の結果を踏まえ，2015 年 6 月に「最新の国内実態調査結果に基づく診断参考レベルの設定（DRLs 2015）」を公表した[52]．

CT 検査では，成人と小児の CT における $CTDI_{vol}$ および DLP について，それぞれ**表 1-5, 1-6** のように DRL が定められた．これらの数値の根拠は，成人 CT では，第一に日本医学放射線学会が専門医修練機関を対象として 2014 年 5 月の 1 日の全 CT 検査（ただし 100 件を超える場合は任意の 100 件以上）の撮像条件を収集し，放射線医学総合研究所が集計した結果である．443 施設 797 台の CT 装置による 24,860 件の撮像条件が収集され，最頻体重群における分布の 75 パーセンタイル値を求めた．第二は 2013 年の日本診療放射線技師会によるアンケート集計結果で，体重 65 kg ほどの患者に対する典型的な撮像条件について，無床診療所から 500 床以上の施設を含む 307 施設の回答が得られた．小児 CT については，日本放射線技術学会が 2012 年に実施した 196 施設のアンケート調査と上記の技師会の調査結果が参考とされた．

DRL は，施設内の装置間，あるいは施設間の値と比較することによって，潜在的に存在する不適切な装置あるいは撮像条件設定の発見に有用である．もし，ある施設で測定した線量が DRL より高い場合は，その原因を調査し，被曝低減の対策を講じるべきである．DRL の値は，代表的な患者グループの検査において計測された平均値を比較するためのものであり，個々の患者に適用すべきではない．たとえば，適切な臨床上の判断から高精度の画像が必要と考えられた場合には，より高い線量による検査も許容される．

一方，今回の DRL には含まれていないが，CT を用いた肺癌検診では，関連学会などが推奨する $CTDI_{vol}$ は 2.5 mGy 以下で，胸部ルーチン CT 検査の DRL よりも一段と低い値となっている[53]．

表1-3 成人のCT検査における典型的な組織吸収線量と実効線量

CT検査部位	眼 (mGy)	甲状腺 (mGy)	乳房 (mGy)	子宮 (mGy)	卵巣 (mGy)	精巣 (mGy)	実効線量 (mSv)
頭部	50	1.9	0.03	＊	＊	＊	1.8
頸椎	0.62	44	0.09	＊	＊	＊	2.6
胸椎	0.04	0.46	28	0.02	0.02	＊	4.9
胸部	0.14	2.3	21	0.06	0.08	＊	7.8
腹部	＊	0.05	0.72	8.0	8.0	0.70	7.6
腰椎	＊	0.01	0.13	2.4	2.7	0.06	3.3
骨盤	＊	＊	0.03	26	23	1.7	7.1

＊：0.005 mGy 未満
（文献46）より許可を得て転載）

表1-4 おもな放射線医学検査における実効線量の比較例

検査	1回の実効線量(mSv)	検査	1回の実効線量(mSv)
X線撮影		CT	
頭蓋	0.07	頭部	2
頸椎	0.2	胸部	8
胸椎	1.0	腹部	10
腰椎	1.5	骨盤	10
胸部正面	0.02	腹部と骨盤	14
胸部(2方向)	0.1	核医学検査	
腹部	0.7	脳	6.9
骨盤	0.6	胆道	3.1
股関節	0.7	肝/脾	2.1
四肢	0.001	骨	6.3
乳腺	0.4	肺(換気/血流)	2.5
上部消化管造影	6	甲状腺(I-123)	1.9
注腸造影	8	腫瘍	13.0
静脈性尿路造影	3	心筋(負荷)	9.5
		腎/尿路	2.0
		PET(FDG)	14.0
		PET-CT	37.0

（文献46, 51）より改変）

表1-5 成人のCT検査における診断参考レベル(DRL)

検　査	CTDI$_{vol}$(mGy)	DLP(mGy cm)
頭部単純ルーチン	85	1350
胸部1相	15	550
胸部～骨盤1相	18	1300
上腹部～骨盤1相	20	1000
肝臓ダイナミック造影	15	1800
冠動脈	90	1400

注1）標準体格は体重 50～60 kg．ただし冠動脈のみ体重 50～70 kg．
注2）肝臓ダイナミック造影は，胸部や骨盤を含まない．
（文献 52）より許可を得て転載）

表1-6 小児のCT検査における診断参考レベル(DRL)

部位	1歳未満		1～5歳		6～10歳	
	CTDI$_{vol}$	DLP	CTDI$_{vol}$	DLP	CTDI$_{vol}$	DLP
頭部	38	500	47	660	60	850
胸部	11(5.5)	210(105)	14(7)	300(150)	15(7.5)	410(205)
腹部	11(5.5)	220(110)	16(8)	400(200)	17(8.5)	530(265)

注1）16 cm ファントムによる値を示し，括弧内に 32 cm ファントムによる値を併記した．
注2）CTDI$_{vol}$ の単位は mGy，DLP の単位は mGy・cm である．
（文献 52）より許可を得て転載）

C. CT検査の被曝による発癌リスクの考え方

　広島・長崎の原爆被爆者の疫学調査では，被曝線量が100～200 mSv を超えると被曝線量の増加に伴って癌死亡のリスクが増加することが知られている．一方，100 mSv 以下の線量では，被曝による発癌リスクは他の要因による発癌の影響によって隠されてしまうほど小さく，癌死亡の増加を科学的に証明することは困難と考えられている．

　国際放射線防護委員会(ICRP)は，放射線防護の観点から，年間 100 mSv 以下の，放射線による発癌リスクの増加を明確に示す科学的データのない低線量域であっても，大地や大気などバックグラウンドの線量を超えた放射線量の増加に伴って発癌リスクが比例的に増加すると仮定する，直線しきい値なし仮説(linear non-threshold：LNT 仮説)に基づいた防護の運用を勧告している[47]．国内外の放射線防護体系は，この勧告に基づいて構築されている．

　ICRP は，放射線誘発癌による致死的リスク係数を 1 Sv あたり約5％（100 mSv あたり約0.5％）と想定している．すなわち，線量の低い環境で長期間にわたって累積 100 mSv を被曝した場合，生涯において癌で死亡するリスクが約 0.5％増加すると想定される．一方，日本人における放射線以外の要因による癌死亡率は約 30％である．100 mSv 以下の低線量域で

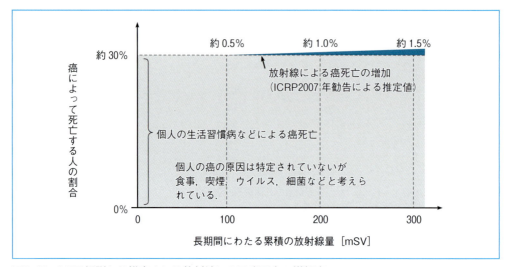

図 1-36 LNT 仮説から推定される放射線による癌死亡の増加率
(文献 54) より許可を得て転載)

は，被曝によるがん死亡のリスクは他の要因に比較して小さいと推定される[54] (図 1-36)．

発癌リスクが 100 mSv 未満の領域でも被曝量と直線関係を示すという LNT 仮説は放射線防護体系で用いられているツールであり，その正当性を生物学的に証明することは今後も困難と考えられている．ICRP 自ら，LNT 仮説は不確実性を伴うモデルであると述べており，加えて，非常に低い放射線量を被曝した集団におけるがんの発生数を LNT 仮説から計算することは適当でないとも勧告している[47]．CT をはじめとする放射線検査の被曝に関して，防護体系を理解のうえ，患者にとってリスクを上回る利益が得られるよう配慮すべきである．

d. CT 検査の被曝低減策

世界的な CT 検査の増加を踏まえ，ICRP は線量の管理と被曝低減について勧告している[46,55]．

CT の被曝線量は，CT 装置の特性，患者の体格，検査部位，撮像方法などによって決定される．なかでも組織吸収線量に影響を及ぼす技術的パラメータとして，管電圧，X 線濾過（線質），管電流，スキャン時間，スライス厚，ピッチ，スキャン容積などがあげられる．胸部のヘリカルスキャンにおいても，これらのパラメータの適切な設定によって実効線量，肺の吸収線量などが減少する[46]．

放射線科医，診療放射線技師，医学物理士は線量と画質との相互関係を理解し，診断に必要な画質が確保される必要がある．診断には常に最高の画質が必要というわけではなく，目的によって必要な画質のレベルは異なる．臨床においては，装置の性能・仕様，検査の目的，対象臓器，撮像範囲，患者の体格などに応じてパラメータを最適に設定し，診断に適した画像が，可能な限り少ない線量で得られるよう配慮することが重要である．

日本 CT 検診学会，CT 検診認定機構は，肺癌 CT 検診に際して 50 mA 以下での低線量

CT撮像を推奨しており，CTの機種にもよるが，通常線量での撮像(表1-5参照)に比べて，被曝量(DLP)を1/6〜1/20に低減可能としている[53]．

CTの被曝低減のため，おもに以下のような技術が利用されている．これらの技術は日進月歩であり，装置によって性能は異なるが，常に最適な活用を考慮すべきである．

1) 自動照射制御　automatic exposure control：AEC

被写体の解剖学的形状およびスキャン部位によるX線吸収の変化に適合して管電流を変調させる技術である．管球位置が正面方向と側面方向で管電流を変化させ，画質を損なうことなく被曝を低減する方式，あるいはX線減弱の程度に応じて管電流をリアルタイムに変化させる方式などがある．

また，胸部撮像時に，管球が体の前面にある位置では管電流を減らすことにより，乳腺の被曝を低減することが可能である．この技術は水晶体，甲状腺の被曝低減にも応用可能である．

2) 逐次近似法による画像再構成

従来，CTの画像再構成にはフィルタ補正逆投影法(filtered back projection)が使用されていたが，逐次近似法を応用した反復再構成(iterative reconstruction)を行うことで，画像ノイズが低減し画質が画期的に向上する．特に，被曝低減を目的とする低線量撮像，あるいは低管電圧での撮像に伴うノイズの低減に有効である．メーカーによって種々の方法が開発され，最近のCT装置には標準的な仕様となっている．胸部CT撮像において，逐次近似再構成法によって画質を担保しつつ70%以上の線量低減が可能との結果が報告されている[56]．

3) 低管電圧撮像

100 kV以下の管電圧で撮像することにより，通常の120 kVの撮像に比べ被曝の低減とコントラストの改善が得られる．従来，小児や体格の小さな患者に用いられてきたが，最近のCT装置は高電流のX線管球を搭載し，通常体格の患者にも応用可能となっている．一般に低電圧撮像ではノイズが増加するが，前述の逐次近似再構成法などの技術を組み合わせることにより画質が向上する．

高電圧(高エネルギー)と低電圧(低エネルギー)のX線によるデータから，任意の管電圧の画像を模擬的に構成する技術も実用化されている．管電圧の異なる2個のX線管球を使用する方法，または1個のX線管球の管電圧を短時間で切り替える方法，あるいは2種類の検出器を使用する方法などがある．臨床面では，仮想的に再構成した低電圧画像でヨード造影剤の増強効果が強調され，造影剤量の低減と診断能の向上が期待されている．

4) ノイズ低減フィルタ

画像再構成時に，構造物の境界部では輪郭をシャープに，構造物の内部ではスムーズに処理を行ってノイズを低減し，画質を向上させるソフトウェアによって，画質を維持して線量の低減が可能となる．

5) 無効X線ビーム遮蔽用コリメータ

MDCT（マルチスライスCT）のヘリカルスキャン時に，スキャン開始時と終了時の画像再構成領域以外のX線を，非対称性に開閉されるコリメータで遮蔽し，不要な被曝を低減する．

6) 検出器の改良

検出器に発光特性がよく，残光の少ない素材を用いることにより，検出器の感度と応答性が向上し，X線量の低減が可能となる．

　CTの有用性を最大限に発揮し，患者の利益を確保するには，検査の正当化と被曝の最適化が重要である．患者が被曝を過度に心配して必要なCT検査を受けない，あるいは医師が検査を躊躇するという事態は，患者の利益に反することとなり，避けなければならない．一方，CT検査件数が増加の一途を辿っている現状を考えると，医師は，CT検査を受ける個人に，そのリスクを上回る利益がもたらされるよう留意すると同時に，新技術を利用し線量低減に努力することが必要である．

文献

1) 森　一生，齋藤清人，朝比奈清敬：全身用X線CT TCT-900S．東芝レビュー 1987；42：80-82．
2) 片田和廣，案野泰史，辻岡克巳・他：CTヘリカルスキャンの有用性—174例の臨床経験から．Medical Review 1988；15：8-18, 1998．
3) 片田和廣：Half-second submillimeter real-time multirow helical CT. Medical Review 1999；23：62-70．
4) 森谷浩史，緑川重史，五十嵐康弘・他：胸部領域のマルチスライスCT胸部臨床において可能になったこと．日独医報 2003；48：145-161．
5) 日本医学放射線学会・画像診断ガイドライン2013年版作成委員会・編：画像診断ガイドライン 2016年版 第2版．金原出版，2016．
6) ICRP：1977年勧告（ICRP Publication 26）1977．
7) 医療被ばく研究情報ネットワーク（J-RIME）：最新の国内実態調査結果に基づく診断参考レベルの設定．2015．
8) Tillou A, Gupta M, Baraff LJ, et al : Is the use of pan-computed tomography for blunt trauma justified? : a prospective evaluation. J Trauma 2009；67：779-787.
9) Salim A, Sangthong B, Martin M, et al : Whole body imaging in blunt multisystem trauma patients without obvious signs of injury : results of a prospective study. Arch Surg 2006；141：468-473.
10) 日本外傷学会　救急外傷ガイドライン編集委員会：外傷初期診療ガイドラインJATEC 改定第5版．へるす出版，2017．
11) Pappas JN, Donnelly LF, Frush DP : Reduced frequency of sedation of young children with multisection helical CT. Radiology 2000；215：897-899.
12) Rieger M, Sparr H, Esterhammer R, et al : Modern CT diagnosis of acute thoracic and abdominal trauma. Radiologe 2002；42：556-563.
13) Wintermark M, Poletti PA, Becker CD, et al : Traumatic injuries : organization and ergonomics of imaging in the emergency environment. Eur Radiol 2002；12：959-968.
14) Scharitzer M, Hormann M, Puig S, et al : Imaging techniques and examination protocols in the pediatric emergency Radiologe 2002；42：146-152.
15) 村田喜代史，高橋雅士，森　正幸・他：CT読影のための肺の正常解剖．臨床放射線 1991；36：

1231-1245.

16) 高橋雅士：HRCTによる正常構造の描出と二次小葉の認識．日本医学放射線学会胸部放射線研究会・編：びまん性肺疾患の画像診断指針，医学書院，1999：37-39．

17) Kakinuma R, Moriyama N, Muramatsu Y, et al：Ultra-high-resolution computed tomography of the lung：image quality of a prototype scanner. PLoS One 2015；10：e0137165.

18) Schoepf UJ, Becker CR, Hofman LK, et al：Multislice CT angiography. Eur Radiol 2003；13：1946-1961.

19) Hopper KD, Mosher JJ, Kasales CJ et al：Thoracic spiral CT：delivery of contrast material pushed with injectable saline solution in power injector. Radiology 1997；205：269-271.

20) 関口隆三，縄野　繁，佐竹光夫・他：マルチスライスCTにおける胸部造影検査 dual power injectorを用いた生食ボーラス法による造影剤減量及びアーチファクト軽減効果．日本医学放射線学会雑誌 2001；61：484-490．

21) Remy-Jardin M, Tillie-Leblond I, Szapilo D, et al：CT angiography of pulmonary embolism in patients with underlying respiratory disease：impact of multislice CT on image quality and negative predictive value. Eur Radiol 2002；12：1971-1978.

22) Schoepf UJ, Kessler MA, Rieger CT, et al：Multislice CT imaging of pulmonary embolism. Eur Radiol 2001；11：2278-2286.

23) Schoellnast H, Deutschmann HA, Fritz GA, et al：MDCT angiography of the pulmonary arteries：influence of iodine flow concentration on vessel attenuation and visualization AJR Am J Roentgenol 2005；184：1935-1939.

24) Takase K, Sawamura Y, Igarashi K, et al：Demonstration of the artery of Adamkiewicz at multi-detector row helical CT. Radiology 2002；223：39-45.

25) 吉岡邦浩：大血管およびその分枝―Adamkiewicz動脈．片田和広・監，佐々木真理・編：徹底MDCT攻略マニュアル 2002；175-177．

26) Moriya H, Honjo H, Miyazaki M, et al：3D imaging with an x-ray CT scanner：high-speed multislice CT scanner and 3D image processor. Medical Review 1999；71：1-5.

27) 森谷浩史，橋本直人，小山真道・他：X線CTによる3次元画像―高速マルチスライスCTと3次元画像処理装置．癌の臨床 2000；46：1053-1061．

28) 祖母井努：気管支動脈塞栓術術前のCT angiographyによる気管支動脈描出の有用性について．臨床放射線 2002；47：905-910．

29) Swensen SJ, Viggiano RW, Midthun DE, et al：Lung nodule enhancement at CT：Multicenter study. Radiology 2000；214：73-80.

30) Yi CA, Lee KS, Kim EA, et al：Solitary pulmonary nodules：dynamic enhanced multi detector row CT study and comparison with vascular endothelial growth factor and microvessel density. Radiology 2004；233：191-199.

31) Kurosawa H, Kohzuki M：Images in clinical medicine. dynamic airway narrowing. N Engl J Med 2004；350：1036.

32) Yamashiro T, Moriya H, Tsubakimoto M, et al：Continuous quantitative measurement of the proximal airway dimensions and lung density on four-dimensional dynamic-ventilation CT in smokers. Int J Chron Obstruct Pulmon Dis 2016；11：755-764.

33) 森谷浩史，山城恒雄，永谷幸裕・他：呼吸動態CTに表示される構造物には呼吸位相が反映されている．臨床放射線 2018；63：21-33．

34) 日本診療放射線技師会：Ai（Autopsy imaging：死亡時画像診断）における診療放射線技師の役割―Ai検査ガイドライン―．2017．

35) 森谷浩史，橋本直人，本荘　浩・他：0.5mm collimation MDCTを用いた肺小葉構造の描出（胸膜直下皮むき投影を中心に）．臨床放射線 2002；47：140-150．

36) 森谷浩史，橋本直人，本荘　浩・他：0.5mm collimationマルチディテクタCTによる小型肺結節の質的診断の可能性について　胸部CT検診 2001；8：143-146．

37) Jackson C：The bronchial tree；its study by insufflation of opaque substances in the living. AJR 1918；5：454.

38) Moriya H, Koyama M, Miyazaki M, et al：Visibility of peripheral bronchi in virtual bronchoscopy from multi-detector CT data. Yoshimura H, et al (ed)：Bronchology and bronchoesophagology：state of the art. Amsterdam：Elsevier Science, 2001；540-542.

39) Moriya H, Suzuki K：CT bronchoscopic examination using the fly-through method：virtual

bronchoscopy. Medical Review 1999 ; 70 : 1-8.
40) 浅野文祐, 松野祥彦, 竹市直子・他：Virtual bronchoscopy —極細径気管支鏡ナビゲーションとして. 気管支学 2002 ; 24 : 433-438.
41) Shinagawa N, Yamazaki K, Onodera Y, et al : Virtual bronchoscopic navigation system shortens the examination time : feasibility study of virtual bronchoscopic navigation system. Lung Cancer 2007 ; 56 : 201-206.
42) Ishida T, Asano F, Yamazaki K, et al : Virtual bronchoscopic navigation combined with endobronchial ultrasound to diagnose small peripheral pulmonary lesions : a randomised trial. Thorax 2011 ; 66 : 1072-1077.
43) Asano F, Shinagawa N, Ishida T, et al : Virtual bronchoscopic navigation improves the diagnostic yield of radial-endobronchial ultrasound for peripheral pulmonary lesions with involved bronchi on CT. Intern Med 2015 ; 54 : 1021-1025.
44) UNSCEAR (United Nations Scientific Committee on the Effects of Atomic Radiation) : Sourced and effects of ionizing radiation. UNSCEAR 2008 report to the general assembly with scientific annexes. vol 1, New York : United Nations, 2010.
45) OECD Data. Computed tomography (CT) scanners (2014). https://data.oecd.org/healtheqt/computed-tomography-ct-scanners.htm
46) 日本アイソトープ協会：ICRP publication 87, CT における患者線量の管理. http://www.icrp.org/docs/P87_Japanese.pdf
47) 日本アイソトープ協会：ICRP publication 103, 国際放射線防護委員会の 2007 年勧告. http://www.icrp.org/docs/P103_Japanese.pdf
48) Shrimpton PC, Hillier MC, Lewis MA, et al : Doses from computed tomography (CT) examinations in the UK. 2003 review. NRPB (National Radiological Protection Board) report W67, Chilton : NRPB, 2005 : 9-10.
49) Boone JM, Strauss KJ, Cody DD, et al : Size-specific dose estimates (SSDE) in pediatric and adult body CT examinations. AAPM report No 204, American Association of Physicists in Medicine 2011.
50) Christner JA, Braun NN, Jacobsen MC, et al : Size-specific dose estimates for adult patients at CT of the torso. Radiology 2012 ; 265 : 841-847.
51) Mettler FA Jr, Upton AC (ed) : Medical effects of ionizing radiation, 3rd ed. Philadelphia : Saunders, 2008.
52) 医療被ばく研究情報ネットワーク (J-RIME)：最新の国内実態調査結果に基づく診断参考レベルの設定 (DRLs 2015). http://www.radher.jp/J-RIME/report/DRLhoukokusyo.pdf
53) 日本 CT 検診学会, 肺がん診断基準部会・編：低線量 CT による肺がん検診の肺結節の判定基準と経過観察の考え方 第 5 版. 2017. http://www.jscts.org/pdf/guideline/gls5th201710.pdf
54) 内閣府, 消費者庁, 復興庁・他：放射線リスクに関する基礎的情報 平成 29 年 4 月版. http://www.reconstruction.go.jp/topics/main-cat1/sub-cat1-1/201704_kisoteki_jouhou.pdf
55) ICRP : Managing patient dose in multi-detector computed tomography. ICRP publication 102, Ann ICRP 2007 : 37.
56) Ichikawa Y, Kitagawa K, Nagasawa N, et al : CT of the chest with model-based, fully iterative reconstruction : comparison with adaptive statistical iterative reconstruction. BMC Medical Imaging 2013 ; 13 : 27.

II. 胸部の正常解剖とCT像

Ikezoe's
CT of the Chest

1. 縦隔の解剖

　縦隔(mediastinum)とは，胸郭内で両側の縦隔胸膜(mediastinal pleura)に囲まれ，重要な管腔臓器(心臓，大血管，胸管，気管気管支，食道)が存在する空間である．実質臓器としては，胸腺(thymus)，甲状腺(thyroid gland)，副甲状腺(parathyroid gland)，さらに，神経，脂肪，結合組織，小動静脈，リンパ管，リンパ節が存在するため，腫瘍，炎症・肉芽腫性病変，貯留嚢胞，発生異常を含めたさまざまな病変が発生しうる[1,2]．多種多様な病変の鑑別診断を進める際に，病変の存在部位の正確な診断は，発生組織や臓器を推定し，鑑別を絞り込むうえで非常に重要な情報となる．加えて，疾患に特徴的な所見を捉えることでさらに正しい診断に迫ることができる．すべての情報を網羅したうえで，客観的かつ論理的に考察することが再現性の高い診断につながり，それぞれの診断装置の限界を超えた「心眼」や，根拠に基づかない「思いつき」に陥ることがないように注意することが放射線診断医の役割である．

a. 縦隔の範囲

　縦隔の上縁は胸郭入口部(thoracic inlet)であり，頸部との境界面となる．胸郭入口部は，腹側は胸鎖関節と胸骨の上縁，側方は両側第1肋骨の上縁，背側は第7頸椎と第1胸椎間の椎間板からなる面で構成され，単純X線写真正面像では円形に投影される．
　胸腔内では左右の縦隔胸膜が縦隔左右の境界を形成する．胸壁と縦隔との境界は，腹側では，左右の内胸静脈外側縁が，背側では横突起先端から胸壁に垂線を下ろした位置が通常用いられる．
　心大血管や食道は縦隔内を走行しているが，それらから発生する病変については，従来，縦隔疾患から除外されてきた．すなわち，原発性・転移性心臓腫瘍や食道癌は縦隔疾患としては検討されてこなかった．一方，心膜嚢胞・憩室，食道嚢胞や食道平滑筋腫といった病変は縦隔疾患として扱われる傾向にあり，定義としては曖昧な点が存在した．最近提案された，International Thymic Malignancy Interest Group(ITMIG：イットミグ)の縦隔区分法では，心大血管，食道発生の病変をすべて縦隔疾患に含めるという方向を示している[3]．縦隔に存在する臓器や組織発生病変が一括して扱われる点では画期的であるが，心臓腫瘍は循環器内科・外科，食道癌は消化器外科が扱うといったこれまでの慣習と相い容れないため，この考え方の普及にはしばらくの時間を要すると推測される．
　尾側の境界は頭側に凸に突出する横隔膜面である．このため，腹側ではepipericardial fat padの尾側，内側では横隔膜脚の椎体前面への付着部，背側では横隔膜脚後腔として尾側に深く進展する．

b. 縦隔の区分

　2009年，「縦隔腫瘍取扱い規約」が出版され[4,5]，Soneらの気縦隔CTによる区分[6]を基本とした，CTを主役とする縦隔区分法が提案された．本邦には，世界中の40％にも及ばんとする保有台数があり，胸部疾患を診断する際，CTは単純X線写真正面像に引き続き行われるルーチン検査となっているため，CTを用いた区分に精通することは必須である．検査適応の病変発見の端緒である単純X線写真における縦隔区分法は，いまだに，基礎と臨床，臨床でも外科と放射線科では，区分が統一されておらず，時に混乱をきたす場面に遭遇する．本項では，放射線診断医が日常臨床において知っておくべき縦隔区分法について解説する．

1) 古典的な縦隔区分

　古典的な縦隔区分として，現在でも解剖学，病理学，外科学の教科書に記載されている伝統的な区分法がある．すなわち，胸骨柄下縁と第4,5胸椎間を結ぶ線より上方が上縦隔とされている(図2-1 A, B)．単純X線写真側面像では非常にわかりやすい境界線ではあるが，解剖学的な根拠により区分されているわけではない[7]．この境界の尾側について，心臓の前方を前縦隔，心臓の後方を後縦隔，気管を含めたその間の部分を中縦隔に区分している(図2-1 A, B)．この区分は，上縦隔に発生する病変はしばしば，上記の前・中・後縦隔の同定が困難となるため，上縦隔としてひとまとめにすると簡便ではある．臨床症例において存在部位を数多く評価すると，発生学上の特徴とは一致しない場合も多く，下部の区分の臨床的な有用性は十分とは言いにくい．具体的な例としては，発生学的にともに前腸から生じる気管と食道とがおのおの中縦隔と後縦隔という別の部位に区分されることがあげられる．この古典的区分では，前腸嚢胞として包括するべき気管支嚢胞と食道嚢胞とが別のグループに属することになる．また，心膜に関連して発生する心膜嚢胞・憩室も前縦隔と中縦隔とに分割されることにもなる．

2) Felsonの縦隔区分

　放射線診断の分野では，単純X線写真側面像を用いたFelsonの区分[8]が古くから用いられてきた(図2-2 A, B)．すなわち，気管の前縁から，心後縁を結んだ線より前方を前縦隔，椎体前縁より1cm背側を結んだ線を後縦隔，両者の間を中縦隔とする明快かつ簡潔な区分である．上縦隔については，解剖学的に根拠となる構造が認められず，独立したコンパートメントとして扱う意義に乏しいとして区分されていない．単純X線写真は3次元の人体を2次元の平面に投影しており，側面像に実際の存在部位を投影した場合，正確には上記の境界線とは食い違う場合も生じるが，日常臨床において存在部位を推定し，CTさらにはMRIを用いた精査を施行するきっかけとするには現在でも存在意義は高いと考えられる．

3) Heitzmannの縦隔区分

　Heitzmannによる区分[9]は，単純X線写真正面像と側面像とを用いて，同定が比較的容易な第1肋骨，奇静脈弓，大動脈弓などの解剖構造を境界の目印として用いているが，左右で区分が異なり若干煩雑であることや，CT横断像では境界の同定が困難となることより，

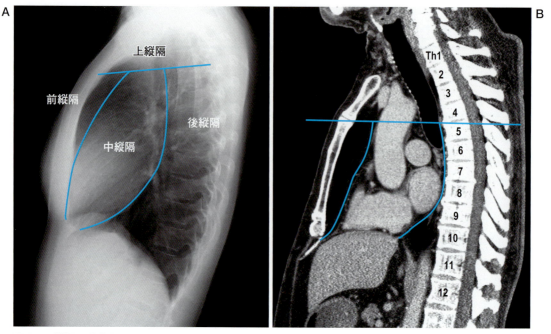

図2-1 縦隔の古典的区分
A：単純X線写真側面像上の縦隔の古典的区分，B：骨の辺縁を明瞭に表示するためCT矢状断像を用いた境界線の表示

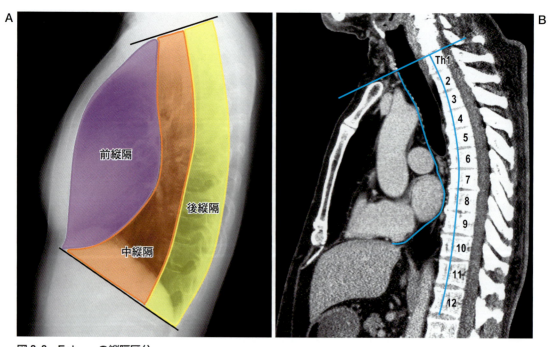

図2-2 Felsonの縦隔区分
A：単純X線写真側面像上のFelsonの縦隔区分，B：骨の辺縁を明瞭に表示するためCT矢状断像を用いた境界線の表示

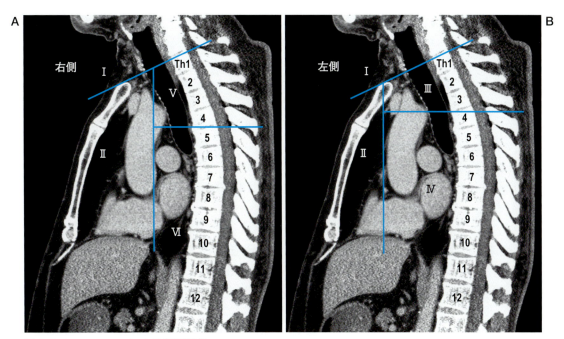

図 2-3　Heitzmann による縦隔区分
CT 矢状断像　A：縦隔区分（右側），B：縦隔区分（左側）

積極的には使用されていない（図 2-3 A, B）．CT データを用いた MPR（multiplanar reconstruction）像が簡便に作成できる今日では，区分の識別は容易になっており，今後，使用頻度が上がる可能性もある．以下は，Heitzmann 分類の概略である．I. 胸郭入口部（thoracic inlet）：頸胸部移行部（第 1 肋骨より上方），II. 前縦隔（anterior mediastinum）：上行大動脈と上大静脈より前方，III. 大動脈上部（supra-aortic area）：大動脈弓より上方（左上縦隔に相当），IV. 大動脈下部（infra-aortic area）：大動脈弓より下方，V. 奇静脈上部（supra-azygos area）：奇静脈より上方（左上縦隔に相当），VI. 奇静脈下部（infra-azygos area）：奇静脈より下方，VII. 肺門部（the hila）：大動脈下部，奇静脈下部に連続する部分（図 2-3 A, B）．

4）Sone らの気縦隔を用いた縦隔区分

　Sone らによる気縦隔 CT を用いた縦隔区分[6]は，間膜にて覆われた潜在腔をコンパートメントして区分しており，上大静脈，腕頭静脈，上行大動脈から大動脈弓，腕頭動脈，左総頸動脈，左鎖骨下動脈の前方を precardiovascular zone（anterior zone：前縦隔に相当），これらの後方で，気管・食道の周囲を retrocardiovascular zone（central zone：中縦隔に相当）としている．Felson の区分に類似しているが，CT 像を用いた区分であるため，構造が複雑な部位においても詳細に評価が可能となり，より正確な存在部位が同定される点で有用性が高い．心臓周囲の区分については厳密な定義がなされていないが，解剖学的には心の周囲から背側の下肺静脈までをすべて precardiovascular zone として扱うとより整合性が高い．

5) 後縦隔の取扱い

　後縦隔の境界線は，Felson の区分では，椎体前縁より 1 cm 背側の線とされている（図 2-2 A, B）．CT では Sone らによる気道・食道周囲（retrocardiovascular zone）は椎体前面の一部までを含んでいる．厳密な解剖学的な境界は存在しないが，Felson の区分と同様に椎体前縁より 1 cm 程度背側を境界とすると，臨床的には中縦隔発生と後縦隔発生の病変とを発生学に則して無理なく分類できると考えられる．後縦隔は本来の潜在的な腔が存在しない部分であり，Sone らの気縦隔 CT では空気は侵入しにくいため十分に評価がなされていない．腫瘍や膿瘍をはじめとする占居性病変が出現して初めて空間が生じる．後縦隔は，脊椎傍領域（paravertebral zone）として独立させると，神経原性腫瘍を代表として臨床的に整合性が高まる．

6)「臨床・病理 縦隔腫瘍取扱い規約」の 4 区分法（JART 区分）

　2009 年，日本胸腺研究会（Japanese Association for Research of Thymus：JART）が，「臨床・病理 縦隔腫瘍取扱い規約 第 1 版」[4]で提唱した 4 区分法（図 2-4）は，Sone らの区分をもとに，後縦隔と心臓レベルの区分を，多くの腫瘍の存在部位をプロットした結果より追加記載したものである．さらに，臨床上は，胸郭入口部付近の病変では，空間が狭まり，前・中・後縦隔の同定がしばしば困難となるという状況を考慮し，縦隔上部（superior portion of the mediastinum）という区分を新たに定めている．2010 年より，"International Union Against Cancer（Union Internationale Contre le Cancer：UICC）version 7" およびそれを踏襲した「肺癌取扱い規約 第 7 版」により TNM 分類[10]が変更されたが，リンパ節のマッピングも "International Association of Study on Lung Cancer（IASLC）" により新たに提案され[11]，従来の American Thoracic Society（ATS）分類と成毛分類とを統合した分類に同時に変更されている．これらは，2017 年 1 月より導入された "International Union Against Cancer（Union Internationale Contre le Cancer：UICC）version 8" およびそれを踏襲した，「肺癌取扱い規約 第 8 版」でも変更なく採用されている[12,13]．「縦隔上部」は，新しいリンパ節マップの「上部気管傍リンパ節（upper paratracheal nodes）」の下縁とほぼ同様であり，手術時に同定が容易な，左腕頭静脈が気管と交差する部位までとしている．縦隔腫瘍，肺癌術中の目印としての有用性あるいは必要性を反映した境界であり，臨床的意義は無視しえないと考えられる．

　CT による区分であり，仰臥位での横断面が境界面となる．この面より尾側については，前縦隔（anterior mediastinum）あるいは血管前領域（prevascular zone）として，左腕頭静脈が気管正中線と交差する高さから下方，横隔膜に至る高さの縦隔で，左腕頭静脈前縁，上大静脈前縁，大動脈弓後縁，上肺静脈および下肺静脈前縁，心臓の後縁を結ぶ線より前方，かつ外側縁は内胸動静脈外側縁，上肺静脈外縁，下肺静脈外縁で境界される領域と定められている．中縦隔（middle mediastinum）あるいは気管食道傍領域（peritracheoesophageal zone）が，左腕頭静脈が気管正中線と交差する高さから下方，横隔膜に至る高さの縦隔で，心臓，左腕頭静脈，上大静脈の後方，食道および気管，主気管支とその周囲で後縁は椎体の前縁から 1 cm 後方とされている．さらに，後縦隔（posterior mediastinum）あるいは椎体傍領域（paravertebral zone）として，左腕頭静脈が気管正中線と交差する高さから下方，横隔膜に至る高さの縦隔椎体の周囲で，前縁が椎体の前縁より 1 cm 後方の範囲で，横突起の外縁で

後胸壁に立てた垂線を後外側縁としている．CT は，単純 X 線写真と比べ，より正確な存在部位の同定が可能であり，鑑別診断の端緒として，有用な検査法である．

7）ITMIG 区分（JART 区分との差異）

　最近，胸腺上皮性腫瘍の取扱いを国際的に標準化し，かつ，外科，内科，病理，放射線科を含めて学際的に検討するため International Thymic Malignancy Interest Group（ITMIG：イットミグ）が組織され，次々と新たな提案を試みている．2014 年，縦隔区分に対しても，日本からの上記の CT を用いた提案（JART 区分）を検証した報告[14]を参考として，より簡略化した区分として提案された[3,15]（図 2-4 B）．JART 区分との最も大きな差異は，単純 X 線写真左側面像による Felson 区分と同様に縦隔上部を独立して区分せず，前・中・後縦隔の 3 区分としたことである（図 2-4 B）．縦隔上部を区分しない理由としては，1）解剖学的な境界が縦隔上部の下縁には認められないこと，2）このため，感染症，炎症，腫瘍といった病変が容易に境界を越えて進展すること，3）さらに，後縦隔の神経原性腫瘍について縦隔上部として分離する必然性に乏しいこと，があげられている．ITMIG 区分では，前縦隔（anterior mediastinum, prevascular compartment），中縦隔（middle mediastinum, visceral compartment）および後縦隔（posterior mediastinum, paravertebral compartment）の 3 区分を提唱している．JART 区分と ITMIG 区分との間でそれぞれの境界線に大きな差はみられないものの，JART 区分ではこれまでの慣例に従い，心大血管および食道を縦隔の構成要素から除いたため，縦隔区分に含めなかったが，ITMIG 区分では，心大血管・食道を縦隔内に含め，それらから発生する疾患をすべて中縦隔病変とした点が大きく異なっている．また，ITMIG 区分では左腕頭静脈については前縦隔に属すると明記されている（図 2-4 B4）．食道癌や気管・中枢気管支病変，心臓原発腫瘍もすべて中縦隔病変に含まれて評価されることになる．

　これまで，Felson 区分および JART 区分では気管気管支腫瘍，食道癌，心臓腫瘍は縦隔腫瘍とされない一方，食道平滑筋腫や食道嚢胞，気管支嚢胞は慣例的に縦隔病変に含まれていたという矛盾点が解決され，曖昧な点が払拭された印象がある．JART 区分と ITMIG 区分は，Felson 区分の問題点を CT の導入により精度を向上させた点で評価できる．前・中縦隔境界は心大血管解剖に左右差があることにより左右で異なるはずであるが（図 2-4 B），Felson 区分では単純 X 線写真の分解の限界もあり，左右差は無視され簡略化されている．

　これからは，JART 区分を修正・簡略化した ITMIG 区分の使用が標準となることが推測される．一方，心大血管，気管気管支，食道病変の扱いや胸郭入口部近傍の区分の困難となることがまれでない領域が存在することは事実であり，症例を重ねるなかで両区分の優劣について評価されることが期待される．

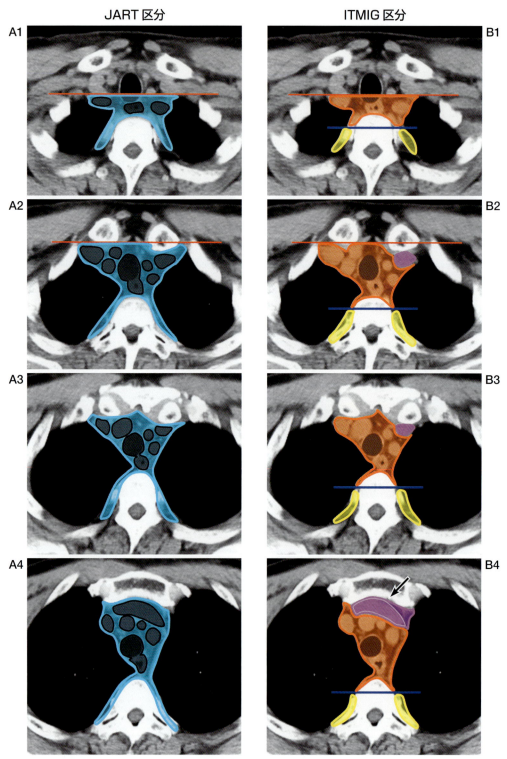

図2-4 JART区分(A1〜A7)とITMIG区分(B1〜B7)との比較
胸郭入口部レベルから横隔膜脚レベルの単純CT画像　A(1〜19)：JART区分，B(1〜19)：ITMIG区分　ITMIG区分(B)では左腕頭静脈は前縦隔に区分されている(B4，→)．

■ 縦隔上部(superior portion of the mediastinum)

1. 縦隔の解剖 49

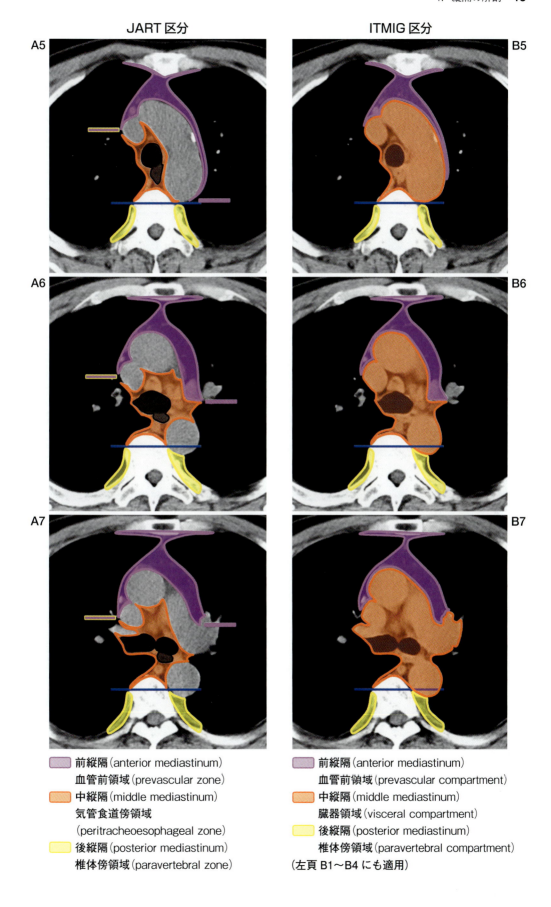

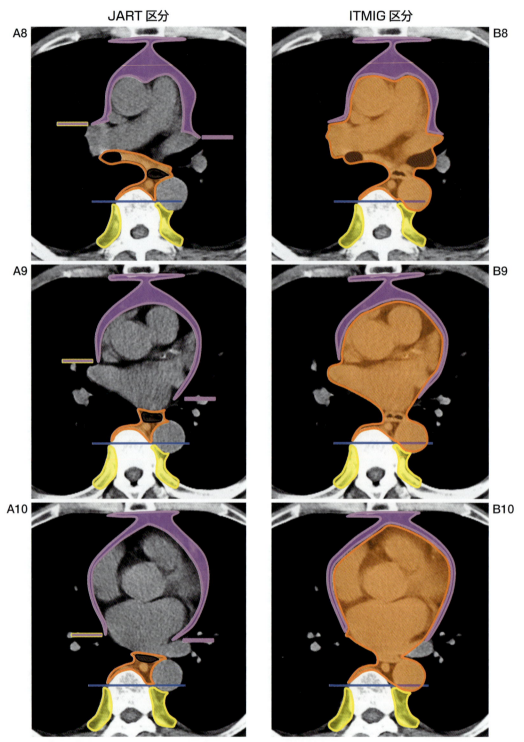

図 2-4 JART 区分（A8〜A13）と ITMIG 区分（B8〜B13）との比較（続き）
（区分の色分けは右頁参照）

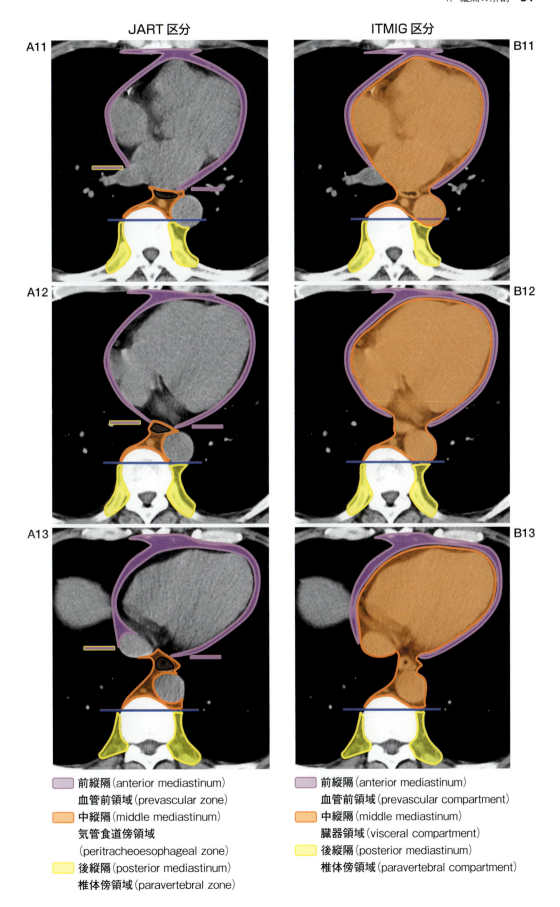

52　Ⅱ．胸部の正常解剖とCT像

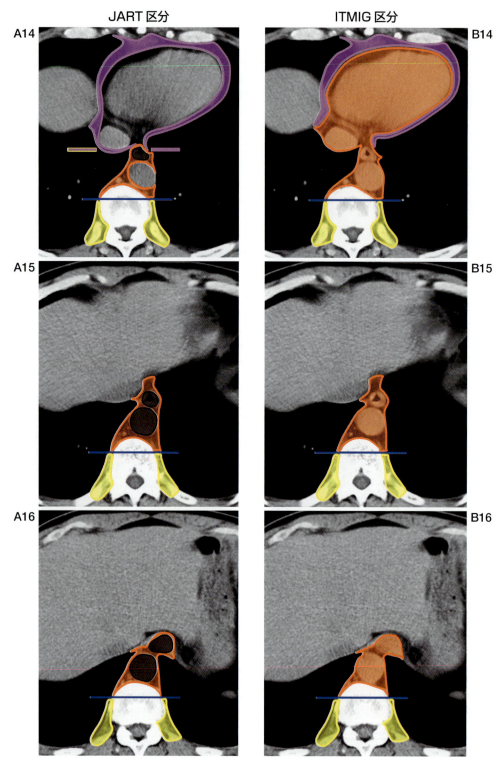

図2-4　JART区分（A14〜A19）とITMIG区分（B14〜B19）との比較（続き）
（区分の色分けは右頁参照）

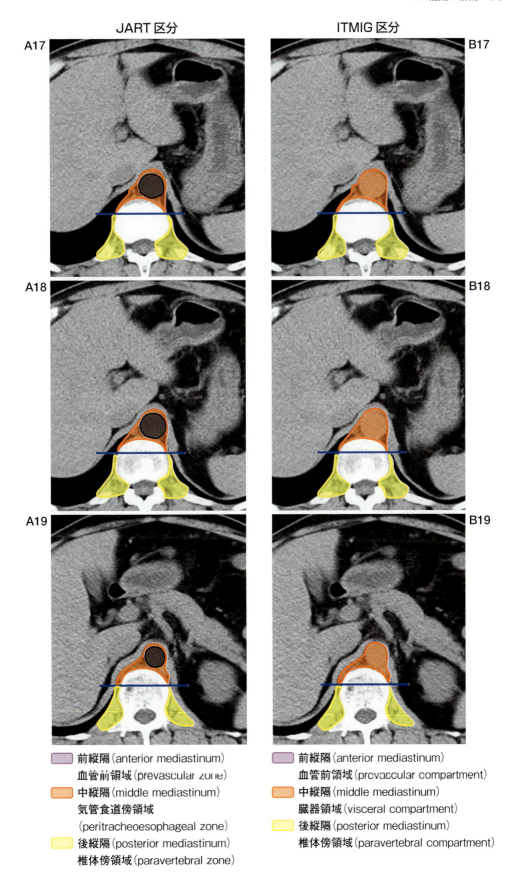

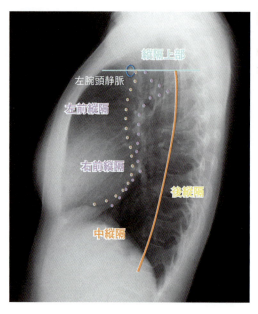

図2-4 JART区分とITMIG区分との比較(続き)
C:JART縦隔区分の単純X線写真側面像への投影 前縦隔と中縦隔との境界はCT上は左右差がある.

C. 縦隔のCT解剖

　MDCT(multidetector-row CT, マルチスライスCT)の時代となり, CTから得られる情報量は飛躍的に増加している. 精細な多方向断面像や3次元画像を作成することにより, 筋肉, 骨, 神経, 動静脈, リンパ管の走行, 周囲臓器との位置関係を, より明瞭かつ正確に表示することが可能となった. CTは存在部位診断のルーチンかつ切り札であるとともに, 発生臓器の同定, さらには, 質的鑑別診断に対しても, 石灰化や脂肪の存在に関しては圧倒的な能力を有している. また, 造影検査により内部構造をはじめ, 詳細な解剖情報や血流情報までを提供できるため, 今後も胸部画像診断の主役であり続けることは間違いのないところである.

　MDCTが出現する以前は, 冠状断あるいは矢状断などの多方向からの観察はMRIがむしろ中心となっていた. MRIの空間分解能にも目をみはるものがあるが, 現時点では, 胸部全体を表示する際の画素数は256×256ベースであり, 512×512のCTと比較すると明らかに劣っている. MRIの優位性は, 空間分解能が劣る点を, 優れた濃度分解能で補う点にあり, 質的診断によって, 治療戦略が変更される可能性が高い場合では積極的に試みるべき検査法と考えられる.

　解剖の理解を深めることは, 疾患を扱う画像診断の基本である. 本項では, 横断, 矢状断, 冠状断につき, 心電図同期下に遅延相で撮影(造影剤秒間2 mL, 100秒後撮影開始)したCT像を用いて縦隔の正常解剖図譜を示したので活用していただきたい(図2-5:横断像, 図2-6:矢状断像, 図2-7:冠状断像).

　近年はMRIにより筋肉の断層解剖知識は増加しているが, 胸郭においても骨軟部組織としての筋肉や骨の系統解剖上の知識をCT解剖として再構成する必要がある.

1) 胸腔内の神経

胸腔内の神経はCTでは時に同定が困難となるが，走行，存在部位の理解は重要であるため，知っておくべき神経につき概説する[16]．

① 腕神経叢　brachial plexus

脊髄神経叢のひとつである．第5〜8頸神経および第1胸神経の前枝からなり，上(第5, 6頸神経)，中(第7頸神経)，下(第8頸神経および第1胸神経)神経幹を形成する．

② 横隔神経　phrenic nerve

第4頸神経からの神経線維をおもに，しばしば第3頸神経からの線維を含んでいる．内頸静脈の背側，前斜角筋の前面を斜め内側方向に下行し，鎖骨下動静脈の間から胸腔に入る．心臓の外側縁を走行し，横隔膜の筋に分布している．縦隔の区分上は縦隔上部の，なかでも頭側では鎖骨下静脈を越える時点(胸郭入口部)までは気管食道傍領域(peritracheoesophageal zone)を走行し，越えた時点で血管前領域(prevascular zone)に至り，その後は前縦隔を走行する．内胸動静脈から分岐する心膜横隔動静脈と伴行するため同定する際に参考となる．

③ 迷走神経　vagus nerve

第Ⅹ脳神経である．延髄から起こり，頸静脈孔を通過し，頸部では内頸，総頸動脈と内頸静脈間を下行する．胸郭内では左右の走行が異なる．右は鎖骨下動脈の前(静脈の背側)を，左は大動脈弓の下縁まで下行する．頭側には体性運動神経である反回神経が分岐し，左側では動脈管索の前方を通過し，気管と食道との間を上行する．尾側は，食道の外側壁に沿って下行し，横隔膜の食道裂孔を通って腹腔内に入る．右側では，胸郭入口部では動静脈間，鎖骨下動脈より末梢では頭尾側ともに一貫して気管食道傍領域(peritracheoesophageal zone)を走行する．左側では，縦隔上部上縁では動静脈間，腕頭静脈を越えた時点から大動脈弓を越える地点まで血管前領域(prevascular zone)を走行し，ここから末梢頭側の反回神経，尾側の迷走神経はいずれも中縦隔に存在する．

④ 肋間神経　intercostal nerve

第1〜12胸髄脊髄神経の前枝である．内肋間筋と外肋間筋の間を，肋間動静脈を伴って走行する．

⑤ 脊髄神経節　spinal ganglion

脊髄後根は紡錘状の脊髄神経節を有している末梢に転位した脊髄の灰白質である．

⑥ 交感神経節　sympathetic ganglion

末梢神経系にある神経細胞が集簇した部位が神経節(ganglion)であり，紡錘状に膨大している．交感神経節は，上頸，中頸(欠如することがある)，下頸神経節からなるが，下頸神経節はしばしば第1胸神経節と融合し，星状神経節(stellate ganglion)を形成し，第1肋骨頭の高さで椎骨動脈の内側に位置する．胸部には10〜11個の神経節が存在し，椎体の両側で横突起の腹側に位置し，上下節間枝によって連鎖した構造が交感神経幹とよばれている．

⑦ 傍神経節，パラガングリオン　paraganglion

原始自律神経神経節が内分泌能を有して分化し，副腎内に入った場合が副腎髄質，自律神経節や神経叢近傍に分布した場合が傍神経節である．縦隔内では交感神経幹周囲の大動脈交感神経傍神経節と大動脈弓周辺の大動脈小体(aortic body；大動脈肺動脈傍神経節：aorto-pulmonary paraganglion)がおもな傍神経節として知られている．大動脈小体(大動脈肺動脈

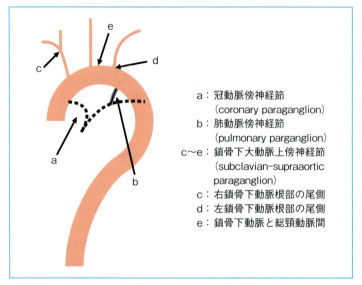

図 2-8　大動脈小体 aortic body（大動脈肺動脈傍神経節 aortopulmonary paraganglion）の存在部位
大動脈小体は大動脈弓周辺に分布している．（文献 10, 11）より改変）

> **BOX 2-1**　大動脈小体：aortic body（大動脈肺動脈傍神経節：aortopulmonary paraganglion）の解剖
>
> ● 上行大動脈根部（上行大動脈と肺動脈との間）には冠動脈傍神経節（図 2-8 a），動脈管と肺動脈との間に存在する肺動脈傍神経節（図 2-8 b），肺動脈傍神経節に加えて，左右の左鎖骨下動脈根部の尾側（図 2-8 d），鎖骨下動脈と総頸動脈間（図 2-8 e）を加えた 4 か所が，鎖骨下大動脈上傍神経節（subclavian-supraaortic paraganglion）と総称されている[17,18]．

傍神経節）は，上行大動脈根部（上行大動脈と肺動脈との間）の冠動脈傍神経節，動脈管と肺動脈との間に存在する肺動脈傍神経節，肺動脈傍神経節に左右の左鎖骨下動脈根部の尾側，鎖骨下動脈と総頸動脈間を加えた 4 か所が鎖骨下大動脈上傍神経節（subclavian-supraaortic paraganglion）と総称されている[17,18]（図 2-8，BOX 2-1）．

2）胸腔内の脈管

　血管解剖については，図譜を参照されたい（図 2-5～7）．

縦隔横断像（図2-5 A〜O）

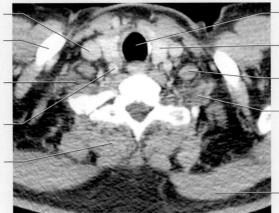

図 2-5 A　第1肋骨レベル

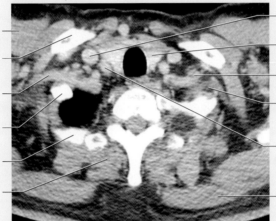

図 2-5 B　甲状腺峡部レベル

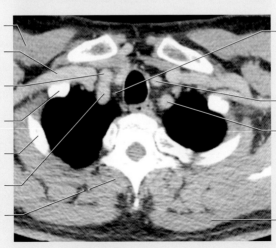

図 2-5 C　胸骨端鎖骨レベル

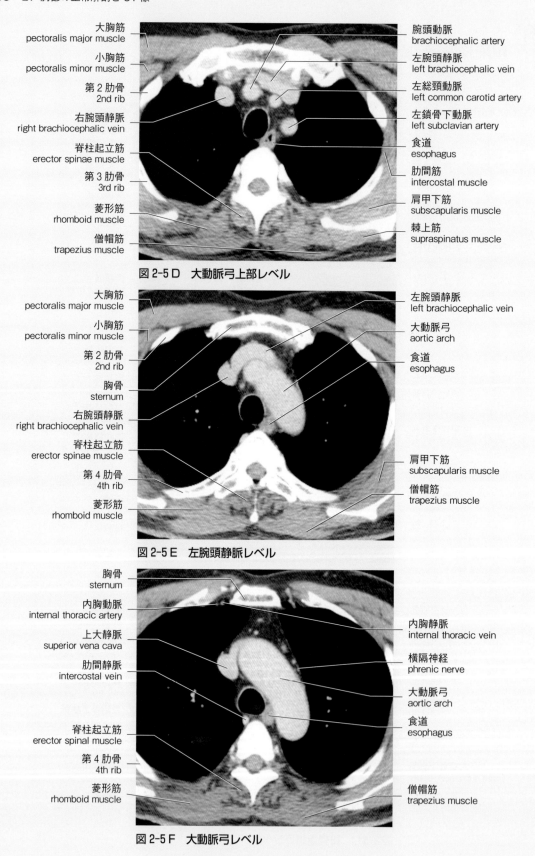

図 2-5 D　大動脈弓上部レベル

図 2-5 E　左腕頭静脈レベル

図 2-5 F　大動脈弓レベル

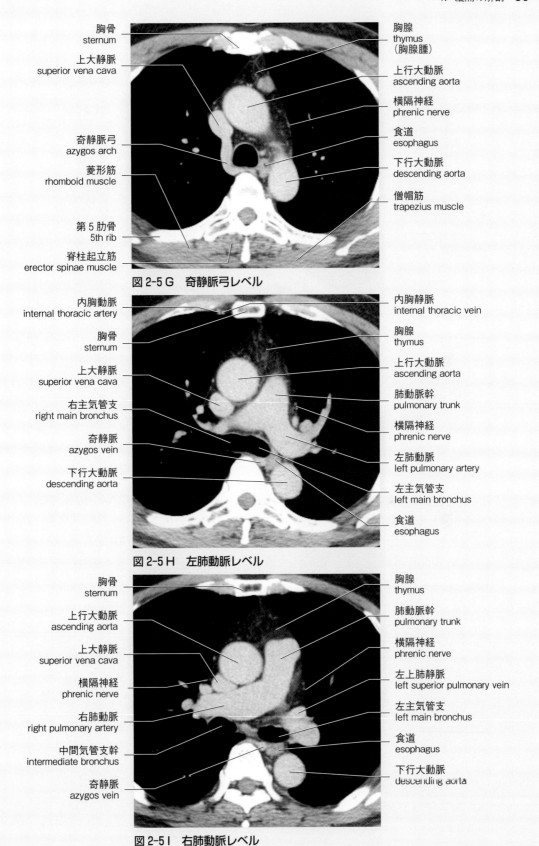

図 2-5 G　奇静脈弓レベル

図 2-5 H　左肺動脈レベル

図 2-5 I　右肺動脈レベル

II．胸部の正常解剖と CT 像

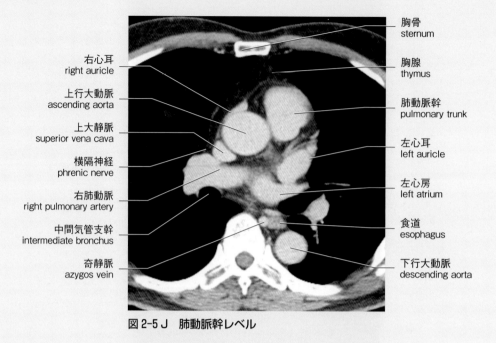

図 2-5 J　肺動脈幹レベル

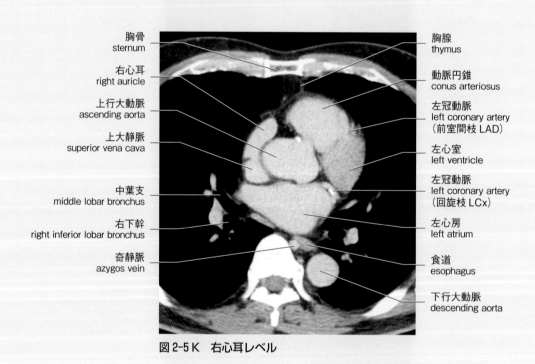

図 2-5 K　右心耳レベル

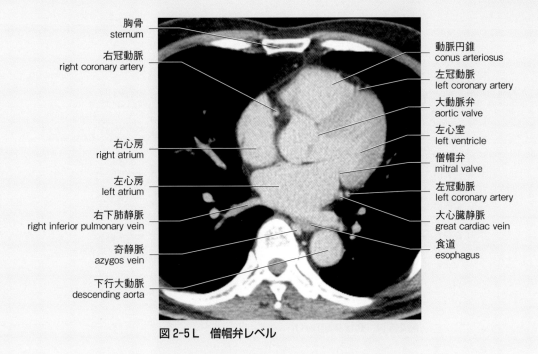

図 2-5 L　僧帽弁レベル

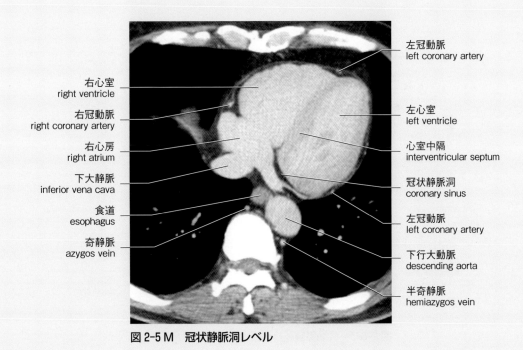

図 2-5 M　冠状静脈洞レベル

62　Ⅱ. 胸部の正常解剖と CT 像

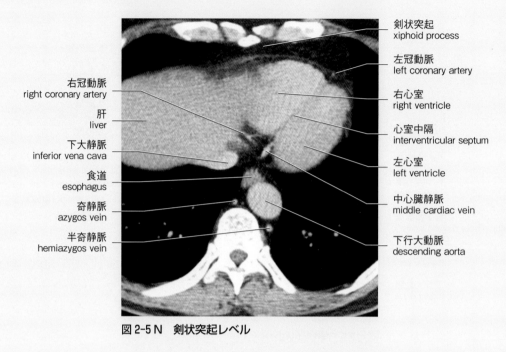

図 2-5 N　剣状突起レベル

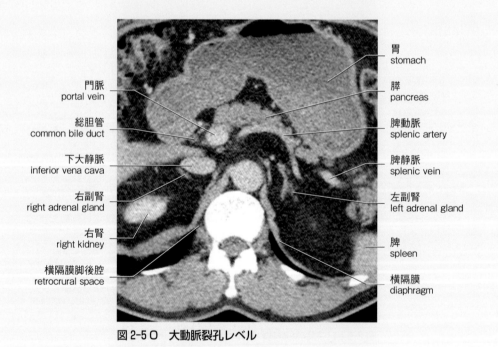

図 2-5 O　大動脈裂孔レベル

縦隔矢状断像（図2-6 A〜I）

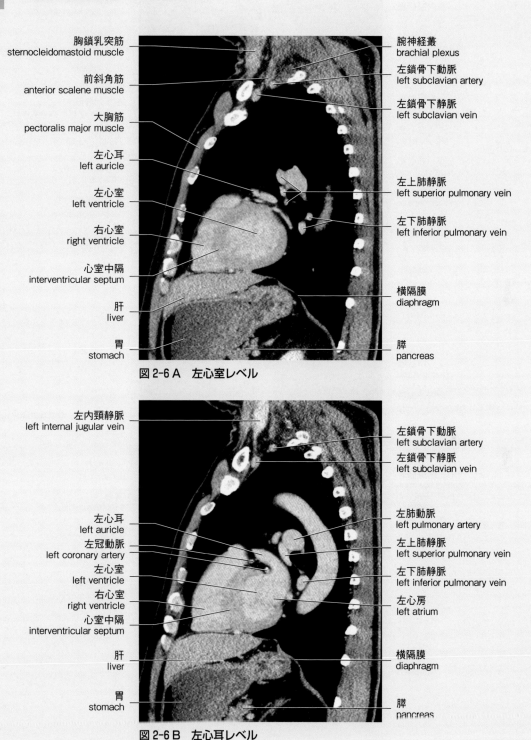

図2-6 A　左心室レベル

図2-6 B　左心耳レベル

64　Ⅱ．胸部の正常解剖とCT像

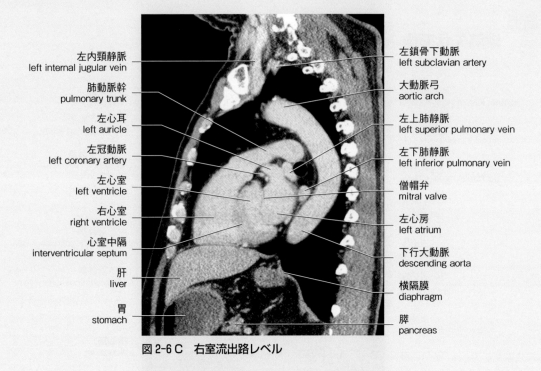

図 2-6 C　右室流出路レベル

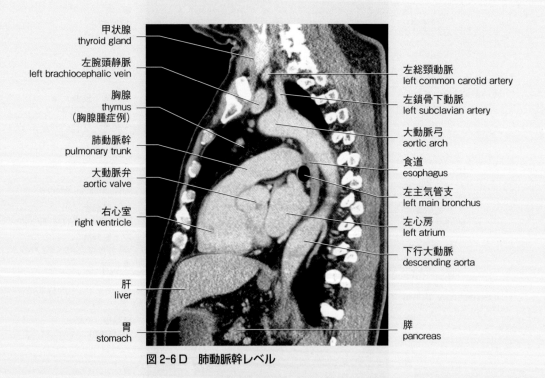

図 2-6 D　肺動脈幹レベル

1. 縦隔の解剖 65

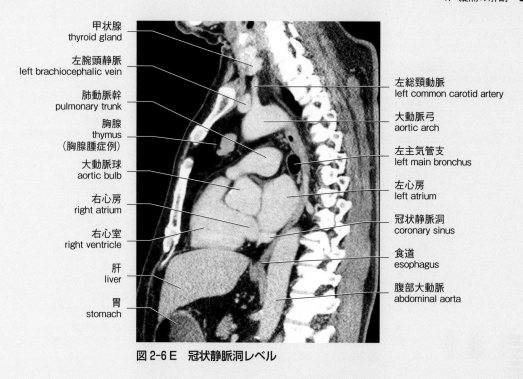

図2-6 E　冠状静脈洞レベル

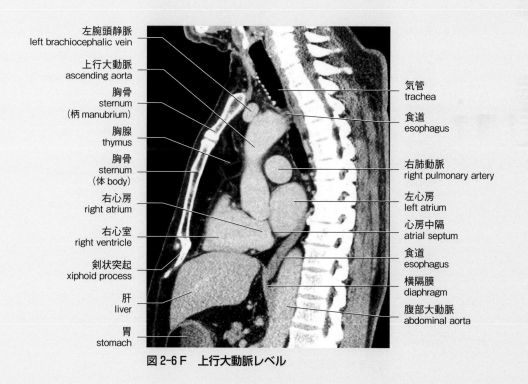

図2-6 F　上行大動脈レベル

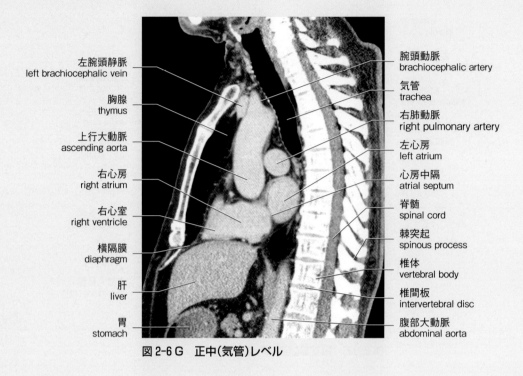

図 2-6 G　正中（気管）レベル

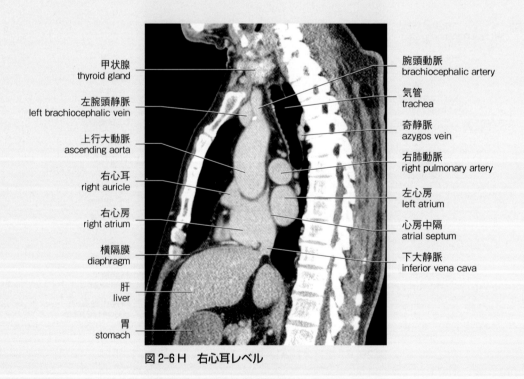

図 2-6 H　右心耳レベル

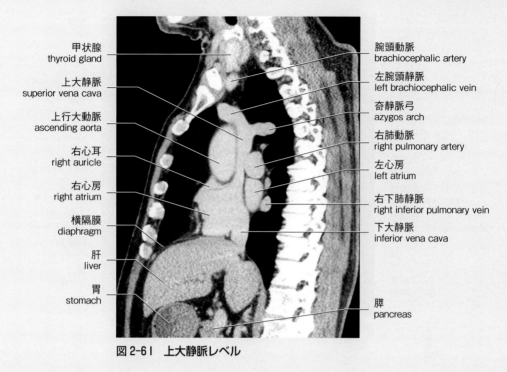

図2-61　上大静脈レベル

縦隔冠状断像（図2-7 A〜I）

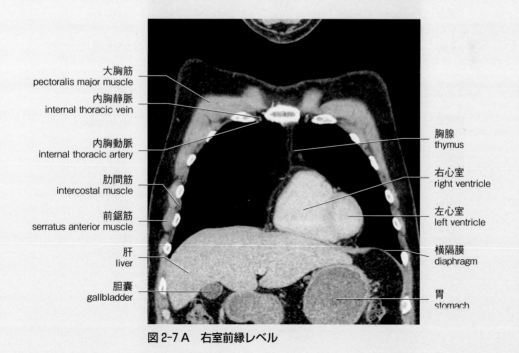

図2-7 A　右室前縁レベル

68　Ⅱ．胸部の正常解剖とCT像

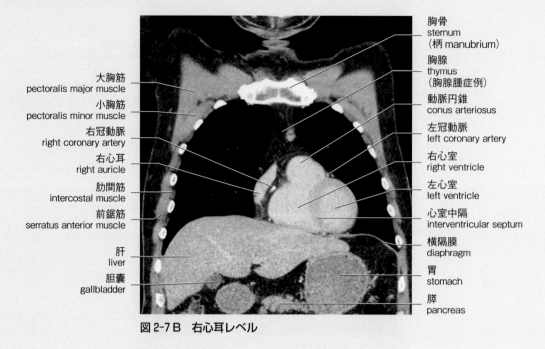

図2-7B　右心耳レベル

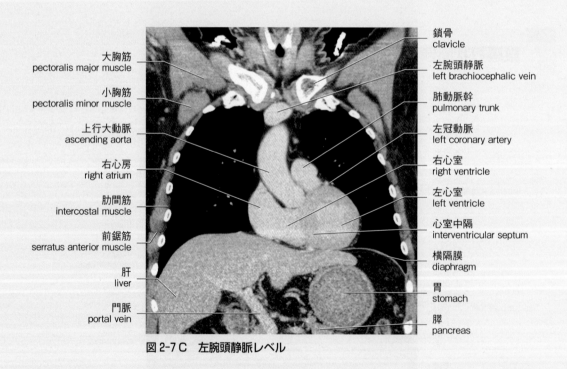

図2-7C　左腕頭静脈レベル

1. 縦隔の解剖　69

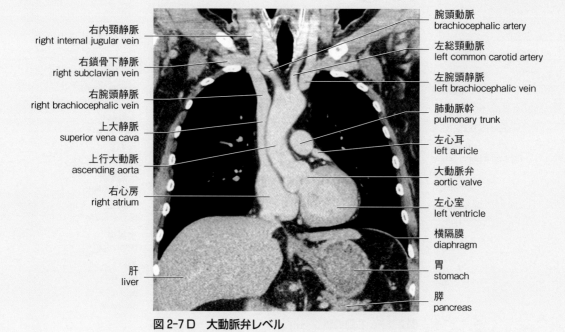

図 2-7 D　大動脈弁レベル

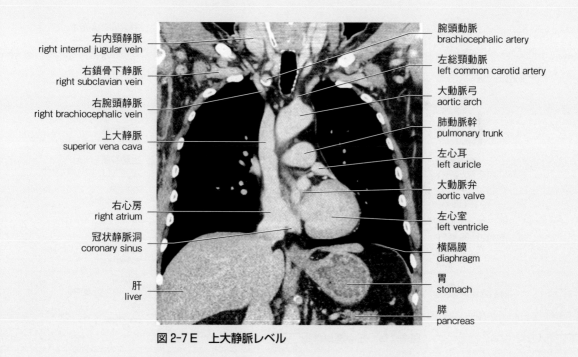

図 2-7 E　上大静脈レベル

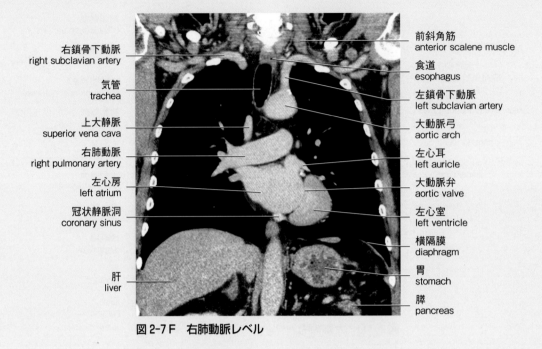

図 2-7 F 右肺動脈レベル

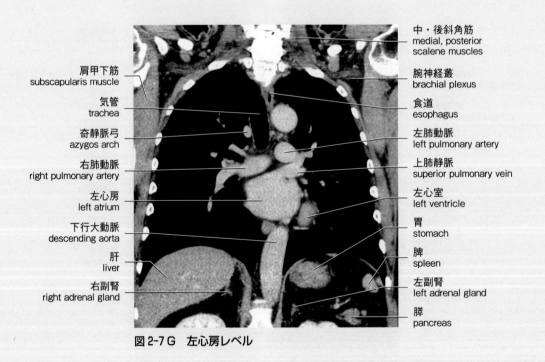

図 2-7 G 左心房レベル

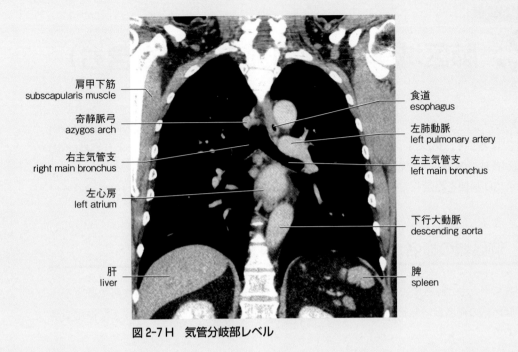

図 2-7 H　気管分岐部レベル

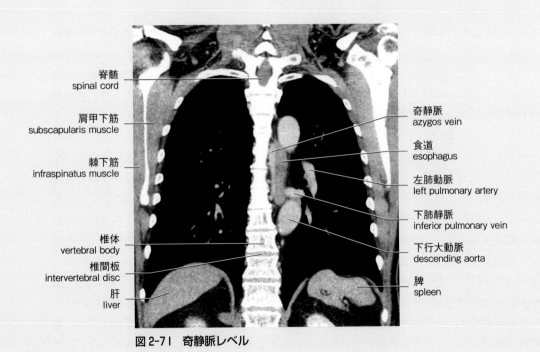

図 2-7 I　奇静脈レベル

2. 肺区域解剖（肺門部の解剖を含む）

「胸部のCT」の第1版が出版されたのは約20年前の1998年である．この間の画像診断の進歩は著しく，MDCTの普及，ワークステーションの機能の向上と普及により容易に3D画像が作成できるようになった．2011年発行の第3版では積極的にワークステーションを使った3D画像を提示したが，第4版の今回は別の視点から，肺門部の解剖について述べる．

a. 肺区域の命名，キースライスと実際の解析例

解説に当たり，肺区域については「胸部のCT」第3版から表2-1〜5として再掲載する．この肺区域の命名は，気管支の命名と同様であるので，肺の解剖を理解するうえで最重要事項である．

肺の解剖学的解析のうえで一里塚となるキースライスについては，第2版(2004年発行)から図2-9〜16に再掲載する．また，実際の解析例を第3版から図2-17 A〜Uに再掲載する．以下の解説に際して適宜参照していただきたい．

なお，図2-9〜16，図2-17では気管支(B)を黄色，肺動脈(A)を青，肺静脈(V)を赤でカラー表示している．これは酸素濃度の生理的な状態を反映するのに適していることと，ダイナミックCTで3D画像を作成する際には，やはり大動脈を赤にしなければ不自然なので，大動脈と同じ濃度の肺静脈も自動的に検出されて，肺静脈も赤になる．ということで，肺動脈は自動的に青にせざるをえなくなるのである．このために，キースライスの配色は第3版とは異なることに注意されたい．

現時点では，日常の画像診断や診療の場では話題にはなっていないが，いよいよ発生学や解剖学でも遺伝子解析，分子生物学的な研究が進んできている[19]．研究内容はマクロの世界の画像診断とはまったく趣きが異なり，まさしく異次元空間に迷い込んだようなナノの世界である．呼吸細気管支や肺胞などの組織分化の先端部分ではどのような遺伝子が発現するかが，徐々に解明されつつある．しかし，筆者自身はもっと別の「見えざる神の意思」があるように感じている．つまり，「ヒトの肺を形成するためには，この方向に分化していくのだぞ」という方向性がプログラミングされているはずだと考えている．　一方，AI(artificial intelligence)の本格的活用も視野に入りつつある[20]．現在よりもより詳細な自動解析の時代も来るであろう．そのような新しい時代における画像診断医の役割とは何であろうか？　筆者は，解剖に関しては大きな構造を見誤らないことであると考えている．右肺の特徴とは？　左肺の特徴とは？　このヒトとしての"種の基本構造"が乱れると，内臓逆位や複雑心奇形などの先天異常が出現し，場合によっては成人に達しないこともありうる．一方，成人の場合には病変の分布を評価する場合や肺癌の手術の際に切除範囲を決める場合には，亜々区域以下の細かな解剖ではなく，もっと巨視的な構造の把握が要求される．各種慢性肺疾患による変形や術後肺など，巨視的に解析し，大きな間違いを犯さない判断力が求められると考え

表 2-1　右上葉の亜区域

区域名		亜区域名		方向
S^1	肺尖区	S^1a S^1b	固有肺尖区 前(肺尖下)区	肺尖 腹側
S^2	後上葉区	S^2a S^2b	後(肺尖下)区 水平(上葉)区	背側 外側
S^3	前上葉区	S^3a S^3b	外側(前上葉)区 内側(前上葉)区	外側 腹側

表 2-2　右中葉の亜区域

区域名		亜区域名		方向
S^4	外側中区	S^4a S^4b	外側区 内側区	外側 腹外側
S^5	内側中区	S^5a S^5b	上区 下区	腹側 尾内側

表 2-3　右下葉の亜区域

区域名		亜区域名		方向
S^6	上下葉区	S^6a S^6b S^6c	上区 外側区 内側区	頭内側 外側 尾内側
S^7	上枝下下葉区	S^7a S^7b	背側区 腹側区	背側 腹側
S^8	前肺底区	S^8a S^8b	外側区 底区	外側 尾側
S^9	外側肺底区	S^9a S^9b	外側区 底区	外側 尾側
S^{10}	後肺底区	$S^{10}a$ $S^{10}b$ $S^{10}c$	後区 外側区 底区	背側 外背側 尾側

表 2-4 左上葉の亜区域

区域名		亜区域名		方向
S^{1+2}	肺尖後区	$S^{1+2}a$ $S^{1+2}b$ $S^{1+2}c$	肺尖区 後(肺尖下)区 水平(上葉)区	肺尖 背側 外側
S^3	前上葉区	S^3a S^3b S^3c	外側(前上葉)区 内側(前上葉)区 上(前上葉)区	外側 腹側 頭側
S^4	上舌区	S^4a S^4b	外側区 内側区	外側 内側
S^5	下舌区	S^5a S^5b	上区 下区	腹側 尾側

表 2-5 左下葉の亜区域

区域名		亜区域名		方向
S^6	上下葉区	S^6a S^6b S^6c	上区 外側区 内側区	頭内側 外側 尾内側
S^7	上枝下下葉区	S^7	——	腹側
S^8	前肺底区	S^8a S^8b	外側区 底区	外側 尾側
S^9	外側肺底区	S^9a S^9b	外側区 底区	外側 尾側
S^{10}	後肺底区	$S^{10}a$ $S^{10}b$ $S^{10}c$	後区 外側区 底区	背側 外背側 尾側

ている．このような観点から，過去の3つの版の記述とは別の観点から肺門部の解剖について述べる．

2. 肺区域解剖（肺門部の解剖を含む）　75

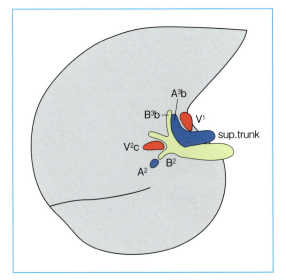

図2-9　キースライス：右上葉枝口のレベル
背側やや頭側にB²を，腹側にB³を分岐する．上幹動脈(sup. trunk)は上葉気管支の腹側に位置する．A³bはB³bの内側に位置する．B²の外側に血管がみられれば，葉間動脈から上行してくる上行動脈(A²)である．A³bの内側に肺尖からの静脈を集めたV¹が位置する．B²とB³の分岐部の外側に，S²とS³を分けるV²cが位置する．青：肺動脈，赤：肺静脈，黄：気管支，以下同じ．（尾辻秀章，津島寿一，打田日出夫・他：肺門部肺癌．臨床画像 1994；10：30-38 より改変．以下，図2-9〜図2-16まで同じ）．

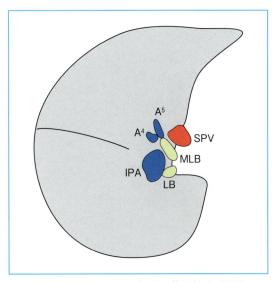

図2-11　キースライス：右中下葉気管支分岐部のレベル
A⁴，A⁵およびA⁶はすでに本幹から分岐し，A⁴，A⁵は中葉気管支(MLB)の外側に位置する．中下葉気管支の分岐部外側に位置するのが下葉の肺動脈である．中葉気管支(MLB)の起始部の内腹側に位置するのが上肺静脈(SPV)である．LB：下葉気管支，IPA：下肺動脈

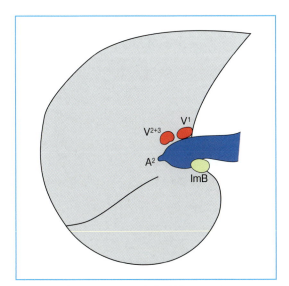

図2-10　キースライス：右中間幹のレベル
中間幹(ImB)の腹側に葉間肺動脈が，肺動脈の腹側にV¹とV²⁺³が位置する．葉間肺動脈幹の起始部の外側から上行動脈(A²)が分岐する．

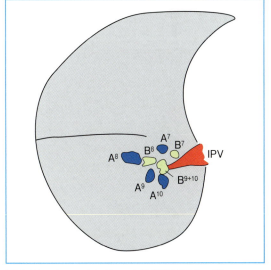

図2-12　キースライス：右下肺静脈のレベル
下肺静脈(IPV)の腹側にB⁷が位置する．下肺静脈の外側にB⁸からB¹⁰が分布し，外側に対応する肺動脈が分布する．

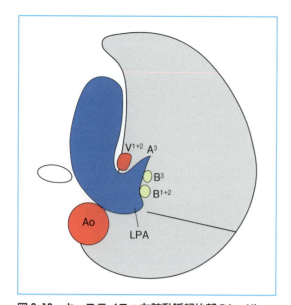

図 2-13 キースライス：左肺動脈起始部のレベル
左肺動脈(LPA)が左主気管支から上葉気管支を腹側から背側に乗り越えるレベルでは，肺動脈の外側に背側から B^{1+2}，B^3 の順に気管支が分布する．A^3 の起始部は通常 B^3 の内側に位置し，さらに内側には V^{1+2} が位置し，上肺静脈へと合流する．Ao：大動脈

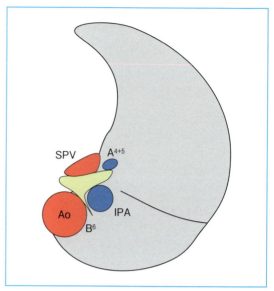

図 2-15 キースライス：左舌区気管支のレベル（縦隔型）
縦隔型の舌区の肺動脈(A^{4+5})は，舌区気管支の内腹側に位置し，下葉の肺動脈は上下葉支分岐部の外側に位置する．この場合の上肺静脈(SPV)は舌区気管支の腹内側で，縦隔型肺動脈のさらに内側に位置する．
Ao：大動脈，IPA：下肺動脈

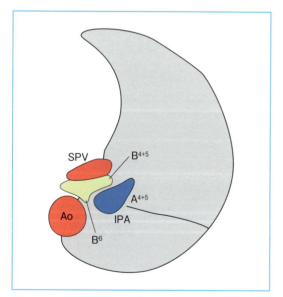

図 2-14 キースライス：左舌区気管支のレベル（葉間型）
下葉の肺動脈は上下葉気管支分岐部の外側に位置し，葉間型の舌区の肺動脈(A^{4+5})は下葉の肺動脈から腹側に分岐し，舌区気管支(B^{4+5})の外側に位置する．舌区気管支の腹内側には上肺静脈(SPV)が位置する．
Ao：大動脈，IPA：下肺動脈

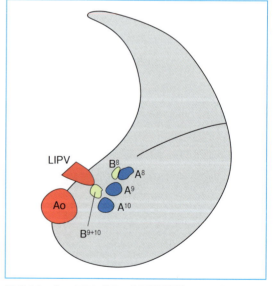

図 2-16 キースライス：左下肺静脈のレベル
左下肺静脈(LIPV)は大動脈(Ao)の腹側に位置し，左房に注ぐ．B^7 がないことを除けば，左下葉と右下葉は類似し，下肺静脈の外側に B^8 から B^{10} が分布し，外側に対応する肺動脈(A^8，A^9，A^{10})が分布する．

肺区域解剖：HRCT 横断像

図 2-17 A　気管分岐部より＋20 mm
右：B^1a, B^1b, B^2a, B^2b, B^3ai
　　A^1, A^2a, A^2b, A^3ai
　　V^1a, V^1bi, V^1bii, V^2a, V^2b, V^2t
左：$B^{1+2}a$, $B^{1+2}b$
　　$A^{1+2}a$, $A^{1+2}b$, $A^{1+2}c$, A^3aii
　　V^1a, V^1b, V^2

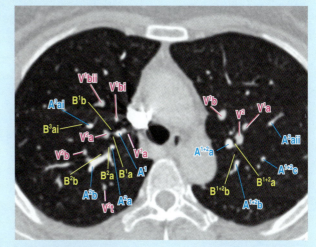

図 2-17 B　気管分岐部より＋16 mm
右：B^1, B^2, B^3ai, B^3bii
　　A^1, A^2, A^3ai, A^3bii
　　V^1a, V^1bii, V^2a, V^2b, V^2c, V^2t
左：$B^{1+2}a$, $B^{1+2}b$, $B^{1+2}c$, B^3aii, B^3c
　　$A^{1+2}a$, $A^{1+2}b$, $A^{1+2}c$, A^3aii, A^3bi, A^3c
　　V^2, V^1b

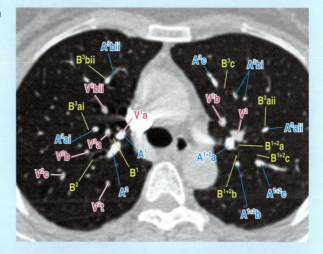

図 2-17 C　気管分岐部より＋12 mm
右：B^1, B^2, B^3a, B^3bii
　　A^1+A^2, A^3aii, A^3bii
　　V^1a, V^1b, V^1l, V^2a, V^2b, V^2c, V^2t, V^3a
左：$B^{1+2}a+b$, $B^{1+2}c$, B^3aii, B^3c
　　$A^{1+2}b$, $A^{1+2}c$, A^3ai, A^3aii, A^3bi, A^3c
　　V^1b, V^2

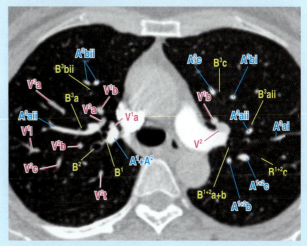

図 2-17 D　気管分岐部より＋8 mm

右：B¹, B², B³a, B³bii
　　A³bii, STPA (superior trunk of pulmonary artery：上幹肺動脈)
　　V²c, V²t, V³a, V³c, PV (pulmonary vein：肺静脈)

左：B¹⁺²a+b, B¹⁺²c, B³a, B³c
　　A¹⁺²b+c, A³a, A³b, A³c
　　V¹+V²

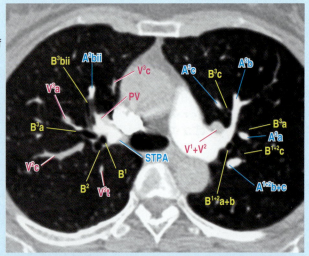

図 2-17 E　気管分岐部より＋4 mm

右：B³bi, B³bii, UpBr (upper bronchus：上葉気管支)
　　A³bi, A³bii, STPA (superior trunk of pulmonary artery：上幹肺動脈)
　　V²c, V²t, V³a, V³c, PV (pulmonary vein：肺静脈)

左：B¹⁺²a+b, B¹⁺²c, B³a, B³b+c
　　A¹⁺²b+c, A³b, A³c
　　V¹+V², V²c, V³a

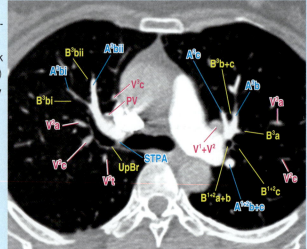

図 2-17 F　気管分岐部レベル

右：A³bii, STPA (superior trunk of pulmonary artery：上幹肺動脈)
　　V²c, V²t, V³a, V³b, PV (pulmonary vein：肺静脈)

左：B¹⁺², B³a, B³b, B³b+c
　　A³bii, A⁶a
　　V¹+V², V²c, V³a, V³c

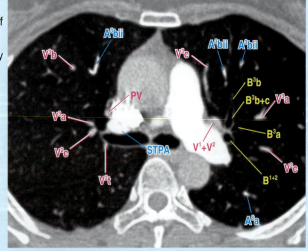

図 2-17 G　気管分岐部より −4 mm
右：V^2t, V^2c+V^3a, V^3b, PV（pulmonary vein：肺静脈）
左：A^6a
　　V^2c, V^3a, V^3b

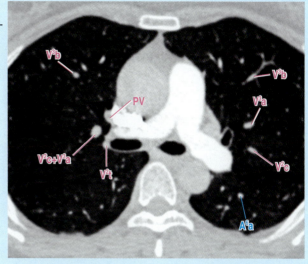

図 2-17 H　気管分岐部より −8 mm
右：V^3b
左：A^6a
　　V^2c, V^3a, V^3b

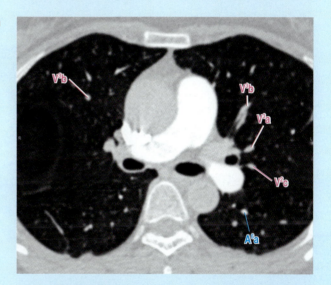

図 2-17 I　気管分岐部より −12 mm
右：RILPA（right interlobar pulmonary artery：右葉間肺動脈）
　　V^3b, RSPV（right superior pulmonary vein：右上肺静脈）
左：A^4b, A^6a

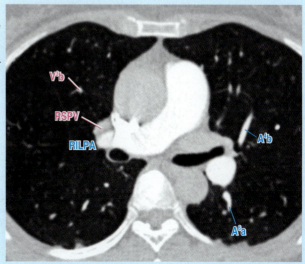

図 2-17 J　気管分岐部より −16 mm
右：A^6a, RILPA（right interlobar pulmonary artery：右葉間肺動脈）
　　V^3b, V^4ai, V^6ai, V^6aii
左：B^4a, B^4b
　　A^4a, A^4b, A^6a
　　V^6a

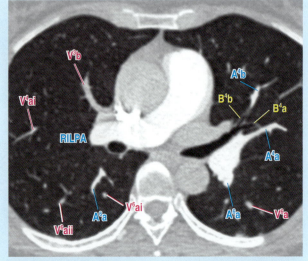

図 2-17 K　気管分岐部より −20 mm
右：B^6a
　　A^6, A^6a, A^6bii
　　V^3b, V^4ai, V^6ai, V^6aii
左：B^4b, B^6a
　　A^4a, A^4b, A^6b, A^6c
　　V^4, V^4ai, V^6a

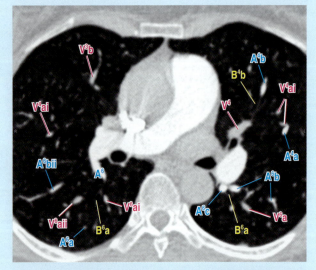

図 2-17 L　気管分岐部より −24 mm
右：B^6a
　　A^4a, A^4bi, A^6a, A^6b, A^6c, RMPA（right middle pulmonary artery：右中肺動脈）
　　V^4ai, V^4aii, V^6aii, RSPV（right superior pulmonary vein：右上肺静脈）
左：B^5, B^6a, B^6b
　　A^4b, A^5, A^6b, A^6c
　　V^4a, V^4b, V^6a

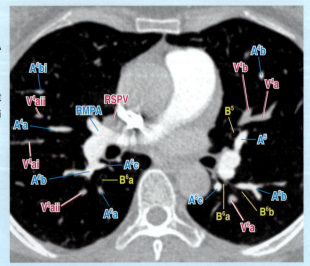

図 2-17 M　気管分岐部より－28 mm
右：B^6a, B^6b
　　A^4a, A^4bi, A^4b+A^5, A^6bi, A^6bii,
　　A^6ci, A^6cii
　　V^4ai, V^4aii, V^6a
左：B^5
　　A^4b, A^5, A^6b, A^6c, A^8, A^9+A^{10}
　　V^4aii, V^4b, V^5, V^6a

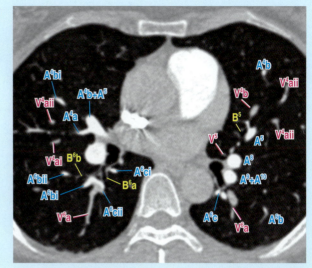

図 2-17 N　気管分岐部より－32 mm
右：B^4a, B^5, B^6b, B^6c
　　A^4b, A^5, A^6bi, A^6bii, A^6ci, A^6cii
　　V^4a, V^6a, V^6bi
左：B^5, B^6c
　　A^5, A^6c, A^8, A^9+A^{10}
　　V^4aii, V^4b, V^5, V^6, V^6b

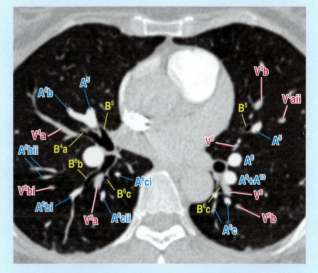

図 2-17 O　気管分岐部より－36 mm
右：B^4b, B^5a, B^5b, B^6b, B^6c
　　A^4bii, A^5, A^6bi, A^6ci, A^6cii
　　V^4a, V^4b+V^5, V^6bi, V^6bii, RSPV
　　（right superior pulmonary vein：
　　右上肺静脈）
左：B^5, B^6c
　　A^5, A^6c, A^8, A^9+A^{10}
　　V^4b, V^5, V^6, V^6b, V^8ai

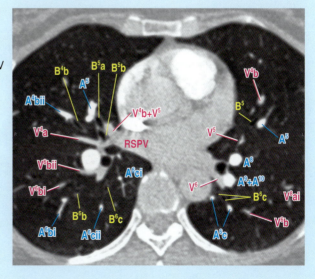

図2-17P 気管分岐部より−40 mm

右：B⁴b, B⁵b, B⁶c
A⁴bii, A⁵a, A⁵b, A⁶bi, A⁶ci, A⁶cii
V⁴b+V⁵, V⁶, V⁶bi, V⁶bii

左：B⁵, B⁶c
A⁵, A⁶c, A⁸, A⁹+A¹⁰
V⁴b, V⁵, V⁶b, V⁸ai

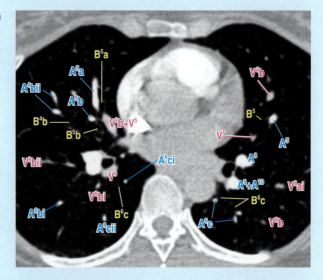

図2-17Q 気管分岐部より−44 mm

右：B⁴b, B⁵a, B⁵b, B⁷
A⁴bii, A⁵a, A⁵b, A⁶bi, A⁶ci, A⁶cii,
A⁷, A⁸, A⁹+A¹⁰
V⁴b, V⁵, V⁶, V⁶bi

左：B⁵, B⁸, B⁹+B¹⁰
A⁵, A⁶c, A⁸a, A⁸b, A⁹+A¹⁰
V⁴b, V⁵, V⁶c, V⁸ai

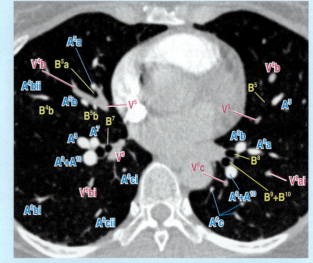

図2-17R 気管分岐部より−48 mm

右：B⁵a, B⁵b, B⁷, B⁸, B⁹+B¹⁰
A⁴bii, A⁵a, A⁵b, A⁷, A⁸, A⁹+A¹⁰
V⁴b, V⁵a, V⁵b, RIPV (right inferior pulmonary vein：右下肺静脈)

左：B⁸, B⁹+B¹⁰
A⁵a, A⁵b, A⁸a, A⁸b, A⁹+A¹⁰
V⁴b, V⁵, V⁸ai

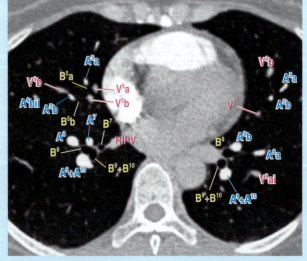

図2-17 S　気管分岐部より−52 mm

右：B⁵a, B⁵b, B⁷b, B⁸, B⁹+B¹⁰
　　A⁵a, A⁵b, A⁷b, A⁸, A⁹+A¹⁰, A*
　　V⁴b, V⁵a, V⁵b, RIPV（right inferior pulmonary vein：右下肺静脈）

左：B⁸a, B⁸b, B⁹+B¹⁰
　　A⁵a, A⁵b, A⁸a, A⁸b, A⁹+A¹⁰
　　V⁴b, V⁵, V⁸ai, LIPV（left inferior pulmonary vein：左下肺静脈）

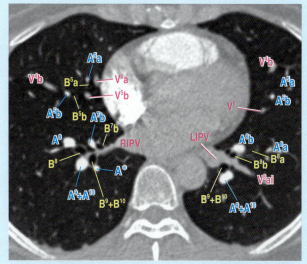

図2-17 T　気管分岐部より−56 mm

右：B⁷b, B⁸a, B⁸b, B⁹, B¹⁰
　　A⁵a, A⁵bi, A⁵bii, A⁷b, A⁸a, A⁸b, A⁹, A*
　　V⁴b, V⁵a, V⁵b, V⁶c, V⁸a, RIPV（right inferior pulmonary vein：右下肺静脈）

左：B⁸a, B⁸b, B⁹, B¹⁰
　　A⁵a, A⁵b, A⁸a, A⁸b, A⁹, A¹⁰
　　V⁴b, V⁵, V⁸ai

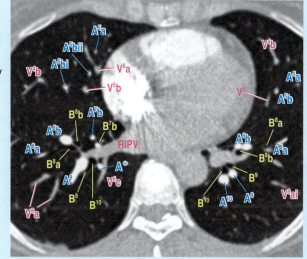

図2-17 U　気管分岐部より−60 mm

右：B⁷b, B⁸a, B⁸b, B⁹, B¹⁰
　　A⁵bi, A⁷b, A⁸a, A⁸b, A⁹, A*
　　V⁴b, V⁵b, V⁶c, V⁸a, RIPV（right inferior pulmonary vein：右下肺静脈）

左：B⁸bi, B⁸bii, B⁹, B¹⁰
　　A⁵b, A⁸b, A⁹, A¹⁰a, A¹⁰b+c
　　V⁴b, V⁸aii, V⁸b, V⁹+V¹⁰

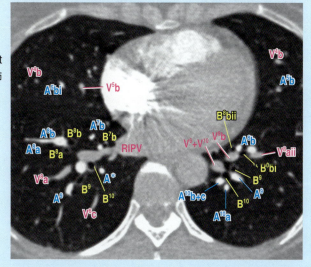

肺葉と気管支構造理解の歴史的変遷

　肺の解剖について最初にまとまった教科書を出版したのはAeby[21]である．約140年前の1880年の出版のためか，1859年のDarwinの「種の起源」の影響もあってか，Aebyは哺乳類の比較解剖学的検討から，右は上葉気管支が肺動脈よりも頭側に位置するeparterial bronchusをもつ3肺葉で，左は上葉気管支が肺動脈よりも尾側に位置するhyparterial bronchusをもつ2肺葉で形成されていると結論づけた(図2-18)．その後，Hisが発生学的に右3肺葉，左2肺葉を裏付けた．Aebyは気管支の分岐様式として「monopodial branching of the stem」を提唱した．遡って，日本人の獣医の中久喜正一[22]も哺乳類の比較解剖学的検討から，Aebyと同様に主軸系を想定して，主軸の周りに各分枝が配列するという学説を提唱している．これは気管から始まって下葉末端の$B^{10}c$までの気管支を主軸と見なし，この周りに気管支が順次展開されるとする考え方である．この主軸系を中心にした考え方で，すべての気管支の分布を説明できるわけではなく，2分岐型の分岐形式でも反回枝や娘枝が存在しないと肺胞が肺門部近傍を埋め尽くすことができないのもよく知られている[23,24]．また，肺胞領域ではフラクタル構造になっているのも容易に想像できる．気管支の分岐様式については，Aebyや中久喜のような主軸系を中心にして，周りに気管支が分岐していくとする考え方が必ずしも主流とはいえないが，筆者は以前から肺の解剖学的構造を理解するうえでは一つの見方であると考えてきた．今回は，まずeparterial bronchusとhyparterial bronchusの特徴(図2-19, 20)を中心に肺門部の解剖について述べ，次に肺葉切除の際に押さえておくべき画像診断上の解剖学的ポイントについて述べる．

　なお，気管支はB^1のように，肺動脈はA^1のように，肺静脈はV^1のように表記している．

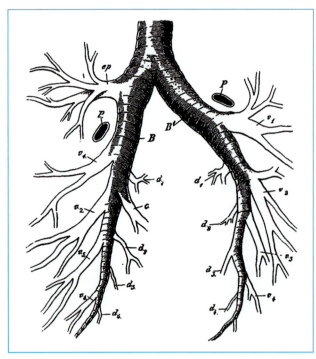

図2-18　Aebyによる模式図
Pと表示されているのが主たる肺動脈である葉間肺動脈である．右上葉気管支のみが，葉間肺動脈の頭側に位置するeparterial bronchus (ep)である．右中下葉気管支と左上下葉気管支は葉間肺動脈の尾側に位置するhyparterial bronchusである．1880年に刊行された教科書[21]の中の彼の学説のすべてが広く受け入れられたわけではないが，ヒトの肺ではこの右上葉気管支だけが肺動脈の頭側に位置する，という彼の学説は真実である．(文献21)より)

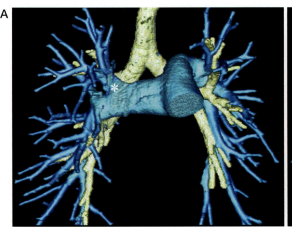
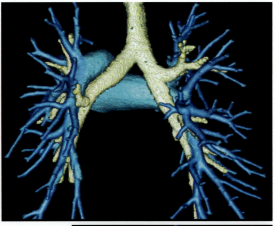
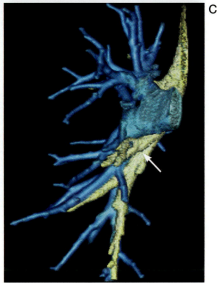

図2-19 ダイナミックCTの肺動脈相における気管支と肺動脈の3D画像

A：正面 右上葉気管支は，右上葉の肺動脈の大部分に分布するsuperior trunk（＊）よりも頭側に位置するeparterial bronchus（right superior lobar bronchus）である．右中下葉気管支は，右葉間肺動脈より尾側に位置するhyparterial bronchusである．同様に，左では上下葉気管支は肺動脈より尾側に位置するhyparterial bronchusである．**B：背面** 右上葉気管支の腹側に肺動脈が分布しているのがよくわかる．また，右上葉気管支はeparterial bronchusなので，上葉の肺動脈よりも頭側に位置しているのが特徴である．両側の下葉気管支を肺動脈が乗り越えて，気管支の外側，背側に入り込むのがhyparterial bronchusの特徴である．**C：左前斜位像** 右中葉気管支（→）はhyparterial bronchusなので，右葉間肺動脈よりも尾側に位置しているのが，明瞭に示されている．

b. Eparterial bronchus と hyparterial bronchus について

中久喜[22)]は哺乳類の比較解剖学の研究から，気管支の分岐様式を，背側枝，外側枝，内側枝，腹側枝の4パターンに分類した．すべての哺乳類が4つのすべての分枝が揃っているわけではなく，欠損があるのが普通であり，その欠損の仕方が動物種により異なるとしている．他の哺乳類では，両側とも3肺葉であったり，両側とも2肺葉，場合によっては片肺が1肺葉の動物種なども存在している．

ヒトの場合は，右上葉気管支が背側枝で，肺動脈よりも頭側で分岐するのでeparterial bronchus（right superior lobar bronchus）となる．左には背側枝はないとしている．中葉枝は外側枝で，左上葉枝も外側枝であり，ともにhyparterial bronchusである．つまり，右は3肺葉で，右上葉に相当するものは左にはなく，左は2肺葉で，左上葉は右中葉に相当するとしている．なお，両側3肺葉型ではasplemiaとなり，複雑心奇形を合併することが多いことが知られており，Ivmark症候群も含まれる．両側2肺葉ではpolysplemiaとなるが，

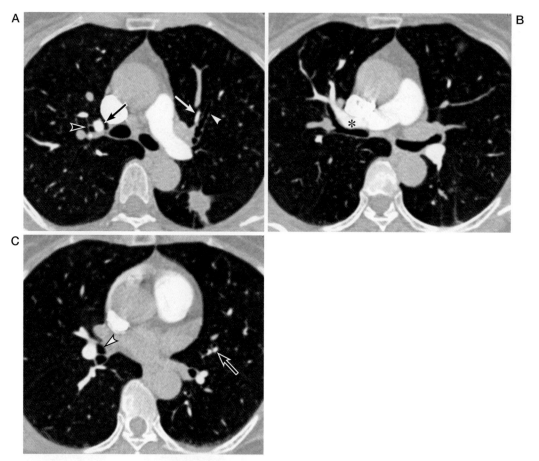

図 2-20 ダイナミック CT の肺動脈相の横断像
A：気管分岐部直下 左肺動脈が左主気管支を乗り越えようとしている断面である．右 A^1（黒矢印）は B^1（黒矢頭）の縦隔側に位置しており，これが eparterial bronchus の特徴であり，右上葉の安定した位置関係である．本例では，左 A^3c（白矢印）も B^3c（白矢頭）の縦隔側に位置している．左上区では，時には B^3 と A^3 の位置関係が逆転することがあり，安定しない．なお，ダイナミック CT の肺動脈相の画像なので，肺動脈が高吸収に描出されている．B，C も同一症例，同一撮像タイミングなので，肺動脈は高吸収である．**B：右上葉気管支レベル** 右上葉肺動脈の superior trunk（＊）が右上葉気管支の腹側から B^3 の縦隔側に位置している．これが横断面で見たときの eparterial bronchus の特徴であり，右肺に 3 肺葉が存在する限り例外はない．もし A^3b が縦隔側，B^3b が外側の位置関係になければ，肺内構造に大きな変異があると考える．左では，上葉気管支の分岐部，舌区気管支の起始部では，葉間肺動脈が上葉気管支の背側に位置している．本例の舌区の肺動脈は葉間型であることを意味している．舌区の肺動脈が縦隔型なら，舌区気管支の縦隔側腹側に肺動脈が位置する．左上葉の上区と舌区の気管支と肺動脈の位置関係は安定しないので，左肺では右の上葉の腹側枝と中葉の腹側枝のような安定した関係にはない．つまり，通常よくいわれている右上葉と左上区が相同で，右中葉と左舌区が相同であるという関係にはないのである．**C：右中下葉気管支の分岐部レベル** 右中肺動脈は中葉気管支（白矢頭）の外側に位置している．両側の下肺動脈も気管支の外側に位置している．これが hyparterial bronchus の特徴である．本例の舌区の肺動脈（黒矢印）は気管支の外側に位置しているが，これは舌区の肺動脈が葉間型だからである．

日本人が発見した Kabuki 症候群も含まれる．

　中久喜説の考え方の妥当性についての一例は，各葉気管支と膜様部との関連で説明できる．気管から膜様部を右主気管支に沿って進めると自然に右上葉気管支に入るが，気管から左主気管支の膜様部を辿っていっても，左上葉気管支は膜様部とは離れていて，左上葉気管支には到達しない．同様に右中葉気管支も膜様部から離れているので，膜様部を辿っていっても中葉枝には到達しない．中久喜説の解説が主目的ではないので，これ以上深入りはしないが，右上葉の特徴を理解するうえには面白い考え方である．なお，中久喜説では説明しがたい気管支の分岐様式が存在する（図 2-21）ことには筆者も気付いており，これだけで気管支の分岐様式のすべてを説明できるものではないことを付け加えておく．

　筆者自身の 1989 年の論文[25]は，実は当時は筆者自身もまったく気づいていなかったが，CT の横断図から見た eparterial bronchus と hyaprterial bornchus の鑑別法についての内容であった．当時，左肺についても同様の関係があるだろうと想定して分析したが，安定した関係が得られなかったのが，左右差に関心をもつきっかけになったのである[26]．右肺と左肺の特徴については，BOX 2-2, 3 や図 2-19 と図 2-20 の説明に記した．

　Eparterial bronchus と hyparterial bronchus による各肺葉の解剖学的理解は，初歩中の初歩であるが，この大きな構造の理解は，末梢の細々とした分枝の分析の前提となる"医学の暗黙知"であり，初心者にとって最初に理解すべき最大のポイントであり，末梢の細かな解剖学的分析の一里塚である考えている．すでに述べたように，微細構造の形成に関わる遺伝子発現の機序の分析も大事だが，必ずしもそれが臨床に直結するわけではない．同様に AI により詳細な末梢の解剖学的構造の命名ができる時代になっても，肺葉や区域，亜区域をきちんと捉えていれば，臨床医としては十分だと考えている．

　今回の症例には，左右 3 肺葉の right isomerism や左右 2 肺葉の left isomerism は含めていない．

BOX 2-2　右肺の特徴

- 3 肺葉である．
- eparterial bronchus をもち，右上葉気管支は右上葉肺動脈より頭側に位置する．
- 右 B^3b や B^1 は対応する肺動脈よりも外側に位置する．
- 右中下葉気管支は hyparterial bronchus で，対応する肺動脈の内側に位置する．

BOX 2-3　左肺の特徴

- 2 肺葉である．
- hyparterial bronchus をもち，左上葉，下葉気管支は対応する肺動脈の尾側に位置する．
- 左上区の B^3b は，対応する肺動脈の縦隔側の場合と外側の場合があり，一定しない．
- 舌区の気管支は，肺動脈が葉間型では肺動脈の縦隔側で，縦隔型では肺動脈の背外側に位置する．

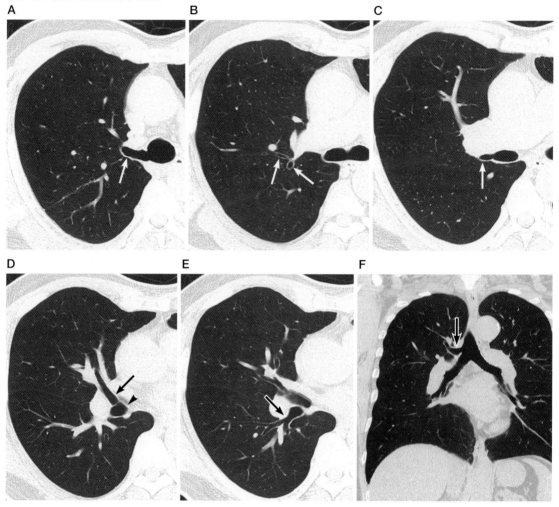

図 2-21 Tracheal bronchus の 1 例

A〜F：HRCT　A：気管末端部　気管末端部の膜様部と連続して右 B^1+B^3 (→) が分岐している．tracheal bronchus とよばれる比較的まれな variation である．tracheal bronchus では，しばしば本例のような他の領域の variation を伴っている．**B：気管分岐部**　C でみられる B^2 (→) が上行してきて右上葉 S^2 に分布している．2 つの矢印はいずれも B^2 の分枝であり，不全分葉の 1 例である．**C：右中間幹**　右 B^2 (→) が中間気管支幹から右外側に分岐している．B^2 は B にみられるように，頭外側に走行している．tracheal bronchus では，このように時に中間気管支幹から B^2 が分岐することがある．**D：右中下葉気管支分岐部**　腹側に中葉気管支 (→) が分岐し，背側に下葉気管支 (▶) が位置する．**E：右 B^6 起始部**　右 B^6 (→) が背側に分岐している．通常，B^6 は中葉枝の分岐レベルで背側に分岐していることが多いので，本例は中下葉気管支の分岐様式も，通常とは微妙に異なる．**F：気管の冠状断**　冠状断で見た tracheal bronchus (→)．気管分岐部よりも頭側で tracheal bronchus が分岐していることがよくわかる．

C. 肺葉切除を意識した解剖学的ポイント[27〜34]

これまで述べたように，右肺は3肺葉で，左は2肺葉である．分葉の基本的構造である葉間胸膜については，thin-sectionの高分解能CT（high-resolution CT：HRCT）で撮像することにより，葉間胸膜が線状に描出[27]され，判定可能であり，現状のMDCTでは容易に，かつ連続断面として描出できる．

1）肺葉切除を意識した解剖学的ポイント

不全分葉の根拠をBOX 2-4に示すように，単に葉間胸膜が途切れているだけではなく，不全分葉の融合部を横切る脈管構造物が存在することで不全分葉がより確実になる．不全分葉の融合部を横切る脈管構造物で最も多いのは肺静脈（図2-23, 24, 29, 30）である．次いで，肺動脈（図2-27, 28, 31）であり，最も頻度が少ないのは気管支（図2-21, 28）である．肺静脈の場合は，不全分葉の融合部を横切るだけではなく，葉間胸膜と想定される位置を走行して，両側肺葉から静脈血流を受ける場合（図2-25, 32）もある．場合によっては，葉間胸膜が未発達で，肺葉の境界が極めて曖昧な症例もある．

完全分葉型のように，肺葉が完全に分かれている場合の肺葉切除では葉間処理の必要がない．本書第2版の図3-12〜図3-17（p.50〜52），図3-26〜図3-39（p.66〜72）のような両側とも完全分葉型の場合がそれである（ちなみに筆者自身である）．両側とも完全分葉型は決して多くはなく，多くの症例では左右の肺のどこかに不全分葉が存在する．では，不全分葉の場合の各肺葉の境界は？　通常は「概ねこの辺りだろう」と大まかに想定していると思われるし，そうとしか言いようがない．不全分葉の融合部では，肺静脈や肺動脈，場合によっては気管支が横切る．気管支が横切っていなくても，Pors of KohnやLumbert Channelなどの側副気路により，隣接肺葉間に空気の流れは存在する．気管支動脈，気管支静脈やリンパ流を含めると，不全分葉の融合部は複雑であり，完全分葉型のように整然とは分割できない．多分，これは疾患の進展様式にも影響を及ぼしていると思われる．

一方，肺葉切除の面から考えれば，不全分葉による融合部分の「ある・なし」だけではなく，脈管の分岐様式のうえで，注意するべきポイントがあるので，ここでは不全分葉の有無ではなく，脈管構造からみた肺葉切除のポイントについて述べる．似たような脈管の分岐様式でも，不全分葉の場合と，不全分葉でない場合がある．

2）肺動脈・肺静脈の分岐様式

ここで述べるポイントは，たとえば，図2-22のように左下葉のS^{6}の肺癌の肺葉切除の場合で，左舌区の肺動脈のA^4＋A^{5}が下葉のA^{6}分岐後の底幹肺動脈から分岐する場合である．この場合の左下葉切除では，A^{6}の分岐直前の位置で肺動脈を切断すると，舌区に向かう肺動脈も同時に切断してしまい，残存肺機能の低下を招く．呼吸器外科医が誤って切除することはないと思われるが，術前にこのようなポイントのディスカッションができれば，画像診断医としても大変面白く，やりがいも出るだろう．

肺葉切除では肺静脈にも注意するべき分岐様式が存在するが，気管支や肺動脈ほどの有用性はないと思われる．というのは静脈血流は，その領域の肺静脈が切断されても，気管支静

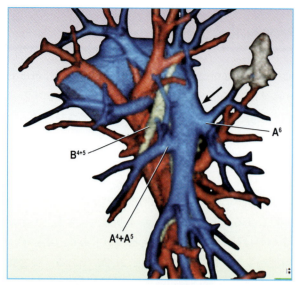

図 2-22　左 S^6 の肺癌の肺葉切除時の肺動脈切離部位
ダイナミック CT 肺動脈相の 3D 画像　矢印（→）で切除すると，底幹肺動脈（青）から分岐する舌区の肺動脈（A^4＋A^5）まで切除されてしまう．左下葉の肺葉切除の際には，A^6 を単独で切離し，舌区の肺動脈の末梢で底幹肺動脈を切断する．肺葉切除の際に注意するべき症例の1パターンである．なお，赤は肺静脈，黄は気管支である．

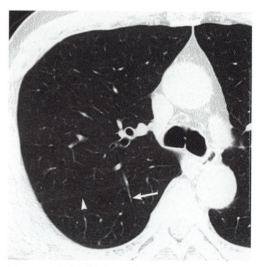

図 2-23　右上下葉間の不全分葉（右 $V^6a → V^2$ へ）
HRCT　右下葉の V^6a（→）が不全分葉の融合部を乗り越えて右上葉の肺静脈と合流する．最もよく見かけるパターンである．矢頭（▶）は大葉間裂である．

> **BOX 2-4**　肺葉切除に関連した葉間胸膜の変異
>
> 1) 静脈が不全分葉の融合部を横切る（図 2-23, 24, 29, 30）．
> 2) 肺静脈が葉間胸膜の延長線上を走行して，隣接 2 肺葉から還流を受ける（図 2-25, 32）．
> 3) 肺動脈が不全分葉の融合部を横切る（図 2-27, 31）．
> 4) 気管支が不全分葉の融合部を横切る（図 2-21, 28）．
> 5) 気管支，肺動脈，肺静脈の複数が不全分葉の融合部に混在する（図 2-21, 28）．
> 6) 不全分葉ではあるが，融合部に気管支，肺動脈，肺静脈が特定できない．
> 7) そもそも分葉がみられない．

脈だけではなく，間質や肺胞領域の微細な血管を通って，求心性の流れをもつからである．

　以下に代表的な実例をあげて，図の説明文中に解剖学的ポイントを記す．
1) 右上下葉間：図 2-21, 23, 24 を参照．
2) 右上中葉間：図 2-25 を参照．
3) 右中下葉間：図 2-26〜28 を参照．
4) 左上区下葉間：図 2-29 を参照．
5) 左舌区下葉間：図 2-22，図 2-30〜32 を参照．

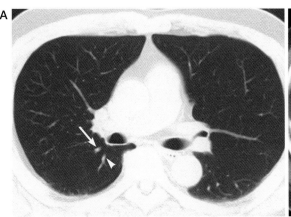 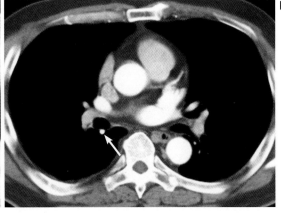

図 2-24　右上下葉間の不全分葉(右 $V^2t → S^6$ へ)
A：HRCT　不全分葉(右 $V^2t → S^6$ へ)　右上葉の V^2t (→)が，通常のように腹側に向かわずに，縦隔側に走行して下葉側に入り込む．本例では V^2t が背側の V^6a (▶)と合流しているが，下葉側に入った V^2t が独立して左房に注ぐ場合もある．多くは不全分葉であるが，時には不全分葉がハッキリしないこともある．B：造影 CT　不全分葉(右 $V^2t → S^6$ へ)　このパターンの最も大きな特徴は，本来なら脈管構造物がないはずの中間幹の背側に点状の肺静脈(→)が存在することである．中間幹の背側に脈管構造物を見つければ，V^2t の走行や不全分葉の有無を確認する．本例ではダイナミックCTの肺静脈相を提示したので，肺静脈が高吸収に描出されている．時には V^6a が本例と同様に独立して中間幹の背側を走行する場合もある．

図 2-25　右上中葉間の不全分葉(右 V^3b)
HRCT　V^3b (→)が小葉間裂(▶)と想定される線上に位置して，上葉と中葉の両葉からの静脈還流を受ける．

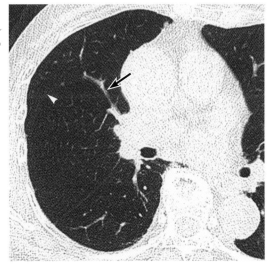

　肺に限らず，多くの解剖学書には詳細な名称が記載されているが，どこからどのような順番で解析していけばよいかは記載されていない．これが初学者を悩ましていると思われるが，上記のような大きな構造から入れば，自然と全貌が把握できてくると思われる．

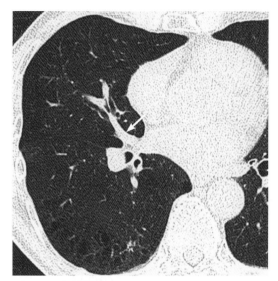

図 2-26 右中下葉間の注意するべき肺静脈(右中肺静脈→下肺静脈へ)

HRCT 中肺静脈(→)が背側に走行して下肺静脈と合流する．中葉切除や下葉切除の場合に注意するべき variation である．しばしば縦隔側に不全分葉が存在するが，本例では不全分葉はみられなかった．

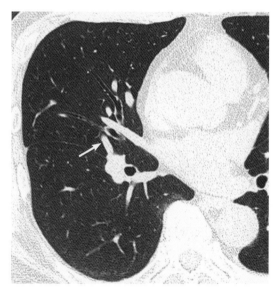

図 2-27 右中下葉間の不全分葉(右底幹肺動脈 → A^4b へ)

HRCT 底幹肺動脈から腹側に A^4b(→)が分岐する．中葉切除や下葉切除の場合に注意するべき variation である．本例は末梢縦隔側に不全分葉を認めた．

▶**図 2-28 右中下葉の気管支を含めた複雑な不全分葉**

A〜H：HRCT A：右中葉気管支の一部(白矢頭，あえて名称を付ければ B^5b)が，ほぼ垂直に尾側に下降する．B：上記の B^5b(白矢頭)が右中肺静脈(黒矢印)の背側を尾側に走行している．中肺静脈の背側に CT で描出できる気管支が位置することは通常はないので，しっかりと variation の有無を確認する．C：さらに尾側に走行した B^5b(白矢頭)の外側背側から，A^8 から分岐した肺動脈(白矢印)が併走しようとしてくる．黒矢頭は葉間胸膜で，不全分葉の融合部分を肺動脈が横切ろうとしていることがわかる．D：B^5b(白矢頭)の外側に肺動脈(白矢印)が併走してきている．黒矢頭は葉間胸膜である．E：さらに尾側では，B^5b(白矢頭)と肺動脈(白矢印)がともに前後に2分岐しようとしているのがわかる．F：さらに尾側で，B^5b(白矢頭)は前後に分岐している．白矢印は肺動脈である．G：背側の気管支(白矢頭)とその腹側の肺動脈(白矢印)が葉間胸膜(黒矢頭)よりも背側の下葉側に移行しつつあるのがわかる．H：上記の背側の気管支(白矢頭)と肺動脈(白矢印)が葉間胸膜(黒矢頭)よりも背側の下葉側に分布しているのがわかる．また，葉間胸膜の腹側に走行する肺動脈も認められる．なお黒矢印は下肺静脈である．

　つまり，本例は中葉の気管支の一部が，本来の中葉だけではなく，不全分葉の融合部分を越えて下葉側にも分布しており，肺動脈は下葉側から中葉側に入り込んでいる症例である．

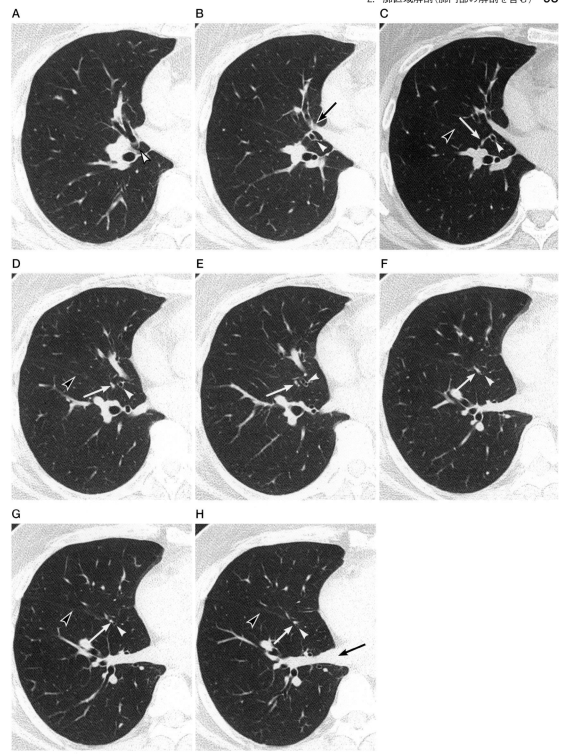

図 2-28（説明は左頁）

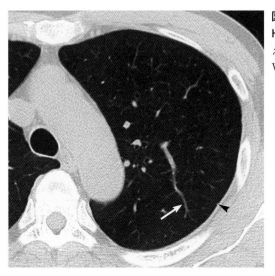

図 2-29　左上区下葉間の不全分葉（左 $V^6a → V^{1+2}$ へ）
HRCT　V^6a（→）が葉間胸膜（▶）の不全分葉の融合部を越えて腹側に走行し，V^{1+2} と合流する．図 2-23 の右 V^6a が V^2 に合流するパターンの左版である．

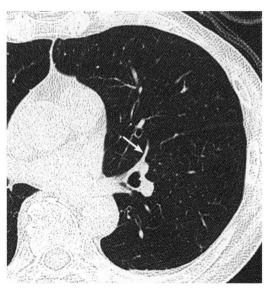

図 2-30　左舌区下葉間の不全分葉（左 V^5 →下肺静脈へ）
HRCT　左舌区の肺静脈 V^5（→）が背側に走行して下肺静脈に合流する．図 2-26 の左版である．本例では V^5 の周囲に不全分葉がみられるが，不全分葉の存在しない場合もある．

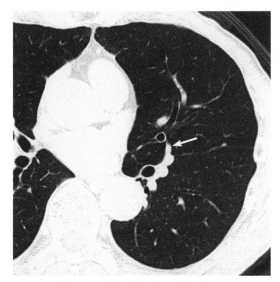

図 2-31　左舌区下葉間（左 $A^8 → A^5$ へ）
HRCT　左 A^5（→）が A^8 から分岐する．図 2-27 の左版に相当し，本例も不全分葉を認めた．

図 2-32 左舌区下葉間の不全分葉（左 V^4a）

HRCT 図 2-25 の左版で, 葉間胸膜（▶）の延長線上に肺静脈 V^4a（→）が位置し, 舌区と下葉の両葉から静脈還流を受ける.

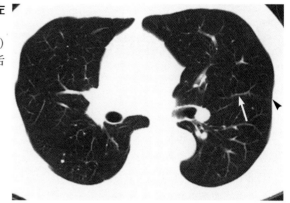

図 2-33 左上区舌区間の過剰分葉

HRCT 左上葉内の上区と舌区の間に過剰分葉（→）の葉間胸膜が存在する. S^6 などにも存在するが, 左下葉の肺癌の場合は下葉切除されることが多く, 臨床ではあまり大きな意味をもたない. しかし, 高齢者の手術が増え, 左上区切除や左舌区切除が行われることも多くなってきているので, 参考までに提示した.

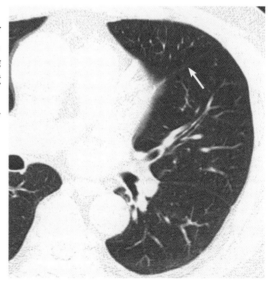

3. 肺野末梢構造とHRCT：二次小葉を中心に

　高分解能CT（HRCT）は，本来，側頭骨などの高いコントラストを有する微細構造を明瞭に描出するために開発されたが，この手法を世界で初めて肺野に応用したのは藤堂，伊藤ら日本の放射線科医である[35]．

　HRCTの技術的側面に関する詳細は他項に委ねるが，HRCTの登場はその後の呼吸器診療を大きく変革させたことに異論の余地はない．肺野のHRCTの研究が開始された当初から注目されていたのが二次小葉という肺のユニットである．その後，二次小葉という解剖学的概念がびまん性肺疾患の病理像とHRCTの橋渡しをすることになり，二次小葉のどの部位に病変が起こるのか，また，このユニットをどのようにリモデリングさせるのかという疑問が，HRCT像と実際のサブマクロの病理像との比較という手法によって明らかにされるようになった[36〜40]．HRCTの読影の基本は，肺野末梢構造の基本を知り，そのサブマクロ像を想起しながら画像を解釈することである．本項では，HRCT像の解釈に最低限必要な末梢肺野解剖を解説する．

a. 気道系の解剖

　気道分岐には，中枢側から対称性の同大二分岐（regular dichotomy）を繰り返し，徐々にその径を減じ胸膜下に達する主軸系（axial pathway）[41]と，後述する非同大二分岐（irregular dichotomy）を基本とし，主軸系から側方あるいは肺門方向に反回して主軸系で補いきれない中枢側の肺野を支配する側枝系（lateral pathway）[42〜46]の二種類が存在する．肺の空間はあらゆる分岐レベルにおいて，これら2種類の気道分岐が巧妙に互いを補足しながら広い空間を隙間なく埋め尽くしている（図2-34）．

1）主軸系

　主軸系においては，気道は，気管分岐部からの距離によって異なるが，通常，気管から9〜14次の二分岐を繰り返して，径約1 mmの小葉支配気管支に到達する（図2-35）．この小葉支配気管支は，おおよそ胸膜面から12〜13 mmの距離に存在する．軟骨は，亜亜区域気管支までは密に存在するが，これより末梢では急速に分布がまばらになっていき，小葉内に入るとほぼ消失する．小葉支配気管支は，この後，小葉内で3〜5本の終末細気管支（terminal bronchiole，0.6 mm径）を順に分岐するが，この1本の終末細気管支の支配領域がいわゆる細葉（acinus）である（図2-35, 36）．終末細気管支から呼吸細気管支に変化するにつれて，気道は徐々にその壁に肺胞の開口を有するようになり，高次の呼吸細気管支になるにつれてその数が増加していく．1次呼吸細気管支から，2次，3次とより肺胞管に近い構造に変化していき，その後，肺胞管，肺胞嚢，肺胞と変化していく（図2-37）．

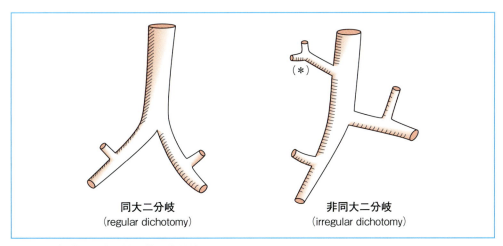

図 2-34　気道の同大分岐と非同大分岐
気道の分岐形態は，同大二分岐(regular dichotomy)と非同大二分岐(irregular dichotomy)に大きく分類される．後者には，肺門側に反転する小気管支，いわゆる側枝(*)も含まれる．これら，2種類の気道分岐によって，肺の3次元的空間には過不足なく均一に気腔が存在することとなる．

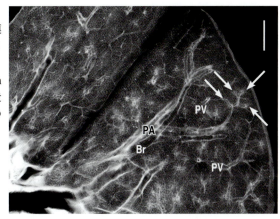

図 2-35　主軸系と胸膜下の小葉内分岐
伸展固定肺ソフテックス像　肺門から胸膜の方向に主軸系気管支(Br)が二分岐を繰り返して走行し，肺動脈(PA)が併走する．胸膜下の1cm程度の空間において，2mm程度の間隔での終末細気管支(および併走肺動脈)の分岐構造が認められ(→)，この支配領域が細葉となる．PV：肺静脈．(bar：1cm)．

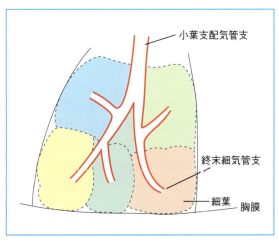

図 2-36　終末細気管支と細葉
小葉支配気管支から3〜5本の終末細気管支が分岐し，それぞれの支配領域が細葉(acinus)となる．

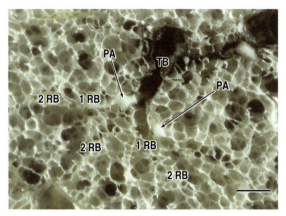

図 2-37　肺野末梢における気道の分岐形態
伸展固定肺実体顕微鏡像　終末細気管支(TB)から，その壁に肺胞の開口部を有する呼吸細気管支が分岐し，第1次呼吸細気管支(1RB)，第2次呼吸細気管支(2RB)と分岐するにつれて肺胞の開口数は増加していく．つまり，細気管支は，短い距離のなかで気流伝達からガス交換へと急激に形態・機能を変化させる特異な気道である．PA：肺動脈．（bar：1 mm）．

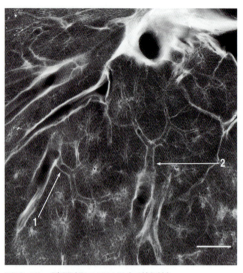

図 2-38　肺門部における気道側枝
伸展固定肺ソフテックス像　肺門部周囲の肺野（写真上方が肺門方向）では，主軸系の気管支から直角に(1→)，あるいは反回して(2→)，小気管支が分岐し，肺門部の肺胞領域を支配している．これら側枝は，親気管支の半分の径を有する細い気管支である．この末梢の細気管支の分岐形態は，胸膜下と同じである．（bar：10 mm）．

2）側枝系

　もうひとつの気道分岐である側枝系には，従来さまざまな同義語が存在し，recurrent bronchus[42]，lateral bronchus[45]，retrograde bronchus[45]，あるいは daughter bronchus[46] などが使用されてきた．これらの枝は3〜5次の太い主軸系気管支から直角あるいは肺門側に反回して分岐するが，径は通常分岐する主軸系の親気管支の半分程度のことが多く，多くは3mm以内の細い気管支である（図2-38）．軟骨は基部のみに存在し，比較的弾力性のある気道である[47〜49]．この側枝系の支配領域は想像以上に広く，肺標本を詳細に解析した研究によれば，肺の横断面の中枢側から外側半分以上近くの広さになるとされる[43]（図2-39）．胸部単純X線写真における butterfly shadow は，この側枝領域に陰影が形成される代表的病態であるが[44]，日常臨床において，この側枝領域に陰影の局在を認めるCT像に遭遇することもまれではない．しかし，一部のびまん性肺疾患がなぜこのような側枝領域を主体的に侵すのかの明確な説明は現在でもなされておらず，肺の"cross-sectional physiology"には未解決の部分が多く残されている．より身近な観点からこの側枝の存在を改めて認識するのは，胸部単純X線写真で肺門部の血管影の辺縁がなぜ明瞭に描出されるのかを考えた場合である．それは，この気管支によって支配される肺門部周囲の末梢肺が肺門部の血管に接して存在するからにほかならない．

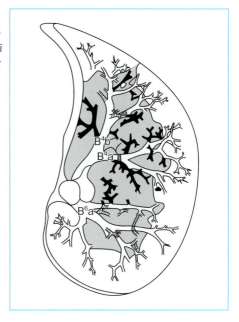

図 2-39 側枝が支配する肺野領域
黒い気道が側枝系であり，グレーの領域が，これら側枝に支配される肺野領域の広がりである．内側肺野のおおよそ 2/3 はこれら側枝によって支配されていることになる．（文献 43)より許可を得て転載）

b. 血管系の解剖

　肺野の血管解剖の基本は，気道，肺動脈，肺静脈の基本的関係を理解することである．これらの関係は，肝臓の胆道，門脈，肝静脈の関係によく似ている．以下，ポイントごとに解説を加える．

① 気管支と肺動脈は走行をともにする

　この両者の密接な関係は肺のあらゆるレベルで認められ，肺門から肺野末梢の小葉内まで共通である．通常，気管支と肺動脈は共通の気管支肺動脈周囲結合組織によって囲まれ，気管支肺動脈束を形成する（図 2-40)．ただし，前述の側枝領域などでは，反回する気道の末梢に太い肺動脈からショートカットで到達する多数の肺動脈の側枝が存在し，これらの部分では気管支肺動脈束は形成されない[23,50]．また，同様の二者の走行の乖離は，肺門周囲のみならず二次小葉内の反回する細気管支にも観察される．ただし，これらの場合でも，終末細気管支領域では気道と肺動脈は走行をともにすることが原則であり，後述の HRCT において小葉中心性陰影を肺動脈の分岐や，肺静脈などの小葉辺縁構造との関係で認識する手法には影響は及ぼさない．

② 気管支肺動脈束は，肺のある単位（unit）の中心を走行する

　これは，肺の各種単位，つまり肺葉，肺区域，二次小葉，細葉と中心から末梢まで同様である（図 2-40）．

③ 肺静脈は，肺の各解剖学単位の辺縁に常に位置する

　同様に，この事実は肺のあらゆる解剖学的単位において同様である（図 2-40）．小葉辺縁の小葉間隔壁は肺静脈から連続した構造として確認できる．

　ここで，ひとつ重要なことは，胸膜から中枢側に離れた位置に存在する気管支肺動脈束は，

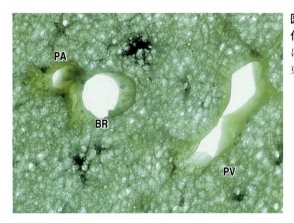

図 2-40 気管支肺動脈束と肺静脈
伸展固定肺実体顕微鏡像　気管支(BR)と肺動脈(PA)は走行をともにするが，肺静脈(PV)は気管支肺動脈束が中心構造である肺のユニットの辺縁に位置する．

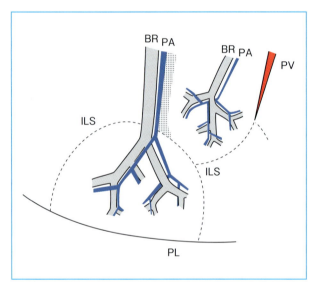

図 2-41 小葉辺縁構造としての太い気管支肺動脈束と肺静脈
小葉外の太い気管支肺動脈束は，同時に中枢側の二次小葉の辺縁構造である(網かけ部分)．また，同様の関係は太い肺静脈の辺縁においても成立する．BR：気管支，PA：肺動脈，PV：肺静脈，ILS：小葉間隔壁，PL：胸膜．

上述のように肺の区域や葉などの大きな単位の中心構造であるが，同時に小葉構造の辺縁構造にもなっていることの認識である(図 2-41, 42)．これは，通常型間質性肺炎(UIP)など小葉辺縁に線維化病変を形成する疾患において，なぜ CT 上気管支肺動脈束の辺縁が不整に描出されるのかを理解するうえで重要である．同様のことは太い肺静脈などにも適応され，この辺縁が小葉辺縁構造であること，小葉辺縁性病変ではこれら肺静脈の辺縁も同様に不整になることが説明される．

気管支周囲から肺内には気管支動脈循環が存在するが，通常，肺内のこれらの構造をHRCTで認識するのは困難である[52]．

図 2-42 小葉辺縁としての太い気管支肺動脈束
伸展固定肺ソフテックス像 太い気管支肺動脈束（BVB）の画面上の下縁は（網かけ部分），この下部に接する二次小葉組織（＊）の辺縁構造である．

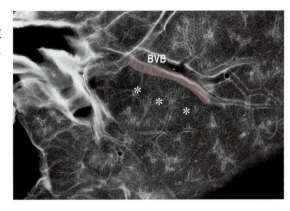

C. 二次小葉の定義，解剖，HRCT像

1) 定義

二次小葉には古典的に二種類の定義が存在する．そのひとつが，Millerの小葉であり[52]，もうひとつがReidの小葉である[54]（BOX 2-5）．

1947年Miller WSは二次小葉を，おもに小葉間隔壁に囲まれる解剖学的単位として捉え，"A unit of lung structure composed of a variable number of primary pulmonary lobules and separated from other secondary pulmonary lobules by connective tissue septa." と記載している[52]．ちなみに，この際のprimary lobuleとは，ひとつの肺胞管の支配領域とされている．Millerの小葉は大きさが0.5〜3.0 cmとさまざまで，内部に含まれる細葉の数も，少ないもので4個，多いもので24個程度のものまであり，決して均一な構造ではないことに注意する必要がある（図2-43）．また，ヒトの小葉間隔壁の発育は一様ではなく，中葉・舌区前下部，下葉底部背側などでは比較的良好であるが，他の部分では不良であり，また，肺の中間層でも発育は一般的に不良である．このように肺内においてMillerの小葉を恒常的に同定することはできない．

一方，Reid Lは，1958年，気管支造影における末梢気道の分岐形態に着眼し，二次小葉を気管支の分岐形態から定義し，"A unit of lung structure supplied by a cluster of three to five terminal bronchioles" と記載している[53]．小葉に至るまでの気道は0.5〜1.0 cmの分岐間隔を呈しているのに対して（cm pattern），小葉内に至るとそれが1〜2 mmごとに分岐する終末細気管支の分岐に急激に変化し（mm pattern），その終末細気管支（細葉）の3〜5個の集合を二次小葉と定義している（図2-44, 45）．Millerの小葉に対して，Reidの小葉は，肺内のどの部分でも大きさはほぼ1 cmと一定である．

大きなMillerの小葉には複数のReidの小葉が含まれ，小さなMillerの小葉がReidの小葉に一致することになる（図2-46）．我々のデータでは，二次小葉内の終末細気管支の分岐数，パターンは，Reidらの報告よりはるかに複雑であり，肺内のさまざまな形状の空間を過不足なく充填するように，前述のごとく同大二分岐と非同大二分岐が複雑にかつ巧妙に組み合わさって二次小葉の空間を充填している[23,54]．つまり，小葉内でも肺葉や区域と同じように反回枝や側枝が存在し，小葉内中枢側の主軸系周囲の空間つまり小葉の"首のまわり"の空間を支配している．

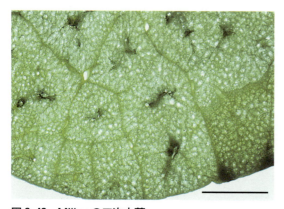

図2-43 Millerの二次小葉
伸展固定肺実体顕微鏡像　小葉間隔壁に囲まれたユニットがMillerの定義した二次小葉であるが，その大きさは0.5cm程度のものから3.0cm程度のものまでさまざまである．（bar：1cm）．

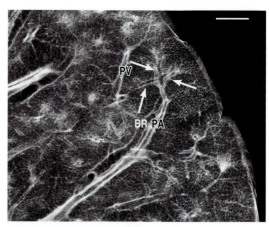

図2-44 Reidの二次小葉
伸展固定肺ソフテックス像　胸膜下1cm程度になると，気道は，数mm間隔の終末細気管支（→）の分岐構造に変化する．BR：気管支，PA：肺動脈，PV：肺静脈．（bar：5mm）．

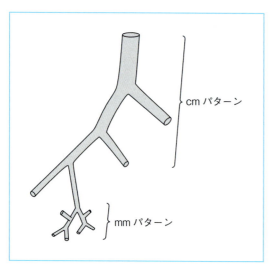

図2-45 cmパターンとmmパターン
気道分岐は，0.5cm～1.0cmの分岐パターン（cm pattern）から，末梢において急激に2～3mmの分岐パターン（mm pattern）に変化する．このmm patternを有する終末細気管支の分岐の集合がReidの小葉である．

BOX 2-5　二次小葉の定義とHRCT

- **Millerの小葉**：小葉間隔壁によって囲まれたユニット．大きさは0.5～3.0cmとさまざま．
- **Reidの小葉**：3～5個の終末細気管支によって支配される細葉の集合．大きさは1cm前後と一定．
- 実際のHRCTの読影にあたっては，これらを使い分ける必要はない．
  - 小葉辺縁構造を意識する場合，汎小葉性病変を意識する場合：Millerの概念を用いる．
  - 小葉中心構造を意識する場合，小葉内分岐構造を意識する場合：Reidの概念を用いる．

図2-46 ReidのMillerと小葉の関係
Reidの小葉は径が約1cmで肺内において均一な大きさである．一方，Millerの小葉は大きさがさまざまであり，小さなMillerの小葉はひとつのReidの小葉と同じであるが，大きなMillerの小葉は複数のReidの小葉を含んでいる．ILS：小葉間隔壁，PL：胸膜．

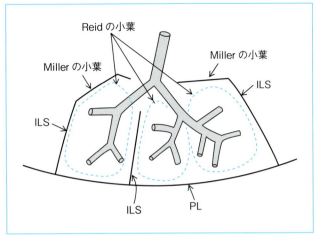

2）二次小葉のHRCT解剖

1986年にMurataらは，GE社製CT（GE8800CT/T）の1.5mmスライスを用いて前述の正常構造の描出能を解析した[39]．それによると，気管支は通常径2mm，壁厚100μm以上のもののみが描出されるとされ，これは肺の中間部から外側2/3までに相当するという．小葉支配気管支，小葉内細気管支はその壁の厚みがCTの分解能以下のために描出されない．代わって小葉内では，これらの気道に伴走する肺動脈のみが描出され，これらを頼りに小葉支配気管支から細気管支の走行を推測することになる（図2-47, 48）．肺動脈は径200μm，つまり終末細気管支から第1次呼吸細気管支に相当するレベルまでが描出されるとされ，言い換えれば，HRCTで描出される肺動脈先端周囲を小葉中心部と認識することができる（図2-49）．正常の小葉間隔壁は通常は認識されない[39]．ちなみに，"小葉中心(centri-lobular)"とは，正確には"細葉中心(centri-acinar)"のことを指すが，両者は一般的にはほぼ同義語として利用されている．

CTの技術的な進歩が著しい今日において，前述のMurataらの知見がそのまま通用するのかについての知見は不十分であると言わざるをえない．経験的に，最近の"sub-millimeter CT"では，末梢肺動脈は胸膜から1mm程度のものまで描出可能であり，おそらくこれらは高次の呼吸細気管支のレベルに匹敵するものと考えられる．また，条件がよければ，気管支は胸膜から10数mmのところまで追跡可能であり，これはほぼ小葉支配気管支のレベルかあるいはそのやや中枢側に一致する．

3）二次小葉構造とHRCT診断

Murataら[39,40]は，さらに，二次小葉という解剖学的構造がHRCTにおいて同定可能であることを利用して，従来胸部単純X線写真や通常のCTでは理論的な読影が不可能であったびまん性肺疾患の末梢肺における局在を，二次小葉という既存構造と関連づけて理論的に分類，読影することをはじめて提唱した．これらには，小葉中心性病変，小葉内気管支肺動脈束周囲病変，汎小葉性病変，小葉辺縁性病変，などがある．詳細な読影方法は他章に譲るが，以下に二次小葉が関連したHRCTの読影上のポイントおよび注意点を列記する（BOX 2-6）．

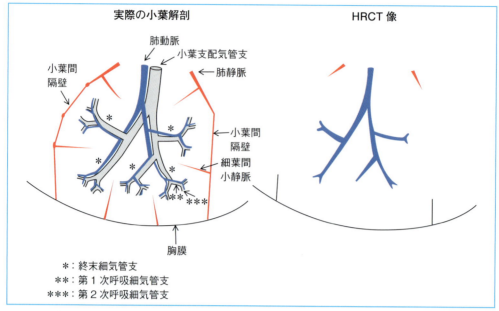

図 2-47　実際の小葉構造と HRCT 像
HRCT では，小葉内の気道は解像力の限界のために描出されず，その分岐構造は併走する肺動脈を頼りに推測することになる．肺動脈は，終末細気管支から第 1 次呼吸細気管支の先端までが描出され，この周囲の領域がいわゆる小葉中心部(細葉中心部)に相当する．この肺動脈の先端は，胸膜から 2.5 mm 程度の距離を有するが，最近の HRCT では，さらに胸膜に近い高次細気管支レベルまでの肺動脈が描出されている．小葉間隔壁の多くは，50 μm 以下の厚みであり，CT では描出されない．また，小葉内には細葉間小静脈など多くの細静脈が存在するが，同様にこの細静脈も描出されない．

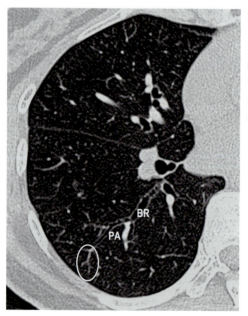

図 2-48　正常肺野 HRCT 像
HRCT　気管支(BR)と肺動脈(PA)は伴走するが，肺野の外層では気道壁は描出されず，その末梢は肺動脈の分岐構造のみが描出される．小葉内では mm pattern を呈する分岐構造を認める(楕円内)．小葉間隔壁は基本的に HRCT では描出されない．

図 2-49 小葉(細葉)中心部

HRCT で描出される肺動脈の先端(終末細気管支および第1次呼吸細気管支先端)を中心とした広がりのある領域を小葉(細葉)中心部とよぶ(青色部分).

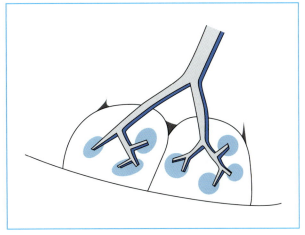

> **BOX 2-6** 二次小葉が関連した肺野 HRCT の読影上のポイント
>
> - 小葉中心部の認識は,胸膜や太い気管支,血管などの小葉辺縁構造からの数 mm の距離が重要.
> - 小葉中心部は"点"ではない.小葉中心構造である終末細気管支,第1次呼吸細気管支先端から,小葉辺縁近くまでの広がりを有する概念である.
> - 小葉内病変の局在は,小葉中心性粒状影,気管支肺動脈束の腫大,小葉間隔壁・胸膜などの小葉辺縁構造の腫大,などが病態によって組み合わされて描出される.
> - 小葉構造を CT の1スライスですべて表現することはできない.

① **小葉中心部,小葉辺縁部の同定をどうするか?**

　HRCT における代表的な所見である小葉中心性陰影は,小葉辺縁構造の認識と,それより数 mm の距離の認識が重要である.胸膜下では,胸膜が小葉辺縁構造として重要であるが,内層では,前述のごとく,葉間胸膜あるいは太い気管支・肺血管の辺縁が,小葉辺縁構造として重要である.小葉中心部は空間的に均一に存在し,あらゆる方向の断面でもその分布は均一である.また,小葉中心部は,肺の粗大構造(血管,気管支,胸膜)には決して接しない.

② **小葉中心部という概念は広い**

　注意すべきは,小葉中心部という概念は,決して終末細気管支,第1次呼吸細気管支先端の"点(ポイント)"ではないという点である.この概念は,tree-in-bud に代表される同部からやや末梢の分岐構造の顕在化という限局的なものから,過敏性肺炎のすりガラス影などにみられる細葉辺縁をスペアした比較的広い範囲の病変までが包括される幅広い概念である[55,56](図 2-50).

③ **小葉内病変の局在はしばしば多種類のものの組み合わせから成り立っている**

　小葉中心性病変の多くは,小葉内気管支肺動脈束の腫大とその周囲肺野病変を併存していることが多い.この現象は多くの気道炎症でみられる.また,リンパ路を侵す多くの疾患(サ

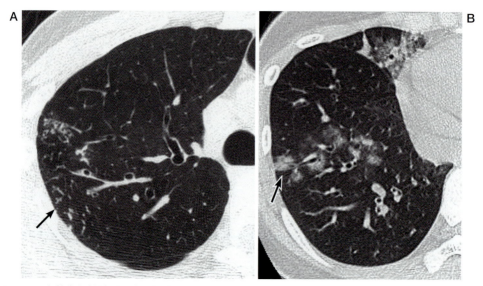

図 2-50 小葉中心性陰影の広い概念
HRCT 小葉中心性病変は，tree-in-bud のような微細な小葉内分岐構造(A，→)から，小葉辺縁のみをスペアする広がりの陰影(B，→)までを包括する広い概念である．

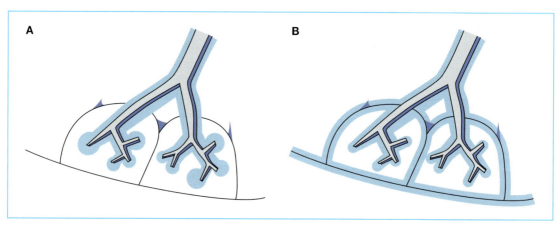

図 2-51 小葉内病変分布のパターン
A：小葉中心性病変の多くは，小葉内気管支肺動脈束の腫大と，その周囲の肺野病変(青色部分)を併存していることが多い．この分布は多くの気道炎症性疾患でみられる．B：リンパ路を侵す病変は，小葉内の気管支肺動脈束とともに，小葉辺縁構造である小葉間隔壁，胸膜などをも腫大させる(青色部分)．

ルコイドーシス，癌性リンパ管症など)は，小葉辺縁構造とともに小葉内気管支肺動脈束の腫大を伴っている(図2-51)．

④ **小葉構造を1スライスで俯瞰することはできない．**

　前述のように小葉構造は1cm大の立体構造であり，小葉内の気管支肺動脈束の分岐構造も3次元的な広がりを有する．また，周囲の小葉間隔壁，肺静脈の構造も同様に3次元的な広がりを有する．したがって，実際のHRCTの読影に当たっては，小葉中心構造あるいは辺縁構造のほんの一部を同定して病変の局在を判断することとなる．

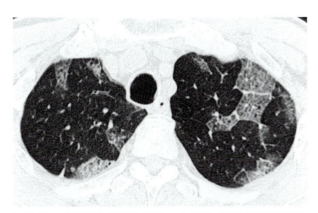

図2-52　HRCTにおけるMillerの小葉：肺炎のHRCT像
病変が多数のMillerの小葉単位にみられる．個々の小葉の大きさはさまざまであることに注意．重要なのは，病変の辺縁がシャープな小葉間隔壁の線で境界されている点であり，病変が多小葉性に広がっていることを疑わせる．

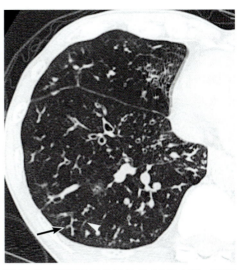

図2-53　HRCTにおけるReidの小葉：関節リウマチ関連細気管支炎のHRCT像
2mm程度の間隔を有する分岐構造が観察される(→)．辺縁には肺静脈が観察される(▶)．

⑤ Millerの小葉とReidの小葉を使い分ける必要はない

　実際のHRCTの読影において，前述の2種類の二次小葉の概念を厳密に使い分けることは困難であり，またその必要もない．小葉辺縁構造を意識するとき，つまり小葉間隔壁の顕在化，小葉単位に広がる病変，あるいは小葉中心との距離を意識するときには，Millerの小葉を思い浮かべればよいし(図2-52)，小葉内分岐構造を意識するとき，つまり，小葉中心構造の顕在化，mmパターンを意識するときには，Reidの小葉を思い浮かべればよいことになる[38,57,58](図2-53)．

d. 間質の定義，解剖，画像

　「間質」という言葉を使用するときに，それには2種類のものが存在することを認識しておく必要がある(BOX 2-7)．

1) 肺胞隔壁性間質

　狭義の(本来の意味の)間質ともよばれる．これはⅠ型，Ⅱ型肺胞上皮の基底膜と肺胞毛細血管内皮細胞の基底膜に挟まれた領域を指し，この中には，線維芽細胞様細胞と細胞外マトリックスが含まれている(図2-54, 55)．この間質はいわゆるガス交換という機能に密接に関連しており，この間質がさまざまな病態で肥厚するのが，いわゆる間質性肺炎である．間質性肺炎では，この間質に細胞浸潤や線維化が生じ，また肺胞腔内への滲出物もみられる(図2-56)．これらの病態を反映して，HRCTでの間質性肺炎の基礎となる画像所見は，「なにもない肺野濃度に，新しい濃度が付加される」という表現にまとめられる[38,57,58]．つまり，

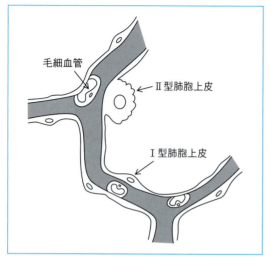

図 2-54　肺胞隔壁性間質
肺胞隔壁性間質とは，I 型，II 型肺胞細胞の基底膜と，血管内皮細胞の基底膜に挟まれた，線維芽細胞様細胞と細胞外マトリックスを含有するスペースである(グレー部分)．

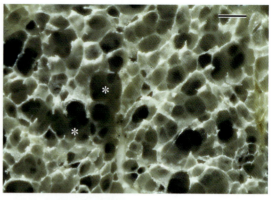

図 2-55　肺胞隔壁性間質
伸展固定肺実体顕微鏡像　3 次呼吸細気管支周囲(＊)に，肺胞構造が密集している．(bar：500μm).

BOX 2-7　2 種類の間質とその病変における CT 所見

- 肺胞隔壁性間質(狭義の間質)
  何もない肺野濃度への濃度付加(すりガラス影，浸潤影)＋構造改変(一部の間質性病変)
- リンパ路性間質(広義の間質)
  みえている構造あるいはみえにくい構造の顕在化

すりガラス濃度や浸潤影などの肺野濃度の上昇である(図 2-57, 58 A)．

CT 値は，下記の数式に示すように，組織密度(μ)と線形の関連を有する．

$$HU = 1000 \times (\mu 組織 - \mu 水) / \mu 水$$

組織密度と各種の肺病変との関係をシェーマに表したのが，図 2-59 である．肺胞領域が滲出液などで満たされる状態の「コンソリデーション(consolidation)」は，組織密度 1 に近い状態にあり，肺気腫などは正常肺から下の 0 に近い状態にあるが，注意したいのはすりガラスと表現される病態には，軽度のものからコンソリデーションに近いものまで，大きな幅があることである(図 2-60)．

濃度上昇に加えて，間質性肺病変のもう一つの特徴は，一部の間質性肺炎(UIP に代表される)において，蜂巣肺や細気管支拡張などの「構造改変」が生じることであり，これは HRCT において線維性間質性肺炎を疑わせる重要な所見のひとつである[4, 24, 25](図 2-58 B, 61, 62)．

3. 肺野末梢構造とHRCT：二次小葉を中心に 109

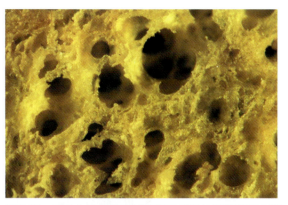

図 2-56 びまん性肺胞領域損傷における肺胞隔壁の肥厚
剖検肺伸展固定肉眼像　肺胞隔壁がびまん性に肥厚し，相対的に含気量が低下している．

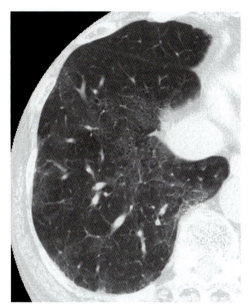

図 2-57 間質性肺炎における肺野濃度の上昇
HRCT　間質性肺炎においては，肺胞隔壁の肥厚や肺胞腔の部分的な滲出液貯留などによって，肺野濃度は上昇し，すりガラス影を呈する．

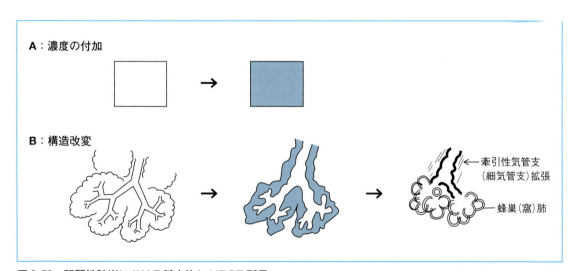

図 2-58 間質性肺炎における基本的な HRCT 所見
A：本来空気に近い吸収値の部分が，肺胞領域の相対的な含気量の低下によって濃度が付加される．B：肺胞領域の線維化が正常の肺胞構造を消失させ，牽引性に呼吸細気管支を中心とした末梢気道が不整に拡張し，蜂巣(窩)肺が形成される．この中枢側の小気道も牽引性に不整に拡張する．

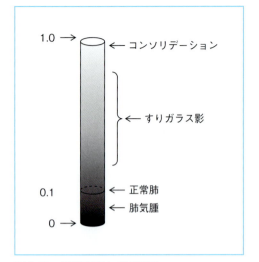

図 2-59 組織密度と CT 所見
正常の肺野の組織密度は 0.1 前後である．コンソリデーションは理論上 1.0 前後である．いわゆるすりガラス影と呼称される肺野濃度の上昇は，正常肺に近いものからコンソリデーションに近いものまで，大きな幅があることに注意する必要がある．

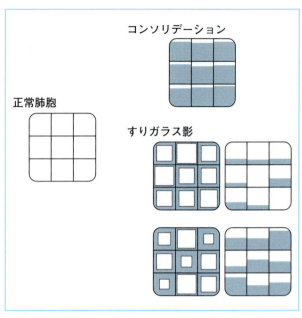

図 2-60 CT の肺野所見と肺胞病変
CT における肺野濃度上昇は，単位体積あたりの含気量とそれ以外の病理学的変化(肺胞腔内の滲出液貯留や肺胞隔壁肥厚)との比を，影絵として捉えているにすぎない．したがって，肺野濃度から，病理像を推測することには自ずと限界がある．同じ「すりガラス影」という用語でも，その背景となる病理学的変化やその程度には大きなバリエーションが存在することに注意すべきである．

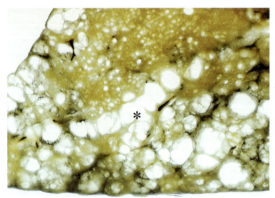

図 2-61 蜂巣(窩)肺と牽引性気管支拡張
伸展固定肺実体顕微鏡像 胸膜下を主体に明瞭な壁構造を有する嚢胞性変化が集簇している．また，この近位側には牽引性気管支拡張(traction bronchiectasis，＊)も認められる．

2) リンパ路性間質

　胸膜，小葉間隔壁，気管支肺動脈束などのいわゆる広義間質である．この間質は肺の"屋台骨"つまりフレームワークであるとともに，内部には豊富なリンパ管のネットワークを含んでいる(図 2-63)．一般に，肺胞領域にはリンパ管は存在しないとされ，呼吸細気管支周囲までに存在するとされる．また，気管支肺動脈束においては，リンパ管は気道周囲よりも肺動脈周囲により発達している．このリンパ流路には，間質性浮腫やさまざまな細胞浸潤(リ

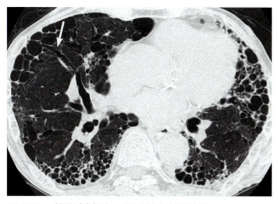

図2-62 蜂巣(窩)肺と牽引性気管支拡張：IPF/UIP の HRCT 像
胸膜下を主体に明瞭な壁構造を有する囊胞が重積している(蜂巣肺)．中枢側には牽引性の気管支拡張も認められる(→)．

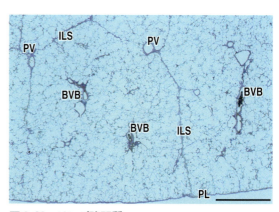

図2-63 リンパ路間質
伸展固定肺ルーペ像　小葉間隔壁(ILS)，肺静脈(PV)，胸膜(PL)，および小葉内気管支肺動脈束(BVB)などの肺の支持構造には豊富なリンパ路が含有されている．(bar：0.5 cm)．

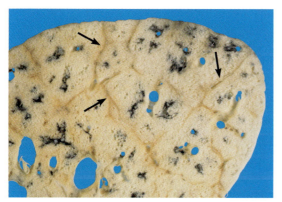

図2-64 リンパ路間質の肥厚　悪性リンパ腫肺浸潤の剖検肺肉眼像
小葉間隔壁がリンパ腫細胞の浸潤によって平滑に肥厚している(→)．

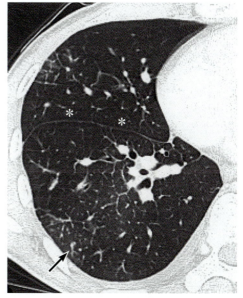

図2-65 リンパ路間質の肥厚：癌性リンパ管症の HRCT 像
小葉間隔壁，葉間胸膜の肥厚(＊)，小葉内気管支肺動脈束の腫大を認める(→)．

ンパ増殖性疾患，癌性リンパ管症)，肉芽腫形成(サルコイドーシス)などの病態が生じる(図2-64)．HRCT 上の画像所見の特徴としては，CT 上「みえている既存構造の腫大所見」であり，あるいは小葉間隔壁の肥厚などは，「みえにくい構造の顕在化」として表現される[38,57,58](図2-65, 66)．

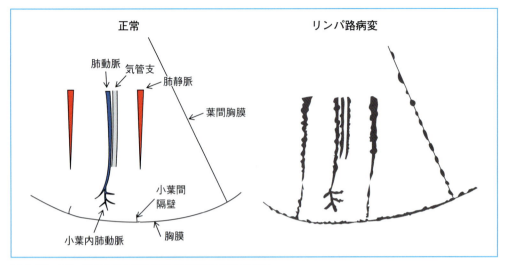

図 2-66　リンパ路病変における基本的な HRCT 所見
多くのリンパ路間質は，その正常構造を HRCT で確認することが可能であるが，これらの間質が細胞浸潤，浮腫，肉芽腫形成などで侵されると，CT 上はこれらの構造の顕在化として描出される．また，小葉間隔壁などは，正常ではみえにくい構造であるが，これらが顕在化する．

　HRCT の読影において重要と思われる末梢肺野のサブマクロ解剖についてレビューした．肺野の HRCT を眺めたときに，常に背景となるこれらの正常解剖を想起し，それらの末梢肺野のどの部位に病変が生じ，どのように変形を加えているのかを知ることは重要である．

文　献

1) 正岡　昭・監修，藤井義敬・編集：9 縦隔．呼吸器外科学 改訂 4 版，南山堂，2009．
2) Kahle VW, Leonhardt H, Platzer W（越智淳三・訳）：解剖学アトラス 第 3 版．文光堂，1990．
3) Carter BW, Tomiyama N, Bhora FY, et al : A modern definition of mediastinal compartments. J Thorac Oncol 2014 ; 9 : S97-101.
4) 原　眞咲，楠本昌彦，酒井正和・他：I. 画像診断．日本胸腺研究会・編：臨床・病理 縦隔腫瘍取扱い規約 第 1 版．金原出版，2009：1-26．
5) 藤本公則，原　眞咲，楠本昌彦・他：縦隔腫瘍取扱い規約に基づく腔各区分の方法と鑑別疾患．画像診断 2009 ; 29 : 1496-1504.
6) Sone S, Higashihara T, Morimoto S, et al : Potential spaces of the mediastinum : CT pneumomediastinography. AJR Am J Roentgenol 1982 ; 138 : 1051-1057.
7) Meschan I : Synopsis of radiologic anatomy with computed tomography. WB Saunders : Philadelphia, 1978.
8) Felson B : The mediastinum. In : Chest roentogenology. WB Saunders ; Philadelphia, 1973.
9) Heitzmann ER : The mediastinum. In : Radiologic correlation with anatomy and pathology. St Louis : CV Mosby, 1977.
10) 日本肺癌学会・編；臨床・病理 肺癌取扱い規約 第 7 版．金原出版，2010．
11) Rusch VW, Asamura H, Watanabe H, et al : Members of IASLC Staging Committee. The IASLC lung cancer staging project : a proposal for a new international lymph node map in the forth-

coming seventh edition of the TNM classification for lung cancer. J Thorac Oncol 2009 ; 4 : 568-577.
12) Chansky K, Detterbeck FC, Nicholson AG, et al : IASLC Staging and Prognostic Factors Committee, Advisory Boards, and Participating Institutions. The IASLC Lung Cancer Staging Project : external validation of the revision of the TNM stage groupings in the eighth edition of the TNM classification of lung cancer. J Thorac Oncol 2017 ; 12 : 1109-1121.
13) 日本肺癌学会・編：臨床・病理 肺癌取扱い規約 第8版. 金原出版, 2016.
14) Fujimoto K, Hara M, Tomiyama N, et al : Proposal for a new mediastinal compartment classification of transverse plane images according to the Japanese Association for Research on the Thymus (JART) general rules for the study of mediastinal tumors. Oncol Rep 2014 ; 31 : 565-572.
15) Carter BW, Benveniste MF, Madan R, et al : ITMIG classification of mediastinal compartments and multidisciplinary approach to mediastinal masses. RadioGraphics 2017 ; 37 : 413-436.
16) 原 眞咲, 小澤良之, 加藤真帆・他：縦隔の神経原性腫瘍. 画像診断 2009 ; 29 ; 1560-1573.
17) Balcombe J, Torigian DA, Kim W, et al : Cross-sectional imaging of paragangliomas of the aortic body and other thoracic branchiomeric paraganglia. AJR 2007 ; 188 : 1054-1058.
18) Lee KY, Oh YW, Noh HJ, et al : Extraadrenal paragangliomas of the body : imaging features. AJR 2006 ; 187 : 492-504.
19) Tsao PN, Matsuoka C, Morimoto M, et al : Epithelial notch signaling regulates lung alveolar morphogenesis and airway epithelial integrity. Proc Natl Acad Sci USA 2016 ; 113 : 8242-8247.
20) Kobatake H, Masutani Y(ed): Computational anatomy based on whole body imaging : basic principles of computer-assisted diagnosis and therapy. Tokyo : Springer, 2017.
21) Aeby C : Der Bronchialbaum der Saugetiere und des Menschen. Leipzig : W Engelmann, 1880 ; 1-108.
22) Nakakuki S : The new interpretation of the bronchial tree. Proc Japan Acad 1975 ; 51 : 342-346.
23) 高橋雅士, 村田喜代史, 森田睦司：伸展固定肺を用いた肺2次小葉の形態学的検討—第1報：小葉内肺動脈を中心とした形態観察. 日本医放会誌 1993 ; 53 : 999-1009.
24) 高橋雅士, 村田喜代史, 森田睦司：伸展固定肺を用いた肺2次小葉の形態学的検討—第1報：小葉内構造の三次元計測. 日本医放会誌 1993 ; 53 : 1010-1019.
25) Otsuji H, Uhida H, Kitamura I, et al : Right upper lobe versus right middle lobe : differentiation with thin-section, high-resolution CT. Radiology 1989 : 172 ; 653-656.
26) 尾辻秀章：20世紀の医学書の"3＝2"は, やはり間違っている！ CADM NewsLetter(コンピューター支援画像診断学会) 2003 ; 37 : 4-12.
27) Otsuji H, Uchida H, Iwasaki S, et al : Incomplete interlobar fissures : bronchovascular analysis with CT. Radiology 1993 187 : 541-546.
28) Murota M, Satoh K, Yamamoto Y, et al : Evaluation of subsubsegmental pulmonary arteries of the posterior and anterior segments of the right upper lobe using multidetector row computed tomography with multiplanar reconstruction images. Jap J Radiol 2009 : 27 ; 86-90.
29) Okumura Y, Suzuki M, Takemura A, et al : Radioanatomical study of the bronchovascular anomalies of the middle and lower lobes of the right lung using multidetector computed tomography. J Comput Assist Tomogr 2009 ; 33 : 529-534.
30) Subotich D, Mandarich D, Milisavljevich M, et al : Variations of pulmonary vessels : some practical implications for lung resections. Clin Anat 2009 ; 22 : 698-705.
31) Tane S, Ohno Y, Hokka D, et al : The efficacy of 320-detector row computed tomography for the assessment of preoperative pulmonary vasculature of candidates for pulmonary segmentectomy. Interact Cardiovasc Thorac Surg 2013 ; 17 : 974-980.
32) Murota M, Yamamoto Y, Satoh K, et al : Preoperative evaluation of the right upper lobe pulmonary artery by 3D-CT pulmonary angiography vs. thin-section multiplanar reconstruction images obtained by contrast-enhanced multidetector row CT. Acta Med Okayama 2015 ; 69 : 327-332.
33) Nagashima T, Shimizu K, Ohtaki Y, et al : An analysis of variations in the bronchovascular pattern of the right upper lobe using three-dimensional CT angiography and bronchography. Gen Thorac Cardiovasc Surg 2015 ; 63 : 354-360.
34) Nagashima T , Shimizu K, Ohtaki Y, et al : Analysis of variation in bronchovascular pattern of

the right middle and lower lobes of the lung using three-dimensional CT angiography and bronchography. Gen Thorac Cardiovasc Surg 2017 ; 65 : 343-349.
35) 藤堂義郎, 伊藤春海, 中野善久・他：肺野末梢病変のCT review像. 臨床放射線 1982 ; 27 : 1319-1326.
36) 伊藤春海, 村田喜代史, 藤堂義郎・他：肺小葉からみた呼吸器疾患. 臨床放射線 1983 ; 28 : 1029-1036.
37) 伊藤春海, 金岡正樹, 村田喜代史・他：びまん性肺疾患のCT診断, 総論. 呼吸 1987 ; 6 : 153-160.
38) Itoh H, Murata K, Konishi J, et al : Diffuse lung disease : pathologic basis for the high-resolution computed tomography findings. J Thorac Imaging 1993 ; 8 : 176-188.
39) Murata K, Itoh H, Todo G et al : Centrilobular lesions of the lung : demonstration by high-resolution CT and pathologic correlation. Radiology 1986 ; 161 : 641-645.
40) Murata K, Khan A, Herman PG : Pulmonary parenchymal disease : evaluation with high-resolution CT. Radiology 1989 ; 170 : 629-635.
41) 山下英秋, 高瀬 昭, 尾川 寿・他：気管支肺胞系の構造. 結核研究の進歩 1957 ; 20 : 1-6.
42) Horsfield K, Cumming G : Morphology of the bronchial tree in man. J Appl Physiol 1968 ; 24 : 373-383.
43) 加藤誠也, 小場弘之：伸展固定ヒト肺を用いた気管支分岐様式の検討：気管支娘枝とその他の気管支分岐との対比を中心に. 札幌医誌 1991 ; 60 : 479-488.
44) Herrnheiser G, Hinson KFW : An anatomical explanation of the formation of butterfly shadows. Thorax 1954 ; 9 : 198-210.
45) Hayward J, Reid L : Observations on the anatomy of the intrasegmental bronchial tree. Thorax 1952 ; 7 : 89-97.
46) Yamashita H : The size of the broncho-vascular tree and the distal branches (Chapter 8). In : Yamashita H (ed) : Roentgenologic anatomy of the lung. Igaku Shoin : Tokyo, 1978 ; 59-69.
47) 伊藤春海, 村田喜代史, 藤堂義郎・他：肺門部の末梢肺組織について. 臨床放射線 1984 ; 29 : 1459-1465.
48) 伊藤春海：気管支娘枝の解剖とその関連病変. 気管支学 1988 ; 9 : 312-323.
49) 佐藤 巧, 小場弘之, 鈴木 明・他：肺末梢構造のX線学的解析―気管支・肺動脈の分岐と小葉. 臨床放射線 1984 ; 29 : 949-955.
50) Takahashi M, Murata K, Mishina A, et al : Side branches of the pulmonary artery in the hilar region. Acta Anat 1994 ; 150 : 150-155.
51) Murata K, Itoh H, Todo G, et al : Bronchial venous plexus and its communication with pulmonary circulation. Invest Radiol 1986 ; 21 : 24-30.
52) Miller WS : The acinus. In : Miller WS (ed) : The Lung, 2nd ed. Charles C Thomas ; Springfield, 1950 : 203-205.
53) Reid L : The secondary lobule in the adult human lung with special reference to its appearance in bronchograms. Thorax 1958 ; 13 : 110-115.
54) 高橋雅士, 村田喜代史, 森 正幸・他：前終末細気管支から分岐する呼吸細気管支の分岐形態について. 気管支学 1993 ; 15 : 101-107.
55) Okada F, Ando Y, Yoshitake S, et al : Clinical/pathologic correlations in 553 patients with primary centrilobular findings on high-resolution CT scan of the thorax. Chest 2007 ; 132 : 1939-1948.
56) Raoof S, Amchentsev A, Vlahos I, et al : Pictorial essay : multinodular disease : a high-resolution CT scan diagnostic algorithm. Chest 2006 ; 129 : 805-815.
57) 高橋雅士, 新田哲久, 高櫻竜太郎・他：肺野末梢構造とHRCT. 画像医学誌 2002 ; 21 : 84-93.
58) 高橋雅士, 新田哲久, 高櫻竜太郎・他：末梢肺野構造とHRCT. 臨床放射線 2008 : 53 : 1-13.

III.

肺標本のマイクロCT による解析

Ikezoe's
CT of the Chest

はじめに

　伸展固定肺のX線を用いた詳細な構造解析は，1970年代，軟X線と超微粒子感光剤が塗布された低感度X線フイルムを組み合わせて行われた．作成された多くの画像は，現在でも，その解像度の高さから価値を失っていない．図3-1はそのような1例である．しかしながら，アナログX線フイルムの入手困難もあり，3D画像への応用を容易にする，新たな画像解析技術の採用が必要となった．そこで著者らは，伸展固定肺全体を撮像範囲に収めることが可能で，しかも，通常の臨床CT装置では得られない解像度を有す，非破壊検査に用いられるCT装置(Nanotom, GE)を利用した．スライス厚は約70ミクロンである．本章で紹介するCTは，特に断らない限り，そのような画像であり，臨床用CT装置から発生した画像と区別するため，マイクロCTとよぶことにする．その最新の画像を選んで提示する．

　画像診断を推進するためには，肺既存構造に対する研究は欠かせない．今回のマイクロCTの取り組みもその一環である．マイクロCT以前の著者らの考えは比較的最近の文献に記してあるので，参考にしていただければ幸いである[1~4]．

1. 気管支・肺動脈束と肺静脈・境界膜系の関係

a. 従来からの考え方

　境界膜は肺胸膜，小葉間隔壁，区域間隔壁など肺，肺葉，肺区域，肺小葉といった肺構成単位を囲む被膜で，肺静脈と併走する．そのため肺構成単位の境にある肺静脈と，内部にある気管支・肺動脈束に注目すると，大雑把にいって，互いに距離を置いて，交互に配列する様子がみられる(図3-1)．その気管支・肺動脈束と肺静脈・境界膜系にはリンパ管(bronchio-arterial lymphatic と interstitial-venous lymphatic)が備わる[5]．リンパ管のなかで，胸膜下リンパ管の太いものは，切除標本のCTで描出可能である[1]．しかしリンパ管一般については，今回はCTの解像力の限界で直接描出することはできない．

　図3-2で注目すべき点は，小葉の端で，気管支・肺動脈束と肺静脈・境界膜系が小葉間隔壁とリンパ管で結ばれ，両者の構造間でリンパを通じて何らかの交流があることを推測させることである．それ以外の領域における両者間の繋がりについては描かれていない．肺内部における，気管支肺動脈束と肺静脈・境界膜の繋がりについては文献3)で述べた[3]．次項「b. マイクロCTによる解析」で両者が，境界膜を介さずに，接する場合があることを示す．これにより，より緊密な気管支肺動脈束と肺静脈・境界膜系のリンパを介した交流が可能と推測する．

図 3-1　伸展固定肺の血管造影
背景に肺水腫があり，小葉間隔壁が肥厚している(黄矢印)．複数の小葉にわたり，肺動脈(赤＊)と肺静脈(青＊)が造影されている．比較的太い肺血管に注目すると，両者が交互に配列する様子がみられる．

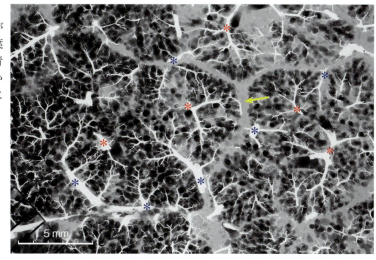

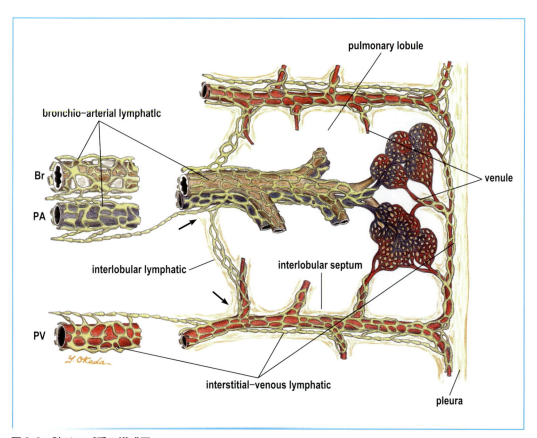

図 3-2　肺リンパ系の模式図
気管支・肺動脈束に関係した bronchio-arterial lymphatic と，肺静脈・境界膜に関係した interstitial-venous lymphatic が区別される．両者は，小葉間隔壁(interlobular septum)と，それに併走するリンパ管で結ばれる(黒矢印)．図右の拡大された小葉内に，小葉内細静脈が，小葉間静脈と胸膜下静脈に流入する様子が描かれている．図左では，気管支・肺動脈束(Br・PA)と肺静脈(PV)が離れた状態である．(文献5)より許可を得て転載)

b. マイクロCTによる解析

　肺の中間域を例にとると，連続CTから，比較的太い気管支・肺動脈束と肺静脈が互いに接する領域が特定できる(図3-3 A, B)．図3-3ではリンパ管の存在は不明であるが，図3-2から十分推測できる．臨床CTにおいても，特に肺門近傍で，肺静脈と気管支が接することは周知の事実である．

　同様な所見を肺小葉レベルの細気管支・肺動脈束と肺静脈でも見ることができる(図3-4 A～C)．小葉の近位部で接した両者は(図3-4 A)，小葉の末梢側で離れる(図3-4 B, C)．図3-3, 4はリンパ路に沿って進展する性格の強い，リンパ増殖性疾患や，広義の間質にリンパ濾胞を形成する傾向の強い，膠原病背景の間質性肺炎などの，画像解析に重要になるだろうと推測している．後で触れる慢性過敏性肺炎の画像解析においても考慮するポイントのひとつと考えている．

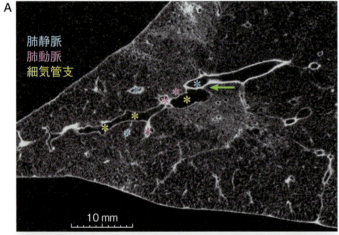
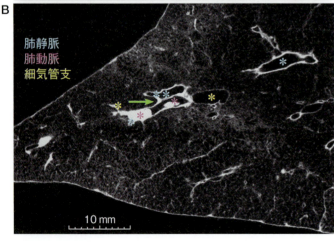

図3-3　肺の中間域におけるマイクロCT
図Aは肺静脈が気管支に，図Bは肺静脈が肺動脈に接触する様子を示す(緑矢印)．それぞれの肺構造は，連続スライスから同定し，そのなかの2画像を選んだ．

図 3-4　肺末梢の小葉レベルにおけるマイクロ CT

図 A は注目する肺小葉の中央域(小葉中心,小葉近位部)で,細気管支肺動脈束と肺静脈が接する様子を示す(緑矢印).両構造は小葉の末梢側で離れる(図 B,C).本図では明らかでないが,肺静脈が,小葉間隔壁とともに細気管支肺動脈束に接する場合も経験している(図省略).

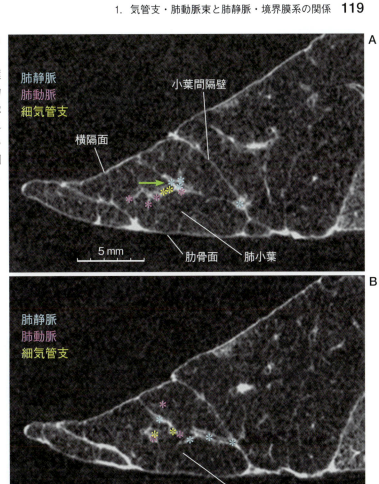

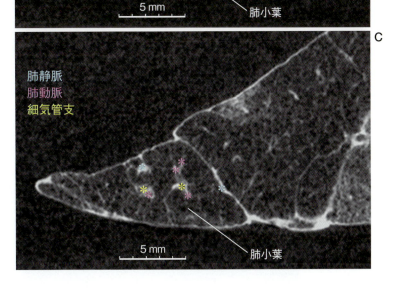

2. 小葉間隔壁のマイクロCT

　肺胸膜に繋がる1〜2cmの比較的短い隔壁は小葉間隔壁である．この隔壁について，その発達のよい左上葉の舌区で，3種類の性格の異なる隔壁が区別される[2]．この区別はもともとReidの考えである．図3-5A〜Cでそれら3種類の隔壁として，major, larger, minor septumを示す．major septumは，肺が尖る舌区や肺底でみられ，肺の異なる2面をつなぐもので太くよくみえる（図3-5A）．一方，図3-5B, Cで示すlarger septumとminor septumは，気管支・肺動脈束とそれぞれmajor septumと肺胸膜をつなぐ．正常の臨床CTでは普通見えない．間質性肺疾患で，後2者の隔壁が肥厚すると，気管支・肺動脈束が，小葉間隔壁や胸膜とつながってみえる所見を生じる．臨床CTで認めた場合，図3-5を参考に，起こっている病態を考察する必要がある．

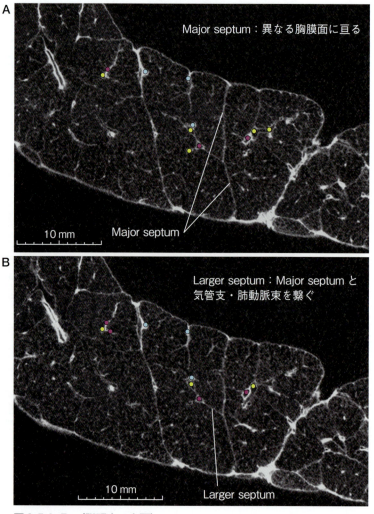

図3-5 A, B　（説明文は右頁）

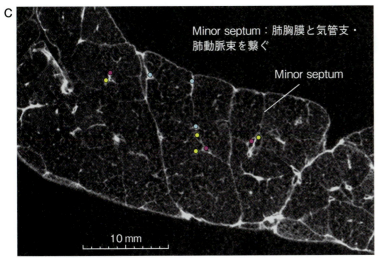

図 3-5 小葉間隔壁のマイクロ CT
図 A〜C でそれぞれ major septum, larger septum, minor septum を示す．後二者は気管支・肺動脈束と連続する隔壁であり，正常の臨床 CT では描出されないが，間質性肺炎などで，病変と合体した形で顕現化する．

3. 小葉の 3D 像

　小葉間隔壁は面状の被膜構造である(図 3-6)．気管支・肺動脈束が樹枝状の分岐構造であり，肺胸膜と小葉間隔壁に向かい扇状に散開する様子は臨床 CT でも予想は可能である．ところが，放射線画像上，線状影として理解されている小葉間隔壁が，面であるとする理解は意外に難しい．図 3-6 はその理解の一助になる．小葉間隔壁が肥厚し，それを CT が斜め方向に裁断すると，すりガラス状影に似た像を示すので注意する．

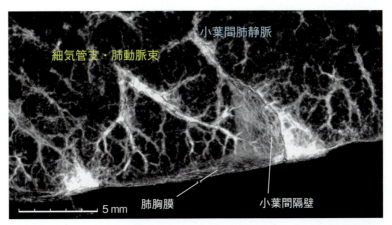

図 3-6 小葉のマイクロ CT の 3D 像
図中央に細気管支・肺動脈束の樹枝状構造を，右に小葉間隔壁の 3D 像を示す．元画像で小葉間隔壁に肥厚がないことは確認してある．図 3-1 の血管造影像と比較すると，それぞれの画像の特徴がわかりやすい．

4. 小葉内細静脈のマイクロCT

　図3-2では肺胸膜と小葉間隔壁に繋がる小葉内細静脈が，小葉を細葉に分ける位置で，ほぼ等間隔で描かれている．これら小葉内細静脈にもリンパ管が併走する．小葉内細静脈は小葉間隔壁，または肺静脈に向かって太くなる脈管であり，小葉間肺静脈，胸膜下肺静脈に合流する(図3-7 A, B)．肺胸膜や小葉間隔壁近傍からの肺静脈血を集める役割をもつ．間質性肺炎で，この肺静脈周囲の肺胞領域に病変が起こると，臨床CTで線状，楔状の異常像を呈し，特に特発性肺線維症(IPF/UIP)の初期像として注目される．

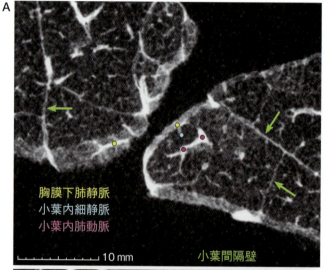

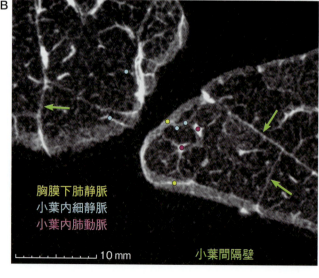

図3-7　小葉内細静脈の3DマイクロCT
2枚の画像(図A, B)は連続画像の一部である．小葉内細静脈(青点)が胸膜下肺静脈(黄点)へ合流する様子を示す．図3-2で示された小葉内細静脈の存在を確認した図である．

5. 蜂巣肺のマイクロCT

　特発性肺線維症(IPF/UIP)の進行した像の特徴として蜂巣肺(蜂窩肺, honeycomb lung, honeycombing)が知られている．蜂巣肺は肉眼所見を重視した用語であり，硬くて凹凸不整の胸膜面と，内部の囊胞形成が特徴である(図3-8 A～D)．実際の蜂巣の裏側(蜂の出入り口の反対側)が，蜂巣肺の表面に類似する．肺の表面では，小葉または細葉ごとに，それらの端が固く線状に窪む一方で，それらに囲まれる多辺形の領域が膨れる(図3-8 A)．その膨れた部分の直下は囊胞であり，囊胞の端は，胸膜側，囊胞間ともに高吸収化して厚く，このスペースには気管支などが収納される(図3-8 B)．各囊胞に変形拡張した気管支が通じることが確認できる(図3-8 B～D)．ただし，気管支が，囊胞内に入ってから，どこまで気管支としての構造を保持しているかは，マイクロCTでもわからないので組織学的検討を要する．囊胞に通じる気管支には強い変形狭窄を示すものがある．病変で縮んだ空間に収納せざるをえない結果といえる．

　囊胞に通じる気管支は1つとは限らない(図3-9)．隣り合う囊胞の境界は肺実質に由来する高吸収域であるが，そこが破壊されると囊胞は融合する．もともと別の囊胞に通じていた兄弟の気管支が，融合した1つの囊胞に複数の誘導気管支として通じることになる(図3-9)．結核性空洞でも，空洞径の増大とともに，誘導気管支の数が増えることが知られている．

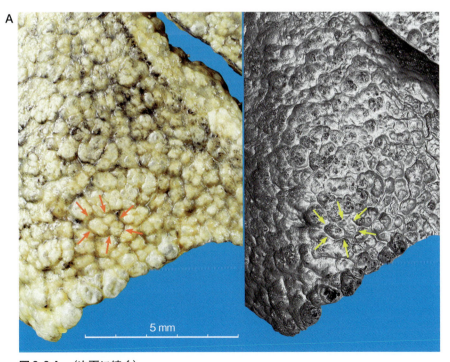

図3-8 A　（次頁に続く）

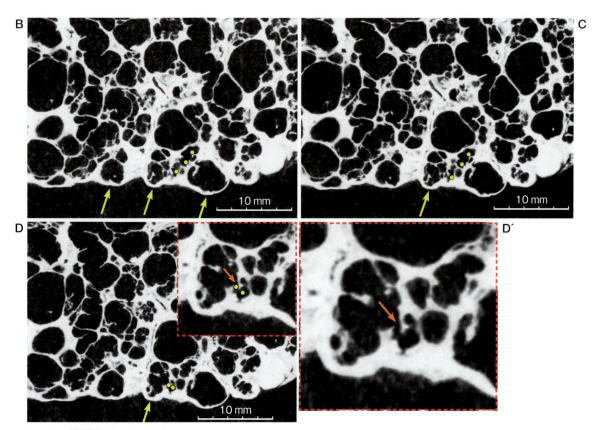

図 3-8 蜂巣肺のマイクロ CT
図 A：蜂巣肺の肉眼像(左)と同部位の 3D 像(右，マイクロ CT)　特発性肺線維症の剖検肺である．蜂巣肺を有する肺標本の表面は，規則的な凹凸で特徴づけられる．これは，蜂巣肺が，小葉から細葉レベルの大きさで起きていることを物語る(例として，赤と黄矢印内)．すなわち小葉・細葉の端(境界)が肺内部へ牽引され，その間が膨れた状態である．蜂巣肺は眼で観察し，手で触診すべき対象である．**図 B〜D：蜂巣肺の囊胞への気管支の連絡(マイクロ CT)**　図 A と同じ肺のマイクロ CT である．胸膜に接する囊胞(3 個の黄矢印)のうち，中央の囊胞に連絡する気管支を 3 枚の画像で示した(図 B〜D)．気管支(黄点)は，中枢側に連続的に追跡し確認してある．**図 D** の右上に連絡路の拡大像を示す(枠内)．気道内空気が，高吸収病変に囲まれるため，コントラストがつき，連絡路の同定は比較的容易である．囊胞とするには，連続スライスで，図の前後方向にも高吸収域の端が存在することを確認する必要がある．

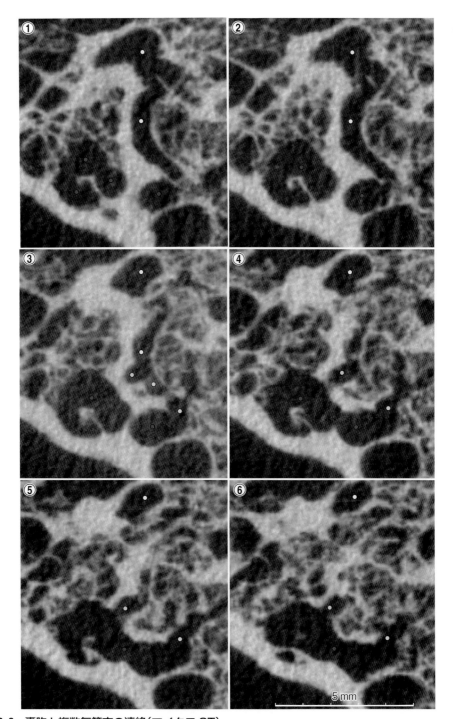

図 3-9　囊胞と複数気管支の連絡（マイクロ CT）
慢性過敏性肺炎の剖検肺にみられた，胸膜下囊胞と気管支の連絡を確認した CT である（①から⑥まで）．親の気管支（各画像上部の黄点）から分岐する 2 本の枝（画像番号③，黄緑点と青点）が不整形囊胞（赤点）に繋がる様子を 6 枚の画像で示してある．図 3-8 D 同様，気管支と囊胞の移行部の様子は，組織学的検討をしないとわからない．

6. 気管支異常

　蜂巣肺には気管支の異常を併せもつ場合が多い．主軸と側枝から構成される樹木構造を示す，気管支・細気管支には肺胞壁の一種である，single faced alveolar wall[1]により周囲を囲まれる一方で，冒頭の「1. 気管支・肺動脈束と肺静脈・境界膜系の関係」で述べたように，肺静脈・境界膜系と密接に連絡している．その状態で，多所性に，しかも小葉・細葉辺縁部に好発する間質性肺炎由来の線維化病変は，画像診断医の予想を越えた，多様かつ不均一，そして近傍または遠隔からの張力を気管支系に及ぼすと予想される．その結果，気管支樹は拡張，蛇腹様変形，走行異常(収束と散開)，径不同など，一言では表しがたい異常を蒙ることとなる(図3-10 A)．気管支異常は，主軸枝のみならず，側枝にも起きる(図3-10 A)．

　気管支の拡張性変化は，当然ながら，気管支自体の脆弱化でも起きる．特に，関節リウマチの肺病変では，細気管支の破壊から，蜂巣肺と見誤られる嚢胞が形成されることが注目される[6]，IPF/UIP由来の蜂巣肺と同列には扱えない．

　蜂巣肺の嚢胞と，胸膜近傍の高度拡張気管支は，臨床CTで混同されやすい．気管支が拡張しつつも，筒状構造を保ち，胸膜直下に至る所見は重要である(図3-10 B)．そこで，気管支内腔から胸膜までの狭い高吸収体のなかに，気管支壁，虚脱肺胞，胸膜などの構造が含まれると推測することは重要であるが，CTではそれらを分離できない．しかし，弾性線維，平滑筋などの気管支壁構成要素を維持する限り，蜂巣肺の嚢胞のように胸膜側に膨れることはないだろうと考えている．

7. 小葉中心性粒状病変と小葉辺縁性病変の共存(マイクロCT像)

　小葉中心性粒状病変は，吸入された有害物質により惹起された生体反応である．呼吸細気管支から，近位の肺胞道がその初発と考えられている．しかし，塵肺や慢性過敏性肺炎のような慢性的に病変が持続する場合，小葉中心のみならず，小葉辺縁構造にも病変が及ぶ．そのメカニズムとして，リンパ系の関与が推定されている．その考えを補足するため，気管支・肺動脈束と肺静脈・境界膜系の密接な関連を「1b. マイクロCTによる解析」と「2. 小葉間隔壁のマイクロCT」で先述した．

　慢性過敏性肺炎では小葉中心性粒状病変がみられる(図3-11 A)．図では細気管支末端に，気腫化を伴った肺野を背景に不整形粒状病変がみられる．病変の位置は胸膜から数mm離れており，小葉中心である．一方で，胸膜下から小葉間隔壁に至る部分も肥厚している．病変の基本は気道にあったものが，慢性経過のなかで，肺静脈・境界膜系にも及んだものと推定される．武村はその病変を架橋線維化とよび，慢性過敏性肺炎の組織像の特徴としてい

図 3-10 間質性肺炎にみられる気管支樹の異常(臨床CT機器とマイクロCT)

図Aで，図3-8と同じ剖検肺からの3D気管支樹(下葉内気管支のみ図示)を示す．本像は臨床CTで使う機器で作成したものである．肺内部の太い気管支より，中間域の小気管支から末梢で変化が顕著である．主軸のみならず，側枝にも異常がみられる(青矢印)．
図Bは同じ肺の胸膜まで最接近した拡張気管支(Br)を示したものである(マイクロCT)．長軸に切れた筒状構造(黄点)なので，気管支といえるが，正接像では嚢胞との区別が問われる．嚢胞でないことは，胸膜面が平滑であることから十分推測できる(図B，青矢印)．図3-8Dを参照．

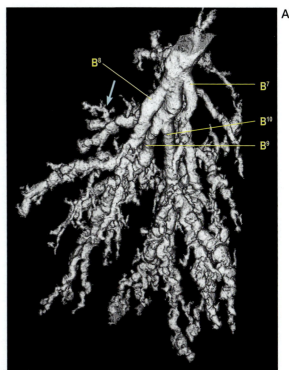

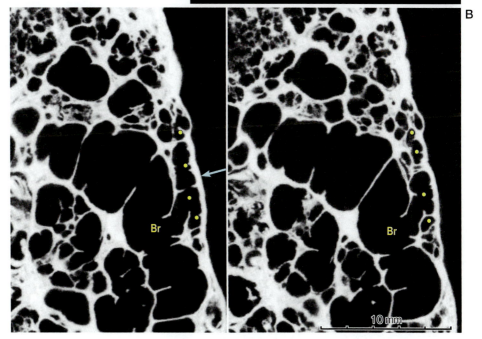

る[7]．

　同じ肺で，さらに広い領域で解析した図を示す(図3-11B)．図では肥厚した小葉間隔壁から1〜2 mmの距離を置いて，不整形粒状病変の配列がみられる．各粒状病変は，隣の病変と線でつながり，さらに小葉間隔壁とも連絡している．

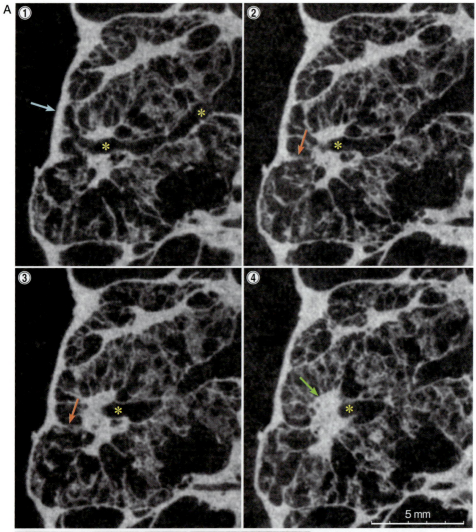

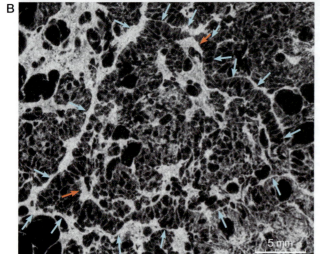

図 3-11 小葉中心性粒状病変と小葉辺縁性病変の共存（マイクロ CT）

慢性過敏性肺炎の剖検肺からの画像である．図 A は局所を，図 B は，やや広い範囲をカバーしたマイクロ CT である．小葉中心性粒状病変（図 A，緑矢印）が拡張した細気管支（図 A，黄＊）の末端に形成され，肥厚した胸膜と，細い病変でつながる様子に注意する（図 A，赤矢印）．胸膜側への病変の進展に，minor septum ないし小葉内細静脈の関与が推定される．図 B は肥厚した小葉間隔壁（青矢印）から 1〜2 mm の距離を置いて，不整形の粒状病変（赤矢印）が互いに連結し，さらに小葉間隔壁ともつながる様子を示す．

8. びまん性肺胞傷害

　びまん性肺胞傷害(diffuse alveolar damage：DAD)の伸展固定肺は，医学教育上，極めて重要で，価値が高い．特にその肉眼像は正常肺と比較することにより，さらに貴重となる(図3-12 A)．慣れないと，このマクロ像は正常との区別が難しいかもしれない．しかし，標本の触診とマイクロ CT 撮像で差は歴然となる(図3-12 B)．さらに標本の拡大撮影(図3-12 C)，実体顕微鏡撮影(図3-12 D)を重ねて，肺胞道の拡張と，その間に介在する肺胞群の不明瞭化を確認する必要がある．肺胞の不明瞭化の原因として硝子膜形成が推測されるが，組織像でさらに追求する必要がある．

　DAD でみられる肺胞領域の画像は重要である(図3-13)．すりガラス状影を背景に，細気管支末端から，肺胞道が拡張し，それ由来の微細な分岐構造が観察される．一方，図3-12 D の実体顕微鏡像のみで，拡張した肺胞道が分岐する様子を理解するのは必ずしも容易でない．図3-13 は細気管支，肺胞道を病変の場とする，器質化肺炎(OP)や肺結核の tree-in-bud 病巣と合わせて理解するとよい．

9. 細葉中心性肺気腫のマイクロ CT

　現在の臨床 CT で，気腫腔に通じる肺動脈の同定は，薄いスライス厚 CT で可能である．しかし，細気管支については解像力の限界で難しい．先に「5.蜂巣肺のマイクロ CT」で，蜂巣肺を構成する囊胞に通じる気管支の同定に触れたが，同様の解析が肺気腫でも，マイクロ CT を用いて可能である．ただ，気管支周囲の病変が，蜂巣肺に比べて軽いため，気管支の同定は慎重を要する(図3-14 A, B)．図では，気腫に接する気管支の分枝が，気腫に挟まれて狭くなる様子を示している．肺気腫により末梢気道狭窄が起こることを示している．気腫による圧迫なのか，気道の器質的変化なのかは判定できない．ただ生体内ではさらに，機能的狭窄が強まるのではないかと推測される．

　気腫内には細気管支・肺動脈束の主軸からなる，遺残構造物が，肺胞領域をむしり取られたような状態に陥り，いわば浮遊状態にある．したがって，肺胞とともに，肺胞毛細血管，細血管も消失し，乏血状態となる．もし残存する肺動脈の主軸枝に肺血流が集中すれば，肺動脈の内圧上昇による負担が増大する．一方で，残存する細葉辺縁域の肺胞には，肺動脈で運ばれる有害物質が，肺胞毛細血管による濾過なしに到達することとなる．

　細葉中心性肺気腫は，肉眼的に確認できるほどの厚い壁をもたない(図3-14 C)．これは最近注目されている，喫煙関連の気腫合併肺線維症における囊胞と区別するうえで重要である．気腫に壁を欠くため，細葉辺縁の肺胞領域と気腫との間で，交通が確認できる(図

130 Ⅲ. 肺標本のマイクロCTによる解析

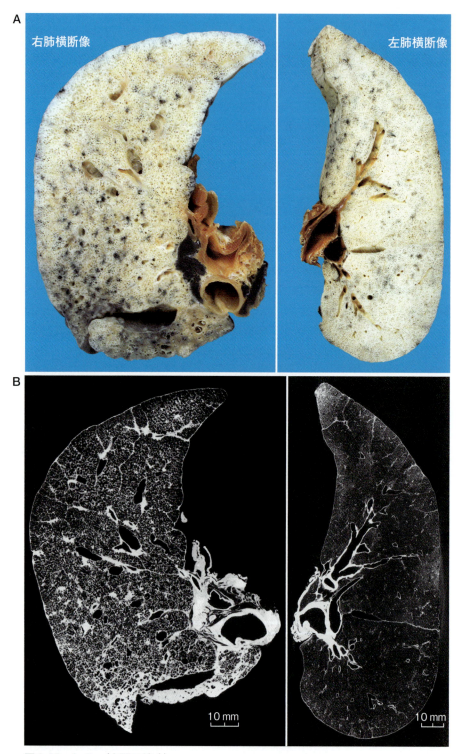

図 3-12　A, B　(右頁に続く)

9. 細葉中心性肺気腫のマイクロCT **131**

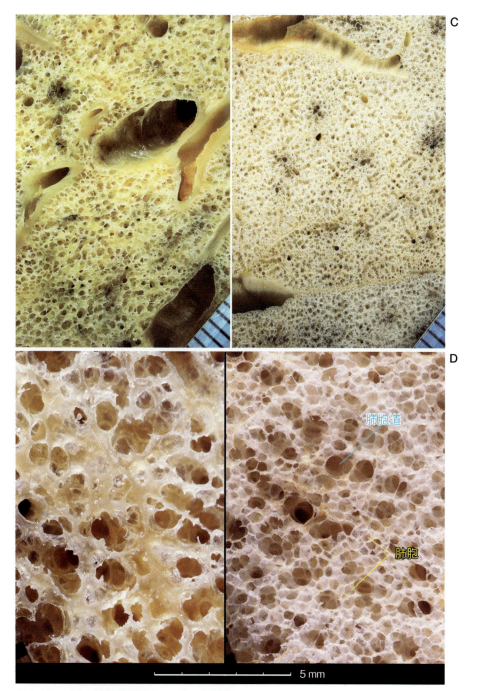

図3-12 びまん性肺胞傷害(DAD)の諸画像
図A〜DはDAD(図左)と，ほぼ正常の剖検肺(図右)からの画像を比較したものである．それぞれ伸展固定肺の肉眼像(図A)，マイクロCT(図B)，標本拡大像(図C)，実体顕微鏡像(図D)の比較である．特に図Aは画像比較の出発点として重要であり，両者の違いは触診でよくわかる．図Dの実体顕微鏡像は，今回の執筆のハイライト画像である．右の正常像に比べ，同定される肺胞の数が圧倒的に少ないことがわかる．そして，肺胞壁をやや透明な被膜状の構造物が覆い厚みを増している所見が観察できる．

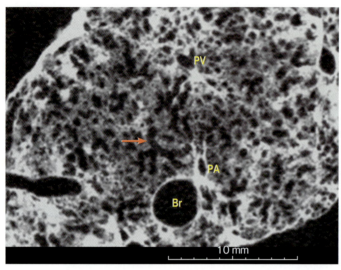

図 3-13　DAD のマイクロ CT
図 3-12 D を補う目的で，別の DAD 症例のマイクロ CT の拡大像を示す．細気管支(赤矢印)から，小葉辺縁まで連続する拡張した肺胞道が観察できる．高吸収化した肺胞によってコントラストを生じたものである．本図で小葉辺縁の指標は気管支(Br)と肺動脈(PA)である．肺胞道は離散的な細気管支に比べ，圧倒的に数が多い分岐構造である．

3-14 C)．この細葉辺縁の肺の存在と，高吸収域を欠くという確認は，肺癌の診断上重要で，臨床 CT で肺気腫を見る際の注意点である．

　気腫腔内にいったん吸入された有害エアロゾル粒子は，肺胞による呼出運動が作動しないため滞留しやすく，重力の作用で気腫の端に沈着する．これにより，気腫の壁に相当する領域は，さらにその奥の残存肺胞も含め，傷害を受けやすいと推測される．

おわりに

　肺 HRCT を 1980 年代初めに開発して約 40 年，それに具体的目標なしに開始した，肺標本の放射線医学的解析を含めると，約半世紀の時が流れた．その間，画像診断的疑問は次々と遠慮なく現れる．そのなかで，大切なものは何かと聞かれたら，迷いなく Radiologic-Anatomic-Pathologic Correlation(RAP-C)と答えるだろう．RAP-C 自体は，暗く，目立たず，強制力をもたない北極星のような存在である

【謝辞】

　研究を支えた Team CIC(chest image creator)，University of Fukui の技術陣の貢献は大きい．ここに深甚の感謝の意を表します．

図 3-14　細葉中心性肺気腫のマイクロ CT
図 A, B で気腫に接する気管支（黄矢印）と気腫内に浮遊する気管支・肺動脈束（青矢印）を示す．図 C は気腫の端から細葉辺縁の残存肺胞領域への交通を示す（黄矢印）．肺気腫の CT を解析する際には，低吸収域内に何が残存し，そしてそれ以上に重要なのが，観察できないが，何を失ったかを考察することである．この両者への配慮が，画像診断が病態解析に寄与するヒントを与えると考えられる．

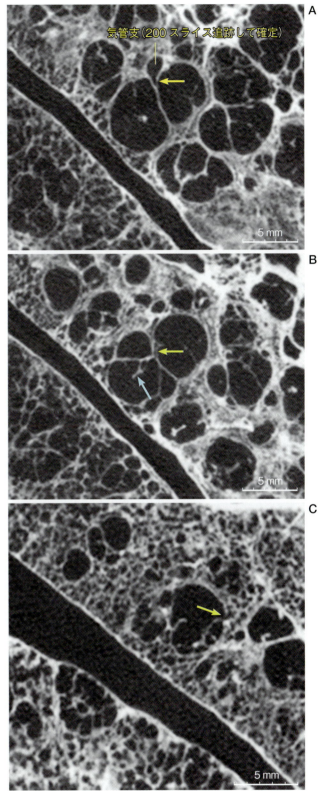

文 献

1) 伊藤春海：肺基本構造の立体的理解—画像診断の立場から．病理と臨床 2014；32：940-954.
2) 伊藤春海，村田喜代史：間質性肺炎の画像診断基礎：肺小葉から肺細葉へ．日本胸部臨床 2013；72：S100-S109.
3) 伊藤春海：4.間質性肺炎の画像診断を追求するための肺既存構造．酒井文和，上甲 剛，野間惠之・編：特発性肺線維症の画像診断 蜂巣肺，IPF/UIP 画像診断の理解のために．メディカル・サイエンス・インターナショナル，2015：57-76.
4) 伊藤春海：Ⅱ-D 画像と病理の対比アトラス．久保惠嗣，藤田次郎・編：間質性肺疾患診療マニュアル，改訂第2版，南江堂，2014.
5) 岡田慶夫：図説 肺のリンパ系と肺癌．金芳堂，1989.
6) 武村民子：関節リウマチの慢性線維化肺における細気管支病変の関与．日本胸部臨床 2016；75：1350-1362.
7) 武村民子：過敏性肺炎の病理—特発性間質性肺炎との鑑別．病理と臨床 2014；32：1007-1014.

Ⅳ.
肺腫瘍性病変

Ikezoe's
CT of the Chest

1. 肺腫瘍性病変の診断へのアプローチ

　肺野の孤立性腫瘍病変を示す疾患は多岐にわたり枚挙に暇がない(表4-1)[1]が，そのなかでも頻度が高く，臨床的に重要な肺癌や肺結核などを念頭に置いて鑑別を進めることが重要である．肺癌は依然として本邦の癌死亡原因の第1位を占め，現在，年間約74,000人が肺癌で死亡していることから[2]，肺癌の死亡率低下は現在の国民医療の喫緊の課題となっている．禁煙を進めることによって，肺癌発生を減少させることが重要であるが，同時に，肺癌を早期に発見し，適切な治療を行うことが死亡率低下の鍵となる．

　肺腫瘍性病変が疑われた場合は，CTで病変の検出(部位，数の確認)とともに質的診断を行い，必要に応じて，生検での確定診断やFDG-PET検査での広がり診断を進めていくのが現在の標準的な肺腫瘍性病変の診断へのアプローチとなる．したがって，肺腫瘍性病変の診断におけるCTの役割は，1)存在診断(病変のスクリーニング)と，2)質的診断(形態診断，内部濃度による診断，造影効果，経過観察)，3)広がり診断(進展範囲診断)となる(BOX 4-1)．

　近年のCT技術の進歩は目覚ましく，高分解能CT(high-resolution CT：HRCT)やヘリカルCTに引き続いて，4列から64列，256列のMDCT(multidetector-row CT，マルチスライスCT)，さらに320列検出器(エリアディテクター)搭載のCTも登場している．CT技術の進歩とともに，さまざまな画像処理の工夫が行われ，検出器，画像再構成に至るまで機能の改善により，一層の被曝低減，画質向上，スループットの向上が行われている．また逐次近似再構成法により，従来のX線CTの画像再構成法であるFBP(filtered back projection)に比べ，大幅にノイズを低減できることとなった．低線量での撮像で，空間分解能の向上とアーチファクトの抑制が得られる．

　さらに最近では，X線検出器を体軸方向に従来の1/2(0.25 mm)として，面内方向に従来の2倍の素子を配列した検出器が開発され，従来に比べて面内・体軸方向にそれぞれ2倍の空間分解能が得られる高精細CTにより，より微細な人体構造を鮮明に描出できる可能性がある[3]．

　MDCTを用いることにより，胸部全体の体積データを数秒のスキャン時間で得ることが可能となり，通常の横断像，薄層での高分解能CT(HRCT)画像や任意の断面でのMPR(multiplanar reconstruction)像，3D画像，仮想内視鏡画像などが容易に得られるようになり，CTはまさに3D画像診断法に進化したといえる．

表 4-1　孤立性肺腫瘤性病変の鑑別診断

1. 腫瘍性
    悪性：肺癌，転移性腫瘍，悪性リンパ腫，胸膜中皮腫，骨膜肉腫など
    中間型：孤立性線維性腫瘍，炎症性筋線維芽細胞腫
    良性：過誤腫，硬化性肺胞上皮腫，平滑筋腫，軟骨腫
2. 炎症性
    結核腫，真菌症などの炎症性肉芽腫，肺内リンパ節，円形無気肺，肺化膿症
3. 肉芽腫性
    サルコイドーシス，多発血管炎性肉芽腫（GPA），リウマチ結節
4. 血管性
    肺梗塞，肺動静脈奇形，血腫
5. 先天性
    気管支原性嚢胞，気管支閉鎖症，肺分画症

BOX 4-1　肺腫瘤性病変の診断における CT の役割

1) 存在診断
    部位，大きさ，数
2) 質的診断
    形態診断，内部濃度による診断，造影効果，経過観察
3) 進展範囲診断

a. 存在診断（病変のスクリーニング）

　胸部単純 X 線写真で異常がある場合，あるいは，肺癌検出を目的とした場合には胸部 CT を行うよう勧められる．胸部 CT は肺癌を検出する診断法として現時点で最も有力な検査である[4]．胸部のスクリーニングにおいては 5〜10 mm 程度のスライス厚の CT が用いられ，主として病変の有無（存在診断）を判定することに重点が置かれる．

　肺腫瘤性病変が疑われた場合は，まずは CT で病変の部位，大きさ，病変数を確認する．一般に 30 mm を超える腫瘤の場合は悪性腫瘍の可能性が高くなる．また，病変の存在部位が結節の質的診断にも参考となる．結核腫の場合は上葉 S^1, S^2 や下葉 S^6 に好発する．また，肺内リンパ節の場合は，境界明瞭で辺縁平滑な 5〜15 mm 大の結節が胸膜から 10 mm 以内の部位に好発する（図 4-1 A, B）．しかし，病変が比較的小さい場合や 5〜10 mm 再構成で病変の存在が不明確な場合は，薄層（1〜2 mm 程度）での再構成画像が必要となる（図 4-1 B, C）．また，CT 検診の場合は，被曝線量を低減するために低線量 CT（通常線量の約 1/10 〜1/20 程度）が行われる（「8. 肺癌 CT 検診」の項参照）．ただし，多くの病変の検出に伴いフォローアップ症例が増加し，それに伴う医療費負担の増加などの課題もある．

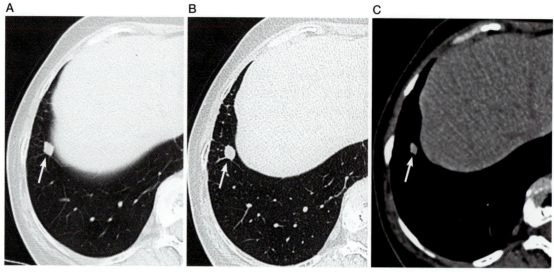

図4-1　60歳台女性　肺内リンパ節
単純CT　A：肺野条件(5 mm 再構成)，B：肺野条件(1 mm 再構成)，C：縦隔条件(1 mm 再構成)　右肺下葉 S^8 辺縁部に10×8 mm 大の境界明瞭な結節を認める(→)．結節の境界は整で，小葉間隔壁で境されている(B, C)．内部濃度は92HUと高吸収値を示す．Aの胸部単純CT(5 mm 再構成)では，結節の辺縁の性状把握や内部濃度の評価が困難である．

b. 質的診断

1) 高分解能CT(HRCT)による形態診断

　概ね30 mm 以下の肺腫瘤性病変がみられた場合は，通常のCTに加えて高分解能CT(薄層CT，HRCT)が必須となる．HRCTは空間分解能，濃度分解能に優れることから肺の微細構造の描出に優れ，切除標本のルーペ像によく対応する[5,6]．病巣部と小葉構造との関連や気管支血管束との関連性の把握が可能となり，形態診断における有用性が高い．

　肺腫瘤性病変のCT所見では，淡い限局性の肺野濃度上昇域(すりガラス影 ground-glass attenuation：GGA)を示すもの(図4-2 A)，充実部の周囲(図4-2 B)，または一部にGGAを伴う結節(図4-2 C)としてみられるもの，充実性の腫瘤・結節としてみられるもの(図4-2 D)などに分けられることから，形態診断を行う場合は，まず辺縁の性状(GGAの有無，辺縁整・不整，境界明瞭・不明瞭)の確認が重要となる．また，内部構造(充実部の有無，細気管支透亮像，空洞，石灰化，脂肪)，周囲構造の変化(胸膜陥入像，気管支血管束の集束，散布巣の有無)も鑑別のポイントとなる(図4-2 A～D)．

　HRCTで肺癌を疑う所見としては，1) GGAの存在，2) 棘形成，3) 分葉状，4) 胸膜陥入像，5) 肺静脈の巻き込み像，6) 小葉間隔壁や区域，亜区域にまたがる病変，などがあげられる(BOX 4-2)．また，良性結節を疑う所見としては，1) 結節の辺縁が直線状～凹面状，2) 結節周囲の撒布巣の存在，3) 結節の辺縁部に肺静脈の存在，4) 内部に石灰化，などがあげられる(図4-3, BOX 4-3)．これらの所見を確認することにより良性疾患との鑑別がある程度可能となるが，これらの病理像を理解したうえで総合的に評価をして鑑別を進める必要がある．さらに肺癌の種々の組織型にみられる頻度の高いCT所見が明らかになり，分化度の推

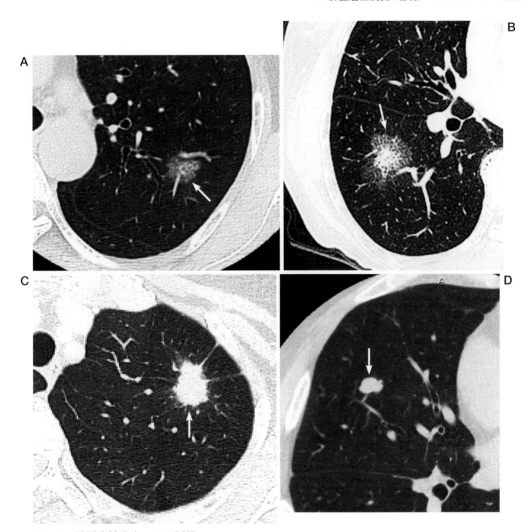

図 4-2 肺腫瘤性病変の CT 所見
A：50 歳台女性　左肺上葉 S^{1+2}，肺腺癌(肺胞上皮置換型，AIS)　淡い限局性の肺野濃度上昇域(ground-glass attenuation：GGA)を示す 18×16 mm 大の結節がみられる(→)．境界は比較的鮮明である．B：70 歳台女性　肺腺癌　右肺下葉 S^6 に辺縁部にすりガラス濃度を示す結節がみられる(→)．すりガラス濃度を含む病変最大径は 25×20 mm 大，充実成分径は 9×8 mm 大で，lepidic predominant adenocarcinoma(LPA，肺胞上皮置換型優位浸潤癌)，pT1aN0M0, pIA と診断された．
C：50 歳台女性　肺腺癌　左上葉 S^3 に 19×16 mm 大の不整型結節がみられる(→)．結節の辺縁は不整分葉状で，結節周囲には滲み出しのようなすりガラス状の肺野濃度上昇(GGA)と胸膜陥入像がみられる．D：50 歳台男性　前立腺癌，肺転移　右肺中葉 S^4 に，分葉状で境界明瞭な 15×12 mm 大の結節がみられる(→)．結節周囲には GGA は認められない．

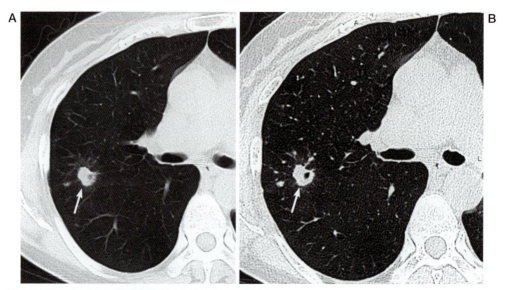

図 4-3 60歳台女性 炎症性結節(非結核性抗酸菌症)
単純 CT　A：肺野条件(5 mm 再構成)，B：肺野条件(1 mm 再構成)　右肺 S^2 に 11×10 mm 大の不整型結節がみられる(→)．直線状や凹状の境界がみられ，結節内部には空洞がみられる．また，結節周囲に散布巣がみられる．気管支鏡下の生検と培養で M. avium を確認し，非結核性抗酸菌症に伴う炎症性結節と診断した．単純 CT，5 mm 再構成(A)では，結節の辺縁の性状把握や散布巣の有無などの確認は困難である．

BOX 4-2　悪性結節を疑う CT 所見

1) 辺縁の性状
   - GGA の存在
   - 棘形成
   - 分葉状

2) 内部構造
   - 病巣内の細気管支透亮像

3) 周囲構造の変化
   - 胸膜陥入像
   - 肺静脈の巻き込み像
   - 小葉間隔壁や区域，亜区域にまたがる病変
   - 気管支血管束の末梢性集束

> **BOX 4-3　良性結節を疑う所見**
>
> - 境界明瞭
> - 結節の辺縁が直線状〜凹面状.
> - 結節周囲の散布巣結節の存在
> - 辺縁部に肺静脈の存在
> - 内部に石灰化.

定や予後との関連もみられる[7].

　日本肺癌学会では，2015年にWHO組織分類が改訂され，2017年にはTNM分類も改訂されたことを受けて，2017年に肺癌取扱い規約を改定した(改訂第8版)[8]．第8版では，1)病変の大きさは肺野条件で測定する，2)病変を高分解能CT(HRCT)による吸収値により，すりガラス型，部分充実型，充実型の3型に分類する，3)すりガラス成分と充実成分がみられる場合，病変径は，病変全体径と充実成分径のそれぞれの最大径を測定して記載する，とされた．病理学的な浸潤成分とHRCT画像の充実部分は必ずしも一致しないものの，浸潤性増殖を示す部分の最大径を「腫瘍の最大径」とし，HRCTでは「充実成分径」を浸潤性増殖部とすることが定められた．したがって，3cm以下の病変の場合は，すりガラス成分の最大径に関わらず，充実成分の最大径のみでT因子を決定することとなる(詳細は「2.最新の肺癌病期分類」の項参照).

2) 腫瘍の内部濃度による診断

　小型の充実性結節を示す肺野腫瘤病変の鑑別においては，CTにおける結節内部の濃度の評価(石灰化や脂肪の有無)が重要である．石灰化を含む充実性腫瘤の多くは結核腫などの炎症性肉芽腫や肺過誤腫などの良性腫瘍であるが，CTでは石灰化の有無の判断が容易であり，石灰化のパターンを確認する必要がある．びまん性，リング状，層状，ポップコーン状，および中心型の石灰化は肉芽腫や過誤腫などの良性パターンの石灰化とされ，偏在性や点状散布型の石灰化は肺癌や転移性肺腫瘍でもみられる．これらの石灰化を伴う場合はHRCTでの形態学的変化と合わせて総合的に判断して，時期を失わずに生検などで確定診断を得る必要がある．また，脂肪の存在は肺過誤腫を示唆する所見である(図4-4)．しかし，通常の5〜10mm程度の通常のスライス厚の撮像では，部分体積減少のため，結節内部の濃度の評価が困難な場合があり，薄層CTの縦隔条件(通常関数)での結節の内部濃度の評価が必要となる．

3) 造影剤の応用

　肺野腫瘤病変の鑑別は主として形態診断を中心に行われているが，石灰化など特徴的所見を伴わない充実性肺結節の場合は，形態診断や結節内部の濃度の評価だけでは診断が困難な場合がある．肺結節におけるヨード造影剤投与後のCTにおける造影効果で15HU以上の造影効果を悪性とした場合の感度は98%，特異度は58%とされる[9]．悪性腫瘍の径が小さい場合は壊死傾向に乏しく血流が豊富であることを反映した結果であり，造影CTで造影効果

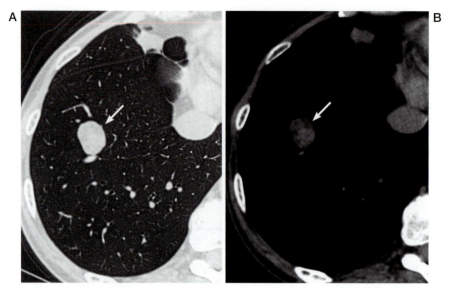

図 4-4　60 歳台女性　肺過誤腫
単純 CT　A：肺野条件（1 mm 再構成），B：縦隔条件（1 mm 再構成）　右肺下葉 S^8 に，21×17 mm 大，境界明瞭，辺縁整の結節がみられる（→）．内部濃度は－50HU 前後の脂肪濃度を示し，CT から肺過誤腫と診断できる．

がほとんどみられない場合（15HU 以下）には良性結節が強く示唆される．しかし，増強される場合は急性期の炎症性結節や硬化性肺胞上皮腫などの良性腫瘍，悪性腫瘍が含まれ，質的診断は困難とされる（図 4-5）．また，まれではあるが，小さくても壊死傾向に富む肺癌が存在することも認識しておく必要がある．

4）経時的変化

　CT 技術の進歩によって小結節が数多く検出されるようになり，その対処が課題となっている．肺癌の腫瘍倍加時間（tumor doubling time：TDT）については組織型により TDT が異なることが知られている．腺癌の TDT はその他の組織型に比較して長い傾向にあり，小細胞癌や低分化扁平上皮癌などでは短い傾向がある．

　また，GGA を主体とする肺腺癌の場合は増大速度が遅いものがあり[10]，2 年後の経過観察でもわずかな増大や GGA 内部の充実部がごくわずかに増大する場合や，周囲の気管支，肺血管がわずかに集束する所見などがみられる場合がある．また，炎症性結節の場合は短期間に増大や縮小がみられることがある．したがって，経過観察時にはすりガラス部や充実部の大きさ，形態変化のみならず，結節の内部濃度の変化や，周囲の気管支，肺血管の集束，胸膜陥入の出現などの詳細な評価が重要となる．また，以前の画像との比較読影を行う場合は，直近の画像では変化の把握が困難なことがあり，できるだけ以前（初診時）の画像と比較することが変化を捉える鍵となる．

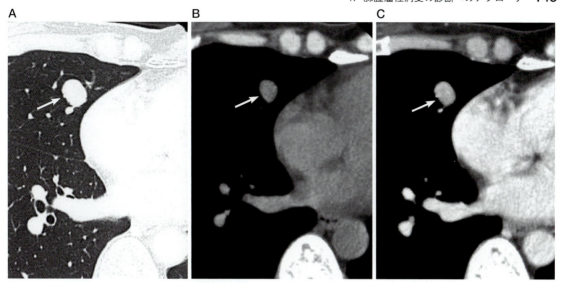

図4-5　40歳台女性　右中葉，硬化性肺胞上皮腫
A, B：単純CT（A：肺野条件，B：縦隔条件），C：造影CT　右肺中葉S^5に境界明瞭で辺縁整の13×12 mm大の結節がみられる（→）．造影CT（C）では，結節内部の濃度は著明な造影効果がみられる（23HU → 65HU）．

C. 進展範囲診断

　CTでは肺腫瘍病変の部位や大きさ，その進展範囲を確認することが重要であり[11]，葉間胸膜・胸壁浸潤などの進展範囲の把握が肺癌の病期診断や治療方針，術式の決定において必須となる．また近年では，病巣部のMPR画像や3D画像の作成が容易であり，腫瘍の進展範囲診断に応用される．

　肺野腫瘍病変のCT診断においては，個々の疾患についての知識と病理像を念頭に置いた論理的な読影により診断精度は向上する．画像診断機器の進歩と画像ソフトの開発，診断技術の目覚ましい進歩がみられるが，それぞれの特徴と欠点の把握が必要であり，診断の鍵となるよい画像を得る工夫が重要である．しかし，特徴的な所見に乏しい場合の鑑別診断は困難であり，必要に応じて時機を失わずに生検を行うことが重要である．

2. 最新の肺癌病期分類

　肺癌病期分類は世界に先駆けて，本邦で1963年に発刊され，2010年からは国際分類であるWHO分類およびUICC（国際対がん連合）/IASLC（世界肺癌学会）のTNM病期分類に準拠している．基本となるTNM分類は癌の進展度の正確な記載および分類であり，TNM分類に基づいた病期分類により，予後の推測ができる．治療方針決定のためにも，病期分類は必須である．2015年にWHO組織分類が改訂され，2017年のTNM分類改訂を受けて，『臨床・病理 肺癌取扱い規約 第8版』が2017年1月に発刊された[8,12]．

　肺癌の画像診断の基本となるのはCTであるが，必要に応じてFDG-PET/CTやMRIを加えて診断を進める．Tはtumor（原発腫瘍の進展度），Nはlymph node（所属リンパ節転移の有無），Mはmetastasis（遠隔転移の有無）を表し，おのおのの組み合わせにより病期（Stage）が定められる．TNM分類には，治療の前に得られた臨床情報から病変の広がりを評価するTNM臨床分類（cTNM）と，手術と病理学的検査を追加して得られたTNM病理学的分類（pTNM）がある．本項ではTNM臨床分類（cTNM）について解説する．

a. TNM分類[8] （表4-2, 3，図4-6, 7）

1）T因子（原発腫瘍）（図4-6）

　「臨床・病理 肺癌取扱い規約 第8版」[8]のおもな変更点は，T因子が7段階に細分化され，腫瘍最大径が1, 2, 3, 4, 5, 7 cmを境にT1a, T1b, T1c, T2a, T2b, T3, T4と分類されたことである．さらに，最大径3 cm以下の上皮内腺癌（adenocarcinoma in situ：AIS）をTis，微少浸潤性腺癌（minimally invasive adenocarcinoma：MIA）をT1miとして新たに導入された[8,12,13]．病理学的検査で浸潤性増殖を示す部分の最大径が腫瘍の最大径（pT）と定義されたことに対応して，画像診断では高分解能CT（HRCT）肺野条件で，すりガラス成分を含む病変全体と充実成分の最大径を測定し，「充実成分径：cT」のみをT因子に反映させる．すりガラス成分と充実成分は，肺野条件でおのおのが最大径を呈するスライスで計測する．

　肺門部肺癌では予後の検討から，気管分岐部に浸潤が及ばない主気管支浸潤の肺癌は，気管分岐部からの距離にかかわらずT2になる．片側の完全無気肺・閉塞性肺炎もT3からT2に変更された．胸壁浸潤はT3であるが，横隔膜浸潤は縦隔と同様でT4となる．

2）N因子（所属リンパ節）（表4-3，図4-7）

　N分類は変更されないが，転移リンパ節の数は予後に影響する．原発巣の肺門・縦隔リンパ節への直接浸潤は所属リンパ節転移（N）として計測する．

3）M因子（遠隔転移）

　M分類は，M1aは変更なく，M1bがM1b（胸腔外一臓器への単発転移）とM1c（胸腔外一

すりガラス型(病変全体径)*			部分充実型(充実部分径/病変全体径)			
HRCT 所見	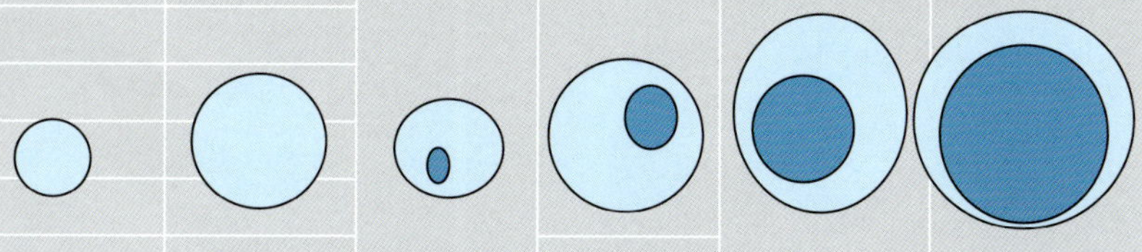					
充実成分径	0 cm	0 cm	0.1～0.5 cm	0.6～1.0 cm	1.1～2.0 cm	2.1～3.0 cm
GGO を含む病変全体径	＜＝0.5 cm	1～3.0 cm*	0.1～3.0 cm	0.1～3.0 cm	0.1～3.0 cm	0.1～3.0 cm
病理鑑別診断	AAH, AIS, MIA	AIS, MIA, LPA	MIA, LPA, AIS	LPA, MIA	LPA	LPA
cT 因子		Tis	T1mi	T1a	T1b	T1c
浸潤径	0	0 cm	≦0.5 cm	0.6～1.0 cm	1.1～2.0 cm	2.0～3.0 cm
病変全体径	Usually ≦0.5 cm	≦3.0 cm	≦3.0 cm	0.6～3.0 cm	1.1～3.0 cm	2.1～3.0 cm
組織診断	AAH	AIS	MIA	LPD	LPD	LPD
pT 因子		pTis	pT1mi	pT1a	pT1b	pT1c

図 4-6 腺癌の HRCT 所見と cT 因子の関係

＊：すりガラス型は 3 cm を超えると T1a とする．AAH：atypical adenomatous hyperplasia (異型腺腫様過形成)，AIS：adenocarcinoma *in situ* (上皮内腺癌)，MIA：minimally invasive adenocarcinoma (微少浸潤性腺癌)，LPA：lepidic adenocarcinoma (置換型腺癌)．(文献 8, 13) より改変)

表 4-2 病期分類

TNM 分類(2017)		N0	N1	N2	N3
Tis		0			
T1	T1mi	IA1			
	T1a	IA1	IIB	IIIA	IIIB
	T1b	IA2	IIB	IIIA	IIIB
	T1c	IA3	IIB	IIIA	IIIB
T2	T2a	IB	IIB	IIIA	IIIB
	T2b	IIA	IIB	IIIA	IIIB
T3		IIB	IIIA	IIIB	IIIC
T4		IIIA	IIIA	IIIB	IIIC
M1	M1a, b	IVA	IVA	IVA	IVA
	M1c	IVB	IVB	IVB	IVB

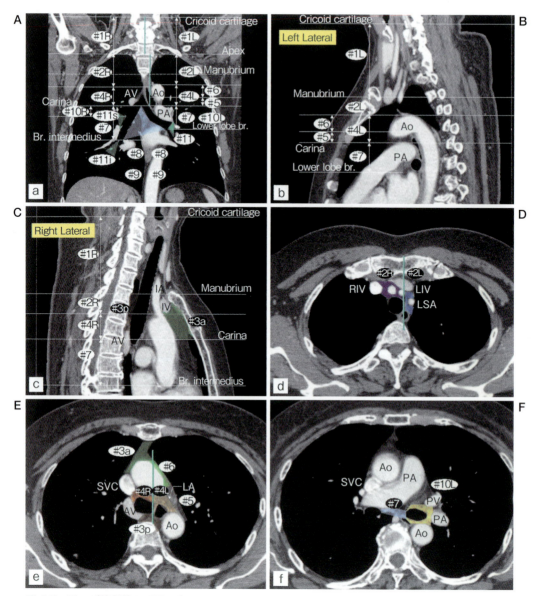

図 4-7 リンパ節部位の CT アトラス
Ao：大動脈，AV：奇静脈，Br：気管支，IA：腕頭動脈，IV：腕頭静脈，LA：動脈管索，LIV：左腕頭静脈，LSA：左鎖骨下動脈，PA：肺動脈，PV：肺静脈，RIV：右腕頭静脈，SVC：上大静脈，緑色線：気管左外側縁，鎖骨上部は気管正中線．（文献 8）より許可を得て転載）

臓器または多臓器への多発転移）に細分された．葉間胸膜などの臓側胸膜の播種巣は M1a で，胸壁や横隔膜で壁側胸膜の外側に存在する播種巣は，M1b（単発：まれ）あるいは M1c（多発）に分類される．

表 4-3　リンパ節部位の CT 読影基準（図 4-7）

＃1　鎖骨上窩リンパ節：輪状軟骨下縁から正中において胸骨柄上縁・左右において鎖骨までの範囲に存在するリンパ節．気管正中線を境界として＃1R・＃1L と左右を区別する．

上部縦隔リンパ節

＃2　上部気管傍リンパ節
　＃2R；右肺尖，胸膜頂より尾側で，胸骨柄上縁から気管と左腕頭静脈尾側の交差の範囲で気管左外側縁の右側に存在するリンパ節．
　＃2L；左肺尖，胸膜頂より尾側で，胸骨柄上縁から大動脈弓上縁の範囲で気管左外側縁の左側に存在するリンパ節．

＃3　血管前・気管後リンパ節
　＃3a　血管前リンパ節：胸膜頂から気管分岐部レベルに存在し，胸骨より後，右側では上大静脈前縁線より前，左側では左総頸動脈より前に位置するリンパ節．
　＃3p　気管後リンパ節：胸膜頂から気管分岐部レベルに位置し，気管後壁線より後に位置するリンパ節．

＃4　下部気管傍リンパ節
　＃4R；気管と左腕頭静脈尾側の交差から奇静脈下縁に存在し，右気管傍リンパ節と気管前リンパ節を含み気管左外側縁の右側に存在するリンパ節．
　＃4L；大動脈弓上縁から左主肺動脈上縁に存在し，動脈管索内側のリンパ節を含み気管左外側縁の左側に存在するリンパ節．

大動脈リンパ節

＃5　大動脈下リンパ節：大動脈弓下縁から左主肺動脈の間に存在し，動脈管索に対して横に存在する大動脈下リンパ節．
＃6　大動脈傍リンパ節：大動脈弓上縁から大動脈弓下縁の間に存在し，上行大動脈と大動脈弓に対し前と横のリンパ節．

下部縦隔リンパ節

＃7　気管分岐下リンパ節：気管分岐部から，左側で下葉支上縁まで右側で中間幹の下縁までに存在するリンパ節．
＃8　食道傍リンパ節（気管分岐下より下方）：左側で下葉支上縁，右側で中間幹の下縁から横隔膜までに存在し，気管分岐部リンパ節を除く食道壁と正中線の右あるいは左に接して位置するリンパ節．
＃9　肺靱帯リンパ節：下肺静脈から横隔膜までの肺靱帯内に位置するリンパ節．

N1 リンパ節

＃10　主気管支周囲リンパ節：右側で奇静脈下縁，左側で肺動脈上縁から両側葉間領域までに存在し，肺静脈と主肺動脈の近位部を含む主気管支と肺門脈管に直接接したリンパ節．
＃11　葉気管支間リンパ節：葉気管支の起点の間に位置するリンパ節．右側に関しては，上葉支と中葉支間を＃11ε とし，中葉支と下葉支間を＃11i とする．
＃12　葉気管支周囲リンパ節：葉気管支に接して位置するリンパ節．
＃13　区域気管支周囲リンパ節：区域気管支に接して位置するリンパ節．
＃14　亜区域気管支周囲リンパ節：亜区域気管支に接して位置するリンパ節．

注1．リンパ節の命名に迷ったときは，小さい番号のリンパ節名を選ぶ．例：＃2 と＃4 では＃2，＃7 と＃8 では＃7．
注2．左主肺動脈の左側に接して存在するリンパ節は左＃10 とする．（文献8）より許可を得て転載）

4) 小細胞癌　small cell carcinoma

小細胞癌は治療選択上，"LD：limited disease"と"ED：extensive disease"の分類が用いられているが，今後はTNM分類が導入される．小細胞癌は，大細胞神経内分泌癌(large cell neuroendocrine carcinoma)やカルチノイド腫瘍(carcinoid tumors)と同じ神経内分泌腫瘍(neuroendocrine tumors)のひとつとして位置付けられた．

b. 画像診断によるTNM臨床分類(cTNM)

1) cT因子　T-原発腫瘍（肺野条件で測定する）（図4-6，表4-2，BOX 4-4～8）

胸部CT(スライス厚≦5 mm，再構成間隔≦5 mm)を用いて分類し，必要に応じてMRIを併用する．病変径≦3 cmの場合は内部濃度(軟部組織濃度 vs すりガラス濃度)を詳細に検討するため，HRCT(スライス厚≦2 mm，再構成間隔≦2 mm)で診断する[8,14]．

原発巣は病変の局在部位と病変径を記載する．HRCTの肺野条件で，病変をすりガラス型(pure ground glass type：全体がすりガラス成分を呈する)，部分充実型(part solid type：すりガラス型の内部に充実成分を認める)，充実型(solid type：辺縁部にすりガラス成分を認めない)の3型に分類する．病変径はすりガラス成分(ground glass part)と充実成分(solid part)がみられる場合，病変全体径と充実成分径をおのおのが最大を呈するスライスで測定する．

充実成分径が腫瘍径(cT)として分類され，胸膜浸潤や横隔膜浸潤でT2～4となった場合は，その根拠となった所見を付記する．

T因子は，第8版の改訂で変更の多い肺野型肺癌について詳説する．

① **TX，T0は，原発腫瘍を認めないとされるが，肺野型肺癌の臨床では遭遇しない．**

Tis 上皮内腺癌(adenocarcinoma *in situ*：AIS)は，HRCTで，すりガラス型(充実成分径0 cm)で病変全体が最大径≦3 cmのものに限定する(図4-8)．腫瘍径が大きくなると，病理診断で浸潤部分が存在する可能性があり，臨床分類では上皮内腺癌は病変全体径が3 cm以下としている．

② **T1は，HRCTで充実成分径≦3 cmの部分充実型，もしくは3 cm以下の充実型で，胸膜浸潤を認めない．充実成分はないが3 cmを超えるすりガラス型もT1aに含める．**

ⅰ）T1miは，微少浸潤性腺癌(minimally invasive adenocarcinoma：MIA)で，病変全体径≦3 cmで，かつ充実成分≦0.5 cmの部分充実型とする．癌の浸潤はあるが微少であり，リンパ行性，血行性転移の可能性は低い．画像上の定義は，まだ十分な根拠が得られていないので，暫定的であり，今後の検討が必要である(図4-9～11)．

ⅱ）T1aは，部分充実型(0.5 cm＜充実成分径≦1 cm)および充実型(≦1 cm)とする．3 cmを超えるすりガラス型も，暫定的にT1aに含める．

ⅲ）T1bは，1 cm＜充実成分径≦2 cmの部分充実型もしくは充実型とする(図4-12, 13)．

ⅳ）T1cは，2 cm＜充実成分径≦3 cmの部分充実型もしくは充実型とする(図4-14)．

③ **T2は，3 cm＜充実成分径≦5 cmの部分充実型もしくは充実型とする．充実成分が3 cm以下で腫瘍径がT1に相当しても，臓側胸膜浸潤があれば，T2となる(図4-15, 16)．**

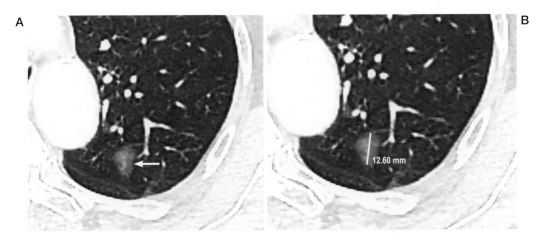

図4-8 70歳台女性　すりガラス型：左上葉上皮内腺癌(AIS：adenocarcinoma *in situ*)，pTisN0P0，(腫瘍全体径：1.2 cm)
A：HRCT，B：HRCT(肺野条件で計測)　HRCT(A)で左上葉に辺縁明瞭なすりガラス結節を認める(→)．内部に血管影が透見でき，充実成分を認めない．肺野条件での結節の最大径(病変全体径，B)は1.3 cm(cTis)，病理の腫瘍全体径は1.2 cmで，病理径はCTの最大径より数mm小さい．

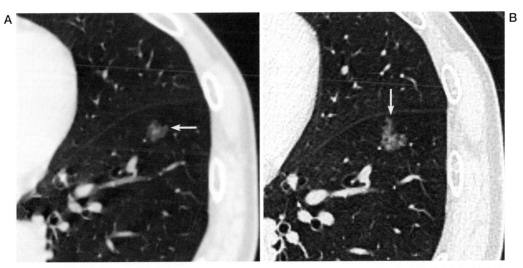

図4-9 60歳台男性(後天性免疫不全症候群，HIV/AIDS)　すりガラス型：左下葉微少浸潤性腺癌(MIA：minimally invasive adenocarcinoma)，pT1miN0P0(腫瘍全体径：1.3 cm，浸潤径：0.2 cm)
A：HRCT，B：HRCT(2年4か月後)　HRCT(A)で左下葉に境界が鮮明なハート型のすりガラス結節を認める(→)．内部に血管影が透見でき，内部に充実成分を認めない．肺野条件での最大径(病変全体径)は1.1 cmであった．2年4か月後のHRCT(B)で1.5 cmに増大し，すりガラス型(cTis)と診断した．HIV/AIDSの患者はすりガラス型であっても，腫瘍の倍加時間が短い．病理診断で血管周囲に沿って活動性線維芽細胞の増生巣(0.2 cm)が認められ，MIA(pT1mi)と診断された．

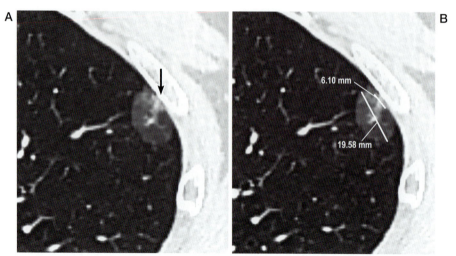

図4-10 50歳台男性 部分充実型：左上葉微少浸潤性腺癌(MIA)，pT1miN0P0(腫瘍全体径：1.7 cm，浸潤径：0.3 cm)
A：HRCT，B：HRCT(肺野条件で計測) HRCT(A)で，左上葉で胸壁に接して部分充実型の結節を認める(→)．胸壁に接して充実成分を認める．結節の最大径(病変全体径)は2.0 cmで充実成分は0.6 cmで(B)，cT1aに分類される．肺野条件では充実成分径は虚脱部分を含むために，病理の浸潤径より数mm過大に評価する傾向にある．

> **BOX 4-4** すりガラス成分とT因子の関係(CT肺野条件で診断)
>
> - すりガラス型(pure ground glass type)の結節は，病変全体径(total size)が3 cm以下は上皮内腺癌(adenocarcinoma in situ：AIS)が多く，Tisと分類する．
> - まれではあるが，すりガラス型が3 cmを超えると，とりあえずT1aと分類する．
> - 病変全体径(total size)が3 cm以下の部分充実型(part solid type)の結節は，T1に分類される．
> - 肺野条件で充実成分(solid size)が0.5 cm以下の部分充実型は，予後良好な微少浸潤性腺癌(minimally invasive adenocarcinoma：MIA)が多く，T1miとする．
> - 病変全体径(total size)が3 cm以下の部分充実型は，充実成分(solid size)の最大径1 cmと2 cmを境にT1a，T1b，T1cと分類される．

> **BOX 4-5** 副腫瘍結節(または癌性リンパ管症)の臨床分類
>
> - T3：同一葉内の不連続な副腫瘍結節
> - T4：同側の異なった肺葉内の副腫瘍結節(外科適応を考慮する)
> - M1a：対側肺内の副腫瘍結節．臨床上は多発結節が想定される．確定診断や経過観察(倍加時間の推定)による診断が必要である．
> - 問題点：上記のT3，T4の診断で手術適応が決まるため，孤立性結節の場合は，良悪性の鑑別や同時性多発肺癌との鑑別のために，確定診断や経過観察が必要不可欠である．

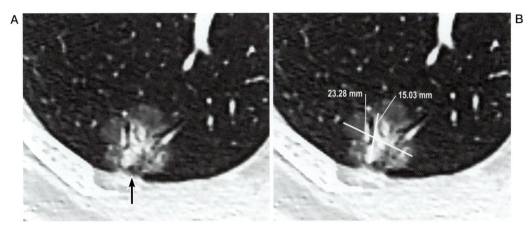

図4-11 60歳台男性　部分充実型：右下葉微少浸潤性腺癌(MIA)，pT1miN0P0(腫瘍全体径：2.2 cm，浸潤径：0.5 cm)
A：HRCT，B：HRCT（肺野条件で計測）　HRCT（A）で，右下葉末梢で胸壁に接して分葉状の部分充実型の結節を認める（→）．病変全体径は2.3 cmで内部に気管支透亮像と血管影が透見でき，胸壁寄りに1.5 cmの充実成分を認めるため（B），cT1bに分類される．肺野条件では充実成分径は虚脱部分を含むために，病理の浸潤径より一般に大きい．

BOX 4-6　肺癌：病期分類のルール

- 上皮内腺癌(adenocarcinoma in situ：AIS)は Tis と表記し，TisN0M0 は 0 期とする．
- 遠隔転移や所属リンパ節転移がない場合は，原発腫瘍(T1mi～4)の充実成分径で，7段階に病期が細分化される．
- 原発腫瘍(T)が同じであれば，所属リンパ節転移(N0～3)の程度により，病期は分けられる．
- 遠隔転移(M1a-c)があれば，T, N に関わらず予後不良なⅣ期となる．

　ⅰ）T2a は，3 cm＜充実成分径≦4 cm の部分充実型もしくは充実型とする．
　ⅱ）T2b は，4 cm＜充実成分径 5≦cm の部分充実型もしくは充実型とする．
④ **T3 は，5 cm＜充実成分径≦7 cm とする．**
充実成分径が 5 cm 以下であっても，
　ⅰ）壁側胸膜，胸壁，横隔神経，心膜に直接浸潤がある場合，
　ⅱ）同一葉内の不連続な副腫瘍結節(separate tumor nodule，いわゆる肺内転移に相当)がある場合は，T3 となる．
⑤ **T4 は，7 cm＜充実成分径とする．**
大きさを問わず，
　ⅰ）横隔膜，縦隔，心臓，大血管(大動脈，上大静脈，下大静脈，主肺動脈，心膜内部における左右の肺動脈，心膜内部における左右の上下肺静脈，腕頭動静脈，鎖骨下動静脈，左総頸動脈)，気管，反回神経，食道，椎体，気管分岐部への浸潤がある場合(図4-17, 18)，
　ⅱ）同側の異なった肺葉内の副腫瘍結節(いわゆる肺内転移に相当)がある場合は，T4 と

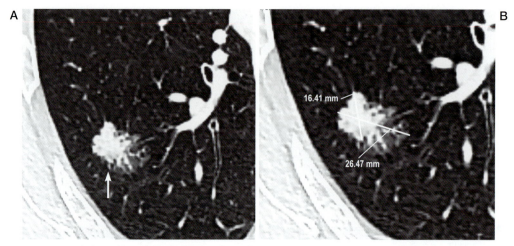

図4-12 60歳台男性　部分充実型：右上葉乳頭型腺癌(papillary adenocarcinoma)，pT1bN0P0(腫瘍全体径：2.2 cm, 浸潤径：2.0 cm)
A：HRCT，B：HRCT(肺野条件で計測)　HRCT(A)で右上葉に分葉状の部分充実型の結節を認める(→)．病変全体径は 2.6 cm で内部に気管支透亮像と血管影が透見でき，胸壁寄りに 1.6 cm の充実成分を認める(B)．肺野条件での計測で置換型腺癌 cT1b に分類される．病理診断で血管周囲に沿って活動性線維芽細胞の増生巣を認め，このような症例では HRCT は浸潤径を過小評価する．

なる．
⑥ 中心型肺癌の原発腫瘍の評価は，気管支鏡で診断されることが多い．
　ⅰ）T1 は，葉気管支より中枢側(主気管支)の浸潤が気管支鏡上認められない．
　ⅱ）T2 は，主気管支浸潤，ただし，気管分岐部に及ばない．CT では，肺門まで連続する部分的または一側全体の無気肺・閉塞性肺炎も T2 である．

2) cN 因子　N-所属リンパ節 (表4-3，図4-7，BOX 4-9)

CT(スライス厚≦5 mm，再構成間隔≦5 mm)で，リンパ節の短径≧1 cm を腫大と判定する．可能ならば FDG-PET/CT を併用する．相対的指標である SUV(standard uptake value)による転移の診断は，短径≧0.7 cm のリンパ節に適応する．
① NX は，所属リンパ節評価不能，N0 は所属リンパ節転移なし．
② N1 は，同側の気管支周囲かつ/または同側肺門，肺内リンパ節への転移で原発腫瘍の直接浸潤 を含める．
③ N2 は，同側縦隔かつ/または気管分岐下リンパ節への転移で，N2 であれば T の大きさにかかわらずⅢA 期以上となり，治療方針を左右するので慎重に診断する．
④ N3 は，対側縦隔，対側肺門，同側あるいは対側の前斜角筋，鎖骨上窩リンパ節への転移であり，ⅢB 期以上となり，手術適応はない(図 4-19)．
⑤ 腋窩リンパ節転移は単発なら M1b に，多発なら M1c に分類する(図 4-19)．
⑥ 縦隔リンパ節部位の CT 読影基準(表 4-3，図 4-7)．
解剖学的境界が定義されている．＃1 の左右の境界は気管正中部，左右＃2 と＃4 リンパ節の境界は気管左側壁である．気管分岐下リンパ節は，すべて＃7 と定義されている．

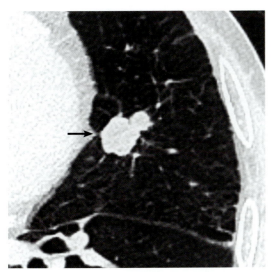

図4-13 70歳台男性 充実型：左上葉小細胞癌 (small cell carcinoma), pT1bN0P0 (腫瘍径：1.9 cm)
HRCT 左上葉に分葉状の充実型の結節を認める (→)．Ⅰ期小細胞癌のため外科切除され，病変全体径は1.9 cmで病理の腫瘍径とほぼ同じである．

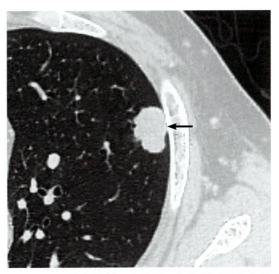

図4-14 60歳台男性 充実型 左上葉扁平上皮癌 (squamous cell carcinoma), pT1cN0P0 (腫瘍径：2.2 cm)
HRCT 左上葉に分葉状の充実型の結節を認める (→)．病変全体径は2.3 cmで病理の腫瘍径2.2 cmとほぼ同じである．

BOX 4-7 胸壁浸潤（T3）の診断[18]

- 腫瘍と胸膜のなす角度が鈍角，あるいは胸膜肥厚を伴う．
- 腫瘍と胸膜が3 cm以上接する（感度：95％，特異度：40％）．
- 胸壁と接触する長さが腫瘍径の1/2以上（感度：100％，特異度：35％）
- 壁側胸膜下脂肪組織の消失（感度：85％，特異度：85％）
- 腫瘍の胸壁への直接浸潤
- 肋骨破壊像

BOX 4-8 縦隔浸潤（T4）の診断[19]

- 腫瘍と縦隔が3 cm以上接する（感度：80％，特異度：55％）
- 大動脈と1/4周以上接する（感度：85％，特異度：75％）
- 縦隔胸膜下脂肪組織の消失（感度90％，特異度：10％）
- 縦隔（心，大血管，気管，食道など）を圧排する（感度：35％，特異度：75％）．
- MRIもCTと診断能は同等であるが，肺尖には有用である．

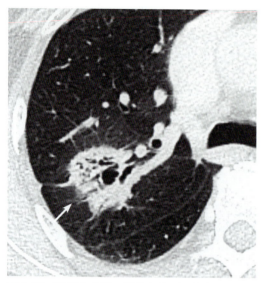

図4-15 50歳台女性 部分充実型：右上葉置換型腺癌(lepidic adenocarcinoma)，pT2aN0P0(浸潤径：3.2 cm)
HRCT 右上葉に分葉状の部分充実型の腫瘍を認める(→)．内部に拡張したair bronchogram(気管支透亮像)と空洞を認める．肺野条件で辺縁にすりガラス濃度を認め，置換型腺癌cT2aに分類される．

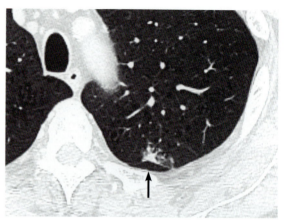

図4-16 50歳台男性 部分充実型：右上葉置換型腺癌(lepidic adenocarcinoma)，pT2aN0P1(浸潤径：1.2 cm)
HRCT 左上葉に葉間胸膜陥凹像を伴う部分充実型の結節を認める(→)．内部に拡張したair bronchogramを認める．肺野条件の計測で充実成分径が0.7 cmで，術前診断は置換型腺癌cT1aに分類される．病理診断では，胸膜に沿って1.2 cmの浸潤領域を認めるpT1bで，さらに臓側胸膜浸潤(pl1)があるためにT2aとなる．画像診断では胸膜浸潤の評価は困難であり，今後の課題である．

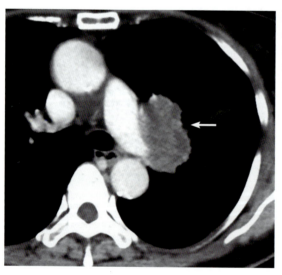

図4-17 60歳台女性 左上葉腺癌(adenocarcinoma)，pT4N0(腫瘍径：5.2 cm)
造影CT 左上葉肺門側に左主肺動脈を取り巻く分葉状腫瘍を認める(→)．術前化学療法後に外科切除が行われた．縦隔胸膜を越えて肺動脈に浸潤を認めた．

3) cM因子　M-遠隔転移 (図4-19, BOX 4-5, 6)

原発腫瘍の胸膜への直接浸潤から非連続的に存在する同側の壁側および臓側胸膜の腫瘍病巣(播種巣)はM1aに分類する．胸壁または横隔膜において壁側胸膜の外側に非連続的に腫瘍巣が存在している場合は，単発ならM1bに，多発ならM1cに分類する．M1はIV期となるために，慎重な判断が必要である．

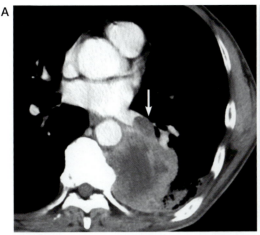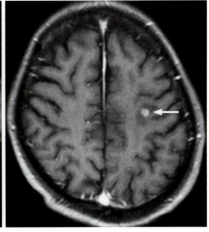

図 4-18　60 歳台男性　左下葉腺癌，cT4N1M1c
A：造影 CT，B：脳造影 MRI（T1 強調像）　造影 CT（A）で，大動脈に 1/3 周接し，左下肺静脈内腔に進展する（→）腫瘤（8.6 cm）を認める．脳の造影 MRI（B）で左前頭葉に造影される腫瘍を認め（B），脳転移と診断された．

BOX 4-9　肺癌のリンパ節転移

- CT は腫大リンパ節（短径 1 cm 以上）を描出できるが，リンパ節転移の診断には特異度が低い．
- FDG-PET/CT を併用すると，診断精度（感度 74〜85％，特異度 85〜90％）が向上する．
- MRI の STIR 像や拡散強調画像の N 因子診断能は，PET/CT と同等，あるいは上回る可能性があるが，今後の検討が必要である．
- 手術適応を決定するには，気管支鏡や縦隔鏡によるリンパ節生検が望ましい．

　腋窩などの所属リンパ節でない遠隔のリンパ節転移は遠隔転移とみなされ，単発ならば M1b に，多発ならば M1c と判定する．
① **M0 は遠隔転移なし**
② **M1 は遠隔転移がある**（図 4-18〜20）
　ⅰ）M1a 対側肺内の副腫瘍結節（いわゆる肺内転移に相当），胸膜または心膜の結節は M1a である．細胞診や生検で病理学的に証明された悪性胸水（同側，対側）や悪性心囊水は M1a に分類する．
　ⅱ）M1b は，肺以外の一臓器への単発遠隔転移がある．
　ⅲ）M1c は，肺以外の一臓器または多臓器への多発性遠隔転移がある．
　転移臓器によって以下のように記載する．
　肺 PUL，骨髄 MAR，骨 OSS，胸膜 PLE，リンパ節 LYM，肝 HEP，腹膜 PER，脳 BRA，副腎 ADR，皮膚 SKI，その他 OTH．

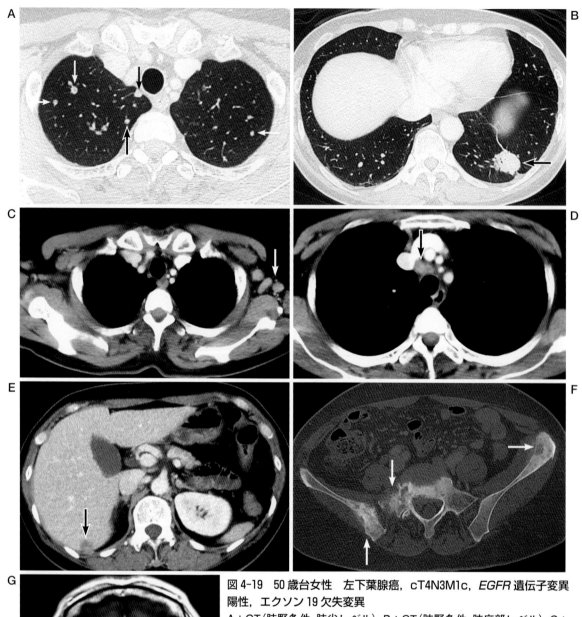

図 4-19 50 歳台女性　左下葉腺癌，cT4N3M1c，*EGFR* 遺伝子変異陽性，エクソン 19 欠失変異

A：CT（肺野条件，肺尖レベル），B：CT（肺野条件，肺底部レベル），C：造影 CT（胸骨柄上縁レベル），D：造影 CT（左腕頭静脈レベル），E：造影 CT（上腹部），F：CT（骨条件，骨盤レベル），G：脳造影 MRI（T1 強調像）　CT 肺野条件（A）で，大小不揃いの多発結節を認める（→）．左下葉 S^{10} 末梢に分葉状結節（2.9 cm）を認める（B，→）．内部に air bronchogram を伴う．造影 CT（C）で，左腋窩（→）と上縦隔 #2R（D，→）にリンパ節腫大を認める．上腹部の造影 CT（E）では肝下縁に腫瘍性病変を認める（→）．骨盤部の CT 骨条件（F）で骨盤に多発する骨転移を認める（→）．脳の造影 MRI（G）では右後頭葉に造影される腫瘍を認める（→）．

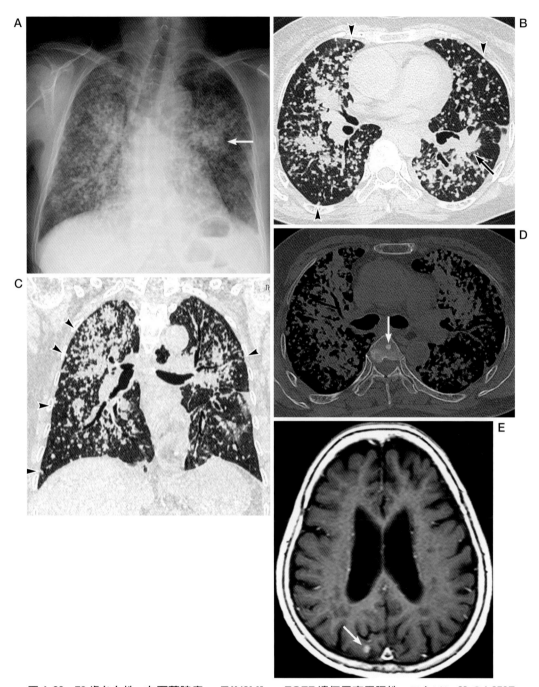

図 4-20 70歳台女性　左下葉腺癌，cT4N3M1c，*EGFR* 遺伝子変異陽性，エクソン 21 の L858R 変異
A：胸部 X 線正面像，B：HRCT（左肺底区分岐部レベル），C：MPR 冠状断像（肺門部），D：CT（骨条件，気管分岐部レベル），E：脳造影 MRI（T1 強調像）　胸部 X 線正面像（A）で，snowstorm（吹雪）様の粟粒影と小結節を認める（→）．HRCT（B）で，左 S⁰ 肺門と葉間胸膜に接して，分葉状の原発巣（3.3 cm）を認める（→）．肺野に辺縁明瞭な粟粒影と小結節をびまん性（ランダムパターン）に認める（▶）．MPR 冠状断像（C）で，小結節の一部は胸膜に接している（▶）．骨条件（D）で椎体に造骨性転移巣を認める（→）．脳造影 MRI（E）で右後頭葉に造影される腫瘍を認める（→）．

c. 病期分類 (表4-2, BOX 4-6)

　肺癌の病期(Stage)はT, N, Mの各因子により決定される．したがって，TNMの変更に伴い病期分類も14段階に細分化された．煩雑ではあるが，膨大な臨床データに基づいたものであり，治療方針の正しい選択や予後の正確な診断に有用である．

　病期分類も原発腫瘍の存在が判定できない（喀痰または気管支洗浄液細胞診のみで陽性）を潜伏癌(TXN0M0)とする．

　肺野型で病変全体径3 cm以下のすりガラス型は上皮内腺癌(adenocarcinoma in situ)と診断し，cTisN0M0は0期とする．

　IA期はT1a, T1b, とT1cN0M0を順にIA1, IA2, IA3期に分け，IB期はT2aN0M0のみが該当する．IIB期はおもにN1（ただし，T3-T4N1M0はIIIA）に該当する．新設のIIIC期はT3とT4N3M0に該当する．IV期をIVA期(M1a and M1b)とIVB期(M1c)に分ける[8,12]．

d. 病期分類におけるCTの問題点

1) T因子診断

① 腫瘍・結節の大きさ (表4-2, 4, 図4-6, 図4-8〜18)

　「臨床・病理 肺癌取扱い規約 第8版」ではT因子がおもに変更され，腫瘍最大径が1, 2, 3, 4, 5, 7 cmを境にT1a, T1b, T1c, T2a, T2b, T3, T4に分類される．浸潤性増殖を示す部分の最大径を「腫瘍の最大径」としており，HRCTによるすりガラス成分を含む病変全体と充実成分の最大径を測定し，「充実成分径」をT因子に反映させている[8]．この腫瘍径の計測は原則として，肺野条件で行う．頭尾方向に大きい結節・腫瘍はMPR(multiplanar reconstraction)で冠状断や矢状断で最大径を計測することが望ましい．

　CTの肺野条件での充実成分径は肺胞虚脱や炎症細胞浸潤などの非癌部分も含むために，病理の浸潤径と比べると，数mm過大評価する傾向にある．肺野条件で3 cm以下の部分充実型で，充実成分径を5.3 mmと7.3 mmで区切ると，Tis, T1miとT1aに良好に対応するとの報告があり，次の改定ではT1miとT1aの境は5 mmより大きくなるものと思われる[15]．次期TNM分類のために，横断面（あるいは最大径を呈する冠状断や矢状断）での病変全体径と充実成分径の2種類の腫瘍最大径の記録が必要である．

　肺腺癌は腫瘍径に比例して中枢神経系の転移の頻度が高くなり，脳転移があればIV期となるためにT因子は重要な予後因子である．肺野型腺癌では，リンパ節転移がなければ脳転移の確率は腫瘍径2 cmでは14%，6 cmでは72%である[16]（表4-4）．

② P因子(胸膜浸潤)診断 (図4-16)

　腫瘍がCT像で胸膜に接している場合は組織学的には，pl0からpl3の可能性がある．病理学的に臓側胸膜外弾力膜を越えた場合はpl1で臓側胸膜浸潤とみなされ，充実部分が3 cm以下であっても，T2に分類される．また，壁側胸膜に浸潤があればpl3で，充実成分径が5 cm以下であってもT3となる．また，葉間pl3は腫瘍径が3 cm以下でもT1にしない．

　結節・腫瘍影が胸壁に接していないが，胸壁との間に線状・索状影(胸膜陥入像)がある場

表4-4 肺腺癌：原発巣の腫瘍径(T)およびリンパ節転移(N)と脳転移(M)の確率予測

腫瘍径(T)	リンパ節転移(N)	
	N0	N3
2 cm	14%	59%
6 cm	72%	58%

(文献16)より許可を得て転載)

合は，3次元画像で評価をすると臓側胸膜浸潤を診断できる可能性がある．結節・腫瘤との間に線状影(3Dで膜様構造)を認める場合は腫瘍末梢の二次変化を伴う場合が多く，臓側胸膜浸潤はない場合が多い．一方で，胸壁から複数の線状・索状影が腫瘍に集束(3Dで胸膜集中像)する場合，胸膜外弾力膜を越えて浸潤するpl1 (pT2)以上の可能性が高い．強い胸膜陥入を伴うと，見かけ上は胸壁と腫瘍が離れ，胸壁と腫瘍の間に過膨張した周囲の肺実質が介在し，CT上は胸壁に腫瘍が接してないのでpl0と誤診する場合があるので注意を要する[17]．

③ 胸壁浸潤 T3 (BOX 4-7)

胸壁浸潤の評価はCTが基本であるが，肺尖部胸壁浸潤癌(superior sulcus tumor：SST)の頭尾方向の進展にはMPRでの評価が有用である．胸壁浸潤は壁側胸膜下脂肪組織の消失は感度(85%)・特異度(85%)ともに優れている．特異度は低いが，腫瘍が3 cm以上胸壁と接すると浸潤の可能性がある(感度95%)[18]．T3N0はⅡB期であり，侵襲は高いが胸壁合併切除で予後が改善している．

横隔神経浸潤はT3であり，画像上，診断困難である．胸部X線の吸気と呼気撮影が有用である．心膜への直接浸潤もT3であるが，心拍性アーチファクトで評価が困難である．ただし，心外膜と心筋への直接浸潤はT4となる．

④ 心臓，大血管(大動脈，上大静脈，下大静脈，主肺動脈，心膜内部における左右の肺動脈，心膜内部における左右の上下肺静脈，腕頭動静脈，鎖骨下動静脈，左総頸動脈)の浸潤(T4) (図4-17, 18, BOX 4-8)

手術適応と術式を決めるために大動脈浸潤の術前診断が重要であり，多くの試みがなされている．原発巣が大血管に連続し，脂肪層の消失が全周の1/4以上に認められる場合は可能性が高い(感度：85%，特異度：75%)[19]．造影CTでMPRを用いて立体的に走行する血管の長軸を捉えて，直交する断面で計測すると精度が上がる．最近では，時間分解能の高い多列検出器型CT (MDCT)で動画像を用いて評価し，より精度の高い診断が期待できる．しかしながら，癒着と癌浸潤との鑑別は依然として困難である．

2) N因子診断 (表4-3, BOX 4-9)

経静脈性の造影剤で血管の内腔が造影され，縦隔・肺門リンパ節の診断が容易になる．診断能に限界はあるが，CT横断像で短径1 cm以上のリンパ節腫大を陽性とする．これは，従来と変わらず，サイズによる診断基準は感度(52〜75%)，特異度(66〜88%)ともに限界がある．必要に応じて，FDG-PET/CTを併用することは診断精度(感度74〜85%，特異度85〜90%)を向上させる．この診断指標であるSUV (standardized uptake value)は相対的な指標であるが，カットオフ値を定めて定量的診断ができる．ただし，空間分解能の限界のため

にリンパ節のサイズが短径0.7 cm以上の診断に用いる．結核などの感染性疾患やサルコイドーシスなどの肉芽腫性疾患において，FDG-PET/CTによる縦隔リンパ節の偽陽性率が高くなる．

縦隔リンパ節転移の診断に，MRIの拡散強調画像(diffusion-weighted imaging：DWI)がPET/CTと同等あるいは上回るとの報告があるが，今後の検討が必要である．

高齢，全身状態や合併症などで手術適応が問題となる場合は，CTで短径1 cm以上かFDG-PET/CTでFDG集積のある縦隔・肺門リンパ節の確認のために，気管支腔内超音波断層法(endobronchial ultrasonography：EBUS)を用いて，超音波気管支鏡ガイド下針生検(endobronchial ultrasound-guided transbronchial needle aspiration：EBUS-TBNA)により病理学的診断を得ることが勧められる[20]．

上記の所属リンパ節でない腋窩などの遠隔のリンパ節転移は単発ならばM1bに，多発ならばM1cと判定する．リンパ節転移であるが，遠隔転移とみなされ，病期分類はIV期となる．

3）M因子診断 (表4-2, 4)
① 胸膜播種と悪性胸水

微小な胸膜播種の診断は困難であるが，葉間胸膜の播種(M1a)はHRCT(スライス厚≦2 mm)で，葉間に接した微小結節として診断できる．スライス厚が5 mmでは，部分容積効果(partial volume effect)のために診断困難である．

悪性胸水は胸水中から癌細胞を証明するか，胸膜から癌の組織を証明することでM1aと診断される．CTでは胸膜に接した多発する結節で，造影により増強効果があれば播種巣の可能性が高い．ただし，胸壁や横隔膜で胸膜の外側に播種巣が存在していると，単発はM1b，多発はM1cに分類されIVB期となる．

② 脳転移 (図4-18～20)

脳転移の検索で造影MRIは造影CTに比べて高い感度を示し，腫瘍径の小さな転移をより多く検出することができる．しかしながら，高度の腎機能低下(eGFR＜30)や体内金属などにより造影MRIが撮像できない場合は，造影CTで代用できる．

③ 副腎転移

副腎転移は胸部の造影CTと同時に上腹部の探索が行われる．結節や腫瘍を伴う場合は腺腫との鑑別が必要であり，2～3 cm以上であれば悪性の可能性が高い．過去画像が得られれば比較読影で倍加時間の推定で診断可能である．過去画像が得られない場合は，MRIやFDG-PET/CTで鑑別診断を行うことが望ましい．

④ 肝転移 (図4-19)

胸部の造影CTと同時に探索が行われることが多い．必要に応じて，超音波検査やMRIを追加する．

⑤ 骨転移 (図4-19, 20)

骨シンチグラフィを施行していたが，FDG-PET/CTが施行されていれば不要である．異常集積があった場合は，MRIによる精査が必要となる．

4）IV期非小細胞肺癌
① *EGFR*遺伝子変異陽性（図4-19, 20，BOX 4-10）

EGFR（epidermal growth factor receptor：上皮成長因子受容体）遺伝子変異は日本人肺腺癌の約半数に認められる．約90％がエクソン19欠失変異とエクソン21のL858R変異である．EGFR-TKI（tyrosine kinase inhibitor：上皮成長因子受容体チロシンキナーゼ阻害剤）によるPFS（progression free survival：無増悪生存期間）の有意な延長が報告されている[21]．CT画像の特徴は，原発巣はスピキュラ，すりガラス影や気管支透亮像を伴う古典的肺腺癌像を呈し，発見時にびまん性に粟粒状の肺内転移や骨などの他臓器に多発遠隔転移を認めること（M1c）が特徴である．

② *ALK*遺伝子転座陽性（BOX 4-11）

ALK（anaplastic lymphoma kinase：未分化リンパ腫キナーゼ）遺伝子を有する非小細胞肺癌は，ALK阻害剤による治療でPRF（無増悪生存期間）の有意な延長が報告されている．画像の特徴は，*EGFR*遺伝子変異陽性の症例と比較して，分葉状の充実性腫瘤を呈し，リンパ節転移やリンパ管浸潤が顕著で，胸膜，心膜転移を起こしやすい[22]．

TNM分類による病期診断で肺癌の予後の予測が可能で，治療方針決定のために必須である．造影CTでは病変の存在，大きさ，広がり，正常構造との関係を正確に捉えることができる．CTは侵襲的検査の前に最初に行うべき基本検査である．肺癌の診療には胸部造影CTは必要かつ十分な検査であるが，リンパ節転移や遠隔転移の診断にFDG-PET/CT，脳転移に造影MRI，肝転移に超音波検査，骨転移に骨シンチグラフィやMRIを必要に応じて追加することで診断の精度が上がるので推奨される．

BOX 4-10 *EGFR*遺伝子変異陽性の進行非小細胞肺癌の特徴

- 原発巣はスピキュラ，すりガラス影や気管支透亮像を伴う古典的肺腺癌像を呈する．
- 多発肺内転移が顕著である．
- 脳や骨などの他臓器に遠隔転移を合併しやすい．

BOX 4-11 *ALK*遺伝子転座陽性の進行非小細胞肺癌の特徴

- 原発巣は分葉状の充実性腫瘤を呈する．
- リンパ節転移やリンパ管浸潤が顕著である．
- 胸膜や心膜転移を合併しやすい．

3. 肺門部肺癌

a. 肺門構造

　左右の肺は，臓側胸膜の折れ返りで被包化された気管支と血管の茎で縦隔に連続しており，この気管支血管茎のことを肺門とよぶ．この茎の中には，肺動脈，肺静脈，リンパ管，気管支動脈，気管支静脈，神経などが含まれる．この胸膜の折り返りは，下方で前後の葉が融合し下肺靱帯を形成する．下肺靱帯は，内部に下肺静脈，リンパ節を含み，下肺靱帯が下方に伸びる場合には，横隔膜と連続する（図 4-21, 22）．

　肺門構造の特異な点は，この狭い空間に多種の構造がそれぞれ密着しながら存在する点である．これは，画像診断において，同部の解析が必ずしも容易ではないことを意味するし，また癌の進展からいえば，同部に発生した癌は，極めて容易に隣接の血管やリンパ節などに進展しうることを意味する．

b. 肺門部肺癌とは

　肺門部肺癌とは，一般には，"中枢型"肺癌として，亜区域枝までに発生したものを指す．ちなみに，肺癌取扱い規約[8]上の肺門部早期肺癌（内視鏡的早期肺癌）の定義は，胸部単純X線像・CT像は無所見であること，画像上リンパ節遠隔転移を疑わせる所見がないこと，主病巣は気管から亜区域枝までに限局していること，病巣の長径が 20 mm 以下であること，病巣末梢辺縁が内視鏡的に可視できること，扁平上皮癌であること，と定義している（BOX 4-11）．

　肺門部には，上記の気管支・肺動脈の分岐構造の間を埋めるように，気管支の反回枝によって支配される末梢肺組織が存在する[23]（図 4-21）．理論的には，これらの末梢肺組織からも肺癌が発生しうるし，これらが肺門部で腫瘤を形成した場合も肺門部肺癌として分類されうるが，実際には画像のみならず病理学的にも，発生部位を正確に同定することは不可能なことが多い．

　肺門部肺癌の組織型は，扁平上皮癌がその大部分を占め，小細胞癌，腺癌，気管支腺癌，カルチノイドなどがある．

1) 扁平上皮癌　squamous cell carcinoma

　扁平上皮癌の発生には，喫煙，ニッケルやクロムなどの金属，アスベスト，大気汚染物質，などの吸入が関与していることが知られている（BOX 4-12）．これらにより気管支上皮に扁平上皮化生などが生じ，異形成，上皮内癌と続き，浸潤性の扁平上皮癌が発生するとされている（dysplasia-carcinoma sequence）．異形成の進展においては，最近の分子生物学的研究

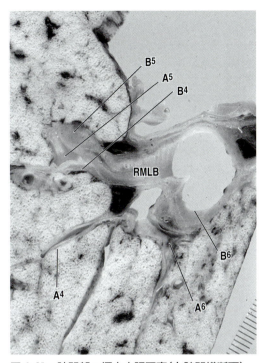 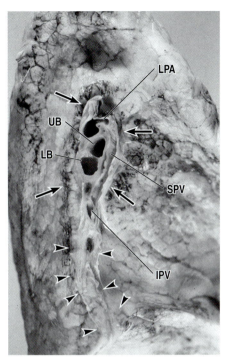

図 4-21 肺門部：標本肉眼写真（右肺門横断面）
肺門の臓側胸膜に囲まれた茎の中には，限られたスペースに気管支（B^4, B^5, B^6），血管（A^4, A^5, A^6）などが密に存在している．これら肺門部のおもな構造を裏打ちするように肺門部の末梢肺野が取り囲むことに注意．RMLB：右中葉気管支．

図 4-22 肺門部：標本肉眼写真（左肺門）
臓側胸膜の折れ返り（→）の中に血管，気管支などが存在する．この胸膜の折れ返りの下方は，肺靱帯（▶）に連続する．IPV：下肺静脈，LB：下葉気管支，LPA：左肺動脈，SPV：上肺静脈，UB：上葉気管支．

BOX 4-11　肺門部早期（内視鏡的早期）肺癌

1) **臨床的基準**
   - 胸部単純 X 線写真（CT 像を含む）が正常．
   - 病期診断に用いられる画像検査によりリンパ節，遠隔転移がない．

2) **内視鏡的基準**
   - 気管から亜区域気管支までに限局する．
   - 病巣の末梢辺縁が内視鏡的に可視できる．
   - 病巣の直径が 2 cm 以下．
   - 組織学的に扁平上皮癌．

BOX 4-12　扁平上皮癌

- 男性に多い，喫煙との強い関連性．
- ケラチン産生による組織学的な表皮への類似性，角化あるいは細胞間橋．
- 形態学的には未分化ではあるが，免疫組織学的に扁平上皮癌マーカーに陽性を示すものも含む．
- 2/3 中枢型，1/3 末梢型
- 気管支粘膜を浸潤，管腔を狭窄・閉塞する．
- 喀痰細胞診が有用なことがある．
- 遠隔転移の頻度が低い（局所制御が重要）
- ベバシズマブの投与で出血することがある．
- 腫瘍マーカー：SCC，CYFRA21-1

により，染色体のヘテロ接合性の喪失，テロメラーゼ活性の異常，$p53$ 遺伝子，K-ras 遺伝子の変異などの機序が関わっていることが報告されている[24]．一方，de novo pathway による発癌の症例も存在する[25]．世界的には禁煙運動の推進と腺癌の増加により，この組織型の総体的な頻度は低下しつつある．近年の新規抗癌剤の登場において，血管新生阻害剤（ベバシズマブ）の投与により扁平上皮癌症例で致死的出血死が報告されたこと，葉酸代謝阻害剤（ペメトレキセド）は非小細胞癌のなかで非扁平上皮癌にのみ有用であること，などよりその組織学的鑑別の重要性が再認識されている．

　扁平上皮癌は，重層扁平上皮に類似した癌細胞が癌病巣の中心へ向かって扁平化し，そこに求心性の分化の段階がみられるような組織像を呈し，細胞質内のケラチン産生およびケラチン真珠とよばれる形態，細胞間橋などが特徴であり，壊死傾向が強い傾向がある．扁平上皮癌と腺癌成分の両者から構成され，それぞれの成分が腫瘍全体の 10％以上を占めている場合に限り，腺扁平上皮癌とする[8]．扁平上皮癌の診断に有用なマーカーとしては，p63，CK5/6，34βE12 などがある[26]．

　臨床的には，圧倒的に高齢の男性に多く，高度喫煙者が 90％を占める．亜区域気管支までの中枢側の太い気管支に好発し，末梢発生は 1/3 程度とされる．ある統計によると，発生部位は，肺門部 52.7％，中間層部 19.1％，末梢発生 28.2％の発生頻度とされ[27]，左の S^{1+2}，両側の S^3，S^6 など太く短い区域枝に多い傾向がある[28]．これらの末梢肺は，同時に小葉中心性肺気腫の好発部位でもあること，扁平上皮癌の周囲の肺実質に炭粉沈着の頻度が高いこと，また，放射性エアロゾル粒子の肺内の沈着部位の結果とよく一致することなど，扁平上皮癌が吸入刺激と関連が深いことを裏付ける[29]．喀痰細胞診の有用性が報告されている組織型であるが，その検出感度は必ずしも高いものではない．

> **BOX 4-13　小細胞癌**
>
> - 喫煙との関連性
> - 小型の未分化の腫瘍細胞，血管に富んだ少量の間質
> - 神経内分泌系の性格
> - 小細胞癌，混合型（WHO分類，新肺癌取扱い規約）
> - 90％中枢型，10％末梢型
> - 局所の高度な進展，リンパ節転移，遠隔転移の頻度が高い．
> - 粘膜下を主体とした腫瘤形成，長軸進展
> - LD（limited disease）：癌が一側肺に限局し，鎖骨上窩リンパ節を越えない．
> - ED（extensive disease）：癌がこの範囲を越えているもの．
> - 腫瘍マーカー：NSE, Pro-GRP
> - ACTH, ADHなどのペプチドホルモン産生による腫瘍随伴症候群

2）小細胞癌　small cell carcinoma

　小細胞癌は，細胞質の少ない小型の未分化な腫瘍細胞からなり，血管に富む少量の間質からなり，間質反応に乏しく線維化の頻度も低い（BOX 4-13）．この腫瘍は神経内分泌系の腫瘍と考えられており，電顕像での神経分泌顆粒，免疫化学的検索における細胞質 neurofilament の存在，さまざまなポリペプタイドホルモン（ACTH，バゾプレッシンなど）の分泌，などの所見がそれを裏付ける．また中枢神経系に対する自己抗体を産生する Lambert-Eaton 症候群が知られている．悪性度が高く，早期に局所あるいは遠隔部に浸潤する．以前は，1）燕麦細胞型（oat cell type），2）中間細胞型（intermediate cell type）に分類されていたが，現在では亜型は設けられておらず，一括して小細胞癌とする．これは，燕麦細胞型，中間細胞型の病理学的な診断の再現性の問題や，両者の間の治療効果の差が乏しいこと，などの理由による．

　腺癌，扁平上皮癌，大細胞癌，大細胞神経内分泌癌，肉腫様癌，肉腫などの非小細胞癌の成分を含む場合には混合型小細胞癌と診断する．この際に，大細胞神経内分泌癌のみその成分が10％以上という規定がある．小細胞癌は光顕のみで診断が可能であり，基本的に免疫染色は必要とされないが chromogranin A, synaptophysin, CD56（NCAM）などの神経内分泌マーカーが陽性となることが多い[30]．

　小細胞癌も，扁平上皮癌と同様に，喫煙との関係が強く，亜区域枝より中枢の太い気管支に発生する．初期の小細胞癌は，辺縁が同定しにくく，おもに粘膜下に浸潤する．小細胞癌は，増大すると気管支腔を狭小化するが，粘膜下の腫瘍増大による圧排が主体であり，気管支腔内への進展の程度は扁平上皮癌より弱い．しかし，気管支外の間質を介した進展は初期より高度に認められ，末梢の気管肺動脈束や肺静脈周囲への浸潤，あるいは縦隔進展などが初期よりみられる．上大静脈症候群を呈することの多い組織型でもある．血管浸潤が著明で，脳，肝，骨，副腎，骨髄に広範な転移巣を形成する．小細胞癌の進展形態に関しては，鈴木らが，気管支の長軸方向の粘膜下に沿って増大するもの，粘膜下に大きな腫瘍を形成するもの，およびその混合型に分けている[31]（図4-23）．

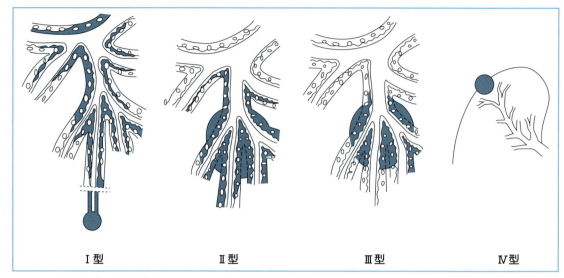

図 4-23　小細胞癌の進展形態
小細胞癌の進展形態は，長軸進展と深達進展の組み合わせによる分類が可能である．I型：気管支の長軸に沿って気管支樹の形態をとる型，III型：深達進展が主体で腫瘤を形成する型，II型：I型とIII型の混在型，IV型：末梢肺に腫瘤を形成する型．画像はこれらを反映し，I型は，気管支壁のびまん性の肥厚所見，III型は腫瘤形成，II型はI型とII型の混在型となる．内腔は狭小化するが，線毛細胞が温存されるために，閉塞性肺炎や無気肺が生じにくい．（文献31）より転載）

C. 肉眼的進展形態と画像

　肺癌学会による肺門部肺癌の内視鏡分類を**図 4-24** に示す[8]．大きく，1) 粘膜型，2) 粘膜下型，3) 壁外型，に分類される．粘膜型は，上皮層および上皮下層を破壊して増殖するもので，a) 平坦型，b) 結節型，c) 早期ポリープ型に分類される．さらに，後述する早期肺門部肺癌については，a) 肥厚型，b) 結節型，c) ポリープ型の分類がなされている．一般に，粘膜型の肥厚型，特に早期のものは，画像上これを捉えるのが困難な場合が多く，症状も乏しい．結節型，ポリープ型は，気管支の内腔を狭窄あるいは閉塞することにより，腫瘍そのものよりも肺野の含気減少，閉塞性肺炎，無気肺などの二次変化が手がかりとなって発見されることが多い．粘膜下型は，腫瘍が粘膜下を中心に進展するもので，小細胞癌の進展形式のひとつである．線毛上皮細胞を残存するために，気道のクリアランスは比較的温存され，上述の粘膜主体型の結節隆起型，ポリープ型のような肺野の含気減少，閉塞性肺炎，無気肺などの二次変化は比較的少ないのが特徴とされる．

　一般に，上皮性の悪性腫瘍の進展形態を画像との関連で捉える場合，1) 横方向の進展：上皮の面に平行な腫瘍の広がり，2) 深さ方向の進展：上皮の面に垂直な腫瘍の広がり，の2点を解析することが基本となる．これは，胃癌の術前の進展度を，粘膜面での腫瘍の範囲を決定する作業と，ひだの集中，途絶，融合などを手がかりに深達度診断を行う作業に似ている．二次気管支までの中枢側の太い気管支に通常みられる進展形式は，基本的に表層進展であり，気道の壁を展開して面の広がりを考えると，腫瘍細胞はその面上を進展していくこと

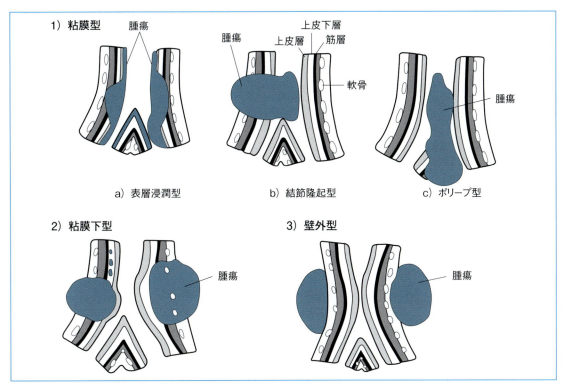

図 4-24　腫瘍増殖形態からみた肺門部肺癌の内視鏡分類
(文献 8)より許可を得て転載)

になる．しかし，気管支の分岐構造という点から考えれば，長軸進展という言い方がより適切となる．これは，中枢側の気道は厚く，筋層，軟骨も豊富で，癌細胞が壁外に進展するにはある程度の組織破壊性が必要になることと無関係ではない．そして，深達進展が進行すれば，腫瘍は気管支壁から肺門部の他の気管支，肺動脈，肺静脈などを次々と浸潤していくこととなる．したがって，肺門部扁平上皮癌の非進行期の X 線像は，無気肺や閉塞性肺炎のような二次変化が主体であり，壁深達進展が高度になれば，肺門部の腫瘤形成，血管浸潤あるいは他の気管支の閉塞性変化が主体となる．

ここでは，以下，肺門部肺癌の進展形式を，表層・内腔進展と深達進展におおまかに分け，それぞれの病理学的および画像所見を記載する(表 4-5)．

1) 表層・内腔進展
① 初期

肺門部肺癌が，中枢側の気管支上皮に発生した場合，その病理学的基本像は，限局性の上皮の厚みの増加のみであり，この時期の肺癌を画像上安定して描出することは極めて困難である(図 4-25)．理想的には，気道の長軸に直交する薄いスライス厚の画像を用い気管支を評価する必要があるが，すべての気管支に同様の評価を行うことは実際上困難である．MDCT (multidetector-row CT)による多方向の再構成画像が初期の肺門部肺癌の検出において果たすべき役割はまだ明らかではない．主気管支内の腫瘍の広がりは冠状断 MPR など

表 4-5 肉眼的進展形態と画像所見

病理像		単純 X 線写真	CT
表層・内腔進展			
初期	上皮の限局性肥厚	陰性	陰性あるいは気管支壁の軽度肥厚
中期	気管支内腔の狭小化 線毛細胞の消失 ↓ 繰り返す肺炎		
	閉塞性肺炎	容積減少を伴う浸潤影 air bronchogram はない drowned lung	容積減少を伴う肺葉性軟部濃度 気管支内の液体貯留 CT angiogram 様所見 小葉性陰影，小葉中心性陰影，小葉間隔壁の肥厚
	粘液栓	肺紋理の区域性・肺葉性の腫大 火焔状陰影，gloved finger sign	気管支内腔の液体貯留と拡張 細気管支内腔の液体貯留と拡張
	エア・トラッピング（チェックバルブ）	肺葉性の透過亢進，容積増大，呼気撮影で明瞭	肺葉性の吸収値低下，血管狭小化
後期	無気肺	肺葉性の容積減少 air bronchogram はない 他肺葉のリアレンジメント（膨張）	容積減少を伴う肺葉性軟部濃度 気道内の粘液栓
深達進展			
	気管支外の肺動脈浸潤	腫瘤形成と肺血管影の狭小化	肺動脈狭小化・内腔浸潤，肺血管影の狭小化
	気管支外の肺静脈浸潤	腫瘤形成と関与肺野のうっ血性変化（septal line）	肺静脈浸潤・内腔浸潤，肺野濃度上昇・小葉間隔壁の肥厚
	縦隔浸潤，リンパ節浸潤	縦隔陰影と一塊となった腫瘤陰影	縦隔内の腫瘤形成，心膜の肥厚，心腔の変形・腫瘍浸潤
	癌性リンパ管症	肺紋理の腫大，spetal line	広義間質の肥厚

が有用である(図 4-26).

② **中期**

　腫瘤が，気管支上皮から内腔に突出し，内腔の狭小化と線毛細胞の消失が生じると，その末梢肺組織にはさまざまな二次変化が生じるようになる．注意すべきは，気管支の内腔狭窄が完全ではない場合，粘液の排出などにより，これら二次変化が，一時的に改善する場合もあることであり，二次変化の可逆性が必ずしも腫瘍性病変の存在を否定する根拠にはならない点である．

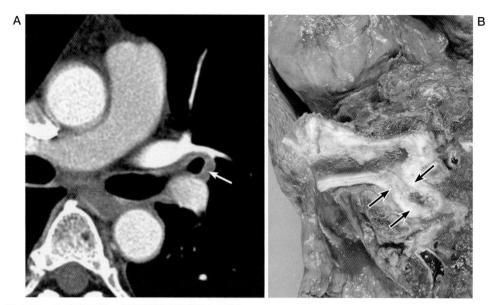

図 4-25　50 歳台男性　肺門部肺癌（扁平上皮癌）
A：造影 CT, B：摘出標本肉眼像　造影 CT（A）では，左肺門部の上葉気管支の壁に肥厚像を認める（→）．単純 X 線写真では異常は指摘できなかった．摘出標本肉眼像（B）では，上葉気管支の粘膜面に肥厚を認める（→）．

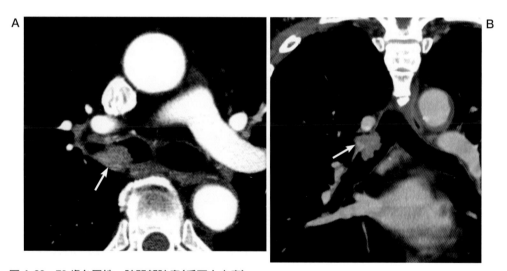

図 4-26　70 歳台男性　肺門部肺癌（扁平上皮癌）
A：造影 CT, B：造影 CT MPR 冠状断像　造影 CT（A）では，右主気管支後壁から内腔にポリープ状に増殖する腫瘤を認める（→）．造影 CT 冠状断像（B）では，右主気管支の上葉枝口近傍から内腔に突出する腫瘤の形状が明瞭である（→）．

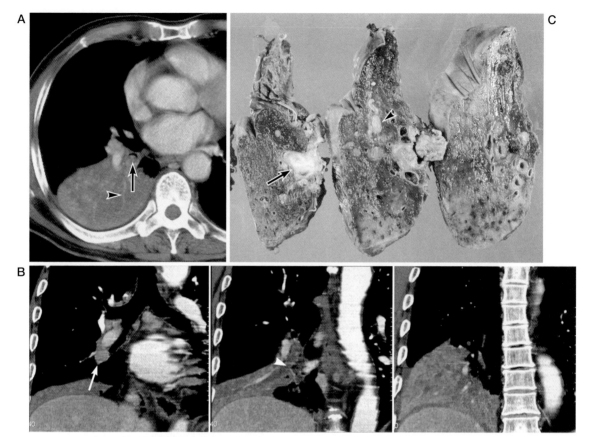

図 4-27　70 歳台男性　閉塞性肺炎(扁平上皮癌)
A：造影 CT，B：造影 CT MPR 像(A の CT の 10 日後)，C：摘出標本肉眼像　造影 CT(A)を見ると，右下葉気管支内腔に突出する小腫瘤(→)によって，下葉は含気が消失し，粘液による軟部濃度で置換されており，内部に血管(►)が確認できる．容積減少は少なく，気腔が粘液などで置換されていることが疑われる．A の 10 日後の造影 CT MPR 像(B)では，気管支内腔の腫瘤(→)と，その末梢の気管支内腔の粘液栓(►)，および末梢肺の閉塞性変化が明瞭である．A に比べ下肺縦隔側の含気が改善している．摘出標本肉眼像(C)では，下葉気管支内腔に突出する腫瘍(→)を認めるが，下葉の容積減少は少なく，気管支(►)や末梢気腔は粘液で満たされている．

ⅰ）閉塞性肺炎

　気管支内腔の腫瘍により，その支配領域の末梢肺野の換気が障害され，また気道のクリアランスも障害され，葉性，区域性，亜区域性などの閉塞性肺炎が生じる(図 4-27, 28)．関与する領域の含気減少が生じ，胸部単純 X 線写真では air bronchogram(気管支透亮像)の乏しい浸潤影として描出されるが，CT で描出される肺内の変化はより多彩であり，細気管支レベルでの閉塞性炎症所見を反映しているものと思われる小葉中心性陰影，小葉内気管支肺動脈束の顕在化，小葉大あるいは多小葉大の陰影，気管支壁の肥厚，などが混在して，含気の低下した肺葉や区域の肺野に認められる．慢性の閉塞性肺炎は，その割面が特徴的な黄色調を呈することにより，golden pneumonia とよばれる場合がある[32]．これは，脂質を多く貪食したマクロファージをその組織中に豊富に含有するためと考えられており，内因性のリポイド肺炎に相当する．抗菌薬に対する反応性が不良な肺炎を胸部単純 X 線写真で発見し

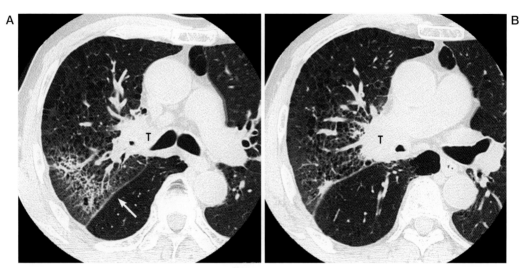

図 4-28　70 歳台男性　閉塞性肺炎(扁平上皮癌)
A, B：単純 CT (肺野条件，A：気管分岐部レベル，B：A よりやや下方レベル)　右上葉枝口に腫瘍を認める(T)．右上葉には限局性の浸潤影を認める．上葉は容積が減少し，大葉間裂は腹側に軽度偏位している(→).

た場合，閉塞性肺炎とその原因である中枢側の気道病変を念頭に置き精査を進める必要がある．また，同一の肺葉，区域に繰り返し，肺炎を生じる場合には，関与する気道の狭小化を疑い，肺門部肺癌を除外する必要がある．まれに，罹患領域の肺野が膨隆し，いわゆる"CT angiogram sign"を呈することがある．これは，末梢肺野の気腔に気管支腺からの粘液が貯溜し肺野全体が膨隆したもので，"drowned lung"とよばれる[33]．閉塞性機転の末梢肺の肺組織において，どのような場合に，空気が吸収され容積が減少するのか，あるいは粘液が肺胞腔内に貯留して容積の減少が軽度になるのか，についての理由は明らかではない[33]．

ⅱ) 粘液栓

　気管支の閉塞により，その末梢の気管支腺からの分泌物が気管支内腔に貯留し，しばしば内圧の上昇により気管支内腔の拡張を伴う(図 4-29)．CT では，通常みられる肺動脈と伴走する気道内腔像が消失し，代わりにやや拡張し，内腔が造影されない低吸収で満たされた気管支がみられる．これらは，造影 CT でより明瞭である．さらに，末梢では細気管支レベルでの粘液貯留を反映して，その分岐構造が観察される．

ⅲ) エア・トラッピング　air trapping

　気管支内腔の腫瘤性病変がチェックバルブ様の機序を発生し，関与肺野領域が気腫性に膨張することがある(図 4-30)．気管支内腔にポリープ状に突出する腫瘍で多いとされるが，臨床的に遭遇する頻度は高くない．

③ 後期

　閉塞性変化が遷延すると，罹患領域の空気は吸収され，閉塞性の無気肺が生じる．以下に，代表的な無気肺の CT 像について言及する．無気肺と腫瘍の区別は，手術前の腫瘍進展の評価あるいは放射線治療の照射野設定に重要である．この分離には，造影 CT における経時的変化が有用である[34](図 4-31)．つまり肺動脈相では腫瘍が造影される前に，含気が減少し

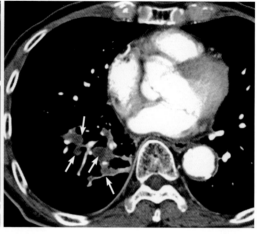

図 4-29 80歳台男性 粘液栓(扁平上皮癌)
A, B：造影 CT(A：中間気管支幹レベル，B：下葉気管支レベル) 右中間気管支幹を中心に腫瘤(大矢印)を認める．右下葉には血管に接して造影不良の円形構造を認め(小矢印)，粘液栓の所見である．

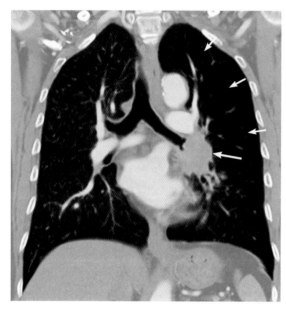

図 4-30 60歳台男性 エア・トラッピング(扁平上皮癌)
左肺門部の腫瘤(大矢印)により気道はほぼ閉塞している．左肺は上葉を中心に血管陰影の減少を認め，腫瘍によるエア・トラッピングと考えられる(小矢印)．

た肺内の肺動脈が造影され，その後，気管支動脈循環により，主腫瘍が造影されるので，このタイミングの差を利用しうる．平衡相では，通常，腫瘍は低吸収域となり，二次変化の末梢肺は造影されていることが多い．肺動脈に伴走した粘液が貯留した拡張気管支の存在も，無気肺として同定しうる根拠である．ただし，これらの腫瘍と二次変化を呈した末梢肺野のダイナミック CT における鑑別の可能性は，腫瘍の血流や壊死の程度，および末梢肺内部の血流量，粘液の量，感染の合併，など多くの因子に左右されており，必ずしも常に鑑別がなされるわけではない[35]．なお，冠状断，矢状断などの MPR 画像は肺癌と無気肺の解剖学的な関係の把握に有用である．

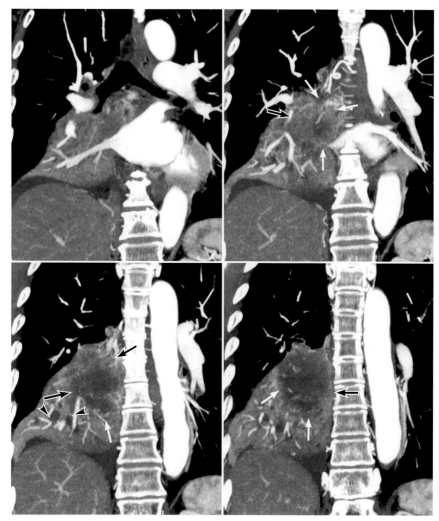

図 4-31　80 歳台男性　肺門部肺癌と無気肺（扁平上皮癌）
ダイナミック CT 早期相（MPR 冠状断連続画像）　右肺門部において下葉気管支を閉塞させる腫瘍性病変（→）は，その末梢の無気肺よりも低吸収として描出されている．無気肺の内部には肺動脈，肺静脈が描出され，粘液栓を有する気管支も描出されている（▶）．

ⅰ）右上葉の無気肺[36]

　右上葉は，虚脱すると，縦隔側に偏位し，正面から見ると，肺門を中心とし，縦隔側に畳み込まれる楔状の濃度として描出される（図 4-32）．上葉は，背側に大葉間裂を介して下葉，下面に小葉間裂を介して中葉が存在するので，上葉の含気減少に伴い，これら 2 葉の個々の膨張の力が上葉の含気減少の形態を修飾する．つまり，上葉の背側には，膨張した下葉が入り込み，背側で明瞭な線状の境界面を形成する．さらに，中葉は上葉の外側に入り込み，ここで膨張し，上葉を内側に押しつけるかたちになる．極くまれに，膨張した S^6 が虚脱した上葉と縦隔の間に入り込み，いわゆる Luftsichel を形成することがある．

ⅱ）左上葉の無気肺[36]

　左上葉は，舌区を含むため，右の上葉より広い範囲で縦隔の心構造に接する．したがって

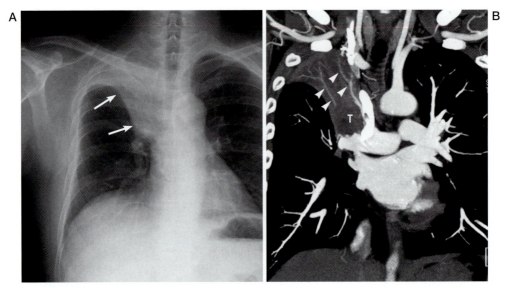

図 4-32　50 歳台男性　右上葉無気肺（扁平上皮癌）
A：単純 X 線写真，B：造影 CT MPR 冠状断像　単純 X 線写真（A）では，右上肺野には下縁が逆 S 字を示す均等影を認め，肺門部腫瘤と上葉の無気肺によって形成される inverted S sign である（→）．同側の横隔膜も挙上している．造影 CT 冠状断像（B）では肺門部の腫瘤（T）を認め，右上葉は内部に CT angiogram を示し（▶），含気が減少している．

虚脱時には，広い範囲で縦隔側に接する肺炎様の陰影として描出される（図 4-33）．また，右葉のように中葉の膨張に伴う横方向からの力のベクトルはなく，虚脱した上葉は，背側から腹側の一方向に圧着されるかたちになる．この際，Luftsichel の形成は，右より多くみられる．一般に虚脱に伴う左の上葉気管支の頭側への偏位は右に比べ少ないといわれており，これは，左では頭側に肺動脈が騎乗しているためといわれる．

iii）右中葉の無気肺[36]

右中葉は，虚脱するにつれて，大葉間裂と小葉間裂はお互いに接しようとし，扁平化して，また縦隔側に偏位する．中葉の気管支は長く，また細いために，虚脱した中葉は，胸腔内で比較的さまざまな体位を取りうる．扁平になり腹側下方を向いた中葉は，上葉の過膨張が強い場合には，垂直に近くなり，CT では索状の構造として描出されるし，下葉の膨張が強い場合には，横隔膜に平行になり，肺門から外側に縮んだ扇状の構造として描出される（図 4-34）．

iv）下葉の無気肺[36]

両側とも，下葉の無気肺は，肺靱帯の牽引力と，他肺葉の膨張により，縦隔側背側に偏位する（図 4-35）．右側では椎体を含む胸壁に，左側では大動脈と胸壁に接する陰影となる．

2）深達進展

腫瘍が，気管支壁を越えて，気管支外の血管やリンパ節に浸潤する場合を指す．この時点では，胸部単純 X 線写真上も腫瘍の存在を指摘することが可能となる．腫瘍が肺動脈に浸潤すると，末梢の肺動脈の径が減少し，乏血性の所見を呈する（図 4-36）．胸部単純 X 線写真での "Westermark sign" に相当する．また，肺静脈に進展すると，関与する肺野にうっ

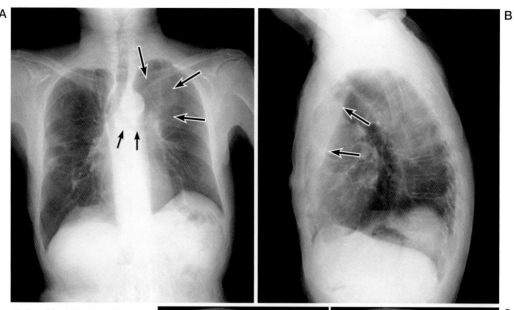

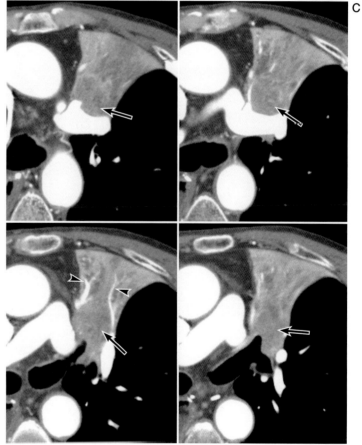

図 4-33　70 歳台男性　左上葉無気肺（扁平上皮癌）

A：単純 X 線写真正面像，B：単純 X 線写真側面像，C：造影 CT　単純 X 線写真正面像（A）では，左上肺野に透過性の低下した領域を認める（大矢印）．左主気管支は水平化し（小矢印），左肺動脈の辺縁は不明瞭である．大動脈弓下外側の辺縁は確認できる（Luftsichel）．左横隔膜は軽度挙上している．側面像（B）では，虚脱肺は前胸壁に広く接する軟部陰影として確認できる（大矢印）．造影 CT（C）では，左上葉枝口の腫瘤（大矢印）により，左上葉は無気肺となっており，内部に肺動脈が確認できる（▶）．虚脱肺は前胸壁に接するように偏位し，背側に下葉が膨隆する．

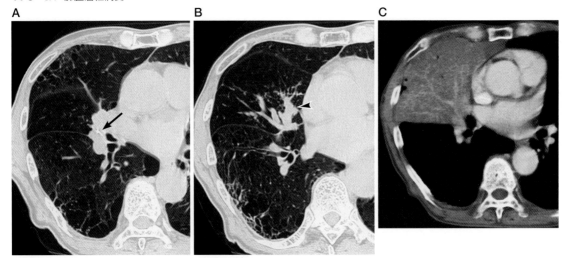

図4-34　70歳台男性　右中葉無気肺（扁平上皮癌）
A, B：単純CT（肺野条件），C：1か月後の造影CT　単純CT（肺野条件，A, B）では，右中葉枝口は閉塞し（→），中葉気管支には粘液栓を認める（▶）．中葉は含気が低下している．A, Bの1か月後の造影CT（C）では，中葉の気腔は粘液によると考えられる軟部濃度に置換されており，内部に血管構造が確認できる．（国立病院機構滋賀病院呼吸器外科　井上修平先生のご厚意による）

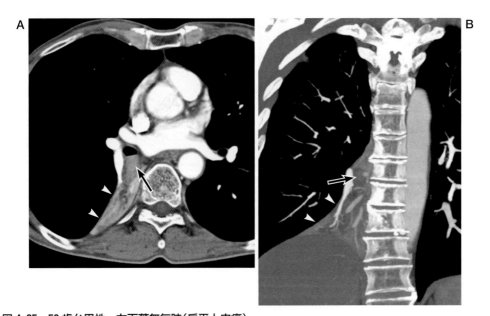

図4-35　50歳台男性　右下葉無気肺（扁平上皮癌）
A：造影CT，B：MPR冠状断像　下葉気管支を閉塞させる腫瘍（→）により，右下葉は無気肺となり，縦隔側下方に偏位している（▶）．

血性の変化が生じることがある．肺門部の肺癌が，気管支や血管周囲のリンパ管に沿って進展し，癌性リンパ管症を生じる場合もある．この場合，気管支肺動脈束，肺静脈の腫大，小葉間隔壁の肥厚，胸水などがみられる．

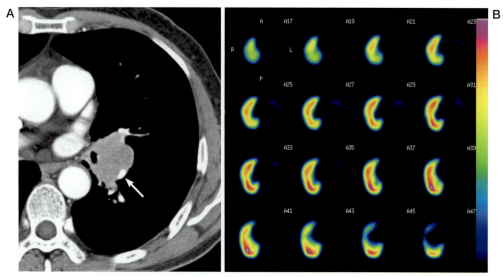

図 4-36　60 歳台男性　深達進展（扁平上皮癌）
A：造影 CT，B：99mTc-MAA 肺血流 SPECT 像　造影 CT（A）では，左肺門部の腫瘍が肺動脈を狭小化させている（→）．肺血流 SPECT 像（B）では，左側肺全体の肺血流の低下を認める．

3）粘膜下進展

　鈴木らは，小細胞肺癌の進展形式を図 4-23 のように 4 型に分類している[31]．小細胞癌は基本的には，スキルス胃癌と同様に，粘膜下を中心に進展する傾向があり，長軸進展と深達進展が組み合わさり，さまざまな画像所見を呈する．I 型の進展は，気管支壁のびまん性の肥厚所見であり，III 型は腫瘤形成，II 型は I と III 型の混在型である．内腔は狭小化するが，線毛細胞が温存されるために，閉塞性肺炎や無気肺が生じにくいとされる．肺門部に大きな腫瘍が存在しているわりに末梢肺野の含気減少が少ない一連の画像所見は小細胞癌に比較的よくみられる（図 4-37）．さらに，前述のように小細胞癌はリンパ節転移の頻度が高く，主腫瘍がリンパ節と一塊となっていることが多い．

d. 肺門部肺癌と手術

　腫瘍と肺門の正常構造との解剖学的関係を画像で正確に描出することは重要である．個々の肺門構造への腫瘍浸潤の有無は，従来，肺癌の画像診断の大きな課題として期待され検討されてきた．通常は，1) 介在する脂肪層の消失，2) 血管，気管支の内腔の変形，3) 胸膜，心膜の肥厚，などが浸潤を疑わせる基準として使用されてきた[37]．また，全周の 90°以上の血管との接触という基準も使用されてきた[38,39]（図 4-38）．しかし，多くの報告では，腫瘍と隣接臓器の接触を，画像によって浸潤あり・なしと分類することには否定的な見解がなされている．Martini ら[40]は，縦隔との接触という所見を浸潤と考えると，CT の感度は 55％，特異度は 57％にすぎないと報告している．Rendina ら[41]は，1) 縦隔構造内の明らかな腫瘍の存在，2) 血管と腫瘍との接触角度が 90°以上，3) 血管と腫瘍の間のひきつれ，4) 中枢側

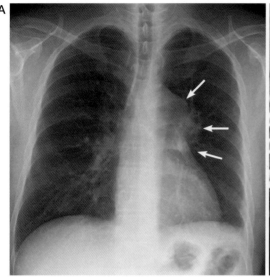 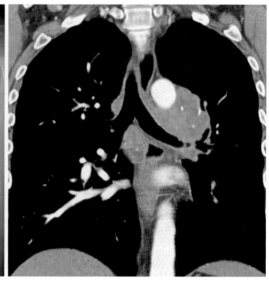

図 4-37　50 歳台男性　粘膜下進展（小細胞癌）
A：単純 X 線写真，B：造影 CT MPR 冠状断像　単純 X 線写真（A），造影 CT（B）にて左肺門部に腫瘍性病変を認めるが（A，→），病変の主座は気管支壁外にあり，腫瘍の大きさのわりには，末梢の無気肺などは呈していない．

の気管支の壁の肥厚，などを浸潤の所見と考えた場合，感度は 69％，特異度は 72％であったと報告している．Herman ら[38]は，90°以上の接触が浸潤所見と考えた場合，感度は 40％，特異度は 99％であったとしている．さらに，彼らは，変形した構造の 65％，内腔に腫瘍が突出してみえた場合の 71％にのみ浸潤がみられたと報告している．Takahashi ら[42]は，超高速 CT を用いた薄層のダイナミック CT で，同様の検討を肺動脈，肺静脈，主気管支，second carina について行い，その正確度は 70％程度にすぎないことを報告している．

現時点での CT の解像力からは，介在する脂肪層の存在は浸潤を否定しうる根拠となる（図 4-39）が，その消失は浸潤を意味しない．また血管の変形も必ずしも浸潤を意味しない．血管浸潤に関して注意すべきは，血管の種類によりその変形の程度の解釈に違いがある点であり，上大静脈や肺血管などの低圧系の血管は腫瘍により容易に変形するので読影に注意が必要である．

ただし一般的には，血管の著しい変形や内腔突出，気管支の著しい変形や壁肥厚などがあれば，浸潤の可能性が高いし，75％以上の広範囲で血管を囲んでいる場合にも浸潤の可能性が高い．また，逆に，ダイナミック CT で，確認される気管支動静脈などの血管が腫瘍とこれらの縦隔・肺門構造の間に介在する場合には，浸潤を否定しうる傍証となりうる．

MDCT による MPR 画像は，肺門部肺癌の局所進展の評価に有用である（図 4-40）が，現時点では縦隔浸潤の評価にその有用性は必ずしも証明されていない．Higashino ら[43]は，通常の横断像の CT との ROC 解析を用いた比較において，MPR 冠状断・矢状断像が縦隔浸潤をより正確に評価しうる傾向を報告しているが，有意差は証明できなかった．最近では，320 列 MDCT を用い呼吸下に腫瘍と隣接臓器との間の動きを検討する 4 次元 CT の報告もなされている[44]．

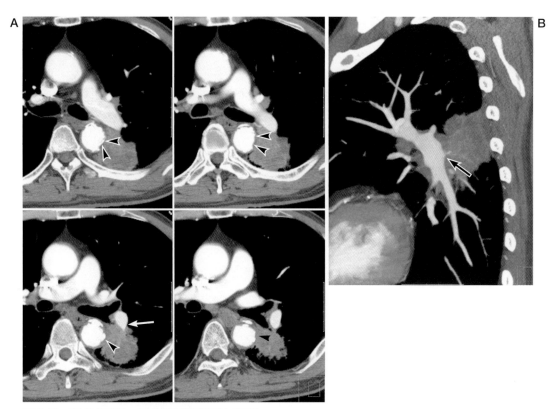

図 4-38　60 歳台男性　肺動脈浸潤（扁平上皮癌）
A：造影 CT 連続画像，B：造影 CT MPR 矢状断像（MIP 像）　連続画像（A）では，腫瘍は左 S^6 を主体に存在し，肺動脈 A^6 根部の閉塞を認め（→），浸潤が疑われた．また，下行大動脈とも広範に接し，軽度変形も認められた（▶）．MPR 矢状断像（B）では，腫瘍は A^6 を根部にて閉塞している所見が明瞭である（→）．手術では，A^6 分岐部の肺動脈浸潤のために同部の部分切除が行われた．大動脈とは索状の癒着を認めるのみで，浸潤の所見はなかった．また，胸壁とは，同様に癒着性変化を認めるのみであった．

図 4-39　50 歳台男性　食道浸潤（腺癌）
造影 CT　右食道奇静脈陥凹を占居する腫瘍性病変が食道壁と一塊となっており（→），T4 と診断された．

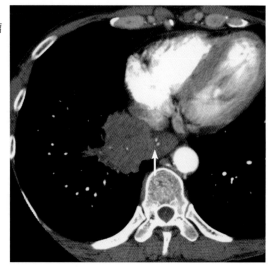

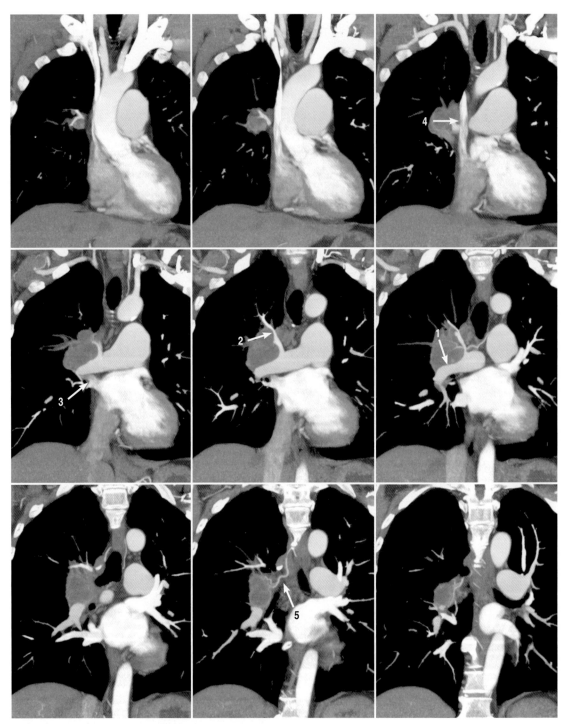

図 4-40 50 歳台男性 肺門部肺癌(扁平上皮癌):肺門部肺癌の局所進展の把握
造影 CT MPR 冠状断像 MPR 連続画像の評価により,肺門部肺癌と肺門部の解剖学的諸構造との関係が明瞭である.腫瘍は,肺動脈の上幹を狭小化し(2 →),葉間肺動脈の変形も認められる(1 →).病変は上肺静脈(3 →)根部や,上大静脈(4 →)には浸潤していないことがわかる.気管支動脈(5 →)の走行の把握も容易である.

4. 肺野型肺癌

　前項の肺門部肺癌が，亜区域枝までの気管支に発生した肺癌を指すのに対して，それより末梢に発生した肺癌を肺野型肺癌と称する．末梢型肺癌ともよばれる．通常，胸部単純X線写真やCTで結節，腫瘤としてみられ，その存在診断は比較的容易である．一方，肺に結節，腫瘤としてみられる病変は肺癌以外にも数多くあり，その鑑別にCT，特に高分解能CT（HRCT）は重要な役割を果たす（BOX 4-14）．

a. 肺野型肺癌のCT所見 (BOX 4-15)

1) 腫瘤の大きさと存在部位

　一般に結節が大きくなると，その病変は悪性腫瘍である可能性が高くなる．実際に3cmを超える良性の腫瘤病変に遭遇することは通常まれである．しかし，小さい結節は，良性腫瘍が多いかといえば，必ずしもそうではない．胸部CTで肺全体をスクリーニングすることが容易になった現在では，小さい肺癌の発見が増えつつあるが，小さいがゆえに診断が困難な場合も多い．ただ5mm以下の孤立性肺結節が肺癌であったとしても，実際に画像で診断することは困難である．

　肺癌は，肺のどの部位にも発生しうるので，病変の存在部位から肺癌の診断を除外することはできない．一方で，感染性疾患などでは，病変の存在に好発部位がある場合がある．結核や結核性肉芽腫が上葉S^1，S^2，および下葉S^6に多いのはよく知られたことである．非喫煙者で，これらの部位に境界が比較的鮮明な小結節がみられた場合は，肉芽腫である可能性がやや高く，このことを念頭に置いたマネージメントが求められる．MAC（*Mycobacterium avium* complex）などの非結核性抗酸菌症は，右中葉，左舌区に気管支拡張を伴ってみられ，右上葉S^2，S^3にもMAC症による肉芽腫の結節が好発する[45]ので，この部位の結節の診断にあたっては，気管支拡張や散布像の有無に注意を払って読影することが重要である．

　胸部CTなどで偶然に見つかる小結節病変として肺内リンパ節がある．肺内リンパ節は境界明瞭で辺縁平滑な小結節で，大きさは長径が7～8mm程度の大きさのものが圧倒的に多く，あまり大きなものはみられない．中葉，下葉の胸膜直下から胸膜から1cm以内に多くみられるのが特徴である[46]．

2) 腫瘤の辺縁の性状

　結節の辺縁性状を見るにはHRCTが最も優れた画像診断法であり，また，結節の辺縁部は時にその結節の病態をよく表すことがあり，画像診断上，重要な因子である．

① 平滑な辺縁

　境界明瞭で辺縁が平滑な結節は，良性の腫瘍であることが多い．悪性の場合は原発性肺癌で平滑であることはむしろまれで，反対に転移性腫瘍は境界明瞭で辺縁平滑な性状を示す傾

BOX 4-14　肺結節の CT による鑑別診断の基本

	良性	悪性
腫瘍径	5 mm 以下	2 cm 以上
部位	好発部位があるものがある.	どこにでもできる.
石灰化	びまん性, 中心性	無. あっても点状
脂肪	過誤腫でみられる.	無
air bronchogram	まれ. ただし器質化肺炎でみられる.	腺癌でみられる.
造影能	15HU 以下	15HU 以上

BOX 4-15　肺野型肺癌の CT 所見

1) 辺縁の性状
   - 分葉状
   - スピキュラ(棘状突起)
   - すりガラス影

2) 内部構造
   - すりガラス影
   - 石灰化がみられない
   - air bronchogram

3) 腫瘍周囲の変化
   - 胸膜陥入像
   - 肺血管, 気管支の集束像
   - 散布巣がみられない.

向にある. 境界明瞭で辺縁平滑な性状を示す良性腫瘍は, 過誤腫[47], 硬化性肺胞上皮腫[48]などがあり, 通常 2〜3 cm 程度の大きさのものが圧倒的に多い. 平滑な辺縁を示す腫瘍として低悪性度のカルチノイドがある. カルチノイドは境界明瞭で辺縁平滑な結節を示すが, CT で確認できるくらいの末梢の気管支の腫瘍による閉塞や圧排所見がみられることが多く, かつ造影 CT で均一に造影されることが多いので診断に有効である[49].

② 分葉状の辺縁

　境界明瞭でも辺縁がやや不整な結節の場合は悪性腫瘍が多く, 肺野型肺癌の可能性も十分にある. 辺縁が分葉状を示す場合, すなわち辺縁に凹凸がみられる場合は肺癌では扁平上皮癌(図 4-41), 低分化腺癌, 大細胞神経内分泌癌[50]や小細胞癌など喫煙者に多くみられる肺癌にしばしばみられる. 逆に非喫煙者では, 境界明瞭で辺縁分葉状の原発性肺癌を見ることは比較的まれである. それ以外にもさまざまな転移性肺腫瘍でもみられる所見であるが, まれに過誤腫などの良性腫瘍や時に肉芽腫でも分葉状の辺縁を示すことがある.

③ スピキュラ spicula(棘状突起)

　境界不鮮明である結節にはさまざまな病態があり, さまざまな悪性腫瘍や炎症性腫瘤がこの辺縁形状を示す. このなかでもよく知られているのは, スピキュラとよばれる結節辺縁部

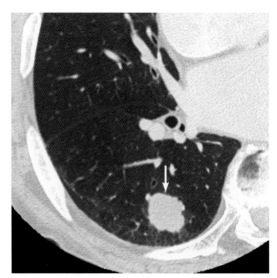

図 4-41　80 歳台男性　分葉状の辺縁の扁平上皮癌
HRCT　右肺下葉に境界明瞭で，辺縁が分葉状の結節を認める（→）．

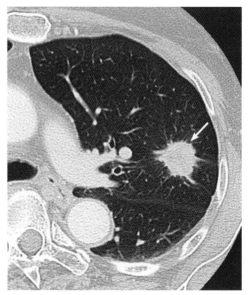

図 4-42　70 歳台男性　スピキュラ（棘状突起）をもつ結節（腺癌）
HRCT　左肺上葉にほぼ全周性にスピキュラを有する結節を認める（→）．

にみられる 1 mm 以上の細かい棘状の構造物である[51]．スピキュラは結節状を示す腺癌の辺縁部でよくみられる所見としてよく知られているが，結節の辺縁全周にわたって観察できる例は実際そう多くはない（図 4-42）．スピキュラは 3 次元的には線状構造を示しているのではなく，腫瘍から外側に広がる細長い面状構造を示している．したがって，横断面の一断面でスピキュラがよく観察できても，結節が描出されているスライス面すべてで観察されることはない．腫瘍から外側に線状構造が放射状に広がると，CT ではその線状構造は点状影として観察される．

　スピキュラは肺野型肺癌の腺癌のみならず，肺末梢発生の扁平上皮癌の辺縁でも時にみられる[52]．特に肺気腫を合併している扁平上皮癌でみられる．結核性肉芽腫や器質化肺炎といった炎症性腫瘤でもスピキュラのような形状の棘状の突起を認めることあるが，腺癌にみられるものと比べてやや疎で太いことが多い．しかしスピキュラ自身，癌に特異的な所見ではなく，むしろ診断に難渋する場合も少なくない．

④　すりガラス影の辺縁

　HRCT 上で，結節の辺縁部のすりガラス影（ground-glass opacity：GGO）の有無とその性状についての情報は，診断を進めていくうえで極めて重要なことである．HRCT 上のすりガラス影とは，CT 上の淡い濃度上昇域で，その内部に肺血管や気管支などの既存構造が透見できる陰影を指す[53]．しかし，結節の辺縁部がすりガラス影を示し，そのすりガラス影と正常肺との境界面が明瞭な場合は，病変の辺縁部が肺胞上皮置換型の腺癌である可能性が高く，診断に有用である[54]（図 4-43）．このような腺癌は内部の比較的充実性の部分でも air bronchogram（気管支透亮像）を認めることが多く，これらの所見が合わさっていれば肺胞上皮置換型成分をもった腺癌である可能性がさらに高くなる．しかし丸い形状を示す肺炎が，

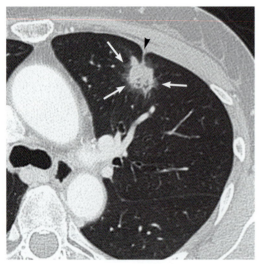 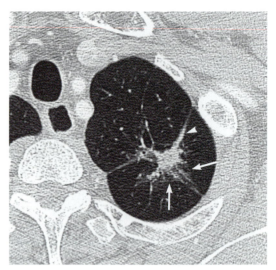

図 4-43　50歳台女性　辺縁がすりガラス影を示す腺癌
HRCT　左肺上葉に辺縁部がすりガラス影を示す結節影がみられる．辺縁のすりガラス影と正常肺との境界は鮮明である(→)．結節内部には air bronchogram がみられ，胸膜陥入像(►)もみられる．

図 4-44　70歳台男性　歪な形状の腺癌
HRCT　左肺上葉に歪な形状の結節影がみられる．長い突起を有し(►)，辺縁の一部は内側に凸で，辺縁部のところどころにすりガラス影がみられる(→)．

　治癒過程で周囲にすりガラス影を伴った結節としてみられることもあり，注意を要する．
　また周囲にすりガラス影を伴った腺癌の場合，丸い形状を示すとは限らず，不整形というか歪(いびつ)な形状を示すものもある(図 4-44)．この場合は，周囲のすりガラス影は全周性でない場合が多いが，辺縁の一部にでもすりガラス影がみられることが特徴ともいえる．辺縁部にすりガラス影をもつ腺癌は，非喫煙者でもよくみられる肺癌である．確定診断に至らない場合も多く，慎重な経過観察でわずかな増大が観察された場合は，腺癌の可能性が高く，開胸生検などを考慮する必要がある．

3) 腫瘤の内部性状
① 石灰化・脂肪
　肺癌では腫瘤病変内に石灰化がみられることは，一般には少ない．むしろ，肺の結節内に石灰化がみられることは，その結節が肉芽腫などの良性の腫瘤である可能性が高くなる．結節内の小さな石灰化は，1 cm スライスの縦隔条件では検出されないことがあり，結節内の小石灰化巣の描出には，2 mm 以下の薄層スライスで標準的な関数で再構成された縦隔条件で読影することが望ましい．肉芽腫の石灰化はびまん性のものや中心部に位置するものが多いとされるが，辺縁部にリング状にみられるものもある[55]．過誤腫の石灰化は，ポップコーン様と称される比較的中心部にみられる粗大な石灰化影が特徴とされ，単純 X 線写真で約 20%程度，CT では約 30%の症例でみられる[47]．CT 上，腫瘤内部に脂肪が確認できることは極めてまれであるが，逆に脂肪を見つければほぼ確実に過誤腫の診断が可能である．ただし，肺癌でも病変内に点状の石灰化を認めることがあり，結節内に石灰化がみられることが直ちに肺癌でないことを意味しない．

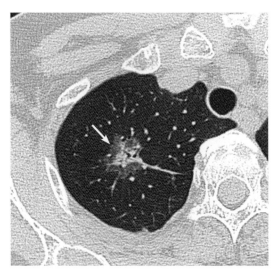

図4-45　80歳台女性　辺縁がすりガラス影を示す高分化腺癌
HRCT　右肺上葉に，辺縁部がすりガラス影を示す淡い結節影がみられる（→）．中心部にいくほど高吸収を示し，その中に air bronchogram がみられる．

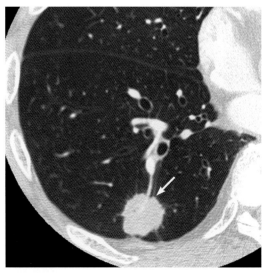

図4-46　80歳台男性　結節による気管支の閉塞がみられる腺癌
HRCT　左肺下葉にスピキュラがみられる結節がみられ，$B^{10}a$ の気管支が腫瘍によって閉塞している（→）．

② 結節内部の空気と気管支の閉塞

Air bronchogram は，腫瘍や結節内に空気の入った気管支内腔が透見できる場合にみられる所見である．気管支を破壊することなく進展する高分化腺癌や浸潤性粘液性腺癌などで辺縁部のすりガラス影とともにみられる[56]（図4-45）．器質化肺炎でも内部に air bronchogram を伴うことがあり，癌に特異度の高い所見ではない．結節状の器質化肺炎は，辺縁不整な結節影を示す点で肺癌と類似し，特に胸膜陥入像や結節内部に air bronchogram を伴う場合，比較的分化度の高い肺腺癌との鑑別が困難なことがある．

HRCTで，結節によって末梢気管支の閉塞や高度狭窄が確認できる場合は，原発性肺癌である可能性が高く，また気管支鏡によるアプローチで確定診断に至ることが期待できるので，結節に関連する細い気管支の読影は重要である（図4-46）．

空洞は，肺癌でも結核などの炎症性腫瘤でもみられるが，肺癌などの悪性腫瘍の場合は，壁が厚く不整なものが多い．しばしば末梢発生の扁平上皮癌でみられるが，腺癌でもみられる．空洞内に液面形成がみられる場合は肺膿瘍などの感染を示すことが多い．

③ すりガラス状結節

すりガラス影のみで描出される径3 cm 以下の丸い陰影をすりガラス状結節（ground glass nodules：GGN）とよぶ（図4-47）．nonsolid nodule と同義語で，pure GGN という表現は，より正確な記述である[57]．一方，すりガラス影と軟部組織吸収値の充実部の両方からなる結節を，part solid nodule（部分充実結節）とよぶ（図4-48）．part solid nodule はかつて mixed GGO とよばれていたもので，part solid GGN および semisolid nodule と同義語である．さらに，pure GGN と part solid nodule の両方を含んだものを subsolid nodule（亜充実結節）と定義され，pure solid nodule（充実性結節）から区別するための範疇である[57]（BOX 4-16）．

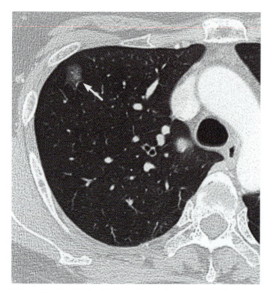

図4-47 50歳台女性 すりガラス状結節(pure GGN)
HRCT 右肺上葉に辺縁部がすりガラス状の結節がみられる(→). 上皮内癌であった.

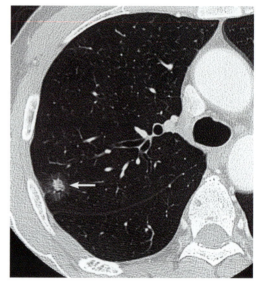

図4-48 60歳台男性 part solid nodule(部分充実結節)
HRCT 右肺上葉に part solid nodule がみられる(→). 病理標本で浸潤部分の長径は7 mm 大で, 置換型(lepidic)微少浸潤性腺癌であった.

BOX 4-16　すりガラス状結節, 部分充実結節, 充実結節

1) ground glass nodule : GGN
   - 気管支や血管が透見できる肺の淡い吸収値の結節
   - nonsolid nodule と同義語
   - pure GGN はより正確な記述.

2) part solid nodule
   - すりガラス影と軟部組織影の両方からなる結節
   - semisolid nodule, (part solid GGN, mixed GGO)と同義語

3) subsolid nodules
   - pure GGNs と part solid GGNs の両方を含んだもの
   - pure solid nodule から区別するためのカテゴリー

4) solid nodule
   - 軟部組織影(のみ)の結節

　すぐに消えずに長い時間変わらず存在する pure GGN は, 多くは上皮内腺癌である. part solid GGN としてみられるものの多くは, 肺胞上皮置換性の増殖様式を有する腺癌が多く, 微少浸潤性腺癌や肺胞上皮置換性増殖が優位な浸潤性腺癌に相当する. また画像上での充実部が大きいほど, 病理標本上での浸潤部が大きく, 画像所見と病理所見には相関がある[58].

図 4-49 60 歳台女性　血管集中像がみられる腺癌
HRCT　右肺下葉に辺縁にすりガラス影を有する結節がみられ，肺静脈が腫瘍の中心部に入り込み（大矢印），周囲から気管支と肺動脈の結節への集中像（小矢印）がみられる．2か所に胸膜陥入像がみられる（▶）．

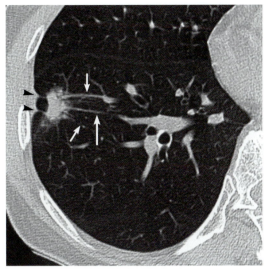

4）腫瘍周囲の変化

　結節そのものではなく，結節の周囲の画像所見に着目することで結節の診断やマネージメントに有効なことがある．具体的には，結節周囲の肺，胸膜，血管，気管支などに着目して読影することである．

　胸膜陥入像は，末梢部にできる肺野型肺癌でよくみられる所見である（図 4-49）．胸膜陥入像は，結節が周囲組織を収縮させることによって起こる胸膜の腫瘍方向への部分的な偏位と理解されている．腺癌の多くで収縮性進展を示すことから胸膜陥入像がみられることが知られているが，炎症性腫瘤の治癒過程でも周囲の組織を引き込んで瘢痕収縮する場合は，同様の胸膜陥入像を示すため，腺癌に特異度の高い変化ではない．

　末梢肺血管の結節への収束像も肺腺癌にしばしばみられる所見であるが，病変が周囲の組織を巻き込んで収縮するという性質によるため，肺腺癌以外に炎症性腫瘤でも起こりうる．肺静脈が腫瘍の中心部に入り込み，周囲から気管支と動脈が収束する場合は肺腺癌に多く（図 4-49），反対に気管支が腫瘍の中心部に入り込み，腫瘍の辺縁は肺静脈で境界される場合は炎症性腫瘤に多い，という X 線断層写真時代からの古典的な読影法が HRCT による診断でも役立つときがある．

　結節周囲の変化で最も重要かつ臨床的意義があるのは，結節周囲の散布巣である．気管支原性に広がる小葉中心性の散布巣を伴っている場合は，炎症性腫瘤，特に結核や非結核性抗酸菌症による肉芽腫の可能性が高く，肺癌などの悪性腫瘍であることはまれである．

5）腫瘍の造影所見

　肺結節の CT 診断は形態診断を主体に行うが，MDCT（マルチスライス CT）を用いたダイナミック CT により，造影剤の急速静注後の CT 値の経時的変化がある程度診断に有効である．ダイナミック CT の対象となるのは 1 cm 以上の充実性の結節で，thin section CT（スライス厚 3 mm 以下）で造影剤の急速静注（2 mL/s）前後に CT 値を計測する．造影前に結節中央の CT 値を計測し，1 分ごとに計測して，病変の CT 値が 15HU より上昇しなければ良性

の可能性が高いとされている[59].

　実際の臨床現場では，ダイナミックCTのように経時的に撮像を繰り返さなくても，造影剤の急速静注後1分程度の一相の画像のみでも造影効果の有無を知ることができ，比較的簡単に情報を得ることができる．一般に結節状の肺癌はよく造影されることが多いが，壊死傾向の強い扁平上皮癌などでは辺縁部しか造影されず，内部はほとんど造影されないので注意が必要である．同様に粘液産生性の腺癌でもほとんど造影されない．一方，乾酪壊死をもつような炎症性肉芽腫では内部がほとんど造影されないが，器質化肺炎の一部や活動性のある炎症では，腫瘍内部がよく造影されることがある．

b. 非典型的な画像所見を示す肺野型肺癌

1) 器質化肺炎と鑑別の難しい肺癌

　器質化肺炎(organizing pneumonia：OP)とは，肺炎の吸収治癒過程，あるいはそれが遅延した状態を指す．特に肺癌と鑑別が問題になる限局性器質化肺炎とは，限局性の肺炎がその治癒過程で結節状の陰影を示す場合である．限局性器質化肺炎の画像所見は，辺縁不整な腫瘤や結節で，内部にしばしばair bronchogramを有し，胸膜陥入像などもみられる．辺縁は一部でも内側に陥凹した辺縁をもち，病変内部のair bronchogramも拡張した場合が多い[60,61]．辺縁の一部が内側に陥凹した形状になるのは，吸収治癒過程であることより正常の肺の膨らみによってあまり硬くない病変が内部に向かって陥凹するためと考えられる．また肺炎の吸収過程であるため，病変の辺縁部にすりガラス影を示すこともある．

　一方，このような限局性器質化肺炎に似た画像所見を示す末梢性肺癌もあり，通常は高分化腺癌にみられる．このような一見，器質化肺炎に似る末梢型高分化腺癌の特徴は，不整な辺縁を有する不整形の腫瘤や結節で，HRCTで病変の辺縁部が正常肺との境界が鮮明なすりガラス影を示し，辺縁から内部にいくほど濃くなり，内部にはair bronchogramがみられ，時にそのair bronchogramには拡張像がみられる．これらの条件が揃えば高分化腺癌である可能性が高く，診断に有用である[62,63]（図 4-50）．ただし細長い形状を示していたり，非常に歪な形状をしていたり，また内側に陥凹した辺縁を示していたり，必ずしも丸い形状を示さずさまざまな形状を取りうるので，診断に難渋する場合がある．

　このような形状をとる高分化腺癌のうち，中心部で癌組織が相対的に少ない一方で線維化瘢痕収縮化が顕著なタイプがある．このような腺癌は，HRCTでは辺縁部にすりガラス影がみられる一方で，内部の充実部が少なく不整形で，内部には拡張した気管支がみられる(図 4-51)．腺癌に伴う線維化瘢痕収縮化が高度に起こり，そのために気管支の牽引性拡張が起こると推察される．この線維化が多い高分化腺癌の場合は，経気管支の肺生検では，線維化のみが採取され癌組織や癌細胞を採取することが難しい場合が多く，確定診断は開胸生検に拠らなければならない場合がある．

2) 肺炎に似る肺癌

　単純X線写真やCTで肺葉を充満させるような浸潤影がみられ，大葉性肺炎に似た画像所見を示す肺癌は，かつて「細気管支肺胞上皮癌」とよばれていた．しかし今回のWHO肺

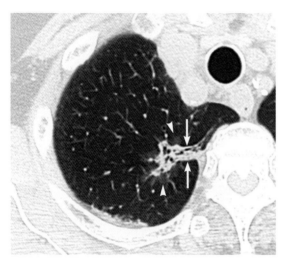

図4-50　70歳台女性　器質化肺炎に似る置換型の浸潤性腺癌
HRCT　右肺上葉に一部の辺縁が内側に凸の辺縁性状を示している(→).しかし一部の辺縁部に肺との境界が明瞭で外側に凸なすりガラス影がみられ(▶),器質化肺炎でなく,腺癌と診断できる.

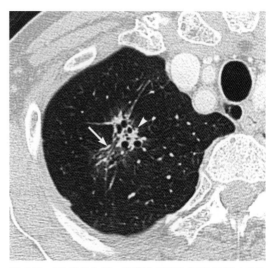

図4-51　70歳台女性　器質化肺炎と鑑別の難しい癌
HRCT　右上葉に不規則な形状のすりガラス影がみられ(→),内側部に air bronchogram を伴った充実部分がみられる(▶).病理標本では,内部に虚脱瘢痕巣を数か所認め,辺縁部では肺胞上皮置換型進展を示す置換型浸潤性腺癌であった.

　癌組織型分類改訂により,「細気管支肺胞上皮癌」という呼称はなくなり,かつての細気管支肺胞上皮癌のうち浸潤性をもつものは,浸潤性粘液性腺癌とよばれるようになり,腺癌のうちの variant のなかに分類されるようになった[64].

　浸潤性粘液性腺癌は,肺内に広がった場合,比較的広範なコンソリデーション(consolidation)としてみられる(図4-52).一般に肺炎などの感染症は区域性の進展を示すことが多いが,この浸潤性粘液性腺癌は,必ずしも区域性の進展を示さないことがあり,診断に有効な場合がある.一見,区域性の進展にみえても,肺野条件で注意深く読影すると区域間を跨いでいることがある.また経気道的に広がることがあり,同一肺葉内や他葉内に転移巣をつくることがあり,CTでもこれらがしばしば描出される.またコンソリデーションのみでなく,辺縁部に不均一なすりガラス影がみられることもあり,この場合でも肺炎との診断に迷うことがある(図4-53).さらにコンソリデーションが少なくなり,広範で不均一なすりガラス影が主体になった場合は,さらに診断に難渋する(図4-54).

　縦隔条件では,通常の腫瘍よりこの腫瘍のもつ豊富な粘液のためにやや低吸収としてみられることがある.造影CTの縦隔条件では,腫瘍内に残存する正常肺血管がみられることがしばしばあり,この所見は"angiogram sign"とよばれており,診断に有用な所見である[65].これは腫瘍が粘液産生を伴って広がっているが,肺血管は破壊されず残存しているため,コンソリデーションのなかによく造影された血管がみられることをさす(図4-52).当初は,これら浸潤性粘液性腺癌(かつての細気管支肺胞上皮癌)に特徴的な画像所見であると考えられていたが,通常の肺炎や,肺癌に伴う閉塞性肺炎,リンパ腫などでもみられることが知られている[66].

　画像上で,肺炎かこの浸潤性粘液性腺癌か迷うときでも,臨床症状が診断に役立つことが

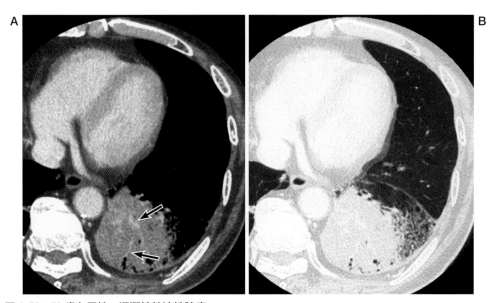

図 4-52　70 歳台男性　浸潤性粘液性腺癌
A：造影 CT，B：HRCT　右下葉に辺縁不整なコンソリデーションがみられ，周囲にすりガラス影がみられる（B）．コンソリデーションの部分に造影された肺血管がみられる（angiogram sign，A，→）．

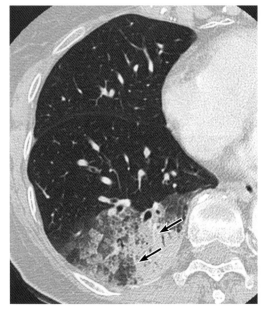

図 4-53　70 歳台女性　浸潤性粘液性腺癌
HRCT（造影後）　右下葉にコンソリデーションとすりガラス影が入り混じるような陰影がみられる．すりガラス影も一部，小葉単位で不均一である．コンソリデーションの部分に造影された肺血管がみられる（angiogram sign，→）．

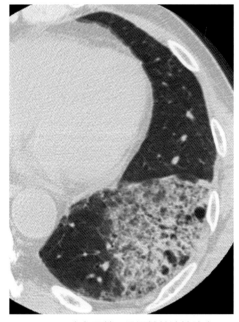

図 4-54　70 歳台男性　浸潤性粘液性腺癌
HRCT　左下葉に広範で境界不鮮明なすりガラス影がみられる．内部にはいくぶん陰影の濃い部分が散在性に認められる．

図 4-55　60歳台女性　細長い形状の腺癌
HRCT　左肺上葉に細長い形状の病変がみられ，腹側の一部にすりガラス影がみられ(→)，内部には air bronchogram がみられる．

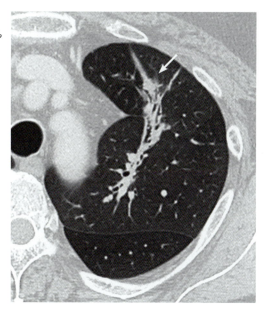

ある．浸潤性粘液性腺癌は一般に高齢者に多く，自覚症状に乏しい．発熱や咳などの症状がほぼ必発の肺炎とは異なる．進行すると喀痰が多くなることがあり，その際の喀痰細胞診で腺癌の診断に至ることもある．痰に悪性細胞が含まれることがあるため，このことが経気道的に肺内転移を起こしやすい原因になるが，一方で喀痰細胞診の施行で，確定診断が容易に得られるという点もある．

3）細長い形状の肺癌

通常，悪性腫瘍は肺癌に限らず，丸いあるいは丸っぽい形状を示す．肺癌も末梢にできる場合は，概ね丸い形状を示す．一方，肺の炎症性瘢痕や虚脱などの病変では，気管支走行に沿った細長い線状の陰影を形成することがしばしばであり，このような形状を見た際，通常，肺癌を疑うことはあまりない．器質化肺炎でも気管支血管束に沿った卵円形腫瘤影を示すことが知られている[60]．しかし，時に肺癌が気管支走行方向に沿うような細長い形状を示すことがあり，多くは高分化腺癌でみられる．低分化な癌にみられることはまずない．先に示した器質化肺炎の形状に似る高分化腺癌が，気管支に沿って進展した場合にみられる特殊な形状で，わずかながらでも CT 上すりガラス影を伴う（図 4-55）．

通常，これらの気管支鏡下の生検や経皮的針生検での診断確定は困難であるが，細長いながらもわずかな部分に，周囲の肺との境界が鮮明なすりガラス影がみられるのが，診断のポイントである．

4）石灰化のある肺癌

結節内に石灰化がみられることは，その結節が肉芽腫などの良性の腫瘤である可能性が高くなるので，石灰化の有無が CT の出現以前から肺結節の診断には用いられてきた．しかし悪性腫瘍でも結節内に石灰化を認めることがあり，カルチノイドで約30％，肺癌でも6％程度にみられる[67,68]．また転移性肺腫瘍でも，骨肉腫以外に大腸癌でもしばしば腫瘍内に石灰

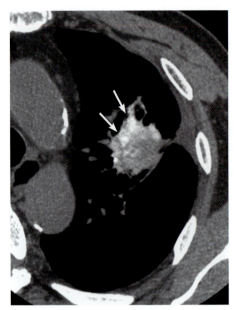

図4-56 80歳台男性　石灰化を有する腺癌
HRCT　左上葉に辺縁不整な結節がみられ，辺縁部主体に石灰化がみられる(→)．

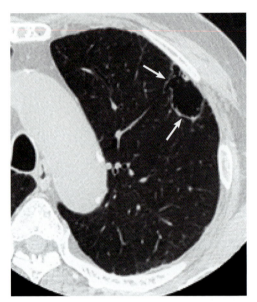

図4-57 70歳台男性　薄い空洞壁の扁平上皮癌
HRCT　左上葉に薄い壁の空洞病変がみられ，辺縁は分葉状である(→)．薄い壁に沿って腫瘍が進展していた．

化がみられ，これらは薄層CTの普及により描出されるようになった[69]．

　一方，肺の悪性疾患において石灰化がみられる場合は，偏在性あるいは多発散在性であることが多い(図4-56)．肺癌が石灰化を含む理由としては，もとより存在していた石灰化を伴う肉芽腫などを巻き込んで肺癌が進展した場合や，腫瘍の壊死部が石灰化をきたした場合などが考えられている[70]．

　結節内の小さな石灰化の描出にあたっては，1 cmスライスの縦隔条件では検出されないことがあり，結節内の小石灰化巣の描出には1〜2 mm以下の薄層スライスで，HRCT用の高周波強調画像ではなく，標準的な関数で再構成された縦隔条件で読影することが望ましい．

5) 薄い空洞をもつ肺癌

　腫瘍内の空洞は，肺癌でしばしばみられる所見であるが，結核や真菌症などの感染性疾患などでもみられ，時に鑑別が難しいことがある．肺癌にみられる空洞は扁平上皮癌や腺癌に多く，通常はやや厚く辺縁不整である．一方，炎症性の病変が空洞をつくる場合は，比較的壁が薄く，また空洞の辺縁が平滑である．しかし，扁平上皮癌でも時に薄い空洞を見ることがある．その場合でも分葉状の辺縁をしていたり(図4-57)，空洞壁の一部に結節がみられたりする．また肺癌，特に高分化扁平上皮癌のつくる空洞内には，血管がみられることがある．

　腺癌でもまれに薄壁の空洞を示すことがある[71]．薄壁の空洞形成にはチェックバルブ機構が関与していると推定される．この場合も空洞壁のどこかにわずかに厚い部分や不整な部分，結節状の部分を見ることがある(図4-58)．また，浸潤性粘液性腺癌などの腺癌でも，

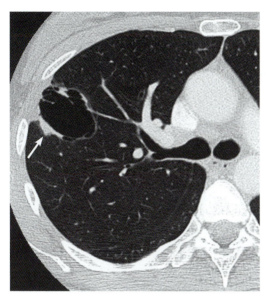

図 4-58　40 歳台女性　薄壁空洞を有する腺癌
HRCT　右上葉に薄い壁を有する空洞性病変がみられる．壁は末梢側で一部が厚く不整で(→)，中枢側でかなり薄く均一である．大きな空洞を有する腺癌で，その形成にはチェックバルブ機構が関与していると推定される．

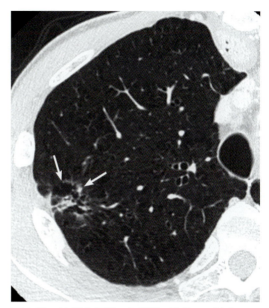

図 4-59　60 歳台男性　気腫肺に発生した腺癌
HRCT　右上葉末梢に辺縁不整な結節がみられ，大部分は空洞あるいは囊胞状である(→)．辺縁にはスピキュラのような形状を示す部分がみられる．充実部分が少なく診断に苦慮する．

時に単房性のあるいは多房性の囊胞状変化を示すことがある．この場合は薄い壁の囊胞状構造と，その囊胞に連続する限局性のすりガラス影が診断のポイントとなる．

6) 肺気腫に合併する肺癌

　肺の結節影や腫瘤影の診断する際，診断を難しくさせる要因として背景肺の問題がある．肺気腫や肺線維症のある肺に結節影がみられた場合，結節の辺縁構造などが典型的でないことが多く，診断に苦慮する場合がある(図 4-59)．気腫肺にできた肺癌診断は，肺気腫のない肺にできた肺癌よりも診断が難しい[72]．さらに肺気腫の患者の場合，通常喫煙者であるので肺癌の高リスク患者でもあり，扁平上皮癌や小細胞癌，大細胞神経内分泌癌などができやすい状況にある．さらに肺気腫と肺線維症が両方みられる場合も多く，これらの場合で肺癌が小さいときは診断に苦慮することが多い(図 4-60)．また肺気腫のある肺に限局性の肺炎が起こったときも，不整腫瘤や結節状になることがあり，肺癌との鑑別診断に苦慮することが多い．

　また頻度は必ずしも多くないが，気腫肺に高分化腺癌ができることがある．その際は，腫瘍辺縁部の肺胞上皮置換型進展部が気腫によって肺胞が破壊されているため，不均一なすりガラス影としてみられ，肺炎や肺炎の治癒過程との鑑別が難しくなる．

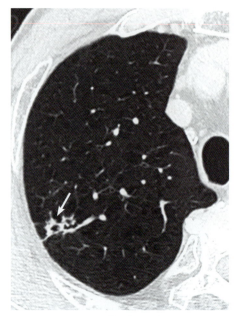

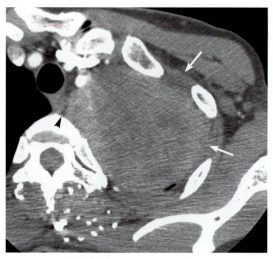

図 4-61　40 歳台女性　Pancoast 腫瘍
造影 CT　左肺尖部を占居するように腫瘍がみられ，胸壁(→)，および縦隔(▶)に浸潤している．

図 4-60　70 歳台男性　気腫肺に発生した扁平上皮癌
HRCT　右上葉に辺縁不整な結節がみられ，辺縁は内側に凸な部分(→)が多い．内部には air bronchogram がみられる．炎症性瘢痕との鑑別が難しいが，扁平上皮癌であった．

補足）Pancoast 腫瘍　Pancoast tumor

　第一肋骨，第一胸椎より頭側の胸部部分を胸郭入口部とよぶが，ここには肺尖部があり，そこに発生する腫瘍を特に Pancoast（パンコースト）腫瘍とよぶ．Pancoast 腫瘍は，肺癌の便宜上のカテゴリーであり，病理学的な分類でもなければ，放射線学的な分類でもない．
　疼痛，Horner（ホルネル）症候群，骨破壊，上肢の筋萎縮の四徴を特に Pancoast 症候群とよんでおり，肺尖部の腫瘍にこの四徴が揃ったものが，元来の Pancoast 腫瘍である．現在では，これら四徴が揃わなくても，腫瘍の上端が第一肋骨より頭側にある肺尖部の腫瘍を指すことが多く，superior sulcus tumor（SST）ともよばれる．腫瘍は肺尖部にみられ，しばしば胸壁浸潤があり，肋骨にも浸潤がみられる（図 4-61）．一般には腺癌や扁平上皮癌が多く，小細胞癌はまれである．外科療法や術前放射線治療の適応となる場合が多く，術前の進展範囲診断が重要である．

C. 肺癌の新しい WHO 分類（2015）と画像診断

　2015 年に第 5 版となる WHO 肺癌組織型分類が出版され[64]，肺癌の分類は大きく変わった．日本肺癌学会編の「肺癌取扱い規約」第 8 版では，この WHO 分類に準拠している[8]．
　肺癌の 4 大組織型は，「腺癌，扁平上皮癌，神経内分泌癌，大細胞癌」となった（BOX

> **BOX 4-17** 肺癌のWHO病理組織分類(2015)による4大組織型
>
> - 腺癌
> - 扁平上皮癌
> - 神経内分泌癌
> - 大細胞癌

4-17, 「2.最新の肺癌病期分類」も参照).

　大きな変更点は以下である.

　1) 浸潤度による腺癌の分類：腺癌分類に浸潤の概念を入れて，上皮内腺癌，微少浸潤腺癌，浸潤癌に分けた．さらに浸潤癌の亜型を，置換型，乳頭型，腺房型，微小乳頭型，充実型に分けた．

　2) 全体径とともに浸潤影を記載することになった．

　3) 腺癌の特殊型の変更：腸型腺癌が新たに入り，従来の粘液型細気管支肺胞上皮癌は，浸潤性粘液性腺癌という名称になり，浸潤腺癌の特殊型となった．

　4) 免疫染色の導入によって腺癌と扁平上皮癌の定義が変更された．大細胞癌に免疫染色を導入して，TTF-1ないしnaptin A陽性のものを充実型腺癌に，p40ないしCK5/6陽性のものを非角化型扁平上皮癌とした．

　5) 4大組織型のひとつとして神経内分泌腫瘍を設けた．これまでは，小細胞癌は4大組織型のひとつであったが，新分類では，定型カルチノイド，異型カルチノイド，大細胞神経内分泌癌，小細胞癌をひとつにまとめて神経内分泌癌とした．小細胞癌は，神経内分泌腫瘍の亜型となった．

　6) 生検での診断法を記載することになった．これまでの分類・規約は，すべて手術材料か剖検材料に対する診断名であったが，新分類では生検での診断法も記載された．

1) 腺癌　adenocarcinoma

　腺癌の分類には浸潤の概念を入れて，上皮内腺癌，微少浸潤腺癌，浸潤癌に分類されるようになった．さらに浸潤癌の亜型を，置換型，乳頭型，腺房型，微小乳頭型，充実型に分けた．浸潤性腺癌の特殊型として，浸潤性粘液性腺癌，コロイド腺癌，胎児型腺癌，腸型腺癌の4つが分類された[64](表4-6).

① 上皮内腺癌　adenocarcinoma in situ：AIS

　上皮内腺癌とは，肺胞上皮置換性の増殖様式(lepidic pattern)のみからなり，間質や血管，胸膜への浸潤を示さない腺癌で，非浸潤性の腺癌と定義されている．かつての野口分類のtype AおよびBに相当するが，野口分類が2cm以下の病変に対応していたのに対して，WHO分類では3cm以下の病変に適応されるようになった．上皮内腺癌は粘液産生型，粘液非産生型と混合型に分類される．

　上皮内腺癌はHRCTで長径3cm以下のpure GGNを呈する(図4-62)．粘液産生型の上皮内腺癌は，CTでは充実結節として描出される(図4-63).

Ⅳ. 肺腫瘤性病変

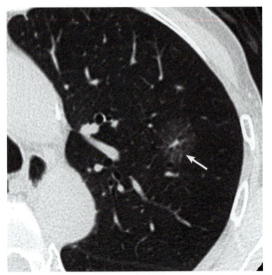

図 4-62　50 歳台女性　上皮内腺癌
HRCT　左肺上葉に境界明瞭で辺縁平滑な pure GGN を認める(→).

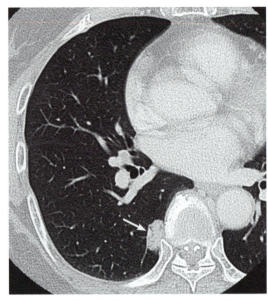

図 4-63　70 歳台女性　粘液性上皮内腺癌(mucinous AIS)
HRCT　上皮内癌であるが, 粘液産生性のため CT では pure GGN としてみられず, 充実性結節としてみられる(→).

表 4-6　肺腺癌の病理分類(WHO 版 2015)
• preinvasive lesions
・ atypical adenomatous hyperplasia(AAH)
・ adenocarcinoma *in situ* (AIS)
• minimally invasive adenocarcinoma(MIA)
• invasive adenocarcinoma
・ lepidic pattern predominant
・ acinar pattern predominant
・ papillary pattern predominant
・ solid pattern predominant
・ micropapillary predominant
• variants
・ invasive mucinous adenocarcinoma
・ colloid adenocarcinoma
・ fetal adenocarcinoma
・ enteric adenocarcinoma

(文献 64)より改変)

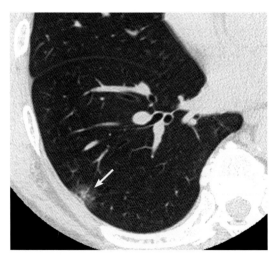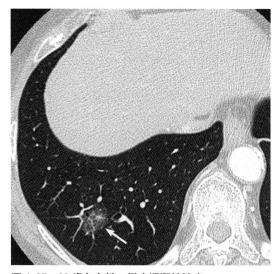

図 4-64　50 歳台女性　微少浸潤性腺癌
HRCT　右肺下葉に境界明瞭で内部に小さな充実部を有する part solid nodule（部分充実結節）を認める（→）．病理組織で 1 mm 大の浸潤部がみられ，微少浸潤性腺癌であった．

図 4-65　60 歳台女性　微少浸潤性腺癌
HRCT　右肺下葉に境界明瞭なすりガラス状結節を認める（→）．CT では充実部分の指摘は難しいが，病理組織で 2 mm 大の浸潤部がみられ，微少浸潤性腺癌と診断された．

② 微少浸潤性腺癌　minimally invasive adenocarcinoma：MIA

　今回の WHO 分類で上皮内腺癌とともに新たに設けられた範疇として，微少浸潤癌がある．肺胞上皮置換性の増殖様式が主体であるが，病巣内にわずかな浸潤部分があり，その大きさが 5 mm 以下のものが該当する．

　HRCT では，5 mm 以下の充実部を有する part solid nodule としてみられるものが多い（図 4-64）．病理標本上で 5 mm 以下の小さな浸潤巣があっても，それが HRCT で充実部として明瞭に描出されない場合も多く，CT 上，pure GGN としてみられる微少浸潤癌もある（図 4-65）．一般に病理標本での浸潤径と比べて，HRCT の充実部分の長径がやや大きくなる傾向にあり，微少浸潤癌の条件である病理標本上で 5 mm 以下の浸潤巣は，HRCT の肺野条件では充実部が 8 mm 以下に設定するのが妥当であるとする本邦の多施設共同研究が報告されている[73]．

③ 浸潤性腺癌　invasive adenocarcinoma

　新しい WHO 分類では，5 mm を超える浸潤部を有する腺癌は浸潤性腺癌とし，さらにその亜型を，置換型，乳頭型，腺房型，微小乳頭型，充実型に分けた．その腺癌の特徴も最もよく表す優位をもつ組織亜型で分類することになった．実際は 1 つの肺腺癌にいくつかの組織亜型の成分が含まれるため，病理組織学的には各組織亜型の成分の割合を％で併記することが推奨されている．新分類では，粘液染色もしくは免疫組織学的に腺癌を診断できれば腺癌の範疇に入るようになったため，これまでの大細胞癌の大半が新分類では充実性腺癌に分類されるようになった．新たな組織亜型として微小乳頭型（micropapillary）が加わった（図 4-66）．微小乳頭型浸潤性腺癌は，高い侵襲性があり予後不良であることが知られている[74]．

　上皮内腺癌や微少浸潤性腺癌が単純 X 線写真で描出されることはほとんどないので，胸部単純 X 線写真で指摘できるくらいの大きさの腺癌はこの浸潤性腺癌と考えてよい．前述

> **BOX 4-18** 粘液性腺癌(mucinous adenocarcinoma)の分類
>
> かつて細気管支肺胞上皮癌(bronchioloalveolar carcinoma：BAC)とよばれていた．
> - 浸潤のあるもの
>   浸潤性粘液性腺癌(invasive mucinous adenocarcinoma)
> - 微少浸潤があり，3 cm 以下のもの
>   粘液性微少浸潤性腺癌(mucinous MIA)
> - 浸潤がなく，3 cm 以下のもの
>   粘液性上皮内腺癌(mucinous AIS)

の肺野型肺癌の画像上の特徴をもつものが多い．なかでも置換型(lepidic)が優位なものは，HRCTですりガラス影の部分を多く含むので，診断上有用である(図4-43〜45, 48参照)．通常，結節辺縁部主体に周囲肺との境界が鮮明なすりガラス影がみられることが特徴である．置換型の浸潤性腺癌以外の組織亜型については，画像上でその亜型を推定することは困難である．

④ 浸潤性粘液性腺癌　invasive mucinous adenocarcinoma

新分類では，浸潤性腺癌の特殊型として，浸潤性粘液性腺癌，コロイド腺癌，胎児型腺癌，腸型腺癌の4つが分類された[64]．浸潤性粘液性腺癌は，従来は粘液型の細気管支肺胞上皮癌とよばれていたもので，杯細胞ないし円柱細胞からなり，粘液が肺胞内を充填するように産生されているものである．コロイド腺癌は，多量の粘液の貯留により既存の肺胞構造が破壊されているものを指す．胎児型腺癌は，淡明な細胞質をもつ細胞が核下空胞を形成しつつ腺管ないし胞巣をつくって増殖するものを指す．腸型腺癌は，大腸癌のような組織像を示す腺癌が増殖する原発性腺癌である．

このうち比較的頻度が高く，画像診断上重要なものが浸潤性粘液性腺癌である．粘液産生性の腺癌であっても，微少浸潤に留まりかつ3 cm以下のものは粘液性微少浸潤腺癌，浸潤がなく3 cm以下のものは粘液性上皮内癌とよばれるようになった(BOX 4-18)．画像所見については，前述の「肺炎に似る肺癌」の項に記載している．残り3種類の特殊型腺癌は極めてまれである．

2) 扁平上皮癌　squamous cell carcinoma

扁平上皮癌は病理組織学上，角化あるいは細胞間橋を示す悪性上皮性腫瘍であったが，新病理分類では，これらに加えて組織学上，扁平上皮癌マーカー陽性の腫瘍までを含めることになった[64]．したがってかつての大細胞癌の一部が，今後，非角化型扁平上皮癌に分類されることになった．

肺の扁平上皮癌の半分以上は太い中枢気管支に発生し，気管支の狭窄や閉塞を起こす肺門部肺癌の代表である．亜区域支より末梢の気管支に発生する扁平上皮癌が肺野型肺癌に相当し，結節や腫瘤影を呈する．また肺野末梢部の扁平上皮癌は喫煙と深く関連し，肺気腫，ブラ，線維化などの既存病変がある肺に発生する場合が多い．壁の薄い末梢の気管支に発生するために，早期に気管支壁を越えて肺実質へと浸潤し，充実性の腫瘤を形成する．この際に

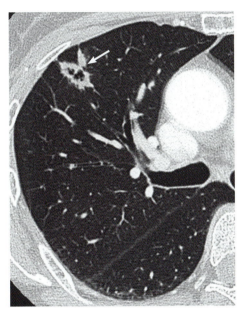

図4-66　60歳台男性　微小乳頭型浸潤性腺癌
HRCT　右肺上葉に辺縁不整で一部にスピキュラを有する不整形の結節がみられる(→)．内部には不整空洞がみられうる．病理標本で微小乳頭部分がみられる浸潤性腺癌と診断された．

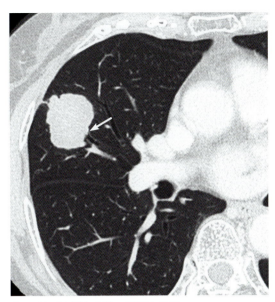

図4-67　80歳台女性　扁平上皮癌
HRCT　右中葉に分葉状の辺縁をもつ結節がみられ，B^4aの気管支が腫瘍によって閉塞している(→)．

　栄養動脈である気管支動脈に浸潤するために，腫瘍内に壊死を形成しやすい．腫瘍が気管支と交通すると内部の壊死物質が喀出され，腫瘍内に不整な空洞を形成する．腺癌に比べると胸腔内播種の頻度は少なく，胸壁に直接浸潤することが多い．肺野型扁平上皮癌で壊死傾向の強い型は空洞を形成するが，壁が不整で偏在性であることが多い．

　末梢肺の扁平上皮癌は，CTでは充実性の腫瘤影を呈するものが最も多く，境界は比較的鮮明で圧排性に進展するものが多い．また通常，腫瘍による気管支の閉塞がみられる（図4-67）．気管支と交通した場合は空洞を認める．また内部に瘢痕を形成する場合は，血管・気管支などの周囲構造の集束性変化を伴う．びまん性間質増生型では辺縁部で含気を保った進展を呈するものがあり，同部は淡いすりガラス影を呈することもある．腫瘍の辺縁が腺癌にみられるようなスピキュラを認めることもある（図4-68）．

　扁平上皮癌は通常，喫煙者に発生する．非喫煙者に発生することは極めてまれである．周囲肺実質にブラ，気腫性変化，線維化巣，瘢痕などが存在することが多く，腫瘍の進展様式が修飾される．このために，ブラの壁や瘢痕巣に接した不整形の限局性陰影は，炎症との鑑別のためには慎重な経過観察を行い，増大傾向がある場合は，迅速に確定診断を行う必要がある．造影CTでは腫瘍細胞に富む充実性部分と壊死部分が混在しているために，不均等な造影効果を受ける．

3) 神経内分泌癌　neuroendocrine tumors

　神経内分泌腫瘍は，1991年にTravisらによって提唱され，前回のWHOの病理組織分類

> **BOX 4-19** 肺の神経内分泌癌の組織亜型（悪性度の高い順に）
>
> - 小細胞癌
> - 大細胞神経内分泌癌
> - 異型カルチノイド
> - 定型カルチノイド

の改訂の際に大細胞癌の一亜型として加えられ，今回からは肺癌の4大組織型のひとつに分類されるようになった[64] (BOX 4-19)．

組織学的な特徴としては，類器官構造や柵状配列，ロゼット様配列といった神経内分泌腫瘍としての所見を示す．肺の神経内分泌腫瘍は悪性度の高い順に，小細胞癌，大細胞神経内分泌癌，異型カルチノイド，定型カルチノイド，に分類される（カルチノイドについては，「6. 低悪性度腫瘍と良性腫瘍」の項，p. 214を参照）．

① 小細胞癌　small cell carcinoma

肺小細胞癌は肺癌の10～15%を占め，新分類では神経内分泌癌の亜型として分類されるようになった．小細胞癌は中枢側の気管支にも末梢の気管支にも発生し，気管支上皮を破壊し深部に進展するが，上皮を置換することはまれである．

小細胞癌は悪性度が高く，臨床経過が速いために，臨床的病理学的に診断できる時点では，リンパ節や遠隔転移を伴っている場合が多い．このような臨床病理上の特徴と化学療法に反応することより，肺癌のなかで独立した1つの範疇に分類され，その他の肺癌と分けられている．

肺野型の小細胞癌でも，発見時に原発巣に限局し，遠隔転移やリンパ節転移がない場合は，外科切除に化学療法を併用することにより，予後が期待される．

CTでは境界鮮明な腫瘤影を呈し，周囲の既存構造に対し圧排性の変化を認める（図4-69）．腫瘍の内部は均等な軟部組織濃度を呈し，air bronchogramやすりガラス影および空洞などの含気構造は認めない．多くの場合において，リンパ節転移による肺門・縦隔リンパ節の腫大を伴う（図4-69）．また，骨転移や脳転移で発見される症例も少なくない．

② 大細胞神経内分泌癌　large cell neuroendocrine carcinoma

大細胞神経内分泌癌は，旧病理分類では大細胞癌の亜型とされていたが，新分類では，カルチノイド腫瘍，小細胞癌とまとめて神経内分泌癌として統一された[64]．

肺腫瘍の数%の頻度で認められ，神経内分泌癌としての特徴を有している．通常，喫煙者に発生する．小細胞癌，低分化腺癌や低分化扁平上皮癌との鑑別がしばしば困難で，免疫染色が有効である．

大細胞神経内分泌癌のCT上の特徴は，肺末梢に存在するものが多く，比較的境界が鮮明な充実性結節で辺縁が分葉状の形状を示す[50]（図4-70）．腫瘍の辺縁にスピキュラがみられるものがあり，その場合は背景肺に肺気腫を合併していることが多い．腫瘍の内部に空洞や壊死がしばしばみられ，腫瘍による気管支の閉塞がみられる．造影CTで5cm程度の大きい腫瘍の場合は内部の壊死を反映して不均一に造影され，結節状の小さいものはほぼ均一に造影される[50]．

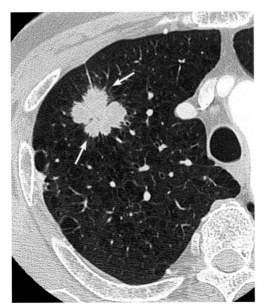

図4-68 70歳台男性 辺縁にスピキュラをもつ扁平上皮癌
HRCT 右肺上葉に辺縁部にスピキュラ（→）がみられる結節がみられ，辺縁全体としては分葉状でもある．周囲の肺は気腫状である．

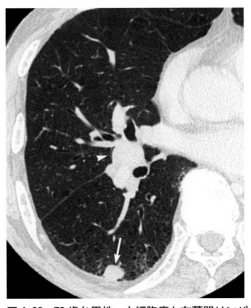

図4-69 70歳台男性 小細胞癌と右葉間リンパ節転移
HRCT 右肺下葉末梢に境界明瞭な結節がみられ（→），中下葉間の葉間リンパ節が腫大している（▶）．

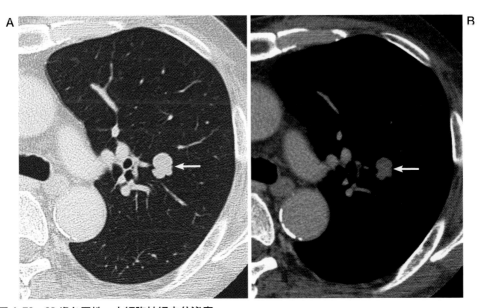

図4-70 60歳台男性 大細胞神経内分泌癌
A：HRCT，B：造影CT HRCT（A）では，左肺上葉に境界明瞭で，辺縁が分葉状の結節を認める（→）．造影CT（B）で結節内部はほぼ均一に造影されている（→）．

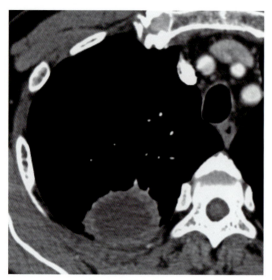

図 4-71　60 歳台男性　大細胞癌
造影 CT　右肺上葉に辺縁不整な腫瘤がみられ，辺縁部は造影されているが，内部は壊死のために造影をほとんど受けていない．

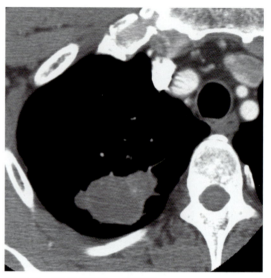

図 4-72　70 歳台男性　多形癌
造影 CT　右肺上葉に辺縁が分葉状の腫瘤がみられ，辺縁部主体に不均一に造影されている．

4）大細胞癌　large cell carcinoma

　未分化な悪性上皮性腫瘍で，小細胞癌の細胞学的特徴や腺癌や扁平上皮への分化を欠く．今回の新分類で，これまで大細胞癌と診断されていたものが，充実型腺癌や非角化型扁平上皮癌として診断されることになったため，今後は大細胞癌と診断される腫瘍の割合はこれまでより減少することなった．

　腫瘍細胞は大きな核，顕著な核小体と中等量の細胞質をもつと定義されて，除外診断的な名称である．大細胞癌も喫煙者に発生する．

　HRCT においても，境界鮮明な充実性の腫瘤影を呈し，周囲の既存構造に対し圧排性の変化を認める（図 4-71）．腫瘤の内部は単純 CT では均等な軟部組織濃度を呈し，すりガラス影や air bronchogram は認めない．

5）多形癌　pleomorphic carcinoma

　今回の新分類では，4 大組織型には入らないものの，肉腫様癌の一亜型として多形癌が分類されている．組織学的には低分化な非小細胞癌であり，紡錘細胞あるいは巨細胞を含む扁平上皮癌，腺癌，大細胞癌を指す．紡錘細胞あるいは巨細胞のみからなる場合もある．紡錘細胞あるいは巨細胞が少なくとも腫瘍の 10％を占めることが条件とされる．

　画像では，充実性の腫瘍で境界明瞭で不整な辺縁を示すものが大半である（図 4-72）．境界が比較的明瞭な腫瘤で，辺縁は分葉状であったりスピキュラがみられたりする．腫瘤の内部に空洞や壊死がしばしばみられる．連続する胸膜の肥厚像を伴っていることが多い．背景肺に気腫を伴っていることが多い．

　画像上は，扁平上皮癌や大細胞神経内分泌癌との鑑別が困難である．

5. 転移性肺腫瘍(癌性リンパ管症を含む)

　転移とは原発腫瘍から切り離されて運ばれた腫瘍の断片が，原発腫瘍とは離れた部位に増殖するものと定義づけられる[75]．肺は転移をきたす部位として最も多い部位であり，転移性肺腫瘍は日常臨床でしばしば認められる疾患である．転移性肺腫瘍の頻度は報告によりさまざまであるが，悪性疾患で死亡した患者の約20～50％に認められる[76,77]．原発巣はさまざまであるが，乳腺や大腸，腎，子宮，前立腺，頭頸部の頻度が高い[78]．また，絨毛癌や骨肉腫，精巣腫瘍，悪性黒色腫，Ewing肉腫，甲状腺癌の頻度は高くはないが，高率に肺転移をきたす[78]．肺に転移が進展する経路としては，1) 血行性，2) リンパ行性，3) 経気道性，4) 経胸腔性の4つのパターンが考えられている．

a. 血行性の転移性肺腫瘍

　転移性肺腫瘍の多くは血行性に広がる．血行性の転移性肺腫瘍ではほとんどの場合，肺動脈を経由して肺に腫瘍が広がるが，気管支内転移では気管支動脈経由で転移しているものがあると考えられている．肺外の原発腫瘍が静脈に浸潤し，腫瘍細胞や腫瘍の断片が静脈内を運ばれ，肺に到達し，肺動脈や肺細動脈，毛細血管内にとどまり，そこで腫瘍が増殖して近傍の肺組織に浸潤すると考えられている．

　血行性の転移性肺腫瘍の最も多いCTの画像パターンは両側肺の多発結節である(図4-73，BOX 4-20)．結節の形状は球状・卵形状のものが多く，大きさは数mm大から数cm，大きいものでは肺葉全体を占める腫瘤とさまざまであるが，2 cm以下であることが多い．上肺野よりも下肺野に多く認められ(図4-73 B)，一般には重力による影響のため下肺野に血流量が豊富であることが原因とされているが，肺下部の容積が上肺部よりも大きいためではないかという説もある．血行性の転移性肺腫瘍は肺末梢側に多く，胸膜下や肺の外側1/3に結節が認められる頻度が高い．82～92％は末梢に存在し，59～67％は胸膜下の部分に認められるとの報告もある[79]．

　転移性肺腫瘍の大きさや分布だけで原発巣を推定できるわけではないが，転移巣のびまん性の数mm大の小さな粒状影を呈するものとして甲状腺髄様癌や肺癌，腎癌，悪性黒色腫，乳癌，前立腺癌，骨肉腫，絨毛癌などがある[80,81](図4-74)．腫瘍が転移するのは比較的細い肺動脈や毛細血管であるため，びまん性粒状影を呈する血行性の転移性肺腫瘍では小葉中心あるいは小葉辺縁といった二次小葉の正常構造とは一定の関係をもたない分布(ランダムな分布)を示す．肺内の血管が転移性肺腫瘍へと直接連続する所見(feeding vessel sign)が認められることがあるが，feeding vessel signは転移性肺腫瘍に特徴的な所見というわけではなく，その頻度も少ない[82]．

　血行性の転移性肺腫瘍による結節は，一般的にはあらゆる方向に比較的均一に増大するため，境界明瞭で辺縁平滑であることが多い．しかしこのような典型的なパターンをとらずに，

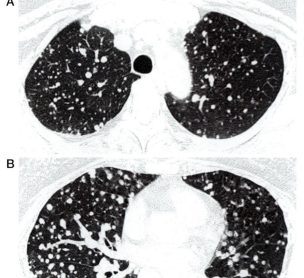

図4-73　40歳台女性　子宮肉腫の血行性肺転移
薄層(thin-section) CT　A：上肺野レベル，B：下肺野レベル　両側肺に境界明瞭・辺縁平滑な多発結節が認められる．結節は上肺野(A)よりも下肺野(B)に多く認められる．

> **BOX 4-20　血行性の転移性肺腫瘍**
>
> - 両側性の境界明瞭・辺縁平滑な多発結節
> - 下肺野優位・末梢側優位
> - 大きさはさまざま．
> - びまん性粒状影ではランダムな分布を示す．

　棘状突起(スピキュラ，spiculation)を伴ったり，境界不明瞭であったりすることもある．高分解能CT(HRCT)において境界明瞭で辺縁平滑な結節を呈する転移性腫瘍では，腫瘍が圧排増殖性に発育していたり，腫瘍が肺胞内に充満しているが，境界不明瞭な結節では肺胞上皮に沿って腫瘍が進展しており，辺縁不整な結節では腫瘍が間質・リンパ管に浸潤したり間質線維化反応(desmoplastic reaction)を起こすためではないかと考えられている[82,83]．

　大腸癌や骨肉腫，腎癌，精巣癌，乳癌，悪性黒色腫では他の腫瘍と比較して孤立性の転移性肺腫瘍の形をとりやすいと報告されている(図4-75)が，以前に悪性腫瘍があるからといって孤立性肺結節が転移性肺腫瘍であるということはできず，いくつかの例外を除けば孤立性の転移性肺腫瘍と原発性肺癌の鑑別をCTで行うことは困難であり，病理学的な検索が必要となる[82]．

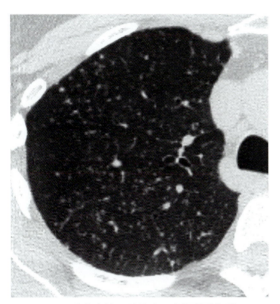

図 4-74　50 歳台女性　肺腺癌の血行性肺転移
HRCT　両側肺に粒状影が多数認められる．粒状影や小結節は既存構造とは一定の関係をもたず，ランダムな分布を示す．

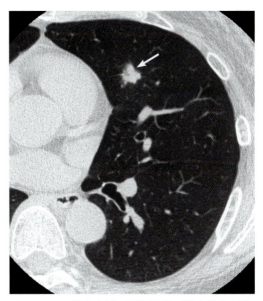

図 4-75　50 歳台女性　腎細胞癌の孤立性血行性肺転移
HRCT　辺縁不整な結節が認められ（→），境界は一部不明瞭になっている．原発性肺癌との鑑別は困難である．

b. リンパ行性の転移性肺腫瘍

　転移性腫瘍がリンパ管を介して肺内に進展することがあり，癌性リンパ管症（lymphangitic carcinomatosis）とよばれる．初期には無症状であるが，病状が進行すると乾性咳嗽や呼吸困難が出現する．転移性肺腫瘍の 6〜8% 程度が癌性リンパ管症の形態をとるとされているが，頻度は報告によりさまざまであり，24〜56% の高い頻度で認められたという報告もある[84]．癌性リンパ管症のメカニズムとして二通りが考えられており，ひとつは前述した血行性転移性肺腫瘍と同様に原発巣の腫瘍細胞が血管を経由して，肺血管内で腫瘍がとどまって増殖・増大し，周囲の肺内のリンパ管に浸潤をきたすという説，もうひとつは原発巣の腫瘍が縦隔リンパ節に転移した後に肺門リンパ節を介して肺内のリンパ管に逆行性に直接進展するという説がある[82]．さまざまな原発巣の悪性腫瘍において癌性リンパ管症を引き起こす可能性があるが，乳癌や胃癌，膵癌，前立腺癌に多く認められ，原発性肺癌では小細胞癌や腺癌が癌性リンパ管症となりやすい（図 4-76）．

　肺内のリンパ管は気管支・血管周囲間質や胸膜下間質，小葉間隔壁とよばれる 3 つの結合組織内に存在しており，癌性リンパ管症はリンパ管を介して肺内に進展するので，HRCT における癌性リンパ管症の主たる異常所見は気管支・血管周囲束や胸膜，小葉間隔壁の肥厚像として認められる（BOX 4-21）．これらの異常の病理学的な説明として，1）中枢側のリンパ管が腫瘍により閉塞することによりリンパ管が拡張している，2）腫瘍によりリンパ管が閉塞しているため間質性肺水腫をきたしている，3）間質内に腫瘍が存在する，4）腫瘍の存

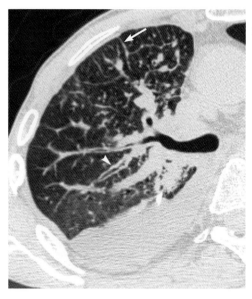

図 4-76　60 歳台女性　肺腺癌による癌性リンパ管症
HRCT　小葉間隔壁(→)や気管支血管周囲間質(▶)の肥厚が認められる．小葉間隔壁肥厚は平滑な部分だけではなく，結節状の部分が認められる．

在や長期の間質性肺水腫が原因となり二次的に間質が線維化する，5) リンパ管内に腫瘍が存在する，ということが考えられており，CT との pathologic correlation ではどの変化も認められるが，主としてリンパ管内に腫瘍が存在するためであったと報告されている[85]．

　癌性リンパ管症の HRCT における小葉間隔壁や気管支・血管周囲間質の肥厚は平滑なこともあるが，結節状・数珠状の肥厚を呈することがあり，結節状・数珠状の肥厚は間質性肺水腫や間質の線維化との鑑別に有用である．平滑な小葉間隔壁の肥厚は癌性リンパ管症の初期に多く認められ，病変が強くなると結節状・数珠状を呈する頻度が高くなっている[86]．平滑な小葉間隔壁肥厚はリンパ管内への腫瘍の浸潤による変化も伴うが，間質組織の浮腫やリンパ管の拡張による影響が多く，肺病変は広範囲に及ぶのではないかと考えられている[82,86]．癌性リンパ管症では小葉間隔壁がびまん性に強く肥厚することが多く，HRCT において約 50 ％ に "polygonal arcade" とよばれる多角形を取り囲むような線状影が認められる[82]．また，polygonal arcade の内部に "central dot" と称される粒状影が認められ，これは気管支・血管周囲間質の肥厚に相当する．CT での胸膜下間質の肥厚は胸壁に接する部分でも縦隔条件で確認できるが，微細な病変を確認することは難しい．肺野条件にて葉間胸膜を観察すれば，微細な胸膜下間質の肥厚でも認識することが可能である．

　癌性リンパ管症の CT 所見でもう一つ重要なことは二次小葉レベルでの肺構造の distortion（ねじれ）がないということである．間質の線維化を強くきたす疾患では二次小葉の形状や大きさが変わり，肺容積は減少するが，癌性リンパ管症にはみられず，鑑別の糸口となる．すりガラス影を呈することもあり，これは間質性肺水腫や肺実質への腫瘍の進展を反映していると考えられる[86]．癌性リンパ管症の肺病変は両側びまん性にも生じるが，約 50 ％ が片側性もしくは左右非対称性である．肺門・縦隔リンパ節腫大は 20～40 ％ に認められ，肺門リンパ節腫大は片側性のこともある[86]．胸水は 30～50 ％ に認められる[82,86]．

> **BOX 4-21**　リンパ行性の転移性肺腫瘍
>
> - 小葉間隔壁・気管支血管周囲間質・胸膜下間質の平滑または結節状・数珠状肥厚（polygonal arcade, central dot）
> - 肺の distortion なし．
> - 約 50％は片側性・左右非対称性．
> - 肺門・縦隔リンパ節腫大（20〜40％），胸水（30〜50％）がみられる．

c. 経気道性の転移性肺腫瘍

　肺原発・肺外原発の悪性腫瘍で経気道性肺転移が起こりうると考えられているが，肺外原発悪性腫瘍では非常にまれであり，報告されている経気道性肺転移の大半が原発性肺癌である．また，経気道性肺転移をきたす原発性肺癌の組織型はほとんどが肺腺癌である（図 4-77）．肺癌の経気道性肺転移では肺胞壁に沿って増殖した癌細胞が遊離して気道内に散布され，原発巣から離れた領域の肺胞壁に生着して増殖することによって生じる．肺腺癌はいくつかのサブタイプに分類されるが，置換型腺癌，乳頭型腺癌，微小乳頭腺癌では肺胞内に腫瘍細胞が多く，経気道性肺転移を生じやすいと考えられている．また，肺腺癌は粘液産生性と粘液非産生性の細胞表現型に分けられるが，経気道性肺転移は粘液産生性肺腺癌に多く認められる[87]．粘液産生性肺腺癌では産生された粘液が肺胞腔内に充満し，その粘液内に肺胞壁から遊離した癌細胞がしばしば認められ，このため経気道性肺転移を生じやすいと考えられている．経気道性肺転移の病巣は境界不明瞭な肺胞上皮置換型で進展し，間質や血管への浸潤はまれである．CT 像では小葉中心性結節や分岐状陰影（tree-in-bud nodules）が認められ，結節は境界不明瞭ですりガラス状を呈することが典型的なパターンである．結節は集簇することが多く，融合して浸潤影を形成する．経気道肺転移の病変は下葉・背側部に多い．

d. 胸膜転移

　胸膜転移の大半は肺癌や乳癌を除けば，肝転移からの血行性による 3 次的な転移であるが，胸壁や縦隔，腹部より胸膜に直接浸潤することによるものもある[82,88]．CT では不整な胸膜肥厚や結節状の胸膜肥厚が認められ（図 4-78），葉間胸膜や横隔膜に接した小さな胸膜転移が容易に確認されることがある[88]．胸水を伴うことが多いが，伴わない場合もある．円周状に取り囲む胸膜肥厚や結節状の胸膜肥厚，1 cm 以上の壁側胸膜肥厚，縦隔胸膜への浸潤は良性よりも悪性の胸膜病変に多く認められるが，胸膜中皮腫との鑑別は困難であると報告されている[89]．胸水の CT 所見を検討した報告では限局した胸水や胸膜肥厚，胸膜結節，胸膜外脂肪の濃度上昇は漏出液には認められず，これらは滲出液のみに認められる所見であり，多発の胸膜結節や結節状の胸膜肥厚は悪性胸水の症例のみに認められる[90]．

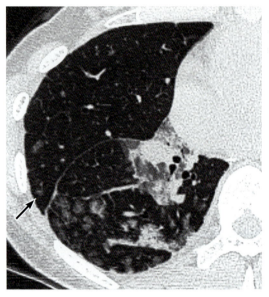

図4-77　40歳台女性　肺腺癌(metastasis of invasive adenocarcinoma, papillary predominant)の経気道性肺転移
HRCT　肺腺癌で右肺下葉切除後．右肺中葉に浸潤影・すりガラス影・小葉中心性の淡い結節影が認められる．右肺上葉にも小葉中心性の淡い結節影が認められる(→).

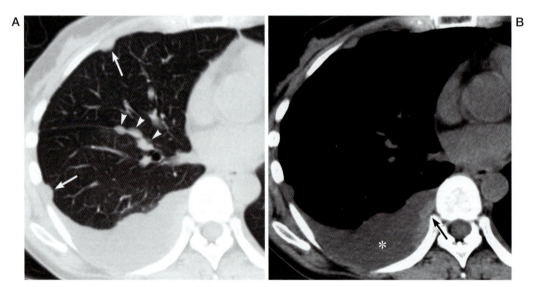

図4-78　50歳台女性　大腸癌の胸膜転移
単純CT　A:肺野条件, B:縦隔条件　肺野条件(A)では，右胸膜に結節状の肥厚が認められる(→)．大葉間裂にも結節が認められる(▶)．縦隔条件(B)では胸水(*)があり，縦隔側に不整な胸膜肥厚が認められる(→).

e. 非典型的な転移性肺腫瘍のパターン (BOX 4-22)

1) 空洞・嚢胞

　肺癌や頭頸部癌，甲状腺癌，乳癌，骨腫瘍，腎癌，膵癌，大腸癌，膀胱癌，陰茎癌，精巣癌，子宮頸癌，皮膚癌など，さまざまな原発巣による転移性肺腫瘍において空洞形成の報告

図 4-79　70歳台女性　卵巣癌の肺転移
HRCT　右肺上葉に薄壁の空洞結節が認められる（→）．

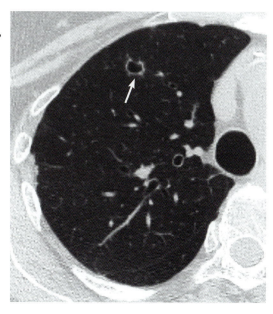

BOX 4-22　非典型的の転移性肺腫瘍

- 腫瘍塞栓（乳癌，胃癌，肺癌，肝癌など）
- 石灰化（骨肉腫，軟骨肉腫など）
- 空洞（頭頸部扁平上皮癌など），囊胞（血管肉腫，腺癌など）
- Halo sign（血管肉腫，絨毛癌，骨肉腫，悪性黒色腫など）
- 浸潤影・すりガラス影（膵癌，乳癌，卵巣癌など）
- 気管支内転移（腎癌，乳癌，大腸癌，悪性黒色腫など）
- 良性腫瘍の転移性肺腫瘍（子宮筋腫，多形腺腫など）

がなされており，空洞形成の頻度は5%未満で，原発巣の組織型が扁平上皮癌の場合に多い（男性では頭頸部癌，女性では子宮頸癌）といわれるが，胃や腸原発の腺癌でも空洞形成することがある[82,91]．また，充実性結節であっても化学療法後に空洞を形成することもある．転移性肺腫瘍の空洞壁は一般には厚く不整なものが多いが，空洞壁が薄く平滑であり，囊胞というべきものも認められる（図4-79）．囊胞状の転移性肺腫瘍を呈するものとしては血管肉腫のような肉腫や腺癌の頻度が高い[91,92]．転移性肺腫瘍の空洞と胸腔が交通することにより気胸を呈することがある．空洞や囊胞形成のメカニズムに関してははっきりしていないが，転移性腫瘍が大きくなりすぎて腫瘍中心部への血流が低下することにより腫瘍内部が壊死に陥り，近傍の気道から壊死物質が排出されて空洞を形成するという説や，気管支に腫瘍が浸潤することにより気道が狭小化し，吸気では空気が末梢に入るが呼気では呼出されないエア・トラッピング（いわゆるチェック・バルブ）の状態となり囊胞・空洞を形成するという説がある．

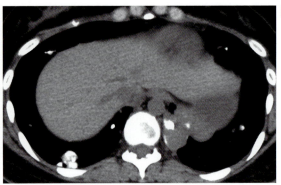

図 4-80　20歳台女性　骨肉腫の肺転移
単純CT　A：肺野条件，B：縦隔条件　肺野条件(A)では両側肺に境界明瞭な多発結節が認められる．縦隔条件(B)では結節は粗大な石灰化を呈するものが多く認められる．

2) 石灰化

　石灰化を伴う結節は一般的には良性結節であり，肉芽腫や過誤腫に多く認められ，CTにて石灰化を確認することができる．しかし，頻度は少ないながら転移性肺腫瘍においても石灰化・骨化をきたすことがある(図4-80)．石灰化・骨化を生じるメカニズムはいくつかあり，1) 骨形成(骨肉腫，軟骨肉腫)，2) 異栄養性石灰化(甲状腺乳頭癌，骨巨細胞腫，滑膜肉腫，転移性肺腫瘍の治療後)，3) 粘液石灰化(大腸などの消化管・乳腺・甲状腺・卵巣由来の粘液性腺癌)が考えられる[83,92]．密度の高い偏心性石灰化は骨肉腫に多く認められる．また，多巣性石灰化は骨肉腫や軟骨肉腫に多く認められる．骨肉腫や軟骨肉腫，滑膜肉腫では転移性肺腫瘍が小さい場合には肉芽腫や過誤腫と類似しており，CTでの鑑別は困難となる．転移性肺腫瘍の化学療法後でviableな腫瘍が消失して，壊死および線維化だけになっても(sterilized metastasis)，石灰化が増大することがある[82]．viableな腫瘍が残存しているのか，viableな腫瘍が消失してsterilized metastasisとなっているのかはCTでは鑑別することはできず，組織学的な検索が必要となる場合がある．

3) Halo sign

　結節の周囲にすりガラス影を伴う陰影は"halo sign"といわれ(図4-81)，当初は侵襲性アスペルギルス症に特徴的と報告されていたが，その後の研究で侵襲性アスペルギルス症以外の真菌，結核や非結核性好酸菌症，リケッチア，ウイルス，敗血症性塞栓などの感染症にも認められることがわかってきた．また，感染症のみならず，多発血管炎性肉芽腫症(GPA：旧，Wegener肉芽腫)・好酸球性肺疾患・器質化肺炎のような非感染性の炎症性疾患や原発性肺腫瘍・転移性肺腫瘍・リンパ増殖性疾患のような腫瘍性疾患でもhalo signが報告されている[93]．halo signを呈する転移性肺腫瘍としては血管肉腫，絨毛癌，骨肉腫，悪性黒色腫，胞状奇胎，消化管悪性腫瘍などがある．転移性肺腫瘍におけるhalo singのすりガラス影は腫瘍浸潤そのものから成り立っていることもあるが，血管肉腫・絨毛癌・骨肉腫・悪性黒色腫のような血管が豊富な腫瘍の場合は血管が破綻することにより腫瘍周囲に出血をきたしてすりガラス影を形成する．

4）腫瘍塞栓

　腫瘍塞栓において腫瘍細胞や腫瘍の断片がとどまるのは一般的には細い中〜小径の筋型動脈および細動脈であり，太い肺動脈内でとどまることは比較的少ない．腫瘍塞栓の進展経路は，1) 腫瘍が大静脈系へ直接浸潤し右心系から肺動脈に至る経路，2) 腫瘍が所属リンパ管，胸管を通って，上大静脈より右心系を経由して肺動脈へ進展する経路，の二通りが考えられている．腫瘍塞栓をきたしやすい転移性肺腫瘍としては肝細胞癌，肺癌，乳癌，腎癌，胃癌，前立腺癌，絨毛癌があり，そのほかにも胸膜中皮腫や膵，骨，卵巣，膀胱，子宮頸部，大腸腫瘍などが報告されている[94,94,95]．

　腫瘍で死亡した患者の剖検による研究では26％に肺動脈の腫瘍塞栓が認められ，8.3％では腫瘍塞栓が死亡原因として重要であったと報告されており，肺動脈の腫瘍塞栓は頻度が低いものではない[96]が，腫瘍塞栓は細い肺動脈にきたすことが多いため日常臨床におけるCTで確認できることは少なく，画像所見に乏しい．しかし，亜急性に増悪する呼吸困難や低酸素血症などから腫瘍塞栓を疑われて診断に結びつくことがある．腫瘍塞栓だけでCTでの異常を呈することはあるものの，通常は他のパターンの肺病変（特に癌性リンパ管症）を伴っている．

　CTの腫瘍塞栓の診断は非常に困難であるが，主肺動脈や葉肺動脈，区域肺動脈などの比較的太い血管での腫瘍塞栓は肺動脈が拡張し，造影CTにて肺動脈内の造影欠損像として確認することができる[92]．肺高血圧症を呈して中枢側の肺動脈や右心室が拡大することがある．また，末梢肺動脈の腫瘍塞栓の場合には，肺動脈が数珠状に拡張する所見が多発して認められることがあり，亜区域レベルに特に多いとの報告がある[97]．腫瘍塞栓による肺動脈閉塞をきたし肺梗塞を引き起こすことがあるため，楔形の浸潤影が肺末梢に認められる．小葉中心の肺動脈内に腫瘍塞栓が存在すれば，高分解能CT（HRCT）において末梢肺に"tree-in-bud appearance"が認められることがある．

　また，肺動脈の腫瘍塞栓の特殊な型としてpulmonary tumor thrombotic microangiopathy（PTTM）という疾患概念があり，肺動脈の微小血管の腫瘍塞栓に引き続き，小肺動脈の線維性内膜肥厚をきたすことを特徴としている．PTTMは胸郭外の悪性腫瘍患者の0.9〜3.3％に認められ，原発巣の組織型の大半は腺癌であり，中でも胃癌の頻度が高い[94,98]．CTでは浸潤影やすりガラス影，小結節，tree-in-bud appearanceが報告されているが，CT所見に乏しい症例もある[98]．

5）コンソリデーション（consolidation, 浸潤影）・すりガラス影（ground-glass opacity）

　腺癌の転移性肺腫瘍のなかには細気管支肺胞上皮癌と同様に肺胞壁に沿った進展形式をとるものがあり，肺炎と類似した画像所見を呈することがある．CTでは浸潤影，すりガラス影が認められ（図4-82），その内部にはair bronchogramや"angiogram sign"を伴っていることがあり，このようなCT像を呈するものとして膵癌や大腸癌，小腸癌のような消化管由来のものや乳癌や卵巣癌が報告されている[92,99]．腺癌の粘液産生によりCTにて濃度が軟部組織より低くなり，水濃度の近くになることがある．組織像は肺原発の細気管支肺胞上皮癌と類似しているため，肺外の腺癌が証明されていなければ鑑別は難しく，免疫染色が必要な場合がある．

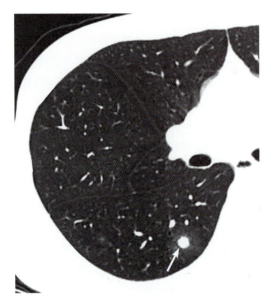

図 4-81　30 歳台女性　子宮頸癌の肺転移
HRCT　右肺下葉に充実性結節が認められ(→)，周囲にすりガラス影を伴っている(halo sign)．

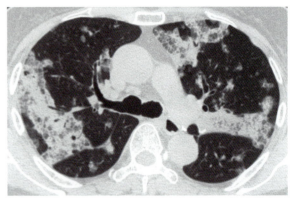

図 4-82　70 歳台女性　膵癌の肺転移
HRCT　両側肺に淡い結節影や浸潤影，すりガラス影が混在して認められる．

6) 気管支内転移

　気管支壁に転移，浸潤を示す転移性肺腫瘍は気管支内転移とよばれ，報告されている頻度は 2〜50% とさまざまである[100]．これは気管支内転移の定義が報告により異なるためであると考えられる．気管支内転移の機序としては，1) 腫瘍細胞が気管支動脈を経由して気管支壁に転移するもの，2) 腫瘍細胞を吸引することにより気管支壁に転移するもの，3) リンパ管に沿って気管支壁に直接浸潤するもの，4) 肺内転移・リンパ節転移をきたした後に気管支に浸潤するもの，などが考えられているが，厳密な意味では気管支動脈を経由して気管支壁に転移したものにすべきとの意見があり，この場合の頻度は非常に少ないと考えられる．気管支内転移とする気管支の分岐レベルも報告で異なり，気管支鏡で確認できるもの，亜区域枝レベルまでと定義するものや剖検で気管支分岐のレベルは考慮しないものなどさまざまである．また，肉眼でみえる気管支内転移だけでなく，顕微鏡でしかみえないものを気管支内転移に含めると相当な頻度となる[84]．気管支内転移の頻度が高いものとしては腎癌，乳癌，大腸癌，悪性黒色腫が報告されている[82]．気管支内転移の CT では気管支内腔に突出したポリープ状の軟部組織濃度の腫瘍が認められ(図 4-83)，このために気管支内腔は狭小化する．気管支内腔の狭小化により末梢側の肺野が過膨張をきたして，肺野濃度が低下することがある．また，気管支内転移が気管支を閉塞した場合には末梢側の無気肺をきたす．

f. 良性腫瘍の転移性肺腫瘍

　転移性肺腫瘍は原発巣が悪性腫瘍であるのが一般的であるが，良性腫瘍が肺内に転移をき

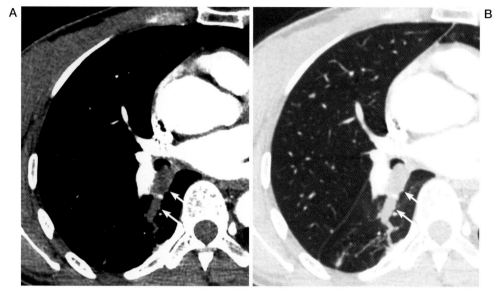

図 4-83 50 歳台女性 腎細胞癌の気管支内転移
造影 CT A：縦隔条件，B：肺野条件 右下葉気管支から B^6 の気管支内腔に腫瘍が認められる（→）．

図 4-84 40 歳台女性 子宮筋腫の肺転移
HRCT 右肺中葉・下葉に境界明瞭・辺縁平滑な結節が認められる（→）．CT 上は悪性腫瘍による肺転移との鑑別できない．

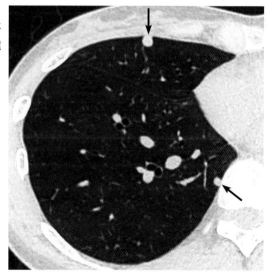

たすこともまれにあり，肺内転移も組織学的には良性である．転移性肺腫瘍をきたす腫瘍として子宮筋腫や唾液腺の多形腺腫，髄膜腫，胞状奇胎，骨巨細胞腫，軟骨芽腫，皮膚線維腫などが報告されている[92,101]．子宮筋腫の転移性肺腫瘍（図 4-84）の報告例では，子宮筋腫摘出後 10 年以上経過した後に肺内転移が発見されるものもある．通常，悪性腫瘍の転移性肺腫瘍は急速に増大するものが多いが，良性腫瘍の肺転移の増大速度は非常に緩徐である．

6. 低悪性度腫瘍と良性腫瘍

a. 低悪性度の肺癌

　低悪性度の肺癌としてカルチノイド腫瘍，唾液腺型癌がある．低悪性度とされているが，いずれも転移を生じることがある．気管支と関連して比較的太い気管支に発生することが多く(BOX 4-23)，一般的に増大速度は遅く，予後はよいことが多い．

　カルチノイド腫瘍は小細胞癌，大細胞神経内分泌癌(large cell neuroendocrine carcinoma：LCNEC)と合わせて神経内分泌腫瘍の範疇にまとめられる[102]．消化器・膵ではカルチノイドの用語を廃して，神経内分泌腫瘍(neuroendocrine tumor Grade 1, Grade 2：NET G1，NET G2)が用いられるが，肺領域ではカルチノイドを今後も用いる方針であるので，注意を要する[102,103]．現状では定型と異型カルチノイドを合わせたものとNET G1とG2を合わせたものはほぼ同じとなるが，定型と異型の分類の診断基準(核分裂数および壊死の有無)，G1とG2の分類の診断基準(核分裂数と免疫組織化学によるKi-67指数)は異なることになる．

　唾液腺型癌は気管・気管支・肺に発生する唾液腺にみられる腫瘍とよく似た腫瘍であり，気道粘膜下に分布する気管・気管支腺由来と考えられる．唾液腺型癌は腺様嚢胞癌と粘表皮癌の2つが大部分を占め，その他(上皮筋上皮癌，多形腺腫など)はまれである．

1) カルチノイド腫瘍　carcinoid tumors

　カルチノイド腫瘍は神経内分泌細胞の性質をもつ上皮性腫瘍で，以前は良性腫瘍と考えられていたが，現在は低悪性度腫瘍とされる．1972年にArrigoniらはカルチノイド腫瘍と診断された症例を再検討し，その中でも高率に遠隔転移を起こして予後不良なものを異型カルチノイドとし[104]，以後は定型カルチノイドと異型カルチノイドの2つに区別される．以前は非定型あるいは非定型的カルチノイドの訳語が使われてきたが，atypicalの意味は「細胞，組織学的に異型がある」という意味であることから，異型カルチノイドとよばれる[103]．定型カルチノイドは2 mm^2(約10強拡大視野)内に2個未満の核分裂像で壊死のないもの，異型カルチノイドは2 mm^{2}内に2〜10個の核分裂像あるいは壊死を伴うものである．カルチノイド腫瘍は径0.5 cm以上のものとされ，径0.5 cm未満の神経内分泌細胞の結節状増殖巣はtumorlet(テューモレット)に分類される．tumorletは便宜的に過形成に分類される[102,103]．

　カルチノイド腫瘍は肺癌の1%以下の頻度であり，60歳未満，女性，白人に多く発生する．遺伝子的背景はないことがほとんどであるが，MEN1(multiple endocrine neoplasm type 1)との関連が報告されている．定型カルチノイド腫瘍は喫煙との関係はないとされており，性差はない．一方，異型カルチノイドは喫煙者により多いとされ，そのため男性に多い．カルチノイド症候群を発生することがあるが，消化管NETに比してまれである．肺のカルチノ

BOX 4-23　気管支内成分を有する肺腫瘍の鑑別診断

- 扁平上皮癌
- 神経内分泌癌（小細胞癌，LCNEC）　　｝喫煙歴（＋）
- カルチノイド腫瘍
- 肺腺癌（ごく一部）
- 転移性腫瘍（原発は腎，乳腺，大腸，甲状腺，卵巣など）
- 肺過誤腫
- 唾液腺型癌
- 悪性リンパ腫（まれ）

イド腫瘍のうち，定型カルチノイドは80〜90％，異型カルチノイドは10〜20％と，定型カルチノイドの頻度がより高い[104,105]．

中枢気道に多く発生し，1/3は末梢性に発生する[102]が，最近の文献では末梢発生の頻度がより高くなっている．CTの普及によるものと考えられている．肉眼的には気管支の壁を巻き込むように発育して気管支内のポリープ状腫瘤を形成し，また，気管支壁を越えて肺実質に進展して境界明瞭な圧排増殖性腫瘤を形成する．気管支内と気管支外進展からダンベル状となることがある．弾性のある腫瘍で，もろく崩れることもある．豊富な血管網を伴う腫瘍で，時に出血を伴う[106]．

カルチノイド腫瘍の予後を規定する最大の点は定型か異型かどうかであり，5年生存率で定型は90％，異型は60％程度とされる[105,107]．カルチノイドには遅発性転移があり，長期経過観察が推奨されている．カルチノイド腫瘍の転移はおもにリンパ節に認められ，遠隔転移も起こしうる．異型カルチノイドは定型カルチノイドよりも転移をきたしやすく，リンパ節転移は定型カルチノイドで13％，異型カルチノイドで57％とされる[108]．

肺のカルチノイド腫瘍は画像を契機に発見されることが多い．中枢気管支発生の場合は気管支内腫瘤あるいは気管支内成分を伴う肺門部腫瘤としてみられ（図4-85），末梢に無気肺，閉塞性肺炎，肺葉過膨張を呈しうる．結節より嘴状突出や気管支の連続を末梢方向に認めることがあり（図4-86），末梢の気管支内の粘液栓により"gloved finger shadow"状の形態をとることがある[109]（図4-87）．肺末梢発生では境界明瞭・辺縁平滑な類円形腫瘤を呈し，時に軽い分葉を呈する．肺末梢結節でも細気管支の連続を確認できることがあり，気管支に沿うような細長い結節を呈することもある（図4-88）．カルチノイド腫瘍の石灰化は11〜30％に認められ[110,111]，通常の腫瘍に比して頻度が高い．カルチノイド腫瘍の造影効果は均一であることが多い．結節の強い造影効果が得られることもあるが，かなり幅がある[111]．造影CTはカルチノイド腫瘍と無気肺や閉塞性肺炎との分離にも有用である．

定型カルチノイドと異型カルチノイドとのCTでの鑑別は困難であるが，異型カルチノイドは定型カルチノイドに比して，より腫瘍径が大きく，より末梢発生の傾向があるとされている[105,112]（図4-89）．

^{18}F-FDG PET/CTは肺カルチノイド病変および遠隔転移の検出に有用であるが，定型・

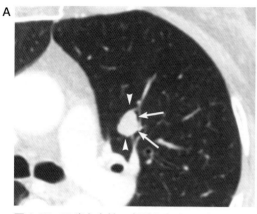
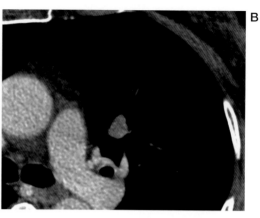

図4-85　60歳台女性　定型カルチノイド
A：HRCT, B：造影CT　HRCT（A）で，左肺舌区にB^{4}内腔に気管支内腫瘤がなだらかに隆起する（→），気管支壁外主体の腫瘤（▶）が認められており，氷山の一角型の気管支内腫瘍である．造影CT（B）で，結節の造影効果は弱いが均一である．

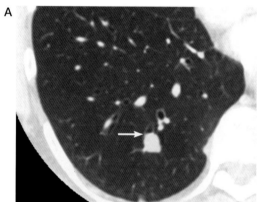
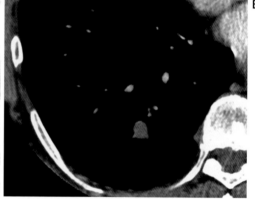
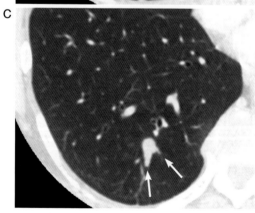

図4-86　50歳台女性　定型カルチノイド
A：HRCT, B：造影CT, C：HRCT（A, Bの尾側のスライス）　HRCT（A）で，右肺下葉S^{10}に18mm長径の充実型結節があり，中枢側で結節はB^{10}b（→）と接する．造影CT（B）で，結節の造影効果は乏しい．尾側のHRCT（C）では，結節末梢に嘴状突出が認められ，気管支内進展を示す（→）．

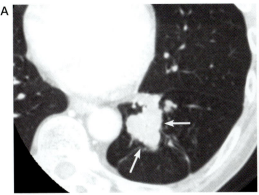
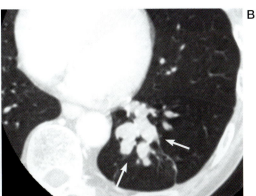
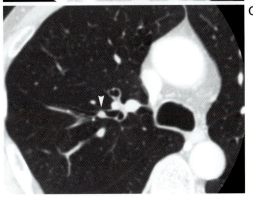

図4-87　60歳台男性　定型カルチノイド(両側性)
A：左肺 HRCT，B：左肺 HRCT (A の尾側のスライス)，C：右肺 HRCT　左肺 HRCT (A) では，左肺下葉に底幹気管支を閉塞する 28 mm 長径の不整形結節があり (→)，$B^8 \cdot B^9$ 分岐部を主座とする定型カルチノイドである．尾側のスライス (B) で，左肺下葉肺底区気管支内に粘液栓を伴う気管支拡張が認められ，全体に gloved finger 状の形態を示している．体側の右肺上葉 (C) に B^2b 内に 7 mm 大の気管支内結節 (▶) が認められ，こちらも定型カルチノイドである．

異型の鑑別は難しく，集積がないことからカルチノイド腫瘍を除外することもできないとされる．リンパ節転移の検出能も低いとされる[113]が，これは CT も同様である．

カルチノイド腫瘍の多くには細胞膜にソマトスタチン受容体発現がある．ソマトスタチン受容体に親和性を有し，生体内で安定なオクトレオタイドを放射線同位元素で標識し，放射性薬剤として用いることでカルチノイド腫瘍の描出が可能である．^{111}In 標識製剤を用いると SPECT 像，^{68}Ga で標識した製剤を用いると PET 画像を得ることができる．^{68}Ga-DOTA-peptide PET/CT は ^{18}F-FDG PET/CT よりも肺カルチノイドの検出能が高いと報告され，特異度が高いことから今後の応用が期待される[114]．

2) 唾液腺型腫瘍　salivary gland-type tumors

気管・気管支・肺からは唾液腺腫瘍と類似した肺癌がまれに発生し，気道表層上皮下に分布する気管・気管支腺に由来すると考えられる．2015 年刊行の WHO 分類，肺癌取扱い規約 第 8 版では粘表皮癌，腺様嚢胞癌，上皮筋上皮癌，多形腺腫があげられており[115,116]，唾液腺にみられるそれ以外のまれな腫瘍も発生しうる．本項では，唾液腺型癌の大部分を占める粘表皮癌と腺様嚢胞癌について記載する．

① 粘表皮癌　mucoepidermoid carcinoma

粘表皮癌は気管支腺の導管上皮より発生するまれな悪性腫瘍 (肺癌の 1% 未満) で，粘液産生細胞，扁平上皮細胞 (あるいは扁平上皮様細胞) および中間細胞の混在から構成される．発癌年齢は幅広いが，約半数は 30 歳未満に生じる．喫煙と関連はなく，性差もない．低悪性

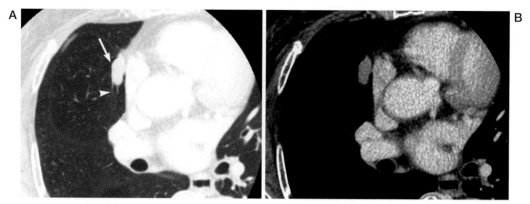

図 4-88　70 歳台女性　定型カルチノイド
A：HRCT，B：造影 CT　HRCT (A) では，右肺中葉 S^5 に結節中枢側に B^5a への連続(▶)を有し，気管支走行方向に沿うように細長い楕円形結節(→)を認める．造影 CT (B) で，造影効果は弱いが，均一にみられる．

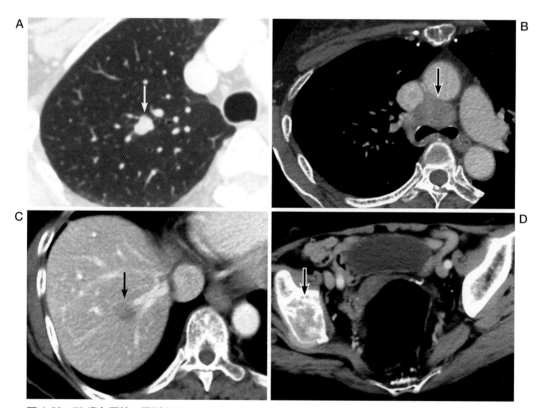

図 4-89　70 歳台男性　異型カルチノイド
A：HRCT，B〜D：造影 CT (B から D へ尾側のスライス)　HRCT (A) では右肺上葉 S^1 に B^1 閉塞を伴う 12 mm 長径の雪だるま型結節が認められ(→)，生検で異型カルチノイドと診断されている．造影 CT では気管傍リンパ節腫大(B，→)，肝造影不良結節(C，→)，右寛骨の境界不明瞭な溶骨性病変(D，→)を認め，いずれも転移である．

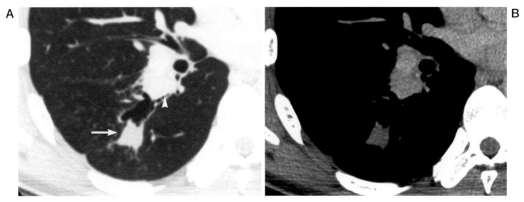

図 4-90　20 歳台男性　粘表皮癌
A：HRCT，B：造影 CT　右 B^6 気管支内に 23 mm 長径の境界明瞭で均一に造影される腫瘤があり（▶），末梢気管支の拡張と粘液貯留が認められる（→）．

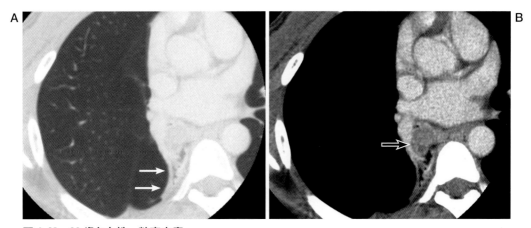

図 4-91　30 歳台女性　粘表皮癌
A：HRCT，B：造影 CT　造影 CT（B）で右中間幹気管支内に 20 mm 径の不均一に造影される気管支内腫瘤（→）があり，HRCT（A）では，右肺下葉が無気肺となっている（→）．

度と高悪性度の 2 段階分類されるが，大部分は低悪性度病変である．中枢気管支（主気管支，葉気管支，区域気管支）に発生し，気管や肺発生はまれである．喘鳴，咳，血痰，閉塞性肺炎などを症状とするが，無症状のこともある．

　CT では境界明瞭な気管支内腫瘤としてみられることが多く（図 4-90），末梢肺に閉塞性肺炎や無気肺を認めることも多い（図 4-91）．点状石灰化を認めることがある[117]．均一に造影されることの多いカルチノイドに対して，不均一な造影効果が特徴とされる[118]（図 4-92）．また低悪性度と高悪性度を比較した場合，低悪性度のものは均一に強く造影される中枢気管支病変の傾向があり，高悪性度のものはより末梢発生，境界不明瞭，分葉状，造影効果は乏しく不均一の傾向があるとされる[119]．PET での FDG 集積は幅が広いが，悪性度の高いもので集積が高い傾向があるとされる[120]．

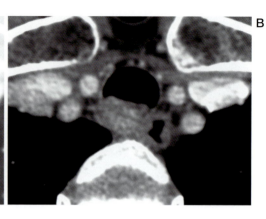

図 4-92　50 歳台女性　粘表皮癌
A：HRCT, B：造影 CT　HRCT（A）では，気管後壁にやや表面不整な隆起性病変が認められ（→），気管支内にとどまり，明らかな壁外進展を認めない．造影 CT（B）で腫瘍の造影効果は不均一である．

② 腺様嚢胞癌　adenoid cystic carcinoma

　腺様嚢胞癌は唾液腺型腫瘍のなかでは最多である気管支腺由来のまれな悪性腫瘍（すべての肺腫瘍の 1％未満）で，導管上皮様細胞と筋上皮細胞から構成される．40～50 歳台に好発し，小児にはほとんど認められない．喫煙との関連はなく，性差もない．気管，中枢気管支（主気管支，葉気管支）に発生し，気管に多い．喘鳴，咳，血痰，閉塞性肺炎などを症状とするが，周囲への浸潤による嗄声や嚥下困難をきたすこともある．

　気管支内腔になだらかなポリープ状隆起あるいは顆粒状隆起を形成し，粘膜下浸潤が強い．腫瘍の肉眼的境界は明瞭でも肉眼的境界を越えて，神経周囲などへ浸潤していることが多い．局所再発がしばしばみられ，最終的には遠隔転移もきたし，長期予後は不良である．

　CT では気管支壁外成分を伴うポリープ状・輪状・びまん浸潤性結節を呈し，境界は不明瞭になる[117]（図 4-93～95）．PET での FDG 集積は幅が広いが，悪性度の高いもので集積が高い傾向があるとされる[120]．

b. 前浸潤性病変

　肺腺癌の前浸潤性病変としては異型腺腫様過形成（atypical adenomatous hyperplasia：AAH），上皮内腺癌（adenocarcinoma *in situ*：AIS）があるが，後者は「4. 肺野型肺癌」の項目で記述される（p. 195 参照）．扁平上皮癌の前浸潤性病変として扁平上皮異形成（dysplasia）と上皮内扁平上皮癌（squamous cell carcinoma *in situ*），神経内分泌腫瘍の前浸潤性病変としてびまん性特発性肺神経内分泌細胞過形成（diffuse idiopathic pulmonary neuroendocrine cell hyperplasia：DIPNECH）がある[121,122]．

1）異型腺腫様過形成　atypical adenomatous hyperplasia：AAH

　腺型上皮の前浸潤性病変として，1999 年の WHO 分類で異型腺腫様過形成（AAH）が定義

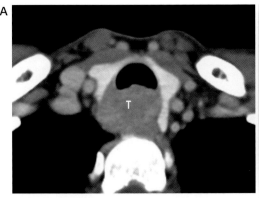
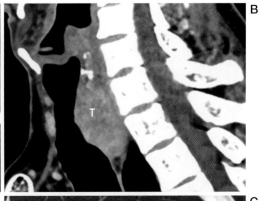
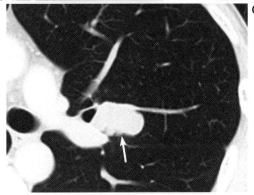

図4-93 40歳台男性 腺様嚢胞癌
A：造影CT，B：造影CT矢状断再構成像，C：CT（肺野条件） 頸部気管後壁より壁外腫瘤（T）形成が認められ，境界は不明瞭で腫瘍の進展範囲の把握が難しい．造影効果は乏しいが均一である（A, B）．左肺門部外側の境界明瞭・辺縁平滑な肺結節も腺様嚢胞癌であり，肺転移と考えられた（C, →）．

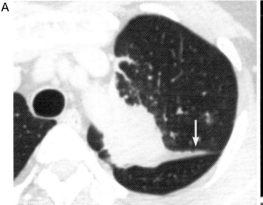
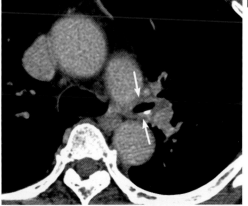
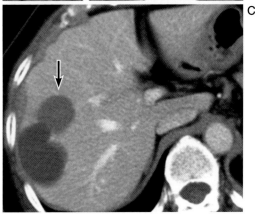

図4-94 60歳台女性 腺様嚢胞癌
A：HRCT，B：造影CT，C：造影CT（4年後）
HRCT（A）では，左肺上区に不整形腫瘤があり，葉間胸膜沿いに線状無気肺を伴う（→）．造影CT（B）では，左上葉支に全周性壁肥厚が連続している（→）．切除から4年後（C）に肝転移再発を認めた（⇒）．

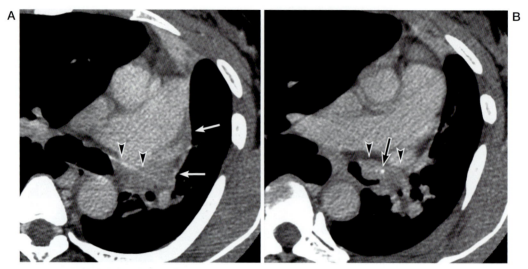

図 4-95　30 歳台女性　腺様嚢胞癌
A, B：造影 CT　左肺上葉が無気肺となっており(A, →)，左主気管支〜上葉気管支内から壁外進展する弱い造影効果を伴う腫瘤が認められる(A, B, ►)．腫瘤内に石灰化がある(B, →)．

され，2015 年の新たな WHO 分類で上皮内腺癌(AIS)が定義された．

　AAH は異型のある腫瘍性のⅡ型肺胞上皮様，あるいはクララ細胞様細胞の肺胞上皮置換性増殖よりなるクローナルな限局性病変である．肺末梢の細気管支周辺に認められ，通常 5 mm 以内であることが多い．増殖する細胞は疎で，腫瘍細胞が重積することはほとんどみられない．通常，粘液非産生性の細胞から構成され，終末呼吸細気管支から小葉中心性にみられることが多い．AAH と AIS の病理学的鑑別は細胞密度，異型度などで行うが，鑑別困難な場合もある．解剖例の検討では，3〜6％の非癌肺組織に見つかるとの報告があるが，肺癌症例の非癌組織ではその頻度はより高率になる．AAH の 30％以上には *KRAS*，*EGFR* の遺伝子変異を認めるとの報告があり，AAH を肺腺癌の前病変として考える理由となっている．

　AAH と AIS はいずれも CT ですりガラス型結節を示し(図 4-96)，画像的にも臨床的にも両者の鑑別は実際にはかなり困難であり，また臨床的にも前浸潤性病変としてそれぞれを区別する意義は乏しい．5 mm 以下のすりガラス型結節は AAH 相当と判断されて[13]，通常は切除対象にはならない．HRCT で AAH は境界明瞭・辺縁平滑な円形すりガラス型結節を示し[123]，球形で air bronchogram がない点が同様にすりガラス型結節を示す肺胞上皮置換型肺腺癌との鑑別に有用との報告がある[124]．

2) 扁平上皮異形成・上皮内扁平上皮癌　dysplasia, squamous cell carcinoma *in situ*

　扁平上皮異形成は，高度喫煙者，発癌作用をもつ化学物質であるマスタードガスや六価クロム曝露者で高頻度にみられ，扁平上皮癌の発生と関連していることが示されている．中枢発生の扁平上皮癌に関しては，気管支上皮細胞が種々の過形成病変を経て扁平上皮化成能を有し，これらを背景として軽度の異型細胞が発生し，多段階を得て扁平上皮癌になる場合も

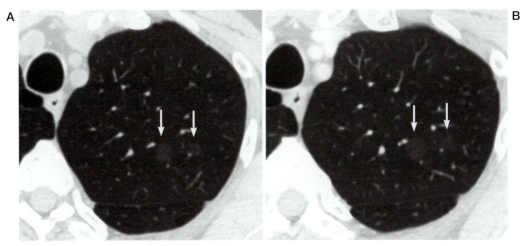

図 4-96　60 歳台男性　異型腺腫様過形成（AAH）
A：HRCT，B：HRCT（9 年後）　CT 検診にて左肺上区 S^{1+2} に 10 mm 長径，5 mm 長径の境界明瞭な円形すりガラス型結節（GGN）が認められる（A，→）．9 年後（B）に GGN は 12 mm 長径，7 mm 長径にいずれも軽度増大している（→）．切除にて，AAH の結果であった．

多いと考えられているが，気管支上皮細胞からの de novo 発生と考えられる場合も少なくない．画像検査では検出できない．

3）びまん性特発性肺神経内分泌細胞過形成　diffuse idiopathic pulmonary neuroendocrine cell hyperplasia：DIPNECH

　びまん性特発性肺神経内分泌細胞過形成は非浸潤性の神経内分泌細胞の増生であり，過形成との名称であるが，非浸潤性の神経内分泌腫瘍との位置づけになり，神経内分泌腫瘍のなかでも tumorlet やカルチノイドの前駆病変と考えられているが，本症から小細胞癌などの神経内分布癌が発生したという報告はない．閉塞性細気管支炎，tumorlet，カルチノイドをしばしば伴い，臨床的にも咳嗽や気管支閉塞などの症状を伴うことがある．非喫煙者に比較的多く，一方で非喫煙者の女性に多いとの報告もある．画像所見を呈する場合があり，CT の画像所見としてモザイク灌流，結節状気管支壁肥厚，気管支拡張，多発小結節などが報告されている[125, 126]．

C.　良性腫瘍

　肺の良性腫瘍はさまざまな腫瘍があるが，実際に遭遇するものは肺過誤腫が多くを占め，次いで硬化性肺胞上皮腫が多い．本項ではこの 2 つについて記載する．

1）肺過誤腫　pulmonary hamartoma

　肺過誤腫は正常気管支構成成分の異常な増殖からなる限局性病変で，肺良性腫瘍の 7 割以上とされ，最多である．肺内および気管支内に発生し，前者の頻度が高い．当初は先天的な

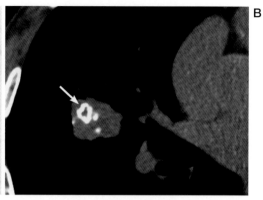

図 4-97　60 歳台男性　肺過誤腫
A：HRCT，B：HRCT 縦隔条件　HRCT（A）では，右肺中葉 S⁴ に境界明瞭・辺縁平滑な結節を認め，辺縁に肺動脈の軽い圧排像（▶）を示す．縦隔条件（B）では，内部にはポップコーン様石灰化が認められ（→），肺過誤腫である．

　奇形として肺過誤腫と命名されたが，小児より中年期以降に発見される点や，かなり大きくなるものやまれに急速増大があることなどより，本質的には mesenchymoma とよぶべき真の良性腫瘍と考えられている．*HMGI*（*Y*）ファミリーの遺伝子の異常が高頻度に生じていることや転座型遺伝異常がいくつか（6p21，14q24，10q24，12q14-q15，など）報告されており，真の腫瘍として「過誤腫」は misnomer である．現在もなお肺過誤腫とよばれているが，以前のその他の腫瘍（miscellaneous tumor）のひとつより変更されて，2015 年の WHO 分類および肺癌取扱い規約 第 8 版では間葉系腫瘍のひとつに分類されることになった[127,128]．

　病理学的には間葉系成分として硝子軟骨が主体で，線維性結合組織，脂肪，骨，平滑筋がみられる．気管支上皮よりなる上皮成分で被覆された表面からの裂隙状弯入（epithelial-lined cleft）をしばしば認める．末梢肺に発生した肺過誤腫と中枢気管支の肺過誤腫は，軟骨・線維・脂肪組織などの構成成分の割合が異なるだけで組織構造には差異がないため，末梢肺の肺過誤腫も気管支・細気管支発生であろうとの推測がある[129]．

　肺過誤腫は通常，単発性であるが，時に多発する．境界明瞭・辺縁平滑な類円形〜軽い分葉状充実型結節が典型的である．石灰化は肺過誤腫の 15〜20% に存在し，特にポップコーン様石灰化は特異的所見とされる（図 4-97）が頻度は低い．脂肪成分は肺過誤腫の 50% に観察され，画像で明確な脂肪成分を有する肺結節は肺過誤腫と診断される．肺過誤腫の半数ほどは画像で石灰化も脂肪を検出できないため，その場合の CT での確定診断は困難である．

　肺末梢の肺過誤腫は末梢に肺気管支・肺血管と関係なく認められることも多いが，肺動脈や気管支との連続もしばしばみられ，結節内部や辺縁部の含気腔は epithelial-lined cleft を反映して頻度は低いが特徴的な所見とされる[130,131]．結節と接する肺血管・気管支の軽い圧排像も時にみられる（図 4-97, 98）．肺過誤腫と臓側胸膜との間に病理学的には肺組織が必ず存在するが，画像上は胸膜と接してみえることもある（図 4-98）．

　気管支内肺過誤腫は全肺過誤腫のうち 1.4% 程度とまれで，間葉系成分として脂肪成分が多いとされる（図 4-99）．閉塞性肺炎，無気肺などの原因となるため，有症状となりうる．

　肺過誤腫の造影効果は乏しいが，ごくまれに強い造影を認める（図 4-100）．MRI では造影

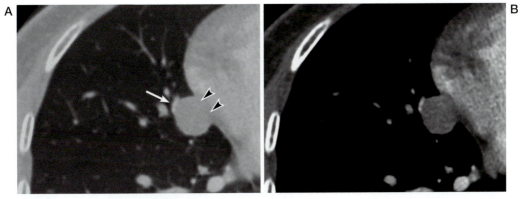

図4-98　60歳台女性　肺過誤腫
A：HRCT，B：造影CT　HRCT（A）では，右肺中葉S⁵に境界明瞭・辺縁平滑な結節を認め，辺縁に肺静脈の軽い圧排像（→）を示し，縦隔側で胸膜と広く接している（▶）．造影CT（B）では，造影効果は乏しく，明らかな石灰化や脂肪成分を指摘できない．

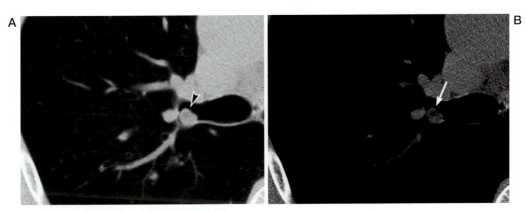

図4-99　60歳台女性　気管支内肺過誤腫
A：HRCT，B：単純CT　HRCT（A）では，右上葉気管支内に気管支内ポリープ状病変があり（▶），脂肪成分が内部に認められる（B，→）．気管支鏡で切除され，肺過誤腫である．

効果の乏しい軟骨成分内に切れ込む隔壁様がみられ，特徴的とされる[132,133]．またT2強調像で高信号を示すものが多く[132]，T2強調像での高信号は未成熟な軟骨組織，T2強調像での中間信号は成熟軟骨組織を示すとされる[133]．

　¹⁸F-FDG PET/CTでの集積が低い点は特徴的であり（図4-100），CT画像が類似するカルチノイド腫瘍などとの鑑別が可能とされる[134]．

　長い経過でサイズ変化はないか，緩徐な増大を示すが，まれに急速増大するものやかなり大きくなるものもみられる．切除された場合の再発はないとされる．

2）硬化性肺胞上皮腫　sclerosing pneumocytoma

　硬化性肺胞上皮腫は硬化性血管腫とよばれていたもので，二相性のある腫瘍細胞が多彩な組織パターンを示す原始的気道上皮由来の良性腫瘍であり，II型肺胞上皮に類似した表層立

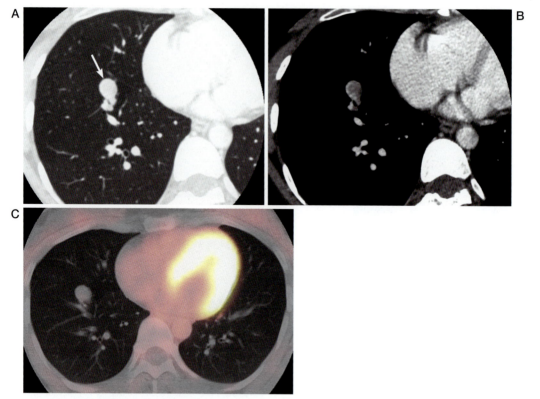

図4-100 30歳台女性 肺過誤腫
A：HRCT，B：造影CT，C：PET/CT　HRCT（A）では右下葉S^8に境界明瞭・辺縁平滑な腫瘤があり，中枢側に気管支内成分を伴う（A，→）．結節には一部に造影効果が認められるが（B），PET/CT（C）でFDGの集積はまったくみられない．

方細胞と円形細胞の2種類からなる．多彩な組織像は4つのパターン（充実性，乳頭状，硬化性，出血性）に分類され，1つの腫瘍中に複数の成分が混在することが多い．

　皮膚硬化性血管腫の肺病変と推測されたことによる硬化性血管腫の名前はmisnomerである．あまりにも長く馴染まれたため，時には「いわゆる」付きで長く病理でも使用されてきた歴史があるが，硬化性肺胞上皮腫（sclerosing pneumocytoma）の名称が正式となり，以前のその他の腫瘍（miscellaneous tumor）のひとつより変更されて，2015年のWHO分類および肺癌取扱い規約　第8版では腺腫のひとつとして分類されることになった[135, 136]．

　患者の80%以上は女性で，幅広い年齢に発生し，平均年齢は40歳台である．東アジアの発生率が高い．末梢肺実質の腫瘍であるが，しばしば胸膜沿いや葉間に発生する．肺葉の特徴的な局在はない．局所リンパ節転移が少数にみられ，まれに局所再発を起こすことがあるが，予後は良好である．

　画像ではほぼ球形，境界明瞭な圧排性腫瘤を呈することが多いが，1/3には不整な輪郭もみられる．単発がほとんどであるが，まれに多発する．下葉に多い．血管圧排像は26.3%にみられ，18.4%に内部石灰化を伴う（図4-101，103）．結節周囲に出血によるとされるすりガラス影を21.1%に認め（図4-101，102），肺腺癌と類似しうる．結節周囲に空気裂隙を伴うことが2.6%にあり，頻度は低いものの特徴的である（図4-102）．被膜形成はないが，造影後

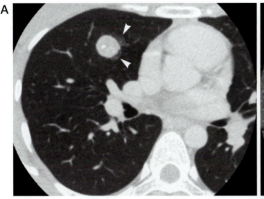
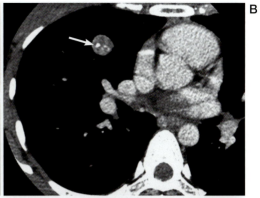
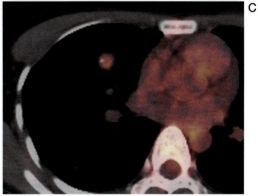

図4-101 40歳台女性 硬化性肺胞上皮腫
A：HRCT，B：造影CT，C：FDG PET/CT 右中葉S^5に境界明瞭・辺縁平滑な円形結節があり，結節周囲にわずかにすりガラス影を伴う(A，►)．結節内部はよく造影されるが，一部造影不良を示し，石灰化を伴う(B，→)．PET/CT (C)でのSUV$_{max}$は2.1である(C)．

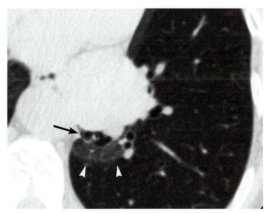

図4-102 60歳台女性 硬化性肺胞上皮腫
HRCT 左肺下葉内層の縦隔と接する分葉状腫瘤の一部周囲に空気裂隙(→)とすりガラス影(►)を伴う．

の偽被膜所見は50％にみられる(図4-103 C)．ダイナミック造影CTやMRIで著明な造影効果を示す点は特徴的であるが(図4-103 C)，造影効果の乏しいものも多い[137]．hemangiomatousとpapillary成分は早期濃染からwashoutされ，solidとsclerotic成分はゆっくりと造影効果が増強して持続する[138]．血液豊富なhemangiomatous成分はMRIのT2強調像で高信号を示す[139]．FDG PETでの集積は軽度から中等度である[139] (図4-101 C)．

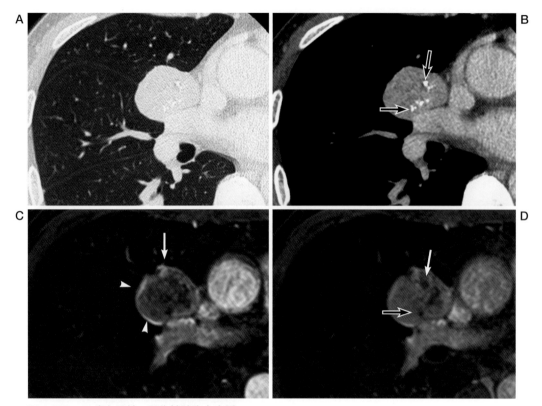

図 4-103　40 歳台男性　硬化性肺胞上皮腫
A：HRCT，B：造影 CT，C：MRI，造影 T1 強調像(30 秒後)，D：造影 T1 強調像(180 秒後)　上・中葉間で縦隔と接する部位に腫瘤を認め(A)，由来が難しいが，上葉由来の肺腫瘍であった．造影 CT (B)では，均一に造影され，結節内に石灰化がある(→)．造影 MRI 早期相(C)で結節内に強い造影効果を示す部分(→)と偽被膜所見(C，▶)がみられる．徐々に内部が造影される(D)が，石灰化の部分が造影不領域としてみられる(→)．

7. CT ガイド下肺生検

　生検による確定診断は，発見された肺結節の治療方針を立てるうえで臨床上極めて重要である．全身麻酔下での開胸生検や胸腔鏡下生検によらない生検方法として，経気管支鏡的生検のほかに，X 線透視や CT ガイド，超音波ガイドによる経皮的生検がある．

　CT 装置の普及や CT を用いた肺癌スクリーニングの普及により，小さな肺結節が多く発見されるようになった．これらの小さな病変は，気管支鏡や画像ガイドによる肺生検で診断に十分に足る標本を採取するのが困難な場合がある．また，各医療機関の呼吸器内科医・外科医，麻酔科医さらに病理医の肺腫瘍に対する考え方によって，治療計画上での生検の位置する立場が異なることがある．このことを十分理解していただいたうえで，本項では，経皮的肺生検(本項では肺とは縦隔を含めた領域とする)の適応と成績，手技，検体の取り扱い，合併症，インフォームド・コンセントについて肺生検研究会ステートメント[140]と EBM 手法による肺癌診療ガイドライン 2016 年版[141]を参考にして現状を述べる．

a. 経皮的肺生検の適応[142]

　肺に腫瘤影や結節影がみられ，治療方針決定のために生検によって病理学的診断を必要とする場合は適応となりうる．肺門部病変や気管支の関与が明らかな病変は気管支鏡を用いた生検や細胞診が望ましい．以下に述べる合併症の可能性を考慮し，適応症例を選択すべきである．

　経皮的肺生検がよい適応となるものを BOX 4-24 に示す．

　CT ガイド下生検は，気管支鏡下生検に比べて比較的小さな病変でも病理診断が可能な場合がある．また，良性病変でも結核菌の証明など，特異的な検体が得られた場合は良性病変と診断可能で，結果的に手術を回避できるという利点がある．また，最近では，分子診断(*EGFR* 遺伝子検査や *ALK* 遺伝子検査など，今後さらに増えていくと考えられる)は，薬剤選択の決定に重要であり，治療の過程で症例によっては，何度も必要となりうる．分子診断には，癌細胞をできるだけ多く採取する必要がある．生検前の画像診断は重要な位置を占める．現在，行われている PET や造影 CT や MRI を駆使して有効な採取部位を決定する必要がある．できるだけ穿刺回数を少なくして，多くの細胞が採取できるように努力することが，放射線科医の役割と考える．

　それぞれの施設で若干生検の適応は異なると考えられる．「画像上悪性でない」と断定できない場合に「生検をして悪性所見が病理学上あるいは細胞診上証明されなかったが，画像上は悪性腫瘍が疑われるから手術」という考えを呼吸器外科医や内科医や放射線科医がもっているのであれば，生検は治療方針に影響を与えない検査となる．つまり，生検の結果にかかわらず，開胸術あるいは胸腔鏡下手術(術中生検後，引き続き追加切除が行われる場合など)になる場合には術前の生検は全例に必要ないという考え方ができる．多くの施設で通常，放

BOX 4-24 経皮的肺生検の適応

1) 胸膜直下に存在する病変
2) 胸郭入口部病変あるいは傍椎体領域の病変
3) 気管支の関与の乏しい病変
4) 縦隔病変
5) 胸膜病変

BOX 4-25 経皮的肺生検で確定診断が必要な場合

1) 肺癌とすると進行しており，すでに手術適応にはならない場合（化学療法や放射線治療の選択肢）
2) 肺癌とすると臨床病期Ⅱ期以下ではあるが，肺機能やその他の理由で手術適応にならない場合（化学療法や放射線治療の選択肢）
3) 転移性肺腫瘍の確定診断あるいは原発性肺癌との鑑別目的の場合
4) 縦隔腫瘍の確定診断
5) 胸膜の悪性腫瘍が疑われる場合

注）診断が確定しなくても，手術などの診断的治療の施行にコンセンサスが得られる場合は適応ではない．成績の項でも述べる小さな結節は，生検での確定診断率も低い傾向があるため，この選択肢に入る場合があると考えられる．

射線科医は検査を依頼される立場であるが，その施設の呼吸器外科医や内科医の考え方を十分理解しておく必要がある．

上記を踏まえて，経皮的生検で確定診断が必要な場合をBOX 4-25にあげる．

b. CTガイド下肺生検の成績

CTガイド下肺生検の成績（確定診断が得られたかどうか）に影響を与える最も大きな要因は，結節のサイズである．3 cm以上の結節では正診率90％以上，2～3 cmでは約90％，1～2 cmでは約80％，1 cm以下では約70％がCTガイド下肺生検のおおよその成績である．1.5 cmを境に正診率は有意に低下する．最近では，1 cm以下の結節やground-glass nodule（GGN）での有効性も報告されている．

経皮的生検の成績は，画像ガイドの方法（透視下，超音波下，CTガイド下），使用するデバイス，装置・機器，生検針，術者の熟練度，患者の状態，結節のサイズ・位置，良性病変か悪性病変かなど，さまざまな要因によって成績が左右され，これらの要因に対処し，改良・改善することによって肺生検の成績の向上を計った報告が多数ある．CT透視の利用は，サイズの小さな結節や呼吸性の位置変動の大きい横隔膜近傍の病変に有用であり，肺生検の成

績向上にCT透視の貢献度は大きい．しかし，手技的にやや熟練が必要であるためか，報告された成績にはばらつきがあり，また，検査時間の短縮と胸膜穿刺回数の減少には寄与するが，診断能向上や被曝量減少には寄与しないという報告もある．細胞診か組織診かに関しては，悪性病変の場合の診断能については両者に正診率で大きな差はなさそうである．しかし，良性病変の特異的な診断には組織診が優れている．上記を加味したCTガイド下肺生検の診断成績は，感度90〜95％，特異度98〜100％，正診率94〜95％とされている．

C. 肺生検の手技

1）X線透視下肺生検

X線透視下でみえる病変で使用可能．1方向からの画像であり，腫瘍と正常構造との位置を正確に判断できないため使用される頻度は低い．

2）CTガイド下肺生検[143〜148]

間欠的CT透視下生検（図4-104）の場合は，まず体位（仰臥位，腹臥位）を決定し，体表にマーカー（カテーテルの切れ端など）を貼りCT撮像を行う．穿刺部を決定し，局所麻酔を胸膜近傍まで十分に行う．穿刺点の皮膚面を数mm切開する．生検針を保持するデバイス（直接線による術者の被曝を防ぐ目的で使用する．ここではIIデバイスを使用）をセットしてCTマーキングビームに合わせてCT断面と針を一致させる．呼吸停止下にCT透視を行い，穿刺方向を決定する．穿刺針先端から標的までの距離を確認し，いったんCT透視と呼吸停止を解除する．

再度，呼吸停止下にCT透視を開始し，標的と針が画面内に描出されていることを確認する．CT透視を解除し，生検針をあらかじめ確認した距離だけ進める．再度，CT透視を開始し，標的直前に穿刺針先端が位置することを確認する．CT透視を解除し，穿刺針の内筒を進めて再度，CT透視を開始し，標的を貫いていることを確認して外筒をfire[†1]する．再度，呼吸停止してから穿刺針[†2]をfireするまでは1回の呼吸停止下で行うことが望ましく，十分な患者への術前の説明が必要である[149]．

CT透視を使用しない場合（cone beam CT使用時を含む），まず体位（仰臥位，腹臥位）を決定し，体表にマーカー（カテーテルの切れ端など）を貼りCT撮像を行う．穿刺部を決定し，

[†1]注：fireとは，生検針の内筒針（プランジャー）を押した状態から，内筒針をさらに強く押すと生検針の外筒が勢いよく発射される．この動作をfireとよぶ．

[†2]注：生検針の構造（図4-105, 106）

- セミオートマチック針は数社から発売されているが，通常，18Gか20Gコア生検針が使用される頻度が高い．基本的な構造はすべて同じで，生検針のプランジャーを押すとスタイレットが押し出される．スタイレットの先端近くには溝（ノッチ）があり，ノッチ部に組織が採取される．ノッチは1cmと2cmが一般的である．プランジャー部をさらに強く押すとfireを行う．スタイレットの先端のカットがダイヤモンドかベーベルか製造会社によって異なる．
- オートマチック針も数社から発売されている．ディスポかリユースか選択できるが，いずれにしてもセミオートマチック針より生検針システムが重くなる．オートマチック針にはプランジャーを押してスタイレットを押し出す作業はなく，スイッチひとつで一連の組織採取行程が終了する．

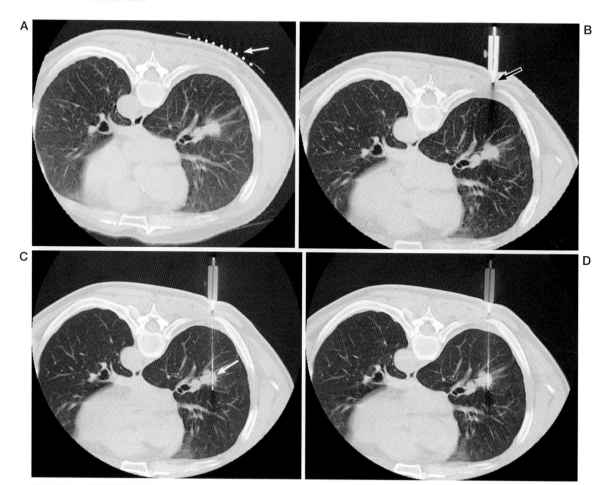

図 4-104 CT 透視下生検
A：体表にマーカーを付け（→），CT 撮像する．CT 画像を参照して体表の穿刺点にマークを付ける．**B**：体表のマークを麻酔後，II デバイスを用いて病変と誘導針先端（→）が直線状に存在することを確認する．**C**：生検針を病変まで予め測定しておいた距離を進める．病変部をスタイレット先端のノッチが貫通している（→）．**D**：生検針の外筒が病変部を貫いている．高分化型腺癌と診断された．

　局所麻酔を胸膜近傍まで十分に行う．穿刺点の皮膚面を数 mm 切開する．通常，穿刺部は体表から標的まで垂直に穿刺できるように決定するが，垂直に穿刺できない場合は，角度計を用いたり，助手の補助下で穿刺方向に穿刺針を進める．穿刺は呼吸停止下で行い，呼吸停止を解除して，この状態で CT 撮像を行う．標的に穿刺針が到達している場合，呼吸停止して穿刺針を fire する．到達していない場合は，穿刺針を進めて，もう一度 CT 撮像を行い，穿刺針が標的に到達していれば fire する．その後，再度 CT 撮像を行い，穿刺針が標的を貫いていることを確認して，呼吸停止下に抜去する．間欠的 CT 透視法を用いる場合とは異なり，数回の呼吸停止で行う．正確さは CT 透視に劣ると一般に考えられる．
　最近では，生検ロボットの開発も行われている．機械式あるいは電動式により生検針を先進させることは，正確性の担保がなされ，また，手技中の術者の被曝も軽減されるため以前から考案されてきた方法である．今後の発展を期待したい．

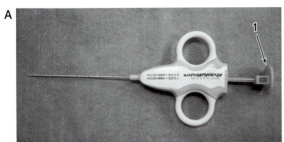
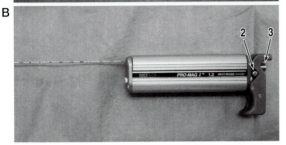
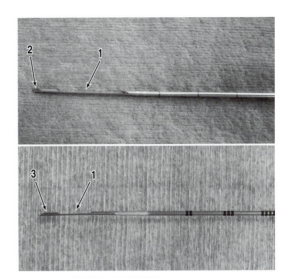

図 4-105　セミオートマチック針とオートマチック針の構造
A：セミオートマチック針，B：オートマチック針（リユースタイプ）　1：プランジャー，2：ロック解除ボタン，3：fire 時のボタン

図 4-106　生検針の先端形状
1：スタイレット先端の溝（ノッチ），2：ダイヤモンドカット，3：ベーベルカット．

3）超音波ガイド下肺生検

　最大のメリットは患者にも術者にも被曝がないことである．また，リアルタイムに標的と穿刺針を確認できることである．しかしながら，肺野を超音波検査で確認することはできず，標的は，胸膜下など超音波で確認できる範囲に限られる．方法は，穿刺ルートを決定し，穿刺針を進め，穿刺針の先端部の超音波反射を確認，標的に達すれば fire する．場合によっては，穿刺針の超音波反射部をさらに見やすくするために穿刺前にコッヘルなどで傷をつけておくこともある．最近では，穿刺針を強調する機能を超音波装置が有している．その後，気胸などの合併症の観察のために CT 撮像をしておくことが望まれる．

4）MRI ガイド下肺生検

　最大のメリットは超音波検査と同様に被曝がないことである．またリアルタイム撮像できる装置では，標的と穿刺針を確認できるが，標的は胸壁に接するものや縦隔に限られる．また，穿刺針は MRI 対応針を使用する必要がある．しかし，その針を使用してもアーチファクトのために標的が小さい場合は標的が隠れてしまうほど太い針として描出される場合がある．超音波検査と同様に，気胸などの合併症の観察のために CT 撮像をしておくことが望まれる．

d. 被曝について

　X線やCTを使用する場合は，患者と術者の被曝が生じる．術者の被曝は，直接線からの被曝はないのが当然である．患者からの散乱線による被曝は，避けることができず重要となる．まず術者が心がけるべきことは，不要なX線照射は行わないことである．これにより患者と術者の無駄な被曝はなくなる．患者からの散乱線による術者の被曝低減のために，最近では，CT装置側(CTメーカー主導)での被曝低減機構や被曝低減するためのさまざまな器具などが開発されている．また，術者の被曝線量の管理は必須事項である．

e. 検体の取り扱い

　検体が診断に必要十分なものであるかの判断を，被検者が検査室にいる間に得られることが最も重要である．不十分であれば追加で採取する必要がある．施設によっては生検組織到着後すぐにスタンプを作製し，数分で必要とする細胞が採取されているかを判定するシステムを構築しているところもある．我々の施設では，術者が判断して確実に採取できていると考えた場合はその時点で検査終了し，不明な場合は迅速診断を依頼している．しかし，結果が出るまでに約20分を要し，その間，被検者が検査室で同じ体位で待っていなければならない．これは大きなデメリットである．我々の施設では迅速診断を待つ間にもう一つ検体を採取することが多い．また，最初から2,3個組織を採取している施設も多いと考えられる．これらは，サンプリングエラー[†3]を防ぐために行っている．また，悪性リンパ腫など，治療前に十分に組織診断が必要な場合には，病理医からの依頼で18G針で数本採取する場合もある．その施設の病理医の数や仕事量に左右されるところが多く，一概にこうすべきであるとはいえない部分も多い．

f. 合併症

1) 合併症とその頻度 (BOX 4-29)
① 気胸，持続脱気の必要な気胸，緊張性気胸[150〜155]

　気胸の発生率は文献的には0〜60％と幅広い．気胸発生の有意なリスク因子としては，高齢，小さい病変，深部の病変，喫煙歴，閉塞性肺機能障害，肺気腫，患側の手術歴の有無，大口径針の使用，coaxial systemの使用，胸膜に対する浅い穿刺角度，葉間胸膜の穿刺があげられる．ドレナージ治療を要する気胸の発生率は比較的低いが，気胸発生と同様のリスク因子があげられている．重篤合併症である緊張性気胸は富山らの報告では0.1％の頻度で発

[†3]注：サンプリングエラーとは，採取した組織標本で正診ができないことで，生検針が正しく病変に的中していない場合，的中していても病変内の二次性変化を採取することなどによっても起こりうる．

> **BOX 4-26** CT下肺生検の合併症
>
> - 気胸(30〜45％)，持続脱気の必要な気胸(0.2〜5％)，緊張性気胸(0.1％)
> - 喀血，肺出血，血胸，血腫のうち重篤なもの(0.06〜0.15％)
> - 空気塞栓(0.02〜0.06％)
> - 腫瘍の播種(0.02〜0.06％)

生し，迅速な処置を必要とする．検査終了時の自己凝血塊の注入が気胸発生予防に有用とされる．

　気胸を発見した場合は，経過観察，一時的な吸引，持続ドレナージが考えられる．軽度の気胸は安静，経過観察で消失することが多い．治療を要すると判断された場合は，まず一時的な用手脱気(18Gエラスター針を使用する)を施行し，その後の経過で持続脱気の必要性を判断する．しかしながら，穿刺部位を下にして1時間臥床や咳や会話を制限させることで，高度気胸を有意に低下させることができる．高度の気胸の場合は，胸腔ドレーンが必要であるが，一般的には呼吸器内科・外科医が行っていることが多い．検査室には簡易式のドレナージチューブを用意しておくことは重要である．富山らの報告では，気胸の頻度は32％，胸腔ドレーン留置を要した気胸は全生検の0.24％であった．平木らの報告では，気胸の頻度は42％で気胸の12％で胸腔ドレーン留置を要し，全生検の5％で胸腔ドレーン留置を要したとしている．

② **喀血，肺出血，血胸，血腫**[153,154,156〜158]

　有意のリスク因子としてあげられているものに，大きい病変，深部の病変がある．高度の肺出血，喀血，血胸の頻度は，富山らの報告では0.06％程度である．軽度のものは，5〜42％など報告にばらつきがある．英国の調査では，0.15％で輸血を要するような喀血を生じたと報告している．

　肺出血の検出は，直後のCTで確認できる(図4-107)．血液凝固障害のある例については，適応と使用生検針の十分な検討が必要である．軽度のものは，安静や止血剤の投与などの経過観察で十分である．喀血の場合は，出血側を下にした臥位をとらせ，止血剤を投与する．高度なものについては，気管支動脈や内胸動脈，肋間動脈などの塞栓術，外科治療の適応を考慮する．

③ **空気塞栓**[153,154,159〜162]

　空気塞栓の頻度は，英国の調査では0.02％で，富山らは0.06％と報告している．従来はきわめてまれな合併症と考えられていたが，一定の頻度で生じることを認識しておく必要がある．急性に発症する循環虚脱，意識障害，痙攣などで発症する．発症時にCTで，心腔や冠動脈，脳などの血管内に空気が存在することにより確定診断される(図4-108,109)．空気塞栓は，その機序に関しては，1) 生検針が空気(気管支，肺胞)と肺静脈を交通させる，かつ，2) 空気圧が肺静脈圧より高くなるという条件が重なった場合に生じる．つまり1) が生じても2) が生じなければ空気塞栓は理論上生じないことになる．2) の最も大きな原因は咳嗽であり，咳嗽が生じるような穿刺を避けることや，咳嗽の多い患者には，あらかじめ鎮咳剤を投

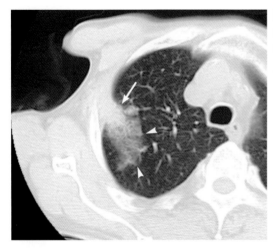

図 4-107　肺出血
CT（肺野条件）　胸膜に接する結節（→）の生検後確認の CT で，結節より内側の肺野に出血を認めた（▶）．少量の血痰を認めた．

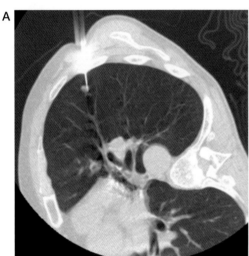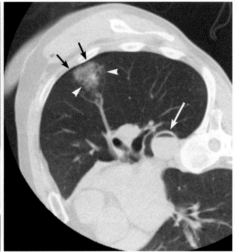

図 4-108　空気塞栓(1)
A：左上葉の小結節を側臥位で穿刺した際の CT 透視画像で，この直後に強い咳嗽が出現し，すぐに生検針を抜去した．すでに咳嗽が出現し，画像にはアーチファクトが現れている．B：生検針抜去直後に強い胸痛が出現し，CT 透視で確認したところ，結節周囲の出血（▶）と軽度の気胸（小矢印）と大動脈内に air-fluid level（大矢印）を認めた．

与するなど予防も重要である．
　治療には intensive care が必要であり，高圧酸素療法が有用とされる．施設で高圧酸素療法が行えない場合は，100％酸素投与が有効とされる．患者の体位に関しては諸説がある．左右側臥位，頭低位など望ましいとされる体位の報告もあるが，そのような体位は意味がないという報告もある．ステロイド投与，アスピリン投与なども有用とされる．

④ 腫瘍の播種 [153, 154, 159, 163]

　英国の調査では 0.02％，富山らは 0.06％と報告している．悪性細胞の播種には検体中にある程度の量の間質が必要とされており，細径針を使用していれば，その頻度はかなり低いと考えられる．また，播種の部位は胸壁であり，肺実質内の播種はまれとされる．一方，平木

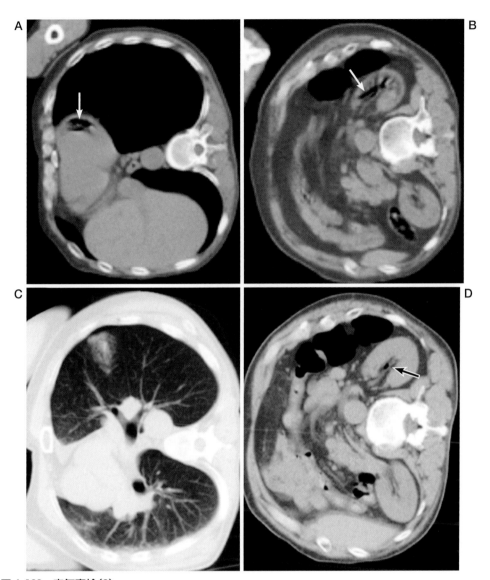

図 4-109 空気塞栓 (2)
A~D：CT（側臥位） 胸痛以外に症状が出現していなかったため，心エコーを施行し心機能の評価の後，側臥位のままで全身 CT を行った．A：左室内の air が確認できる（→）．B：左腎内のおそらく腎動脈内と考えられる air が確認できる（→）．その後，胸痛は消失し，同じ体位で経過観察となった．C：1 時間後の CT で大動脈内，心臓内の air は消失していた．D：左腎にわずかに air が残存するのみであった（→）．

らはCT下生検での胸腔内への播腫を否定するデータを示している．しかし，晩期合併症であるために実際の発生率は，さらに高い可能性も否定はできない．coaxial systemの正しい使用が発症の予防になるとされる．

⑤ 皮下気腫

皮下気腫の報告例は少ない．胸腔内の空気と皮下組織が交通し，皮下に空気が貯留して起こる．軽度であれば経過観察で十分であるが，高度な場合はエラスター針を用いて脱気すると軽快するとされる．

2) 合併症の予後[153]

富山らの報告では，9783例の生検につき追跡可能な重篤合併症例62例中7例が死亡（0.07％），1例で片麻痺の残存を認めた．死亡例7例中4例は空気塞栓例での急性期の死亡であり，3例は播種による晩期の死亡であった．合併症予防・早期発見のために必要なことは，以下のとおりである．

① 検査中，検査後の観察における注意点

心電図，パルスオキシメータなどの簡便な検査機器が緊急時に使用可能なように準備しておく必要がある．高リスク症例ではこれらモニター類を使用することが望ましい．検査時間の短縮と不必要な複数回の穿刺を避けるため，施設の状況が許せば病理医または技師の現場でのスタンバイが望まれる．

検査後は，胸痛や呼吸困難の有無などの自覚症状，バイタルサイン，一般状態，呼吸状態などの他覚症状の十分な観察が必要である．検査直後から1時間以内の胸部単純X線撮影，気胸が発見された場合は適当な間隔で経過観察の単純X線撮影，CTなどが必要である．

② 患者への合併症の症状と発生リスクの十分な説明

合併症早期発見のためにも重要である．

③ 入院の必要性，外来・経過観察時間

入院によるovernightの経過観察が一般的であるが，低リスク症例については，十分な経過観察，緊急時の対応などが可能であれば，外来検査も禁忌ではない．

3) 合併症発生時の対処

① 検査室内，院内の環境整備

重篤合併症発生時には直ちに救急スタッフの応援が得られ，intensive careが行える体制を整備する必要がある．検査施行医師，放射線技師，看護師など医療スタッフの十分な確保と訓練が必要である．

② 高圧酸素療法

施行可能であることが望ましい．

g. インフォームド・コンセント[163]

インフォームド・コンセントでは，対象となる行為の名称・内容・期待される結果，副作用・合併症，手技の方法，成功率，予後，代替しうる他の方法について正確な情報を提供する必要がある．手技の流れを理解し，協力してもらうために患者への説明は重要である．特に手技中の呼吸停止が安定しない場合は，手技が困難となるために十分な練習が必要であったり，頻度の高い合併症や，まれであっても重篤な合併症については，その頻度・予後も含めて説明する必要がある．ただし，必要以上に恐怖心を与えることのないよう最大限の注意を払う．

説明すべき具体的な項目と注意事項の例を BOX 4-27 にあげる．

BOX 4-27 CTガイド下肺生検のインフォームド・コンセント

1) **CT下肺生検はどのようなものか？**
   - 概要：どのようなことをするものか？
   - 必要性：なぜ必要と考えられるのか？
   - 手技：具体的な検査の進め方や成功率．まず，標準的な方法を紹介し，ほかに選択する可能性のある方法を紹介する．また，一般的なやり方と異なる場合には，その理由も述べる．予測される所要時間も伝えるべきである．
   - 有害事象(合併症，不具合)：過度の不安を惹起する表現は避けるべきであるが，頻度の高いもの，結果が重大なものについては漏れなく説明すべきである．また，その場合の対処についても言及する．合併症の項を参照．

2) **肺生検を行うことの利益と不利益**
   - 検査を行うことによる利益と行わない場合の不利益(もしくは自然経過)を対比させて平易に説明する．生検結果が良性と出ても悪性を否定できないため，定期的な経過観察の必要性を説明する．

3) **代替治療法(その他の治療法)**
   - 肺生検を選択しない場合に候補となりうる方法を紹介する．患者負担が大きく異なる場合には，これについても言及する．

8. 肺癌 CT 検診

　2015年の人口動態統計[169]によれば，わが国における肺癌死亡数は 74,378 名(男性 53,208 名，女性 21,170 名)であり，癌死亡の第1位(男性は第1位，女性は第2位)であった．2005年の肺癌死亡数は 62,063 名(男性 45,189 名，女性 16,874 名)であり，他の臓器の癌と比べ，肺癌死亡者は顕著に増加している．2015年の人口10万人対死亡率は 59.4(男性 87.2，女性 32.9)で，癌死亡率も第1位(男性は第1位，女性は第2位)であった．一方，地域癌登録全国推計値の罹患データ[165]によると，2012年の肺癌罹患数は 113,047 名(男性 76,913 名，女性 36,134 名)であり，罹患数は多い順に，胃癌，大腸癌に次いで第3位(男性は第3位，女性は第4位)であった．

　地域癌登録における本邦の肺癌5年相対生存率[166]は，31.9%(男性 27.0%，女性 43.2%)，10年相対生存率[167]は男性 18.1%，女性 31.2% であり，肺癌は「難治癌」のひとつといわれている．病理学的病期が IA の10年生存率は88%である[168]にもかかわらず，肺癌の多くが進行癌の状態で発見されるために，肺癌全体の死亡率は高いままなのである．

a. 肺癌検診における胸部単純 X 線写真の役割

　肺癌には重喫煙者という明らかな罹患高危険群が存在する．本邦の男性喫煙率[169]は近年低下傾向にあり，2014年の男性喫煙率は 32.2% であるが，1980〜90年代は50%前後を推移しており，成人男性の半数は高危険群といっても過言ではない．肺癌対策としては喫煙対策が最も重要であり，禁煙によって中長期的には肺癌死亡率を低下させうるといわれている[170]が，禁煙後も肺癌リスクは遷延することも示されており，喫煙対策だけでは，肺癌死亡率を短期に低下させることは不十分であるといえよう．肺癌対策は1970年代からの国家的なプロジェクトであり，特に1987年に厚生省が結核検診を土台に肺癌検診を展開する方針を打ち出し，第二次保健事業のなかに，「胸部間接 X 線写真あるいは胸部直接 X 線写真と高危険群に対する喀痰細胞診を併用」する方式の肺癌検診を取り入れたことで，肺癌検診の受診者数は増加した．一方，欧米では，1960〜70年代に実施された胸部単純 X 線写真による無作為比較対象試験(RCT)で，死亡率低減効果が得られなかったため，検診による早期発見よりも禁煙による一次予防に力が注がれた[171]．2011年には，米国立がん研究所から，15万人を対象とした胸部単純 X 線検査による肺癌検診の RCT の結果(PLCO トライアル)[172]が報告され，同様に胸部単純 X 線検査は肺癌死亡率を減少させないことが示された．

　本邦では，RCT は行われなかったが，国内の計6個の症例対照研究において，肺癌検診における肺癌死亡減少効果が示され，胸部単純 X 線検査と高危険群に対する喀痰細胞診の併用を適切に行うならば，死亡率減少に寄与する可能性が高いとして，2001年の「新たながん検診の有効性評価研究班(鈴木班)」報告書[173]では，胸部単純 X 線写真を用いた肺癌検診の有効性を認めている．また，2006年に公開された「有効性評価に基づく検診ガイドラ

イン（祖父江班）」[174]においては，証拠のレベルとしては2＋（死亡率減少効果の有無を示す，中等度の質の症例対照研究・コホート研究が行われている）という判定がなされ，この手法を，公的資金が投入して行われる住民検診のような対策型検診の手法として推奨している．しかし，他の臓器の検診と現行の肺癌検診を比べると，検診の精度が低いこともよく知られており，その理由のひとつとして，肺癌検診における胸部単純X線写真の限界があげられよう．従来，胸部単純X線写真で肺癌が早期に発見されなかった原因として，腫瘍径が小さい，濃度が低い，他臓器に重なるなど，周囲との濃度差が少なく，境界が不明瞭であることがあげられている[175]．

Chotasら[176]は，胸部単純X線写真では，肺容積の26.4％，面積では43.0％が心臓，大血管，横隔膜と重なると報告しており，こうした領域は低濃度域となるので，小型の低濃度結節の指摘が困難となることがある．Soneら[177]は，低線量CT検診で発見された肺癌連続44症例の検討で，胸部単純X線写真では，77％が検出できなかったと報告しており，より検出感度の高い胸部CTを肺癌検診に利用しようとする動きが出てきた．

b. 胸部CTを用いた肺癌検診の歩み

1998年に出された「がん検診の有効性評価に関する研究班（久道班）」報告書[178]では，胸部単純X線写真を用いた肺癌検診を逐年受診することの有効性は示唆されているとしながらも，現行の方法では他の癌検診と比較して効果が小さいことが指摘されており，今後，集団検診へCTを導入するなどの早期発見の研究が必要であることが勧告された．1999年にSoneら[179]やHenschkeら[180]により，低線量CTを用いた肺癌検診は早期肺癌の発見率が高いことが報告されると，本邦において肺癌CT検診の機運が高まり，肺癌検診の切り札として，低線量CT検診が，住民検診のような対策型検診や人間ドックのような任意型検診で行われるようになってきたが，死亡率減少効果を評価した直接的証拠はほとんどなく，祖父江班のガイドラインでは，証拠のレベルは2－（死亡率減少効果に関する，質の低い症例対照研究・コホート研究が行われている）で，対策型検診には推奨できないとされている．検診の有効性を評価するには，受診者集団全体の死亡率の有意な減少を証明する必要があり，そのためには，検診では進行速度の速い癌は発見されにくく，進行速度の遅い癌のほうがより発見されやすく，その後の生存期間も長くみえるというlength biasや，検診発見時と臨床症状の出現での発覚による時期の違いのぶんだけ，生存期間が延長するようにみえるlead-time bias，進行速度の極端に遅い腫瘍においては，その腫瘍によって致死しないため，生死に影響を与えないものを発見しているに過ぎないというoverdiagnosis biasなどのバイアスを十分考慮する必要がある[181]とされている．こうしたバイアスの影響を減らすためには，CT検診群対非検診群の無作為化比較試験（RCT）により，CT検診群の肺癌死亡率の有意な減少を証明する必要がある．

2000～2010年代に，NLST（米国）[182]，Dutch-Belgian NELSON Trail（オランダ）[183]，Italung-CT Trail（イタリア）[184]など複数のRCTが実施された．2010年に，米国から発表されたRCTである，肺癌CT検診の無作為化割り付け試験（NLST）の結果は，世界の肺癌検診の方向性にパラダイムシフトをもたらした．この試験結果では，55歳から74歳の喫煙者男

性において，肺癌CT検診群は胸部単純X線検査による検診群に比べ，肺癌死亡率が20%，全死亡率が7%減少しており，肺癌CT検診は肺癌死亡率を低減させることに有効であることが示された．この結果と前述のPLCOトライアルの結果を受けて，米国では低線量肺癌CT検診が導入された．

NCCN（米国 National Comprehensive Cancer Network）の肺癌検診ガイドライン2017[185]では，NLSTの結果に準じ，55歳から74歳の重喫煙者(30パック・年以上で，過去喫煙者の場合は禁煙から15年を超えていないこと)において肺癌検診に低線量CTを導入することを推奨している．また，米国予防医学専門委員会(US Preventive Services Task Force：USPSTF)[186]は，55歳から80歳までの重喫煙者(30パック・年以上，禁煙後15年以上経過した人は除く)に対する低線量CT撮像による肺癌検診を推奨（B推奨）とした．

本邦では，日本CT検診学会ガイドライン委員会が「日本における低線量CTによる肺癌検診の考え方」[187]を公表しているが，欧米に比べ，非喫煙者女性の肺癌が多いことから，いまだ対象者をどのように設定するかは明確でない．NLSTの結果を受けたNCCNガイドラインは重喫煙者を対象としているが，非喫煙者に対する有効性の評価は不明である．そこで佐川らは，本邦において，50〜70歳の喫煙指数600未満の非ないし低喫煙男女を対象とした低線量CT肺癌検診のランダム化比較試験(AMED革新的がん医療実用化研究事業「低線量CTによる肺癌検診の実用化を目指した無作為化比較試験および大規模コホート研究」(JECS研究)[188]を開始した．結果が待たれるところであるが，肺癌の自然史を考慮すると，有意な群間差を検出するには10年以上の研究期間が必要と考えられることから，結果が示されるのは2025年以降になると推測される．

Bachら[189]は1996年から2012年までに発表されたCT検診に関する研究のシステマティック・レビューのなかで，CT検診の利益と不利益について，個人の肺癌死亡リスク減少には寄与するが，潜在的な不利益も存在することを提言している．日本CT検診学会の「日本における低線量CTによる肺癌検診の考え方」にも，CT検診の限界・不利益として，低線量CTによる検診を行ってもすべての肺癌を早期発見し救命することはできないこと，放射線被曝による健康被害の可能性，偽陽性による経済的・精神的・時間的損害の可能性，精密検査過程における合併症の可能性，過剰診断による，本来なら受ける必要のない肺切除を受ける可能性などが明記されており，今後解明すべき課題も多い．USPSTFのガイドラインでも，不必要な放射線被曝，NLSTの最初の2回のCT検診の偽陽性率が33%と高値，それに伴う精神的不安，不必要な侵襲的手技の増加，9.5〜11.9%と想定される過剰診断など，CT検診の不利益についても明記されている．

C. 肺癌CT検診で検出された肺結節の取り扱いの考え方

今日までに報告されている肺癌CT検診での肺癌発見率と病期I期率は，初回検診群でそれぞれ0.4〜3.4%および55〜100%である[190]．しかし，CTでは肺癌以外の多数の結節影が偶然検出されることが多く，肺癌CT検診を受診すると，45〜76%の被験者に肺結節影が認められる．これらの結節を要精検にする基準は諸家によりさまざまであるが，2016年に日本CT検診学会肺癌診断基準部会により，「低線量CTによる肺癌検診の肺結節の判定基準

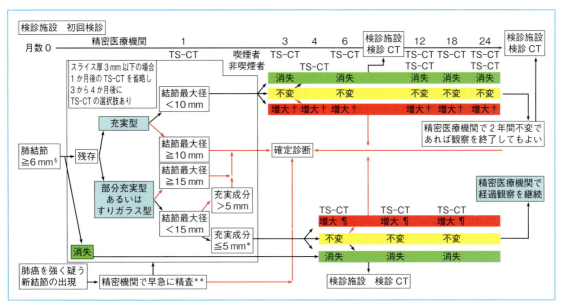

図 4-110　低線量 MDCT(マルチスライス)CT による肺癌検診
§：大きさの基準は，検診 CT 上での測定の際は，最大径と短径の平均値を使う．医療機関における精密検査の際の大きさは最大径を使う．
増大†：2 mm 以上．増大¶：結節全体 2 mm 以上，あるいは充実成分 2 mm 以上．
＊：充実成分≦5 mm の場合，原則として経過観察する．ただし，施設の方針により確定診断も選択肢のひとつである．＊＊：精密機関でなるべく早く TS-CT(薄層 CT，thin-section CT)を撮影する．
(CT 検診学会：肺結節の判定と経過観察 第 4 版，日本 CT 検診学会，より許可を得て転載)

と経過観察の考え方 第 4 版」[191]が提示されている．この考え方は，肺癌 CT 検診で要精査とされた結節影を精査機関でどのように取り扱うかを，結節の大きさ・性状から区分し，診断樹として示したものである．「考え方 第 4 版」の概要図を示す(図 4-110)．

　検診目的で撮像された低線量 CT 画像を観察して指摘された肺結節のうち，初回検診で長径と短径の平均が 6 mm 以上の肺結節および経年検診で新規に出現した結節は要精査判定として，精密検査医療機関に受診するよう勧奨する．肺結節の径が 6 mm 未満の場合は，1 年後の肺癌 CT 検診を勧める．肺癌 CT 検診画像を読影する際には，低線量 CT 画像の特性やピットフォールを踏まえ，病変と偽病変を見極める「存在診断力」と，低線量 CT 画像では正しい画像診断を下すには限界があることを理解したうえで，高分解能 CT(HRCT)画像を用いた，画像診断学で確立された知見を利用した陰影性状解析に基づく「質的診断力」が求められる．多数検出される結節影のなかから，的確に肺癌が疑わしい結節を選り分けて判定を下すことが重要で，低線量であってもよりよい画質の CT 画像を読影することで，陽性反応的中度を向上させ，より精度の高い肺癌 CT 検診を実現することができる．

　精密検査実施機関においては，結節の HRCT あるいは薄層 CT(thin-section CT：TSCT)画像の内部性状から，均一なすりガラス影(pure ground-glass nodule：pure GGN)(図 4-111 A～D)，一部が軟部組織吸収値からなるすりガラス影(part solid nodule)(図 4-112 A～D)，軟部組織吸収値を呈する充実性陰影(solid nodule)(図 4-113 A～D)の 3 種類に分類

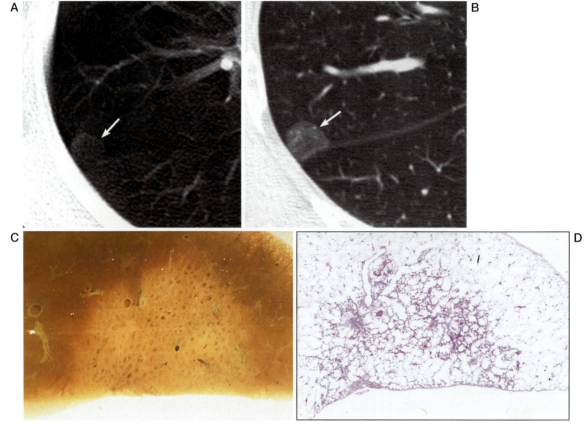

図4-111　pure GGN（上皮内腺癌 adenocarcinoma in situ）
A：肺癌CT検診画像 10 mm 厚 25 mAs，B：HRCT 1.25 mm 厚 136 mAs，C：実体顕微鏡像，D：HE染色ルーペ像　肺癌CT検診画像（A）で，右肺の無血管野に，限局性の淡い肺野濃度上昇域を認める（→）．HRCT（B）では，右上下葉葉間胸膜直下に境界明瞭なすりガラス型結節（pure GGN）を認める（→）．摘出肺の実体顕微鏡像（C）では，肺胞および細気管支の既存構造を保った境界が比較的はっきりとした腫瘍を認める．HE染色ルーペ像（D）では，肺胞上皮を置換するように腫瘍細胞は進展している．線維化や浸潤像はみられない．病理診断は，上皮内腺癌（adenocarcinoma in situ）であった．

し，増大の有無などを2年間にわたり経過観察する．肺野の充実性結節影のひとつに肺内リンパ装置腫大像がある（図4-114）．肺末梢域のリンパ組織は広義間質に存在する．肺内リンパ装置腫大像を疑う所見としては，中葉，下葉の胸膜直下や葉間に接して存在し，小葉間隔壁に接する多角形であることが多い．また，胸膜との間に小葉間隔壁と考えられる線状構造を伴う，末梢肺静脈に連続するなどの所見がみられる．このような性状の結節は傍隔壁結節（perifissural nodules）とよばれ，de Hoopら[192]は，NELSON試験で検出された794結節のすべてが良性結節であったと報告している．HRCTあるいは薄層CTで肺内リンパ装置腫大像が疑われた場合は，1年後まで経過観察を行い，不変であれば終了とする．しかし，扁平上皮癌や小細胞癌病巣は充実性結節影を呈することが多く，腫瘍容積倍加時間が3〜4か月前後と急速に増大する例も多い[193]ことから，肺内リンパ装置腫大の判断は慎重を期すべきである．充実型結節の読影者間の測定誤差は1.73 mmと報告[194]されており，日本CT検診学会の「考え方 第4版」では，径が2 mm以上大きくなった場合を「増大」と定義して

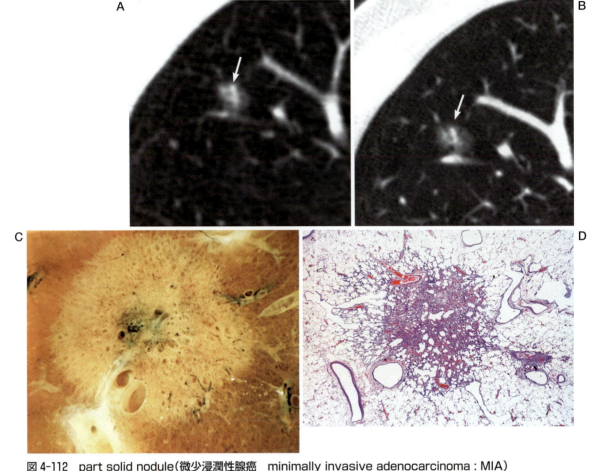

図4-112 part solid nodule(微少浸潤性腺癌 minimally invasive adenocarcinoma：MIA)
A：肺癌 CT 検診画像 2.5 mm 厚 8 mAs, B：HRCT 1.25 mm 厚 136 mAs, C：実体顕微鏡像, D：HE 染色ルーペ像　肺癌 CT 検診画像(A)で，右中葉に，中心部がやや高吸収で辺縁部が淡い境界明瞭な孤立性肺結節を認める(→)．HRCT(B)では，右中葉に，中心部がやや高吸収で，内部の肺血管影が不明瞭で太くみえ，辺縁部が淡い境界明瞭な部分充実型結節(part-solid nodule)を認める(→)．摘出肺の実体顕微鏡像(C)では，腫瘍の中心部に肺胞腔あるいは細気管支内腔が潰れて含気が乏しいところがある．腫瘍の辺縁部は肺胞および細気管支の既存構造が保たれている．腫瘍と正常肺との境界は比較的はっきりしている．HE 染色ルーペ像(D)では，肺胞上皮を置換するように腫瘍細胞は進展している．腫瘍中心部に虚脱部分と，わずかな浸潤所見が見られた．病理診断は，微少浸潤性腺癌(minimally invasive adenocarcinoma)であった．

いる．

　USPSTF の肺癌検診ガイドラインでは，適切な経過観察のプロトコールや侵襲的処置を行うための明確な基準を使用することとし，米国の胸部放射線科専門医らによる Fleischner Society が提唱した小型肺結節の経過観察に関するガイドラインに即して，実施することを提唱している．

　2005 年に発表された Fleischner Society ガイドライン[195]は，CT で偶然発見された 8mm 以下の結節の経過観察や診断法に関するもので，結節のサイズを 4 mm, 6 mm, 8 mm で分け，喫煙などの危険因子の有無を加味して経過観察 CT の時期を推奨している．

　2013 年には，このガイドラインを補完するものとして，CT で発見された肺の subsolid

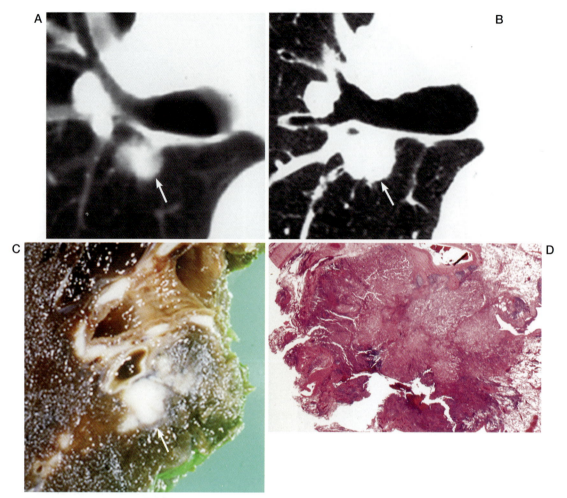

図4-113　solid nodule（腺癌）
A：肺癌CT検診画像 10 mm厚 25 mAs，B：HRCT 1.25 mm厚 136 mAs，C：実体顕微鏡像，D：HE染色ルーペ像　肺癌CT検診画像(**A**)で，右上葉気管支背側に，充実性の肺結節影を認める(→)．HRCT(**B**)では，右上葉で上葉気管支壁に接して境界明瞭な分葉状の充実型結節(solid nodule)を認める(→)．摘出肺の実体顕微鏡像(**C**)では，白色調の境界明瞭な分葉状腫瘍を認める(→)．HE染色ルーペ像(**D**)では，内部に腫瘍細胞が充実性に発育していた．病理診断は，腺癌(adenocarcinoma)であった．

noduleのマネージメントに関するガイドライン[196]が発表された．subsolid noduleとは，pure GGNとpart solid GGNの両者を含む結節と定義されている．本ガイドラインでは，結節が孤立性か多発性かで考え方を分け，さらに結節の性状がpure GGNであれば5 mm以下とそれより大きいもの，part solid GGNであれば，内部の充実性部分が5 mm未満とそれ以上のもので，マネージメントの方法を規定している．このガイドラインでは，2011年2月に，世界肺癌学会(International Association for the Study of Lung Cancer：IASLC)，米国胸部疾患学会(American Thoracic Society：ATS)，欧州呼吸器学会(European Respiratory Society：ERS)が共同で改訂した肺腺癌の分類[197]を用いている．これは，小型腺癌を，野口分類のA型およびB型に代表されるような非浸潤癌である上皮内腺癌(adenocarcinoma in situ：AIS)，野口分類のC型や浸潤癌に該当する浸潤巣の大きさが5 mm以下である微少浸

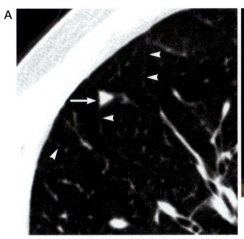
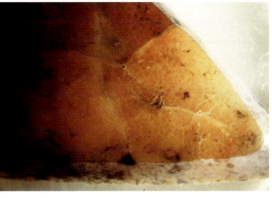

図4-114　肺内リンパ装置腫大
A：HRCT 1.25 mm 厚 136 mAs，B：実体顕微鏡像　HRCT（A）で，右中葉の小葉間隔壁（▶）に連続して，隣接する二次小葉の間に，三角形の充実性結節（→）を認める．別症例の実体顕微鏡像（B）であるが，胸膜および小葉間隔壁に接して，多角形の黒色結節が認められ，胸膜下リンパ装置の腫大像であった．

潤性腺癌（minimally invasive adenocarcinoma：MIA），浸潤巣の大きさが5 mm より大きい浸潤性腺癌（invasive adenocarcinoma）などに分類したものであり，2015年に発表されたWHO第4版の新肺癌分類[198]にそのまま踏襲された．

　2017年に，Fleischner Society は CT 発見の肺結節の取り扱いに関するガイドライン[199]を発表した．これは，肺癌 CT 検診で発見された肺結節に関するものではなく，日常臨床で実施された胸部 CT で発見された肺結節を対象としているが，胸部 CT 検査の再構成は，小さい肺結節の正確な評価と測定をするために1.5 mm厚以下，可能であれば1 mm厚の薄層CT（TSCT）を強く推奨している．同時に，横断（水平断）像だけでなく，冠状断再構成および矢状断再構成などの MPR（multi planar reconstruction）を日常的に実施し，診断に使用することを強く推奨している．これらの再構成条件は，日常臨床の既知の肺結節の評価や肺癌 CT 検診の目的だけに使用するのでなくて，肺結節はどの成人患者においても偶然発見される可能性がありうるので，すべての胸部 CT 撮像において実施すべきである，としているので，肺癌検診目的の低線量 CT 撮像も含まれる．本邦においては，低線量 CT 検診を実施する施設の現状を鑑み，日本 CT 検診学会の「考え方 第4版」では，検診 CT ではスライス厚5 mm以下，かつ，再構成間隔5 mm以下としているが，経過観察の際は，再構成はスライス厚1 mm で，肺結節の性状や大きさの経過観察が可能な範囲の低線量で実施することが望ましいとしている．

　NCCN の肺癌検診ガイドライン2017[185]においても，肺結節の取り扱いが示されている．このガイドラインでは孤立性と多発性結節に分け，孤立性結節のうち非充実性結節は5 mm以下，5.1〜10 mm，10 mm より大の3つに，充実性結節あるいは部分充実性結節は，6 mm未満，6〜8 mm，8 mm より大の3つに分類して，それぞれ初回低線量 CT 後の経過観察および2回目低線量 CT で増大・非増大に分けて取り扱いを定めている．

d. 被曝線量低減のすすめと留意点

　肺癌CT検診を実施するにあたり，検診機関には受診者の被曝量をできる限り低くすることが求められる．日本人間ドック学会の調査では，人間ドックのなかで肺癌CT撮像を実施している会員施設のうち7割が低線量撮像をしていないことが報告[200]されており，その理由として，半数以上の施設が診療放射線技師・読影医師が画質優先で撮像・読影したいからと回答[201]している．しかし，肺癌CT検診の対象者は健常者であるので被曝線量を十分考慮する必要があり，被曝量の低減と画質の向上という，相反する両者がともに満たされる撮像条件を，各検診施設のCT装置毎に見出す必要がある．従来，肺癌CT検診における「低線量」は撮影管電流値で定義されてきたが，CT装置の技術的な進歩に伴い，$CTDI_{vol}$などを使った定義が提唱されている．$CTDI_{vol}$（volumetric CT Dose Index）とはCTで線量評価に用いられる指標のひとつである．1スキャンあたりにおける吸収線量の荷重平均$CTDI_w$（weighted CTDI）をピッチで除したもので，MDCTで撮像する際の被曝量評価の目安に用いられる．最近のCT装置には，コンソール上に自動的に表示される機能が実装されているものが多い．小林ら[202]は，JECS研究のなかで，読影医が許容できる画質の低線量CT撮像の目安として$CTDI_{vol}$ 2.5 mGy（推定実効線量1.2 mSv）以下を推奨している．NLSTの撮像条件における推定実効線量は1.6 mSv（男），2.4 mSv（女）であり，国際的にも，この程度の被曝線量での撮像が要求されている．

　低線量CT画像の撮像・読影においては，一般臨床で撮像されるCT像とは異なる点があることに注意する必要がある．低線量CT画像は，通常線量CT画像と比較して，信号雑音比，コントラスト分解能，空間分解能が低下しているので，肺内の正常構造物，病変の認識が難しいことがある．しかし，最近の逐次近似再構成法（model-based iterative reconstruction：MBIR）を用いた画像処理技術の進歩により，低線量でも雑音を低減でき，画質の改善とともに胸部単純X線写真1枚と同等の被曝線量で胸部CT撮像を行うことも可能になっている（図4-115 A〜D）．

　また，低線量CT画像では，再構成関数の違いによる画質の変化が顕著である．通常線量CTでは，肺野条件の画像は高周波強調関数を用いて再構成することが多いが，低線量CTでは軟調の関数を用いた方が雑音が少なく，肺野の読影に適した画像となる．撮影管電流を一定にして撮像した場合，体格の違いによる画質の変化が顕著である．AEC（自動露出機能）を用いて一定の画質が得られるように撮像すると，太った人は被曝量が増加するので注意が必要である．管電流値をCT装置の出力下限付近に設定した場合，AECを用いても明らかな被曝量低減効果が得られないことがある．

e. 肺癌検診が抱える課題

　本邦は，世界に先駆けて肺癌検診にCTを導入し，CT検診の実施数も年々増加してきているが，依然として胸部単純X線写真を用いた検診方法が肺癌検診の主流であることに変わりはない．一方で，胸部単純X線写真で治癒可能な小型肺癌を発見することは困難であ

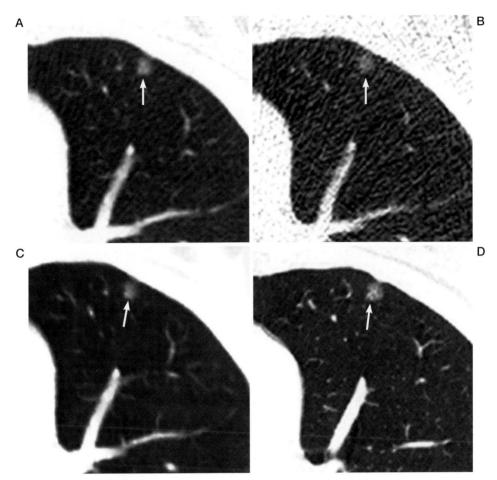

図 4-115 低線量 CT 画像
A：低線量肺癌 CT 検診画像 5 mAs, 120 kV, CTDI$_{vol}$ 0.64 mGy, 実効線量 0.27 mSv, B：超低線量 CT 画像（FBP 法）5 mAs, 80 kV, CTDI$_{vol}$ 0.07 mGy, 実効線量 0.03 mSv, C：超低線量 CT 画像（MBIR 法）5 mAs, 80 kV, CTDI$_{vol}$ 0.07 mGy, 実効線量 0.03 mSv, D：精査目的で撮像された高分解能 CT 画像 175 mAs, 120 kV, CTDI$_{vol}$ 15.5 mGy, 実効線量 8.19 mSv　一般的に検診現場で撮像されている STDI$_{vol}$ = 0.64 mGy, 実効線量 0.27 mSv の FBP（filtered back projection）法による低線量 CT 画像（A）でも，6 mm 程度の肺内小結節の検出は十分可能である（→）．CTDI$_{vol}$ = 0.07 mGy, 実効線量 0.03 mSv の超低線量撮像では，FBP 法による超低線量 CT 画像（B）の画質はノイズにより不良であるが，MBIR 法による超低線量 CT 画像（C）はノイズが除去されており，HRCT（D）には及ばないが，結節の検出は概ね良好である（→）．

ることも周知であり，おのずと進行した状態で肺癌が発見されることも予測されるわけであるから，胸部単純 X 線写真を用いた肺癌検診においては，見落としは最大限回避されなければならず，以前に施行された胸部単純 X 線写真を参照して比較読影するなどの努力を怠ってはならない．国内にいる 700 万人を超える肺癌検診受診者すべてに CT 検診を行うことは，CT 検診の有効性が証明されたとしても，実施に至ることは大変遠大なプロジェクトで，必要な人員の確保などを考慮すれば，はなはだ困難な事業であり，当面は胸部単純 X 線写真を用いた肺癌検診が継続されていくであろう．間接胸部 X 線撮影装置の生産終了に伴い，デジタル方式の直接胸部 X 線撮影装置への移行が，ここ数年で急速に進むと思われるが，

縦隔や横隔膜に重なる低濃度域に存在する結節の描出に優れた画像処理の実施や，モニター診断を行う際のモニター表示画像の解像度や画質の確保など，ハード上でも厳格な精度管理が要求される．

　胸部単純X線写真では見えない肺癌があることを理解したうえで，丁寧に読影していくことが，肺癌の発見に大切であることは言うまでもない．本邦における肺癌検診の将来を展望するにあたり，肺野型肺癌の早期発見には胸部単純X線写真は非力であることを医療従事者がまず認識し，行政を含めた検診担当者に肺癌の治療成績向上のために取り組むべき事柄を理解させる努力が必要である．肺癌CT検診は，現時点では公的資金を投入する地域住民を対象とした対策型検診での利用は正当化されないが，人間ドックや職域健保が主体で実施される任意型検診においては，適切なインフォームド・コンセントがなされたうえで，厳格な精度管理のもとにCT検診が実施されることは，受診者個人の検診受診目的に対して裨益することが祖父江班のガイドラインでも示されており，国内での需要は増加すると思われる．実施に当たっては，適正な撮像および読影のもとで行われるかが，極めて重要である．

　肺癌CT検診は，現時点では「本邦において科学的に有効性が確認されていない検診」と考えなければならないわけであるから，検診の目的や方法，受診により期待される利益と起きうる不利益などに関して，適切なインフォームド・コンセントを行う必要がある．あくまでも「研究的に実施しているがん検診」であるという立場に立って，正確なデータを集積するために，検診の実施，読影，結果通知，精検受診勧奨，精密検査・治療，結果把握，集計まで一連のシステムの精度が十分管理されている必要がある．

　肺癌CT検診の質を保つために，2009年4月に，日本医学放射線学会，日本呼吸器学会，日本呼吸器外科学会，日本肺癌学会，日本CT検診学会，日本放射線技術学会の6学会合同による「NPO法人肺がんCT検診認定機構」が発足され，肺癌CT検診に関する講習会の開催や，肺がんCT検診認定医師および肺がんCT検診認定技師の認定・更新がなされている．2009年度から認定事業が開始され，2017年7月現在，認定医師は1372名，認定技師は1193名である．認定医師の認定期間は5年間であり，更新申請までに，自宅などで行う「肺がんCT検診認定機構」が課す読影トレーニング(eラーニング)を受講してもらっている．

　検診には多数の職種が関与するが，認定医は「扇の要」として，検診システム全体を掌握して，その精度管理を担うことが求められる．検診の不利益を最小限にするために，陽性反応的中度の向上と要精検率の抑制を両立させる必要があり，治療の対象にならない結節影や線状影に対して，精検CTの繰り返し撮像や，気管支鏡や肺生検，外科切除などの侵襲性の高い検査や治療は極力避けなければならない．

　本邦において，肺癌CT検診は，対策型検診としてはまだ実施されている地域は少ないものの，任意型検診としては人間ドックのなかに組み込まれて年間約12万人が受診しているといわれる．これらの受診者に対し，被曝線量が配慮され，発見された肺結節が正しく取り扱われる，精度の高い肺癌CT検診が行われることを希望する．

文 献

1) Toomes H, Delphendahl A, Manke HG, et al : The coin lesion of the lung : a review of 955 resected coin lesions. Cancer 1983 ; 51 : 534-537.
2) がんの統計:http://ganjoho.jp/data/reg_stat/statistics/brochure/2016/cancer_statistics_2016.pdf
3) Kakinuma R, Moriyama N, Muramatsu Y, et al : Ultra-high-resolution computed tomography of the lung : image quality of a prototype scanner. PLoS ONE 2015 ; 10 : e0137165. doi : 10.1371/journal.pone.0137165
4) Aberle DR, DeMello S, Berg CD, et al : National lung screening trial research team : Results of the two incidence screenings in the national lung screening trial. N Engl J Med 2013 ; 369 : 920-931.
5) Kuriyama K, Tateishi R, Doi O, et al : CT-pathologic correlation in small peripheral lung cancers. AJR Am J Roentogenol 1987 ; 149 : 1139-1143.
6) Zwirewich CV, Vedal S, Miller RR, et al : Solitary pulmonary nodule : high-resolution CT and radiologic-pathologic correlation. Radiology 1991 ; 179 : 469-476.
7) Suzuki K, Asamura H, Kusumoto M, et al : "Early" peripheral lung cancer : prognostic significance of ground glass opacity on thin-section computed tomographic scan. Ann Thorac Surg 2002 ; 74 : 1635-1639.
8) 日本肺癌学会・編:臨床・病理 肺癌取扱い規約 第8版. 金原出版, 2017.
9) Swensen SJ, Viggiano RW, Midthun DE, et al : Lung nodule enhancement at CT : multicenter study. Radiology 2000 ; 214 : 73-80.
10) Aoki T, Nakata H, Watanabe H, et al : Evolution of peripheral lung adenocarcinomas : CT findings correlated with histology and tumor doubling time. AJR 2000 ; 174 : 763-768.
11) Higashino T, Ohno Y, Takenaka D, et al : Thin-section multiplanar reformats from multidetector-row CT data : utility for assessment of regional tumor extent in non-small cell lung cancer. Eur J Radiol 2005 ; 56 : 48-55.
12) Rami-Porta R, Asamura H, Travis WD, et al : Lung cancer : major changes in the American Joint Committee on cancer eight edition cancer staging manual. CA Cancer J Clin 2017 ; 67 : 138-155.
13) Travis WD, Asamura H, Bankier AA, et al : The IASLC lung cancer staging project : proposal for coding T categories for subsolid nodules and assessment of tumor size in part-solid tumors in the forthcoming eight edition of the TNM classification of lung cancer. J Thorac Oncol 2016 ; 11 : 1204-1223.
14) Austin JH, Garg K, Aberle D, et al : Radiologic implications of the 2011 classification of adenocarcinoma of the lung. See comment in PubMed Commons below. Radiology 2013 ; 266 : 62-71.
15) Yanagawa M, Johkoh T, Noguchi M, et al : Radiological prediction of tumor invasiveness of lung adenocarcinoma on thin-section CT. Medicine(Baltimore) 2017 ; 96 : e6331.
16) Mujoomdar A, Austin JH, Malhotra R, et al : Clinical predictors of metastatic disease to the brain from non-small cell lung carcinoma : primary tumor size, cell type, and lymph node metastases. Radiology 2007 ; 242 : 882-888.
17) Kuriyama K, Tateishi R, Kumatani T, et al : Pleural invasion by peripheral bronchogenic carcinoma : assessment with three-dimensional helical CT. Radiology 1994 ; 191 : 365-369.
18) Ratto GB, Piacenza G, Frola C, et al : Chest wall involvement by lung cancer : computed tomographic detection and results of operation. Ann Thorac Surg 1991 ; 51 : 182-188.
19) Glazer HS, Kaiser LR, Anderson DJ et al : Indeterminate mediastinal invasion in bronchogenic carcinoma : CT evaluation. Radiology 1989 ; 173 : 37-42.
20) 日本肺癌学会・編:EBMの手法による肺癌診療ガイドライン 2016年版 第4版 悪性胸膜中皮腫・胸腺腫瘍含む. 金原出版, 2016.
21) Choi CM, Kim MY, Lee JC, Kim HJ : Advanced lung adenocarcinoma harboring a mutation of the epidermal growth factor receptor : CT findings after tyrosine kinase inhibitor therapy. Radiology 2014 ; 270 : 574-582.
22) Choi CM, Kim MY, Hwang HJ, et al : Advanced adenocarcinoma of the lung : Comparison of CT characteristics of patients with anaplastic lymphoma kinase gene rearrangement and those with epidermal growth factor receptor mutation. Radiology 2015 ; 275 : 272-279.

23) 高橋雅士, 村田喜代史, 森田陸司：伸展固定肺を用いた肺二次小葉の形態学的検討―第1報：小葉内肺動脈を中心とした形態観察. 日本医放会誌 1993；53：999-1009.
24) Kerr KM : Pulmonary pre-invasive disease. In : Hasleton P, Flieder DB, eds : Spencer's Pathology of the Lung, 6th ed. vol II, Cambridge University Press : Cambridge, 2013 : 889-914.
25) 西坂 隆, 井内康輝, 武島幸男：第2部 組織型と診断の実際 I.上皮性腫瘍 B. 悪性腫瘍 1. 前浸潤性病変 (1)扁平上皮異形成, 上皮内(扁平上皮)癌. 深山正久, 野口雅之, 松野吉宏・編：腫瘍病理鑑別診断アトラス 肺癌. 文光堂, 2014：29-35.
26) 蔦 幸治：3章 肺疾患の概要と鑑別診断 扁平上皮癌. 青笹克之, 松原 修・編：癌診療指針のための病理診断プラクティス 肺癌. 中山書店, 2011：110-119.
27) 下里幸雄：肺・胸膜の腫瘍. 石川栄世, 遠城寺宗知・編：外科病理学 第3版. 文光堂, 1999：243-294.
28) 下里幸雄・他：病理―肺腫瘍の形態学的特徴：扁平上皮癌. 国立がんセンター編：臨床肺癌 I, 講談社, 1983：78-103.
29) 伊藤春海, 石井 靖, 鈴木暉康・他：中枢気道のエアロゾール汚染についての基礎的検討. 肺癌 14：173, 1974.
30) 小野 宏, 石川雄一：3章 肺疾患の概要と鑑別診断. 小細胞癌. 青笹克之, 松原 修・編：癌診療指針のための病理診断プラクティス, 肺癌. 中山書店, 2011：140-148.
31) 鈴木 明：X線診断 2. 各組織型における所見とその進展. 国立がんセンター・編：臨床肺癌 II. 講談社, 1983：96.
32) De Navasquez S, Haslewood GAD : Endogenous lipoid pneumonia with special reference to carcinoma of the lung. Thorax 1954 ; 9 : 35-37.
33) Heitzman ER : Atelectasis. In : Heitzman ER, ed : The lung : radiologic-pathologic correlations. 2nd ed, St Louis : CV Mosby, 1984.
34) Onitsuka H, Tsukuda M, Araki A, et al : Diffrentiation of central lung tumor from postobstructive lobar collapse by rapid sequence computed tomography. J Thorac Imaging 1991 ; 6 : 28-31.
35) Burke M, Fraser R : Obstructive pneumonitis : a pathologic and pathogenetic reappraisal. Radiology 1988 ; 166 : 699-704.
36) Khoury MB, Godwin JD, Halvorsen RA, et al : CT of lobar collapse. Invest Radiol 1985 ; 20 : 708-716.
37) Quint LE, Glazer GM, Orringer MB : Central lung masses : prediction with CT of need for pneumonectomy versus lobectomy. Radiology 1987 ; 165 : 735-738.
38) Herman SJ, Winton TL, Weisbrod GL, et al : Mediastinal invasion by bronchogenic carcinoma : CT signs. Radiology 1994 ; 190 : 841-846.
39) Glazer HS, Kaiser LR, Anderson DJ, et al : Indeterminate mediastinal invasion in bronchogenic carcinoma : CT evaluation. Radiology 1989 ; 173 : 37-42.
40) Martini N, Heelan R, Westcott J, et al : Comparative merits of conventional, computed tomographic, and magnetic resonance imaging in assessing mediastinal involvement in surgically confirmed lung carcinoma. J Thorac Cardiovasc Surg 1985 ; 90 : 639-648.
41) Rendina EA, Bognolo DA, Mineo TC, et al : Computed tomography for the evaluation of intrathoracic invasion by lung cancer. J Thorac Cardiovasc Surg 1987 ; 94 : 57-63.
42) Takahashi M, Shimoyama K, Murata K, et al : Hilar and mediastinal invasion of bronchogenic carcinoma : evaluation by thin-section electron-beam computed tomography. J Thorac Imaging 1997 ; 12 : 195-199.
43) Higashino T, Ohno Y, Takenaka D, et al : Thin-section multiplanar reformats from multidetector-row CT data : utility forassessment of regional tumor extent in non-small cell lung cancer. Eur J Radiol 2005 ; 56 : 48-55.
44) Choong CKC, Pasricha SS, Ramdave S, et al : Dynamic four-dimensional computed tomography for preoperative assessment of lung cancer invasion into adjacent structures. Eur J Cardiothorac Surg 2015 ; 47 : 239-243.
45) Lynch DA, Simone PM, Fox MA, et al : CT features of pulmonary *Mycobacterium avium* complex infection. J Comput Assist tomogr 1995 ; 19 : 353-360.
46) Oshiro Y, Kusumoto M, Moriyama N, et al : Intrapulmonary lymph nodes ; thin-section CT features of 19 nodules. J Comput Assist Tomogr 2002 ; 26 : 553-557.

47) Siegelman SS, Khouri NF, Scott Jr WW, et al : Pulmonary hamartoma ; CT findings. Radiology 1986 ; 160 : 313-317.
48) Sugio K, Yokoyama H, Kaneko S, et al : Sclerosing hemangioma of the lung ; radiographic and pathologic study. Ann Thorac Surg 1992 ; 53 : 295-300.
49) Magid D, Siegelman SS, Egglestion JC, et al : Pulmonary carcinoid tumors : CT assessment. J Comput Assist Tomogr 1989 ; 13 : 244-247.
50) Oshiro Y, Kusumoto M, Matsuno Y, et al : CT findings of surgically resected larger cell neuroendocrine caricinoma of the lung in 38 patients. AJR 2004 ; 182 : 87-91.
51) Zwirewich CV, Vedal S, Miller RR, et al : Solitary pulmonary nodule : high-resolution CT and radiologic-pathologic correlation. Radiology 1991 ; 179 : 469-476.
52) 徳田　均：肺野型扁平上皮癌のX線像と病理形態．肺癌 1990 ; 30 : 963-972.
53) Hansell DM, Bankier AA, MacMahon H, et al : Fleischner Society : glossary of terms for thoracic imaging. Radiology 2008 ; 246 : 697-722.
54) Suzuki K, Asamura H, Kusumoto M, et al : "Early" peripheral lung cancer : prognostic significance of ground glass opacity on thin-section computed tomographic scan. Ann Thorac Surg 2002, 74 ; 1635-1639.
55) Webb WR : Radiologic evaluation of the solitary pulmonary nodule, AJR 1990 ; 154 : 701-708.
56) Kuriyama K, Tateishi R, Doi O, et al : Prevalence of air bronchograms in small peripheral carcinomas of the lung on thin-section CT : comparison with benign tumors. AJR 1991 ; 156 : 921-924.
57) Naidich DP, Bankire AA, MacMahon H, et al : Recommendations for the management of subsolid pulmonary nodules detected at CT : a statement from the Fleischner Society. Radiology 2013 ; 266 ; 304-317.
58) Lee KH, Goo JM, Park SJ, et al : Correlation between the size of the solid component on thin-section CT and the invasive component on pathology in small lung adenocarcinomas manifesting as ground-glass nodules. J Thorac Oncol 2014 ; 9 : 74-82.
59) Swensen SJ, Viggiano RW, Midthun DE, et al : Lung nodule enhancement at CT : multicenter study. Radiology 2000 ; 214 : 73-80.
60) Kohno N, Ikezoe J, Johkoh T, et al : Focal organizing pneumonia : CT appearance. Radiology 1993 ; 189 : 119-123.
61) 本山　新，楠本昌彦，大野良治・他：限局性器質化肺炎のCT像の検討．臨床放射線 1977 ; 42 : 77-83.
62) Kuriyama K, Seto M, Kasugai T, et al : Ground-glass opacity on thin-section CT : value in differentiating subtypes of adenocarcinoma of the lung. AJR 1999 ; 173 : 465-469.
63) Kuriyama K, Tateishi R, Doi O, et al : Prevalence of air bronchograms in small peripheral carcinomas of the lung on thin-section CT : comparison with benign tumors. AJR 1991 ; 156 : 921-924.
64) Travis WD, Brambilla E, Burke AP, et al : WHO classification of tumours of the lung, pleura, thymus and heart. Lyon : IARC, 2015.
65) Im G, Han MC, Yu EJ, et al : Lobar bronchogenic carcinoma : "angiogram sign" on CT scans. Radiology 1990 ; 176 : 749-753.
66) Murayama S, Onitsuka H, Murakami J, et al : "CT angiogram sign" in obstructive pneumonitis and pneumonia. J Comput Assist Tomogr 1993 ; 17 : 609-612.
67) Dahnert W : Radiology review manual. 5th ed, Philadelphia : Lippincott Williams & Wilkins, 2003 ; 418-419.
68) Magid D, Siegelman SS, Eggleston JC, et al : Pulmonary carcinoid tumors : CT assessment. J Comput Assist Tomogr 1989 ; 13 : 244-247.
69) Kawaguchi T, Kusumoto M, Maeshima A, et al : High-resolution computed tomography appearances of surgically resected pulmonary metastases from colorectal cancer, with histopathologic correlation. Radiat Med 2005 ; 23 : 418-426.
70) Nakata H, Hirakata K, Watanabe H, et al : Lung cancer associated with punctate calcification : CT and histological correlation. Radiat Med 1997 ; 15 : 91-97.
71) Weisbrod GL, Towers MJ, Chamberlain DW, et al : Thin-walled cystic lesions in bronchioloalveolar carcinoma. Radiology 1992 ; 185 : 401-405.

72) Matsuoka S, Kurihara Y, Yagihashi K, et al : Peripheral solitary pulmonary nodule : CT findings in patients with pulmonary emphysema. Radiology 2005 ; 235 : 266-273.
73) Yanagawa M, Kusumoto M, Johkoh T, et al : Radiologic-pathologic correlation of solid portions on thin-section CT images in lung adenocarcinoma : a multicenter study. Clin Lung Cancer, (in press)
74) Mitual BA, Pheroze T, Shakil HM, et al : Micropapillary component in lung adenocarcinoma : a distinctive histologic feature with possible prognostic significance. Am J Surg Path 2002 ; 26 : 358-364.
75) Morgan-Parkes JH : Metastases : mechanisms, pathways, and cascades. AJR 1995 ; 164 : 1075-1082.
76) Libshitz HI, North LB : Pulmonary metastases. Radiol Clin North Am 1982 ; 20 : 437-451.
77) Crow J, Slavin G, Kreel L : Pulmonary metastasis : a pathologic and radiologic study. Cancer 1981 ; 47 : 2595-2602.
78) Coppage L, Shaw C, Curtis AM : Metastatic disease to the chest in patients with extrathoracic malignancy. J Thorac Imaging 1987 ; 2 : 24-37.
79) Davis SD : CT evaluation for pulmonary metastases in patients with extrathoracic malignancy. Radiology 1991 ; 180 : 1-12.
80) 高橋雅士：転移性肺腫瘍．高橋雅士・編集：Common Disease をおさえる，胸部画像診断ベスト 65 ―基本所見と variation．メディカルビュー，2008 : 26-31.
81) Dähnert W : Radiology review manual, 6th ed. Philadelphia : Lippincott Williams & Wilkins, 2007 : 514-515.
82) Fraser RS, Müller NL, Colman N, et al : Secondary neoplasmas. In : Diagnosis of diseases of the chest, 4th ed. Philadelphia : Saunders, 1999 : 1381-1417.
83) Hirakata K, Nakata H, Hirakata J : Appearance of pulmonary metastases on high-resolution CT scans : comparison with histopathologic findings from autopsy specimens. AJR 1993 ; 161 : 37-43.
84) Herold CJ, Bankier AA, Fleischmann D : Lung metastases. Eur Radiol 1996 ; 6 : 596-606.
85) Munk PL, Müller NL, Miller RR, et al : Pulmonary lymphangitic carcinomatosis : CT and pathologic findings. Radiology 1988 ; 166 : 705-709.
86) Müller NL, Fraser RS, Lee KS, et al : Miscellaneous neoplasms. In : Disease of the lung : radiological and pathologic correlations. Philadelphia : Lippincott Williams & Wilkins, 2003 : 117-135.
87) Gaikwad A, Souza CA, Inacio JR, et al : Aerogenous metastases : a potential game changer in the diagnosis and management of primary lung adenocarcinoma. AJR 2014 ; 203 : W570-W582.
88) Hirakata K, Nakata H, Nakagawa T : CT of pulmonary metastases with pathological correlation. Semin Ultrasound CT MR 1995 ; 16 : 379-394.
89) Leung AN, Müller NL, Miller RR : CT in differential diagnosis of diffuse pleural disease. AJR 1990 ; 154 : 487-492.
90) Arenas-Jiménez J, Alonso-Charterina S, Sánchez-Payá J, et al : Evaluation of CT findings for diagnosis of pleural effusions. Eur Radiol 2000 ; 10 : 681-690.
91) Vourtsi A, Gouliamos A, Moulopoulos L, et al : CT appearance of solitary and multiple cystic and cavitary lung lesions. Eur Radiol 2001 ; 11 : 612-622.
92) Seo JB, Im JG, Goo JM, et al : Atypical pulmonary metastases : spectrum of radiologic findings. RadioGraphics 2001 ; 21 : 403-417.
93) Lee YR, Choi YW, Lee KJ, et al : CT halo sign : the spectrum of pulmonary diseases. Br J Radiol 2005 ; 78 : 862-865.
94) Han D, Lee KS, Franquet T, et al : Thrombotic and nonthrombotic pulmonary arterial embolism : spectrum of imaging findings. RadioGraphics 2003 ; 23 : 1521-1539.
95) Roberts KE, Hamele-Bena D, Saqi A, et al : Pulmonary tumor embolism : a review of the literature. Am J Med 2003 ; 115 : 228-232.
96) Winterbauer RH, Elfenbein IB, Ball WC Jr : Incidence and clinical significance of tumor embolization to the lungs. Am J Med 1968 ; 45 : 271-290.
97) Shepard JA, Moore EH, Templeton PA, McLoud TC : Pulmonary intravascular tumor emboli : dilated and beaded peripheral pulmonary arteries at CT. Radiology 1993 ; 187 : 797-801.
98) Uruga H, Fujii T, Kurosaki A, et al : Pulmonary tumor thrombotic microangiopathy : a clinical analysis of 30 autopsy cases. Intern Med 2013 ; 52 : 1317-1323.

99) Gaeta M, Volta S, Scribano E, et al : Air-space pattern in lung metastasis from adenocarcinoma of the GI tract. J Comput Assist Tomogr 1996 ; 20 : 300-304.
100) Kiryu T, Hoshi H, Matsui E, et al : Endotracheal/endobronchial metastases : clinicopathologic study with special reference to developmental modes. Chest 2001 ; 119 : 768-775.
101) Gu M, Sohn K, Kim D, et al : Metastasizing dermatofibroma in lung. Ann Diagn Pathol 2007 ; 11 : 64-67.
102) Beasley MB, Jett J, Scagliotti G, et al : Carcinoid tumors. Travis WD, Brambilla E, Burke AP, et al (eds) : WHO classification of tumors of the lung, pleura, thymus and heart. 4th ed, Lyon : IARC Press, 2015 : 73-77.
103) 日本肺癌学会・編：臨床・病理 肺癌取り扱規約 第8版. 神経内分泌腫瘍, 金原出版, 2017 : 98-102.
104) Arrigoni MG, Woolner LB, Bernatz PE : Atypical carcinoid tumors of the lung. J Thorac Cardiovasc Surg 1972 ; 64 : 413-421.
105) Soga J, Yakuwa Y : Bronchopulmonary carcinoids : an analysis of 1875 reported cases with special reference to a comparison between typical carcinoids and atypical varieties. Ann Thorac Cardiovasc Surg 1999 ; 5 : 211-219.
106) 元井紀子, 石川雄一：カルチノイド腫瘍. 深山正久, 野口雅之, 松野吉宏・編：腫瘍病理鑑別診断アトラス, 肺癌, 文光堂, 2014 : 119-132.
107) Skuladottir H, Hirsch FR, Hansen HH, Olsen JH : Pulmonary neuroendocrine tumors : incidence and prognosis of histological subtypes : a population-based study in Denmark. Lung Cancer 2002 ; 37 : 127-135.
108) Gustafsson BI, Kidd M, Chan A, et al : Bronchopulmonary neuroendocrine tumors. Cancer 2008 ; 113 : 5-21.
109) Jeung MY, Gasser B, Gangi A, et al : Bronchial carcinoid tumors of the thorax : spectrum of radiologic findings. RadioGraphics 2002 ; 22 : 351-365.
110) Magid D, Siegelman SS, Eggleston JC, et al : Pulmonary carcinoid tumors : CT assessment. J Comput Assist Tomogr 1989 ; 13 : 244-247.
111) Meisinger QC, Klein JS, Butnor KJ, et al : CT features of peripheral pulmonary carcinoid tumors. AJR 2011 ; 197 : 1073-1080.
112) Rosado de Christenson ML, Abbott GF, Kirejczyk WM, et al : Thoracic carcinoids : radiologic-pathologic correlation. RadioGraphics 1999 ; 19 : 707-736.
113) Tatci E, Ozmen O, Gokcek A, et al : ^{18}F-FDG PET/CT rarely provides additional information other than primary tumor detection in patients with pulmonary carcinoid tumors. Ann Thorac Med 2014 ; 9 : 227-231.
114) Lococo F, Perotti G, Cardillo G, et al : Multicenter comparison of ^{18}F-FDG and 68Ga-DOTA-peptide PET/CT for pulmonary carcinoid. Clin Nucl Med 2015 ; 40 : e183-189.
115) Ishikawa Y, Dacic S, Alvarez-Fernandez E, et al : Salivary gland-type tumors. In : Travis WD, Brambilla E, Burke AP, et al (eds) : WHO classification of tumors of the lung, pleura, thymus and heart. 4th ed, IARC Press : Lyon, 2015 : 99-102.
116) 日本肺癌学会・編：臨床・病理 肺癌取扱い規約 第8版. 唾液腺型腫瘍, 金原出版, 2017 : 108-109.
117) Kim TS, Lee KS, Han J, et al : Sialadenoid tumors of the respiratory tract : radiologic-pathologic correlation. AJR 2001 ; 177 : 1145-1150.
118) Ishizumi T, Tateishi U, Watanabe S, et al : Mucoepidermoid carcinoma of the lung : high-resolution CT and histopathologic findings in five cases. Lung Cancer 2008 ; 60 : 125-131.
119) Wang YQ, Mo YX, Li S, et al : Low-grade and high-grade mucoepidermoid carcinoma of the lung : CT findings and clinical features of 17 cases. AJR 2015 ; 205 : 1160-1166.
120) Jeong SY, Lee KS, Han J, et al : Integrated PET/CT of salivary gland type carcinoma of the lung in 12 patients. AJR 2007 ; 189 : 1407-1413.
121) Noguchi M, Mino-Kenudson M, Scagliotti G, et al : Preinvasive lesion. In : Travis WD, Brambilla E, Burke AP, et al (eds) : WHO classification of tumors of the lung, pleura, thymus and heart. 4th ed, Lyon : IARC Press, 2015 : 46-48, 59-62, 78-79.
122) 日本肺癌学会・編：臨床・病理 肺癌取扱い規約 第8版. 前浸潤性病変, 金原出版, 2017 : 89-90, 96-97, 102.

123) Kawakami S, Sone S, Takashima S, et al : Atypical adenomatous hyperplasia of the lung : correlation between high-resolution CT findings and histopathologic features. Eur Radiol 2001 ; 11 : 811-814

124) Oda S, Awai K, Liu D, et al : Ground-glass opacities on thin-section helical CT : differentiation between bronchioloalveolar carcinoma and atypical adenomatous hyperplasia. AJR 2008 ; 190 : 1363-1368.

125) Koo CW, Baliff JP, Torigian DA, et al : Spectrum ofpulmonary neuroendocrine cell proliferation : diffuse idiopathic pulmonary neuroendocrine cell hyperplasia, tumorlet, and carcinoids. AJR 2010 ; 195 : 661-668.

126) Foran PJ, Hayes SA, Blair DJ, et al : Imaging appearances of diffuse idiopathic pulmonary neuroendocrine cell hyperplasia. Clin Imaging 2015 ; 39 : 243-246.

127) Tomashefski JF, Dacic S : Pulmonary hamartoma. In : Travis WD, Brambilla E, Burke AP, et al (eds) : WHO classification of tumors of the lung, pleura, thymus and heart. 4th ed, Lyon : IARC Press, 2015 : 116-117.

128) 日本肺癌学会・編：臨床・病理 肺癌取扱い規約 第8版．II分類表，金原出版，2017：70-73.

129) van den Bosch JM, Wagenaar SS, Corrin B, et al : Mesenchymoma of the lung (so called hamartoma): a review of 154 parenchymal and endobronchial cases. Thorax 1987 ; 42 : 790-793.

130) 叶内 哲，星 俊子，加藤晃弘：肺過誤腫のCT所見―特にepithelial-lined cleftと肺動脈枝の関与について．日本医放会誌 2004 ; 64 : 300-304.

131) Park KY, Kim SJ, Noh TW, et al : Diagnostic efficacy and characteristic feature of MRI in pulmonary hamartoma : comparison with CT, specimen MRI, and pathology. J Comput Assist Tomogr 2008 ; 32 : 919-925.

132) Sakai F, Sone S, Kiyono K, et al : MR of pulmonary hamartoma : pathologic correlation. J Thorac Imaging 1994 ; 9 : 51-55.

133) Potente G, Macori F, Caimi M, et al : Noncalcified pulmonary hamartomas : computed tomography enhancement patterns with histologic correlation. J Thoracic Imaging 1999 ; 14 : 101-104.

134) Uhlén N, Grundberg O, Jacobsson H, et al : ^{18}F-FDG PET/CT diagnosis of bronchopulmonary carcinoids versus pulmonary hamartomas. Clin Nucl Med 2016 ; 41 : 263-267.

135) Beasley MB, Travis WD : Sclerosing pneumocytoma. Travis WD, Brambilla E, Burke AP, et al (eds) : WHO classification of tumors of the lung, pleura, thymus and heart. 4th ed, Lyon : IARC Press, 2015 : 110-111.

136) 日本肺癌学会・編：臨床・病理 肺癌取扱い規約 第8版．硬化性肺胞上皮腫，金原出版，2017：110-111.

137) Shin SY, Kim MY, Oh SY, et al : Pulmonary sclerosing pneumocytoma of the lung : CT characteristics in a large series of a tertiary referral center. Medicine (Baltimore) 2015 ; 94 : e498.

138) Chung MJ, Lee KS, Han J, et al : Pulmonary sclerosing hemangioma presenting as solitary pulmonary nodule : dynamic CT findings and histopathologic comparisons. AJR 2006 ; 187 : 430-437.

139) Fujiyoshi F, Ichinari N, Fukukura Y, et al : Sclerosing hemangioma of the lung : MR findings and correlation with pathological features. J Comput Assist Tomogr 1998 ; 22 : 1006-1008.

140) 中島康雄，足立秀治，荒井保明・他：肺生検研究会ステートメント．日本IVR学会誌 2007 ; 22 : 256-261.

141) 日本肺癌学会・編：EBMの手法による肺癌診療ガイドライン2016年，悪性中皮腫・胸腺腫瘍含む．2016 : 13-17.

142) 楠本昌彦，立石宇貴秀，荒井保明・他：肺腫瘤病変に対する生検の適応についての考え方―肺癌術前に確定診断は必要か．日本IVR学会誌 2005 ; 20 : 58-59.

143) Rivera MP, Mehta AC, Wahidi MM : Establishing the diagnosis of lung cancer : diagnosis and management of lung cancer, 3rd ed. American college of Chest Physicians evidence-based clinical guidelines. Chest 2013 ; 143 : e142S-65S.

144) Fielding DI, Chia C, Nguyen P, et al : Prospective randomised trial of endobronchial ultrasound sheath versus computed tomography-guided percutaneous core biopsies for peripheral lung lesions. Intern Med J 2012 ; 42 : 894-900.

145) Yamauchi Y, Izumi Y, Nakatsuka S, et al : Diagnostic performance of percutaneous core-needle lung biopsy under CT scan fluoroscopic guidance for pulmonary lesions measuring ≤10 mm.

Chest 2011 ; 140 : 1669-1670.
146) Yamauchi Y, Izumi Y, Nakatsuka S, et al : Diagnostic performance of percutaneous core needle lung biopsy under multi-CT fluoroscopic guidance for ground-glass opacity pulmonary lesions. Eur J Radiol 2011 ; 79 : e85-89.
147) Yamagami T, Yoshimatsu R, Miura H, et al : Dignostic performance of percutameous lung biopsy using automated biopsy needles CT-fluoroscopic guidance for ground-glass opacity lesions. Br J Radiol 2013 ; 86 : 20120447.
148) Yang JS, Liu YM, Mao YM, et al : Meta-analysis of CT-guided transthoracic needle biopsy for the evaluation of the ground-glass opacity pulmonary lesions. Br J Radiol 2014 ; 87 : 20140276.
149) 佐藤洋造，稲葉吉隆，松枝　清・他：肺生検の実際．日本 IVR 学会誌 2005 ; 20 : 60-63.
150) Hiraki T, Mimura H, Gobara H, et al : Incidence of and risk factors for pneumothorax and chest tube placement after CT fluoroscopy-guided percutaneous lung biopsy : retrospective analysis of the procedures conducted over a 9-year period. AJR 2010 ; 194 : 809-814.
151) Yamagami T, Terayama K, Yoshimatsu R, et al : Role of manual aspiration in treating pneumothorax after computed tomography-guided lung biopsy. Acta Radiol 2009 ; 50 : 1126-1133.
152) Yamagami T, Kato T, Hirota T, et al : Duration of pneumothorax as a complication of CT-guided lung biopsy. Australas Radiol 2006 ; 50 : 435-441.
153) Richardson CM, Pointon KS, Manhire AR, et al : Percutaneous lung biopsies : a survey of UK practice based on 5444 biopsies. Br J Radiol 2002 ; 75 : 731-735.
154) Tomiyama N, Yasuhara Y, Nakajima Y, et al : CT-guided needle biopsy of lung lesions : a survey of severe complication based on 9783 biopsies in Japan. Eur J Radiol 2006 ; 59 : 60-64.
155) Yamagami T, Kato T, Iida S, et al : Efficacy of manual aspiration immediately after complicated pneumothorax in CT-guided lung biopsy. J Vasc Interv Radiol 2005 ; 16 : 477-483.
156) Chakrabarti B, Earis JE, Pandey R, et al : Risk assessment of pneumothorax and pulmonary haemorrhage complicating percutaneous co-axial cutting needle lung biopsy. Respir Med 2009 ; 103 : 449-455.
157) Yeow KM, See LC, Lui KW, et al : Risk factors for pneumothorax and bleeding after CT-guided percutaneous coaxial cutting needle biopsy of lung lesions. J Vasc Interv Radiol 2001 ; 12 : 1305-1312.
158) Bilaçeroǧlu S, Gunel O, Eriş N, et al : Transbronchial needle aspiration in diagnosing intrathoracic tuberculous lymphadenitis. Chest 2004 ; 126 : 259-267.
159) Ibukuro K, Tanaka R, Takeguchi T, et al : Air embolism and needle track implantation complicating CT-guided percutaneous thoracic biopsy : single-institution experience. AJR 2009 ; 193 : W430-436.
160) Hiraki T, Fujiwara H, Sakurai J, et al : Nonfatal systemic air embolism complicating percutaneous CT-guided transthoracic needle biopsy : four cases from a single institution. Chest 2007 ; 132 : 684-690.
161) Hirasawa S, Hirasawa H, Taketomi-Takahashi A, et al : Air embolism detected during computed tomography fluoroscopically guided transthoracic needle biopsy. Cardiovasc Intervent Radiol 2008 ; 31 : 219-221.
162) Lattin G Jr, O'Brien W Sr, McCrary B, et al : Massive systemic air embolism treated with hyperbaric oxygen therapy following CT-guided transthoracic needle biopsy of a pulmonary nodule. J Vasc Interv Radiol 2006 ; 17 : 1355-1358.
163) Matsuguma H, Nakahara R, Kondo T, et al : Risk of pleural recurrence after needle biopsy in patients with resected early stage lung cancer. Ann Thorac Surg 2005 ; 80 : 2026-2031.
164) 厚生労働省大臣官房統計情報部・編：人口動態統計．人口動態統計によるがん死亡データ(1958 年～2015 年) http://ganjoho.jp/data/reg_stat/statistics/dl/cancer_mortality(1958-2015).xls
165) Hori M, Matsuda T, Shibata A, et al : Cancer incidence and incidence rates in Japan in 2009 : a study of 32 population-based cancer registries for the Monitoring of Cancer Incidence in Japan (MCIJ) project. Jpn J Clin Oncol 2015 ; 45 : 884-891.
166) Matsuda T, Ajiki W, Marugame T, et al : Population-based survival of cancer patients diagnosed between 1993 and 1999 in Japan : a chronological and international comparative study. Jpn J Clin Oncol 2011 ; 41 : 40-51.
167) Ito Y, Miyashiro I, Ito H, et al : Long-term survival and conditional survival of cancer patients in

Japan using population-based cancer registry data. Cancer Sci 2014 ; 105 : 1480-1486.
168) Smith RA, Glynn TJ : Early lung cancer detection. Current and ongoing challenges. Cancer 2000 ; 89 : 2327-2328.
169) 厚生労働省国民栄養調査：国民栄養の現状，成人喫煙率．http://www.health-net.or.jp/tobacco/product/pd100000.html
170) Peto R, Darby S, Deo H, et al : Smoking, smoking cessation, and lung cancer in the UK since 1950 : combination of national statistics with two case-control studies. BMJ 2000 ; 321 : 323-329.
171) Bach PB, Niewoehner DE, Black WC : Screening for lung cancer : the guidelines. Chest 2003 ; 123 : 83S-88S.
172) Oken MM, Hocking WG, Kvale PA, et al : Screening by chest radiograph and lung cancer mortality : the prostate, lung, colorectal, and ovarian (PLCO) randomized trial. JAMA 2011 ; 306 : 1865.
173) 鈴木隆一郎：肺がん検診．久道　茂・編：新たながん検診手法の評価報告書．日本公衆衛生協会，2001 : 277-304．
174) 平成18年度厚生労働省がん研究助成金「がん検診の適切な方法とその評価法の確立に関する研究」班：有効性評価に基づく肺がん検診ガイドライン，2006．
175) Austin JHM, Romney BM, Goldsmith LS : Missed bronchogenic carcinoma : radiographic findings in 27 patients with a potentially respectable lesion event in retrospect. Radiology 1992 ; 182 : 115-122.
176) Chotas HG, Ravin CE : Chest radiography : estimated lung volume and projected area obscured by the heart, mediastinum, and diaphragm. Radiology 1994 ; 193 : 403-404.
177) Sone S, Li F, Yang ZG, et al : Characterstcs of lung cancers invisible on conventional chest radiography and detected by population based screening usinig spiral CT. Br J Radiol 2000 ; 73 : 137-145 .
178) 金子昌弘：肺がん検診の有効性評価に関する研究．久道　茂・他編；がん検診の有効性に関する研究班報告書．日本公衆衛生協会，1998 : 217-257．
179) Sone S, Takashima S, Li F, et al : Mass screening for lung cancer with mobile spiral computed tomography scanner. Lancet 1998 ; 351 : 1242-1245.
180) Henschke CI, McCauley DI, Yankelevitz DF, et al : Early lung cancer action project : overall design and findings from baseline screening. Lancet 1999 ; 354 : 99-105.
181) Mulshine JL, Sullivan DC : Clinical practice : lung cancer screening. N Engl J Med 2005 ; 352 : 2714-2720.
182) Gohagan J, Marcus P, Fagerstrom R, et al : Baseline findings of a randomized feasibility trial of lung cancer screening with spiral CT scan vs chest radiograph : the lung screening study of the National Cancer Institute. Chest 2004 ; 126 : 114-121.
183) Xu DM, Gietema H, de Koning H, et al : Nodule management protocol of the NELSON randomised lung cancer screening trial. Lung Cancer 2006 ; 54 : 177-184.
184) Mascalchi M, Belli G, Zappa M, et al : Risk-benefit analysis of X-ray exposure associated with lung cancer screening in the Italung-CT trial. AJR 2006 ; 187 : 421-429.
185) NCCN Guidelines for Patients. Lung Cancer Screening. https://www.nccn.org/patients/guidelines/lung_screening/files/assets/basic-html/page-1.html
186) Moyer VA : Screening for lung cancer : US Preventive Services Task Force Recommendation Statement. Ann Intern Med 2014 ; 160 : 330.
187) 日本CT検診学会ガイドライン委員会・編：日本における低線量CTによる肺がん検診の考え方．http://www.jscts.org/pdf/guideline/ct130726.pdf　2013
188) Sagawa M, Nakayama T, Tanaka M, et al : A randomized controlled trial on the efficacy of thoracic CT screening for lung cancer in non-smokers and smokers of＜30 pack-years aged 50-64 years (JECS study) : research design. Jpn J Clin Oncol 2012 ; 42 : 1219
189) Bach PB, Mirkin JN, Oliver TK, et al : Benefits and harms of CT screening for lung cancer : a systematic review. JAMA 2012 ; 307 : 2418
190) 柿沼龍太郎，金子昌弘，大松広伸・他：低線量ヘリカルCTによる肺がん検診の実際．呼吸と循環 2007 ; 56 : 457-463．
191) 日本CT検診学会肺がん診断基準部会・編：低線量CTによる肺がん検診の肺結節の判定基準と経過観察の考え方 第4版．http://www.jscts.org/jp/2016

192) de Hoop B, van Ginneken B, Gietema H, et al : Pulmonary perifissural nodules on CT scans : rapid growth is not a predictor of malignancy. Radiology 2012 ; 265 : 611
193) Hasegawa M, Sone S, Takashima S, et al : Growth rate of small lung cancers detected on mass CT screening. Br J Radiol 2000 ; 73 : 1252-1259.
194) Revel MP, Bissery A, Bienvenu M, et al : Are two-dimensional CT measurements of small noncalcified pulmonary nodules reliable? Radiology 2004 ; 231 : 453-458.
195) MacMahon H, Austin JH, Gamsu G, et al : Guidelines for management of small pulmonary nodules detected on CT scans : a statement from the Fleischner Society. Radiology 2005 ; 237 : 395-400.
196) Naidich DP, Bankier AA, MacMahon H, et al : Recommendations for the management of subsolid pulmonary nodules detected at CT : a statement from the fleischner society. Radiology 2013 ; 266 : 304.
197) Travis WD, Brambilla E, Noguchi M, et al : International association for the study of lung cancer/American Thoracic Society/European Respiratory Society international multidisciplinary classification of lung adenocarcinoma. J Thorc Oncol 2011 ; 6 : 244.
198) Travis WD, Brambilla E, Burke AP, et al : WHO classification of tumors of the lung, pleura, thymus and heart, 4th ed. 2015.
199) MacMahon H, Naidich DP, Coo JM, et al : Guidelines for management of incidental pulmonary nodules detected on CT images : from the Fleischner Society 2017. Radiology 2017 ; 284 : 228-243.
200) 瀧澤弘隆：日本人間ドック学会会員施設における胸部CT検診に関する実態調査報告．人間ドック 2009 ; 24 : 7.
201) 瀧澤弘隆，笹森　斉，畠山雅行・他：日本人間ドック学会会員施設における胸部CT検診に関する実態調査報告．第2回平成22年7月実施．人間ドック 2011 ; 25 : 778.
202) 小林　健，木部佳紀，樋浦　徹・他：低線量CT肺がん検診における被曝線量と許容画質の検討．CT検診学会誌 2014 : 21 : 30-35.

V.

縦隔腫瘍

Ikezoe's
CT of the Chest

1. 縦隔腫瘍の診断へのアプローチ

a. 診断の進め方の基本

　縦隔には，重要な管腔臓器(心臓，大血管，胸管，気管気管支，食道など)が位置し，腫瘍の発生母地となる実質性臓器として胸腺，甲状腺，副甲状腺，また，非特異的な発生組織としては血管，リンパ節，神経，脂肪，結合組織などが存在するため，多彩な腫瘍性病変のほか，炎症，肉芽腫性病変，感染症，自己免疫疾患に加えて発生異常，正常変異も生ずる．したがって，鑑別診断の際にはさまざまな視点から特徴的所見の有無を捉え，適切に総合的診断を下す必要がある[1]．

　CT検診の普及に伴い，小さな縦隔病変が発見される頻度が増加している．小病変は基本的に良性であることが多いものの，充実性病変の場合は，悪性腫瘍としての性格の有無を判断する必要がある．内部構造，辺縁性状，造影効果の有無を評価可能なCTにより，再構成厚，造影後の撮影タイミングなど撮影方法の工夫により，多くの症例で質的鑑別に迫ることが可能となる．

　一方，多くの症例，特に良性の病変では無症状のことが多く，単純X線写真による検診あるいは他疾患の評価目的で施行された際に，比較的大きな病変として偶然の機会に発見されることがしばしば経験される．このような病変でも経過観察の要否あるいは適切な方法について考慮する必要がある．

　縦隔腫瘍の鑑別診断においては，まず存在部位の正確な評価が重要であり，発生部位，発生臓器，組織を確定したうえで，さらに質的診断へと段階を進め，治療戦略の最適化に役立つ情報を提供しなければならない[2,3]．

b. 発生部位診断（JART区分における縦隔上部病変を含めて）

　単純X線写真は，現在でも縦隔病変の画像診断としての端緒として重要である．良性病変の多くは無症状であり，検診により偶然発見されることが多い．検診で撮影されるのは正面像のみのことが大多数である．縦隔，心陰影，横隔膜陰影に重なり，読影の難易度が高い領域が対象となるが，これらの領域は胸部の面積比で43％，体積比でも27％を占めている[4]．縦隔や中央陰影に重なった異常影を正確に指摘するためには，左右の肺が接する，あるいは片側肺により特徴的な構造を呈する部位に描出される肺縦隔線(少なくとも，前・後接合線，右気管傍線，右食道傍線，左脊椎傍線，下行大動脈の左側縁について)の性質を十分に理解することが，検出率を上げるために必須の読影テクニックである(図5-1 A, B)．さらに，心陰影や，肺動静脈などの既存構造とのシルエットサインを利用することも存在部位の同定には欠かすことができない[5]．

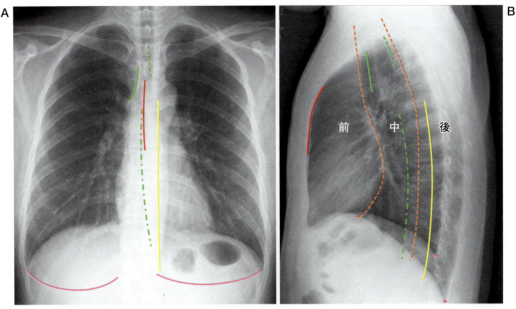

-----: 後接合線(中縦隔, 縦隔上部)(posterior junction line), ──: 前接合線(前縦隔)(anterior junction line),
──: 右気管傍線(中縦隔)(paratracheal band), -・-・: 右食道傍線(中縦隔)(paraesophageal stripe),
──: 左脊椎傍線(中縦隔)(paravertebral stripe), ──: 肺の下縁(lower edge)

図5-1 Felsonによる縦隔の区分と肺接合線と肺の下縁
A：胸部単純X線写真正面像，B：胸部単純X線写真左側面像(オレンジの破線はFelsonによる縦隔の区分を示す)

　縦隔病変は正面像では評価が困難となることも多く，側面像の方でより明瞭に描出されることも経験される．正面像を補完し，あるいは側面像のみで情報が把握できる部位としては，気管後腔(retro-tracheal space)，胸骨後腔(retro-sternum space)，心後腔(retro-cardiac space)が知られており，注意深く読影する必要がある(図5-2)[5]．

　気管後腔は，気管後三角部(retrotracheal triangle)ともよばれ，気管透亮像後縁，大動脈弓上縁および胸椎前縁で囲まれた部位であり，縦隔上部から中縦隔に属している．胸骨後腔は胸骨背側面，肺動脈幹上縁および上行大動脈前縁との間の領域で前縦隔に含まれる．心後腔は，心陰影後縁，横隔膜上縁および胸椎前縁とに囲まれた領域であり，中縦隔の下部に存在している[5,6]．これらの領域は重なりが多く，評価が難しい側面像のなかでも，周囲に比べて透過性の高い領域であり，病変の存在を指摘する端緒となりうるが，正常所見を十分に理解しておくことが病変を過不足なく指摘するためには重要である．

　縦隔占居性病変に対する質的鑑別診断への手がかりとして，発生臓器の同定が重要である．病変の存在部位を正確に把握できれば，発生臓器の推定，ひいては質的鑑別への第一歩となる．

　単純X線写真を用いた縦隔の区分には，側面像を用いたFelsonによる区分(「II.胸部の正常解剖とCT像」，図2-2，p.44参照)を用いる．単純X線写真は3次元構造の人体を2次元に投影した画像であるため，区分と実際の存在部位が厳密には異なる場合もあるが，単純X線写真にて存在診断を推定し，CTによる精査に移行するという検査手順の第一歩としての十分な価値がある．

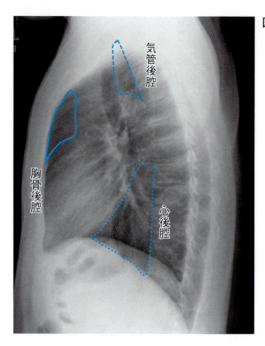

図 5-2　胸部単純 X 線写真側面像で病変を指摘しやすい部位

　CT における存在部位診断には，第 II 章で述べられている本邦から提案された「縦隔腫瘍取扱い規約の区分：JART 区分」および国際的に組織された「International Thymic Malignancy Interest Group（ITMIG：イットミグ）区分」が適している[2]．前・中・後縦隔病変についての詳細は後に述べられるため，ここでは，JART 区分における縦隔上部の特徴を解説する．

縦隔上部（JART 区分：superior portion of the mediastinum）

　縦隔上部に発生する腫瘤性病変としては，甲状腺発生の縦隔内甲状腺腫，副甲状腺発生の囊胞あるいは腺腫，横隔神経，迷走・反回神経，腕神経叢（BOX 5-1），星状神経節，上部の肋間神経，脊髄神経節，交感神経節発生の神経原性腫瘍[7]，リンパ装置発生の囊胞あるいは炎症，肉芽腫（サルコイドーシス），腫瘍（転移性リンパ節腫大），リンパ増殖性疾患（Castleman 病，悪性リンパ腫），上部胸腺発生の病変，心膜憩室（superior aortic recess）などがあげられる（BOX 5-2）．

　縦隔内甲状腺腫は通常，甲状腺から連続し，発育した濾胞腺腫が胸郭入口部から縦隔内に突出したものである．甲状腺と連続性のない迷入性病変も時に認められる．血管前，血管後の気管周囲いずれにも進展するが，気管周囲に存在する頻度の方が高い（図 5-3 A, B）．通常良性であるが悪性病変も報告されている[8]．時に縦隔内に深くにまで進展し，中縦隔にまで達することもある（図 5-3 C）．

　存在部位による鑑別の際に，発生異常あるいは代表的な正常変異を理解しておくことが重要な因子である．甲状腺，副甲状腺，胸腺，気管支迷入組織の存在する可能性がある範囲を把握することにより，意外な鑑別診断をあげることが可能となる．この際には，単に鑑別を羅列するのは適切ではなく，病変の画像的特徴を把握し，可能性の高い順に重み付けをするべきである．また，動脈（鎖骨下動脈起始異常：aberrant subclavian artery，右側大動脈弓：

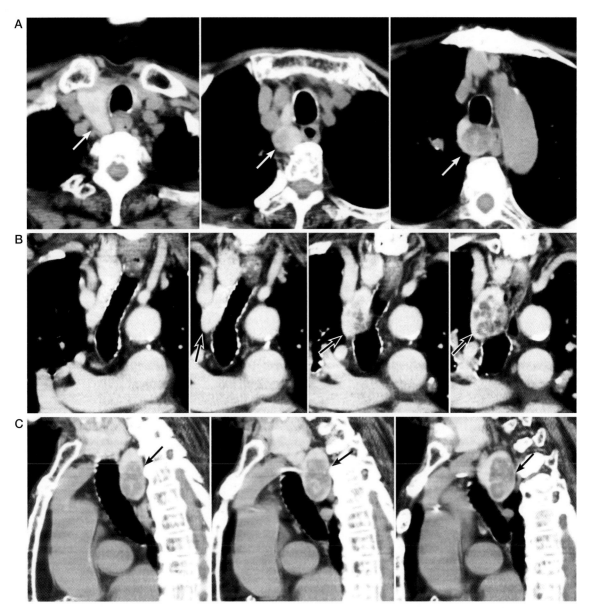

図5-3 90歳台女性 縦隔内甲状腺腫
A：単純CT, B：造影CT冠状断再構成像, C：造影CT矢状断再構成像　単純CT(A)では，甲状腺右葉から気管傍，食道傍部，さらには左腕頭動脈が気管正中部を越える部分より尾側の気管背側にまで連続する病変が認められる(→)．造影CT冠状断再構成像(B)では，甲状腺右葉から気管傍部に連続する様子が明瞭に描出されている(→)．造影CT矢状断再構成像(C)でも，甲状腺右葉から縦隔上部気管傍領域から中縦隔に連続する病変が明瞭である(→)．

right aortic arch，重複大動脈：double aortic arch，孤立性鎖骨下動脈：isolation of subclavian arteryなど），静脈(左上大静脈：left superior vena cava，奇静脈連結：azygos continuation，奇静脈葉：azygos lobe)，あるいは心の代表的奇形や破格に関する知識も読影に際して重要である．

> **BOX 5-1　腕神経叢**
>
> - 第5〜8頸神経および第1胸神経の前枝からなる．
> - 上(第5, 6頸神経)，中(第7頸神経)，下(第8頸神経および第1胸神経)神経幹を形成する．
> - 下部の神経から腫瘍が発生すると，胸郭入口部から縦隔上部に突出し，縦隔病変となりうる．

> **BOX 5-2　縦隔上部に発生しうる病変**
>
> - 甲状腺発生→縦隔内甲状腺腫
> - 副甲状腺発生→嚢胞あるいは腺腫
> - 神経発生→横隔・迷走・反回神経，腕神経叢，星状神経節，上部の肋間神経，脊髄神経節，交感神経節の神経原性腫瘍
> - リンパ装置発生→嚢胞あるいは炎症，肉芽腫(サルコイドーシス)，転移，リンパ増殖性疾患(Castleman病，悪性リンパ腫)
> - 胸腺発生→嚢胞，胸腺上皮性腫瘍
> - 心膜発生→嚢胞，憩室(superior aortic recess)
> - 胸膜あるいは胸膜下結合組織発生→嚢胞，solitary fibrous tumor
> - 肺発生→縦隔進展型肺癌

C. 周囲との関係

　存在部位の確認に引き続き，周囲臓器あるいは組織との関連の把握が必要となる．甲状腺との連続性は冠状断や矢状断で評価が容易であり，積極的に利用するべきである(図5-3)．心囊と交通する心膜上洞が拡張する心膜憩室も同様に多方向断面作成が有用である．横断像では，上行大動脈と広く接する三日月状形状が診断の手がかりとなる．食道平滑筋腫や食道囊胞が食道に，気管支囊胞が気管と隣接することは当然である．また，一方，神経原性腫瘍は多様な神経から発生するが，CTでは発生神経との連続性までは評価は困難である．さらに，胸郭入口部に近ければ近いほど，発生神経の同定は困難となり，手術時も確認できないことがしばしば経験される(図5-4)．一方，蔓状神経線維腫症では神経に沿って腫瘍が分布し独特の形状を呈する．副甲状腺については甲状腺周囲病変で考慮する必要があるが，大動脈弓のレベルの異所性発生も知られている．正常組織が増生する過誤腫では，周囲の正常組織との境界が不鮮明となり，手術時に切除断端が決定できないことも経験される．
　囊胞が破裂し，囊胞内容が周囲組織に対し刺激となる場合は，随伴する炎症により，浸潤所見と紛らわしくなることがある．特に，囊胞状成熟奇形腫(図5-5)や気管支原性囊胞では破裂症状により発症することがあり，胸水や周囲の炎症所見に留意する必要がある[9]．

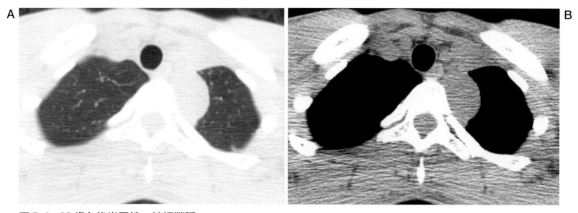

図5-4　10歳台後半男性　神経鞘腫
A：単純CT（肺野条件），B：単純CT（縦隔条件）　胸郭入口部近傍に発生した場合，前・中・後縦隔を正確に区分することが困難となることがしばしば経験され，摘出術においても発生神経の同定が困難なことがあるため，縦隔上部として一括したほうが便利なことがある．

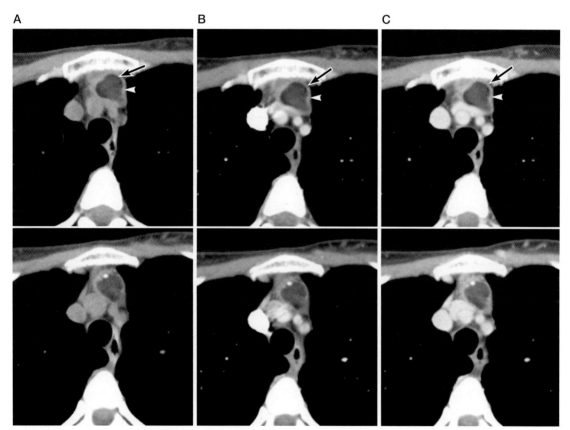

図5-5　40歳台女性　囊胞状成熟奇形腫および破裂による周囲の炎症
A：単純CT，B：造影CT（早期相），C：造影CT（後期相）（上下は左腕頭静脈レベルの連続するスライス）　縦隔上部から前縦隔にかけて，厚い壁を有し，内部吸収値が−47HUと脂肪成分が存在する結節性病変が認められる（→）．内部には淡く吸収値が上昇した部分が存在し，純粋な脂肪ではないと考えられる．辺縁が一部内側に陥凹し（▶），周囲脂肪化した胸腺の吸収値が上昇している．辺縁には粒状石灰化も伴っており，囊胞状成熟奇形腫の破裂により生じた周囲の炎症が考えやすい所見である．手術時，癒着が強固であり，内部には，粥状成分が毛髪と混在していた．

d. 病変の形状

　病変自体の形状は，鑑別診断の大きな手がかりとなる．涙滴状の形態を呈したり，単純と造影時であるいは前回の検査時と吸気状態や体位が異なった結果，形状が変化することは囊胞であることの根拠となる．

　囊胞は破裂により，内容液の量が変化することもある．心膜憩室では，心囊との交通が残存しており，心囊水が行き来することにより，大きさが変化することがある．

　神経原性腫瘍のなかで，神経鞘腫は類円形，神経線維腫は紡錘状，神経節細胞腫が頭尾方向に長い形状をとることはよく知られた特徴である．

　食道平滑筋腫は，類円形から，食道壁に沿った螺旋状までさまざまな形態をとりうる．

　柔らかい性状の充実性腫瘍でも周囲の構造に応じて形状が影響され，MALT リンパ腫や胸腺脂肪腫がその代表的な病変である．胸腺脂肪腫では巨大化した病変が偶然に発見されることも多い（図 5-6）．

　通常の充実性腫瘍でも，胸腺腫において，辺縁が平滑明瞭な病変では悪性度が低いことが知られている．

e. 内部性状

　存在部位や形状により，鑑別の絞り込みが困難な場合，CT の特徴を生かした，病変の辺縁や内部性状の評価が，鑑別診断を絞り込む手がかりとなる．辺縁が不整で，周囲に浸潤所見をきたすことは一般的に悪性病変の特徴である．造影検査により，周囲との関係をより明瞭に描出することが可能となる．CT においては，漿液性内容液では 0 前後～20HU，高蛋白濃度の場合 30～60HU，内腔に出血をきたすと 30～80HU，高カルシウム濃度の内容の場合 100HU 以上，また，コレステリンを内容に含むと −30HU 以下となるとされている[10]．

1）高吸収値病変

　吸収値が 50HU 前後より高くなる成分としては，甲状腺内のヨードやコロイド囊胞がまずあげられる．甲状腺パーテクネテートシンチグラフィが確定診断に有用である．

　囊胞は内部の液体の性状により吸収値が変化するが，腺からの分泌物が貯留する前腸囊胞（気管支囊胞と食道囊胞）では吸収値が上昇することが多い[10〜12]．囊胞内に出血をきたした場合も鑑別にあげる必要がある[13]．

　胸郭は骨により囲まれているため，内容の性状とは関係なく，beam-hardening artifact が生ずるため，アーチファクトによる吸収値変化を常に念頭におく必要がある[10]．

　石灰化もさまざまな病変で出現する．奇形腫における，歯牙用の高吸収値巣は診断的所見である．縦隔内甲状腺腫，平滑筋腫，神経節細胞腫，神経芽細胞腫，胸腺上皮性腫瘍，治療後の悪性リンパ腫，肉芽腫性リンパ節腫大など，頻度は高くないが，多くの充実性腫瘍で石灰化が生じうる．血管腫には小円形の静脈石が出現し診断に有用である[14]（図 5-7）．

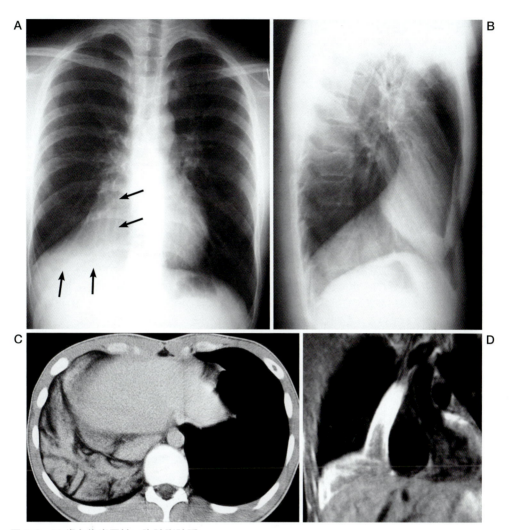

図 5-6 10 歳台後半男性 胸腺脂肪腫
A：単純 X 線写真正面像，B：単純 X 線写真右側面像，C：造影 CT，D：MRI, T1 強調冠状断像
単純 X 線写真(A, B)では，右 2 号と横隔膜がシルエットアウトされている(→)．造影 CT 上(C)は，脂肪吸収値と軟部吸収値とが混在する大きな腫瘤が肺底部全体を占居している．肝や大動脈など周囲臓器に対する圧排所見に乏しく，柔らかな病変であることが示唆される．MRI, T1 強調冠状断像(D)では，前縦隔から肺底部に下垂している．摘出術により脂肪組織と胸腺組織からなる胸腺脂肪腫と診断された．

2) 脂肪吸収値病変

脂肪を含む病変を整理する必要がある．

奇形腫が代表的であるが，純粋の脂肪吸収値巣を有する場合と皮脂分泌成分が脂肪と水の中間の吸収値を呈することがある(図 5-5)．

胸腺脂肪腫(thymolipoma)は充実性成分と脂肪成分が混在することが特徴的である(図 5-6)．

臓器非特異的に生ずる血管腫やリンパ管腫あるいは過誤腫性病変では，脂肪組織を交えることがある(図 5-7)．

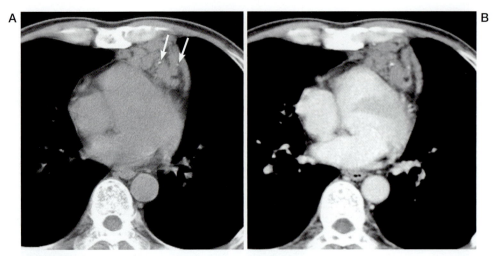

図5-7　50歳台男性　血管腫
A：単純CT，B：造影CT　単純CT（A）では，前縦隔に網状の脂肪吸収値領域が混在する軟部吸収値腫瘤が認められる．静脈石を思わせる粒状石灰化巣が散見される（→）．造影CT（B）では比較的淡く均等に造影されている．毛細血管を主体として静脈も交えた血管腫と診断された．

　良性病変が脂肪変性をきたすことが知られており，平滑筋腫，神経節細胞腫，髄外造血巣などが知られている[15]．また，脂肪織炎（panniculitis）も鑑別の際，考慮すべき病態である．
　脂肪性腫瘍としては，脂肪腫，脂肪肉腫，縦隔脂肪腫症があり，時に異形脂肪腫様腫瘍と脂肪腫との鑑別が問題となる．間葉系組織が混在すると，線維脂肪腫，血管脂肪腫，筋脂肪腫とよばれる．
　さらに脂肪増生病変として，心傍脂肪塊は頻度の高い所見である．
　腹腔内からのMorgagni孔ヘルニアは右胸骨後ヘルニア（右胸骨傍裂口ヘルニア）を指し，大網や横行結腸がヘルニア内容となるため脂肪成分を伴う．左はLarrey孔ヘルニアとよばれる．M（右）orgagni，L（left）arreyとすると記憶も容易である．

3）内部構造

　CTの軟部吸収値分解能を利用し，病変の内部性状を把握でき，質的鑑別につながることがある．
　神経線維腫では，"target sign"として知られているが，神経鞘腫でも認められるため特異的とはいえない[16〜19]．むしろ，神経鞘腫において，AntoniAとB型の成分を識別することが鑑別につながることが多い．早期から濃染する細胞成分に富むA型と，ゆっくりと造影される粘液腫状を呈するB型成分との差は，MRIでより明瞭に描出されるが，CTでもしばしば識別が可能である．
　嚢胞状あるいは壊死状構造をきたしうる病変としては，嚢胞状胸腺腫（cystic thymoma），甲状腺濾胞腺腫，甲状腺乳頭状腺癌またその転移，多房性胸腺嚢胞（multilocular thymic cyst）[20]，MALTリンパ腫，変性した神経鞘腫，悪性リンパ腫，悪性度の高い胸腺上皮性腫瘍，嚢胞状成熟奇形腫，悪性胚細胞性腫瘍などさまざまな病態があげられる[21]．単純CTおよび十分に撮影時間に配慮した造影CTを丁寧に読影することにより，詳細な内部性状の把握が

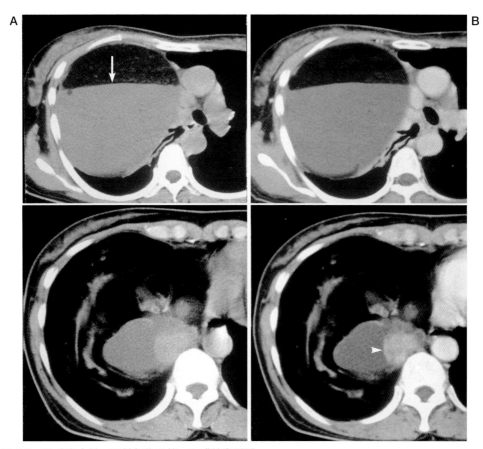

図 5-8 50 歳台女性 悪性転化を伴った成熟奇形腫
A：単純 CT，B：造影 CT（後期相）（上段：気管分岐下レベル，下段：横隔膜直上レベル） 右胸腔内に前縦隔と連続する巨大腫瘤を認める．頭側では液面形成（fluid-fluid level）が認められ（→），腹側は脂肪成分の多い液体と考えられる．尾側の大部分は脂肪吸収値を呈しており，内部に造影される不整形結節が指摘できる（B，▶）．CEA 21.3 ng/mL（基準値 5 以下），CA19-9 122 U/mL（基準値 37 以下），AFP 13 ng/mL（基準値 10 以下）と上昇していた．全摘術が可能であったが，腫瘍内の造影結節には腺癌組織が確認され，のちに遠隔転移巣が生じた．

可能となり，治療戦略の決定に有用な情報を得ることができる．成熟奇形腫の悪性転化（malignant transformation，図 5-8）や胸腺嚢胞内の胸腺腫[22]などの診断に特に有用性があり，日常臨床で注意を払う必要がある[21]．

f. 経過観察

　嚢胞性病変や充実性であっても微小病変の場合，しばしば経過観察が行われる．嚢胞性病変と診断されている場合は，大きさや形状の変化がおもな評価項目となるが，嚢胞壁に，壁在結節として新たな充実性病変が出現していないかに注意を払う必要がある．より微細な病変の検出が必要な場合には，造影検査を加えて濃染病変の有無を観察する．この際には充実成分の血管増生の程度により，造影剤投与からの時間が最適化されるように配慮すべきである．高吸収値の造影剤や骨組織から生ずる beam-hardenning artifact により CT 値の変化が正確に評価できない場合は，造影遅延相で再度の撮影を追加することもことも有用である[10]．CT のみでは結論が得られない場合は，超音波検査(経体表，ファイバースコープ下)，MRI，FDG-PET を追加して，異なった方向からの質的情報を加えることが考慮される．

　充実性の小病変の場合，増大傾向の有無が重要であるが，リンパ濾胞過形成など治療を要さない変化であることもしばしば経験される[23,24]．前縦隔で 3 cm を超える程度の病巣の場合，大多数が非浸潤性胸腺腫と報告されているが，胸腺癌の可能性も無視しえないため治療対象として考慮すべきと考えられる．3 cm 未満であれば 1 年後増大するのは 20％程度で，その場合も非浸潤性胸腺腫の可能性が高いと思われる．緊急性はそれほど高くはないと推察されるが，潜在的な悪性病変であることを意識し，治療の遅滞が生じないよう注意する必要がある[23]．

2. 胸腺腫 thymoma

a. 胸腺腫の頻度と発生部位

　胸腺腫瘍は全縦隔腫瘍の 20〜30％を占めているが，胸腺腫はそのなかで最も頻度が高い．胸腺固有の上皮細胞から発生し，明らかな異型がみられない腫瘍である．リンパ球誘導能を有し，組織学的に上皮細胞とリンパ球系細胞が混在して認められる．

　中年層に好発し，小児には極めてまれである．性差はない．症状を呈することは少なく，通常，検診などの胸部単純 X 線写真で偶然発見されることが多い．最近では肺癌 CT 検診など CT 検査を受ける機会が増えているのに伴って，単純 X 線写真で指摘できないような小さな胸腺腫が見つかる頻度が増加している．

　胸腺腫は種々の自己免疫疾患を合併することがあり，重症筋無力症，赤芽球癆，低ガンマグロブリン血症などが知られている．特に重症筋無力症の合併は頻度が高く，胸腺腫の約 20％にみられる(重症筋無力症に胸腺腫を合併する頻度は 20〜25％)．胸腺腫に伴う重症筋

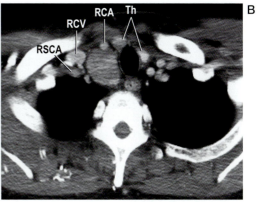

図 5-9 30歳台男性 異所性胸腺腫
A：単純 CT, B：造影 CT　単純 CT（A）で縦隔上部に径 4 cm 大の腫瘤を認める（→）．辺縁は平滑で，内部濃度は均一である．気管の右側に接しており，気管をやや左方へ圧排している．造影 CT（B）では，腫瘍は造影剤により軽度の均一な造影効果を認める．低γグロブリン血症と抗アセチルコリン受容体抗体高値が認められ，Good 症候群を伴う異所性胸腺腫が疑われた．手術の結果，胸腺腫（Type AB）であった．Th：甲状腺，RCA：右内頸動脈，RCV：右内頸静脈，RSCA：右鎖骨下動脈．

無力症では，全例，抗アセチルコリン受容体抗体が陽性であり，胸腺摘出術の絶対適応となる．よって重症筋無力症患者では，必ず胸部 CT を撮像して，胸腺腫の有無を確認する必要がある．低ガンマグロブリン血症を伴う胸腺腫は，Good 症候群とよばれており，低免疫能のため気道感染を繰り返すことがある．

通常，胸腺腫は前縦隔の腫瘤性病変として認められるが，胸腺組織の存在部位であれば，いずれの場所にでも発生する可能性がある．胸腺はその発生において，まず第 3 咽頭嚢に胸腺原器が形成され，咽頭から切り離された後，下方へ移動し，心臓付近まで到達する．よってまれではあるが，その経路にあたる頸部にみられることがある（図 5-9）．また，頻度は低いが，異所性に後縦隔や横隔膜上部，心臓外側に発生する場合もある．

b. 胸腺腫の分類

胸腺腫は臨床経過から良性経過をとるものと悪性経過をとるものとがみられ，肉眼的に被膜で被包されているもの（非浸潤性）と，周囲（胸膜，心膜，肺，大血管など）へ浸潤性増殖をきたすもの（浸潤性）がある．この場合の「悪性」の定義は生物学的なもので，組織学的な悪性度の判定は困難とされてきた．胸腺腫には形態的に腫瘍細胞の異型が乏しくても，浸潤転移をきたして悪性の経過をとる腫瘍があることが，病理組織的分類の作成を難しくしてきた．腫瘍細胞の異型性が乏しい胸腺腫においては，病理診断での良悪性の判定が不確実であることから，手術時の所見である腫瘍の進行度（被包化，浸潤性など）により病期分類を行う方法が正岡らにより提唱され（正岡分類，表 5-1）[25]，その後，古賀らよって少し改訂が加えられた（正岡-古賀分類）（表 5-2）[26]．この臨床病期分類は予後と良好な相関を示し，広く用いられている．日本では正岡分類が，欧米では正岡-古賀分類がよく使われているようであ

表 5-1 正岡分類[25)]

Ⅰ期	肉眼的に完全に被膜に被包され，組織学的に被膜浸潤がない
Ⅱ期	肉眼的に被膜外の周囲脂肪組織または縦隔胸膜への浸潤がみられる，または組織学的に被膜浸潤がみられる
Ⅲ期	肉眼的に心膜，大血管，肺など隣接臓器に浸潤が認められる
Ⅳa期	胸膜または心膜に播種がある
Ⅳb期	リンパ行性または血行性転移

表 5-2 正岡-古賀分類[26)]

Ⅰ期		完全に被膜に覆われている，または被膜浸潤しているが貫通していない
Ⅱ期	a	顕微鏡的に被膜を超える浸潤
	b	胸腺あるいは周囲脂肪組織への肉眼的浸潤，または縦隔胸膜や心膜に接してはいるが浸潤していない
Ⅲ期		隣接臓器への浸潤：縦隔胸膜，心膜，臓側胸膜あるいは肺，横隔神経，迷走神経，大血管などへの浸潤
Ⅳ期	a	胸膜または心膜播種
	b	リンパ節転移または遠隔転移

る．Ⅰ期とⅡ期は予後がよく(early disease)，Ⅲ期，Ⅳ期とステージが進むにつれて予後が悪くなる(advanced disease)．これらは手術時の所見によって判定されるものであるが，記載されている事項は画像診断を行ううえでも重要である．

　従来，胸腺腫に関して数多くの病理組織学的分類が提唱されてきたが，これらを集約するような形で，1999年にWorld Health Organization (WHO)により，初めて胸腺腫瘍の病理組織分類が発表された[27)]．本病理分類では，腫瘍上皮細胞の形態により従来の胸腺腫瘍をType A，Type Bに分類し，Type Bは異型性とリンパ球の多寡によりB1，B2，B3の3型に細分類され，Type AとType Bの両方の病理像を有するものはType ABとされた．その後，2004年，そして2015年と改訂されて，現在に至っている(表5-3)[28)]．この分類ではsubtypeの判断基準に免疫組織学的な手法が取り入れられた．また，type Aの特徴をもちながら，細胞の有糸核分裂が増加し悪性傾向のあるタイプは，atypical type A variantとなった．この分類の予後因子としての臨床的意義については，議論の余地があり今後の検討が待たれるところであるが，WHO分類は腫瘍組織の機能・悪性度をある程度反映しており[29)]，Type A, Type AB Type B1 胸腺腫をlow-risk thymoma，Type B2, Type B3 胸腺腫をhigh-risk thymomaと分けることがある．

　この数年の間に胸腺腫および胸腺癌のTNM分類に関して大きな進展があった．胸腺上皮性腫瘍のステージングシステムやリンパ節マップが，International Thymic Malignancies Interest Group (ITMIG)より提案され，これがAJCC Cancer Staging Manual 第8版に採用された[30)]．これは2018年から適用開始予定である．この分類は正岡-古賀分類に類似して

表 5-3 胸腺腫の病理組織分類（WHO 分類）[28]

1) Type A
2) Atypical type A variant
3) Type AB
4) Type B1
5) Type B2
6) Type B3
7) Micronodular thymoma with lymphoid stroma (MNT)*
8) Metaplastic thymoma
9) Rare others*

*microscopic thymoma, sclerosing thymoma, lipofibroadenoma

表 5-4 胸腺腫の TNM 分類[30]

T―原発巣
TX　原発巣不明
T0　原発巣消失
T1a　被膜に覆われている，あるいは前縦隔脂肪組織に進展
T1b　縦隔胸膜に浸潤
T2　心膜浸潤
T3　隣接臓器浸潤：肺，腕頭静脈，上大静脈，胸壁，横隔神経
T4　隣接臓器浸潤：大動脈，肺動脈，心筋，大動脈弓の分枝血管，気管，食道

N―所属リンパ節
NX　所属リンパ節の検索できず
N0　リンパ節転移なし
N1　前縦隔リンパ節転移
N2　深部胸腔または頸部リンパ節転移

M―遠隔転移
MX　胸膜・心膜播種，遠隔転移の検索できず
M0　胸膜・心膜播種，および遠隔転移なし
M1a　胸膜あるいは心膜播種
M1b　肺内転移あるいは遠隔転移

病期分類

Ⅰ期	T1	N0	M0
Ⅱ期	T2	N0	M0
Ⅲ期 A	T3	N0	M0
B	T4	N0	M0
Ⅳ期 A	Any T	N1	M0
	Any T	N0, 1	M1a
B	Any T	N2	M0, 1a
	Any T	Any N	M1b

いる（特に T 因子）が，WHO 病理組織分類の要素も取り入れている．正岡-古賀分類との大きな違いは腫瘍が被膜で被包されているかどうかの区別を T 因子の基準にしていないことである．今後はこの分類が統一された臨床病理学的分類として利用されることが予想される（表 5-4）．

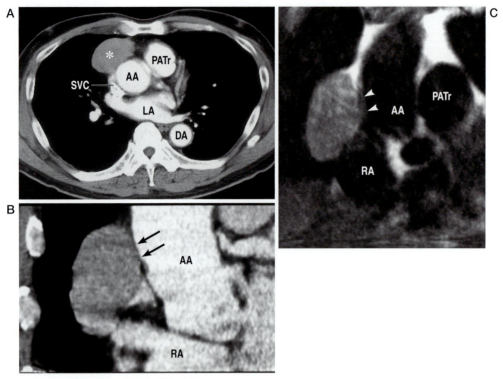

図5-10　50歳台男性　非浸潤性胸腺腫
A：造影CT，B：造影CT MPR冠状断像，C：MRI，T2強調冠状断像　造影CT(A)で前縦隔に腫瘤(＊)を認める．辺縁は平滑で，内部濃度は均一である．造影CT冠状断像(B)では上行大動脈への浸潤は認めないが(→)，MRI(C)では矢頭(▶)の部分で脂肪層が消失している．手術では浸潤はみられなかった．AA：上行大動脈，DA：下行大動脈，LA：左房，PATr：肺動脈幹，RA：右房，SVC：上大静脈．

C. 胸腺腫の画像所見

　通常，胸腺腫は前縦隔に辺縁平滑な球状〜長楕円形の軟部組織濃度の腫瘤としてみられ，左右いずれかに偏在することが多い(図5-10)．腫瘍内部に出血や壊死を生じると，低吸収を呈して内部不均一となる．腫瘍のほとんどが低吸収を呈すると，囊胞性胸腺腫(cystic thymoma)とよばれる．また，時に腫瘍内部や被膜に点状，粗大，円弧状の石灰化を伴うことがある．

　非浸潤性胸腺腫は，腫瘍の輪郭は平滑で，造影剤により内部が均一に造影される傾向がある．浸潤性胸腺腫では，分葉状で辺縁が不整な場合が多く，頭尾方向に扁平に進展する傾向がある(図5-11)．囊胞変性や石灰化を伴う比率は浸潤性胸腺腫で高い[31]．浸潤性胸腺腫は，縦隔のpotential spaceを縫うようにして進展する傾向がある(図5-12)．重力に従って背側の肋骨横隔膜洞に胸膜播種がみられることがあり(図5-13)，CT検査時は肺底部背側(肋骨横隔膜洞の尾側端)までを撮像範囲に含めることが必要である．リンパ性転移や血行性転移はまれであり，これらがみられた場合には，胸腺癌など胸腺腫以外の腫瘍をまず考慮する．

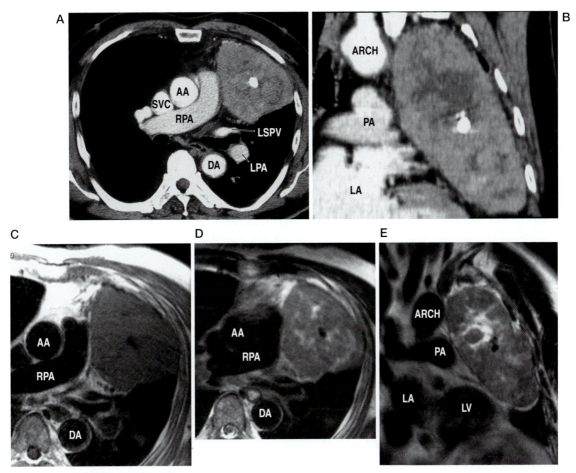

図5-11 60歳台男性　浸潤性胸腺腫
A：造影CT，B：造影CT MPR冠状断像，C：MRI, T1強調像，D：T2強調像，E：T2強調冠状断像　造影CT(A)で前縦隔に辺縁軽度不整な腫瘤を認める．内部に石灰化を伴っている．造影CT冠状断像(B)では頭尾方向に長い腫瘤で，内部不均一である．MRI, T1強調像(C)では石灰化に一致した無信号域を除き，筋肉より軽度高信号にほぼ均一に描出されている．T2強調像(D)，T2強調冠状断像(E)では腫瘤は筋肉より高信号で，内部は軽度不均一に描出されている．AA：上行大動脈，ARCH：大動脈弓，DA：下行大動脈，LA：左房，LV：左室，LPA：左肺動脈，LSPV：左上肺静脈，PA：肺動脈，RPA：右肺動脈，SVC：上大静脈．

1）浸潤の評価

　胸腺腫の同定のためには造影CTは必要ないが，ステージングには造影剤投与が必要である．周囲臓器(大動脈，肺動脈，上大静脈，心膜，肺など)への浸潤の評価としては，腫瘍と周囲臓器の間に介在する脂肪層の消失の有無や辺縁性状に注目する．一般に脂肪層が完全に保たれている場合は浸潤なく，また逆に完全に消失している場合には浸潤を示唆するが，単に接しているだけのこともあり，注意が必要である．一部の脂肪層だけが消失している場合には，浸潤の有無を判断するのは困難で，辺縁性状が不整な腫瘍は浸潤傾向が強いことなどを加味して診断する．血管浸潤を示唆する所見は血管の境界不整化，腫瘍と連続する血管内の軟部組織影，血管の不整狭窄である(図5-14)．

278　V. 縦隔腫瘍

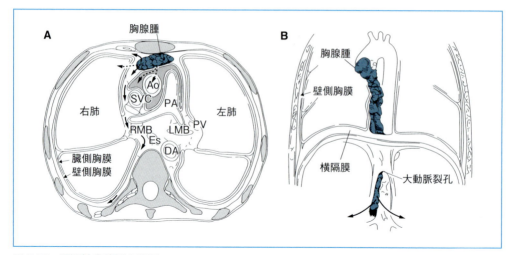

図 5-12　浸潤性胸腺腫の進展
破線矢印は周囲臓器（肺，大動脈，胸腔，心膜腔など）への浸潤，実線矢印は壁側胸膜と縦隔あるいは胸壁との間のスペースへの浸潤経路を示す．いったん腫瘍が傍大動脈領域や傍脊椎領域に達すると，B に示されるように，腹部にまで進展することがある．Ao：大動脈，DA：下行大動脈，Es：食道，LMB：左主気管支，PA：肺動脈，PV：肺静脈，RMB：右主気管支，SVC：上大静脈．(Zerhouni EA, Scott WW, Baker RR, et al：Invasive thymomas：diagnosis and evaluation by computed tomography. J Comput Assist Tomogr 1982；6：92-100 を改変)

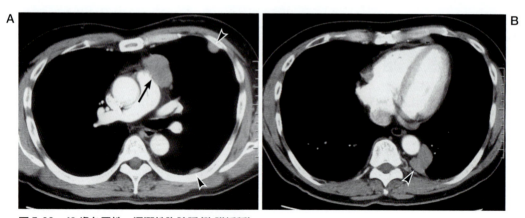

図 5-13　40 歳台男性　浸潤性胸腺腫(胸膜播種)
A：造影 CT，B：造影 CT（A より尾側のスライス）　前縦隔に肺動脈と接する辺縁やや不整な腫瘤を認める(→)．また，左胸膜に沿って小腫瘤が認められる(▶)．

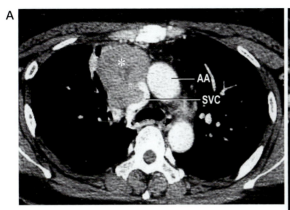
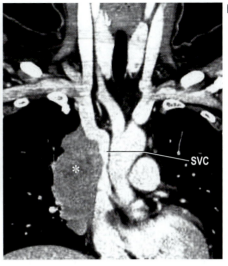

図5-14 40歳台女性　浸潤性胸腺腫（上大静脈浸潤）
A：造影CT，B：造影CT MPR冠状断像　造影CT（A）で前縦隔右側に腫瘤（＊）を認める．辺縁やや凹凸があり，内部濃度は不均一である．上行大動脈（AA）と上大静脈（SVC）に接し，上大静脈は著明に変形している．造影CT冠状断像（B）では腫瘤は分葉状で，上大静脈と広く接していることがわかる．腫瘤と上大静脈の間の脂肪層は消失し，上大静脈は境界不整となっている．また，上大静脈は著明な不整狭窄を呈している．手術で上大静脈への浸潤が確認された．

　周囲臓器への浸潤のなかでも，肺への浸潤の評価は最も困難で，肺との境界が不整な場合には，肺浸潤を考慮する必要がある．CTによる周囲臓器への浸潤診断では，false positiveとなることも多いが，浸潤の可能性を外科医に伝えることが重要である．特にⅠ期・Ⅱ期（early disease）とⅢ期・Ⅳ期（advanced disease）の区別は術前の化学療法や放射線治療の適応の分かれ目となるので，注意が必要である．多変量解析を用いた報告ではadvanced diseaseを示唆する所見は，腫瘍の直径が7cm以上，腫瘍周囲の脂肪への浸潤，分葉状の形態である[32]．周囲臓器への浸潤が疑われた場合，可能なら腫瘍の針生検を施行して病理組織診断を確定し，WHO分類を参考にしながら治療方針を判断することも一案である．

2）CT像とWHO分類の関連

　胸腺腫のCT像とWHO分類との関連では，Type Aは円形で辺縁平滑なものが多く，均一に造影されることが多い[33]が，他のタイプに関しては，分葉状の形態はType B2, Type B3に多いという報告[34]や，腫瘍径が7cm以上の腫瘍はType B3に多い[32]などさまざまな報告があり，一定の共通した見解は得られていない．現在のところ，胸腺腫のCT像とWHO分類の間には，各タイプを同定できるほどの強い相関はないと考えられる．胸腺腫の肉眼病理学的な特徴は，線維性隔壁によって分けられた種々の大きさの分葉構造である．CTでは均一なX線吸収を呈する場合が多いが，MRIはCTより内部構造が評価しやすく，線維性の隔壁がT2強調像で低信号を示すため，分葉状構造が約半数で認められる．

3）鑑別診断

　鑑別診断としては，前縦隔に発生する胸腺癌，胸腺カルチノイド，胸腺嚢胞，リンパ腫，成熟奇形腫，胚細胞性腫瘍などがあげられる．これらの鑑別において，CTは胸腺嚢胞を除いてMRIと同等かそれ以上の診断能を有する[35]．胸腺嚢胞は時に出血や炎症が生じた際に，内容液の濃度が上昇することが知られており，充実性腫瘍との鑑別が問題となる．特にサイズが小さい場合はより注意が必要であり，MRIが診断の助けとなることがある．また詳細は別項に委ねるが，前縦隔腫瘍の鑑別において，患者の年齢，性別などの臨床情報は大いに重要である．胸腺腫の臨床的事項をBOX 5-3として示した．

4）治療効果判定と経過観察

　術前化学療法，あるいは手術適応がないため化学療法や放射線治療を受けている胸腺腫患者の治療効果判定には，modified RECISTが用いられる[36]．通常のRECIST判定では胸膜は標的臓器とはならないが，胸腺腫では胸膜播種の頻度も高いため，modified RECISTでは胸膜も標的臓器として扱い，胸膜播種巣を考慮する．CTによる術後の経過観察では，腫瘍再発（胸膜播種を含む）を早期に発見することが重要である．というのも，早期に再発病変を切除できれば，再発していない胸腺腫術後患者と同等の予後が期待できるからである．

BOX 5-3　胸腺腫の臨床的事項

- 中年層に好発，小児では極めてまれ，性差なし．
- 自己免疫疾患（重症筋無力症など）の合併頻度が高い．
- 臨床病期分類である正岡分類と病理組織分類であるWHO分類を併用する．
- 胸膜播種をきたしうる— gravity dependent portionに多い．
- リンパ節転移や遠隔転移はまれ．

3. 胸腺腫以外の前縦隔腫瘍

縦隔にはさまざまな腫瘤性病変が発生しうる(表5-5)[3,37]．日本胸腺研究会(JART)またはInternational Thymic Malignancy Interest Group (ITMIG)の縦隔区分法[38~40]における前縦隔では特に胸腺関連腫瘍[41]が重要でそのほとんどを占めるが，そのほか，リンパ節病変，胸腺脂肪腫，脂肪肉腫，血管腫やリンパ管腫(脈管奇形)などに加え，胸郭内甲状腺腫，副甲状腺腫，神経原性腫瘍なども発生する[42]．

本項では，胸腺腫以外の前縦隔腫瘍として，胸腺関連腫瘍を中心に胸腺癌，胚細胞性腫瘍群，悪性リンパ腫について概説する．

a. 胸腺上皮性腫瘍[3,37~58]

2015年公刊の国際保健機関(WHO)による胸腺腫瘍の分類では，胸腺の上皮性腫瘍は，胸腺腫，胸腺癌と胸腺神経内分泌腫瘍の大きく3つに分けられる(表5-6)[43]．2004年公刊のWHO前分類では，胸腺神経内分泌腫瘍は胸腺癌の中に包括されていた[44]が，2015年公刊版では，独立して記載されている．胸腺腫は胸腺の腫瘍上皮細胞に明らかな異型がない新生物をいい，胸腺癌および胸腺神経内分泌腫瘍は明らかな細胞異型を示すものである．胸腺癌および胸腺神経内分泌腫瘍の組織型には表5-6のように多くのものがあるが，本項では胸腺癌については最も頻度が高い扁平上皮癌について概説する．胸腺腫に関しては前項を参照されたい．

胸腺上皮性腫瘍の診療における画像診断では，上腹部を含めた胸部造影CTを行うことが最も推奨される．MRIはCT造影剤が禁忌の場合や胸腺過形成，嚢胞性病変などの鑑別に有用であり，最近では悪性腫瘍との区別にも有用とされる．FDG-PETは悪性腫瘍に使用可能で，胸腺腫との鑑別には有用とする報告もある．また，予期せぬ転移を発見することもあるが，術前の病期診断に有用かはまだ未確定である[45]．

1) 胸腺癌　thymic carcinoma

胸腺癌は明らかな細胞異型を伴う胸腺上皮性悪性腫瘍であり，胸腺という器官に特有ではなく，他の臓器(体細胞性)にみられるさまざまな悪性上皮性腫瘍組織型を含む．胸腺原発とするには他臓器原発悪性腫瘍からの転移の可能性を否定する必要がある．

全胸腺上皮性腫瘍のうち17~22%が胸腺癌で，胸腺癌の70~79%を扁平上皮癌が占める[43]．胸腺腫に合併する癌の頻度は約10~20%と報告されている[44]．A型からB3型胸腺腫とは異なり，胸腺癌には未熟リンパ球がみられず，存在するリンパ球はすべて成熟しており，通常は形質細胞と混在している．

免疫化学染色では，胸腺腫でほとんど陽性を示さないCD5，CD117，MUC1が扁平上皮癌を主体とし，種々の組織型を示す胸腺癌では70~80%と高率に陽性を示すため，両者の

表 5-5　各縦隔区分に好発する縦隔腫瘤性病変

	縦隔上部	前縦隔	中縦隔	後縦隔
囊胞性	甲状腺囊胞* リンパ囊腫 心膜囊胞	胸腺囊胞 （多房性胸腺囊胞） 心膜囊胞 リンパ管腫 囊胞性奇形腫	気管支原性囊胞* 心膜囊胞 食道重複囊胞	神経腸管囊胞 髄膜瘤 神経鞘腫（囊胞変性） （限局性胸水）
充実性	甲状腺腫* 副甲状腺腫 神経原性腫瘍** 胸腺病変 リンパ節病変	胸腺病変 ・胸腺過形成 ・胸腺脂肪腫 ・胸腺上皮性腫瘍（胸腺腫，胸腺癌） ・胚細胞性腫瘍（奇形腫および悪性群） ・悪性リンパ腫 リンパ節病変 甲状腺腫* 神経原性腫瘍**	リンパ節病変* ・リンパ節転移 ・悪性リンパ腫 ・Castleman 病 ・サルコイドーシス ・結核 ・塵肺 食道腫瘍 甲状腺腫* 神経原性腫瘍**	神経原性腫瘍** ・神経鞘腫 ・神経線維腫 ・神経節神経腫 ・神経芽腫 ・神経節神経芽腫 ・傍神経節腫 髄外造血巣 （胸膜腫瘍）

＊甲状腺腫や囊胞は前～中縦隔に進展しうる．リンパ節病変は中縦隔が主体であるが，縦隔上部，前縦隔でも当然起こりうる．
＊＊神経原性腫瘍は後縦隔，縦隔上部に好発するが，末梢神経（特に横隔神経，迷走神経）の存在する部はすべて発生部位となりうる
（文献 3）より改変）

鑑別に有用である[43]．胸腺癌と自己免疫疾患との関連は胸腺腫とは対照的に少なく，最近の欧州外科学会，ITMIG の報告では胸腺癌に起こる重症筋無力症は 5.4％（56/1042）[52]で，胸腺腫の A，AB 型の約 17～26％，B1～B3 型の約 40～50％[43]より明らかに少ない．

　胸腺癌の多くは診断時すでに進行しており，周囲臓器への浸潤の頻度は高く，胸腺腫と比較して再発率は高く，予後も不良である．2004 年までの報告例をまとめると周囲臓器ないし構造物への浸潤は 80％以上と高率で，約 60～70％が切除後に局所ないし遠隔再発を起こし，5 年および 10 年生存率は，30～38％および 20～28％であった[50]が，最近の報告では 5 年および 10 年生存率は，おおむね 60％および 40％程度と改善している[43]．予後良好因子として重要なものは，病期が低い，完全切除，リンパ節転移なし，および放射線・化学療法の使用があげられている[53,54]．

① 胸腺扁平上皮癌　thymic squamous cell carcinoma

　他の臓器に発生する扁平上皮癌と同様の特徴を有し，明らかな細胞異型を示す．通常，染色切片において，明瞭な角化を示すことも示さないこともある．肉眼的には，胸腺腫と異なり明瞭な被膜をもたず，一般に硬く，種々の程度に凝固壊死が認められる．しばしば，硝子化した幅広い線維性間質を伴う．

　胸腺扁平上皮癌は胸腺癌のなかで最も頻度が高く，西洋人の約 30％に対して東洋人では

表 5-6 WHO による胸腺上皮性腫瘍組織分類

Thymic Epithelial tumors
Thymoma
 Type A thymoma, including atypical variant
 Type AB thymoma
 Type B1 thymoma
 Type B2 thymoma
 Type B3 thymoma
 Micronodular thymoma with lymphoid stroma
 Metaplastic thymoma
 Other rare thymomas
  Microscopic thymoma
  Sclerosing thymoma
  Lipofibroadenoma
Thymic carcinoma
 Squamous cell carcinoma
 Basaloid carcinoma
 Mucoepidermoid carcinoma
 Lymphoepithelioma-like carcinoma
 Clear cell carcinoma
 Sarcomatoid carcinoma
 Adenocarcinomas
  Papillary adenocarcinoma
  Thymic carcinoma with adenoid cystic carcinoma-like features
  Mucinous adenocarcinoma
  Adenocarcinoma, NOS
Thymic neuroendocrine tumors
 Carcinoid tumors
  Typical carcinoid
  Atypical carcinoid
 Large cell neuroendocrine carcinoma
  Combined large cell neuroendocrine carcinoma
 Small cell carcinoma
  Combined small cell carcinoma
Combined thymic carcinomas

(文献43)より抜粋)

約90％と明らかに高頻度である[44]．
 扁平上皮癌は高頻度に肺(40％)，心膜(40％)，胸膜(30％)，腕頭静脈や上大静脈(20％)に浸潤し，最も頻度の高い転移部位はリンパ節で，次いで骨，肺，肝，脳である．ほとんどの例(80％以上)が手術時に周囲臓器に浸潤している[55〜57](図5-15, 16)．

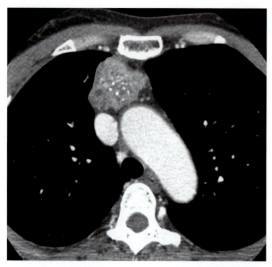

図 5-15　50 歳台女性　胸腺癌（扁平上皮癌）
造影 CT　前縦隔に辺縁不整な腫瘍を認める．内部には点状石灰化や不整な低吸収域が混在しており，内部が不均一である．腫瘍と接する右肺 S^3b・縦隔胸膜とは全体的に密接している．手術が施行され，右肺 S^3b・縦隔胸膜への浸潤が確認された．

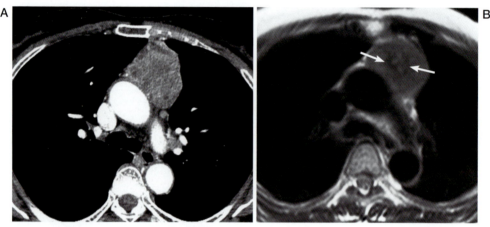

図 5-16　60 歳台女性　胸腺癌（扁平上皮癌）
A：造影 CT，B：MRI，T2 強調像　造影 CT（**A**）で，前縦隔に辺縁やや不整な腫瘍を認める．内部は不均一に造影されており，造影効果の乏しい低吸収域が混在している．腫瘍前方は縦隔脂肪層と境界は不明瞭で，腫瘍左側は左肺と密接し，腫瘍辺縁はやや不整で，縦隔脂肪浸潤，縦隔胸膜への強固癒着ないし胸膜・肺浸潤が疑われた．MRI，T2 強調像（**B**）では，腫瘍中心部に不整な低信号域が存在する（→）．CT 所見と異なり，縦隔脂肪や肺との境界は比較的明瞭であった．術後病理では腫瘍内部に膠原線維の増生と硝子化した線維性間質がみられた．左肺への浸潤は認められず，被膜浸潤までで脂肪への浸潤もみられなかった．

2）胸腺神経内分泌腫瘍　thymic neuroendocrine tumor

　腫瘍細胞のほとんどが神経内分泌細胞成分で構成される上皮性腫瘍で，カルチノイド腫瘍（定型および異型カルチノイド）と大細胞神経内分泌癌，小細胞癌に分けられ（**表 5-7**），全胸腺腫瘍の 2～5% 程度と比較的まれである．典型的な胸腺癌の一部にのみ神経内分泌細胞成分がみられる程度の例や，paraganglioma のような非上皮性内分泌腫瘍は含めない．

図 5-17　50歳台男性　胸腺神経内分泌腫瘍（定型カルチノイド）
造影 CT　前縦隔に境界明瞭で辺縁に軽度分葉傾向を示す腫瘤を認める．内部の造影効果は不均一で，やや低吸収を背景に強い増強効果が線状・索状に介在している．手術所見では心嚢，縦隔胸膜と強固に癒着し，浸潤がみられた．

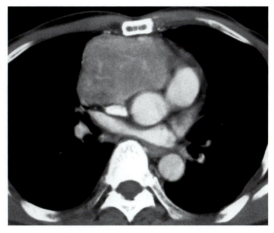

表 5-7　胸腺神経内分泌腫瘍（thymic neuroendocrine tumors：NET）の分類

低悪性度 low-grade	中間悪性度 intermediate-grade	高悪性度 high-grade	
定型カルチノイド typical carcinoid	異型カルチノイド atypical carcinoid	大細胞型神経内分泌癌 LCNEC[†]	小細胞癌 small cell carcinoma
壊死なし 核分裂像* <2/2 mm^2 （平均 1/2 mm^2）	壊死あり and/or 核分裂像* 2〜10/2 mm^2 （平均 6.5/2 mm^2）	非小細胞癌細胞像 核分裂像* >10/2 mm^2 （平均 45/2 mm^2） 壊死は通常広範囲	典型的小細胞癌細胞像 核分裂像* >10/2 mm^2 （平均 110/2 mm^2）
その他　morphologic variant		その他　combined LCNEC	その他　combined small cell carcinoma

＊顕微鏡観察領域 2 mm^2＝10 HPF（high-power field）ごと，　†LCNEC＝large cell neuroendocrine carcinoma　（文献43）より許可を得て転載）

① カルチノイド腫瘍（定型カルチノイド，異型カルチノイド）　carcinoid tumor（typical carcinoid, atypical carcinoid）

　組織学的には，定型カルチノイド（図 5-17）は，一般的に腫瘍細胞は均一な大きさで，多角形で，丸い核を有し，細胞質は豊富で明るく好酸性である．腫瘍細胞はリボン状，索状，胞巣状に配列し，細い血管結合組織が基質を構成している．核分裂像は 2 mm^2（10 視野）内に 2 個未満で，壊死はみられない．一方，異型カルチノイド（図 5-18）は，腫瘍細胞の細胞質は乏しく，異型性や多形性がみられ，核分裂像が観察される．壊死を伴うこともある．定型，異型カルチノイドはともに Grimelius 染色で黒褐色に染まる陽性顆粒が細胞質内に証明される．

　しばしば異所性 ACTH 産生による Cushing 症候群を呈する．胸腺カルチノイド症例の 1/4 は MEN type1 の家族歴を有し，逆に MEN-1 の約 8％に胸腺カルチノイドが認められる[43]．

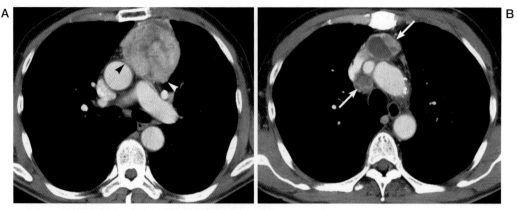

図 5-18 60 歳台男性 胸腺神経内分泌腫瘍(異型カルチノイド)
A：造影 CT(気管分岐部)，B：造影 CT(A より頭側のスライス) 造影 CT (A)で，前縦隔に境界が比較的明瞭だが，上行大動脈左側前壁と接する部分や肺と接する部分に一部不整像(▶)を有する腫瘍がみられる．A より頭側のスライス(B)では，前縦隔リンパ節(血管前，IASLC #3a：N1)および深部(中縦隔)リンパ節(上部気管傍，IASLC #2：N2)に不均一に造影される腫大リンパ節(→)が多発しており，リンパ節転移であった．本症例の術後病理では腫瘍の縦隔脂肪，心膜，左腕頭静脈への浸潤がみられ，WHO TNM stage は T3N2M0(stage IVb)であった．

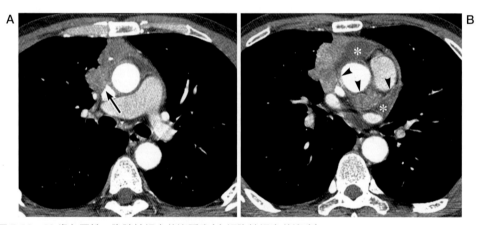

図 5-19 60 歳台男性 胸腺神経内分泌腫瘍(大細胞神経内分泌癌)
A：造影 CT，B：造影 CT(A より尾側のスライス) 造影 CT (A)では，前縦隔に辺縁不整な腫瘍を認める．中心に点状石灰化を伴い，内部不均一である．上行大動脈や上大静脈とは密に接している．上大静脈との境界は不整であり(→)，浸潤が疑われる．A より尾側のスライス(B)では，腫瘍と連続するように上行大動脈周囲の心膜の不整な肥厚や結節状病変(▶)を認め，浸潤が疑われる．心囊液が貯留している(*)．

② 大細胞神経内分泌癌 large cell neuroendocrine carcinoma：LCNEC

大細胞神経内分泌癌(LCNEC，図 5-19)は，小細胞癌と異なる神経内分泌癌で，10 視野に 10 個を超える核分裂像を有す．高率の核分裂像は異型カルチノイドとの鑑別点となる．腫瘍内には壊死が通常みられ，しばしば広範囲に及ぶ．

③ 小細胞癌 small cell carcinoma：SCC

小細胞癌(SCC，図 5-20, 21)はカルチノイドや LCNEC と異なり，腫瘍細胞が小さく(リ

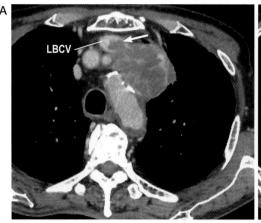 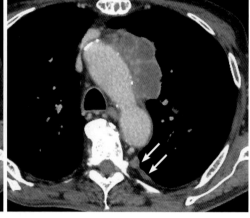

図5-20 70歳台男性　胸腺神経内分泌腫瘍(小細胞癌)
A：造影CT，B：造影CT(Aより尾側のスライス)　造影CT(A,B)で，上行大動脈から大動脈弓の左側に接する前縦隔に辺縁不整な腫瘤を認める．内部は壊死を示唆する低吸収域が広範にみられ，辺縁や隔壁様の構造が不整に造影されている．左肺と接する腫瘤辺縁は不整で，一部肺に向かって凸であり，同部への浸潤が疑われる．Aでは，左腕頭静脈(LBCV)内に腫瘍が直接進入している(→)．Aより尾側のスライス(B)では，腫瘍は大動脈弓近位部外側壁に広範囲に密接し，外壁との境界が不明瞭で，内膜の点状石灰化近傍までみられ，外膜浸潤ないし強固癒着の可能性が高いと考えられる．左背側胸膜に結節や不整な肥厚がみられ，胸膜播種と考えられる(→)．胸腔鏡下腫瘍生検・胸膜生検が行われ，広範な壊死がみられる小細胞癌で，胸膜播種も証明された．

図5-21　50歳台男性　胸腺神経内分泌腫瘍(小細胞癌)
造影CT　前縦隔の腫瘍内部は結節状に増強され，造影効果に乏しい壊死巣が混在している．両側肺と接する部は不整で浸潤が疑われる．また胸骨後面にも浸潤し，上行大動脈，上大静脈(SVC)の前壁と密着している．深部(中縦隔)リンパ節として，右下部気管傍リンパ節(▶)，大動脈下リンパ節(→)が腫大しており，転移(N2)が疑われる．(文献84)より許可を得て転載)

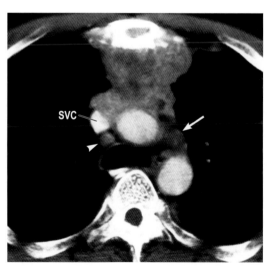

ンパ球の大きさの3倍まで)，細胞質に乏しい．核分裂像は他の神経内分泌腫瘍より目立つ．核は円形，類円形，紡錘形を呈し，核クロマチンは細顆粒状で裸核状にみえる．
　予後因子は腫瘍病期が最も重要である．異型カルチノイドの5年生存率は約50〜82％，10年生存率は約30％と明らかに予後不良であるが，核分裂像の頻度が低い，異型性が低い，壊死を欠く場合，予後は改善される．LCNECは異型カルチノイドより予後不良で，SCCはさらに予後不良で50％生存期間で25〜36か月と報告されている．

最近の報告では，胸腺神経内分泌腫瘍205例（定型カルチノイド30%，異型カルチノイド40%，LCNECとSCC 30%）全体では，5年および10年生存率は，68%，39%で胸腺癌と有意差は認めていない[52]．

3）混合型胸腺癌　combined thymic carcinomas

少なくともひとつの胸腺癌の組織型とほかの胸腺上皮性腫瘍の組織型（胸腺腫ないし胸腺癌）で構成される腫瘍を混合型胸腺癌に分類する．ただし，LCNECとSCCの成分の場合は混合型には分類せず，combined LCNECやcombined SCCと診断する[43]．

混合型で最も多い組み合わせは，扁平上皮癌とB3型胸腺腫で，A型胸腺腫とpapillary adenocarcinomaまたはsarcomatoid carcinomaも報告されている[43,44]．2つの組織型は徐々に移行する場合も明瞭に区別されることもある．胸腺腫の組織型が2つ混在することはまれである．組織診断では，胸腺癌やカルチノイド腫瘍の占めるサイズ/百分率（10%刻み），次いで胸腺腫の優位な型から表記し，複数の癌をもつ場合は優位な組織型から記載する[43]．たとえば，混合型胸腺癌（扁平上皮癌40%，B3型胸腺腫60%）や混合型胸腺癌（扁平上皮癌70%，リンパ上皮様癌30%）のようにすればわかりやすい．

臨床像，画像所見は優勢な組織型のものに類似するが，悪性度が高い場合はその組織型による所見が表に出やすい．予後は悪性度の高い成分による．

4）胸腺上皮性腫瘍のWHO分類・病期分類

胸腺腫の組織分類は，胸腺腫患者の独立した予後因子になりうるが，臨床病期分類が生存期間の最も重要な決定因子である[50]．これまで胸腺腫の病期分類は肉眼所見，手術所見をもとに分けられたMasaoka分類[59]やMasaoka-Koga分類[60]が用いられてきた．近年，国際的に1万例を超える症例を集積したITMIG/IASLC (International Association for the Study of Lung Cancer)の共同研究をもとに胸腺上皮性腫瘍に用いる病期分類の研究が進み，病理組織学的結果をもとに分類されるTNM分類が2014年に提案された[32,61~63]．T因子は腫瘍サイズではなく，Masaoka-Koga分類を改訂した内容で周囲への浸潤判定による[61]．T因子は再発に関してはT1とT2，T3，T2とT3の間に有意差を認めたが，全生存率ではT1とT2〜T4で差を認めるのみであった[61]．N因子は縦隔腫瘍におけるリンパ節地図を提案し[63]，これに基づいてN1（前縦隔リンパ節）とN2（深部胸郭または頸部リンパ節）に分けられる[62,63]．M因子はM1a（胸膜・心膜播種，転移），M1b（肺内転移，遠隔転移）に分かつ[62]．最終的にTNM分類から病期を決定する．2017年に発表されたTNM分類第8版に掲載され[64]（表5-8），今後はこれをもとに評価が行われることになる．

Masaoka-Koga病期とWHO第8版新病期分類を同じ胸腺上皮性腫瘍症例を用いて比較した最近の報告では，新WHO病期分類のほうがI期の比率が圧倒的に多くなり，全体的に病期が低く設定される傾向にあることが示された[65]．また，再発率に関してはMasaoka-Koga分類と新WHO組織分類は有意な関係にあったが，新病期分類ではその傾向はなく，全生存率の検討ではいずれも有意差を見い出せなかったと報告している．この研究から検討症例数の圧倒的な差があるため一概にはいえないが，今後は単に病期のみでなく，新WHO組織分類と臨床病期分類を組み合わせた悪性度の指標から，治療方針や転帰を推測する方法が妥当か否か検討されるべきと考える．

表 5-8 胸腺上皮性悪性腫瘍の TNM 分類と病期[64]

T	原発腫瘍
TX	原発腫瘍が評価できない
T0	原発腫瘍を同定できない
T1a	腫瘍は完全に被膜に被われている，周囲の縦隔脂肪組織に浸潤がないか浸潤している
T1b	縦隔胸膜に直接浸潤
T2	心膜に直接浸潤
T3	腫瘍が次の周囲構造に直接浸潤：肺，腕頭静脈，上大静脈，横隔膜神経，胸壁，心嚢外の肺動静脈
T4	腫瘍が次の周囲構造に直接浸潤：胸部大動脈，大動脈弓からの分岐血管，心嚢内肺動脈，心筋，気管，食道に浸潤
N	**所属リンパ節**
NX	所属リンパ節が評価できない
N0	リンパ節転移なし
N1	前縦隔（胸腺傍）リンパ節転移あり
N2	前縦隔リンパ節以外の胸腔内リンパ節転移または頸部リンパ節転移あり
M	**遠隔転移**
M0	遠隔転移なし
M1a	腫瘍浸潤とは別に胸膜または心膜の転移（副結節）あり
M1b	胸膜や心膜を越える遠隔転移あり
Stage	**病期**
I 期	T1 N0M0
II 期	T2 N0M0
IIIa 期	T3 N0M0
IIIb 期	T4 N0M0
IVa 期	anyT N1M0，anyT N0 or anyT N1M1a
IVb 期	anyT N2M0，anyT N2M1a，anyT anyN M1b

＊浸潤，転移は病理組織学的に明らかになったものを用いる．

5）胸腺上皮性腫瘍の CT，MRI 所見

　胸腺上皮性腫瘍の WHO 分類を用いた CT，MRI 像の検討が報告されているが，画像による各組織型の区別は難しい．胸腺癌の最も重要な予後因子は病期であり，局所浸潤，胸膜播種，遠隔転移などを正確に評価することが大切である．周囲への浸潤判定は，横断像のみならず MDCT による MPR 像や MRI を用いた任意の断面での評価が有用である．
　以下に胸腺上皮性腫瘍という範疇でみた際に胸腺癌として一般的に認めやすい特徴[3,37〜58]を述べる（図 5-15〜22）．
　1）CT でも MRI でも胸腺癌では胸腺腫の各型に比して，腫瘍の形態がより不整ないし分葉傾向で辺縁不整，周囲と境界不明瞭であることが多い．
　2）全周性の被膜様構造がみられることはなく，内部の隔壁様構造もはっきりしないことが多い．MRI の T2 強調像や造影剤を用いた T1 強調像（早期相）で腫瘍内部に不整で限局性の低信号が介在する場合，膠原線維の増生が強い胸腺癌の可能性がある（図 5-16）．また，

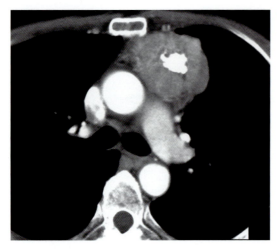

図 5-22 50 歳台女性 B2 型胸腺腫
造影 CT 前縦隔に辺縁不整な腫瘍を認める．中心に粗大な石灰化を伴い，内部不均一である．縦隔胸膜，心囊浸潤がみられた．

CT で腫瘍内部の石灰化(図 5-15, 22)はいずれの型でもみられるが，弧状，卵殻状の石灰化や比較的はっきりとした石灰化を有する場合は，浸潤性の強い胸腺腫や胸腺癌のことが多い．

3) 造影剤を用いた CT，MRI で，内部の吸収値ないし信号強度の増強効果が不均一な場合は悪性度の高い，または浸潤性の強い高リスク胸腺腫(B2 型，B3 型)や胸腺癌のことが多い．

4) 内部に囊胞変性，腫瘍壊死や出血などの信号が混在し，内部不均一な場合は高リスク胸腺腫や胸腺癌のことが多い．出血の存在の推測は MRI の方が CT より若干優れている．

5) 周囲臓器(特に大血管)浸潤は高リスク胸腺腫や胸腺癌に多く，胸膜や心膜播種は胸腺腫，胸腺癌のいずれでもみられるが，リンパ節転移や血行性遠隔転移のほとんどは胸腺癌にみられる．

6) 胸壁(骨髄)への浸潤は胸腺癌に多くみられ，骨髄浸潤の描出は MRI の方が優れている．

7) 胸腺カルチノイドは比較的大きな腫瘍を形成し，辺縁不整，内部は T2 強調像で不均一な信号を呈し，また不均一に造影されるという特徴を有するが，高リスク胸腺腫や胸腺癌と類似し，画像で区別することは困難である．

b. 胚細胞性腫瘍　germ cell tumors

胚細胞性腫瘍は，性腺を形成する原始胚細胞成分から発生する新生物の一群と考えられており，まれに性腺外にも発生する[39]．性腺外胚細胞性腫瘍は，松果体，縦隔，後腹膜，仙骨・尾骨などの体正中部領域に発生することが多く，そのなかでも前縦隔発生が高頻度であるが，胚細胞腫瘍全体からみると約 3 %程度である[41,66]．縦隔原発胚細胞性腫瘍という診断のためには，性腺腫瘍が存在しないことを臨床的，画像上証明する必要がある．

縦隔原発胚細胞性腫瘍の年間発症率は人口 10 万対 0.1～0.2 (睾丸原発の約 1/10)と非常にまれであるが，成人の縦隔腫瘍の約 15 %，小児では 19～25 %を占める[67,68]．縦隔原発 106 例の報告では，100 例(94 %)が前縦隔発生で，残りの 6 例が後縦隔であった[69]．年齢分布は 0～79 歳とどの年代にも発症するが，大半は 10 歳台～40 歳台前半である．

表 5-9 胚細胞性腫瘍の臨床分類と治療方針

臨床分類	治療方針
成熟型奇形腫(mature teratoma)	腫瘍摘出手術
未熟型奇形腫(immature teratoma)	小児＝腫瘍摘出手術 成人＝腫瘍病期による
精上皮腫(seminoma)	化学療法(放射線治療併用)
非精上皮腫性悪性胚細胞性腫瘍群 (malignant "non-seminomatous GCTs") 　胎児性癌(embryonal carcinoma) 　卵黄嚢腫瘍(yolk sac tumor) 　絨毛癌(choriocarcinoma) 　混合型胚細胞性腫瘍(mixed germ cell tumors)	化学療法 (残存腫瘍に対し摘出手術)

臨床診断は，通常，治療前の針生検診断，血清腫瘍マーカー(AFP，β-hCG)値，画像診断による．(文献44)より許可を得て転載)

若年層では，良性腫瘍(成熟奇形腫)の男女比は約1：1.4と若干女性に多く，卵黄嚢腫瘍は1：4と女性に多いが，成人では，奇形腫も悪性胚細胞性腫瘍もほとんどが男性である[70]．組織型では奇形腫が最も頻度が高く，全縦隔腫瘍の16〜24％を占める．悪性胚細胞性腫瘍では，精上皮腫が最も頻度が高い[68]．縦隔発生の胚細胞性腫瘍は，精上皮腫を除き，Klinefelter syndrome(XXY)の患者に多い傾向にあるが，精巣発生ではその危険性はみられない[43]．

いくつかの分類法が提唱されているが，治療方針からは大きく4つのカテゴリーに分割する[44](表5-9)．

1) 奇形腫　teratoma

奇形腫は，ギリシャ語で「monster(怪物，奇怪，奇形)」を意味するteratosに由来する[42]．

胚細胞性腫瘍のなかで最も頻度が高く[68]，大部分は前縦隔(胸腺)に発生する．奇形腫は腫瘍性病変であり，発生部位に本来みられない組織成分を含み，組織学的に多様性があり，内・中・外胚葉(表5-10)のうち，2つ以上の胚葉に由来する組織を含むものと定義されている[43,44]．成熟型(mature)と未熟型(immature)に分類されるが，ほとんどは成熟型である．画像診断のみで成熟型か未熟型か診断することは難しい(BOX 5-4)．含有する組織の悪性化(扁平上皮癌や腺癌)がみられることがあり[71]，全胚細胞性腫瘍の2％に悪性転化の部分がみられ，その25〜30％は縦隔発生である．

① 成熟奇形腫　mature teratoma

単ないし多嚢胞性腫瘤として，前縦隔(左右どちらかに偏在することが多い)に認められることが多く，壊死や出血を含むことはまれである．脂性角化物が腫瘍外へ漏出すると，黄色肉芽腫性反応を起こす．組織学的には，卵巣の成熟奇形腫に似て，異なった胚葉成分の組み

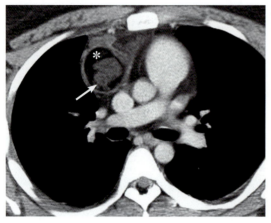

図5-23 20歳台男性 成熟奇形腫
造影CT 前縦隔に辺縁平滑で被膜様構造を有する腫瘍を認める．内部には皮下脂肪と同程度の脂肪低吸収域（＊）といわゆるhair ballと思われる軟部影（→）が認められる．（文献37）より許可を得て一部転載）．

表5-10 各胚葉と発生組織

胚葉	発生組織
外胚葉（ectoderm）	表皮と皮膚付属器：毛髪，皮脂腺，汗腺，エナメル質（歯牙） 中枢・末梢神経組織：神経細胞，神経節細胞，神経線維，膠細胞，脈絡膜 メラニン細胞
中胚葉（mesoderm）	結合組織：骨，軟骨，平滑筋，横紋筋 リンパ様組織，血管，リンパ管，脂肪細胞
内胚葉（endoderm）	呼吸上皮，消化管上皮，粘液腺，膵実質，甲状腺，胸腺

（文献41）より許可を得て転載）

合わせからなり，組織はすべてよく分化（成熟）している．縦隔の成熟奇形腫は約60％の頻度で膵組織を含むのが特徴であり，ラ氏島もみられる．好発年齢は20～30歳台で，性差はない．

特徴的な合併症として周囲臓器への穿破，二次感染があり，発熱，胸痛，喀血，喀毛症（trichoptysis），胸水貯留，心タンポナーデなどの症状を呈することがある．穿破の原因は腫瘍内の唾液腺や膵組織からの分泌物の消化作用が考えられている[38]．

成熟奇形腫は，単房あるいは多房性で，やや壁の厚い囊胞状腫瘤としてみられることが多い．内部に液体成分，脂肪成分，粥状物質，軟部組織，骨・石灰化など各胚葉由来の成分が種々の割合でみられ，CT像上は各構成成分の割合を反映して多彩な像を呈する．

CTでは成熟奇形腫の約半数で腫瘍内に脂肪が証明される（図5-23～26）が，残りの半数では脂肪が認められず，種々の吸収値を示す軟部組織，液性成分からなる[38]．脂肪成分は成熟した脂肪組織や皮脂腺から分泌された脂肪により−100～−30HU程度の吸収値を示すことが多い．脂肪以外の軟部組織は骨格筋や皮膚，膵実質に代表されるような臓器特有の吸収値を示す．液体成分は通常，水を基準とした0HU程度を示すが，蛋白濃度が高いもの，泥状・粥状物質，血性の場合などに吸収値が高くなる．この場合，造影CTを行えば，増強効果がないことから特殊な液性成分であることが推測できる．液性成分の濃度の違いによって，水

図5-24 11歳女性　成熟奇形腫
造影CT　気管分岐部の高さで，胸骨後方の胸腺（＊）と考えられる構造から上行大動脈左側へ突出するように淡く造影される腫瘤があり，左肺を圧排している．内部には円形の低吸収域がみられ，脂肪成分と考えられる．腫瘤の左側寄りのやや不均一に造影される領域には点状の低吸収のほか，小結節状，点状の石灰化と考えられる高吸収（→）もみられる．腫瘍は線維性被膜に覆われ，骨，皮膚，皮脂腺，消化管，膵，筋線維などの成分からなる成熟奇形腫で，縦隔胸膜，肺への浸潤はみられなかった．

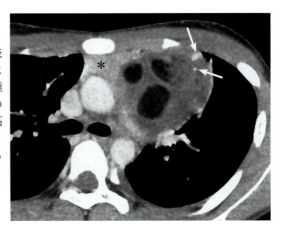

BOX 5-4　類表皮嚢胞，類皮嚢胞と嚢胞性奇形腫

　発生上の異常に基づくinclusion cystとして，扁平上皮で被われ，ケラチンを内容とする単房性の嚢胞性病変を類表皮嚢胞（嚢腫）（epidermoid cyst）といい，壁が皮膚付属器を有する角化扁平上皮で構成され，嚢胞内腔に皮脂腺から分泌された脂肪と角化変性上皮，毛髪などの混在した特有の汚い粥状物質が充満したものを特に類皮嚢胞（嚢腫）（dermoid cyst）と称する．
　後者は過去のWHO分類[44]では成熟奇形腫のvariantと記載されていたが，正確には腫瘍性病変ではない．成熟奇形腫はしばしば多嚢胞性病変としてみられるため，これらと混同されることが多いが，奇形腫の嚢胞性変化を強調するなら，嚢胞性奇形腫（cystic teratoma）という表現が正しいと考えられる．

平面（fluid-fluid level）が形成されることがあるが，脂肪と水成分の境界がfat-water levelを形成することもある[42]（図5-25）．300 HUを超えるような高吸収値は石灰化像として認識されるが，骨や歯によることが多い．腫瘍を取り囲むようなシェル状（卵殻状）石灰化を呈することや明瞭な骨，歯が8％以上の症例でみられる（図5-26）．

　腫瘍内部に液性成分，石灰化および脂肪成分が確認できれば奇形腫の診断は容易である．CTにおける構成成分の頻度は，液体成分（88％），脂肪成分（76％），石灰化（53％）であったとする報告[72]があるが，実際には石灰化や脂肪，その両者とも確認できない症例もある．そのような場合，石灰化や嚢胞を伴う胸腺腫との鑑別が困難となることもあるが，治療の第一選択は摘出術なので治療方針で問題となることは少ない[73]．

　成熟奇形腫の予後は全年齢層にわたって良好で，完全切除例では5年生存率は100％である．

② **未熟型奇形腫　immature teratoma**
　腫瘍構成成分は成熟型と同一でも，未分化胎児組織を含む腫瘍で，未熟な部分は神経外胚葉に多い傾向にある．定義上，未熟型は形態的に悪性成分を含まない．まれな腫瘍で，好発年齢は小児期で，成熟型と違いほとんどが男性発症である．画像所見は縦隔ではまとまった

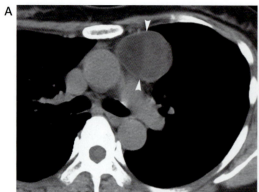
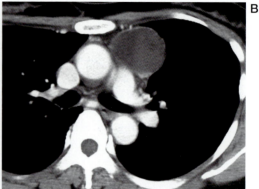
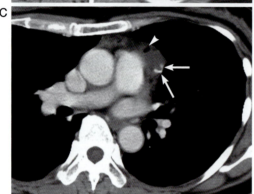

図5-25　20歳台女性　成熟型奇形腫(囊胞性奇形腫)
A：単純CT，B：造影CT，C：造影CT(Bより尾側のスライス)　長時間左側臥位後の撮像．単純CT(A)では，上行大動脈左側の前縦隔に辺縁平滑な腫瘍を認める．内部は不均一な低吸収を呈し，fluid-fluid level(►)を形成している．造影CT(B)では，腫瘍の内部は造影効果がなく，囊胞性腫瘤が疑われる．囊胞内の左側は淡い高吸収を呈しており高蛋白な液体，出血による影響(hematocrit level)が疑われる．Bより尾側のスライス(C)では，腫瘍の尾側には脂肪と思われる低吸収域(►)と粗大石灰化(→)が混在している．この症例では液体成分，脂肪成分，石灰化ともにCTで確認できる．

報告はなく，成熟型との鑑別は困難とされる．

　成長が早く巨大な腫瘤を形成し，圧迫症状を呈して発見されることが多く，悪性の経過をとることがある(図5-27)が，多分に併発する悪性胚細胞性腫瘍の影響によると思われる．未熟奇形腫の30％以上に悪性胚細胞性腫瘍の併発がみられ，卵黄囊腫瘍の頻度が高い．時に混合型悪性胚細胞性腫瘍やその転移の化学療法後の残存腫瘍切除標本では，奇形腫成分が未熟型奇形腫や非典型腫瘍にみえることがある．さらに，治療後の奇形腫成分が高度の細胞異型を伴うことがあり，体細胞型の悪性腫瘍と見間違わないように気をつける必要がある[43]．

　純未熟型奇形腫の予後に関する報告は限定的である．小児期では比較的良好で再発や転移の危険性は少ないないとされる．成人の未熟型の予後はやや不良であるが，完全切除例では再発なく良好という報告もみられる．

2) 精上皮腫　seminoma

　形態的には性腺原発腫瘍と基本的には同様で，大型類円形の腫瘍細胞が敷石状に増殖する．腫瘍細胞は核小体の明瞭な類円形核とグリコーゲンに富む淡明で好酸性の細胞質を有する．免疫化学染色では胎盤アルカリフォスファターゼ(PLAP)，CD117，CD57陽性を示す．幹細胞マーカーのひとつであるSOX2はほかの胚細胞性腫瘍と異なり陰性を示す[74]．縦隔原発の精上皮腫は性腺外胚細胞性の約8％程度で，縦隔原発胚細胞性腫瘍の約10％，全縦隔腫瘍の約1.6％が純精上皮腫とされる．報告のほぼ全例が男性発症で，2/3は20〜40歳台で

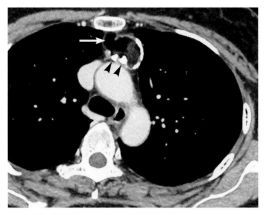

図 5-26　50 歳台女性　成熟奇形腫
造影 CT　前縦隔に辺縁平滑な分葉状の腫瘤を認める．辺縁には被膜様構造に沿ってシェル状(卵殻状)の石灰化と骨や歯を想像させる粗大石灰化(▶)がみられる．腫瘤内の右側寄りには脂肪成分と思われる低吸収域を認める(→)．術後病理では，骨，軟骨，皮膚，分泌腺，脂肪などの組織からなる成熟奇形腫であった．

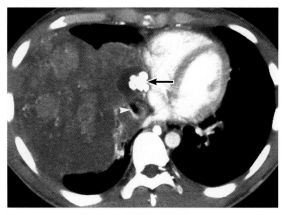

図 5-27　20 歳台女性　未熟型奇形腫
造影 CT　前縦隔から右胸腔を占める巨大な腫瘤を認める．腫瘤内部は造影効果の強い部分と弱い部分，造影されない領域などが混在し不均一で，腫瘤内縦隔側には脂肪成分と思われる低吸収域(▶)と粗大石灰化(→)が混在している．

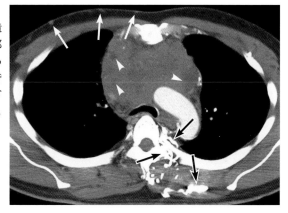

図 5-28　20 歳台男性　精上皮腫
造影 CT　胸痛と上大静脈症候群で発症した症例．造影 CT では，前縦隔に辺縁不整な腫瘤を認める．内部は比較的均一に造影されているが，一部に壊死を思わせる低吸収域が混在する(▶)．腫瘤は大動脈弓を左背側へ圧排し，上大静脈に浸潤しているため前胸壁皮下や背側胸壁に静脈還流側副路が拡張・発達している(→)．

ある．精上皮腫では血清 α-fetoprotein (AFP) の異常はみられないが，約 1/3 の症例で血清 β-human gonadotropin (hCG) が軽度高値〔<100 IU/L (成人)，<25 IU/L (小児)〕を示すことがある[75]．

20～30％の症例が発見時無症状で，症状のほとんどが周囲臓器の圧排によるもので胸痛や息切れが多い．上大静脈(SVC)症候群は約 10％の症例でみられる[75] (図 5-28)．

CT では，腫瘍は比較的大きく，辺縁は平滑なものから分葉化したものが多く，肺や周囲臓器へ浸潤すると不整となる．大きなものでは縦隔構造を圧排偏位させる(図 5-29)．腫瘤内部は比較的均等なことが多く，造影でも内部は均一に増強されるが，壊死や変性に伴って低吸収が混在し不均等な内部構造を示すこともある[76,77] (図 5-28, 29)．縦隔の精上皮腫は約 10％で囊胞状を呈する[78]．石灰化はまれである[43]．

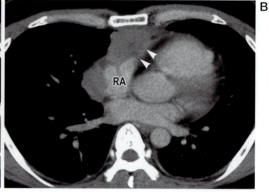

図5-29　20歳台男性　精上皮腫
A：造影CT，B：造影CT(Aより尾側のスライス)　造影CT(A)では，前縦隔に辺縁不整な腫瘍を認める．内部は比較的均一に造影されているが，一部に壊死を思わせる低吸収域(→)が混在する．大動脈前壁と密接し，上大静脈(SVC)も後方へ圧排している．右肺と接する腫瘍辺縁は凹凸不整，分葉状であり(▶)，右肺への浸潤が疑われる．Aより尾側のスライス(B)では，右肺・縦隔胸膜側に密接し，接する心膜は肥厚(▶)，右房(RA)との境界は不明瞭で，いずれも浸潤が疑われる．

　精上皮腫は化学療法や放射線治療に非常によく反応し縮小する．治療反応良好群では5年生存率は90％程度であるが，1)治療初期効果不良群，2)治療前の血清AFPやhCG値高値症例で治療後の数値改善が不十分な群，3)肝転移群，4)多発転移群は予後不良である．化学療法後3cm以上の残存腫瘍に対して放射線治療や外科的摘出術も考慮される．化学療法後に完全壊死に陥った腫瘍成分と残存生存腫瘍の鑑別に造影CT，MRIなどが用いられてきたが，FDG-PETが特に有用とする報告もある[79]．最終的には残存し活動性が疑われる領域を画像診断で明らかにし，その部分の選択的な生検が必要となる．

3) 非精上皮腫悪性胚細胞性腫瘍群[41〜44] nonseminomatous malignant germ cell tumors

　精上皮腫以外の悪性胚細胞性腫瘍は，原始胚細胞由来の多分化能細胞(totipotential cell)からなる腫瘍で，表5-9に示すまれな各腫瘍とこれら2つ以上の成分からなる混合性腫瘍が含まれる．

　胎児性癌(embryonal carcinoma)は，胎児性胚盤類似の原始細胞が上皮様形態をもって，solid, papillary, granular patternを呈し増殖する．CD30(Ki-1)が85〜100％で陽性となる．1/3の症例で合胞体栄養膜細胞がβ-hCG陽性を示す．SOX2陽性[74](加えてSOX17陰性[80])は精上皮腫との鑑別に役立つ．純胎児性癌は全縦隔胚細胞性腫瘍の2％程度で，若い男性に多く(平均年齢27歳，男女比10：1)，小児例は極めてまれである．周囲浸潤を示す症例が多く，50％以上の症例が血行性遠隔転移を起こし，1/4の症例が発見時すでに肺転移をもつ．

　卵黄嚢腫瘍(yolk sac tumor, 図5-30)は，奇形腫，精上皮腫に次いで頻度の多い腫瘍で，卵黄嚢，尿嚢，胚体外間葉組織を再現するさまざまなパターンを示し，大半が複数の組織亜型で構成される．90％以上の症例で血清AFPが異常高値を示す．血液系悪性腫瘍の合併が多く，奇形腫との併発も知られる．肉眼的には充実性腫瘍で内部にゼラチンや粘液を含有す

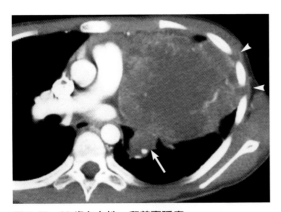
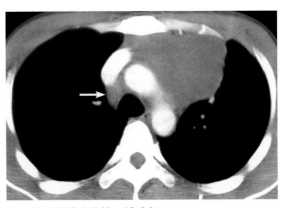

図5-30　20歳台女性　卵黄嚢腫瘍
造影CT　前縦隔左側の巨大な腫瘍の内部はほとんどが壊死に陥っており，辺縁が不均一に造影効果を示している．左肺および肺門リンパ節(→)に直接浸潤し，肋間を越え胸壁(▶)にも浸潤している．

図5-31　20歳台男性　絨毛癌
造影CT　前縦隔の腫瘍は内部の壊死を反映して増強効果は全体的に弱い．縦隔胸膜から左肺S^3に浸潤している．右下部気管傍リンパ節転移もみられる(→)．

る．巨大な腫瘍になると壊死や出血がみられる．幼～小児(約7歳)に発生する縦隔悪性胚細胞性腫瘍はほぼ全例が卵黄嚢腫瘍で，女性優位で，他の胚細胞腫瘍成分が混在することはほとんどない．思春期以降に発生する卵黄嚢腫瘍は単独型は少なく，混合型の一成分として認められることが多い．成人発生例は男性に限られ，成人例の半数以上が周囲浸潤，肺，胸郭内リンパ節転移を示すが，胸郭外への遠隔転移は10％未満である．まれだが骨転移は縦隔胚細胞性腫瘍のなかでも卵黄嚢腫瘍に特徴的とされる．

絨毛癌(choriocarcinoma，図5-31)は，栄養膜細胞分化を示す非常に悪性度の高い腫瘍で，合胞体栄養膜細胞(syncytiotrophoblast)および細胞栄養膜細胞(cytotrophoblast)類似腫瘍細胞の二相性構造と種々の分化を示す栄養膜細胞からなる．合胞体栄養膜細胞はβ-hCG陽性を示す．腫瘍は巨大で，内部に広範囲に出血，壊死をもつ．縦隔の絨毛癌は他の悪性胚細胞性腫瘍よりも精巣の微小原発巣からの転移であることが多い．

混合型胚細胞性腫瘍(図5-32)は，2つ以上の胚細胞性腫瘍の混在をいう．

非精上皮腫悪性胚細胞性腫瘍群では，腺癌，神経内分泌腫瘍，横紋筋肉腫，血管肉腫など体細胞型悪性腫瘍が発生する頻度は精巣原発の胚細胞性腫瘍に比して高い．そのほか，合併する造血器腫瘍や前癌状態として，急性白血病，骨髄異形成症候群，組織球腫瘍などの報告がある．

非精上皮腫悪性胚細胞性腫瘍は10歳後半～70歳台でみられ，平均年齢は27歳と若く，全例男性にみられる．周辺臓器へ進展し圧迫症状や上大静脈症候群を呈す．約半数で肺，肝，脳，骨などに血行性転移がみられる．

CTでは，いずれの腫瘍も前縦隔に大きな辺縁平滑または分葉状の腫瘤を形成し，内部は出血や壊死が広範囲にみられるため，低吸収や高吸収が混在し不均一で，造影すると辺縁性に不整構造様に増強される．血管系への浸潤，周囲臓器，肺・胸膜，心膜への浸潤に注意が必要である．胸水，心囊液貯留も伴うことが多い．

若い男性で前縦隔に広範な壊死，出血を伴う巨大な腫瘍を認めた場合，まず悪性胚細胞性

298　V. 縦隔腫瘍

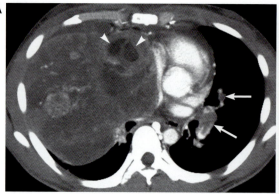
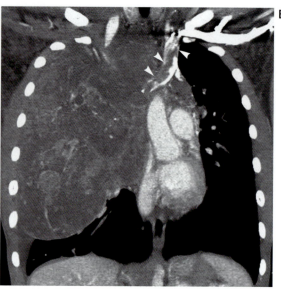

図 5-32　20 歳台男性　混合型胚細胞性腫瘍（卵黄嚢腫瘍＋未熟奇形腫併発）
A：造影 CT，B：造影 CT MPR 冠状断像　造影 CT（A）では，右胸腔を占める巨大な腫瘤は不均一に造影され，腫瘤内の左前方には脂肪成分と思われる低吸収域が混在している（▶）．左肺門のリンパ節は腫大し転移が疑われる（→）．MPR 冠状断像（B）では，縦隔右側から右胸腔を占める腫瘤は右腕頭静脈を巻き込み，左腕頭静脈内にも浸潤し腫瘍栓（▶）を形成している．

腫瘍群を疑い，血清 AFP，β-hCG を測定し，AFP が異常高値であれば卵黄嚢腫瘍，β-hCG が異常高値ならば絨毛癌，またはこれらの混合性腫瘍の可能性が高くなる．

C. 悪性リンパ腫　malignant lymphoma

　造血器およびリンパ系腫瘍の組織分類は WHO から 2001 年に新しい組織分類が提唱され[81]，その後，2008 年に改訂されたが，さらに 2016 年に新たに改訂版が公表された[82,83]．リンパ系腫瘍は，細胞の起源により大別すると，成熟 B 細胞性腫瘍，成熟 T 細胞および NK 細胞性腫瘍，Hodgkin リンパ腫，組織球性および樹状細胞性腫瘍に分類され，WHO 分類ではこれらに加えて移植後リンパ増殖性疾患があげられている[71]．成熟型でない B 細胞リンパ芽球性，T 細胞リンパ芽球性腫瘍などは骨髄性新生物と白血病の分類として別に記載されている[83]．

　縦隔に発生する悪性リンパ腫は，リンパ節の系統的罹患の分症としてみられるものと縦隔に原発するものに分けられるが，前縦隔発生で腫瘤を形成するものは胸腺内のリンパ組織か前縦隔リンパ節から発生すると考えられている．WHO 分類から胸腺発生の主要な 3 型をあげると，成熟 B 細胞性腫瘍のうち縦隔（胸腺）原発大細胞型 B 細胞リンパ腫，リンパ芽球性腫瘍のうち T 細胞リンパ芽球性白血病／リンパ腫，古典的 Hodgkin リンパ腫のうち特に結節硬化型で，これらは高侵襲性であり，疾患単位も治療法も異なるため十分な認識が必要である[84]．そのほかまれであるが，粘膜関連リンパ組織型節外性濾胞辺縁帯リンパ腫がよく知られている．

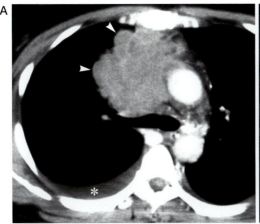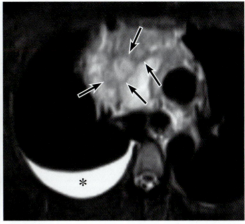

図 5-33 30 歳台女性 縦隔原発大細胞型 B 細胞リンパ腫
A：造影 CT，B：MRI, STIR 像　造影 CT (A) では，前縦隔に大動脈，気管分岐部を圧排する腫瘍を認める．辺縁は不整で，肺と接する部は分葉し浸潤している (▶)．内部の造影効果は不均一で，線状に強く増強される部分と増強効果にやや乏しい部分が混在している．右胸水貯留 (*) がみられる．MRI, STIR 像 (B) では，腫瘍内部を分葉状に分ける隔壁様の低信号が介在し (→)，分けられた領域は低信号や高信号が不均一に混在している．右胸水貯留 (*) は高信号としてみられる．画像上，浸潤傾向の強い高リスク胸腺腫，胸腺癌，悪性胚細胞性腫瘍との鑑別は困難である．(文献 84) より改変).

1) 縦隔（胸腺）原発大細胞型 B 細胞リンパ腫　primary mediastinal (thymic) large B cell lymphoma：PMBL

　腫瘍は胸腺 B 細胞由来と考えられており，B 細胞系マーカである CD19，CD20，CD22 や免疫グロブリン関連 CD79a などに陽性を示す．非 Hodgkin リンパ腫の約 2〜3％程度で，20〜30 歳台に好発し，女性に多い（男女比 2：3）．60〜70％の症例は前縦隔に 10 cm を超えるような粗大な腫瘤を形成し，内部に壊死や偽嚢胞構造をとることが多い．ヒアリン化線維組織が介在し，腫瘍内部が種々の結節状構造に分割されるような形態をとるため，結節硬化型 Hodgkin リンパ腫に似る．CT，MRI 像上，内部は不均一な吸収値や信号強度を呈し，幅の狭い線状・索状構造が錯綜するようにみえることがある（図 5-33）．CT が施行された 24 例のうち，約半数で腫瘍内部に壊死を示唆する低吸収がみられている[85]（図 5-34）．周辺の肺や胸壁に浸潤し，SVC 症候群，気管圧排，胸水・心嚢水貯留も起こしやすい．転移や再発はリンパ節には少なく，節外臓器に起こりやすい．胸水・心嚢水貯留例は予後不良といわれる．また，治療後の腫瘍容積が CT 上 100 mL を超えると再発率が有意に高くなるという報告もある[86]．近年，効果が期待できる免疫化学療法のプロトコールが示されており，腫瘍径中央値が 11 cm を超える 51 例の検討では，放射線治療なしでも 5 年の経過観察で無病生存率が 93〜100％と極めて良好な成績が報告されている[87]．

2) 粘膜関連リンパ組織型節外性濾胞辺縁帯リンパ腫　extranodal marginal zone lymphoma of mucosa-associated lymphoid tissue：MALT リンパ腫

　MALT リンパ腫は，胚中心細胞類似細胞 (centrocyte-like cell)，単球様 B 細胞 (monocytoid

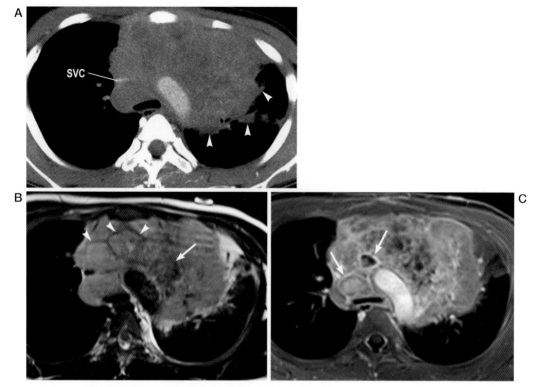

図 5-34　10 歳台前半男性　縦隔原発大細胞型 B 細胞リンパ腫
A：造影 CT, B：MRI, T2 強調像, C：脂肪抑制ガドリニウム(Gd)造影 T1 強調像　造影 CT (**A**) では，前縦隔から一部は気管前方の中縦隔まで進展する巨大な腫瘍を認める．内部は低吸収域が斑状に存在し，不均一に造影されている．前胸壁に広範囲に接し，胸骨との境界は不明瞭となっている．両肺の縦隔側とも広範囲に接し，腫瘍の境界部辺縁は不整で，肺への浸潤が疑われる(▶)．上大静脈(SVC)や気管は圧排され狭小化している．MRI, T2 強調像(**B**)では，腫瘍内部は多結節状の形態を呈しており，内部に線状，索状の低信号がみられる(▶)．さらに腫瘍内には不整な低信号域が混在している(→)．脂肪抑制造影 T1 強調像(**C**)では，多結節状の形態が明瞭化し，隔壁様の線状の構造物が造影されている(→)．内部には造影効果の乏しい低信号域が不均一に混在している．T2 強調像で低信号を呈する部分と一致しており，ヒアリン化線維組織が疑われる．拡散強調画像(非提示)から得られた腫瘍内部の平均 ADC 値は 0.8×10^{-3} mm^2/s と低値を示し，悪性リンパ腫のような細胞密度の高い腫瘍に矛盾しない値と考えられた．

B cell)，小型リンパ球，および大型芽球様細胞など形態的に多彩な細胞が混在し，おもに濾胞辺縁帯(marginal zone)から濾胞間に浸潤・増殖するリンパ腫と定義される[88]．消化管由来が多く，胃原発リンパ腫の 40〜50% を占め，胃 MALT リンパ腫での *Helicobacter pylori* の感染頻度は 50〜100% である．臨床的には胃発生と胃外発生に分け，後者では，大腸，肺，甲状腺，唾液腺，乳腺，眼科領域などに発生する．胸腺発生 MALT リンパ腫はまれで，報告例の 80% はアジア人で，50〜60 歳台に多く年齢幅は 14〜75 歳，男女比は 1：3 と女性に多い[43]．胸腺 MALT リンパ腫は 60% 以上の症例で特に Sjögren 症候群のような自己免疫性疾患との関連があるとされる[39,89,90]．約 20% で唾液腺や肺に同時性 MALT リンパ腫がみられる．

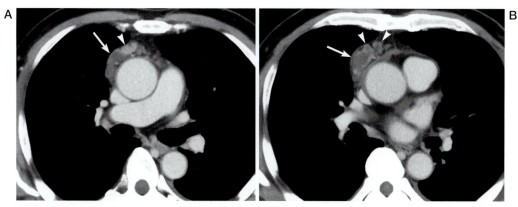

図 5-35　40 歳台男性　縦隔 MALT リンパ腫：関節リウマチにて加療中の症例
A, B：造影 CT　前縦隔に多数の囊胞を認める(→)．囊胞の周囲には比較的均一に造影される結節を多数認める(▶)．

　画像所見はいくつか報告が散見され，前縦隔に充実部分と囊胞状の部分が混在した腫瘍が不均一に造影される像が示されている[91]（図 5-35）．また，混在する囊胞構造は単房性〜微小多房性で，MRI, T2 強調像では高信号として描出される[92]．腫瘍構造内に単房性〜微小多囊胞を有する場合，MALT リンパ腫，多房性胸腺囊胞(multilocular thymic cyst)や胸腺腫の可能性を念頭に置く必要がある．その他の鑑別は，胸腺リンパ濾胞性過形成，Castleman 病，IgG4 関連病変，精上皮腫，びまん大細胞型 B 細胞リンパ腫などがあがる．胸腺 MALT リンパ腫の予後は病期が進行していなければ，一般的には極めて良好で，完全切除術後再発は認めない．

3）T 細胞リンパ芽球性白血病/リンパ腫　T lymphoblastic leukemia/lymphoma：TLL

　T 細胞リンパ芽球の腫瘍で，胸腺，リンパ節，骨髄，末梢血液に発生する．急性リンパ性白血病と同等の腫瘍と考えられ，初発時に白血化しているか腫瘤を形成するかで白血病とリンパ腫を区別する．すなわち，骨髄や末血がほとんど侵されずに腫瘤形成するものを T 細胞リンパ芽球性リンパ腫(T-LBL)，骨髄や末血を明らかに侵しているものを T 細胞性急性リンパ芽球性白血病(T-ALL)と称する．小児から若年成人の男性に多い(男女比 2：1)．TLL は，リンパ芽球性リンパ腫の 85％を占め，小児の非 Hodgkin リンパ腫の 25％程度であるが，成人では非 Hodgkin リンパ腫の 2％にすぎない．免疫組織学的には，terminal deoxynucleotidyl transferase(TdT)，CD1a がほぼ全例で陽性となる．

　CT では前縦隔に急速に増大する巨大な腫瘍を形成し，腫瘍辺縁は分葉状を呈し，内部は壊死を示唆する低吸収がみられる(図 5-36)．通常，胸水を伴う．若年者で急性呼吸不全，胸痛，多量の胸水貯留や心タンポナーデ症状で救急疾患として搬送されてくることがあり(図 5-37)，縦隔の巨大な腫瘤性病変を認めた場合，まず念頭に置かねばならない疾患である．その際には他の悪性リンパ腫，奇形腫の穿孔・破裂などが鑑別疾患となる．上大静脈症候群や心タンポナーデを起こす危険性は他の腫瘍より高く，また，比較的早い時期に中枢神経系，骨髄，末血，性腺を侵すため早急な診断，治療が必要である．小児発症の T-ALL では積極

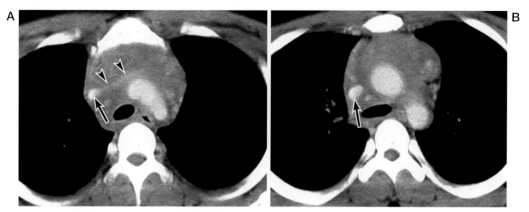

図 5-36 20 歳台男性 T細胞リンパ芽球性リンパ腫
A, B：造影 CT　前縦隔から中縦隔は不均一に造影される腫瘍で占居され，内部は壊死と思われる低吸収域と不整な線状構造，リンパ節様の結節状の増強効果がみられる．上大静脈(→)や左腕頭静脈(►)は腫瘍内を走行するが著明に狭小化している．

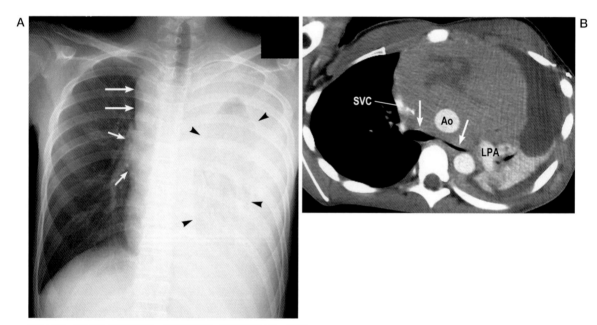

図 5-37 10 歳台後半男性 T細胞リンパ芽球性リンパ腫
前胸部痛と呼吸困難が急速に進行し，救急車で来院．**A：単純 X 線写真臥位像，B：造影 CT**　単純 X 線写真臥位像(A)では，左胸腔は全体的に拡大，透過性が著明に低下し，わずかに透亮像(►)がみられる．右上肺野では縦隔影の拡大が positive Mach band としてみられ(大矢印)，右肺門では右肺動脈に連続しない突出像(小矢印)もみられる．縦隔腫瘍性病変の存在が疑われ，左胸水貯留と左肺虚脱が起こっていると考えられる．造影 CT (B)では，前縦隔に境界明瞭な巨大腫瘍を認める．内部には壊死を示唆する不整な低吸収域がみられるが，その他の部分の造影効果は均一である．腫瘍は上行大動脈(Ao)を取り囲み，上大静脈(SVC)と左肺動脈(LPA)，左右主気管支は背側に圧排されている(→)．左肺は虚脱し，左胸水が貯留している．

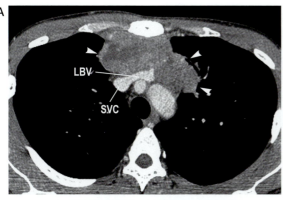 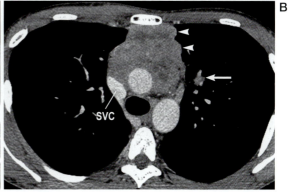

図5-38　10歳台後半男性　結節硬化型古典的Hodgkinリンパ腫
A：造影CT，B：造影CT(Aより尾側のスライス)　造影CT(A)では，前縦隔に辺縁不整な腫瘍を認める．腫瘍の造影効果は比較的弱く，不整な低吸収域が混在している．左腕頭静脈(LBV)の血流は保たれている．左右肺との境界は分葉・結節状を呈し，肺内に突出しているようにみえ，浸潤が疑われる(▶)．Aより尾側のスライス(B)では，腫瘍内には類円形の低吸収域が介在している．上大静脈(SVC)とも接しているが血流は保たれている．Aと同様に左肺との境界部は分葉状を呈し(▶)，浸潤が疑われる．肺内リンパ節腫大がみられる(→)．

的な化学療法で5年生存率75％とB細胞リンパ芽球性腫瘍と同程度の予後を示すが，治療後比較的早期(中央期間1.2年)に中枢神経系に再発する危険性が高いこと，また，T-LBLの予後はT-ALLより良好であることが報告されている[93]．

4) 結節硬化型古典的Hodgkinリンパ腫　nodular sclerosis classical Hodgkin lymphoma：NSCHL

　Hodgkinリンパ腫のほとんどはB細胞由来で，古典的Hodgkinリンパ腫(CHL)とリンパ球優位型Hodgkinリンパ腫(LPHL)の2型に大別され，CHLが95％を占める．CHLは4型に分けられるが，縦隔に発生するHodgkinリンパ腫の大多数はCHLのうちのNSCHLである．組織学的には線維性隔壁によって区画される結節からなり，リンパ球，形質細胞，好酸球，組織球などの混在する炎症性背景のなかにReed-Sternberg cell，その単核形であるHodgkin cellあるいはLacuna cellがみられる．免疫組織学的にはReed-Sternberg cellがほぼ全例(85～96％)でCD30陽性となる．CD15が75～85％，CD20が約25％程度の症例で陽性を示す[43,44]．

　Hodgkinリンパ腫の全リンパ腫に占める頻度は本邦では約4～5％で，欧米の1/10程度と少ない．Hodgkinリンパ腫全体は男性にやや多い(男女比1.6：1)が，NSCHLの男女差はないか女性に若干多い．

　Hodgkinリンパ腫の少なくとも半数が前縦隔(胸腺)に原発病変を形成し，その他の縦隔リンパ節，鎖骨上窩リンパ節，肺門リンパ節などにも病巣を有する．約10～20％の症例で肺に浸潤し，胸壁へ直接浸潤することもある(図5-38, 39)．前縦隔から中縦隔に及ぶ巨大な腫瘤を形成すると，腫瘍の多中心性発育と腫瘍自体が癌腫より比較的柔らかいことを反映して，腫瘍内部を縦隔の大血管が閉塞することなく貫通する像がみられる．他の悪性リンパ腫に比して上大静脈症候群を呈する頻度は低い．腫瘍内部は不均一で，線維性隔壁による多結

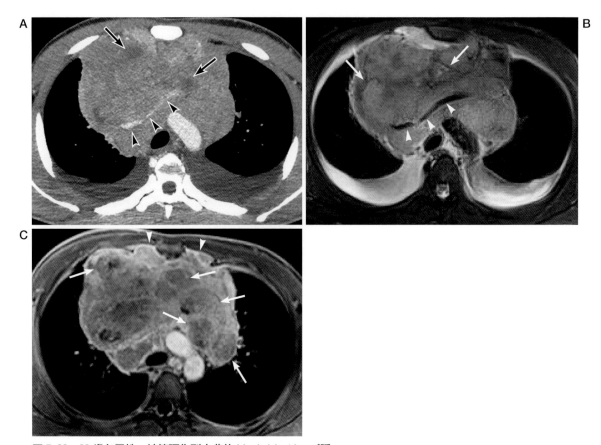

図 5-39　20 歳台男性　結節硬化型古典的 Hodgkin リンパ腫
A：造影 CT，B：MRI，脂肪抑制 T2 強調像，C：脂肪抑制 Gd 造影 T1 強調像　造影 CT (A) では，前縦隔から中縦隔に進展する巨大腫瘤を認める．腫瘍は圧排増殖の形態を示し，両肺，前胸壁胸骨傍領域に進展している．腫瘍内部は造影効果の乏しい低吸収域が結節状の形態を呈し混在している(→)．左腕頭静脈から上大静脈は腫瘍に圧排され狭小化しているが，腫瘍内を貫通し造影効果はみられる(▶)．両側胸水が貯留している．MRI，脂肪抑制 T2 強調像 (B) では，腫瘍内部は不均一で等信号から淡い高信号を呈し，一部に低信号域が混在している．多結節状の形態を呈しており，隔壁様の線状の低信号がみられる(→)．A と同様，腫瘍内を貫通する左腕頭静脈から上大静脈は無信号域 (flow void) としてみられる(▶)．両側胸水が高信号としてみられる．脂肪抑制造影 T1 強調像 (C) では，腫瘍の内部には造影されない変性・壊死と考えられる不整な低信号域が，隔壁様線状信号を介して多結節状に混在している(→)．胸骨傍領域への進展が明らかである(▶)．

節状構造や腫大リンパ節が融合傾向を示し，また，壊死や囊胞性変化を反映して，線状・索状構造や類円形の等〜低吸収がみられることがある．内部の増強効果は比較的弱く，強い増強効果は非典型的である．

　Hodkin リンパ腫の最も重要な予後因子である病期は Ann Arbor staging system を用い[94]，これに基づいて化学療法を主体に治療方針を決定する[95]．近年，治療プロトコールが確立しており，予後が改善しているが，Stage I-II でも予後に影響する因子として，腫瘍の大きさ(腫瘍-縦隔比＞0.33 または腫瘍最大径 10 cm 以上)，B 症状，赤沈 50 mm 以上，3 領域以上に及ぶリンパ節病変があげられており，画像診断としては病変の広がり，腫瘍の大きさなどに注意して記載する必要がある．腫瘍内部に線維化巣を含み，治療後に腫瘍組織が

壊死に陥ってもこの線維化巣が腫瘤影として残存することがあり，残存生存腫瘍との区別が必要となることがある．FDG-PET/CTによる治療前，治療後の判定が重要である[96〜98]．

5) その他の前縦隔発生リンパ腫

前述の縦隔に初発する悪性リンパ腫3大疾患以外の極めてまれな組織型として濾胞性リンパ腫，古典的Hodgkinリンパ腫の他のタイプ（混合細胞型，リンパ球豊富型，リンパ球減少型），末梢性T細胞リンパ腫，未分化大細胞リンパ腫，成熟T細胞およびNK細胞リンパ腫などがある[84,99]．

胸腺発生の組織球性および樹状細胞性新生物としては，Langerhans細胞組織球症，組織球性肉腫，濾胞性樹状細胞肉腫などがあげられるが，いずれもまれである．

6) リンパ節病変：Castleman病[100,101]

Castleman病はリンパ節腫大と特徴的な病理所見を呈する非クローン性疾患で，病変リンパ節の組織像により，1) 硝子血管型（hyaline-vascular type）と 2) 形質細胞型（plasma cell type）に大別され，3) 両者の混合型を加えた3型に分けられる．病変の分布によって単中心性（unicentric Castleman disease：UCD）と多中心性（muticentric Castleman disease：MCD）に分けられる．

臨床的にはUCDは単発の腫瘤形成（リンパ節腫大：80〜90％が硝子血管型）がみられ，MCDは全身性疾患（80％が形質細胞型ないし混合型）で発熱，寝汗，体重減少などの全身症状を呈することが多く，腫大リンパ節が多発し，肝脾腫や時に胸腹水，肺のびまん性リンパ過形成，腎障害など多彩な病変を伴う．

MCDは本邦では原因不明の特発性MCDが大多数を占めるが，一部にヒト・ヘルペスウイルス8型（human herpesvirus-8：HHV-8）感染によるHHV8関連MCDが知られている．また，MCDはインターロイキン6（IL-6）が異常高値を示すことが知られている．特発性MCDは本邦では約1,500人の患者が推定されており，難病医療法に基づき2018年度から指定難病の第4次実施分に追加する方針が示された．UCDはリンパ節腫大以外の自覚症状に乏しく，画像検査で偶然発見されることもある．病変は胸部が多く，次いで頸部，腹部，後腹膜で，病変リンパ節は1か所に限局し，最大径は5〜6 cmのことが多い．大多数を占める硝子血管型は富血性で，ダイナミック造影では早期から強く造影され，早期にwashoutされることが多い（図5-40）．MRIではT2強調像で高信号，内部に低信号の隔壁構造を見ることがある．FDG-PETでは病変へのFDG高集積が報告されている．

d. 鑑別疾患と鑑別のポイント

縦隔腫瘍の画像診断における記載事項については，胸腺腫瘍に対するITMIGの提言[102]が各縦隔腫瘍性病変に応用可能であり，基本的な記載事項を注意事項とともに列記する（表5-11）．

前縦隔に腫瘤を形成する腫瘍では，いわゆる胸腺関連腫瘍群として，胸腺上皮性腫瘍（胸腺腫，胸腺癌，神経内分泌腫瘍），胚細胞性腫瘍，悪性リンパ腫の鑑別が問題となる．これ

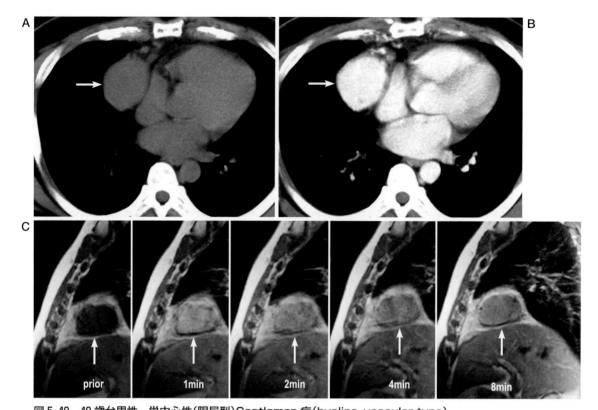

図 5-40　40歳台男性　単中心性（限局型）Castleman病（hyaline-vascular type）
A：単純CT，B：造影CT，C：MRI，Gd ダイナミック造影　単純CT（A）では，前縦隔の心右側に辺縁平滑，境界明瞭な腫瘤を認める（→）．造影CT（B）では，腫瘤は心，大血管と同等の強い造影効果を示している（→）．ダイナミックMRI（C）では，腫瘍内信号は早期に強く増強され，後期ではwashoutされている（→）．hyaline-vascular typeに合致する造影効果である．（文献37）より改変）

らの前縦隔腫瘍の臨床的，画像診断上の鑑別点を表5-12に示す[42,51]．

　胸腺上皮性腫瘍とリンパ腫の鑑別点としては，低リスク胸腺腫では辺縁は比較的平滑で境界も明瞭なことがほとんどでリンパ腫と異なるが，高リスク胸腺腫は辺縁分葉状から不整，境界不明瞭な点でリンパ腫に似ている．胸腺腫のほうが，腫瘍内部を分葉状に分かつ隔壁構造が描出されやすく内部が不均一で，点状・結節状，卵殻状の石灰化を伴う頻度，胸膜播種の頻度が高い．胸腺癌は一部に被膜を有するものもあるが，辺縁は不整で腫瘍内部の壊死，出血，変性が目立ち，周囲への浸潤傾向が強く，リンパ節転移，遠隔転移の頻度が高く，悪性リンパ腫や悪性胚細胞性腫瘍との鑑別が難しい．癌腫はリンパ腫に比して腫瘍が硬い傾向にあり，腫瘍内部を血管が貫通するような像は呈しにくく，圧排性変化や血管そのものを巻き込み閉塞させやすい．近傍の縦隔胸膜・肺への浸潤に関しては，胸腺腫は分葉状に密着し強度癒着の傾向が高く，胸腺癌の不整な浸潤像と異なる場合が多い．悪性リンパ腫は肺へ直接浸潤し，腫瘍が肺内に不整に入り込むようにみえることがある．

　多発性の累々としたリンパ節腫大とそれらが融合した形態の腫瘤が複数みられ，大血管が腫瘍内を貫通するような像を呈する場合にはリンパ腫を疑うことは比較的容易であるが，各

表5-11 縦隔腫瘍の画像診断における記載項目(注意事項)[102]

① 病変の位置(横断画像による縦隔区分法を用いる)
② 大きさ3方向(横断面は最大割面を選択し，短径は同じ面で長径に対する垂直長径とする)
③ 輪郭(平滑または分葉状，わかれば被膜構造の有無)
④ 内部性状
    a. 内部不均一か均一か(X線吸収値，造影効果)
    b. 囊胞性変化，壁在結節の有無
    c. 隔壁様構造の有無
    d. 石灰化の有無(点状，線状，円弧状，粗大など．CTでは骨条件観察するとよい)
    e. 脂肪の有無
⑤ 縦隔脂肪への浸潤
⑥ 隣接する縦隔構造に50％以上接するか否か
⑦ 血管腔への直接浸潤の有無
⑧ 横隔膜の挙上(横隔神経浸潤)
⑨ 隣接する肺野の異常(圧排性の限局性虚脱や腫瘍の直接進展など)
⑩ 胸水(X線吸収値，均一か不均一かなど)
⑪ 胸膜結節(特に葉間部は肺野条件のほうが見つけやすい)
⑫ リンパ節腫大(リンパ節部位とリンパ節最大割面における長径-短径)
⑬ 遠隔転移巣(肺，肝，副腎，腹膜，骨など)

  リンパ腫組織型の区別は画像のみでは困難である．文献的には上大静脈症候群を起こす危険性はTLLやPMBLが高く約30〜40％でみられたが，NSCHLではまれである．腫瘍の大きさの平均ではPMBLのほうがNSCHLよりも大きいがオーバーラップも多い．腫瘍内部の壊死，変性を示唆する所見はNSCHLでは10〜20％で，TLLやPMBLではその倍以上にみられる．腫瘍内の石灰化はPMBLでは約8％で，他のリンパ腫では治療前にみられることはまれである．

  悪性胚細胞性腫瘍群は辺縁不整で浸潤傾向が強く，内部の壊死，出血の頻度も高く，上記の悪性パターンを示す腫瘍との鑑別は難しい．

  年齢，性別，発生様式，症状，画像所見，腫瘍マーカー，などから鑑別疾患を絞ることになるが，各腫瘍のこれらの特徴を熟知しておくことが大切である．正確な診断には腫瘍生検の病理像が必要で，十分な量の組織を採取する必要がある．また，腫瘍内部の状態を把握し，可能な限りviable cellを得るように努力せねばならない．超音波やCTガイド下の針生検で十分な組織が得られないときは，躊躇せず小切開下に外科的生検を行うべきであり，腫瘍深部の組織が必要なときは針生検を併用するとよい．

表 5-12　前縦隔腫瘍の鑑別

腫瘍	好発年齢（多い年齢幅）	性差	症状	画像所見（おもに CT）
胸腺腫				
低リスク（A, AB, B1 型）	>40	M=F	無症状 腫瘍随伴症候：重症筋無力症，低ガンマグロブリン血症（Good 症候群），赤芽球癆，Stiffperson 症候群	辺縁平滑，分葉状，被膜様構造，隔壁構造，内部均等な吸収値・造影効果，胸膜播種，FDG 低集積
高リスク（B2, B3 型）				辺縁分葉状，不整，内部不均等な吸収値・造影効果，囊胞変化，石灰化，部分的浸潤傾向，胸膜播種，FDG 中等度集積
胸腺癌および神経内分泌腫瘍				
扁平上皮癌，基底細胞癌	>40（50～70）	M>F	原発腫瘍による圧排症状，上大静脈（SVC）症候群，転移腫瘍による症状，重症筋無力症はまれ	巨大な腫瘍形成，比較的均等～不均等な吸収値・造影効果，微小石灰化，壊死/囊胞変化，浸潤傾向，リンパ節転移，遠隔転移，FDG 高度集積
神経内分泌腫瘍（カルチノイド，大細胞型神経内分泌癌，小細胞癌）			原発腫瘍による圧排症状，上大静脈症候群，転移腫瘍による症状，Cushing 症候群，まれに MEN-I カルチノイド症候群	巨大な腫瘍形成，不均等な吸収値・造影効果，壊死/囊胞変化，部分的～高度浸潤，リンパ節腫大，遠隔転移，FDG 高度集積
胚細胞性腫瘍				
奇形腫（成熟，未熟）	<40（20～30）	M=F	無症状，胸部圧迫症状，腫瘍破裂による症状，胸水，Klinfelter 症候群	多囊胞性腫瘍，典型的には脂肪，水成分，軟部組織を含有，石灰化は約 50%
精上皮腫	<40（20～40）	M	50～70% で胸部症状，30～40% で β-hCG 高値	巨大な腫瘍形成，比較的均等～不均等な吸収値・造影効果，部分的浸潤傾向
非精上皮腫性悪性胚細胞性腫瘍	<40（10～30）	M>F（卵黄囊癌 M<F）	60～90% で胸部症状，AFP，β-hCG，LDH 高値，Klinefelter 症候群，造血器悪性腫瘍	巨大な腫瘍形成，不均等な吸収値・造影効果，しばしば壊死，出血，脂肪，石灰化，高度浸潤，リンパ節腫大，遠隔転移高頻度
悪性リンパ腫				
非 Hodgkin リンパ腫 PMBL	<40（20～30）	M<F	全身性症状，上大静脈症候群，急速に増殖，呼吸困難（胸水）	巨大な腫瘍形成，不均等な吸収値・造影効果，高度浸潤，上大静脈症候群，胸水，FDG 高度集積
TLL	10～20	M>F		
Hodgkin リンパ腫（結節硬化型）	<40（20～30）	M<F	B 症状，胸部症状，表在リンパ節腫大	巨大な腫瘍形成，不均等な吸収値・造影効果，高度浸潤，腫瘍内を血管が貫通する所見，67Ga，FDG 高度集積

（文献 42, 51）より改変）

4. 中・後縦隔腫瘍

A. 中縦隔 middle mediastinum（JART区分：気管食道傍領域 peritracheoesophageal zone, ITMIG区分：臓器領域 visceral compartment）

a. 充実性病変

1) 縦隔内甲状腺腫　mediastinal goiter

　JART区分の中縦隔（気管食道傍領域）に存在する充実性病変としては，縦隔内甲状腺腫の縦隔上部より尾側への進展（図5-3参照），異所性の甲状腺腫，迷走神経（vagus nerve）や反回神経（recurrent nerve）など気管周囲の神経を発生母地とした神経原性腫瘍，食道平滑筋腫・肉腫，Castleman病，悪性リンパ腫，悪性腫瘍のリンパ節転移，サルコイドーシス，サルコイド反応などがあげられる[2,3,7]（BOX 5-5）．縦隔内甲状腺腫は通常，甲状腺から連続的に発育した濾胞状腺腫が縦隔上部に突出したものであるが，中縦隔にまで達する場合がまれに存在する．悪性病変も存在することに注意する必要がある．高吸収値を呈するコロイド囊胞が描出できれば，診断は比較的容易である（図5-3参照）[8]．

　ITMIG区分の中縦隔（臓器領域）は，縦隔上部を独立して区分しないため，JART区分の中縦隔（気管食道傍領域）に頭側を胸郭入口部まで延長した領域を加えた範囲となる．したがって，縦隔内甲状腺腫のうち，気管周囲に進展した病変（血管前への進展は前縦隔に区分される）や副甲状腺腺腫，囊胞，反回神経発生の神経原性腫瘍が含まれる．さらに，ITMIG区分では中縦隔（臓器領域）に食道や心大血管発生病変すべてを含めることになったため，これまでも縦隔病変として扱われてきた食道平滑筋腫や前腸囊胞に加えて，食道癌や心臓原発の左房粘液腫，右房血管肉腫，あるいは肺動脈や大動脈をはじめとした大血管発生の内膜肉腫を代表とする肉腫も中縦隔腫瘍として扱うことになる．左腕頭静脈のみ前縦隔とされていることに注意が必要である．

2) 食道平滑筋腫　esophageal leiomyoma

　食道壁発生の良性腫瘍としては，粘膜下腫瘍である平滑筋腫（esophageal leiomyoma）の頻度が最も多く，円形から螺旋状までさまざまな形態をとりうる[103]（図5-41）．中部から遠位側発生が多いとされ，CTでは非特異的な軟部吸収値病変である．軽度の造影効果を呈し，単純，造影ともに均一性が高い[103]．石灰化の出現頻度は10%程度と高くはない．MRIのT2強調像では，骨髄信号より低く，胸壁筋肉より高いという，通常の食道癌よりは低信号である．子宮筋腫と同様，平滑筋組織の信号を反映していると考えられる．小児から青年期に生じるまれな病態として，食道平滑筋腫症（esophageal leiomyomatosis）があげられる．食道遠位端で全周性の平滑筋増生をきたし，通過障害を生ずる．バリウム造影ではアカラシアに類似する辺縁平滑な狭窄像を呈する．CTでは全周性の壁肥厚という特徴的所見が認め

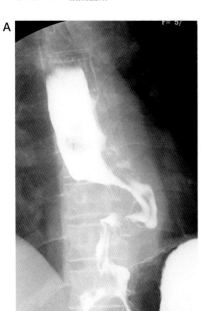

図5-41 50歳台女性 食道平滑筋腫
A：食道バリウム造影，B：単純CT，C：造影CT，D：単純CT（肺野条件） 食道バリウム造影(A)では，全周性の占居性病変により内腔は螺旋状に変形している．明らかな粘膜病変は指摘できず粘膜下腫瘍が疑われる．単純CT(B)では，ほぼ全周性に食道壁を取り巻く軟部吸収値病変であり，CT値は単純CTでは40HU，造影後(C)，77HUと比較的均一に造影されている．粒状の石灰化巣が散在している．肺野との境界は明瞭で浸潤所見は指摘できない(D)．摘出術では，粘膜下腫瘍であり，平滑筋腫と診断された．

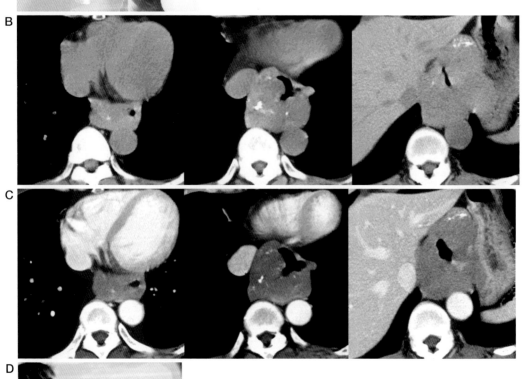

> **BOX 5-5** 中縦隔（気管食道傍領域）に発生する病変
>
> - 甲状腺由来 →縦隔内甲状腺腫の尾側への進展，異所性甲状腺腫
> - 副甲状腺発生 →囊胞，腺腫
> - 神経発生 →気管食道周囲の神経原性腫瘍（迷走神経，反回神経）
> - 食道発生 →平滑筋腫
> - リンパ装置発生→ Castleman 病，悪性リンパ腫，転移，サルコイドーシス，サルコイド反応など

られる．AFIP 22 年間での蓄積から，6 症例をまとめた報告がある[104]．粘膜下から発生する悪性腫瘍としては，平滑筋肉腫（leiomyosarcoma）が知られている[105]．平滑筋腫と比較して壁の性状は不均一とされる．MRI, T2 強調像では，筋肉より高信号，骨髄よりは低信号であり，平滑筋腫と同様である．扁平上皮癌よりは予後がよいとされている[105]．内腔に突出し，良性の食道ポリープ（fobrovascular polyp）と類似する形態をとることがまれではない[105]．食道ポリープでは，病変内に脂肪組織を伴うことが多く，CT や MRI で捉えやすい所見である[106]．

3) 神経原性腫瘍 neurogenic tumors

前縦隔と同様にまれではあるが，迷走神経や反回神経から生じる神経原性腫瘍が中縦隔に発生する．神経の走行，存在部位といった解剖を熟知する必要がある．迷走神経は胸腔内で左右の走行が異なる点に注意が必要である[7]．右は鎖骨下動脈の前（静脈の背側）を，左は大動脈弓の下縁まで下行する．これより頭側に向かって反回神経が分岐し，おのおのの動脈を回り込むが，左側では動脈管索の前方を通過する．この後，気管と食道との間を上行する．動脈と交差してからの距離が左側の方が長いこと，大動脈との接触が密であることより，反回神経麻痺は左側の方が多い[7]．尾側は，食道の外側壁に沿って下行し横隔膜の食道裂孔を通過する．画像所見は後縦隔の神経原性腫瘍でまとめて解説する．悪性病変として，悪性神経鞘腫瘍（malignant peripheral nerve sheath tumor：MPNST）が知られている（図 5-42）．若年者に発生することがまれでないうえに，悪性度が高く，早期より転移をきたし予後不良となる症例が多い点に注意が必要である．CT 所見としては，周囲への圧迫，浸潤所見が強いことである[107]．

4) Castleman 病

Castleman 病は，リンパ増殖性疾患のひとつであり，孤立性病変としては hyaline-vascular type の頻度が圧倒的に高い．辺縁平滑明瞭な孤立性病変で，均一な軟部吸収値病変であり，強く造影される点が特徴とされている．30％程度に石灰化を伴う．MRI では T1 強調像では骨髄と同等，T2 強調像では中〜高信号をいずれも不均一に呈する[108]．臨床症状をきたしやすい plasma cell type は，hyaline-vascular type に比べて頻度は低く 1/4 程度であるが，multi-centric Castleman 病として肺門縦隔リンパ節腫大をきたすことが知られており，画像の特徴が異なる．肺野にはリンパ球性間質性肺炎（LIP）に相当する病変を生じる[109]．

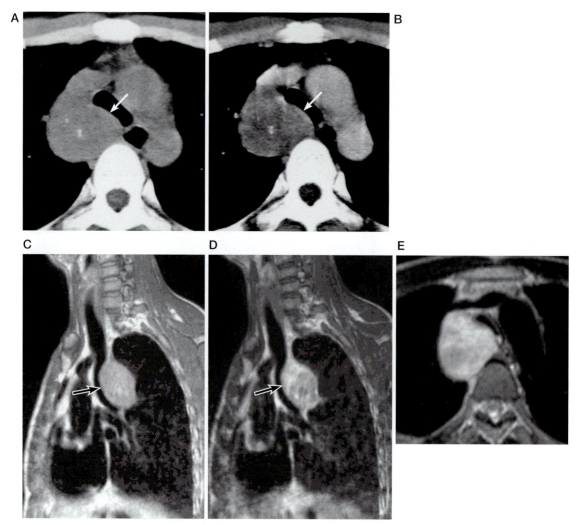

図 5-42　20 歳台男性　悪性末梢神経鞘腫瘍（malignant peripheral nerve sheath tumor：MPNST）
A：単純 CT，B：造影 CT，C：MRI, T1 強調斜冠状断像，D：造影 T1 強調斜冠状断像，E：T2 強調像　単純 CT（A）上は，気管に強い限局性変形をきたす（→），辺縁やや不整な腫瘤であり，点状の石灰化が散見される．造影 CT（B）では内部は不均一に増強されている．MRI, T1 強調斜冠状断像で骨髄と同様の中等度信号（C），不均一に増強されている（D）．気管を限局性に強く圧排しており（→），浸潤の可能性が高い所見である．T2 強調像（E）で中〜高信号が不均等に混在している．手術では気管膜様部および迷走神経に浸潤していた．病理では迷走神経発生の類上皮性悪性末梢神経鞘腫瘍（MPNST）と診断された．術後，まもなく頸椎転移が発見され，予後は不良であった．

5）悪性リンパ腫

　悪性リンパ腫が中縦隔を中心に出現することもある[21]．Hodgkin リンパ腫では，前・中縦隔両方に病変が存在することが多いものの，前縦隔に限局する症例が 40％程度とされている．非 Hodgkin リンパ腫では縦隔病変の頻度は低いとされているが，本邦では欧米と比べて，悪性リンパ腫のなかで非 Hodgkin リンパ腫が占める割合が高いため臨床的な重要性が高い．Hodgkin リンパ腫と異なり中縦隔リンパ節腫大が中心となるとされている．これまで，ガリウムシンチグラフィで強い集積をきたすことが多く有用とされてきた．最近では，

新たに，Hodgkinリンパ腫と非Hodgkinリンパ腫の区別を廃した改訂悪性リンパ腫効果判定基準が報告され，この基準にFDG-PETが採用されるようになっている．治療前の診断のみならず，治療後効果判定にも積極的に利用されている[110]．

6) リンパ節転移

リンパ節転移については，小細胞癌を代表とする肺癌からの転移と，他臓器からの転移が存在する．小細胞癌では，原発巣が非常に小さく同定が困難なこともまれならず経験され，こうした例では，画像による鑑別は困難である．胃癌，結腸癌，子宮癌，性腺腫瘍などさまざまな悪性腫瘍から，大動脈周囲の後腹膜から，食道裂孔や，大動脈裂孔を介して中・後縦隔へのリンパ節転移が生じる．悪性リンパ腫や転移では腫大したリンパ節が融合しつつ増大する点が，融合傾向に乏しいサルコイドーシスとの鑑別に役立つとされている．

7) サルコイドーシス，サルコイド反応

サルコイドーシスは原因不明の全身性(多臓器性)肉芽腫性疾患であり，その病理像は類上皮細胞肉芽腫を特徴とする．抗酸菌，α溶連菌，*P.acnes*などが原因菌として提唱されているが確証されてはいない．診断に際しては，非乾酪性類上皮細胞肉芽腫，各臓器に特徴的な臨床所見の確認，サルコイドーシスに頻度の高い全身検査所見を認めることであるが，サルコイドーシスに特異的な所見ではなく，除外診断が重要となる．経気道性に吸入した抗原物質に対し非乾酪性肉芽腫性反応をきたす疾患であり，両側肺門とともに縦隔リンパ節が腫大する．気管支血管束周囲のリンパ管周囲を中心として広がる肺野病変を伴わない場合は，転移性腫瘍や他の肉芽腫性疾患との鑑別が必要となる．ガリウムシンチグラフィで陽性所見を呈し，診断基準のひとつとなっている．臨床症状と比較して画像所見の方が激しいことが多く，鑑別診断の手がかりとなる．血清angiotensin converting enzyme(ACE)活性やリゾチーム上昇がよく知られているが，陰性や正常上限のこともしばしば認められるため注意が必要である．

肺癌や乳癌症例において，肺門縦隔リンパ節が広範に腫大し，治療方針決定前の評価でN3と判断される場合であっても，原発巣の画像所見から推定される悪性度と比較してリンパ節腫大の程度が著明な場合，腫瘍に随伴するサルコイド反応(sarcoid reaction)という病態を念頭に置く必要がある．悪性腫瘍に伴うサルコイド反応の場合，腫瘍由来の可溶性抗原によって誘導される宿主側の免疫反応が深く関与していると考えられており，肺癌のほか悪性リンパ腫，精巣腫瘍，頭頸部腫瘍，胃癌，乳癌などのさまざま悪性腫瘍に随伴することが知られている[111,112]．サルコイド反応を伴う患者では免疫能が強く，予後がよいという報告もあるが，肺癌手術例の検討で差がなかったともいわれている[113]．サルコイド反応はFDG-PETでも陽性となり，N3と過大評価される原因となる．病期診断に際して，広範なリンパ節腫大を認めた場合には，安易に転移性病変と断定できないことを知っておくべきである[114]．

8) 異所性胸腺

胸腺は縦隔の至る所に迷入するため，胸腺上皮由来の腫瘍が中縦隔に生じることがまれに経験される．一方，上大静脈と腕頭動脈あるいは上行大動脈との間隙を前縦隔尾側縁の胸腺

から発生した腫瘍が中縦隔側に進展する場合もあり，周囲臓器との関連をよく評価する必要がある．

b. 嚢胞性病変

　中縦隔に生じる嚢胞性病変としては，前腸嚢胞(foregut cyst)〔気管支樹と接する気管支嚢胞(bronchial cyst)，気管支樹と離れている気管支原性嚢胞(bronchogenic cyst)，平滑筋の壁を有する食道重複嚢胞(esophageal duplication cyst)〕，嚢胞状リンパ管腫(cystic lymphangioma)が代表的であり，まれに副甲状腺嚢胞(parathyroid cyst)も発生する．

1) 心嚢の解剖

　心嚢と交通し突出する正常構造である固有心膜腔(pericardial cavity proper)の一部として，上大静脈後陥凹(postcaval recess)，左右肺静脈陥凹(right and left pulmonic vein recess)が存在するほか，心膜横洞(transverse sinus)〔superior aortic sinus(前部，後部，右側部からなる)，inferior aortic sinus，左右の pulmonic recess〕および心膜斜洞〔oblique sinus(posterior pericardial recess)〕といった間隙が拡張し，嚢胞状に描出される心膜憩室(pericardial diverticulum)がしばしば認められる(BOX 5-6)．中縦隔の嚢胞性病変あるいは縦隔リンパ節腫大との鑑別が問題となるのは，上行大動脈の背側に接する superior aortic sinus の後部(posterior portion)である．また，気管分岐下に位置する心膜斜洞の突出部である posterior pericardial recess にも注意が必要である．肺動脈本幹背側と左上肺静脈との間には superior aortic sinus の left pulmonic recess が存在する．気管分岐下より若干尾側では心膜斜洞(oblique sinus)が認められる(図 5-43)．他の嚢胞性病変と適切に鑑別するためには，特徴的な位置と形状を理解しておく必要がある[115,116]．心嚢との交通が途絶している場合は心膜嚢胞(pericardial cyst)とよばれる．心膜嚢胞は下部心臓周囲の前縦隔に発生する頻度が高く，気管気管支周囲の中縦隔には心膜憩室が多い．

2) 中縦隔の嚢胞性病変

　前腸嚢胞の発生部位は，内細胞塊から脊索と内胚葉，また前腸から気管と食道が分離する時期の差や胚細胞の迷入が関係する．胎生 3 週 18 日に，後に前腸となる内胚葉と椎体となる脊索が分離するが，この時点で嚢胞が発生した場合，嚢胞は脊椎傍領域に位置し，脊索との関連が強い神経腸管嚢胞(neuroenteric cyst)および後縦隔の前腸嚢胞に分化していく．さらに，胎生 4 週 22 日から前腸の前面に気管および肺芽が突出し，前方の呼吸器系と咽頭食道系に分化する時期に発生した嚢胞は前腸嚢胞として食道や気管，気管支の近傍にみられ(図 5-44)，後期になると肺内に発生する．前縦隔発生については，迷入後の胸腺による圧排あるいは成熟奇形腫との関連が疑われる．心膜憩室と心膜嚢胞は先天性嚢胞中では気管支嚢胞に次ぐ頻度である[10]．心膜憩室は心膜嚢胞の 13〜43％と比較的少ないが，CT，MRI の普及により発見される機会は増加している[10]．胸腺組織や副甲状腺組織の迷入が知られており，頻度は低いものの中縦隔にも生じうる．食道嚢胞には，前腸嚢胞として壁に平滑筋を有する病変(食道重複嚢胞)のほか，先天性で平滑筋の壁をもたない封入嚢胞(inclusion cyst)や粘

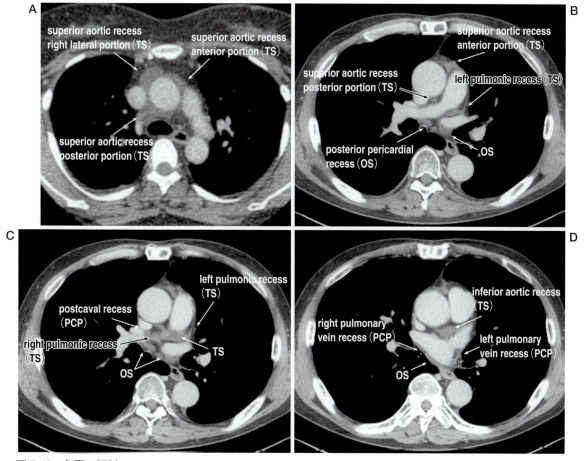

図 5-43 心囊の解剖
造影 CT　A：大動脈弓レベル，B：右肺動脈レベル，C：肺動脈幹レベル，D：左心房レベル　TS：transverse sinus, OS：oblique sinus, PCP：pericardial cavity proper.

BOX 5-6　心囊の解剖

- さまざまな洞（sinus）や陥凹（recess）が存在する．
- CT 上，限局した液体貯留腔として描出され，大きく3つに分類される．
    1) 固有心膜腔（pericardial cavity proper）：
        上大静脈後陥凹（postcaval recess）
        左右肺静脈陥凹（right and left pulmonic vein recess）
    2) 心膜横洞（transverse sinus）：
        superior aortic sinus（前部，後部，右側部からなる）
        inferior aortic sinus
        左右の pulmonic recess
    3) 心膜斜洞（oblique sinus）：
        posterior pericardial recess（右肺動脈背側で気管分岐下に突出する部分）
- 囊胞状に拡張すると，心膜憩室（pericardial diverticulum）とよばれる．

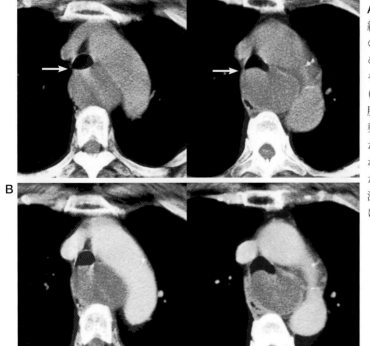

図5-44 60歳台女性 気管支嚢胞
A：単純CT，B：造影CT（遅延相） 単純CT（A）では気管分岐部背側，食道との間に50×45mm大の類円形腫瘤が認められる．CT値は26HU，気管膜様部を腹側に圧迫している（→）．造影CT（B）では30HUと造影効果に乏しく，嚢胞性病変が考えられる．壁は若干厚く濃染されており，前腸嚢胞と術前に診断した．病理では嚢胞壁は線毛円柱上皮で覆われており，壁に軟骨成分も確認されたため，気管支嚢胞と診断された．CT値測定の際にはアーチファクトの影響を避けることが重要である．

膜下の腺窩が拡張した貯留嚢胞（retention cyst）も認められる．

　壁の厚さは鑑別の一助となる．前腸嚢胞は平滑筋層を有するため，比較的厚い壁を有することが多い（図5-44）．なかでも，食道重複嚢胞は2層の平滑筋層が特徴であり，厚い壁の病変を見た場合に鑑別にあげるべき病態である．心膜憩室・嚢胞および嚢胞状リンパ管腫は薄壁性である（図5-45）．

　リンパ管腫は病理学的にはリンパ管の大きさにより，単純性，海綿状，嚢胞性に分類されるが，縦隔発生は嚢胞状が多い（図5-45）．他の嚢胞性病変が単房性であることが多いのに対し，嚢胞状リンパ管腫は多房性構造を呈し，鑑別の一助となる（図5-45）．また，隔壁に石灰化が時に認められる．

　内容液については，前腸嚢胞では，腺からの分泌液からなるため，粘稠あるいは高タンパク濃度であることから，CTでは高吸収値，MRIではT1強調像にて高信号を呈することが特徴である（図5-46）[117〜119]．心膜憩室の内容液は心嚢水であり，水吸収値を呈することでリンパ節腫大といった充実性病変との識別が可能である．嚢胞状リンパ管腫の内容液はリンパ液であり，水吸収値が基本であるが，出血をきたすと吸収値が上昇するし，胸管と交通し乳糜を含むと水よりも低い吸収値もとりうる[120]．内腔に出血をきたした場合など沈殿物が生じた場合や，比重が異なりかつ油性と水性の液体が混在する場合など，液面形成（fluid-fluid level）をきたすことがあり，時に診断に役立つ．

　内部は液体で満たされているわけであるから，造影CTでは造影効果に乏しいことが特徴となる．しかし，周囲は拍動する大血管や心臓に囲まれており，高吸収値の造影剤から生じ

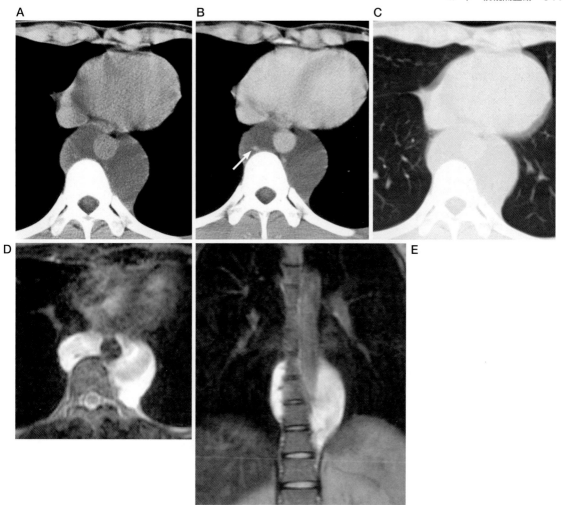

図5-45　10歳台後半男性　嚢胞状リンパ管腫
A：単純CT，B：造影CT，C：単純CT（肺野条件），D：MRI，脂肪抑制T2強調像，E：脂肪抑制T2強調冠状断像　単純CT（A）では，下行大動脈の両側に類円形腫瘤が認められる．右側のCT値は7HU，左側は18HUである．造影CT（B）では，右側が0HU，左側が16HUといずれも造影効果に乏しく，壁の濃染は認められない．右側病変の内部に静脈が確認される（→）．嚢胞，あるいは粘液腫状変性をきたした腫瘍が疑われた．肺野条件（C）では肺との境界は明瞭で辺縁も平滑であり，周囲への浸潤所見に乏しい．MRI，脂肪抑制T2強調像（D）では多房性の内部構造が明瞭である．脂肪抑制T2強調冠状断像（E）では頭尾方向に11 cmと長い病変である．手術では周囲と容易に剝離可能な多房性嚢胞であり，嚢胞内容はさまざまで一部出血を伴っていた．病理では嚢胞状リンパ管腫と診断された．

たbeam-hardening artifactに影響され，CT値が変化することはしばしば経験される（図5-45）．偽性のCT値上昇，低下いずれも起こるが，上昇している場合にはアーチファクトの関与を評価する必要がある．特に吸収値が高い病変では注意が必要である．比較的アーチファクトが少ない造影遅延相での評価が望まれるが，確定できない場合も多く，その場合は，MRIによる精査が必要である．T2強調像，脂肪抑制T2強調像による液体信号の描出が有用である．MRIによる造影では，まれならず血流により強度のアーチファクトが生じ，嚢胞との断定がむしろ困難となることがあり，その場合は総合的な評価が必要となる．

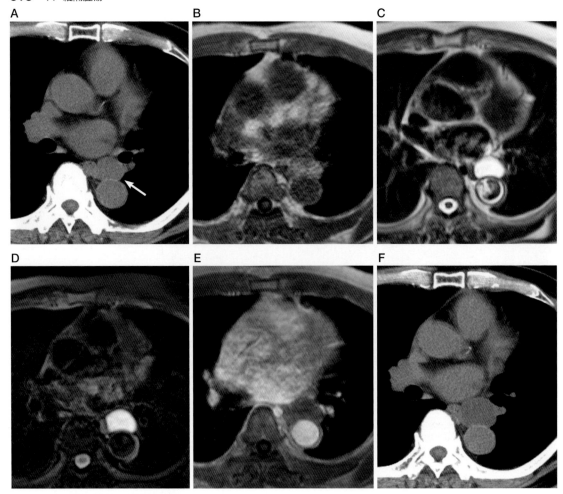

図 5-46　80 歳台男性　前腸嚢胞疑い
A：単純 CT，B：MRI, T1 強調像，C：T2 強調像，D：脂肪抑制 T2 強調像，E：造影 T1 強調像，F：過去の単純 CT　単純 CT(A)では左下葉気管支内側壁と食道とに接して 27×20 mm，CT 値が 38HU と周囲の大血管内血液と等吸収の充実性病変としても矛盾のない結節を認める(→)．T1 強調像(B)では椎体骨髄と同等の中等度信号，T2 強調像(C)では均等な高信号，脂肪抑制 T2 強調像(D)では著明な高信号を呈し，造影効果に乏しい出血や分泌物の濃度の高い嚢胞が考えやすい所見であり(E)，前腸嚢胞として経過観察がなされている．経過中の一時期，増大(28×28 mm)し，吸収値が低下(20HU)した(F)．

　囊胞性病変は一般的に体位や胸腔内圧による変形の有無(吸気の程度や CT と MRI との間での変化)が診断の手がかりとなる[10]．また，自然に破裂することもありうる．内容液が，心囊水やリンパ液では特に症状を呈さないが，前腸囊胞や成熟奇形腫では濃い内容液により破裂時に周囲の炎症や胸水貯留をきたすことが知られている(図 5-5 参照)[121]．心膜憩室は心囊と交通しているため，破裂はなくとも形状や大きさが経時的に大きく変化することがある．

B. 後縦隔 posterior mediastinum（JART区分：椎体傍領域 paravertebral zone，ITMIG区分：椎体傍領域 paravertebral compartment）

　JART区分およびITMIG区分いずれも後縦隔（椎体傍領域）には，末梢神経を代表する肋間神経（intercostal nerve）と交感神経幹（sympathetic trunk），脊髄神経節（spinal ganglion），交感神経幹周囲には大動脈交感神経傍神経節（aortosympathetic paraganglion）が存在し，神経原性腫瘍の頻度が最も高い領域である（BOX 5-7）．臨床・病理縦隔腫瘍取扱い規約 第1版では，病理学的に末梢神経腫瘍，交感神経腫瘍，傍神経節腫に分類されている[2]．交感神経節あるいは脊髄神経節からは，神経節神経（細胞）腫（ganglioneuroma），神経節芽腫（ganglioneuroblastoma），神経芽腫（neuroblastoma）といった神経芽腫群腫瘍（neuroblastic tumors），大動脈交感神経傍神経節からは傍神経節腫（paraganglioma）が発生する．褐色細胞腫（pheochromocytoma）はまれである．

　JART区分では頭側部は縦隔上部として別に区分しているが，ITMIG区分では第1胸椎上縁まですべてを後縦隔としている．椎体傍部には基本的な解剖について差はなく，胸郭入口部近傍では縦隔が狭隘であり，画像上あるいは手術時にも発生起源の同定が困難なことがまれでないためJART区分では独立して区分したが，ITMIG区分では解剖的な境界構造が存在しないことに重きを置き，さらにより区分を簡素化するため前・中・後の3区分を採用したという経緯がある．

a. 末梢神経腫瘍

　後縦隔の末梢神経はおもに肋間神経から発生する．第1～12胸髄脊髄神経の前枝であり，神経叢を形成せずに肋間に分布する．内外肋間筋の間を肋間動静脈に伴って走行する．近位から発生した腫瘍の中心が，横突起尖端と胸壁との垂線より内側に位置した場合は後縦隔腫瘍として扱い，外側に位置する場合は胸壁腫瘍に分類する[2]．

　末梢神経からは神経鞘腫（schwannoma, neurinoma），神経線維腫（neurofibroma）およびそれらの悪性型である悪性末梢神経鞘腫瘍（malignant peripheral nerve sheath tumor：MPNST）が発生する．おのおのの特徴的画像所見を概説する．

1）神経鞘腫 schwannoma, neurinoma

　神経鞘腫は細胞密度が高く，血流に富み柵状配列を呈するAntoni A型の成分と，細胞密度が低く粘液腫状変性をきたし血流に乏しいAntoni B型の成分とが肉眼的に混在するという特徴をもつ[122～127]（図5-47）．CT，MRIともに，造影にてAntoni A型の部分が早期に濃染するのに対し，Antoni B型の部分は時間に伴って強く造影されるのが特徴である[7]（図5-47）．コントラストはMRIの方が良好である．MRI, T2強調像ではAntoni B型の成分の方がより高信号を呈し，造影像と逆のコントラストを呈することがある．小病変であっても変性壊死をきたしやすいのも特徴であり，画像上も捉えられる（図5-48）．辺縁がAntoni B，中心部がAntoni Aの分布では神経線維腫で報告されたtarget signと同様の所見を呈しうる[128]．通常，辺縁は平滑鮮明で，類球形であり，神経節神経腫との鑑別点となる．良性であっ

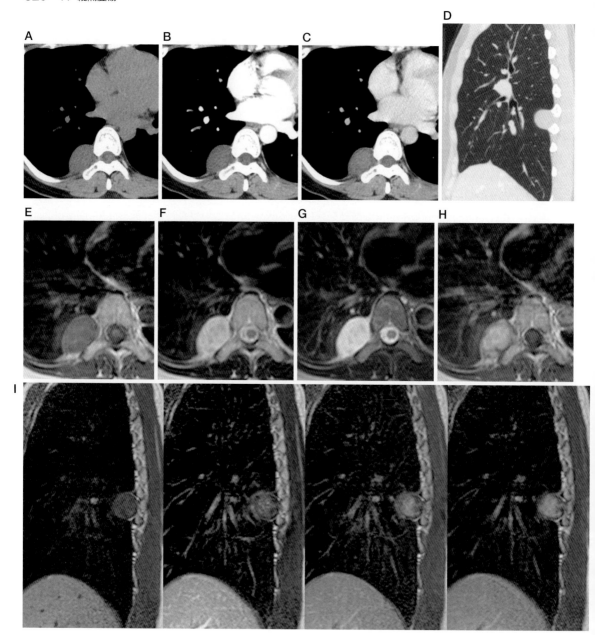

図5-47 40歳台女性　神経鞘腫

A：単純CT，B：造影CT（早期相），C：造影CT（後期相），D：MPR矢状断像，E：MRI, T1強調像，F：T2強調像，G：脂肪抑制T2強調像，H：造影MRI（遅延相），I：ダイナミックMRI矢状断像　右後縦隔，脊椎傍部に25×38×頭尾方向25 mmと矢状断では円形，全体では楕円形を呈する腫瘤性病変を認める（A～D）．辺縁は平滑，内部も均一で，椎間腔への進展は指摘できない．CT値は単純で30HU（A），造影早期で34HU（B）と造影効果に乏しく，100秒後では55HUと均一に造影されている（C）．MRI, T1強調像（E）では周囲筋肉に近い低から中等度信号，T2強調像（F）では骨髄より若干高信号で中央部の信号がやや低い．脂肪抑制T2強調像（G）でコントラストが増大している．脂肪成分は指摘できない．造影遅延相（H）では不均一となり，中心部がより強く造影されている．ダイナミックMRI（I）では中央部がまず造影され，造影範囲が徐々に周辺部に拡大している．摘出術により，神経鞘腫と診断された．早期より造影される成分はAntoni A型の組織像で，腫瘍細胞密度が高く血流が豊富な部分に相当し，周辺部は，Antoni B型で，粘液腫状で腫瘍細胞密度が低い部分に相当していた．

> **BOX 5-7** 後縦隔(椎体傍領域)に存在する神経より発生する腫瘍
>
> - 末梢神経発生→肋間神経(intercostal nerve)
>   組織型:神経鞘腫,神経線維腫,悪性末梢神経鞘腫瘍
> - 神経節発生→交感神経幹(sympathetic trunk),脊髄神経節(spinal ganglion),交感神経幹周囲の大動脈交感神経傍神経節(aortosympathetic paraganglion)
>   1) 病理学的に,末梢神経腫瘍,交感神経腫瘍,傍神経節腫に分類される(臨床・病理縦隔腫瘍取扱い規約 第1版).
>   2) 組織型:
>   神経芽腫群腫瘍(neuroblastic tumors)
>   神経節神経(細胞)腫(ganglioneuroma)
>   神経節芽腫(ganglioneuroblastoma)
>   神経芽腫(neuroblastoma)
>   傍神経節腫(paraganglioma)

てもFDGで陽性となるため注意が必要である[129].

2) 神経線維腫 neurofibroma

神経線維腫(図5-49)は,組織学的にSchwann細胞と線維芽細胞の増殖に波状の膠原質索状構造が介在している.粘液変性の程度はさまざまである[122].von Recklinghausen病(神経線維腫症I型)より発生することが多く,また多発する[124,125].蔓状神経線維腫はいわゆる"bag of worms appearance"を呈し,von Recklinghausen病の特徴とされている[126].画像上はSchwann細胞と線維芽細胞の細胞密度の差異により,内部性状がなだらかに変化する.中心部が高密度,辺縁部が低密度かつゼラチン状となると,MRIのT1強調像上,辺縁が低信号,T2強調像では辺縁が高信号を呈し,標的状となり(target sign),造影早期相での中心部の濃染がcentral enhancementと名付けられている[127].悪性神経鞘腫瘍での有所見率は低く,良性病変との鑑別点となりうる.

3) 悪性末梢神経鞘腫瘍 malignant peripheral nerve sheath tumor:MPNST

悪性末梢神経鞘腫瘍(図5-42参照)は上記の腫瘍が悪性化したものと考えられている.これまでneurofibrosarcoma, neurogenic sarcoma, malignant schwannoma, malignant neurilemmoma, nerve sheath fibrosarcoma, malignant tumor of nerve sheath originなどさまざまに呼称されてきた.50%は神経線維腫症の患者より発生するとされるが,神経線維腫症患者における発生頻度は5%程度である[130].早期より血行性転移をきたしやすく,予後は不良である[107].画像上,周囲への浸潤所見が強く,壊死や出血をきたしやすいため,内部は不均一となる.細胞密度が高い部分がMRI, T2強調像で低信号を呈するが,良性でしばしば経験されるtarget signはまれである.骨や肺を中心に遠隔転移に対する全身評価も重要である[107].

神経原性腫瘍は球形あるいは長円形の形態を呈するが,長円形の場合,発生した神経の走行を反映することが報告されている[131].

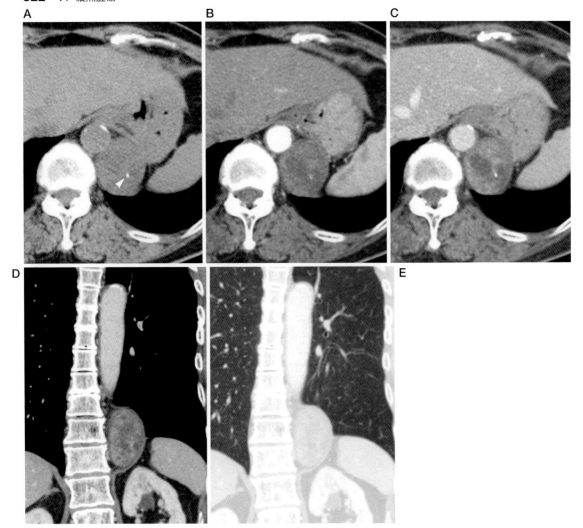

図 5-48 70歳台女性 神経鞘腫

A：単純 CT，B：造影 CT（早期相），C：造影 CT（後期相），D：造影 CT MPR 冠状断像，E：単純 CT MPR 冠状断像（肺野条件），F：MRI, T1 強調像，G：T2 強調像，H：脂肪抑制 T2 強調像，I：造影 MRI（遅延相），J：ダイナミック MRI　左後縦隔，大動脈背側部に，横断で 30×64 mm，頭尾方向 82 mm の腫瘤性病変を認める（A〜E）。辺縁は平滑明瞭であり，周囲への浸潤所見は認められない（D, E）。単純 CT 上（A）は，内部均一で，CT 値 28HU，粒状石灰化を認める（▶）。椎体との接触面積はそれほど広くはない。造影早期で 49HU（B）と軽度造影され，100 秒後の後期相では 84HU と一部がよく造影されている（C）。内部には造影効果に乏しく壊死巣と思われる領域が散見される（C, D）。MRI, T1 強調像（F）では周囲筋肉と同等の低信号，T2 強調像（G）では大部分は骨髄と等信号で CT で壊死と思われる部分は高信号である（→）。脂肪抑制 T2 強調像（H）でコントラストが増大，石灰化成分は無信号巣となっている（▶）。脂肪成分は指摘できない。造影遅延相（I）では，T2 強調像での高信号部を除き均等に造影されている。ダイナミック MRI（J）では辺縁部を除いて早期より不均一に造影され，造影範囲が徐々に周辺部に拡大している。中心部にも早期相では造影されない部分が散見される。術中所見では交感神経幹発生と推定され，病理では神経鞘腫と診断された。早期より造影される成分は Antoni A 型の組織像，辺縁部および早期相で造影されず徐々に造影される部分は，Antoni B 型で，粘液腫状で腫瘍細胞密度が低い部分に相当していた。造影されない部分は壊死巣であった。

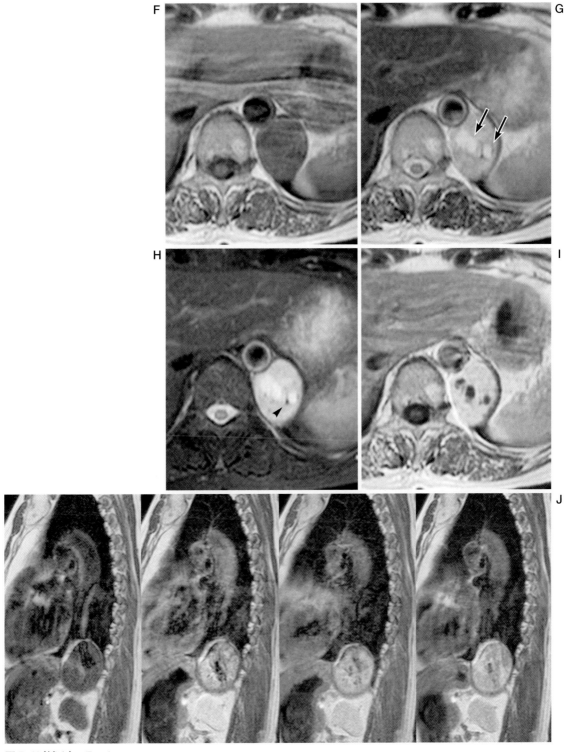

図 5-48(続き) F〜J

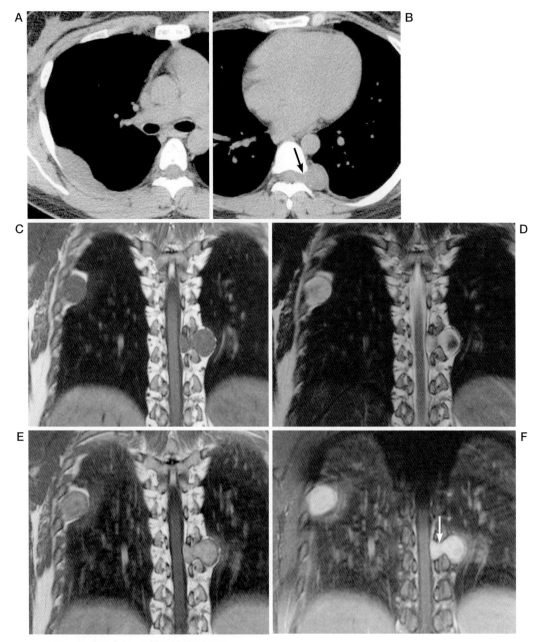

図 5-49　30 歳台女性　神経線維腫症 I 型
A, B：単純 CT, C：MRI, T1 強調冠状断像, D：T2 強調冠状断像, E：造影 MRI 冠状断像（遅延相）, F：脂肪抑制造影 T1 強調冠状断像　単純 CT（A, B）では，右胸郭内側，肋間神経の走行に沿って紡錘型の腫瘤が認められる．周囲筋より若干低吸収で均一な内部性状を呈している．左椎体傍部には椎間孔に進展し，dumbbell 状を呈する腫瘤性病変が認められる．椎間孔は若干開大している（→）が，破壊像は指摘できない．MRI, T1 強調像（C）ではいずれの病変も均等な低信号，T2 強調像（D）では右胸腔内側の病変は高信号を示し，左椎体傍部病変は中央部が低信号，辺縁部が高信号である．造影遅延相（E）では，両側とも比較的均等に造影される．造影後の脂肪抑制 T1 強調像（F）では，病変と周囲組織とのコントラストが強調され，病変の dumbbell 状の進展範囲が容易に把握できる（→）．左脊椎傍部の腫瘍に対し摘出術が施行され，神経線維腫と診断された．

b. 交感神経腫瘍

後縦隔では，脊髄神経節と交感神経節から発生する．脊髄後根は紡錘状にふくらんだ脊髄神経節を有し，知覚性ニューロンが集積しているため脊髄の灰白質といえる．この部分から腫瘍が発生した場合，亜鈴(dumbbell)型あるいは砂時計(hourglass)型を呈する．

1) 交感神経節(sympathetic ganglion；縦隔上部，後縦隔)

交感神経は自律神経系のなかで副交感神経と拮抗している．末梢神経系で神経細胞が集簇した部位が神経節である(中枢神経では神経核)．交感神経節は，頸部では3個程度(上頸，欠如することがある中頸，下頸神経節)であるが，下頸神経節はしばしば第1胸神経節と融合し，星状神経節(stellate ganglion)あるいは頸胸神経節(cervicothoracic ganglion)を形成する．星状神経節は第1肋骨頭の高さに位置しており，星状神経節発生の神経原性腫瘍は縦隔上部に存在することがある．胸部には10～11個の神経節が椎体の両側で横突起の腹側に位置し，後縦隔腫瘍の発生母地となる．上下節間枝によって連続し，交感神経幹とよばれる．神経節内には神経堤由来の細胞が存在し，副腎原発と同様の胎児性腫瘍である神経芽腫群腫瘍が発生する．臨床では神経節細胞腫という用語が使用されるが，英語表記は ganglioneuroma であり，神経節神経腫の方が適切と思われる．神経節腫も広く使用される．一方，ganglioneuroblastoma は臨床では神経節芽腫，病理では神経節神経芽腫という記載が認められる[2]．

神経節細胞腫は成熟神経細胞および神経線維から発生する良性腫瘍である．やや女性に多く，ほとんどは無症状であるが，カテコールアミンや，血管作動性腸管ペプチド産生により，高血圧や慢性下痢をきたすことがある[132,133]．頭尾方向に長く進展し，境界明瞭で平滑な紡錘状の形態をとることが多い(図5-50)．大きさはさまざまであるが，平均80 mm程度である．椎間孔へ進展し dumbbell 状を呈することもある[134]．小児期では最も多い後縦隔腫瘍であり，水分含量に富み T2 強調像で比較的均一な高信号を呈する．長期間のうちに内部が粘液腫状に変性あるいは脂肪変性をきたすことがある[15]．内部に渦巻状の線状構造(whorled appearance)を有することも鑑別に役立つ[47]．造影効果は腫瘍内血管密度を反映するが，高くない例では CT 早期相の造影効果に乏しいことがある．この場合 MRI の方が造影効果の把握が容易である(図5-50)．

神経芽腫群腫瘍の悪性病変は小児期発生がほとんどであり，発見の中央値は22か月，95％以上が10歳までに診断されている[132]．神経節細胞腫は成人でも発見される[133]．悪性である神経芽腫，神経節芽腫はその20％が後縦隔に発生する(図5-51)[134]．神経芽腫群腫瘍の悪性病変は自然退縮し，良性の神経節細胞腫として残存することがある．幼児期に発見される腫瘍は骨，肝臓，リンパ節などに転移をきたす．内部が分葉状構造を呈することが多く，肋間に緩徐に進展した場合，限局性の肋間の開大および辺縁の硬化像を呈する．変性壊死をきたしやすく，CT 上石灰化が80～90％の症例で検出される[132,135]．神経節芽腫は神経芽腫よりも予後は良好とされるが，画像所見に大きな差異はないとされている[135]．質的診断として，^{123}I-MIBG シンチグラフィが有用であり，神経芽腫の90％以上で陽性となる[136]．遠隔転移相も描出可能であるが，骨皮質転移については骨シンチグラフィによる評価が必要で

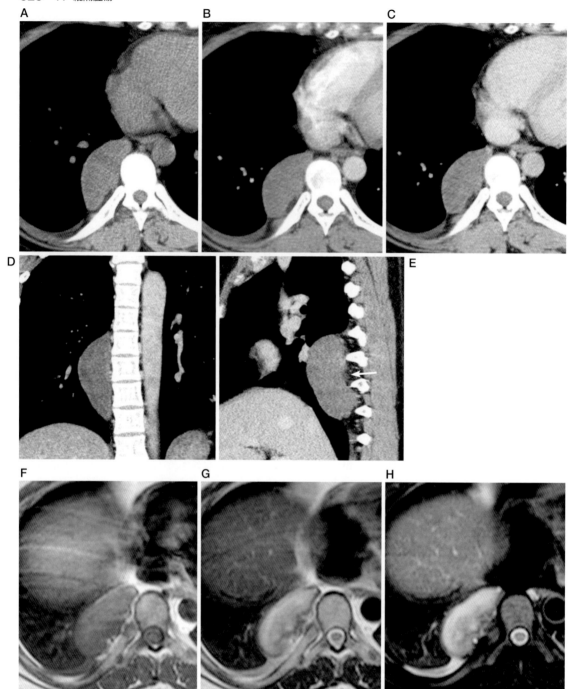

図5-50　30歳台女性　神経節細胞腫
A：単純CT，B：造影CT（早期相），C：造影CT（後期相），D：造影CT MPR冠状断像，E：造影CT MPR矢状断像，F：MRI, T1強調像，G：T2強調像，H：脂肪抑制T2強調像　右後縦隔，椎体傍部に，横断で28×49 mm，頭尾方向への進展が84 mmと目立つ腫瘤性病変を認める（A〜E）．辺縁は平滑明瞭であるが，縦隔脂肪との境界は一部不鮮明である（E，→）．単純CTでは内部均一で，CT値26HU（A）．造影早期で28HU（B），100秒後の後期相でも25HU（C）と増強効果に乏しい．いずれの画像でも比較的内部は均等である．MRI, T1強調像（F）では骨髄より若干低信号，T2強調像（G）では辺縁部が骨髄より高信号，縦隔側は徐々に信号が低下している．脂肪抑制T2強調像（H）でコントラストが増大し．脂肪成分は指摘できない．手術にて，交感神経幹発生の神経原性腫瘍であり，正常縦隔組織との境界が一部不明瞭であった．病理では神経節細胞腫と診断された．

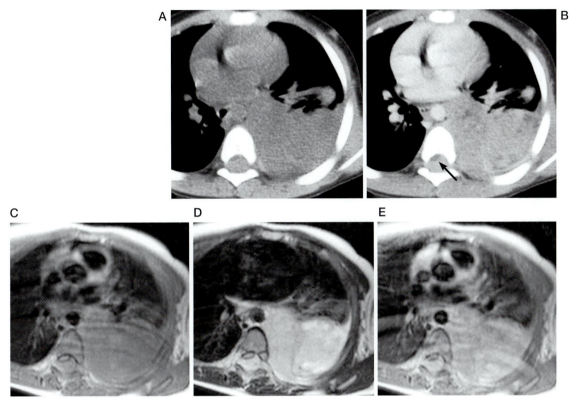

図 5-51 男児 神経芽細胞腫
A：単純CT, B：造影CT, C：MRI, T1強調像, D：T2強調像, E：造影T1強調像（遅延相） 単純CT（A）で左後縦隔，椎体傍部から胸腔内に播種性に進展し，さらに脊柱管への浸潤が疑われる辺縁不整な腫瘤が認められる．造影（B）にて，内部は比較的均等に造影され，一部壊死状成分が散見される．脊柱管内への進展が明瞭に描出されている．脊髄は硬膜とともに右腹側に著明に圧排されている（→）．鎖骨上窩リンパ節腫大も指摘されている．MRI, T1強調像（C）では骨髄より若干低信号，T2強調像（D）では外側辺縁部が不均一高信号，内側部は中から高信号で比較的均一である．造影遅延相のT1強調像（E）では全体が造影されている．神経芽細胞腫からの脊柱管浸潤であり，減圧術に引き続き化学療法が施行された．

ある[135]．

2) 傍神経節腫 paraganglioma

　交感神経副腎神経内分泌系は副腎髄質，交感神経系，副腎外神経内分泌系からなる．原始自律神経神経節が内分泌能を有して分化し，副腎内に入った場合が副腎髄質，自律神経節や神経叢近傍に分布した場合が傍神経節（paraganglion）である．縦隔内から発生する傍神経節腫の発生母地は，交感神経幹周囲の大動脈交感神経傍神経節（aorticosympathetic paraganglion）と，鰓弓性傍神経節（branchimeric paraganlion）のひとつで大動脈弓周辺に存在する大動脈小体（aortic body；大動脈肺動脈傍神経節 aortopulmonary paraganglion）がおもな発生母地である（図 2-0, p.56 参照）[137]．大動脈小体は化学受容体であり，血液のpH，酸素や二酸化炭素分圧，体温の調節に呼吸や心拍数を介して関与している．大動脈小体のなかで，冠動脈傍神経節は上行大動脈根部（上行大動脈と肺動脈との間），肺動脈傍神経節は動脈管と肺動脈との間に存在する．肺動脈傍神経節に左右の左鎖骨下動脈根部の尾側，鎖骨下動脈と

総頸動脈間を加えた4か所が鎖骨下大動脈上傍神経節(subclavian-supraaortic paraganglion)と総称されている[137]。

　副腎髄質発生のクロム親和性細胞起源の腫瘍が褐色細胞腫(pheochromocytoma)であり、副腎以外の神経内分泌組織から発生した腫瘍が傍神経節腫(paraganglioma)とよばれている。縦隔内では、大動脈弓周囲に存在する大動脈小体からの発生が多く、前縦隔(血管前領域)に位置する。この場合、無症状で40歳より後に発見される。大動脈交感神経性傍神経節発生では交感神経節周囲の後縦隔に発生するが、半数程度が腫瘍浸潤により症状(疼痛、咳嗽、嚥下困難、嗄声、呼吸困難)を有し、より若年で発見される傾向にある[138]。残りの半分は偶然の機会に発見される。病理学的には褐色細胞腫と同様の所見を呈するが、良悪性の識別は困難とされている[2,139]。遠隔転移が生じた場合、悪性として扱われる。完全に切除されれば予後は良好で、切除困難な場合の生存率は40％とされている[140]。肺の軟骨性過誤腫およびgastrointestinal stromal tumor (GIST)と合併した場合、Carney's triadとよばれる。また、家族発生も知られている[137]。画像診断に際しては、腫瘍の局在が傍神経節の存在する位置に一致することが手がかりとなる。MRIで、出血巣あるいは遅い血流(salt)と豊富な血流を反映したflow void(pepper)による、"salt and pepper appearance"が報告されている[140]が、縦隔病変では認められなかったとする報告もある[137]。また、よく造影されること、大きな病変では壊死巣が増加すること、T2強調像で著明な高信号となることも特徴とされる[137,138]。

C. 神経原性腫瘍以外の病変

　後縦隔に出現しうる神経原性腫瘍以外の病変としては、髄外造血(extramedullary hematopoiesis, 図5-52)があげられる。骨髄以外で造血幹細胞が増殖する状態であり、骨髄線維症や溶血性貧血などに合併する。髄外造血の主体は胎生期に造血を担っていた肝臓と脾臓であるが、椎体傍部にもまれに発生する。通常は両側性である。血液疾患が存在する際には常に念頭におくべきである。充実性の軟部吸収値巣として描出されるが、変性により脂肪吸収値巣を含有することがある[141,142]。

　また、脊椎椎間板炎から炎症が椎体周囲に波及し、炎症性腫瘤や膿瘍を形成することがある。活動性の炎症巣は造影され、膿瘍は壁の厚い嚢胞状病変をして描出される。結核では流注膿瘍(gravitation abscess, hypostatic abscess)を形成する。

　後縦隔に生ずる嚢胞性病変としては、神経腸管性嚢胞、側方髄膜瘤(lateral meningocele, 図5-53)が代表的である[10,143]。前腸となる内胚葉と椎体となる脊索が分離する時点より前に発生すると嚢胞は後縦隔(脊椎傍領域)に位置し、脊索との関連が強い神経腸管嚢胞あるいは後縦隔の前腸嚢胞となる。

　神経腸管性嚢胞は、将来、消化管となる卵黄嚢(yolk sac)と羊膜腔(amniotic cavity)とを一時的に繋ぐ原始神経腸管の遺残より発生する。内腔が分泌能を有する円柱上皮である腸管上皮で覆われ、50％の症例で周囲の椎体や脊髄に形成異常を伴う、いわゆるsplit notochord syndromeを形成する。画像上は高蛋白で濃い内容液を反映し、高CT値、T1強調、T2強調像ともに中〜高信号という、前腸嚢胞と同様の特徴を有している。

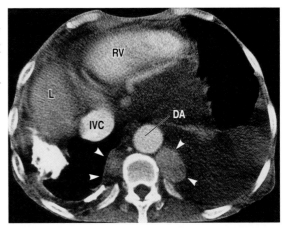

図5-52 60歳台男性　髄外造血
造影 CT　溶血性貧血症例．胸椎傍部両側に，均一に造影される境界明瞭な腫瘤を認める（▶）（左に胸水，右に胸膜石灰化あり）．DA：下行大動脈，IVC：下大静脈，L：肝臓，RV：右室．（滋賀医科大学放射線科　村田喜代史先生のご厚意による）

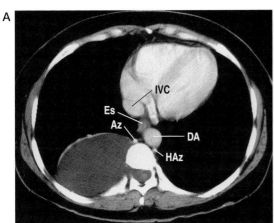
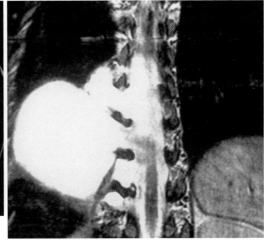

図5-53 40歳台女性　側方髄膜瘤
A：造影 CT，B：MRI, T2強調冠状断像　von Recklinghousen病症例．造影 CT（A）では，椎体右側方から突出する cystic mass を認め，椎間孔の拡大もみられる．冠状断の MRI（B）では，脊髄腔との交通が明らかであり，病変が数椎体レベルにわたって多発していることが一見して理解できる．Az：奇静脈，DA：下行大動脈，Es：食道，HAz：半奇静脈，IVC：下大静脈．（大阪大学放射線医学　富山憲之先生のご厚意による）

　先天異常としては側方髄膜瘤が知られている．髄膜瘤は，軟髄膜が限局性に拡張したもので，多くは脊柱管内に存在するが，椎間孔や椎体の欠損部から側方に突出すると，後縦隔の囊胞性病変との鑑別が必要となる．脳脊髄腔と交通しており，内容液も脳脊髄液であるため，水吸収値の造影されない病変をして描出される．CT あるいは MR myelography により脊髄腔との交通が証明されると診断は確定する．周囲に随伴する異常としては，椎間孔の拡大，脊椎，肋骨の異常所見を捉える必要がある．
　胸膜囊胞（pleural cyst）は，胸膜の存在する部位ならばどこにでも出現しうる薄壁性の囊胞である．coelomic cyst ともよばれる．椎体傍部の胸膜から生じた場合は後縦隔の囊胞として捉えられる．内容は水吸収値であり，出血を伴うと吸収が上昇することがある．

文 献

1) 正岡　昭・監，藤井義敬・編：9 縦隔．呼吸器外科学 改訂 4 版，南山堂，2009．
2) 原　眞咲，楠本昌彦，酒井正和・他：I．画像診断．日本胸腺研究会・編：臨床・病理 縦隔腫瘍取扱い規約 第 1 版，金原出版，2009：1-26．
3) 藤本公則，原　眞咲，楠本昌彦・他：縦隔腫瘍取扱い規約に基づく各区分の方法と鑑別疾患．画像診断 2009；29：1496-1504．
4) Chotas HG, Ravin CE : Digital chest radiography with a solid-state flat-panel x-ray detector : contrast-detail evaluation with processed images printed on film hard copy. Radiology 2001 ; 218 : 679-682.
5) 大場　覚：胸部 X 線写真の読み方 第 2 版．中外医学社，2001．
6) 藤本公則，目野茂宣，内田政史・他：胸部単純写真側面像における retrosternal space と retrocardiac space についての検討．日本医放会誌 1996；56：251-256．
7) 原　眞咲，小澤良之，加藤真帆・他：縦隔の神経原性腫瘍．画像診断 2009；29：1560-1573．
8) Bashist B, Ellis K, Gold RP : Computed tomography of intrathoracic goiters. AJR Am J Roentgenol 1983 ; 140 : 455-460.
9) Sasaka K, Kurihara Y, Nakajima Y, et al : Spontaneous rupture : a complication of benign mature teraromas of the mediastinum. AJR 1998 ; 170 : 323-328.
10) 原　眞咲，伊藤雅人，荻野浩幸・他：縦隔囊胞性病変の CT，MRI 診断．日本医放会誌 2001；61：147-155．
11) Nakata H, Nakayama C, Kimoto T, et al : Computed tomography of mediastinal bronchogenic cysts. J Comput Assist Tomogr 1982 ; 6 : 733-738.
12) Mendelson DS, Rose JS, Efremidis SC, et al : Bronchogenic cyst with high CT numbers. AJR 1983 ; 140 : 463-465.
13) Brunner DR, Whitley NO : A pericardial cyst with high CT numbers. AJR 1984 ; 142 : 279-280.
14) Sakurai K, Hara M, Ozawa Y, et al : Thoracic hemangiomas : imaging via CT, MR and PET along with pathologic correlation. J Thorac Imaging 2008 ; 23 : 114-120.
15) Hara M, Ohba S, Andoh K, et al : A case of ganglioneuroma with fatty replacement : CT and MRI findings. Radiat Med 1999 ; 22 : 431-434.
16) Suh JS, Abenoza P, Galloway HR, et al : Peripheral (extracranial) nerve tumors : correlation of MR imaging and histologic findings. Radiology 1992 ; 183 : 341-346.
17) Burk DL Jr, Brunberg JA, Kanal E, et al : Spinal and paraspinal neurofibromatosis : surface coil MR imaging at 1.5 T. Radiology 1987 ; 162 : 797-801.
18) Varma DG, Moulopoulos A, Sara AS, et al : MR imaging of extracranial nerve sheath tumors. J Comput Assist Tomogr 1992 ; 16 : 448-453.
19) Jee WH, Oh SN, McCauley T, et al : Extraaxial neurofibromas versus neurilemmomas : discrimination with MRI. AJR 2004 ; 183 : 629-633.
20) Choi YW, McAdams HP, Jeon SC, et al : Idiopathic multilocular thymic cyst : CT features with clinical and histopathologic correlation. AJR 2001 ; 177 : 881-885.
21) 原　眞咲：Thoracic radiology imaging. vol 3 縦隔腫瘍の画像診断，3 診断の進め方，NPO 法人日本胸部放射線医学研究機構 2007：115-135．
22) Hara M, Suzuki H, Ohba S, et al : A case of thymic cyst associated with thymoma and intracystic dissemination. Radiat Med 2000 ; 18 : 311-313.
23) Henschke CI, Lee I-J, Wu N, et al : CT screening for lung cancer : prevalence and incidence of mediastinal masses. Radiology 2006 ; 239 : 586-590.
24) Nakagawa M, Hara M, Itoh M, et al : Nodular thymic lymphoid follicular hyperplasia mimicking thymoma. Clinical Imaging 2008 ; 32 : 54-57.
25) Masaoka A, Monden Y, Nakahara K, et al : Follow-up study of thymomas with special reference to their clinical stages. Cancer 1981 ; 48 : 2485-2492.
26) Koga K, Matsuno Y, Noguchi M, et al : A review of 79 thymomas : modification of staging system and reappraisal of conventional division into invasive and noninvasive thymoma. Pathol Int 1994 ; 44 : 359-367.
27) Rosai J, Sobin LH : Histological typing of tumours of the thymus. In : International histological classification of tumours, 2nd ed. New York : Springer, 1999.
28) Marx A, Chan JK, Coindre JM, et al : The 2015 World Health Organization classification of

Tumors of the Thymus : continuity and changes. J Thorac Oncol 2015 ; 10 : 1383-1395.
29) Okumura M, Miyoshi S, Fujii Y, et al : Clinical and functional significance of WHO classification on human thymic epithelial neoplasms : a study of consecutive 146 tumors. Am J Surg Pathol 2001 ; 25 : 103-110.
30) Detterbeck FC, Stratton K, Giroux D, et al : The IASLC/ITMIG thymic epithelial tumors staging project : proposal for an evidence-based stage classification system for the forthcoming (8th) edition of the TNM classification of malignant tumors. J Thorac Oncol 2014 ; 9 : S65-S72.
31) Tomiyama N, Müller NL, Ellis SJ, et al : Invasive and non-invasive thymoma : distinctive CT features. J Comput Assist Tomogr 2001 ; 25 : 388-393.
32) Marom EM, Milito MA, Moran CA, et al : Computed tomography findings predicting invasiveness of thymoma. J Thorac Oncol 2011 ; 6 : 1274-1281.
33) Tomiyama N, Johkoh T, Mihara N, et al : Using the world health organization classification of thymic epithelial neoplasms to describe CT findings. Am J Radiol 2002 ; 179 : 881-886.
34) Jeong YJ, Lee KS, Kim J, et al : Does CT of thymic epithelial tumors enable us to differentiate histologic subtypes and predict prognosis? AJR 2004 ; 183 : 283-289.
35) Tomiyama N, Honda O, Tsubamoto M, et al : Anterior mediastinal tumors : diagnostic accuracy of CT and MRI. Eur J Radiol 2009 ; 69 : 280-288.
36) Huang J, Detterbeck FC, Wang Z, et al : Standard outcome measures for thymic malignancies. J Thorac Oncol 2011 ; 6 : S1691-S1697.
37) 佐土原順子，藤本公則，末藤伸子・他：縦隔腫瘤性病変の画像診断―診断の進め方．画像診断 2009 ; 29 : 356-368.
38) 日本胸腺研究会・編：臨床, 病理 縦隔腫瘍取扱い規約, 第1版. 金原出版, 2009.
39) Fujimoto K, Hara M, Tomiyama N, et al : Proposal for a new mediastinal compartment classification of transverse plane images according to the Japanese Association for Research on the Thymus (JART) general rules for the study of medistinal tumors. Oncol Rep 2014 ; 31 : 565-572.
40) Carter BW, Tomiyama N, Bhora FY, et al : A modern definition of mediastinal compartments. J Thorac Oncol 2014 ; 6 : S97-S101.
41) 藤本公則, 目野茂宣, 寺崎 洋・他：胸腺関連腫瘍. 遠藤啓吾・編：画像と病理像からみた呼吸器疾患, メジカルビュー, 1998 : 74-86.
42) Fujimoto K, Müller NL : Anterior mediastinal masses. In : Müller NL, Silva CIS (eds) : Imaging of the chest, Philadelphia : Saunders (Elsvier), 2010 : 1473-1525.
43) Travis WD, Brambilla E, Burke A, et al : World Health Organization classification of tumors of the lung, pleura, thymus and heart. Lyon : IARCPress, 2015.
44) Travis WD, Brambilla E, Muller-Hermelink K, Harris CC : World Health Organization classification of tumors. pathology & genetics : tumors of the lung, pleura, thymus and Heart. Lyon : IARC Press, 2004.
45) Yokoi K, Kondo K, Fujimoto K, et al : JLCS medical practice guideline for thymic tumors : summary of recommendations. Jpn J Clin Oncol 2017 ; 47 : 1119-1122.
46) 藤本公則：縦隔腫瘍の画像診断―胸腺上皮性腫瘍. 日本胸部放射線医学研究機構・編：Thoracic radiology imaging, 2007 : 101-113.
47) Fujimoto K, Nishimura H, Abe T, et al : MR imaging of thymoma : comparison with CT, operative, and pathological findings. Nippon Igaku Hoshasen Gakkai Zasshi 1992 ; 52 : 1128-1138.
48) Fujimoto K, Sadohara J, Kato S, et al : MR imaging features of thymic epithelial neoplasms according to the World Health Organization histologic classification. Radiology 2001 : 221P : 211.
49) Sadohara J, Fujimoto K, Müller NL, et al : Thymic epithelial tumors : comparison of CT and MR imaging findings of low-risk thymomas, high-risk thymomas, and thymic carcinomas. Eur J Radiol 2006 ; 60 : 70-79.
50) 藤本公則：胸腺腫以外の前縦隔腫瘍. 村田喜代史, 上甲 剛, 村山貞之・編：胸部のCT 第3版, メディカル・サイエンス・インターナショナル, 2011 : 273-294.
51) 藤本公則：縦隔腫瘍治療のコンセンサス：縦隔腫瘍の画像診断. コンセンサス癌治療 2016 ; 14 : 118-122.
52) Filosso PL, Yao X, Ruffini E, et al : Comparison of outcomes between neuroendocrine thymic tumors and other types of thymic carcinomas : a joint analysis of the European Society of Thoracic Surgeons and the International Thymic Malignancy Interest Group. Eur J Cardio-

Thorac Surg 2016 ; 50 : 766-771.
53) Ruffini E, Detterbeck F, Van Raemdonk D, et al : Thymic carcinoma : a cohort study of patients from the European Society of Thoracic Surgeons database. J Thorac Oncol 2014 ; 9 : 541-548.
54) Ahmad U, Yao X, Detterbeck F, et al : Thymic carcinoma outcomes and prognosis : results of an intenational analysis. J Thorac Cardiovasc Surg 2015 ; 149 : 95-101.
55) Weissferdt A, Moran CA : Thymic carcinoma. Part 1 : a clinicopathologic and immunohistochemical study of 65 cases. Am J Clin Pathol 2012 ; 138 : 103-121.
56) Zhao Y, Zhao H, Hu D, et al : Surgical treatment and prognosis of thymic squamous cell carcinoma : a retrospective analysis of 105 cases. Ann Thorac Surg 2013 ; 96 : 1019-1024.
57) Vladisiav T, Jain RK, Alvarez R, et al : Extrathoracic metastases of thymic origin : a review of 35 cases. Mod Pathol 2012 ; 25 : 370-377.
58) Shimosato A, Ashizawa A, Kido Y, et al : CT and MRI findings of thymic carcinoid. Br J Radiol 2017 ; 90 : 20150341. Doi : 10. 1259/bjr.20150341. Epub.
59) Masaoka A, Monden Y, Nakahara K, et al : Follow-up study of thymomas with special reference to their clinical stages. Cancer 1981 ; 48 : 2485-2492.
60) Koga K, Matsuno Y, Noguchi M, et al : A review of 79 thymomas : modification of staging system and reappraisal of conventional division into invasion and no-invasive thymoma. Pathol Int 1994 ; 44 : 359-367.
61) Nicholson AG, Detterbeck FC, Marino M, et al : The IASLC/ITMIG thymic epithelial tumors staging project : proposal for the T component for the forthcoming (8th) edition of the TNM classification of malignant tumors. J Thorac Oncol 2014 ; 9 : S73-S80.
62) Kondo K, Van Schil P, Detterbeck FC, et al : The IASLC/ITMIG thymic epithelial tumors staging project : proposal for the N and M components for the forthcoming (8th) edition of the TNM classification of malignant tumors. J Thorac Oncol 2014 ; 9 : S81-S87.
63) Bhora FY, Chen DJ, Detterbeck FC, et al : The IASLC/ITMIG thymic epithelial tumors staging project : a proposed lymph node map for the forthcoming (8th) edition of the TNM classification of malignant tumors. J Thorac Oncol 2014 ; 9 : S88-S96.
64) Brierly JD, Gospodarowicz MK, Wittekind C : Thymic Tumors. In : TNM classification of malignant tumors. 8th ed, Oxford (UK): John Wiley & Sons, 2017 : 74.
65) Meurgey A, Girard N, Merveilleux du Vignaux C, et al : Assessment of the ITMIG statement on the WHO histological classification and the eighth TNM staging of thymic epithelial tumors of a series of 188 thymic epithelial tumors. J Thorac Oncol 2017 ; 12 : 1571-1581.
66) Rosado-de-Christenson ML, Templeton PA, Moran CA : Mediastinal germ cell tumors. radiologic-pathologic correlation. RadioGraphics 1992 ; 12 : 1013-1030.
67) Moran CA, Suster S : Primary germ cell tumors of the mediastinum. I. analysis of 322 cases with special emphasis on teratomatous lesions and a proposal for histopathologic classification and clinical staging. Cancer 1997 ; 80 : 681-690.
68) Takeda S, Miyoshi S, Akashi A, et al : Clinical spectrum of primary mediastinal tumors : a comparison of adult and pediatric populations at a single Japanese institution. J Surg Oncol 2003 ; 83 : 24-30.
69) Wychulis AR, Payne WS, Clagett OT, Woolner LB : Surgical treatment of mediastinal tumors : a 40 year experience. J Thorac Cardiovasc Surg 1971 ; 62 : 379-392.
70) Rosai J, Sobin LH : Histological typing of tumors of the thymus. In : International histologic classification of tumors, 2nd ed, Berlin-Heidelberg : Springer-Verlag, 1999.
71) Sumi A, Nagata S, Zaizen M, et al : Mature cystic teratoma with an element of hepatocellular carcinoma in anterior mediastinum. magnetic resonance-pathologic correlation J Thorac Imaging 2017 ; 32 : W84-W86.
72) Moeller KH, Rosado-de-Christenson ML, Templeton PA : Mediastinal mature teratoma. imaging features. AJR 1997 ; 16 : 985-990.
73) 楠本昌彦，渡辺裕一，芝奈津子，荒井保明：縦隔胚細胞性腫瘍．画像診断 2009 ; 29 : 1537-1546.
74) Liu A, Cheng L, Du J, et al : Diagnostic utility of novel stem cell markers SALL4, OCT4, NANOG, SOX2, UTF1, and TCL1 in primary mediastinal germ cell tumors. Am J Surg Pathol 2010 ; 34 : 697-706.
75) Moran CA, Suster S, Przygodzki RM, et al : Primary germ cell tumors of mediastinum, II :

mediastinal seminomas : a clinicopathologic and immunohistochemical study of 120 cases. Cancer 1997 ; 80 : 691-698.
76) Shin MS, Ho KJ : Computed tomography of primary mediastinal seminomas. J Comput Assist Tomogr 1983 ; 7 : 990-994.
77) Lee KS, Im JG, Han CH, et al : Malignant primary germ cell tumors of the mediastinum : CT features. AJR 1989 ; 153 : 947-951.
78) Moran CA, Suster S : Mediastinal seminomas with prominent cystic changes : a clinicopathological study of 10 cases. Am J Surg Pathol 1995 ; 19 : 1047-1053.
79) De Santis M, Bokemeyer C, Becherer A, et al : Predictive impact of 2-^{18}fluoro-2-deoxy-D-glucose positron emission tomography for residual postchemotherapy masses in patients with bulky seminoma. J Clin Oncol 2001 ; 19 : 3740-3744. Erratum in : J Clin Oncol 2001 ; 19 : 4355.
80) de Jong J, Stoop H, Gillis AJ, et al : Diferential expression of SOX17 and SOX2 in germ cells and stem sells has biological and clinical implications. J Pathol 2008 ; 215 : 21-60.
81) Jaffe ES, Harris NL, Stein H, et al : World Health Organization Classification of Tumours. Pathology and genetics of Haematopoietic and lymphoid tissues. Lyon : International Agency of Research on Cancer(IARC) Press, 2001.
82) Swerdlow SH, Campo E, Pileri SA, et al : The 2016 revision of the World Health Organization classification of lymphoid neoplasms. Blood 2016 ; 127 : 2375-2390.
83) Arber DA, Orazi A, Hasserjian R, et al : The 2016 revision to the World Health Organization classification of myeloid neoplasms and acute leukemia. Blood 2016 ; 127 : 2391-2405.
84) 藤本公則, 佐土原順子, 寺崎　洋・他：縦隔原発悪性リンパ腫. 画像診断 2001 ; 21 : 379-388.
85) Shaffer K, Smith D, Kirn D, et al : Primary mediastinal large C-cell lymphoma. radiologic findings at presentation. AJR 1996 ; 167 : 425-430.
86) Smith D, Shaffer K, Kirn D, et al : Mediastinal large cell lymphoma. prognostic significance of CT findings at presentation and after treatment. Oncology 1998 ; 55 : 284-288.
87) Dunleavy K, Pittaluga S, Maeda LS, et al : Dose-adjusted EPOCH-Rituximab therapy in primary mediastinal B-cell lymphoma. N Engl J Med 2013 ; 368 : 1408-1416.
88) Isaacson PG, Berger F, Muller-Hermelink HK, et al : Extranodal marginal zone lymphoma of mucosa-associated lymphoid tissue(MALT lymphoma). In : Swerdlow SH, et al(eds) : WHO classification of tumours of haematopoietic and lymphoid tissues, Lyon : IARC, 2008 : 214-219.
89) Minato H, Kinoshita E, Nakada S, et al : Thymic lymphoid hyperplasia with mutilocular thymic cysts diagnosed before Sjögren syndrome diagnosis. Diagn Pathol 2015 ; 10 : 103.
90) Shimizu K, Yoshida J, Kakegawa S, et al : Primary thymic mucosa-associated lymphoid tissue lymphoma : diagnostic tips. J Thoarc Oncol 2010 ; 5 : 117-121.
91) Yi JG, Kim DH, Choi CS : Malignant lymphoma of mucosa-associated lymphoid tissue(MALT lymphoma) arising in the thymus : radiologic findings. AJR 1998 ; 171 : 899-900.
92) Kuroki S, Nasu K, Murakami K, et al : Thymic MALT lymphoma : MR imaging findings and their correlation with histopathological findings on four cases. Clin Imaging 2004 ; 28 : 274-277.
93) Goldberg JM, Silverman LB, Levy DE, et al : Childhood T-cell acute lymphoblastic leukemia : the Dana-Farber Cancer Institute acute lymphoblastic leukemia consortium experience. J Clin Oncol 2003 ; 21 : 3616-3622.
94) Cheson BD, Fisher RI, Barrington SF, et al : Recommendations for initial evaluation, staging, and response assessment of Hodgkin and non-Hodgkin lymphoma : the Lugano classification. J Clin Oncol 2014 ; 32 : 3059-3068.
95) Hoppe RT, Advani RH, Ai WZ, et al : Hodgkin lymphoma version 1. 2017, NCCN clinical practice guideline in oncology. J Natl Compr Canc Netw 2017 ; 15 : 608-638.
96) Kostakoglu L, Goldsmith SJ : Fluorine-18 fluorodeoxyglucose positron emission tomography in the staging and follow-up of lymphoma : is it time to shift gears? Eur J Nucl Med 2000 ; 27 : 1564-1578.
97) Riad R, Omar W, Kotb M, et al : Role of PET/CT in malignant pediatric lymphoma. Eur J Nucl Med Mol Imaging 2010 ; 37 : 319-329.
98) Connors JM : Positron emission tomography in the management of Hodgkin lymphoma. Hematology Am Soc Hematol Rduc Program 2011 ; 2011 : 317-322.
99) Isaacson PG, Chan JK, Tang C, et al : Low-grade B-cell lymphoma of mucosa-associated

lymphoid tissue arising in the thymus : a thymic lymphoma mimicking myoepithelial sialadenitis. Am J Surg Pathol 1990 ; 14 : 342-351.
100) Hansell DM, Lynch DA, McAdams HP, et al : Castleman disease. In : Hansell DM, Lynch DA, McAdams HP, Bankier AA (eds) : Imaging of diseases of the chest, 5th ed. Philadelphia : Mosby (Elsevier), 2010 : 906-907.
101) 吉崎和幸：キャッスルマン病．難病疾患センター：www.nanbyou.or.jp/upload_files/h27-1-002.pdf(2017年12月23日アクセス)．
102) Marom EM, Rosado-de-Christenson ML, Bruzzi JF, et al : Standard report terms for chest computed tomography reports of anterior mediastinal masses suspicious for thymoma. J Thorac Oncol 2011 ; 6 : S1717-S1723.
103) Yang PS, Lee KS, Lee SJ, et al : Esophageal leiomyoma : radiologic findings in 12 patients. Korean J Radiol 2001 ; 2 : 132-137.
104) Levine MS, Buck JL, Pantongrag-Brown L, et al : Leiomyosarcoma of the esophagus : radiographic findings in 10 patients. AJR 1996 ; 167 : 27-32.
105) Levine MS, Buck JL, Pantongrag-Brown L, et al : Esophageal leiomyomatosis. Radiology 1996 ; 199 : 533-536.
106) Levine MS, Buck JL, Pantongrag-Brown L, et al : Fibrovascular polyps of the esophagus : clinical, radiographic, and pathologic findings in 16 patients. AJR 1996 ; 166 : 781-787.
107) Ogino H, Hara M, Satake M, et al : Malignant peripheral nerve sheath tumors of intrathoracic vagus nerve. J Thorac Imaging 2001 ; 16 : 181-184.
108) McAdams HP, Rosado-de-Christenson M, Fishback NF, et al : Castleman disease of the thorax : radiologic features with clinical and histopathologic correlation. Radiology 1998 ; 209 : 221-228.
109) Johkoh T, Müller NL, Ichikado K, et al : Intrathoracic multicentric Castleman disease : CT findings in 12 patients. Radiology 1998 ; 209 : 477-481.
110) 立石宇貴秀，三宅基隆：縦隔原発悪性リンパ腫．画像診断 2009 ; 29 : 1547-1558.
111) Marruchella A : Sarcoidosis or sarcoid reaction? Chest 2009 ; 136 : 943-944.
112) Chowdhury FU, Sheerin F, Bradley KM, et al : Sarcoid-like reaction to malignancy on whole-body integrated (18) F-FDG PET/CT : prevalence and disease pattern. Clin Radiol 2009 ; 64 : 675-681.
113) Tomimaru Y, Higashiyama M, Okami J, et al : Surgical results of lung cancer with sarcoid reaction in regional lymph nodes. Jpn J Clin Oncol 2007 ; 37 : 90-95.
114) Hara M, Shiraki N, Itoh M, et al : A problem in diagnosing N3 disease using FDG-PET in patients with lung cancer : high false positive rate with visual assessment. Ann Nucl Med 2004 ; 18 : 483-488.
115) Groell R, Schaffler GJ, Rienmueller R : Pericardial sinuses and recesses : findings at electrocardiographically triggered electron-beam CT. Radiology 1999 ; 212 : 69-73.
116) Truong MT, Erasmus JJ, Gladish GW, et al : Anatomy of pericardial recesses on multidetector CT : implications for oncologic imaging. AJR 2003 ; 181 : 1109-1013.
117) Mendelson DS, Rose JS, Efremidis SC, et al : Bronchogenic cyst with high CT numbers. AJR 1983 ; 140 : 463-465.
118) Nakata H, Sato Y, Nakayama T, et al : Bronchogenic cyst with high CT number : analysis of contents. J Comput Assist Tomogr 1986 ; 10 : 360-362.
119) McAdams HP, Kirejczyk WM, Rosado-de-Christenson ML, et al : Bronchogenic cyst : imaging features with clinical and histopathologic correlation. Radiology 2000 ; 217 : 441-446.
120) Chen F, Bando T, Hanaoka N, et al : Mediastinal thoracic duct cyst. Chest 1999 ; 115 : 584-585.
121) Sasaka K, Kurihara Y, Nakajima Y, et al : Spontaneous rupture : a complication of benign mature teraromas of the mediastinum. AJR 1998 ; 170 : 323-328.
122) Lee JY, Lee KS, Han J, et al : Spectrum of neurogenic tumors in the thorax : CT and pathologic findings. J Comput Assist Tomogr 1999 ; 23 : 399-406.
123) Tanaka O, Kiryu T, Hirose Y, et al : Neurogenic tumors of the mediastinum and chest wall : MR imaging appearance. J Thorac Imaging 2005 ; 20 : 316-320.
124) Strollo DC, Rosado-de-Christenson ML, Jett JR : Primary mediastinal tumors : part II. Tumors of the middle and posterior mediastinum. Chest 1997 ; 112 : 1344-1357.
125) Sakai F, Sone S, Kiyono K, et al : Intrathoracic neurogenic tumors : MR-pathologic correlation.

AJR 1992 ; 159 : 279-283.
126) Lin J, Martel W : Cross-sectional imaging of peripheral nerve sheath tumors : characteristic signs on CT, MR imaging, and sonography. AJR 2001 ; 176 : 75-82.
127) Suh JS, Abenoza P, Galloway HR, et al : Peripheral (extracranial) nerve tumors : correlation of MR imaging and histologic findings. Radiology 1992 ; 183 : 341-346.
128) Varma DG, Moulopoulos A, Sara AS, et al : MR imaging of extracranial nerve sheath tumors. J Comput Assist Tomogr 1992 ; 16 : 448-453.
129) Shah N, Sibtain A, Saunders MI, et al : High FDG uptake in a schwannoma : a PET study. J Comput Assist Tomogr 2000 ; 24 : 55-56.
130) Ducatman BS, Schethauer BW, Piepgas DG, et al : Malignant peripheral nerve sheath tumors : a clinicopathologic study of 120 cases. Cancer 1986 ; 57 : 2006-2021.
131) Ozawa Y, Kobayashi S, Hara M, et al : Morphological differences between schwannomas and ganglioneuromas in the mediastinum : utility of the craniocaudal length to major axis ratio. Br J Radiol 2014 ; 87 : 20130777. doi : 10.1259/bjr.20130777.
132) Lonergan GJ, Schwab CM, Suarez ES, et al : Neuroblastoma, ganglioneuroblastoma, and ganglioneuroma : radiologic-pathologic correlation. RadioGraphics 2002 ; 22 : 911-934.
133) Forsythe A, Volpe J, Muller R : Posterior mediastinal ganglioneuroma. RadioGraphics 2004 ; 24 : 594-597.
134) Ko S-M, Keum D-Y, Kang Y-N : Posterior mediastinal dumbell ganglioneuroma with fatty replacement. Br J Radiol 2007 ; 80 : 238-240.
135) 小山雅司：神経芽腫．画像診断 2009 ; 29 : 856-867.
136) Kushner BH : Neuroblastoma : a disease requiring a multitude of imaging studies. J Nucl Med 2004 ; 45 : 1172-1188.
137) Balcombe J, Torigian DA, Kim W, et al : Cross-sectional imaging of paragangliomas of the aortic body and other thoracic branchiomeric paraganglia. AJR 2007 ; 188 : 1054-1058.
138) Lee KY, Oh YW, Noh HJ, et al : Extraadrenal paragangliomas of the body : imaging features. AJR 2006 ; 187 : 492-504.
139) Simosato Y, Mukai K : Tumor of the mediastinum. In : Atlas of tumor pathology, 3rd series Fascicle 20. Washington DC : AFIP, 1997 : 1256-1263.
140) Olsen WL, Dillon WP, Kelly WM, et al : MR imaging of paragangliomas. AJR 1987 ; 148 : 201-204.
141) Yamato M, Fuhrman CR : Computed tomography of fatty replacement in extramedullary hematopoiesis. J Comput Assist Tomogr 1987 ; 11 : 541-542.
142) Martin J, Palacio A, Petit J, et al : Fatty transformation of thoracic extramedullary hematopoiesis following splenectomy : CT features. J Comput Assist Tomogr 1990 ; 14 : 477-478.
143) Jeung MY, Gasser B, Gangi A, et al : Imaging of cystic masses of the mediastinum. RadioGraphics 2002 ; 22 : S79-93.

VI. 肺感染症

Ikezoe's
CT of the Chest

1. 肺感染症の診断へのアプローチ

　肺感染症は，おそらく我々が遭遇する異常所見を示す胸部単純X線写真（以下，胸部X線写真）のなかで最も頻度が高い疾患群であろう．呼吸器急性炎症を示す発熱，痰，咳嗽，呼吸困難，胸痛などを有する患者が来院し肺炎の可能性を疑えば，胸部X線写真を撮影し異常所見を認識することによって肺炎の診断が下される．もっとも肺感染症と一口に言っても，引き起こす病原体は多岐にわたっている．宿主免疫能が異なる市中肺炎と院内肺炎では病原微生物も異なるし，同じ病原微生物でも画像が変化することもよくある．病原微生物が何であるかまで診断するのは難しいが，胸部X線写真でコンソリデーション（consolidation）や浸潤影を示す細菌性肺炎と，すりガラス影（ground-glass attenuation/opacity）を主とするマイコプラズマやウイルス肺炎による非定型肺炎の鑑別は，胸部X線写真だけで行われることも多い．非定型肺炎の診断における胸部CTの役割は議論のあるところであるが，日常臨床ではCTまで撮像して診断の一助とすることも多い．また，まれな寄生虫疾患など特殊な感染症では特徴的な画像を示すため，画像診断の役割は大きい．本章では，病原微生物別に分類し，その特徴的画像所見をまとめている．

a. 検査法

　気軽に検査が行える胸部X線写真でコンソリデーションや浸潤影が認められれば，肺炎の診断は容易である．次のステップの胸部CTまで必要になる場合は，以下の条件が考えられる．1）胸部X線所見が肺炎としては非定型的である場合，2）抗菌薬治療を行っても，臨床症状・X線所見が改善しない場合，3）肺炎の原因として中枢気管支を閉塞する肺癌などや気管支拡張症など基礎疾患の存在が疑われる場合，などである．

　胸部CTは，通常撮像法，すなわち肺尖部から肺底部までを5〜10 mmスライス厚で撮像し，肺野条件と縦隔条件の画像を作成して示す方法で十分である．病変が小さく，さらに詳細な情報が欲しい場合は，スライス厚1〜2 mmの高分解能CT（high-resolution CT：HRCT）を追加する．昨今の多列検出器型CT（multidetector-row CT：MDCT，マルチスライスCT）では，最初から薄層スライスで撮像し，5〜10 mm厚の再構成画像を作成して示すことが多いかもしれない．その場合は，HRCTは必要に応じて後処理で作成することができる．

　造影CTが必要になることは少ないが，膿瘍など病変内部に低吸収域が存在することを確認するときには有用である．MRIやPET検査などの核医学検査は，まず必要になることはない．

b. 日本医学放射線学会・日本呼吸器学会作成の診療ガイドライン上の記載

　肺炎は，正常な免疫能を有する正常宿主に生じる場合と，何らかの免疫能低下を示している宿主に生じる場合に大きく分けられて，診断・治療が行われる．前者が市中肺炎で，後者が院内肺炎である．院内肺炎は「入院48時間以降に新しく出現した，基礎疾患を有する患者に発生した肺炎」と定義されている．日本呼吸器学会は，2007年，2008年にそれぞれ市中肺炎，院内肺炎ごとに診療ガイドラインを作成しており，日本の呼吸器感染症の診断・治療の手順はこのガイドラインをもとに行われてきた[1,2]が，2017年に新たに「成人肺炎診療ガイドライン2017」が発行された[3]．新しい分類では，市中肺炎，院内肺炎／医療・介護関連肺炎，そして人工呼吸器関連肺炎の3つに分類されている．

1）市中肺炎に対する画像診断の役割

　成人肺炎診療ガイドライン2017で画像診断について触れられているのは，CQ（clinical question）2：「CAP（市中肺炎）診断において，問診，身体診察と胸部X線画像で診断した肺炎に胸部CTを施行することは推奨されるか．」CQ5：「気道症状と発熱を有する患者群において，胸部単純X線検査を全例に施行することは推奨されるか．」の2か所であり，これらはともにグレードD, "実施しないことを弱く推奨する"となっている．これは，ともに昨今の無駄な検査を行わないようにしようというChoosing wisely：画像診断の適正化使用の考えに起因していると思われる．CQ2の解説の最後には，「胸部X線の読影が困難な場合に，胸部CTを否定するものではない．また，異常陰影を見逃すリスクもあるが，負の側面（被曝，コスト）を考慮すると，全例に胸部CTを行うのは問題がある」と結ばれている．

　ただし，市中肺炎の基本的特徴の総論では，CTで肺炎と診断された127例中12例が胸部X線で肺炎像を確認できなかったという報告，胸部CTによる両側性の陰影の確認が重症度と相関していること，マイコプラズマ肺炎，結核，ニューモシスチス肺炎，ウイルス性肺炎では胸部CTによって特徴的な所見を認める場合があるという報告を引用して，ルーチンでのCT検査は不適切だとしても，一部の症例においては胸部CTの有用性が認められると結論づけている．

　2016年版の日本医学放射線学会監修の画像診断ガイドラインでは，肺感染症についてのCQが2つ掲載されている（BOX 6-1）[4,5]．一つはCQ38：「成人市中肺炎と非感染性疾患との鑑別にCTは有効か？」で，推奨グレードはC1で，CTが有効であるという十分な科学的根拠はないが，感染症および非感染性疾患に比較的特徴的なHRCT所見が存在し，ある程度の鑑別が可能である，としている．もう一つはCQ39：「細菌性肺炎と非定型肺炎との鑑別にCTは有効か？」で，推奨グレードはC1で，肺炎球菌とマイコプラズマ肺炎との鑑別にCTは有用であるが，その他の病原微生物においては有用性のエビデンスは限られる，としている．

　以上のことより総括すると，市中肺炎においては，胸部単純X線診断が確実でないときは胸部CTを，病原微生物が非定型肺炎による可能性があるときはHRCTによる鑑別診断が有効であり，積極的にCTを行っていいという結論と思われる．

2) 院内肺炎に対する画像診断の役割

院内肺炎には，1) 免疫不全状態，たとえば抗癌剤治療中の好中球減少状態，ステロイドや免疫抑制剤投与による細菌性免疫不全状態，2) 誤嚥によるもの，3) 人工呼吸管理によって発症したもの(いわゆる VAP：ventilator-associated pneumonia)などの特殊な病態も含まれる．画像診断の有効性については肺炎重症度因子として CRP≧20 mg/dL，胸部X線写真陰影の広がりが一側肺の 2/3 以上である場合が中等度，そうでない場合が軽度として分類し，診療にあたることになっている[3]．

画像診断，特に CT の有用性については，1) 院内肺炎の治療に反応しない患者に対して，感染症以外の疾患の鑑別診断に対して，2) 免疫不全患者の原因微生物の推定や必要に応じて気管支肺胞洗浄(bronchoalveolar lavage：BAL)などの侵襲的手技の際の助けとして，3) VAPの際に胸部X線写真の読影が困難な際に，4) 誤嚥性肺炎の際に両側肺炎の同定に，と 2008年度の呼吸器学会ガイドラインでは言及されている[2]が，2017年度のガイドラインでは言及はない．

以上，日本における肺炎診療ガイドラインで画像診断の役割がどのように評価されているかを記述したが，肺感染症に対する画像診断の役割について，その有用性に言及している論文が多数発表されてきている．この章の各論では，感染症の画像診断の最先端の情報を網羅しているので，参考にされたい．

BOX 6-1　肺感染症の画像診断ガイドラインでの記載

CQ38：成人市中肺炎と非感染性疾患の鑑別に CT は有効か？
　推奨グレード C1：CT が有効であるという十分な科学的根拠はないが，感染症および非感染性疾患に比較的特徴的な HRCT 所見が存在し，ある程度の鑑別が可能である．

CQ39：細菌性肺炎と非定型肺炎との鑑別に CT は有効か？
　推奨グレード C1：肺炎球菌とマイコプラズマ肺炎との鑑別に CT は有用であるが，その他の病原微生物においては有用性のエビデンスは限られる．

(文献 4,5)より改変)

2. 市中肺炎

a. 細菌性肺炎

「胸部のCT」第3版が出版されたのち，肺炎に関するいくつかの新しいガイドラインが作成された．それにより肺炎診療は大きな変革を迎え，実際の診療に即した治療の選択が行われるようになってきた．2014年に日本感染症学会と日本化学療法学会から発表された「呼吸器感染症治療ガイドラン」も含めて新しい肺炎の分類の新しい考え方が示された．

肺炎の治療を行ううえで，起炎微生物の特定は適切な抗菌薬治療を行うために必要不可欠である．しかしながら実際は，起炎微生物の同定と薬剤感受性検査の結果が判明するまでには時間を要するので，経験的治療が行われている．市中肺炎(community-acquired pneumonia：CAP)の治療薬選択には，細菌性肺炎と非定型肺炎の鑑別が日本独自のアルゴリズムであり，両者の鑑別診断基準については症状や臨床および検査所見から鑑別を行うことになっている．現時点では胸部単純X線写真を含めて，画像所見の項目は含まれていない．しかし，臨床の現場においては肺炎を疑う症例において，胸部単純X線写真が施行され，さらに胸部CTが追加検査されることも多い．肺炎球菌(*Streptococcus pneumoniae*)とマイコプラズマ(*Mycoplasma pneumoniae*)による肺炎のCT所見について，多数の報告がある．それによると，両者のCT所見には異なる所見が多く認められ，鑑別は比較的容易である．しかしながら，その他の多くの起炎微生物については，*Streptococcus milleri* group などを除いて，特徴的なCT所見は乏しく，画像所見のみから診断することは困難であることが多い．

本項では，市中肺炎(細菌性)を中心に，一部の院内肺炎(hospital-acquired pneumonia: HAP)を含めて，CT所見を中心に解説すると同時に起炎菌の推定方法についても解説を行う[†]．

国内および国外においても，市中肺炎の起炎菌の上位4菌種は共通で，肺炎球菌(*Streptococcus pneumoniae*)，インフルエンザ桿菌(*Haemophilus influenzae*)，マイコプラズマ，肺炎クラミドフィラ(*Chlamydophila pneumoniae*)であり，全体の50〜60%以上を占める．次いで，モラクセラ・カタラーリス(*Moraxella catarrhalis*)やレジオネラ(*Legionella pneumophilia*)などがあるが，本邦におけるレジオネラ肺炎の頻度は海外と比して少ない．院内肺炎では，黄色ブドウ球菌(*Staphylococcus aureus*)，緑膿菌(*Pseudomonas aeruginosa*)，肺炎桿菌(*Klebsiella pneumoniae*)などの頻度が高く，これら3菌種で全体の40〜

[†]注：米国の成人院内肺炎診療ガイドラインの大きな特徴は「de-escalation」という概念を基本としている点である．米国の院内肺炎は人工呼吸器関連肺炎(ventilator associated pneumonia：VAP)が多く，死亡率が高いという現状に沿ったものである．院内肺炎では市中肺炎と比較して，死亡率が高く，初期治療の際には広域抗菌薬による治療が行われる場合も多いが，薬剤耐性菌の出現を防ぐためにも，市中肺炎と同様，原因菌を検索する努力は必要である．

70%を占め，次いで腸内細菌などがあげられる．医療・介護関連肺炎(nursing and health-care-associated pneumonia：NHCAP)における起炎菌は，市中肺炎と院内肺炎の起炎菌の中間の特徴を有している(BOX 6-2).

1) 画像パターンによる起炎菌の推定

肺炎は病理学的および画像診断学的に，肺胞性肺炎(大葉性肺炎)と気管支肺炎(小葉性肺炎)に区別される．起炎菌を推定するにあたり，肺胞性肺炎の起炎菌と気管支肺炎の起炎菌を区別することが重要である．

① 肺胞性肺炎(大葉性肺炎)

肺胞性肺炎の画像パターンを呈する起炎菌は，混合感染でない限り肺炎球菌，肺炎桿菌，肺炎クラミドフィラ，オウム病クラミドフィラ(*Chlamydophila psittaci*)，レジオネラに限られる．

これらの起炎菌は経気道的に末梢の気腔(肺胞腔)に到達し，炎症性浮腫に引き続いて，細胞成分が乏しい多量の滲出液が産生される．滲出液はKohn孔などの側副換気路や末梢の既存する気道を介して周囲へと広がっていくため，気管支肺炎のような区域単位，小葉単位に限局した広がりを呈することは少なく，速やかに気道区域を超えて肺末梢部を広範囲に広がっていく(非区域性分布を呈する)．肺胞腔内充填に乏しい部分はすりガラス影として認められる．炎症性滲出液が大量に貯留すると葉間胸膜が圧排進展され，いわゆる"bulging fissure sign"を呈することがある．浸潤影の内部に開存した気管支はair bronchogram(気管支透亮像)として認められる．細菌性肺炎では，特発性器質化肺炎や慢性好酸球性肺炎などで認められるような胸膜直下のみに広がる非区域性のコンソリデーション(consolidation, 浸潤影)を呈することは極めてまれである．近年では抗菌薬の進歩により，大葉性肺炎の所見を認める頻度は以前の報告と比較して少なくなっている．

② 気管支肺炎(小葉性肺炎)

上記5菌種以外の，インフルエンザ桿菌，マイコプラズマ，モラクセラ・カタラーリス，黄色ブドウ球菌，緑膿菌などのほとんどの菌種は気管支肺炎(小葉性肺炎)のパターンを呈する．これらの起炎菌は，肺胞性肺炎の起炎菌と異なり，経気道的に吸引された後，終末細気管支や呼吸細気管支などの末梢気道粘膜が主として障害される．好中球など多くの炎症細胞浸潤が認められるが滲出液は少なく，これらはKohn孔などの側副換気路を通過することができないため，終末細気管支や呼吸細気管支周囲に病変は限局する．すなわち，区域性の分布を呈することになる．治癒期には器質化肺炎が出現することが多い．終末および呼吸細気管支やその周囲に広がる病変を反映して，胸部単純X線写真では，境界不明瞭な小葉中心性結節影を呈し，二次小葉に及べば小葉性浸潤影を呈するようになる．それらが癒合すると前述の肺胞性肺炎との区別が困難になるが，病変の軽微な部位を見ることにより，多量の滲出液貯留による非区域性病変と鑑別が可能な場合がある．気管支肺炎の胸部CT所見は，気管支に沿った(区域性)コンソリデーションを認め，また，肺胞性肺炎の所見と比較して，気管支壁肥厚や小葉中心性分岐状粒状影を認める頻度が高い．

肺胞性肺炎の起炎菌である肺炎球菌，肺炎桿菌および肺炎クラミドフィラの高分解CT (high-resolution CT：HRCT)所見では，気管支壁肥厚を認める頻度は25～35%であるのに対し，気管支肺炎をきたす上位4種(マイコプラズマ，インフルエンザ菌，黄色ブドウ球菌，

BOX 6-2　市中肺炎の起炎菌

1) 肺炎球菌(*S. pneumoniae*)
2) インフルエンザ桿菌(*H. influenzae*)
3) マイコプラズマ肺炎(*M. pneumoniae*)
4) 肺炎クラミドフィラ(*C. pneumoniae*)

モラクセラ・カタラーリス)では，76〜89%と有意差をもって高頻度で認められ，両者の鑑別に有用である[6〜16]．さらに，小葉中心性粒状影・分岐状影を認める頻度も，肺胞性肺炎の起炎菌では4〜20%であるのに対し，気管支肺炎をきたす起炎菌では65〜91%と頻度が高い[6〜16]．これらの所見は，肺胞性肺炎の初期(区域性分布を呈する時期)においても，気管支肺炎と区別するうえで重要なポイントとなる．さらには，肺胞性肺炎の起炎菌および気管支肺炎の起炎菌との混合感染を診断するうえでも重要である．

非区域性のコンソリデーションの辺縁や病変の軽微な部位に，気管支壁肥厚や小葉中心性粒状影が認められれば，気管支肺炎の起炎菌が混合感染していることを疑う[6,16]．また，肺炎球菌やレジオネラ肺炎の尿中抗原陽性例においても，小葉中心性粒状影や気管支壁肥厚が認められれば，積極的に気管支肺炎の起炎菌との混合感染を疑う．

たとえば，次の所見が認められた場合，どのように考えるか？
Q1　区域性のコンソリデーションを認め，気管支壁肥厚や小葉中心性分岐状粒状影が認められない場合？
A1　肺胞性肺炎の起炎菌による早期の肺炎．

Q2　非区域性コンソリデーションを認め，さらに気管支壁肥厚や小葉中心性分岐状粒状影を認める場合？
A2　肺胞性肺炎の起炎菌と気管支肺炎の起炎菌との混合感染．

しかしながら，肺胞性肺炎を引き起こす微生物間，および気管支肺炎を引き起こす微生物間の鑑別は，HRCT所見のみでは困難と思われる．やはり，画像所見とともに，年齢，性別，統計学的な頻度，臨床所見，各迅速検査(喀痰，抗原など)を参考にしながら推定する必要がある．

結核や非結核性抗酸菌症などの気道上皮を病変の主座とする起炎菌なども気管支肺炎の起炎菌と同様，区域性の分布を呈する．

また，高齢者に認められる肺炎の多くは口腔内分泌物の吸引による誤嚥性肺炎であり，気管支肺炎のパターンを呈する．その特徴として，物理学的に肺の背側部位(S^2, S^6, S^{10})に好発し，気管支壁肥厚や細気管支病変である小葉中心性粒状影を伴うことが多い．繰り返されると構造の改変を伴うことも多い(BOX 6-3)．

> **BOX 6-3** 画像パターンからの起炎菌を同定する際の着目点
>
> 1) 非区域性と区域性の区別
> 2) 気管支壁肥厚および小葉中心性分岐状粒状影の有無

2) それぞれの起炎菌の特徴

① 肺炎球菌　*Streptococcus pneumoniae*

　肺炎球菌(*S. pneumoniae*)はヒトに対して病原性の強いグラム陽性球菌であり，市中肺炎の原因微生物のうち20〜40％を占め[17〜19]，肺炎の原因として最も頻度の高い起炎菌である．肺炎球菌性肺炎は，尿中抗原迅速キットの臨床導入により飛躍的に診断される機会が多くなった．その感度は70〜80％，特異度は94〜99％で，肺炎球菌のほとんどの血清型を検出することができる．

　市中肺炎における混合感染の頻度は約1.7〜16.7％とばらつきがある．その混合感染のうち，肺炎球菌が起炎菌である頻度は約50〜60％で，さらに肺炎球菌自体，その30〜66％に複数病原体感染が認められる．そのおもな病原体はインフルエンザウイルス，インフルエンザ桿菌やマイコプラズマなどである[20,21]．特に，インフルエンザウイルスなどのウイルス感染と肺炎球菌との混合感染は重篤になりやすく，臨床的に重要である．ウイルスの先行感染により，気道上皮細胞によって血小板活性化因子(platelet-activating factor：PAF)受容体発現が増強され，肺炎球菌付着が亢進されるためにそれらの合併頻度が高い[22]．

　インフルエンザウイルス肺炎と肺炎球菌肺炎のHRCT所見はまったく異なり，インフルエンザ陽性例において，コンソリデーションや粘液栓などの所見が認められた場合には，積極的に細菌との混合感染を疑う[7]．厳密にいうと，インフルエンザウイルス肺炎でもコンソリデーションを認めることがあるが，その病理学的(diffuse alveolar damage：DAD)所見を反映して間質性肺炎の急性増悪で認められる際のコンソリデーションに類似しており，気管支肺炎や肺胞性肺炎で認められるコンソリデーションとは異なる．

　なお，近年，ペニシリン系抗菌薬耐性の肺炎球菌(penicillin-resistant *Streptococcus pneumoniae*：PRSP)が急速に増加しているが，重症度や予後に差がない[23]．典型的な臨床症状としては，悪寒戦慄を伴う急な発熱で発症し，咳嗽や鉄さび色の喀痰などの呼吸器症状を伴う．

　画像所見：HRCTを用いた報告[6,7,24]では，大部分の症例にコンソリデーションおよびすりガラス影を認める(図6-1)．コンソリデーションは比較的下葉優位で，多肺葉に認められ，約半数の症例で両肺に広がる．発症初期には限局したコンソリデーションを呈することがあるが，速やかに広範囲に広がり，典型的には多量のフィブリン析出を反映して非区域性の分布を呈し，bulging fissure signも認められることがある．気管支壁肥厚および小葉中心性粒状影の頻度は低く，気管支肺炎の起炎菌(インフルエンザ桿菌やマイコプラズマなど)のHRCT所見と区別される(BOX 6-4)．

　肺炎球菌単独の感染による肺膿瘍の形成はまれであり[6,7,24]，膿瘍形成を認め，かつ肺炎球菌が同定された例の多くは嫌気性菌との混合感染である．言い換えれば，肺炎球菌肺炎と

図6-1 20歳台男性（市中肺炎） 肺炎球菌肺炎

HRCT 左下葉に非区域性に広がるコンソリデーションを認める．病変の軽微な部にはすりガラス影を認める．気管支壁肥厚や小葉中心性粒状影は指摘できない．典型的な肺胞性肺炎の所見で，肺炎球菌が疑われる所見である．

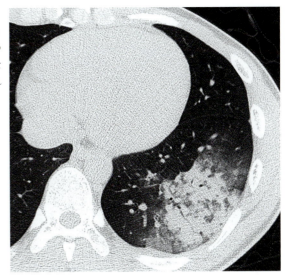

> **BOX 6-4** 肺炎球菌肺炎を最初に疑うポイント
>
> - 市中肺炎であること！
> - 気管支壁肥厚や小葉中心性粒状影を伴わない，あるいは，目立たない非区域性あるいは区域性肺炎．
> - 膿性痰を伴うインフルエンザウイルス感染者

診断された症例においてHRCTで膿瘍形成を認めた際には，嫌気性菌あるいは緑膿菌（グラム陰性好気性桿菌）との混合感染を積極的に疑う[6]．市中肺炎で，背景に糖尿病や慢性閉塞性肺疾患（COPD）などの基礎疾患を有する場合を含めて，肺胞性肺炎のパターンの胸部CT所見を認めた場合，まず疑うべき起炎微生物である．また，前述したようにコンソリデーションの辺縁や病変の軽微な部位に，気管支壁肥厚や小葉中心性粒状影が認められたり，肺炎球菌尿中抗原陽性例のCTで気管支壁肥厚や小葉中心性粒状影を認めることができれば，気管支肺炎の起炎菌との混合感染を疑う[6,16]（図6-2）．

Q3 インフルエンザウイルス感染例の胸部CTで，非区域性のコンソリデーションを認める場合，どのように考えるか？
A3 肺炎球菌肺炎の合併．

② インフルエンザ桿菌　*Haemophilus influenzae*

インフルエンザ桿菌（*H. influenzae*）はヘモフィルス属のグラム陰性桿菌であり，上気道の常在菌である．基礎疾患として，気管支拡張症やびまん性汎細気管支炎などの慢性疾患やHIV感染が感染の危険因子とされる．インフルエンザ桿菌は，市中肺炎の起炎微生物の4〜20％を占め，市中肺炎の起炎菌としては肺炎球菌に次いで2番目に多い．院内肺炎の起炎微生物としての頻度は低く，肺炎球菌とともに3〜4％程度にとどまる．

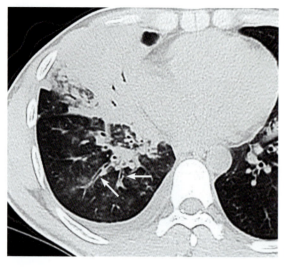

図 6-2　20歳台男性（市中肺炎）　肺炎球菌＋マイコプラズマ肺炎

HRCT　中葉には air bronchogram を伴ったコンソリデーションを認める．右下葉には気管支壁肥厚（→）を伴ったすりガラス影を認める．右少量胸水あり．年齢および著明な気管支壁肥厚からはマイコプラズマ肺炎を強く疑うことができるが，中葉の膨隆したコンソリデーションは説明できない．また，右下葉支の粘液栓も説明できず，肺胞性肺炎の起炎菌との混合感染であると診断できる．若年者，市中肺炎，および混合感染例の起炎微生物の統計学的頻度などから，肺炎球菌＋マイコプラズマ肺炎を強く疑うと報告した．後日，主治医からは，「臨床的には肺炎球菌尿中抗原陽性でしたが，臨床所見が合致せず，起炎微生物検索目的でCTを依頼致しました．マイコプラズマ抗体が上昇しており，CTでの診断通りでした」との返事をいただいた．

BOX 6-5　インフルエンザ桿菌肺炎を最初に疑うポイント

- 市中肺炎でかつ気管支肺炎であることが前提！
- 60歳以上であること．
- 60歳以下でもマイコプラズマ肺炎に次いで疑う．
- COPDを基礎疾患に有する気管支肺炎

BOX 6-6　慢性閉塞性肺疾患（COPD）の増悪に関与する起炎菌

1) 肺炎球菌（S. pneumoniae）
2) インフルエンザ桿菌（H. influenzae）
3) モラクセラ・カタラーリス（M. catarrhalis）

インフルエンザ桿菌は，非莢膜株と莢膜株に分類され，非莢膜株は中耳炎，副鼻腔炎，気管支肺炎などの起炎菌となるが，それに対して莢膜株は気道感染症を起こすことは少なく，直接血中に入ることにより敗血症や髄膜炎を引き起こす（BOX 6-5）．

モラクセラ・カタラーリスとともに，慢性下気道感染症での持続感染と急性増悪，およびCOPDの増悪にも深く関与している（BOX 6-6）．

画像所見：インフルエンザ桿菌211例のHRCTの報告[10]によると，おもな所見はすりガラス影（87.7％），気管支壁肥厚（85.8％），小葉中心性粒状影（64.9％），およびコンソリデーション（53.1％）で，肺炎球菌肺炎やクレブシエラ肺炎のCT所見とは区別される（図6-3）．単独感染では膿瘍形成は認めず．約10％の症例で胸水を認める．

③ **肺炎桿菌**　*Klebsiella pneumoniae*

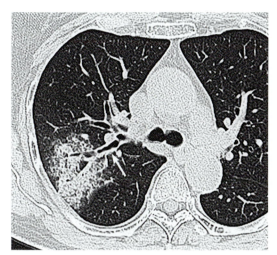

図6-3　60歳台女性(市中肺炎)　インフルエンザ桿菌肺炎
HRCT　右S^2に区域性に広がるコンソリデーションおよびすりガラス影を認める．右B^2b壁の肥厚が目立ち(→)，病変の辺縁には小葉中心性粒状影も認める．年齢および画像所見からインフルエンザ桿菌肺炎が最も疑われる．

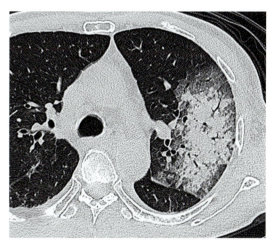

図6-4　80歳台男性　肺炎桿菌肺炎(アルコール多飲歴あり，糖尿病にて通院加療中．市中肺炎)
HRCT　左上区に非区域性に広がるコンソリデーションを認める．その辺縁にはすりガラス影を伴う．少量の胸水を両側に認める．気管支壁肥厚や小葉中心性病変ははっきりせず，典型的な肺胞性肺炎の所見である．尿中抗原陰性であり，肺炎桿菌肺炎が最も疑われると報告した症例である．

BOX 6-7　肺炎桿菌肺炎を最初に疑うポイント

- アルコール多飲などを背景に有する患者の肺炎
- 肺胞性肺炎のパターンを呈する院内肺炎で，尿中抗原陰性の場合．
- 膿瘍形成を伴った院内肺炎では混合感染を考える．

　肺炎桿菌(*K. pneumoniae*)は，市中肺炎の起炎微生物のなかで0.5〜5%を占め，頻度は比較的低いが，院内肺炎としては黄色ブドウ球菌，緑膿菌に次いで頻度が高い重要なグラム陰性桿菌である．発症患者の背景として，アルコール多飲歴，肺気腫，心疾患，高血圧および悪性疾患などの基礎疾患を有する患者に好発し，アルコール多飲者においては死亡率が高いことが報告されている[16,25] (BOX 6-7)．

　画像所見：従来の報告では，多量の滲出液により肺葉が拡張し，葉間を圧排する所見(bulging fissure sign)を呈すること，早期から膿瘍形成を高頻度で合併することが特徴であった[26〜29]．しかしながら，これらの報告は単独・混合感染の区別なく評価されていた．近年，肺炎桿菌による肺炎の多くはメチシリン耐性黄色ブドウ球菌(methicillin-resistant *Staphylococcus aureus*：MRSA)や緑膿菌などとの混合感染であると報告された[30]．

　肺炎桿菌単独感染症例のHRCT所見は，感染初期では限局性のすりガラス影およびコンソリデーションであるが，速やかに非区域性のすりガラス影とコンソリデーションを高頻度で認めるようになり，しばしば辺縁に網状影を伴う(図6-4)．気管支壁肥厚は26%，小葉中

心性粒状影は4〜6%で，肺胞性肺炎の起炎菌の特徴を有している．約70%の症例で両肺に広がり，約半数に胸水を伴う[16]．これらの所見は肺炎球菌肺炎と類似しており，両者の鑑別は画像所見のみからは困難である．従来，肺炎桿菌肺炎に特徴的とされた空洞形成は，単独感染例では約0.5%にしか認められないのに対して，混合感染例では16〜24%で認められ，両者間に有意な差を認めている[16]．さらに気管支肺炎を発症する微生物との混合感染症例では，気管支壁肥厚および小葉中心性粒状影の頻度が高く，胸水も高頻度で認められる．また，混合感染例では単独感染例と比して死亡率も高い．

④ 黄色ブドウ球菌　*Staphylococcus aureus*

黄色ブドウ球菌(*S. aureus*)は皮膚，鼻腔，消化管などの常在菌であるが，院内においては術後部感染，呼吸器感染，尿路感染などに関与し，最も重要な医療関連感染起炎菌のひとつである．抗菌薬耐性の観点から，メチシリン感受性黄色ブドウ球菌(methicillin-sensitive *Staphylococcus aureus*：MSSA)とメチシリン耐性黄色ブドウ球菌(MRSA)とに分類される．緑膿菌と同様，院内肺炎の重要な起炎菌(20〜49%)であるが，臨床で特に問題になるのはMRSAである．一方，市中肺炎における黄色ブドウ球菌の頻度は1〜10%である．近年，市中肺炎の起炎菌としてMRSAが報告される頻度が増えており，健康で基礎疾患をもたない子供や成人発症例での報告も散見される．

インフルエンザウイルスとの混合感染あるいはインフルエンザウイルス感染後の細菌性肺炎として，肺炎球菌と同様，黄色ブドウ球菌の合併頻度も高い．これは黄色ブドウ球菌がもつ細菌性プロテアーゼが，インフルエンザウイルスの表面タンパク赤血球凝集素の開裂を促進し，ウイルスの活性化を促すためであるといわれている．黄色ブドウ球菌と肺炎球菌の2つの菌で，インフルエンザ関連細菌性肺炎起炎菌の半数以上を占める(BOX 6-8)．

画像所見：MRSA肺炎あるいはMSSA肺炎に関する画像報告は少ない．Gonzálezらは胸部単純X線写真を用いたMRSA肺炎とMSSA肺炎の比較検討(32人のMRSA肺炎患者と54人のMSSA肺炎患者)を行ったが，明らかな違いはなかったと報告している[31]．

胸部CT所見に関する報告はほとんどない．さらに，MRSA肺炎とMSSA肺炎の比較検討を行った研究は，2012年のMorikawaらの報告(68人のMRSA肺炎患者と83人のMSSA肺炎患者)のみである[8]．それによるとMSSA肺炎では，すりガラス影(80.7%)，気管支壁肥厚(75.9%)，小葉中心性粒状影(63.9%)，コンソリデーション(51.8%)などがおもな所見であり，一方，MRSA肺炎でも肺野のおもな所見は，すりガラス影(79.7%)，気管支壁肥厚(60.3%)，コンソリデーション(58.8%)，小葉中心性粒状影(47.1%)であった[8](図6-5, 6)．しかしながら，次の所見では両者間(MSSA vs MRSA)で相違が認められた．小葉中心性粒状影(63.9% vs 47.1%, $p=0.038$)，特に"tree-in-bud pattern"を呈する小葉中心性粒状影(44.6% vs 23.5%, $p=0.007$)，胸水(45.8% vs 70.6%, $p=0.002$)，さらに，肺野病変はMRSAで末梢優位に認められた($p=0.028$)．

MRSAはMSSAと比べて，毒性および細気管支・気管支上皮への接合力がともに弱いため，細気管支・気管支病変の頻度が低く，より末梢優位の分布が認められると推察される．

Q4　インフルエンザウイルス感染例の胸部CTで，気管支壁肥厚や小葉中心性粒状影を伴ったコンソリデーションを認める場合は，どのように考えるか？
A4　黄色ブドウ球菌肺炎の合併(BOX 6-9)

図 6-5　70 歳台女性（市中肺炎）　メチシリン感受性黄色ブドウ球菌肺炎
HRCT　右 S^2 を主座として，気管支壁肥厚（矢印）と小葉中心性分岐状粒状影を認める．典型的な気管支肺炎の所見である．CT 所見だけでは，インフルエンザ桿菌肺炎との鑑別は困難である．

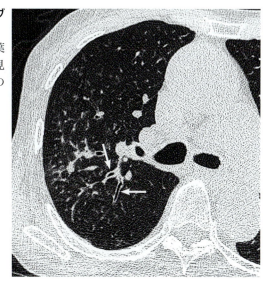

図 6-6　80 歳台男性（院内肺炎，食道癌術後）　メチシリン耐性黄色ブドウ球菌肺炎
HRCT　右優位両側肺にはすりガラス影が広がり，中葉末梢にはコンソリデーションを認める（→）．中葉支や右下葉支の壁は軽度肥厚している（▶）が，tree-in-bud appearance を呈する小葉中心性分岐状粒状影ははっきりしない．少量の胸水も認める．MRSA 肺炎が最も疑われた．

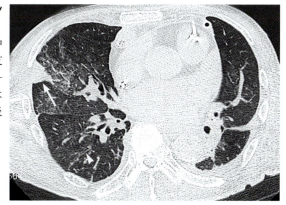

BOX 6-8　黄色ブドウ球菌肺炎を最初に疑うポイント

- 気管支肺炎のパターンを呈する院内肺炎
- インフルエンザウイルス感染合併あるいは感染後の気管支肺炎

BOX 6-9　院内肺炎の起炎菌

1) 黄色ブドウ球菌（S. aureus）
2) 緑膿菌（P. aeruginosa）：特に人工呼吸器関連肺炎（ventilator-associated pneumonia: VAP）の原因として重要．
3) 肺炎桿菌（K. pneumoniae）
〔入院後 1 週間以内なら肺炎球菌（S. pneumoniae）とインフルエンザ桿菌（H. influenzae）も考慮〕

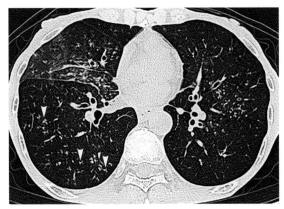

図 6-7　60 歳台女性（肺気腫にて通院加療中．市中肺炎）　モラクセラ・カタラーリス肺炎
HRCT　両肺にすりガラス影を認め，同部の支配気管支壁は肥厚し，小葉中心性分岐状粒状影（▶）を認める．気管支肺炎の所見である．基礎疾患として，肺気腫があることから，インフルエンザ桿菌あるいはモラクセラ・カタラーリスが起炎微生物として最も考えられると報告した．

⑤　モラクセラ・カタラーリス　*Moraxella catarrhalis*

　モラクセラ・カタラーリス（*M. catarrhalis*）は，気道粘膜への強い付着性を有する線毛を有しており，ヒトの上気道，特に小児においては後鼻腔に常在し，小児の中耳炎，全年齢層においては急性および慢性の副鼻腔炎，成人においては慢性肺疾患を伴う下気道感染の原因菌（グラム陰性球菌）である．

　重要なことは，モラクセラ・カタラーリスが COPD の増悪に強く関与していることである．本菌のヒト咽頭上皮細胞への付着が，健康成人に比べ慢性呼吸器感染症患者で高いことにもよると考えられている．COPD 増悪にはさまざまな原因があるが，その 70〜75％ は細菌感染によって生じ，その 60％ 以上はインフルエンザ菌，モラクセラ・カタラーリス，肺炎球菌が関与する．COPD において，インフルエンザ菌，モラクセラ・カタラーリス，肺炎球菌などの感染により，これらの細菌が産生する毒素や細菌に対する生体の炎症反応に対するエラスターゼ活性が亢進することにより気道が障害され，COPD の病態がさらに進行する．

　呼吸器感染症としてのモラクセラ・カタラーリス感染症としては，慢性気管支炎の急性増悪のほかに急性気管支炎や急性肺炎が知られている．川上らの報告[32]によると，院外発症における慢性気管支炎急性増悪の起炎菌として，モラクセラ・カタラーリスは 23％ を占め，インフルエンザ菌や肺炎球菌より多いとされている．また，急性気管支炎でも 11.8％ を占める．

　画像所見：単独感染 109 例（男性 66 例，女性 43 例）の胸部 HRCT 所見についての報告[9]によると，市中肺炎 34 例，院内肺炎 75 例，平均年齢 74.9 歳で，基礎疾患として肺気腫 74 例（67.9％），心疾患 44 例（40.4％），悪性疾患 41 例（37.6％）が認められ，インフルエンザ桿菌肺炎の報告と比較して，高齢者（74.9 歳 vs 63.9 歳）であり，基礎疾患についてもそれぞれ有意差をもって高頻度で認められた．おもな CT 所見はすりガラス影（90.8％），気管支壁肥厚（78.0％），小葉中心性粒状影（72.5％），コンソリデーション（48.6％）である（図 6-7）．マイコプラズマを除く他の気管支肺炎の起炎菌（インフルエンザ桿菌など）による CT 所見と類似しているため，胸部 CT 所見のみによる区別は困難である（BOX 6-10）．そのほかには，症例報告以外にはまとまった画像報告はない．

⑥　緑膿菌　*Pseudomonas aeruginosa*

　緑膿菌（*P. aeruginosa*）は自然環境中に存在するグラム陰性桿菌で，湿気の多い環境で発育

図 6-8 10歳台男性(前縦隔悪性リンパ腫術後,人工呼吸器管理関連肺炎) 緑膿菌肺炎
HRCT 右 S^6 には結節状のコンソリデーションが癒合するように区域性に広がっている.気管支壁肥厚もあり(→),気管支肺炎の起炎微生物であると診断できる.人工呼吸器関連肺炎であり,典型的な緑膿菌肺炎の所見である.

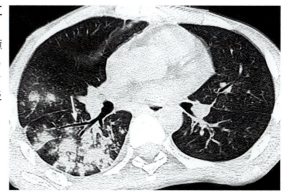

BOX 6-10　モラクセラ・カタラーリス肺炎を疑うポイント

- 高齢者で肺気腫や心疾患などの基礎疾患を有する.
- 気管支肺炎のパターンを呈する院内肺炎
- ただし,インフルエンザ桿菌肺炎との鑑別は困難.

BOX 6-11　緑膿菌肺炎を最初に疑うポイント

- VAP！
- 膿瘍形成を伴った院内における気管支肺炎

しやすい性質を有する.健常者の市中肺炎の起炎菌になることはほとんどなく,*P. aeruginosa* による呼吸器感染症患者は compromised host である.

成人院内肺炎,人工呼吸器関連肺炎(VAP)の起炎微生物として最も頻度が高く,MRSA とともに重要な起炎菌である(BOX 6-11).本邦において,医療ケア関連肺炎(healthcare-associated pneumonia：HCAP)に老健施設や特別養護老人ホームなどの介護施設入所者に生じた肺炎,つまりナーシングホーム関連肺炎(nursing home-acquired pneumonia：NHAP)を含めた医療・介護関連肺炎(nursing and healthcare-associated pneumonia：NHCAP)の起炎微生物の頻度は,各施設によってさまざまであるが,やはり緑膿菌は NHCAP においても重要な起炎微生物であることには間違いない.また,気管支拡張や COPD などの慢性肺疾患を有する患者においても,菌交代が進むと緑膿菌が優位な増殖を示す.

画像所見：緑膿菌肺炎に関する胸部 CT 所見に関するまとまった報告はほとんどない. Okada ら[11]の 35 例および Omeri ら[12]の 124 例の胸部 CT による検討では,80〜90% 以上が院内肺炎で約 70% が VAP である.おもな所見は,すりガラス影(90〜97%),コンソリデーション(66〜78%),気管支壁肥厚(50〜89%),小葉中心性粒状影(11〜19%),および空洞形成(9〜14%)である(図 6-8).

次に，頻度は少ないが比較的特徴的な画像所見を呈する細菌性肺炎について言及する．

⑦ 放線菌症　actinomycosis

ⅰ) *Actinomyces*

肺放線菌症の最も一般的な起炎菌は *Actinomyces israelii* で，口腔内，消化管内，あるいは女性性器に常在する．肺放線菌症は，歯垢や咽頭粘液の肺への吸引，抜歯などの歯科治療などによって発症する．ノカルジア症と異なり，症例の多くは免疫能が正常な場合が多い．血液学的検査では，赤血球沈降速度やCRPの上昇など軽度の炎症反応を認めるが白血球の上昇は乏しく，特異的な抗原・抗体などの検査法もない．診断は，痰，膿または生検標本において放線菌を同定することによる．菌塊は，HE染色で病巣中心部がヘマトキシリンに好染し，周囲がエオジンによく染まり，硫黄顆粒(sulfur granuleまたはDruse)とよばれ，放線菌症に特徴的な所見である．

画像所見：胸部単純X線写真では，比較的境界明瞭な腫瘤状陰影を呈することが多く，炎症反応が乏しいことから腫瘍性病変との鑑別が問題となるため，術後確定診断に至った報告例が散見される．CTに関する報告では，円形・類円形の腫瘤状病変を認め，内部は不整形の低吸収域を伴い，辺縁は不均一に造影される[33]．また，コンソリデーションを呈することもあり，腫瘤あるいはコンソリデーションの気管支内に粗大な高吸収域(異物など)(臨床的には歯周炎や抜歯処理後の既往がある場合)などが認めることができれば，疑うことが可能となる．

ⅱ) ノカルジア症

ノカルジアは放線菌目ノカルジア科に属する好気性グラム陽性桿菌で，土壌や水などの自然界に広く分布する．肺ノカルジア症としては，*Nocardia asteroides* が最も多いとされている．ノカルジア症のリスクファクターとして，ステロイド治療，臓器移植，膠原病，HIVなどがあり，免疫抑制状態における日和見感染症として注目されているが，約15〜30%は基礎疾患を有さない．特徴的な臨床所見や検査所見はなく，さらに治療薬はempirical therapy(経験的治療)に含まれておらず，死亡率も18〜33%と高い．

画像所見：近年，画像報告が増えてきている．Satoらは肺ノカルジア症18例の胸部HRCT所見を検討している[34]．それによると，15例(83.3%)は市中肺炎として発症し，院内肺炎は3例(16.8%)のみであった．18例中17例(94.4%)に単発あるいは多発結節を認め，12例(66.7%)に空洞を伴い，さらに結節周囲には14例(77.8%)に小葉間隔壁肥厚を認めている．他の市中肺炎の起炎菌微生物による肺炎のCTでは，"結節"として認められることは，敗血症性肺塞栓以外には極めてまれである．さらに，細菌性肺炎において，小葉間隔壁肥厚を認める頻度は1割以下で，さらにそれが主所見となることはない[6〜16]．ゆえに，単発あるいは多発結節で，空洞や小葉間隔壁肥厚を伴う所見を認めれば積極的に疑うことが可能である(BOX 6-12, 図 6-9)．鑑別としては真菌症や肺結核などがあげられる．

⑧ ミレリ・グループ　*Streptococcus milleri* group：SMG

肺膿瘍や膿胸を生じる重要な微生物のひとつとして，*Streptococcus milleri* group(SMG)が注目されている．SMGは緑色レンサ球菌(*S. viridans*)のひとつで，*S. constellatus*, *S. anginosus*, *S. intermedius* からなる．SMGは口腔内常在菌であり，特に歯石や歯周ポケットに常在する菌であるため，喀痰から分離されても起炎菌と同定されず，呼吸器感染症の起炎菌としても特に問題とされていなかった．しかしながら，近年，呼吸器感染症，敗血症や重

図 6-9　80 歳台男性(市中肺炎)　肺ノカルジア症
HRCT　両肺には比較的境界明瞭な結節が散見される．周囲には小葉間隔壁肥厚を伴い(→)，右 S^4 の結節には空洞を伴っている(▶)．典型的な肺ノカルジア症の所見である．

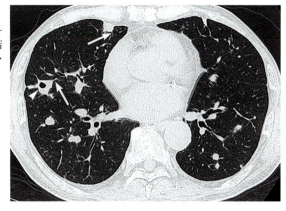

> **BOX 6-12　肺ノカルジア症を最初に疑うポイント**
>
> - 市中肺炎で，コンソリデーションや小葉中心性粒状影などの他の随伴所見を伴わない単発あるいは多発結節．
> - 内部には空洞を伴い，周囲には小葉間隔壁肥厚を伴う結節．

篤な心膜炎を発症することが報告されている．さらに，呼吸器感染症においても，肺膿瘍や膿胸など化膿性感染症を引き起こす重要な起炎菌として知られている．SMG は気管支肺炎の起炎菌であり，市中肺炎の約 2〜12% を占める．過去の報告によると胸部における化膿性感染症の約 24〜57% を SMG が占める．

　画像所見：ミレリ菌肺炎の胸部 CT に関する報告は，Lee らの 15 例の小児ミレリ感染症と Okada らの成人 33 例の報告のみである[13,35]．

　成人発症の画像報告では，平均年齢 63 歳(20〜88 歳)，多くは男性(75.8%)で，悪性腫瘍や喫煙，糖尿病など何らかの基礎疾患を有する患者(78.8%)に発症することが多い[13](BOX 6-13)．従来の報告でも 64〜93% に肺気腫や悪性疾患，糖尿病などの基礎疾患を有する患者に発症している．

　おもな CT 所見は，すりガラス影(72.7%)，気管支壁肥厚(70.0%)，コンソリデーション(51.5%)であり，気管支肺炎の特徴的な所見を認めている[13]．さらに，肺膿瘍(21.2%)や膿胸(21.2%)を高頻度で認めている(図 6-10)．ゆえに，「基礎疾患を有する男性の市中肺炎，特に肺膿瘍あるいは膿胸の代表的起炎菌である」といえる．

　膿瘍形成の頻度：単独感染 871 例の肺炎患者(肺炎球菌 170 例，インフルエンザ菌 211 例，モラクセラ・カタラーリス 109 例，黄色ブドウ球菌 151 例，肺炎桿菌 80 例，ミレリ菌 33 例，緑膿菌 35 例，肺炎クラミドフィラ 40 例，マイコプラズマ 42 例)の CT 所見の報告では，膿瘍形成が最も高頻度で認められた起炎微生物はミレリ菌(21.2%)であり，次いで緑膿菌(14.3%)，黄色ブドウ球菌(3.3%)である[6〜11,13〜16]．

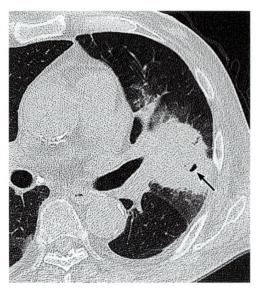

図 6-10　70 歳台男性（市中肺炎）　ミレリによる肺膿瘍
HRCT　左 S⁴ には腫瘤状のコンソリデーションを認め，内部には air を認める（→）．同部からの生検により，ミレリ菌による肺膿瘍と診断された．

> **BOX 6-13**　ミレリ菌感染症を最初に疑うポイント
>
> - 悪性腫瘍や糖尿病などの基礎疾患を有する男性
> - 肺膿瘍あるいは膿胸
> - 喀痰や気管支鏡検査で明らかな起炎菌がみられない（報告書にて）．

b. 非定型肺炎（マイコプラズマ，クラミドフィラ，レジオネラ）

非定型肺炎の診断へのアプローチ

　非定型肺炎とは，マイコプラズマやクラミドフィラ（クラミジア）などの，異型病原体によって惹起される肺炎であり，β-ラクタム系抗菌薬が無効という臨床上の特徴をもった肺炎である．日本では細菌性肺炎のなかで最も高頻度である肺炎球菌に対するマクロライドやテトラサイクリン系抗菌薬の耐性率が 80% にも及ぶため，細菌性肺炎に対してこれらの抗菌薬を使用することができない．そのため，市中肺炎の治療においては細菌性肺炎と非定型肺炎の鑑別が必要とされている．両者の鑑別は日本呼吸器病学会による「成人市中肺炎診療ガイドライン」（2007 年）においても強調されており，他国におけるガイドラインと異なった本邦独自の特徴となっている[36]．ガイドラインに記載されている両者の鑑別基準を**表 6-1** に示すが，この簡便な鑑別法は有用であるとされている．しかしながら，項目のなかに画像所見の項目がないのに気づかれるであろう．

　前回の日本呼吸器病学会による市中肺炎の診療ガイドライン（「成人市中肺炎診療の基本的考え方」2000 年）で非定型肺炎の特徴として記載のあった，「すりガラス状または skip lesion」は 2007 年のガイドラインでは省かれている．これは単純 X 線写真における非定型

表6-1 細菌性肺炎と非定型肺炎の鑑別項目と鑑別基準

1. 年齢60歳未満
2. 基礎疾患がない，あるいは軽微
3. 頑固な咳がある
4. 胸部聴診上，所見が乏しい
5. 喀痰がない，あるいは，迅速診断法で原因菌が証明されない
6. 末梢白血球数が10,000/mm^{3}未満である

1〜6を使用した場合
  6項目中，4項目以上合致→非定型肺炎疑い
  6項目中，3項目以下合致→細菌性肺炎疑い
 この場合，非定型肺炎の感度77.9%，特異度93.0%

1〜5を使用した場合
  5項目中，3項目以上合致→非定型肺炎疑い
  5項目中，2項目以下合致→細菌性肺炎疑い
 この場合，非定型肺炎の感度83.0%，特異度87.0%

(文献36)より改変)

肺炎の診断が困難であることに起因すると考えられる．後述するが，市中肺炎の胸部単純X線写真とCTとを比較した報告では，マイコプラズマ肺炎を主体とする非定型肺炎において特徴的なHRCT所見である気管支壁肥厚や小葉中心性陰影は，胸部単純X線写真では認識が困難であり，したがって，胸部単純X線写真での鑑別は困難といわざるをえない[37]．CTを用いると診断能はやや上昇するが，それでも完全とはいえない．2007年に日本医学放射線学会および日本放射線科専門医会から発表された「成人市中肺炎の画像診断ガイドライン」によると，市中肺炎の存在診断に関しては，推奨グレードはC1であり，「肺炎が強く疑われ胸部単純写真が陰性の場合に，CTを施行してもよい」との結論であった[38]．また，細菌性肺炎と非定型肺炎との鑑別におけるHRCTの有用性について，新しい「画像診断ガイドライン2016」では，推奨グレードはC1で，「肺炎球菌とマイコプラズマ肺炎の鑑別にCTは有用であるが，その他の起炎微生物においては有用性のエビデンスは限られる」となっている[39]．マイコプラズマ肺炎以外のCT所見に関する論文が少ないことが大きな理由であるが，現時点でのCTの有用性はまだまだ高いものではない．ただし，他の非感染性疾患との鑑別に関しては，推奨グレードは同じC1であるが，「CTが有効であるという十分な科学的根拠はないが，感染症および非感染性疾患に特徴的なHRCT所見が存在し，ある程度の鑑別が可能である．」との結論で，非感染性疾患との鑑別には有用性が示唆される[39]．

1) マイコプラズマ肺炎 *Mycoplasma pneumoniae* pneumonia

Mycoplasma pneumoniae（*M. pneumoniae*）は細菌に分類されるが，大きさは150〜350 nmと通常の細菌に比べて小さく，大きさとしてはウイルスに近い．市中肺炎のなかでも比較的頻度が高く，約5〜30%と報告によって差はあるものの，肺炎球菌に次ぐ頻度とされている．小児から若年成人に発症することが多く，集団感染，家族内感染が多い．臨床症状(激しい

乾性咳嗽)のわりには，理学的所見に乏しいのが特徴である．自然治癒もあり，比較的軽症であることが多いが，重症例も散見される．

通常の細菌と異なり，細胞壁をもたないため，線毛を有する気道上皮への親和性が高く，終末細気管支までの気管支炎，細胞性細気管支炎(cellular bronchiolitis)および気道周囲の肺胞領域の炎症所見が特徴的病理所見である[40]．Rollinsらによる6例の開胸肺生検症例による検討では，5例に細気管支内腔に好中球浸潤，細気管支壁へのリンパ球，形質細胞浸潤，細気管支周囲の肺胞領域の炎症所見がみられた[41]．病変形成には菌体による気道の直接傷害のほかに，宿主の免疫応答が関与していると考えられている．ラットを用いた実験では，細胞性免疫を亢進させる作用のあるinterleukin-2で治療したマウスでは，病理学的に，気管支に沿った単核球浸潤，細気管支末端のマクロファージの集簇が主体となる所見で，一方，細胞性免疫を低下させるステロイドで治療したマウスでは，肺胞内の細胞浸潤が主体で，気管支に沿った単核球浸潤が少ない病理所見を呈した[40]．すなわち，細胞性免疫が亢進した状態では気管支肺動脈周囲間質へのリンパ球浸潤が著明で，逆に細胞性免疫が抑制された状態では肺胞性肺炎の所見が優位となる．サイトカイン，リンパ球，マクロファージなどの免疫反応が複雑に関与していると考えられる[40]．マイコプラズマ菌体は気道線毛上皮に感染した後に気道を伝って滑走するため，中枢側の主軸気管支より直角に分岐する娘枝(側枝)に侵入が可能であり[41]，また菌体が小さく慣性力が小さいため，エアロゾルの形で流入したものはある程度の割合で娘枝に流入が可能である．このことが，後述する病変分布に関係すると考えられている[42]．

胸部単純X線写真では，内部にair bronchogramを有する肺胞性肺炎パターンとびまん性の網状結節パターンが報告されている[43]が，診断のポイントとなる気管支壁肥厚，小葉中心性陰影の把握は単純X線写真ではかなり困難である(図6-11 A)[37]．

HRCT所見は，気管支肺炎＋間質性肺炎(気管支壁肥厚)像が基本型である(BOX 6-14)．すなわち，比較的中枢側(娘枝領域)優位の小葉中心性の結節や分岐線状影，気管支壁肥厚が特徴的所見である(図6-11, 12)．我々の14例(そのうちマイコプラズマ肺炎が12例)の非定型肺炎のHRCT所見の検討[44]では18例の細菌性肺炎と比較して，小葉中心性陰影および細葉性陰影がそれぞれ64％，71％と有意に高頻度であり，気管支壁肥厚も有意差はないが，71％と高頻度であった．また，娘枝領域の病変を反映して，内側域の病変が86％と有意に細菌性肺炎より高頻度であった．娘枝領域の気管支壁肥厚を伴う小葉中心性，小葉性陰影が特徴的所見といえる．Reittnerらもマイコプラズマ肺炎では小葉中心性陰影，小葉性陰影，気管支壁肥厚が高頻度であり，これらはHRCTでは同定が比較的容易であったが，胸部単純X線写真では困難であったと報告している[45](図6-11 A)．

気管支壁肥厚については，36例のマイコプラズマ肺炎と52例の他の市中肺炎を比較した論文で，区域，亜区域レベルでの広範な気管支壁肥厚がマイコプラズマ肺炎では97％，他の市中肺炎では15％と有意にマイコプラズマ肺炎で高頻度であり，両者の鑑別に最も有用であったと報告している[46]．また，松迫らは，気管支壁肥厚の存在により，肺胞性陰影内においてair bronchogramがみられにくいことも強調している[47]．病変部分の容積減少を伴うこともあり，気管支壁肥厚が著明な場合に起こりやすい．

また，114症例の市中肺炎，院内肺炎を合わせた検討では，特徴的CT所見を示した肺炎はニューモシスチス肺炎とマイコプラズマ肺炎のみであったと結論づけており，マイコプラ

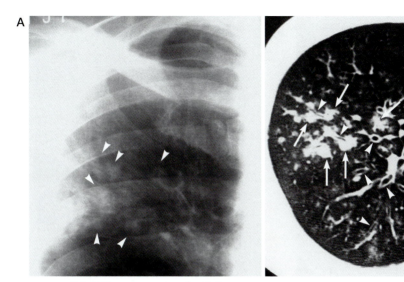

図 6-11　30 歳台男性　マイコプラズマ肺炎
A：単純 X 線写真，B：HRCT　単純 X 線写真（A）では，数 mm 大から 1 cm 大の辺縁のぼけた結節がみられる（►）．融合傾向がみられ，細葉性，小葉性陰影であり，気管支肺炎の所見である．気管支壁肥厚は単純 X 線写真では認識しがたい．HRCT（B）では比較的中枢側の気管支に沿って，小葉中心性陰影，細葉性陰影が認められる（→）．娘枝（側枝）領域の病変である．気管支壁肥厚も認められる（►）

図 6-12　30 歳台女性　マイコプラズマ肺炎
HRCT　小葉中心性陰影および tree-in-bud pattern がみられる（小矢印）．気管支壁肥厚もみられる（►）．左舌区には小葉性陰影もみられる（大矢印）．

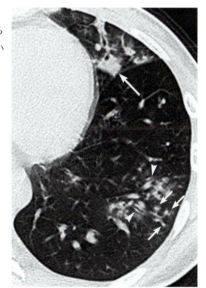

BOX 6-14　マイコプラズマ肺炎のCT所見

- 基本的には気管支肺炎＋気管支壁肥厚像
- 比較的中枢側（娘枝領域）優位の小葉中心性の結節や分岐線状影，気管支肺動脈束腫大．
- 細胞性免疫が抑制された状態（小児症例も含む）では，肺胞性肺炎が主体．
- 肺胞性陰影内では air bronchogram がみられにくい．

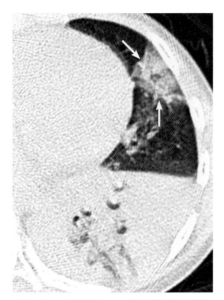

図 6-13　9 歳女児　マイコプラズマ肺炎
HRCT　左下葉に内部に air bronchogram を有するコンソリデーションがみられる．左舌区にはすりガラス影（ground-glass attenuation：GGA）もみられる（→）が，気管支壁肥厚や小葉中心性陰影には乏しい．

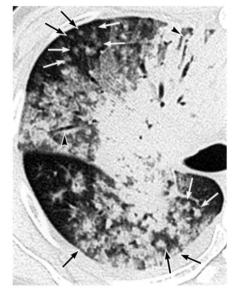

図 6-14　40 歳台女性　マイコプラズマ肺炎
HRCT　広範な GGA やコンソリデーションがみられる．気管支壁肥厚（▶）や，細気管支炎を示唆する小葉中心性陰影（→）も比較的広範にみられる．患者は PaO_2 53 mmHg，$PaCO_2$ 35.5 mmHg と，I 型呼吸不全を呈し，ステロイド併用治療により軽快した．

ズマ肺炎は CT に関するエビデンスを有する数少ない肺炎といえる[48]．ある意味「間質性肺炎」の要素も含まれる肺炎であるが，広義間質については，気管支壁肥厚は高頻度であるものの，小葉間隔壁肥厚についてはそれほど高頻度ではない．小葉中心性陰影および細気管支病変を結ぶ分岐状影は高頻度に認められるが，抗酸菌感染における本来の意味での "tree-in-bud pattern" とは厳密に異なる点にも注意が必要である（図 6-12）．

　上述のごとく，細胞性免疫の抑制された状態では肺胞性肺炎の所見を呈することがある．成人症例と若年症例とに分類して CT 所見を検討した Lee らの報告[49]では成人症例では小葉中心性および気管支に沿った結節（気管支肺炎パターン）が高頻度で，逆に若年症例では区域性あるいは大葉性のコンソリデーション（肺胞性肺炎パターン）が高頻度であった（図 6-13）．この結果は田中らの知見と一致するものであり[40]，免疫状態によって CT 所見に違いがみられることを反映していると考えられている．また，両肺に広範なすりガラス影（ground-glass attenuation：GGA）やコンソリデーションを生じたり，小葉中心性陰影が散布した重症細気管支炎症例もまれに存在する（図 6-14）．このような症例では過剰な細胞性免疫により病変が両肺に広範に及ぶと考えられ，ステロイド剤の投与も考慮されるべきである．急性呼吸促迫症候群（acute respiratory distress syndrome：ARDS）を呈し，呼吸不全をきたすこともある[50,51]．気管支肺動脈周囲間質病変の強い症例，すなわち，細胞性免疫が亢進していると考えられる症例にはリンパ節腫大も比較的高頻度にみられる．

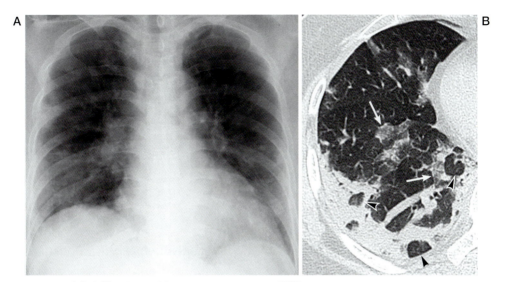

図6-15　50歳台女性　クラミドフィラ・ニューモニエ肺炎
A：単純X線写真，B：HRCT　単純X線写真(A)では両肺に斑状のすりガラス影(GGA)，コンソリデーションが多発している．HRCT(B)では右中葉，下葉にGGAおよびコンソリデーションがみられる．小葉性病変(→)や病変の乏しい小葉(▶)がみられ，小葉単位の病変進展がうかがわれる．小葉中心性陰影には乏しい．

2）肺炎クラミドフィラ肺炎　*Chlamydophila pneumoniae* pneumonia

　Chlamydophila pneumoniae（*C. pneumoniae*）による肺炎で，1965年に台湾で分離されたTW-183株が原型とされている．市中肺炎での頻度は10%以内であるが，非定型肺炎ではマイコプラズマ肺炎に次いで頻度が高い．マイコプラズマ肺炎が若年者に多いのに比し，クラミドフィラ肺炎は中高年層に多く，COPDなどの基礎疾患を有する人に好発するとされている．ヒトからヒトへ咳などによる飛沫感染で伝搬し，急性呼吸器感染症を引き起こす．呼吸器感染症の病型としては肺炎をきたすことが最も多く，気管支炎がこれに次ぐ．肺炎は比較的軽症であるが，遷延する咳嗽が特徴である．他の病原微生物と混合感染を起こしやすいことも大きな特徴であり，*C. pneumoniae*単独感染と複数菌感染では臨床像が異なるので注意が必要である．通常，軽症で治癒することから，病理所見の報告は少なく，細気管支炎が主たる病理所見とされているが，繊毛を有する気管支上皮細胞，肺胞マクロファージ両方に感染しうるため，病変の場は肺胞領域にも及び，気管支肺炎を呈することが多い[52]．

　画像所見についての報告は少なく，気管支肺炎が基本型で，時に比較的濃厚な浸潤影を呈する場合もある．クラミドフィラ・ニューモニエ肺炎についてのまとまったCT所見の報告は2つある．Okadaらは40例の検討から，GGAが95%，小葉単位のGGAおよびコンソリデーションが70%と高頻度であり(図6-15, 16)，マイコプラズマ肺炎で高頻度であった小葉中心性陰影は8%とそれほど高頻度ではないため(図6-15, 16)，マイコプラズマ肺炎との鑑別は比較的容易であると述べている[53]．また，Nambuらは24例の検討より，気管支肺炎パターンが肺炎球菌肺炎より高頻度であり，さらに，網状影，気管支拡張，気腫性変化がマイコプラズマ肺炎より有意に高頻度であったと報告している[54](BOX 6-15)．これらは，クラミドフィラ・ニューモニエ肺炎における持続感染，再感染，COPDとの関連性に関与あ

> **BOX 6-15　肺炎クラミドフィラの CT 所見**
>
> - 小葉単位の GGA，コンソリデーションが高頻度にみられる．
> - 気管支壁肥厚や小葉中心性陰影はマイコプラズマ肺炎ほど高頻度でない．
> - 網状影，気管支拡張，気腫性変化がマイコプラズマ肺炎より有意に高頻度にみられる．
> - 混合感染が多いこと，まとまった報告が少ないことから，今後の症例の蓄積が必要である．

るいは起因している可能性がある．

3）オウム病クラミドフィラ肺炎（オウム病）　*Chlamydophila psittaci* pneumonia（psittacosis）

　Chlamydophila psittaci（*C. psittaci*）による肺炎で，トリの糞便中に排泄された *C. psittaci* を吸引して 1〜2 週間の潜伏期を経て突然の高熱，咳，全身倦怠，関節痛，筋肉痛で発症する．ペットショップなどの健康なトリからは糞便中に 5％程度 *C. psittaci* 遺伝子が検出される．トリは保菌してもほとんどは外見上，健常である．オウム以外に，インコ，ハト，ニワトリからの感染もあり，ネコ，イヌも感染源となるので，注意が必要である．日本では年間数十例程度の発症があり，呼吸不全，肝障害，DIC（播種性血管内凝固症候群）などをきたしうる激烈な肺炎で，数年に一度，死亡例が報告されている．重症肺炎の際には常に鑑別診断に入れるべきである．上記のペットからの感染がほとんどで，ヒトからヒトへの感染はほとんどない．市中肺炎のなかでの正確な頻度は不明であり，かなりの症例が確定診断がなされずに非定型肺炎として治療されていると考えられている．

　病理学的には不明な点が多く，呼吸細気管支に炎症が始まり，周囲の肺胞内，肺胞壁に単核球浸潤がみられるが，主体は肺胞腔内の病変，すなわち肺胞性病変であると記載されている[52]．病変が細気管支周囲から小葉全体に，その後，葉全体に急速に拡大するのが特徴と考えられる．まとまった CT 所見の報告はなく，病理所見から推測すると，病初期には小葉中心部に病変がみられ，急速に進行して小葉性から肺胞性肺炎に進展すると考えられる．我々のオウム病症例の HRCT 所見では濃淡のあるコンソリデーション，GGA が主体であった（図6-17）．

4）レジオネラ肺炎　*Legionella pneumophila* pneumonia

　ブドウ糖非発酵グラム陰性桿菌である *Legionella pneumophila*（*L. pneumophila*）による肺炎である．1976 年に米国のフィラデルフィアで行われた在郷軍人大会において出席者およびホテル関係者合わせて 182 人が肺炎を発症し，そのうち 29 人が死亡した経緯から，病原体が在郷軍人（Legion）と肺を好む（pneumophila）ということで *Legionella pneumophila* と名づけられた．この菌は 20℃以上の水が停滞または循環する人工環境水（冷却塔水，給湯水，温泉，24 時間風呂），河川，湖などで繁殖するため，これらを含んだエアロゾルを経気道的に肺内に吸引することで発症する．欧米では市中肺炎としての頻度は 2〜25％と比較的高率であるが，日本では数％と低率である．肺炎球菌，オウム病とともに，致死的な肺炎であり，

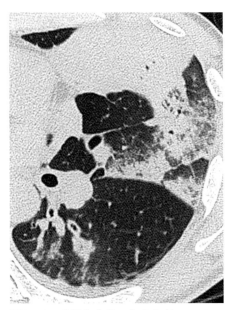

図6-16　40歳台女性　クラミドフィラ・ニューモニエ肺炎
HRCT　左舌区および下葉に小葉単位の病変進展を示唆するGGAやコンソリデーションがみられる．小葉中心性陰影は認識しがたい．

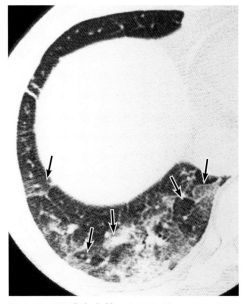

図6-17　50歳台女性　クラミドフィラ・シッタシ肺炎
HRCT　右下葉にコンソリデーションおよびGGAが混在し，小葉単位の病変がみられる（→）．小葉中心性陰影は認識困難である．

病初期での診断，治療が重要である．尿中抗原が早期診断に有用であるが限界があり，*L. pneumophila*血清型1には感度，特異度とも優れるものの，他のレジオネラ属の検出率は低率であることを念頭に入れておく必要がある．

　病理学的には気管支肺炎が基本的所見であるが，肺胞マクロファージ，肺胞Ⅱ型細胞に感染するので，病変の場は肺胞領域に及ぶ．炎症細胞やフィブリン，出血などを含む滲出液による肺胞充満が強いという性格があり，急速に進行する気管支肺炎（小葉性肺炎）により，肺胞性肺炎様に進展すると考えられる[55,56]．重症ではびまん性肺胞傷害（diffuse alveolar damage：DAD）となる．

　胸部単純X線写真上，肺胞性肺炎を呈するが，急速に両肺に進展する．また，最初から両側に病変がみられることもまれではない（図6-18 A）．CT所見のまとまった報告はSakaiらによってなされている．彼らの38例の報告[57]では，GGAとコンソリデーションの混在所見が主体で35例，92％にみられ，24例，63％の症例に，非区域性のGGAの中に比較的境界の明瞭な区域性，亜区域性あるいは気管支に沿ったコンソリデーションが混在し，コンソリデーションは肺門優位であった（BOX 6-16）．これらの所見は肺炎球菌35例中9％にのみみられたという．両肺に病変が認められた症例は23例，61％にみられ，両側広範な症例が従来の報告と同様，高頻度であった．基本的な画像所見は肺胞性肺炎であるが，小葉単位の病変がみられ，気管支肺炎の要素がうかがえる点，および急速に両肺に進行する点が肺炎球菌との違いであると考えられる（図6-18, 19）．

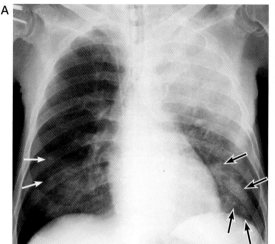

図6-18 70歳台男性 レジオネラ肺炎
A：単純X線写真，B, C：HRCT 単純X線写真（A）では，左上肺にわずかに内部にair bronchogramを有するコンソリデーションがみられる．大動脈のシルエットは消失している．両側下肺にも斑状影，すりガラス影がみられる（→）．HRCT（B）では，左上葉にコンソリデーションがあり，周囲にGGAがみられる．GGAはよく見ると，小葉性病変（→）および病変の乏しい小葉（▶）が交互に存在している．HRCT（C）では，右下葉には斑状のGGAがみられ，気管支肺炎パターンを示唆する所見である．

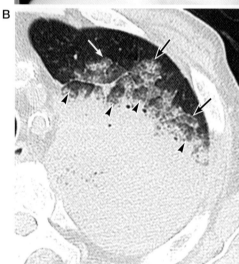
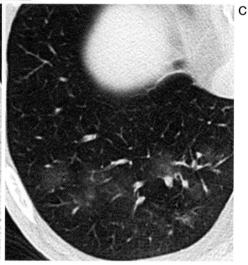

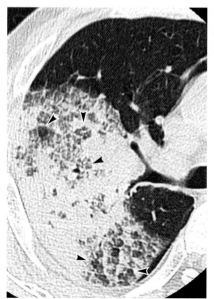

図6-19 40歳台男性 レジオネラ肺炎
HRCT 右上葉にコンソリデーションとGGAの混在の所見がみられ，病変の乏しい小葉（▶）がみられ，小葉単位の病変進展が示唆される．

> **BOX 6-16** レジオネラ肺炎の CT 所見
>
> - GGA とコンソリデーションの混在所見が主体.
> - 非区域性の GGA の中に境界の明瞭な区域性,亜区域性,小葉性のコンソリデーションが混在する.
> - 急速に進行する両側広範な症例が高頻度にみられる.

C. インフルエンザウイルス肺炎

　インフルエンザウイルス感染は,冬期に流行性になることは広く知られており,抗原性の違いにより A 型(H1N1, H3N2),および B 型に分けられる.症状は,悪寒,高熱,関節筋肉痛などの全身症状と咽頭痛などの上気道炎が出現するのが特徴的であり,診断には迅速診断キットが用いられ,最近では容易に診断できるようになった.感染後,肺炎化する頻度はまれであったが,2009 年の新型インフルエンザウイルス(H1N1)の流行では重症ウイルス肺炎の合併が多くみられ,その後も以前に比べると頻度が上昇してきている印象である.通常のインフルエンザウイルス感染を季節性インフルエンザウイルスというのに対して新型とよばれているが,発症当時は豚インフルエンザウイルスといわれていた.現在のインフルエンザウイルス感染は,季節性に新型が混在しているが,新型と断定するためには,ウイルスの遺伝子解析が必要である[58].

　インフルエンザウイルスによる感染に伴う肺炎は,原発性インフルエンザウイルス肺炎,ウイルス・細菌混合性肺炎,続発性細菌性肺炎の 3 病型に分類されるが,ここでは,原発性インフルエンザ肺炎の画像について詳述する.

　原発性インフルエンザ肺炎はインフルエンザ発症 3〜4 日後から,咳嗽,呼吸困難が進行し,全身状態が急速に悪化する.その特徴的な CT 所見を BOX 6-17(p. 366)に示す.初期の特徴は他のウイルス性肺炎と同様に,限局性のすりガラス影(ground-glass opacity:GGO)である(図 6-20)[59].悪化すると,非区域性の大葉性型 GGO(図 6-21)や多発 GGO(図 6-22)が生じてくる[59,60].GGO 内部に網目状のいわゆる"crazy-paving appearance"が生じてくるのも特徴的といわれている(図 6-23, 24)[59,60].

　もう一つの特徴として気道病変を反映する気管支壁肥厚や小葉中心性陰影も認められる(図 6-20).新型インフルエンザウイルス感染で頻度が高いとされるコンソリデーション(図 6-23)や mucoid impaction もみられる[59〜61].季節性インフルエンザウイルスと比べ,肺胞レベルに発現している非ヒト型ウイルス受容体を介して肺胞上皮細胞に直接感染するといわれており[62],それを反映している可能性がある.

　さらに,強い肺毒性のため ARDS を引き起こしてくると致死的になる.画像所見は,広範な GGO に一部コンソリデーションを伴う(図 6-23, 24)[59〜61,63].特に背側肺にコンソリデーションが生じてきた場合は,強く疑う[63].びまん性の GGO が生じる ARDS も経験する.牽引性気管支拡張が生じ,悪化する(図 6-25).

　細菌混合性肺炎になると,これらの所見に細菌性肺炎の浸潤影やコンソリデーションが重

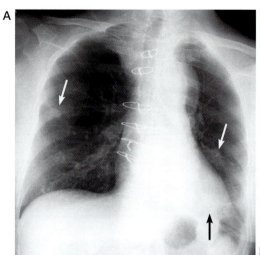

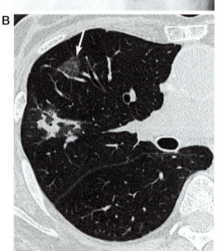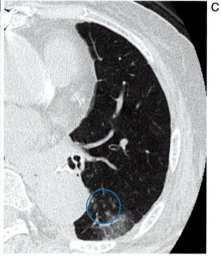

図6-20　70歳台女性　A型インフルエンザウイルス肺炎
A：単純X線写真，B，C：HRCT　単純X線写真（A）では，左中下肺野に淡いすりガラス斑状影を認める（→）．右中肺野には斑状影（→），下肺野には気管支壁肥厚が認められる．HRCT（B）では，右上葉に気管支周囲のコンソリデーションと周囲の淡いGGOとその前方にすりガラス影（→）を認める．HRCT（C）では，左下葉にGGOとその中枢に気道散布を示す小葉中心性微小結節を認める（円内）

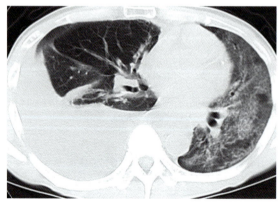

図6-21　50歳台男性　A型インフルエンザウイルス肺炎
HRCT　左上葉に大葉性の分布を示すGGOを認める．右側胸水は，急性膵炎後に生じたものである．

複する陰影を示す．2009年の新型インフルエンザ流行時に亡くなった患者の剖検肺の3割から細菌が検出され，肺炎球菌，メチシリン感受性黄色ブドウ球菌，化膿性連鎖球菌が起炎菌として多かったという[64]．

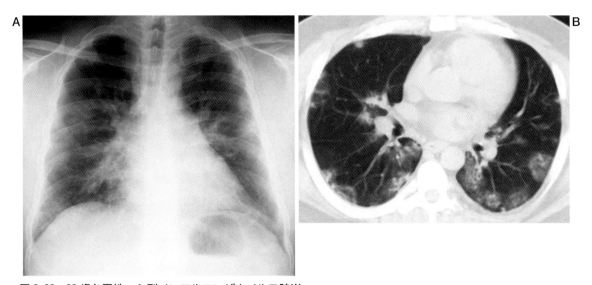

図6-22 30歳台男性 A型インフルエンザウイルス肺炎
A：単純X線写真，B：CT（肺野条件） 単純X線写真（A）では両側肺門の気管支血管束の肥厚と肺野の多発斑状影を認める．5 mmスライスCT（B）にて両側胸膜下優位の非区域性のGGOの多発が認められる．

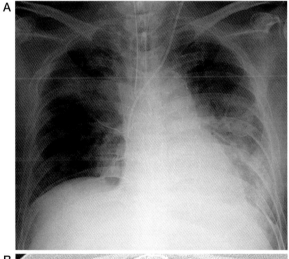

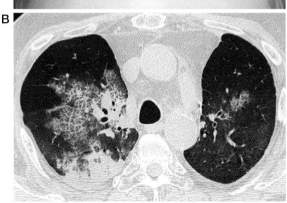

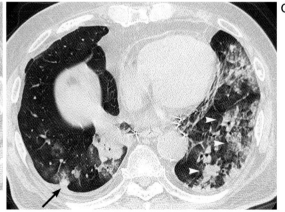

図6-23 60歳台男性 A型インフルエンザウイルス肺炎
A：単純X線写真，B, C：HRCT 単純X線写真（A）では，左右肺に多発性のコンソリデーションが認められる．HRCT（B）では，右上葉に crazy paving appearance を有するGGOとその背側にコンソリデーションを認める．左上葉にも小さなGGOを認める．HRCT（C）では右下葉には内側に小葉間で境されているコンソリデーション，胸膜下結節（→），淡いGGOを認める．左側下葉にもGGOとコンソリデーションが認められるが，一部は小葉単位の分布（▶）を示している．臨床的にはARDSと診断されICU入院となったが，その後，軽快した．

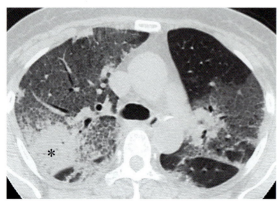

図6-24　40歳台女性　A型インフルエンザウイルス肺炎
HRCT　両側上葉に広範な crazy paving appearance を有する GGO と右上葉背側のコンソリデーション（＊）を認める．臨床的には ARDS と診断され ICU 入院となったが，その後，軽快した．

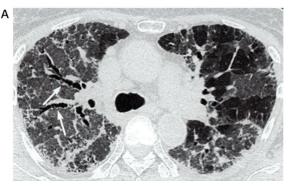 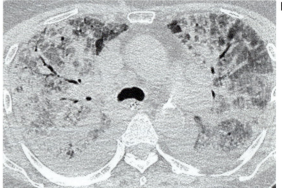

図6-25　70歳台男性　B型インフルエンザウイルス肺炎後 ARDS
A：HRCT，B：HRCT（6日後）　HRCT（A）にて右肺は広範な GGO と胸膜下線状影が多発し，左肺は二次小葉単位に分布する GGO を認める．右上葉の牽引性気管支拡張が明らかである（→）．6日後の HRCT（B）では，びまん性の濃い GGO から浸潤影に変化している．両側胸水も認められる．その後，呼吸不全のため死亡した．

BOX 6-17　インフルエンザウイルス肺炎の CT 所見

- 初期はすりガラス斑状影の多発，気道性病変を反映した気管支壁肥厚や小葉中心性病変，あるいはその合併．
- 進展すると広範なすりガラス影で，内部に crazy paving appearance を認める頻度が高い．さらに進行すると，背側胸膜下にコンソリデーションを生じる．
- 小葉性陰影およびそれらの癒合による所見が HRCT にて認識できる場合がある．
- ARDS を合併すると，牽引性気管支拡張が目立ってくる．
- 細菌感染があると CT 所見が修飾される．

3. 日和見感染症

a. ニューモシスチス肺炎，サイトメガロウイルス肺炎

1) ニューモシスチス肺炎　Pneumocystis pneumonia：PCP

　従来，*Pneumocystis carinii* 原虫が引き起こす肺炎としてカリニ肺炎とよばれていたが，同病原体は *Pneumocystis jirovecii* と呼称される真菌の一種に分類され，ニューモシスチス肺炎と呼称される(BOX 6-18)．AIDS 患者の増加とともに罹患数が増加した時期があったが，最近では予防投薬により減少しており，放射線化学療法，免疫抑制療法，臓器移植患者などの免疫低下患者により多く発症する[65]．特に，細胞性免疫能が障害される宿主で認められる．HIV 陽性患者では，CD4 陽性リンパ球が 200/mm^3 以下で発症しやすい[66](BOX 6-19)．多くは内因性再燃で発症するが，ヒトからヒトへの気道感染が起こる場合もある[67]．初発症状は，発熱，呼吸困難，咳嗽，低酸素血症などだが，画像所見のわりに呼吸困難の程度が著しいことがしばしばである．サイトメガロウイルス肺炎の合併が少なくない．診断は，気管支肺胞洗浄液(bronchoalveolar lavage fluid：BALF)や経気管支肺生検(TBLB)で得られた検体の染色診断か，PCR 法による遺伝子診断による．非 AIDS 患者では，肺内

BOX 6-18　ニューモシスチス肺炎の臨床像

- *Pneumocystis jirovecii* (真菌) が起炎病原体．
- 細胞性免疫低下患者に生じる日和見感染の代表
- HIV 陽性患者では CD4 陽性リンパ球が 200/mm^3 以下で発症する．
- AIDS 患者では緩徐に発症し，臨床症状も比較的軽度．
- 非 AIDS 患者では急激に発症し，画像所見のわりに呼吸困難などの臨床症状の程度が著しい．
- サイトメガロウイルス肺炎の合併が少なくない．

BOX 6-19　HIV 陽性患者における末梢血 CD4 陽性リンパ球と感染症

- CD4 陽性リンパ球＞200/mm^3：細菌性肺炎，非定型肺炎，ウイルス性肺炎，結核(既感染結核類似)
- CD4 陽性リンパ球≦200/mm^3：ニューモシスチス肺炎，クリプトコックス症，粟粒結核，結核(初感染結核類似)
- CD4 陽性リンパ球≦50/mm^3：サイトメガロウイルス肺炎，非結核性抗酸菌症

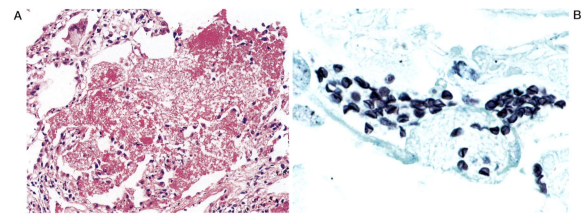

図 6-26　ニューモシスチス肺炎
A：病理組織像（HE 染色），B：病理組織像（Grocott 染色）　肺胞腔内は，好酸性・泡沫状の滲出物で充満している（A）．泡沫状の滲出物中に黒色の *Pneumocystis jirovecii* が多数認められる（B）．

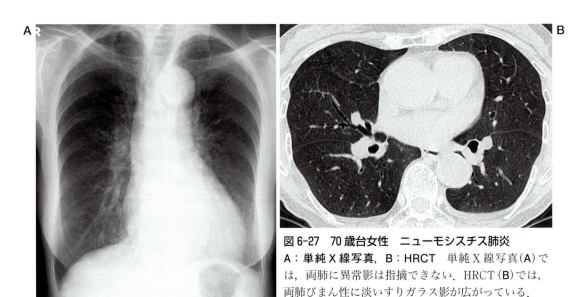

図 6-27　70 歳台女性　ニューモシスチス肺炎
A：単純 X 線写真，B：HRCT　単純 X 線写真（A）では，両肺に異常影は指摘できない．HRCT（B）では，両肺びまん性に淡いすりガラス影が広がっている．

の病原体の量が少ないので，前者での菌の同定が容易でない．β-D-グルカンが高値であることも診断に有用である．

　病理学的には，肺胞腔内への好酸性・泡沫状の滲出物が特徴的であり，Grocott 染色で黒色の *Pneumocystis jirovecii* が証明される（図 6-26）．さらに肺胞壁の肥厚とリンパ球や形質細胞などの炎症細胞浸潤が認められる．慢性の経過をとる症例では，線維化や肉芽腫形成がみられることがある．

　画像上は，初期には胸部単純 X 線写真で異常を指摘できないことがあり，臨床的に強くニューモシスチス肺炎が疑われるようであれば，積極的に CT を施行すべきである[68]（図 6-27）．典型例では，胸部単純 X 線写真で，両側肺門側主体のびまん性のすりガラス影や線状・網状影としてみられることが多い．高分解能 CT（HRCT）では，両側性びまん性の均一なすりガラス影がみられ，胸膜下が温存されることが多い[69,70]（BOX 6-20）．すりガラス影

図 6-28　60歳台女性　ニューモシスチス肺炎
HRCT　両肺に均一なすりガラス影が広がり，非病変部との境界は明瞭でモザイクパターンを呈している．胸膜下は二次小葉単位で比較的保たれている．

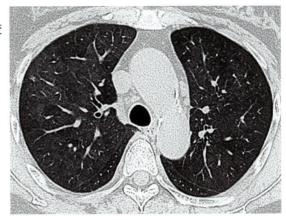

BOX 6-20　ニューモシスチス肺炎のHRCT所見

1) 典型例
- 胸膜下が温存される上葉優位の両側性びまん性すりガラス影
- びまん性すりガラス影と非病変部の境界が明瞭なモザイクパターン
- すりガラス影の内部に網状影が混在する(crazy-paving appearance)
- 多発性の囊胞・空洞性病変(AIDS患者)

2) 非典型例
- 孤立性の結節・腫瘤影やびまん性の粒状・結節影
- 胸膜下優位の分布

は上葉優位に認められる[68,69,71]．病変部と非病変部が明瞭に境界される，いわゆるモザイクパターンを呈することも特徴的である[70,71]（図6-28）．病変が進行すると，すりガラス影の内部に網状影を伴う，いわゆる"crazy-paving appearance"や浸潤影が認められるようになる[68,70,72]（図6-29）．非AIDS患者ではAIDS患者と比較して，すりガラス影の範囲は広く[73]，また浸潤影のみられる頻度が高く，急速に進展する傾向がある[74]．一方，AIDS患者では，びまん性すりガラス影に加えて多発性の囊胞・空洞性病変が上葉優位にみられる頻度が非AIDS患者より高く，特徴的な所見である[73,75,76]（図6-30）．気胸の原因となるが，囊胞・空洞性病変は治療により軽快，消失することが多い．非典型例として，肉芽腫形成を反映して孤立性の結節・腫瘤影やびまん性の粒状・結節影（内部に空洞を伴うことあり）がみられることがある[68,71,77]（図6-31）．また，異常影の分布が胸膜下優位となる症例も時に経験される[77]．これら非典型的な所見を認める場合は，診断に苦慮することが多い．一般に縦隔・肺門リンパ節腫大や胸水はまれである．

2) サイトメガロウイルス肺炎　cytomegarovirus pneumonia

サイトメガロウイルス(cytomegarovirus：CMV)は，ヘルペスウイルス科に属するDNAウイルスで，成人の多くが感染しており(抗体保有率90％以上)，不顕性感染の状態にある

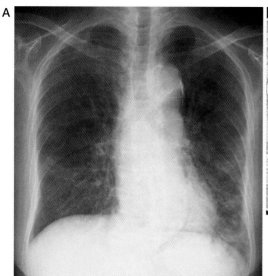
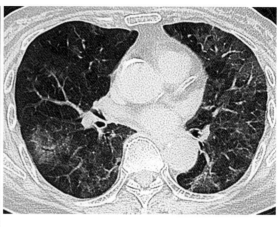

図 6-29　80 歳台女性　ニューモシスチス肺炎
A：単純 X 線写真，B：HRCT　単純 X 線写真(A)では，両肺びまん性にすりガラス影がみられるが，内部は不均一である．HRCT(B)では，両肺に濃淡のあるすりガラス影がみられ，内部に網状影が混在している(crazy-paving appearance)．

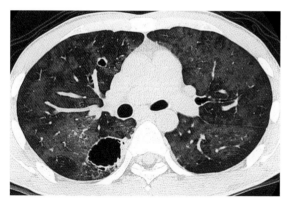

図 6-30　30 歳台男性　ニューモシスチス肺炎(AIDS 患者)
HRCT　両肺に境界がやや不明瞭なすりガラス影が広がっており，右肺には多発性に空洞がみられる．

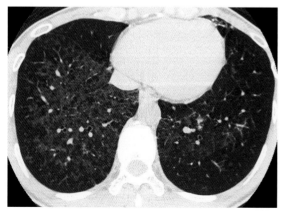

図 6-31　40 歳台女性　ニューモシスチス肺炎(HTLV-1 陽性患者)
HRCT　右肺優位に境界がやや不明瞭なすりガラス影がみられ，辺縁部には小葉中心性の粒状影が多数認められる．

図6-32 サイトメガロウイルス肺炎
病理組織像（HE染色） 肺胞上皮細胞の核内に封入体の形成がみられる（→）．

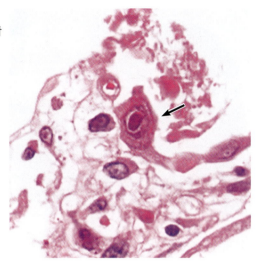

BOX 6-21 　サイトメガロウイルス肺炎の臨床像

- ヘルペスウイルス科に属するDNAウイルスが起炎病原体
- 細胞性免疫低下患者に生じる日和見感染の代表
- HIV陽性患者ではCD4陽性リンパ球が50/μ以下で発症する．
- 自家骨髄移植より同種骨髄移植で頻度が高い．
- ニューモシスチス肺炎の合併が少なくない．

（BOX 6-21）．臓器移植や骨髄移植，ステロイド治療などで免疫能が低下した場合，再活性化して発症する．HIV陽性ないしAIDS患者では，ニューモシスチス肺炎と比較して罹患しにくいといわれるが，CD4陽性リンパ球が50/μ以下では発症するリスクが高い[66]．CMVは全身感染症であり，中枢神経系，腸管などの全身臓器に重篤で致命的な障害を起こすことがあり，早期診断，早期治療開始が重要である．肺炎患者では，発熱，呼吸困難，咳嗽，低酸素血症などの症状がみられる．診断は，BALFからのCMVの分離や肺組織の特徴的な所見の同定が必要である．また，近年，CMV抗原陽性細胞数をカウントするアンチゲミア法は感度が高く，かつ発症前より陽性となることから，定量的で最も有用な検査法である．

骨髄移植患者では，移植からの期間によって発症しやすい感染症に傾向がみられ，診断の一助となる[78]．移植後約30日までの好中球減少期には，細菌や真菌感染症が，30〜100日までの早期には，ニューモシスチス肺炎やCMVを中心としたウイルス肺炎の発症する頻度が高い[78,79]．さらに，移植のタイプで発症頻度が異なり，自家移植の2%に比べて同種移植では10〜40%と報告されている[80]．

病理学的には，感染した肺胞上皮細胞は腫大し，核内や細胞質内に封入体の形成がみられるのが特徴である（図6-32）．肺胞壁は肥厚し，肺胞内に硝子膜形成や出血，線維素性滲出物が存在するといった，びまん性肺胞傷害（DAD）の所見が認められる[81〜83]．また，出血を伴う多発性の結節もみられる．

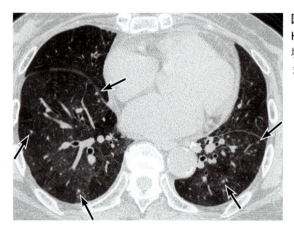

図6-33　70歳台男性　サイトメガロウイルス肺炎
HRCT　両肺にすりガラス影が広がり，非病変部との境界は比較的明瞭でモザイクパターンを呈している．また，多発性に粒状影も認められる（→）．

> **BOX 6-22　サイトメガロウイルス肺炎のHRCT所見**
>
> - すりガラス影，粒状・結節影，浸潤影の混在が特徴的．
> - すりガラス影が最も高頻度．
> - 粒状・結節影は小葉中心性分布，ランダム分布いずれの場合もある．
> - 病変が肺底部にみられる頻度が高い．

　胸部単純X線写真では，両側性びまん性のすりガラス影や網状影を示すことが多く，ニューモシスチス肺炎との鑑別が難しいが，CMV肺炎では病変が下肺野に優位に分布するとされる[83]．HRCTでは，びまん性ないし斑状のすりガラス影，多発性の粒状・結節影，浸潤影がおもな所見である[79,81,82,84~86]（図6-33，BOX 6-22）．当初，AIDS患者では，結節・腫瘤影が最も多いと報告された[83]が，その後の非AIDSの患者の報告では，すりガラス影が最も多く認められる．これまでの報告に共通した所見は，すりガラス影，粒状・結節影，浸潤影が単独でみられることは少なく，多くは混在してみられることであり特徴的と考えられる[79,82,85,86]（図6-34）．多発する粒状・結節影は，小葉中心性分布，ランダム分布いずれの場合もありうる．病理学的変化を反映して，"CT halo sign"（出血による結節周囲のすりガラス影）がみられることもある（図6-35）．縦隔・肺門リンパ節腫大や胸水は20~30％でみられる．

　ニューモシスチス肺炎との鑑別では，多発する粒状・結節影や"tree-in-bud pattern"，CT halo sign，病変が肺底部にみられる頻度が高い所見などが重要である[84,87]．また，均一なすりガラス影やモザイクパターンはニューモシスチス肺炎に特徴的とされる[84]が，実際には混合感染も少なくなく鑑別は困難である（図6-36）．

図6-34 50歳台女性　サイトメガロウイルス肺炎

HRCT　両肺に不均一なすりガラス影がみられ、さらに浸潤影や粒状影が混在して認められる。

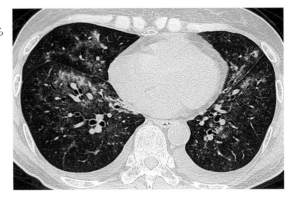

図6-35 30歳台女性　サイトメガロウイルス肺炎

HRCT　粒状影が多発しており、周囲にわずかにすりガラス影を伴う(CT halo sign, →)。粒状影の一部は胸膜に接する。

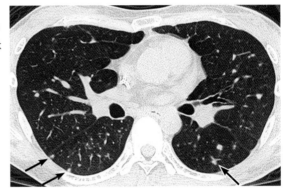

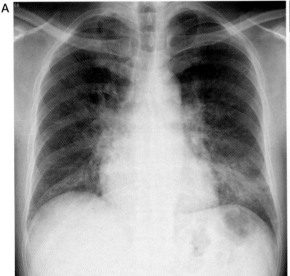
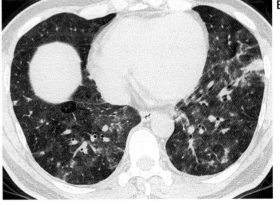

図6-36 40歳台男性　ニューモシスチス肺炎とサイトメガロウイルス肺炎の混合感染(AIDS患者)

A：単純X線写真，B：HRCT　単純X線写真(A)では、両肺びまん性に不均一なすりガラス影がみられ、左下肺野には浸潤影も認められる。HRCT(B)では、両肺に不均一なすりガラス影が広がっており、粒状影と一部浸潤影もみられる。

b. 肺真菌症

肺真菌症は原因真菌の経気道感染により発症する(BOX 6-23). 免疫能低下者に日和見感染として発症することが多いが, 健常者でも感染をきたす. 宿主の免疫状態に応じて, 発症する病型が異なり, 画像所見も免疫応答を反映して同種の真菌による感染でもさまざまな所見を示す. 本項では患者背景となる免疫状態を絡めて, 肺真菌症の画像所見をまとめる.

1) 肺アスペルギルス症　pulmonary aspergillosis

呼吸器領域の真菌症としては肺アスペルギルス症が最も多い. 本邦では2014年に「深在性真菌症の診断・治療ガイドライン2014」が発刊となっており[88], 現在の世界的なコンセンサスに則り, 1) 単純性肺アスペルギローマ(simple pulmonary aspergilloma：SPA), 2) 慢性進行性肺アスペルギルス症(chronic progressive pulmonary aspergillosis：CPPA), 3) 侵襲性肺アスペルギルス症(invasive pulmonary aspergillosis：IPA), 4) アレルギー性気管支肺アスペルギルス症(allergic bronchopulmonary aspergillosis：ABPA)の4つに分類されている(BOX 6-24).

肺アスペルギルス症はその病態から慢性型, 急性型(侵襲型), アレルギー型に大別され, 慢性型にはSPAとCPPAが含まれる. さらにCPPAには慢性壊死性肺アスペルギルス症(chronic necrotizing pulmonary aspergillosis：CNPA)と慢性空洞性肺アスペルギルス症(chronic cavitary pulmonary aspergillosis：CCPA)が包括されており, 前者は病理学的に組織侵襲を伴うが, 後者は組織侵襲を伴わないものと定義されている. また, 慢性線維性肺アスペルギルス症(chronic fibrosing pulmonary aspergillosis：CFPA)は, CCPAまたはCNPAが進行し, 肺の線維化と破壊が2葉以上に及んだ病態である. CPPAに含まれる病型は, 治療を行ううえでは厳密に鑑別する必要はなく, これらを統合した疾患群としてCPPAが定義されている. このように肺アスペルギルス症は病態に応じて分類されているが, これらの疾患は中間型や移行型, 混合型もあり連続したスペクトラムとして存在する[89].

① 単純性肺アスペルギローマ　simple pulmonary aspergilloma：SPA

正常な免疫能の宿主に生じるが, 既存の肺構造変化がリスクであり, 陳旧性の結核空洞やブラ(bulla)内に菌球が生ずる病態である. 多くは無症状で, 空洞と菌球の隙間の残存空気が, 単純X線写真, CTで, 三日月状の透亮像を示す "air crescent sign" あるいは "meniscus sign" が特徴的画像所見である(図6-37)[90]. SPAは単一の空洞に菌球を認め, かつ非活動性であり, 手術による治療を望めるものを指し, 病変が複数の空洞に存在する場合は外科的治療ではなく内科的治療が選択されるためCPPAに分類される[88](図6-38).

② 慢性進行性肺アスペルギルス症　chronic progressive pulmonary aspergillosis：CPPA

CNPAとCCPAを統合した疾患群である. 陳旧性肺結核症, 非結核性肺抗酸菌症, 慢性閉塞性肺疾患, 間質性肺炎, 気管支拡張症, 胸部外科術後などの肺の既存の構造変化を有し, 慢性の消耗性の病態, 糖尿病, 栄養失調, アルコール中毒, 長期のステロイド治療などの軽度～中等度の免疫低下状態で発症する[91]. 緩徐に進行し, 増悪, 寛解を繰り返す. CNPAの画像所見は数週から数か月の経過で徐々に進行する空洞性病変と周囲のコンソリデーショ

図 6-37　40歳台男性　肺尖部ブラに生じた単純性肺アスペルギローマ
HRCT　左上葉の空洞内に腫瘤を認め，辺縁部に三日月状の間隙を認める(→)．内部の腫瘤はアスペルギルス菌による菌球で，間隙をair crescent signとよぶ．

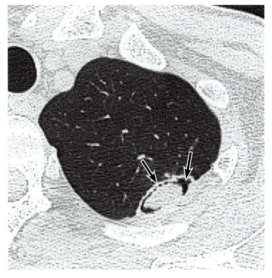

図 6-38　80歳台女性　気管支拡張症に生じた複雑性肺アスペルギローマ(基礎疾患：気管支拡張症，糖尿病)
HRCT　右下葉の拡張した気管支内に形成された菌球を2か所に認める(→)．周囲にすりガラス影もみられ，アスペルギローマ周囲の炎症を示唆し，慢性進行性肺アスペルギルス症に分類される．

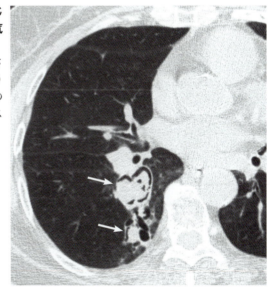

BOX 6-23　肺真菌症の感染経路

1) 経気道感染
   アスペルギルス，クリプトコックス，ムコール，ヒストプラズマ，コクシジオイデス，パラコクシジオイデス

2) 血行性感染
   カンジダ，トリコスポロン

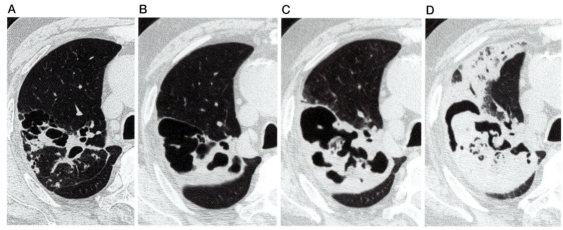

図 6-39　80 歳台男性　慢性進行性肺アスペルギルス症（基礎疾患：肺結核治療後，糖尿病）
A：HRCT，B：HRCT（4 か月後），C：HRCT（B の 3 週間後），D：HRCT（C の 5 日後）　右上葉に肺結核後の空洞を認める（A）．4 か月後の CT（B）では空洞の拡大，空洞壁の肥厚を認める．さらに 3 週間後の CT（C）では空洞壁肥厚の進行，周囲にすりガラス影が出現している．その 5 日後（D）には周囲のコンソリデーション，すりガラス影が拡大し，空洞内にもコンソリデーションを認める．肺組織侵襲の有無は不明であり，CNPA，CCPA のいずれであったかは不明．

> **BOX 6-24**　肺アスペルギルス症の病型
>
> 1) **慢性型**
>   ① 単純性肺アスペルギローマ（SPA）
>   ② 慢性進行性肺アスペルギルス症（CPPA）
>   - 慢性壊死性肺アスペルギルス症（CNPA）
>   - 慢性空洞性肺アスペルギルス症（CCPA）
>
> 2) **急性型（侵襲型）**
>   ③ 侵襲性肺アスペルギルス症（IPA）
>
> 3) **アレルギー型**
>   ④ アレルギー性気管支肺アスペルギルス症（ABPA）

ン（consolidation）が特徴で，上葉に多い（図 6-39）．既存の空洞は必ずしも必要ではないが，真菌による炎症性破壊と組織の壊死で二次性に菌球を伴う空洞性病変を形成する[91,92]．CCPA の画像所見は既存の空洞と周囲のコンソリデーション，すりガラス影（ground-glass opacity：GGO）であり，経過で拡大する．好発部位は上葉であり，CNPA と所見は類似し，判別は困難である．CCPA でみられるコンソリデーションは真菌の組織浸潤ではなく，炎症波及による器質化肺炎（organizing pneumonia：OP）を反映しており，OP の存在は呼吸障害につながり予後不良の指標となる[93]．

③ 侵襲性肺アスペルギルス症　invasive pulmonary aspergillosis：IPA

　血管侵襲性と気道侵襲性の 2 型が存在する．好中球減少症，血液疾患患者や移植後，大量長期ステロイド投与，生物学的製剤や免疫抑制薬投与中などの免疫能低下患者に生じる．血

図6-40 50歳台男性 血管侵襲性アスペルギルス症（基礎疾患：急性骨髄性白血病の骨髄移植後）
HRCT 両肺に多発する結節を認める．結節の周囲にすりガラス影が取り囲んでおり，CT halo sign を呈している（→）．

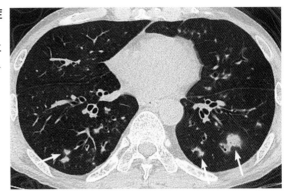

管侵襲性アスペルギルス症は浸潤性壊死性肺炎で，真菌の菌糸が小動脈から中等度の動脈へ浸潤，それによる血管閉塞により引き起こされる．画像所見は肺血管浸潤による肺梗塞所見を伴うため，胸膜下に空洞壊死を伴う腫瘤影，浸潤影が多発する．感染の初期には出血性梗塞を反映した CT halo sign がみられることが多く，腫瘤や結節の周囲をすりガラス影が取り囲む所見である[94,95]（図6-40）．halo sign を示す肺結節を有する患者は，抗真菌薬に良好な反応を示すとの報告があり[95]，この所見の把握は臨床的に重要である．しかし，halo sign はアスペルギルス症に特異的ではなく，周囲に出血を起こす肺腫瘍などでも認められる．同じ出血性梗塞を示す日和見感染では，結核症，ムコール症，カンジダ症，クリプトコッカス症などでも認められるため，この所見を認めた際には鑑別疾患に加えるべきである[96]．感染の2〜3週間後には白血球数の回復とともに，病変内部の壊死物質がドレナージされ，三日月状の空洞形成がみられる．air crescent sign とよばれ，アスペルギローマと類似した所見であるが，空洞内部の充実結節は菌球ではなく，壊死物質である（図6-41）．この所見は感染からの回復を示唆する所見で，予後の推定が可能とされる[97]．気道侵襲性アスペルギルス症は気道基底膜深部に病原体が病理学的に認められる病態である．気管支炎，細気管支炎型では小葉中心性結節を示す（図6-42）．肺炎型では，気管支肺炎像を呈し，他の感染による気管支肺炎像と区別できない[96]．

④ アレルギー性気管支肺アスペルギルス症 allergic bronchopulmonary aspergillosis：ABPA

アスペルギルスの病原体に過敏反応を示す患者に生じる病態で，通常中枢側の気管支は静脈瘤様あるいは嚢胞性変化を起こし，菌や炎症細胞を含む粘液栓が認められる（図6-43）．末梢の気道病変すなわち粘液の充満した小葉中心性の細気管支が"tree-in-bud appearance"として描出されることもある．約25%で二次性のカルシウム沈着により，粘液栓が高吸収を示し，特徴的である[98]（図6-43）．好酸球性肺炎を合併していると，末梢のコンソリデーションやすりガラス影を認めることもある．他の真菌でも同様の病態を呈することがあり，アレルギー性気管支肺真菌症（allergic bronchopulmonary mycosis：ABPM）ともよばれる．キノコの一種である *Schizophyllum commune*（スエヒロタケ）がアスペルギルスに次ぐ原因菌として知られている．

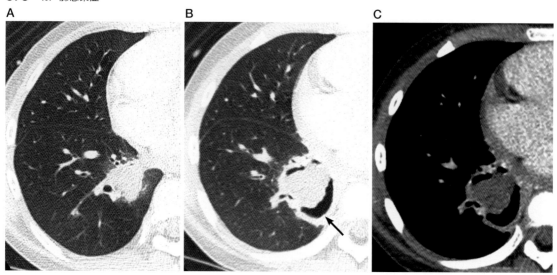

図6-41 10歳女児 血管侵襲性アスペルギルス症(基礎疾患：急性リンパ性白血病，化学療法中)
A：HRCT(発熱時)，B：造影後のHRCT(治療開始10日後)，C：Bの縦隔条件 基礎疾患による治療のため白血球の減少があった．発熱時(A)には右下葉に周囲にすりガラス影を伴う腫瘤を認める．抗真菌薬の投与を開始，白血球の回復とともに解熱を認めた．10日後のCT(B)では腫瘤内部に三日月状の空洞形成がみられる(→)．空洞内部の充実部分は壊死であるため，造影されない(C)．

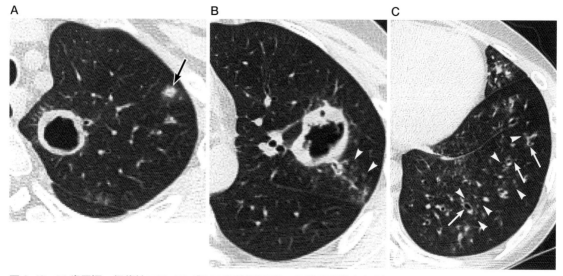

図6-42 14歳男児 侵襲性アスペルギルス症(基礎疾患：急性骨髄性白血病)
A, B：HRCT(左上葉)，C：HRCT(左下葉) 左上葉に複数の厚い壁を有する空洞性病変を認め(A, B)，CT halo signを示す結節(→)や小葉中心性粒状影(▶)もみられる．左下葉ではびまん性の小葉中心性粒状影(▶)，気管支壁肥厚(→)がみられる(C)．血管侵襲性アスペルギルス症と気道侵襲性アスペルギルス症が併存した状態である．

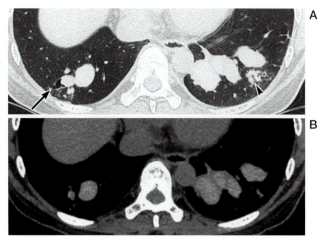

図 6-43 50 歳台男性 アレルギー性肺アスペルギルス症（基礎疾患：喘息）
A：HRCT（肺野条件），B：HRCT（縦隔条件） 両下葉に気管支に鋳型状に充満する粘液栓を認める．縦隔条件（B）では粘液栓は高吸収を示している．末梢気管支の拡張（→）や小葉中心性結節を伴っている（▶）．（浦添総合病院呼吸器内科 石垣昌伸先生のご厚意による）

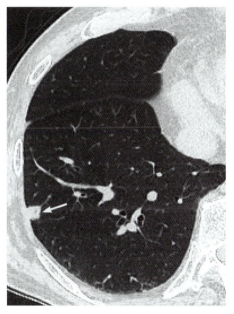

図 6-44 60 歳台男性 肺クリプトコックス症（基礎疾患なし）
HRCT 右下葉胸膜直下に不整形の結節を認める（→）．境界は比較的明瞭である．緩徐に増大傾向を認めたため切除術が施行され，クリプトコックスが証明された．

2）肺クリプトコックス症　pulmonary cryptococcosis

　肺クリプトコックス症は *Cryptcoccus neoformans* が鳥類の糞中などで増殖し，乾燥によって空気中に飛散したものを経気道的に吸入することにより感染する．健常人に発症する原発性と免疫不全患者に日和見感染の形で発症する続発性に分けられる．症状に乏しい場合が多く，健常人では検診で胸部異常影として発見されることが多い．クリプトコックスに対する防御は，主として細胞性免疫が担っており，健常人では境界明瞭な肉芽を形成して真菌を封じ込める[99]．CT では孤立性結節，多結節，限局性の浸潤影を呈し，結節は胸膜直下に好発し，同一肺葉内に多発する傾向がある[100]（図 6-44～46）．約半数の症例で経過中に空洞を認める．多結節が集簇する場合は肺結核との鑑別を要することがあるが，tree-in-bud appearance といった結核に特徴的な所見を呈することは少ない[101]．単結節の場合は肺癌や結核腫との鑑別が問題となる．肺陰影の長径が 2 cm 以上であればほとんどの症例でクリプトコッ

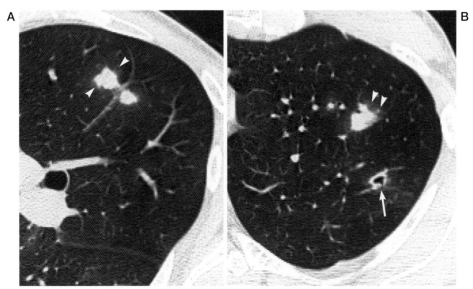

図6-45 50歳台男性 肺クリプトコックス症（基礎疾患：HIV感染症，C型慢性肝炎）
A, B：HRCT 左上葉に多発する結節を認める．同一肺葉内に多発する結節であり，クリプトコックスに特徴的である．空洞を伴う結節（→）やCT halo sign（▶）を示す結節もみられる．

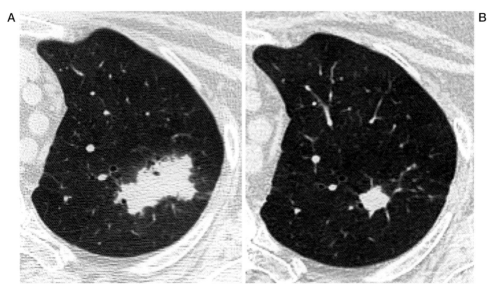

図6-46 50歳台女性 肺クリプトコックス症（基礎疾患：顕微鏡性多発血管炎）
A：HRCT（発症時），B：HRCT（治療後） 左上葉に限局する浸潤影を認める（A）．抗真菌薬で治療後は浸潤影の縮小を認めたが，結節が残存した（B）．

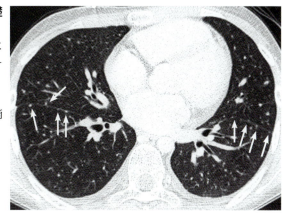

図6-47 12歳男児 播種型クリプトコックス症（基礎疾患：急性骨髄白血病）
HRCT 両肺にびまん性粒状影を認める．葉間胸膜にも小結節を認める（→）．結節の分布はランダムパターンである．血行性の播種が示唆される所見である．個々の病変は均一なサイズではなく，不均一である．肝臓・脾臓にも多発膿瘍を認めた（非提示）．脾臓は摘出され，クリプトコックスが検出された．

クス属のGXM抗原が陽性となり，血清診断が有用である[88]．一方，HIV感染や悪性腫瘍などにより細胞性免疫応答が低下した患者では真菌の免疫学的封じ込め機能が破綻，液性免疫応答が亢進しアレルギー状態が惹起される．すると菌の莢膜産生が活発となり，マクロファージによる貪食に抵抗性を示し，クリプトコックスの感染に対して負の方向に働く[99]．CTでは広範囲のびまん性浸潤影や血行性散布による粟粒影（播種型）となることもある（図6-47）．HIV患者ではすりガラス影や網状影が高頻度にみられるという報告もある[102]が，これらは合併したニューモシスチス肺炎の所見であり，HIV患者でも結節影がクリプトコッカス肺炎の所見であるという報告もある[103]．そのほかの画像所見の検討では，免疫不全者の方が健常者に比べて空洞形成が多く，air bronchogramは健常者に多くみられたと報告されている．また，CT halo signはAIDS患者より非AIDS免疫不全患者で多かったとされる[104]．

3) 肺カンジダ症　pulmonary candidiasis

カンジダ症は一般に健常人には発症せず，免疫能低下状態で日和見感染として発症する．原因菌は*Candida albicans*が約半数を占める．カンジダ属は口腔や気道の常在菌であり，現在ではカンジダ属が経気道的に呼吸器感染症を発症することは極めてまれであると考えられている．よって，肺カンジダ症はおもにカンジダ血症に伴う敗血症性肺梗塞症として認められる．カンジダ症では侵襲臓器の中では肺が最も多く，次いで腎臓，心臓・脈管となるが，カンジダは肺のみに感染巣を形成した症例が他の真菌症に比べて少なく，多臓器感染が多い[88]．CT所見は敗血症性肺梗塞症を反映して，多発結節が認められる（図6-48）．halo sign，コンソリデーション，すりガラス影を示すこともある[105]．Souzaら[106]は免疫低下患者54例に生じた侵襲性アスペルギルス症とカンジダ症の画像所見を比較している．両疾患ともに結節がおもな所見であるが，気道性病変を表す小葉中心性結節はアスペルギルス症が96％に認められたのに対して，カンジダ症では52％にしか認められず，血行性病変を表すランダム分布の結節は，カンジダ症のほぼ半数にみられたのに対して，アスペルギルス症では，わずか4％であったと報告している．これは，カンジダ肺感染がカンジダ血症の部分症であるという現在の考えに合致している（図6-48）．

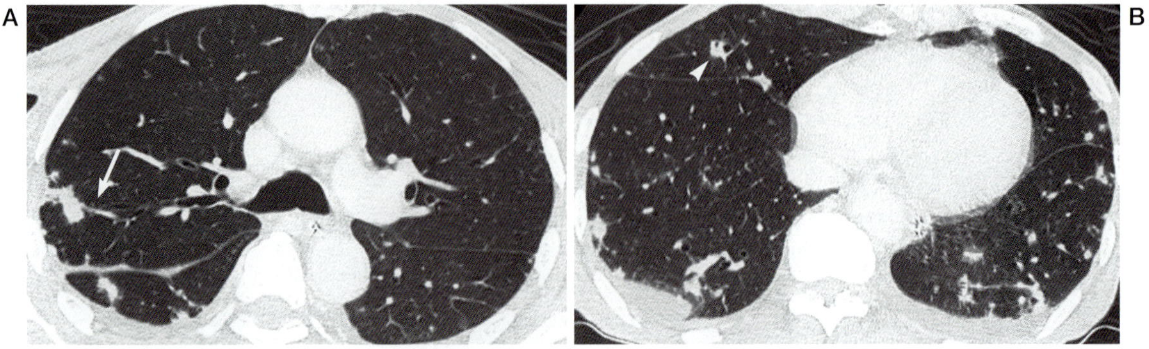

図 6-48　70歳台男性　肺カンジダ症(基礎疾患：直腸癌術後，栄養吸収障害)
HRCT　胸膜下に多数の結節を認める．敗血症性梗塞でみられる結節に連続する血管(feeding vessel sign)がみられる(→)．空洞結節もみられ(▶)，胸水を伴う．血液培養検査で *Candida albicans* が検出された．(浦添総合病院呼吸器内科　石垣昌伸先生のご厚意による)

4) その他の肺真菌症

　他の肺真菌症には免疫不全患者で生じる，ニューモシスチス肺炎(前項参照)，ムコール症，トリコスポロン症や輸入真菌症である．ヒストプラズマ症，コクシジオイデス症，パラコクシジオイデス症などが知られている．ムコール症の頻度は低いが増加傾向が指摘されており，抗真菌薬のボリコナゾールが無効で致死率が高く重要である．真菌のマーカーである β-D グルカンが上昇せず，培養陽性率も低いため診断に難渋する．CT では血管侵襲による出血性壊死病変が認められ，侵襲性アスペルギルス症に類似する．"reversed CT halo sign" を認めることがあり，侵襲性アスペルギルス症よりも頻度が高い[107]．

　トリコスポロンによる肺疾患は，アレルギー機序による夏型過敏性肺炎(他項参照)と日和見感染としての肺トリコスポロン症がある．近年，症例報告数が増加しており，「深在性真菌症の診断・治療ガイドライン 2014」でも取り上げられている[88]．肺トリコスポロン症は肺カンジダ症と同様に血行性に散布されたトリコスポロンが肺に侵襲するものである．輸入真菌症は健常者でも重症化しうるため注意が必要で，流行地域への海外渡航歴の確認が重要である．コクシジオイデスは病原性が高く，感染症法により 4 類感染症に指定されている．画像所見は病型によりさまざまな像を呈し，肺結核との鑑別が問題となる．輸入真菌症のおもな流行地区はヒストプラズマ症は米国オハイオ州〜ミシシッピー渓谷南部・中南米，コクシジオイデス症は米国南西部・メキシコ西部・アルゼンチン，パラコクシジオイデス症はブラジルである．

4. 肺抗酸菌症 1　結核症

肺抗酸菌症（総論）

　抗酸菌属 *Mycobacterium* species による感染症は，結核菌（*Mycobacterium tuberculosis*）による感染症（結核症，tuberculosis：TB）と，結核菌以外の抗酸菌（nontuberculous *Mycobacterium*）による非結核性抗酸菌症（nontuberculous mycobacteriosis：NTM 症）に大別される．

　結核症（TB）は，人類とともにある古い感染症であるが，特に人口の都市集中など感染に好適な環境が成立した近代以降猛威を揮ってきた疾患であり，本邦においても数十年前までは多くの若年者を襲い死に至らしめる最も重大な感染症であった．近年，本邦では順調に制御されつつあるとはいえ，その時代に感染した高齢者の発症は後を絶たない．また，世界全体でみた場合，現在においても，その規模，重篤さ，制御の困難さからいって最も重大な感染症であり続けており，人の移動が地球規模となった今日，本邦でも移住外国人の発症する感染症として改めて重要となってきている．

　一方，NTM 症は近年急激に増加しつつある疾患であり，本邦においてはすでに年間の罹患率が結核を上回ったことが確実視されている．経過は TB よりもさらに緩慢であるが，決定的な治療方法がなく，有病率は増え続け，重大な問題となってきている．

　同じ抗酸菌による感染症であり共通点も多いが，相違点も多い．共通しているのは，菌の分裂，増殖が遅く，疾患の経過が極めて緩慢であること，また，通常の自然免疫による食菌処理に抵抗性で，その菌に対して宿主は特異的免疫を獲得し，肉芽腫を形成し，菌をその中に封じ込める．しかしその内部で乾酪壊死が進行し，気道に破れると空洞を形成，これが次の拡大につながる．この肉芽腫および空洞形成が，抗酸菌症を画像で診断する場合の大きな手がかりとなる．

　相違点も多い．結核菌はヒトの肺，気道上皮にのみ棲息し，ヒトからヒトへの感染を伝播の基本形とする．治療方法が整備され治療予後が良好となった今日，なおこの疾患の診断が臨床の場で強く求められるのは，この伝染性による．その病像は極めて多彩であり，いかなる画像所見を見ても結核症は鑑別にあげるべきとされる．一方，NTM は自然界の常在菌で，ヒト-ヒト感染はない．また，病理像（したがって画像所見）も滲出性の相を欠き，病型の幅は大きくはない．また，血行性の全身播種は例外的である．病変の進展は主として経気道性であり，特に気管支壁を伝っての長軸方向進展は重要とされる．

　このような両疾患は，今日遭遇する呼吸器感染症のなかで頻度，重篤度からいって格段に重要であるのみならず，画像で診断可能な呼吸器感染症という点で例外的であり，CT 診断に期待されるところの大きい領域といえよう．

a. 結核症：診断へのアプローチ

　結核症は，単一の病因菌による感染症であるにもかかわらず，多彩な画像所見を呈する．それは，1) 感染の成立から発症，展開まで，宿主免疫の捕捉を逃れて広がろうとする菌側の因子と，これを制御しようとする宿主側の因子とが複雑に絡みあい，滲出性から肉芽腫性まで，さまざまな病像を呈しうる，それが画像所見に反映される，2) 進展経路が経気道性，リンパ行性，血行性など多様であり，リンパ節，胸膜，胸郭外の臓器にも病変をつくることが多い，などに由来する．これらの複雑，多彩な結核症の病像は，前世紀の半ばに，おもに本邦の結核専門家たちにより，その感染から発病に至るプロセス，またその病理形態について，精細に検討され究明された．今日我々が，小葉内部の微細構造まで視認しうる高分解能CT (HRCT) を用いて結核症に向き合うとき，それら先達の研究が改めて大きな意義を以てよみがえってくる．結核の画像診断においては，これら先達が解明した学問的遺産を踏まえて展開していく必要がある．

b. 結核症の読影に必要な基礎知識

1) 結核の感染から発病まで

　結核患者から排出された結核菌を含む飛沫核がヒトの肺胞内に達すると，菌の増殖が始まり結核感染が成立する．宿主は直ちにマクロファージを局所に動員し，これを食菌，処理しようとするが，結核菌は食細胞の食菌機能を巧みに回避する機制を身につけており，細胞内での増殖は続く．4～8週後，宿主は獲得免疫の応援を得てようやくこれを閉じ込め，局所に数mm大の初感染病巣が成立する[108,109]．一方，その間に菌はリンパ流に乗って肺門リンパ節にまで達し，リンパ節の腫大をもたらす．この間，自覚症状はほとんどなく，まれに，特に小児や免疫不全者(特にHIV感染者)においてX線学的に肺門リンパ節腫大で気付かれることがある(図6-49)(本邦では今日広くBCG接種が行われるため，実際には免疫健常者で肺門リンパ節の腫大に遭遇することは少ない)．また，長い年月を経て偶然に胸部単純X線写真で，肺野の石灰化，肺門，縦隔リンパ節の石灰化で気付かれることもある(図6-50)．

　初感染成立後，多くはここでいったん病変形成は停止し，安定期に入る．しかし一部の人においてはそのまま引き続き拡大が進行し，発病に至ることがある(一次結核症)．また一部の人においてリンパ行性，血行性，あるいは経気道性に肺内に菌が散布され，その中で酸素の豊富な肺尖部(S^1, S^2, S^6)に，肉芽腫に封じ込められた形で二次病巣が形成される．多くの人はこのまま発病することなく一生を終えるが，5～10％の人において，一定期間(数年～数十年)を経て封じ込めが破綻し，進展が再開する(内因性再燃)．二次結核症(我々が遭遇する結核症は大部分がこの形である)が多く肺尖部から上肺野にみられるのはこのためである[110,111]．

2) 結核病変の病理学的諸相

　結核症にみられるさまざまな病理学的な相を知っておくことはCTの読影のために必須で

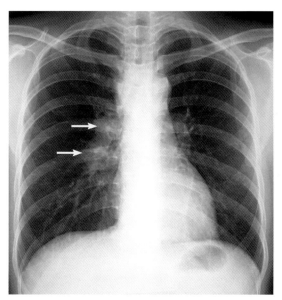

図 6-49　20 歳台男性　肺門リンパ節結核
単純 X 線写真　右肺門リンパ節の腫大が認められる（→）．初感染に引き続いて起こったものと推定されるが，肺野の初感染巣はこの写真では明らかでない．今日，このような像を見たら，単なる初感染結核以外に，HIV 感染者の結核をも考慮すべきである．

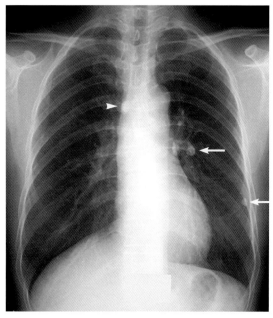

図 6-50　40 歳台女性　初感染結核（治癒後）
単純 X 線写真　自然治癒した初期変化群と縦隔進展．石灰化したために初期変化群（→）およびその後の縦隔進展（►）がよくわかる．

ある[116]（図 6-51）．

① 滲出性病変

宿主が結核に初めて感染し自然免疫で対応する状態で起こるが，獲得免疫成立後，大量に菌が散布され，激しい免疫応答が起こる場合にもみられる（図 6-51 ①）．初期には肺胞腔内への液性，細胞性の滲出がみられるが（図 6-51 ①-a），ほどなく内部に凝固壊死（その肉眼所見がチーズを思わせる黄色調であることから乾酪壊死ともいう）が起こる（図 6-51 ①-b）．

② 肉芽腫性病変

引き続いて起こるのが肉芽腫形成である（図 6-53 参照）．宿主は特異免疫を発動し肉芽腫を形成して菌を封じ込める．この時期の病変を病理学的には増殖性とよぶ（図 6-51 ②）．封じ込めが成功すれば，肉芽腫周囲で線維化が進み，最終的には瘢痕性病変に至る（図 6-51 ③）．

③ 空洞性病変

しかし，しばしば流れが変わり，病巣の内部で活動性が再開し，乾酪化した部分の軟化融解が起こり，内容物が外に排出され，空洞が形成される（図 6-51 ④）．このプロセスは，滲出性，肉芽腫性，瘢痕性のいずれの相からでも起こりうる．空洞内部は好気性の環境となり，菌は爆発的に増殖し，散布を起こす．散布先では再び次の病変が形成される．

このように，宿主免疫が菌を封じ込める流れと，空洞化を経て拡大へと向かう流れとがあり，これらは同一の宿主のなかで併存し，同時に，あるいは継起的に起こりうる．この結果，同一肺のなかに新旧の病変が混在することになる．慢性気道散布性に進展する肺結核症の大きな特徴である（図 6-52）．

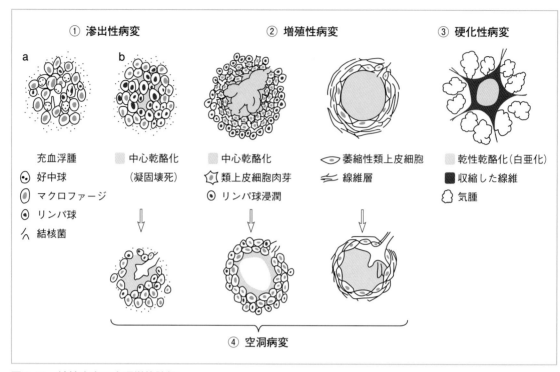

図 6-51 結核病変の病理学的諸相
(岩井和郎:結核性病変の基本形と形成のメカニズム．結核病学，結核予防会，1990:127，より改変)

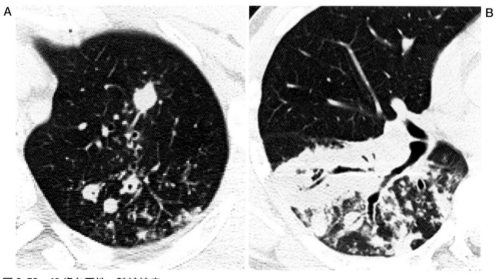

図 6-52 40歳台男性 肺結核症
A, B:HRCT 左上葉に複数の結節病性変(いったん治癒を営んだ病変，古い)がある(A)．周囲に散布性粒状影を伴っており，結節病巣が崩壊して新しく菌の散布が始まっていることを示す．右下葉S^8に広範な浸潤影がある(B)．散布された菌によって新しく形成された病変である．新旧の病変が混在してみられることは慢性気道散布性結核症の大きな特徴である．

C. 気道散布性結核症

1）肉芽腫性病変　granulomatous lesion

　結核症を形態学的に最も強く特徴づけるのが肉芽腫性病変である（図6-53）．CT上は粒状影，結節影としてみられる．肉芽腫の大きさは1 mm～数 mm大，さらにこれらが融合すると1 cm大，あるいはそれ以上に達する．通常は終末～呼吸細気管支の内腔および周囲肺に形成されることが多い（図6-54）．HRCT上は，小葉中心部（細葉の入り口）に径2 mm前後の粒状影として，胸膜，肺静脈などから2～3 mm離れて小葉中心性に配列することが多い（図6-55）．しばしばその中枢側の気管支に結核性の炎症が及び，乾酪物質により内腔の充填が起こると小葉中心性の粒状影・分岐状影（tree-in-budパターン）を呈する（図6-56）．小葉中心性の粒状影・分岐状影は多くの感染性疾患でみられるが，肺結核症のそれの特徴はハイコントラストということにある．これは病変が乾酪変性を伴うなど密で内部に空気を含まず，かつ周囲肺には炎症が及ばないことによる．

2）細葉性病変
① 細葉性病変とは

　肺結核の肉芽腫は常に終末細気管支周囲に形成されるとは限らない．画像上，粒状影，分岐状影が相互の，また胸膜，血管などからの距離が不定で，解剖学的な規則正しさをまったく感じさせないことがある．一部の陰影は胸膜直近にまで達しうる（図6-57 A）．これは，病理学的には肉芽腫が終末細気管支周囲だけでなく，呼吸細気管支周囲，あるいは時に肺胞道にも形成されうるからである（図6-57 B）．

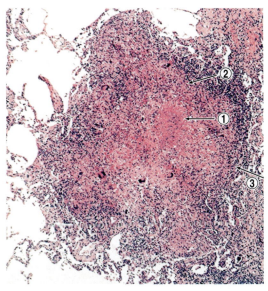

図6-53　肉芽腫性病変の病理像
典型的な結核性肉芽腫の病理像　中心部は乾酪壊死に陥り（①），それを取り巻いて類上皮細胞の層がある（②）．さらに外周はリンパ球層である（③）．

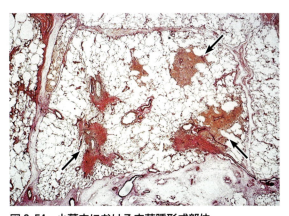

図6-54　小葉内における肉芽腫形成部位
病理像（弱拡大）　結核性肉芽腫が小葉内で終末細気管支周囲に形成されている（→）．これらの病変は小葉間隔壁や胸膜から2 mm程度離れて規則正しく配列している．小葉中心性分布である．（国立病院機構東京病院呼吸器科 蛇沢 晶先生のご厚意による）

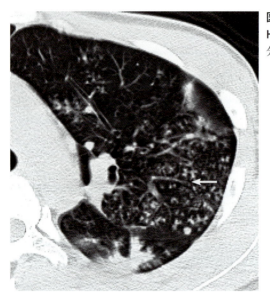

図6-55 50歳台男性 肺結核症：小葉中心性分布
HRCT 胸膜，肺静脈(→)から一定の距離を置いて粒状影，分岐状影が規則正しく配列している．小葉中心性の分布．

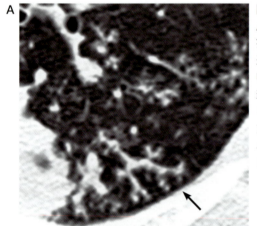

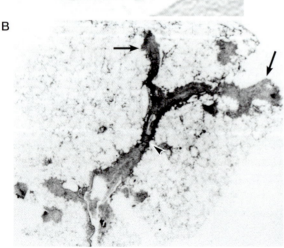
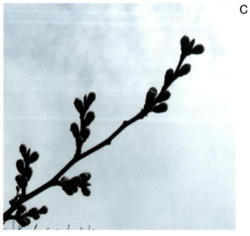

図6-56 60歳台男性 肺結核症：tree-in-budパターン
A：HRCT，B：病理写真(ルーペ像)，C：開花を待つ梢とその芽生えの写真 HRCT(A)では，小葉中心部に粒状影とそれを連結する分岐状影がみられる(→)．現在，広く使われている意味でのtree-in-budパターンである．病理像(B)では，tree-in-bud所見の病理学的成り立ちを示す．細葉性病変(→)と，それを連結する誘導気管支の乾酪性変化がみられる(▶)．気管支にも病変を生じることが結核症の大きな特徴．tree-in-budパターンという語は，開花を待つ梢とその芽生えのイメージ(C)に由来する．(図Bは，文献110)より改変)

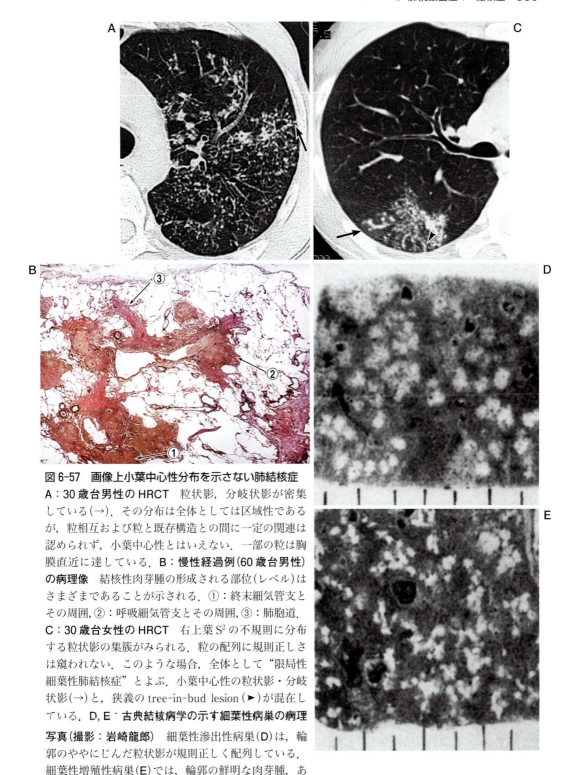

図 6-57 画像上小葉中心性分布を示さない肺結核症
A:30歳台男性のHRCT 粒状影，分岐状影が密集している(→)．その分布は全体としては区域性であるが，粒相互および粒と既存構造との間に一定の関連は認められず，小葉中心性とはいえない．一部の粒は胸膜直近に達している．**B:慢性経過例(60歳台男性)の病理像** 結核性肉芽腫の形成される部位(レベル)はさまざまであることが示される．①:終末細気管支とその周囲，②:呼吸細気管支とその周囲，③:肺胞道．
C:30歳台女性のHRCT 右上葉 S^2 の不規則に分布する粒状影の集簇がみられる．粒の配列に規則正しさは窺われない．このような場合，全体として"限局性細葉性肺結核症"とよぶ．小葉中心性の粒状影・分岐状影(→)と，狭義の tree-in-bud lesion(▶)が混在している．**D, E:古典結核病学の示す細葉性病巣の病理写真**(撮影:岩崎龍郎) 細葉性滲出性病巣(D)は，輪郭のややにじんだ粒状影が規則正しく配列している．細葉性増殖性病巣(E)では，輪郭の鮮明な肉芽腫，あるいはそれらの連結したものが配列しているが，その分布に規則正しさはみられない．

Im，伊藤らは，肺結核のCT所見を病理像と対比検討し，病理所見として呼吸細気管支から肺胞道にわたっての乾酪性変化とその末梢の肺胞レベルの肉芽腫病巣に着目した．それに対応するCT所見として"tree-in-bud appearance"との呼称を提案，小葉中心性の粒状影・分岐状影に並置される所見名として提唱した[113,114]．図6-57Cにその1例を示す．原著の記述に従えば，この語の使用はこのようなまれな所見に限定されることとなる．しかし現在この語は，上述のように各種感染症にみられる小葉中心性粒状影・分岐状影に拡張して使用される流れとなっている[115]．この語の強いイメージ喚起力，指示力がもたらした自然な流れであろう．原著の記述する（以下，狭義の）tree-in-bud appearanceと，小葉中心性の粒状・分岐状影は，同一患者の肺に併存することもあり，その形態の差は菌と宿主との免疫応答のわずかな違いによるものである．厳格に使い分けるべきかどうか，難しいところである．

　古典結核病学では，結核症を特徴づける微細な肉芽腫は「細葉」に成立すると考え，これらの微小肉芽腫に「細葉性病変」との呼称を用いた[110]．図6-57 D, Eに古典結核病学の大成者岩崎の病理写真を示す．「細葉性滲出性」と「細葉性増殖性」とが区別され，その差は宿主の免疫反応の違いによる，と考えられている．「細葉性滲出性」においては病変の配置は規則的で，小葉間隔壁との間に一定の距離を保っており，CTの画像所見としては小葉中心性の粒状影・分岐状影にほぼ対応する（BOX 6-25）．一方，「細葉性増殖性」においては，個々の病変は小さく境界は鮮明でその配置は不規則であり，病変が末梢気道のさまざまなレベルに形成されていることが窺われる（狭義のtree-in-bud lesion）．このように古典結核病学の「細葉性病変」は，狭義のtree-in-bud lesionおよび小葉中心性の肉芽腫＋細気管支炎の両方を包括した語で，病変の場に厳格にはこだわらず，菌の散布状況とそれに対する宿主の免疫反応による変異の範囲内としてまとめた概念であり，結核症の肉芽腫性病変を記述するにあたって今後引き続き使用されうる語である[116]．

② 細葉性病変の診断学的意義

　細葉性病変は，少しずつ菌が経気道的に散布され，それに対して肉芽腫が形成されるという慢性肺結核症の病態をよく表す所見である．画像上，散布影ともよび習わされてきた．ほとんどの肺結核症でみられる所見であり，しばしば画像からの診断の決め手となる．空洞の周囲などにみられるが，そのほか，結核腫，肺炎などさまざまな病型でこの細葉性病変が主病変周囲にハイコントラストな粒状影としてみられ，肺結核症との診断の鍵となる[117]（図6-58）．

BOX 6-25　微細な結核性肉芽腫（細葉性病変）のCT像

1) 細気管支周囲に形成された結核性肉芽腫は，CT上，小葉中心性の粒状影を呈する．
2) 誘導気管支の病変（乾酪性気管支炎）を伴うと分岐状影が加わる（tree-in-budパターン）．
3) 肉芽腫が肺胞道レベルに形成された場合，小葉中心性の分布を示さず，注意が必要．
4) 結節影，塊状影，空洞影周囲の散布性粒状影は結核症を疑う最大のポイント．
5) 小範囲に粒状影が集簇し，極めて緩慢な経過をとることがある（限局性細葉性結核症）．

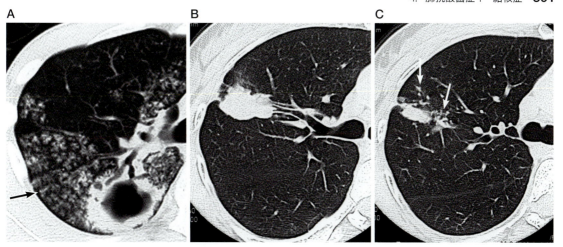

図6-58 粗大病変周囲の細葉性病変：散布巣
A〜C：HRCT　A：30歳台男性　肺結核症　空洞性病変の周囲に粒状影が散布性に広がっている(→)．その配置は小葉中心性の規則正しい分布を示している．B, C：40歳台男性　肺結核症（結核腫）　孤立性の結節があり，ノッチサインや胸膜陥凹を伴い，このスライスの所見からは肺癌との鑑別が難しい．より頭側のスライス(C)で結節の周囲に細葉性病変がみられ(→)，結核性との推定が可能となる．

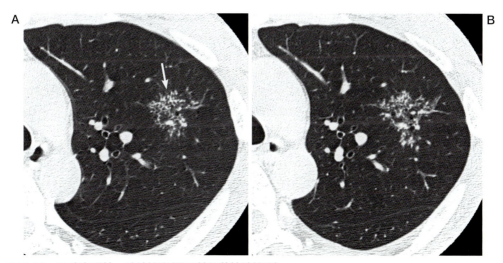

図6-59 50歳台男性　肺結核症（限局性細葉性結核症）
A：HRCT（2年前），B：HRCT（診断確定時）　2年前のHRCT(A)では左上葉に粒状影の集簇がみられる(→)．典型的な限局性細葉性結核症の所見．診断確定時のHRCT(B)では病変はわずかに拡大しているが，2年間の進行は極めてわずかである．

3）限局性細葉性結核症　localized acinar tuberculosis

　時に密集した粒状影のみからなる径2〜3 cm大の小範囲の結核症をみる．粒の相互の配列，あるいは血管などの既存構造との距離に何の規則性も見出しえない（図6-59）．結核症との診断はしばしば困難で，診断確定には気管支鏡検査を必要とする．これは細葉性病変の集合である．従来このような病型には名称が与えられていなかったが，最近，「限局性細葉性結核症」との名称が提案されている[116]．極めて緩徐に進行するが，ある時点から急速に進展することもありうる[118]．

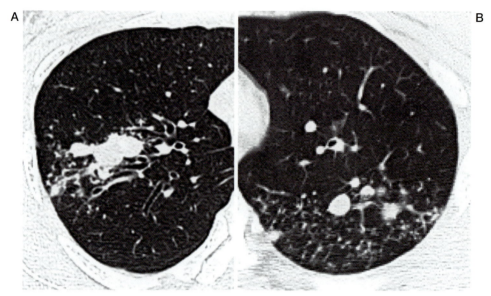

図6-60 肺結核症を強く示唆する結節の周囲の粒状影
A, B：HRCT　A：40歳台女性　不整形の結節影ないし腫瘤影（いくつかの肉芽腫が融合したもの）と，その周囲の粒状影がみられる．B：50歳台女性　径数mm～1cm大の結節が複数個，その周囲に微細な粒状影が広がる．これらの例のようにさまざまな大きさの結節と粒の混在を認めた場合，結核症を疑う有力な手がかりとなる．

4）結節性病変　nodular lesion

　結核性肉芽腫は，大きいものでは1cm大（小葉1個大の病変が乾酪化，被包化したもの）から，さらに大きいものでは3cm程度にまで達する（小葉大の病変が複数集まり融合したもの）．このような結節が複数個存在し，その周囲に径1～2mm大の粒状影（細葉性病変）が散在する場合，結核症が強く疑われる（図6-60）．他の肉芽腫性疾患，クリプトコッカス症などではこのような所見はみられない．径が3cm大の結節が孤立性にある場合，結核腫（tuberculoma）とよばれる．腫瘍との鑑別が問題となる．やはり周囲の散布陰影（細葉性病変）がチェックポイントである（図6-58 C）．

5）空洞性病変　cavitary lesion

　空洞は肺結核症の特徴的病変のひとつである．空洞内では多量の菌が増殖し，結核症の悪化へとつながる．菌はまた痰とともに体外に喀出され，周囲への感染源となり，重大な脅威となる．結核性空洞の迅速な診断は臨床医にとって常に重大な課題である（BOX 6-26）．
　結核症にみられる空洞は，その発生の経路から，以下の二つの型に分けられる[112]．

① 滲出性病変中の空洞

　最も高頻度にみられるのは広範な滲出性病変中の空洞である．大量の菌の散布により広範な滲出性病変が成立する（結核性肺炎）が，4～8週後に内部に乾酪壊死が起こり，空洞形成に至る（図6-61）．浸潤影中に不整形のさまざまの大きさの空洞が多発する．
　空洞にはしばしば拡張した気管支様の形のものがみられる．これは結核症に特徴的なもので，気管支拡張性空洞（bronchiectatic cavity）とよばれる．結核菌は気道上皮に親和性があ

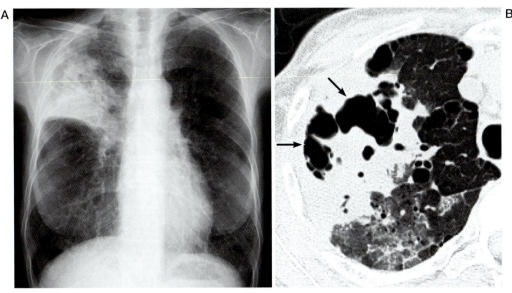

図 6-61　40 歳台女性　滲出性病変内に生じた空洞
A：単純 X 線写真，B：HRCT　単純 X 線写真(A)では右上葉に区域性の浸潤影がみられる．HRCT(B)では S^2 から S^3 にまたがる領域に不整形の浸潤影，すりガラス影があり，その内部に不整形の空洞が多発している(→)．

BOX 6-26　結核性空洞の CT 像

1) 浸潤影中の多発する不整形の空洞を見たら，結核症を考える．
2) 気管支の形を模した空洞(気管支拡張性空洞)は，結核症を強く疑う所見．
3) 結節影，塊状影の内部に生じた空洞は，周囲の散布性粒状影の有無が結核症との診断に重要．

り，菌は容易に粘膜下層に侵入し結核性病変を形成する．さらに進行すると筋層，軟骨が破壊され，気管支は支持構造を失って拡大していく．また，隣接した周囲肺にも破壊性変化は及んでいく．その結果，気管支の形を残しつつ内腔が不規則に拡大した空洞が形成される[110,116] (図 6-62)．

② 肉芽腫性病変からの空洞

空洞は肉芽腫性病変，時には硬化性病変からでも生じうる．CT 上は，境界の比較的鮮明な病変(単発のこともあれば，それらが融合した不整形の塊状影のこともある)の内部に透亮像がみられる(図 6-63)．

6) 結核性肺炎　tuberculous pneumonia

結核症の進展は，ほとんどの場合，散布される少量の菌に対して宿主は肉芽腫形成という形で反応し，自覚症状に乏しく CRP など炎症値の上昇も軽微で，緩慢な経過をとる(慢性気道散布性肺結核症)．しかし時に，菌が一時に大量に散布され，それに対して宿主免疫が強

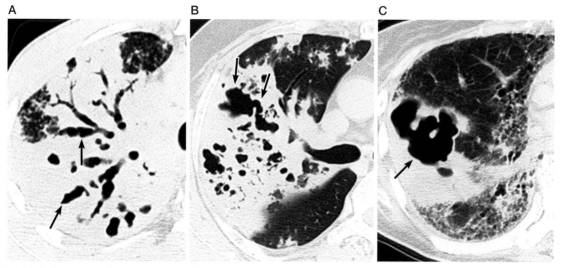

図 6-62 肺結核症:気管支拡張性空洞
A〜C:HRCT　A:40歳台男性　浸潤影中に軽度の気管支の不整な拡張がみられる(→). B:60歳台男性　拡張した気管支とその末梢の不整形の空洞がみられる(→). C:70歳台女性　右下葉の浸潤影中の分岐状を呈した空洞がみられる(→).

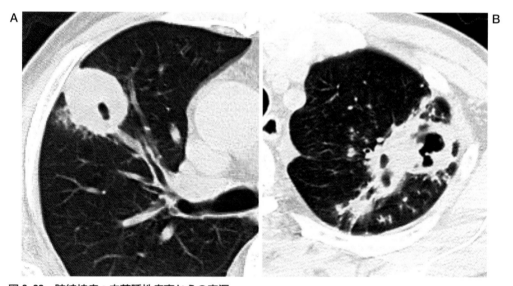

図 6-63 肺結核症:肉芽腫性病変からの空洞
A, B:HRCT　A:70歳台男性　右上葉の輪郭の平滑な腫瘤の中に空洞が生じている. 近傍に散布性粒状影が認められる. いわゆる被包乾酪巣からの洞化である. B:50歳台女性　左上葉の不整形の腫瘤中に生じた多発性の空洞がみられる.

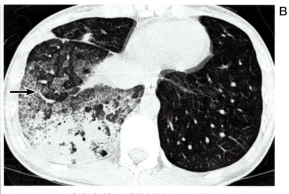

図 6-64　20 歳台女性　結核性肺炎：急性に発症
A：単純 X 線写真，B：HRCT　3 週間来の咳，痰，6 日前からの発熱で受診．単純 X 線写真（A）では，右上葉と下葉とに広範な浸潤影が広がっている．新しく形成された病変がみられる．また，左上〜中肺野には小結節影が区域性に集簇している．これは一つひとつの境界が鮮明で，古い病変と考えられる．HRCT（B）では右下葉，背側優位に広がる浸潤影とその周囲のすりガラス影がみられる．汎小葉性の分布に注意（→）．

BOX 6-27　結核性肺炎の CT 像

1) 初期には汎小葉性の浸潤影，すりガラス影を呈する．
2) 時間の経過した例では浸潤影となり，内部にさまざまな形の透亮像を呈する．
3) 周囲に散布性粒状影を呈することもある．

く応答すると，発熱，咳，痰などの症状，炎症値の上昇を伴いつつ，肺に広範な滲出性病変が形成され，胸部画像上，細菌性肺炎のような像を呈する．結核性肺炎とよばれる[110,111,119]．かつては若年者に多く，また近傍に菌の撒布源となった空洞，結核性気管支炎などが見出されるとされたが，近年は高齢者でも，また必ずしも撒布源が確認できない例も増えている[120]．

　CT 上，区域性の広がりをもつ高吸収域を見るが，しばしば小葉単位で濃淡のむらを呈する．多くは地図状のコンソリデーション（consolidation）の周囲にこれと入り交じるようにすりガラス影が展開する（汎小葉性分布，図 6-64，BOX 6-27）．細菌性肺炎でこのような所見を見ることはまれで，結核性肺炎の特徴といえよう．また比較的緩慢な経過例では，主病変の近傍に散布性粒状影（細葉性病変）を見ることがあり，画像診断上，重要な所見である．しばしばコンソリデーションの内部に多発性の透亮像を見る（図 6-65）．

　結核性肺炎は強度の打撲，外傷などに続発して起こることがある[116]．受傷後数日以内にまず発熱で始まり，数日後に浸潤影が出現する．このような状況下で CT 上，汎小葉性の浸潤影，すりガラス影を認め，また肺内の他の部位（多くは肺尖部）に陳旧性結核病巣を見れば，

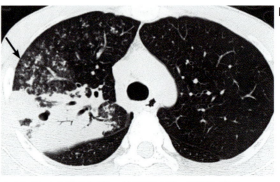

図6-65 50歳台男性　結核性肺炎：緩慢に発症
A：単純X線写真，B：HRCT　単純X線写真(A)では右上葉に浸潤影を認める(→)．HRCT(B)ではS²に浸潤影があり，内部に不整形の空洞がある．その腹側に小葉中心性の粒状影があり(→)，これから結核症を強く疑うことができる．

結核性肺炎を強く疑うべきである．菌の検出はしばしば困難であるが，臨床経過と画像所見は特徴的なので，必ず知っておくべき病態である(図6-66)．
　また高度の気腫肺に発生した場合は，画像上特徴を見出しがたく，診断に難渋する．この理由として，浸潤影中に透亮像を認めてもそれが壊死に由来する空洞なのか，背景の気腫肺に由来するものかの判定は難しいこと，また上述した散布性粒状影はみられないことがあげられる．肺結核症における散布性粒状影は，終末〜呼吸細気管支とその周囲に形成されるが，肺気腫においてはこれらの構造が破壊され消失しているためであろう[120](図6-67)．また高度の低栄養，衰弱の高齢者においてみられることもある．呼吸器症状を欠き発熱などで救急外来を受診することが多く，単なる肺炎と診断されやすい(図6-68)．

7) 慢性細葉性散布肺結核症：岡氏X線病型分類ⅡB

　岡により，1939(昭和14)年に「粟粒結核に酷似せる増殖性細葉性結核症」として記述された特異な分布を示す肺結核症である．後に岡氏肺結核症X線病型分類の中にⅡ(播種型肺結核症)のBとして位置づけられた[121](図6-69)．欧米にはこの概念はない．精緻に病理像を観察し，その画像への反映を考察してきた本邦の独創的な概念である．全肺結核の0.5%にみられるとされる．
　その単純X線像は「肺野に広く細かい病変が散布されたものである．その散布状況は全肺野一様ではなく粗密の差があり，一つひとつの病影も大小があり，形も不規則である．典型的には，両側肺にほとんど対称的に，上方は密で下方に行くに従って疎に散布している」とされている．CT像は，両側全肺野に細葉性病変(小葉中心性粒状影，分岐状影，あるいは配列に規則性をもたない粒状影)がみられ，その分布は大まかにいえば区域性であるが，排菌源となりうる空洞などの粗大病変はみられない(図6-70)．
　前述のように細葉性病変は通常，空洞などの粗大病変の周辺に付随的にみられる．本病型のようにそれが主役として肺に広範に広がり，しかもその撒布源が見出しがたい病態はまれ

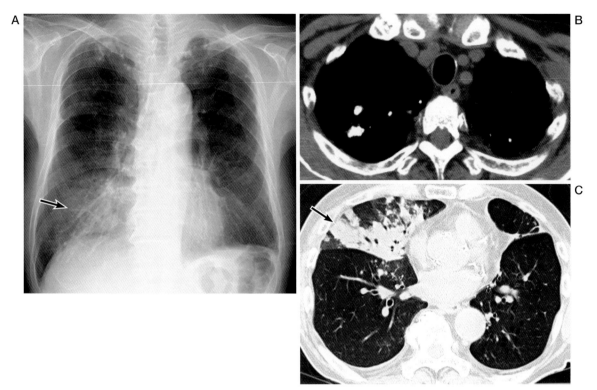

図 6-66　80歳台男性　結核性肺炎：外傷後に発症
A：単純X線写真，B：単純CT（縦隔条件），C：HRCT　転倒事故の数日後に高熱を発し入院となったが，その時点での単純X線写真では異常を認めなかった．1週間後，咳，痰が始まり，単純X線写真（A）では右下肺野縦隔寄りに浸潤影が新たに出現した（→）．CT縦隔条件（B）では，両肺尖部に石灰化した結節影を多数認め，陳旧化した結核病巣と判断される．HRCT（C）では中葉に汎小葉性の浸潤影（→），すりガラス影を認める．外傷により陳旧性病巣が崩壊し，菌が散布されたと推定される．

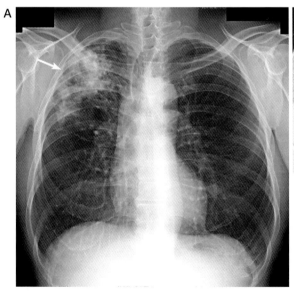
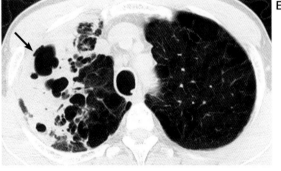

図 6-67　60歳台男性　結核性肺炎：気腫肺に発生
A：単純X線写真，B：HRCT　検診で発見，無症状で受診．単純X線写真（A）では右上肺野に不整形の浸潤影を認める（→）．細菌性肺炎としては濃淡のむらがあり，慢性に経過する疾患が疑われる．HRCT（B）では右上葉に気腫肺を背景に区域をまたいで浸潤影が広がり，内部に不整形の透亮像を見る．一部は気腫の部が抜けたためであるが，大きな透亮像（→）は空洞と考えられる．

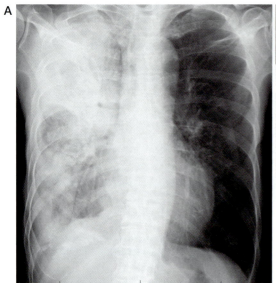
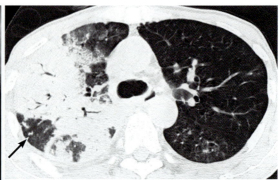

図 6-68 80歳台男性 結核性肺炎：高度の低栄養者
A：単純X線写真，B：HRCT　発熱と全身衰弱で救急搬送，入院．単純X線写真（A）では右肺全体に広がる広範な浸潤影がみられる．HRCT（B）では内部に気管支透亮像を伴う区域性の浸潤影を認め，周辺に粒状影はごくわずかにある（→）が，この所見から結核を疑うのは難しい．検痰で抗酸菌塗抹3+であった．

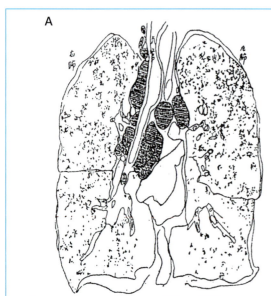
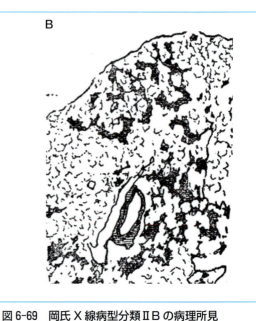
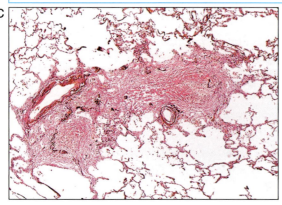

図 6-69 岡氏X線病型分類ⅡBの病理所見
A：最初の報告例（20歳台女性）の剖検肺の割面スケッチ，B：そのルーペ像のスケッチ（いずれも原著者による自筆）　両側肺野に広範に粒状影が散布している（A）．上肺野優位．Bでは，病変は末梢気道の内腔を中心に形成されていることが示されている．（岡治道：肺結核症X線影像の病理解剖学的分析．結核病論上巻，永井書店，1950：164，より許可を得て転載）．C：**病理写真（別症例）**　乾酪性肉芽腫性病変がおもに末梢気道内腔を足場として形成されている．（日本赤十字社医療センター病理部　武村民子先生のご厚意による）

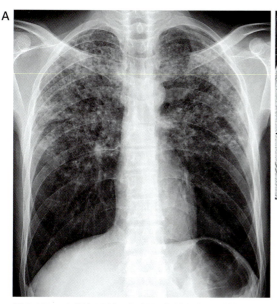
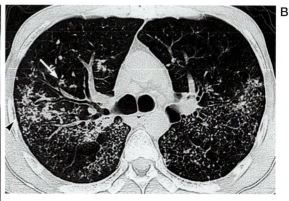

図6-70　40歳台男性　慢性細葉性散布肺結核症
A：単純X線写真，B：HRCT　単純X線写真(A)では両側肺野に左右対称性に小結節影〜微細粒状影がみられる．上肺野優位の分布．HRCT(B)では広範に微小結節が広がっているが，その配列に解剖学的な規則正しさはなく，小葉中心性とはいえない．分岐状影(→)がみられ，胸膜と一定の距離がある(▶)など，小葉中心性分布といえる箇所もある．

なものである．病理学的には，病変は末梢気道の内腔を足場として形成された増殖性病巣である(図6-69)．その成り立ちについては，経気道性散布説と血行性説とがあり，またその両方がありうるとの主張もある[122]．臨床的には極めて緩慢に進展し，呼吸器症状も乏しく，全身状態も保たれることが多い．菌量が少ないので，喀痰からの菌の検出は難しく，気管支鏡検査が必要となることが多い．

d. 粟粒結核　miliary tuberculosis, disseminated tuberculosis

　粟粒結核は，結核菌が血行性に全身に散布され，複数の臓器にびまん性に微小肉芽腫を形成する病態である．肺の病変が単純X線写真やCTで認識され，画像診断上の問題となる．背景に宿主の免疫低下(HIV感染者，糖尿病，透析，ステロイドやTNF阻害薬などの免疫抑制薬投与，血液疾患，老齢など)のあることが多い．これらの病態はいずれも本邦で増加を続けており，そのため本邦の粟粒結核は増加傾向にあるといわれる[123]．診断の遅れが致命的となる疾患なので，早期診断，早期治療が必要であるが，症状として当初は発熱のみがみられ，不明熱として膠原病，悪性腫瘍などとの鑑別に苦しむことが少なくない．診断能に優れたHRCTに期待が寄せられるゆえんである．

1) 粟粒結核の病理

　粟粒結核の病理像としては，大きさの比較的揃った微小結節が肺内に多数散布し，それら

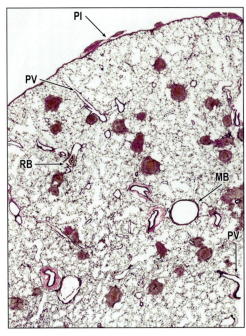

図6-71 粟粒結核の病理像
病理写真(ルーペ像) 肉芽腫性病変が肺内に多数認められるが，その分布は既存構造といかなる関係もない．Pl：胸膜，PV：肺静脈，RB：呼吸細気管支，MB：膜性細気管支(国立病院機構東京病院呼吸器科 蛇沢 晶先生のご厚意による)

の結節は胸膜や肺静脈，太い気管支などとの間に一定の位置的関連をもたない(図6-71)．結節は通常肉芽腫性(増殖性)病変であり，その大きさも一定であることが多い．しかし，時に滲出性病変もある．

2) 粟粒結核の画像所見

典型例では両肺にびまん性に微細粒状影が均一に分布する．CTでは，サイズの揃った粒状影が全肺に広がり，その分布は既存構造との間に一定の関連を認めず，ランダム分布である(図6-72 A)．粒の大きさは均等とは限らない．粗大な結節が混じることはよくある．大きめの結節の成り立ちには二通りある．ひとつは，病理学的に結節が滲出性であることで，免疫不全患者における結節の大小不同はこれに由来するものである(図6-72 B)．もう一つの機序は気道内進展である．個々の結節は肺胞壁など間質に生じるが，その一部は気腔に破れ，その後は中枢側に経気道性に進展し融合する[124](図6-72 C)．

① 画像の経時的変化

発熱が始まって間もない頃にはHRCTでも粒を把握しがたいが，2週間前後間を空けて再度撮像すると粒状影が検出できることが多い(図6-73)．不明熱で血行散布性結核を疑った場合，初回のHRCTが陰性でも諦めず，一定の期間をおいて再度調べるべきである．

② 粟粒結核とARDS

粟粒結核から急性呼吸促迫症候群(ARDS)を起こし，致死的経過をとることは多い．びまん性に広がるすりガラス影，浸潤影の中に注意深く読影すると粒状影を見出す．突然に発症したARDSで基礎疾患が不明な場合，必ず粟粒結核を念頭に置くべきである(図6-74)．

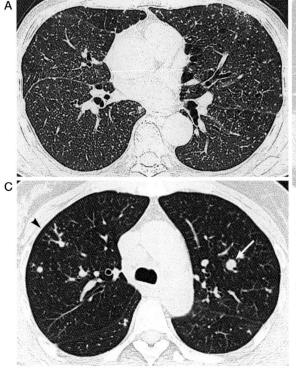
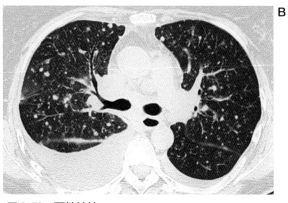

図 6-72 粟粒結核
A〜C：HRCT　A：40 歳台男性　両肺にびまん性に微細粒状影が密に分布している．粒と既存構造との間には一定の位置関係はみられない(ランダム分布)．B：50 歳台女性(TNF 阻害薬投与下に発症した粟粒結核)　粒の大きさは大小不揃いである．免疫不全者の粟粒結核では時にこのパターンがみられる．C：60 歳台女性　基礎疾患のない粟粒結核の HRCT では，肺野に微細粒状影が散布している．一部大きい結節もみられる(→)．矢頭(▶)の部位で分岐状を呈しており，最末梢の小結節から中枢に向かって経気道進展し融合したものと考えられる．

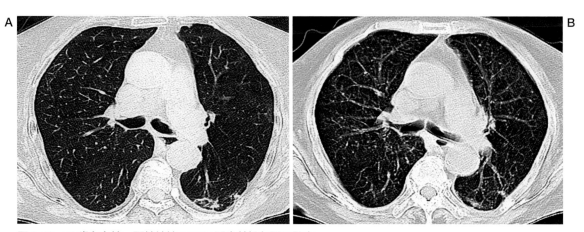

図 6-73　70 歳台女性　粟粒結核：TNF 阻害薬投与下に発症
A：HRCT(入院時)，B：HRCT(18 日後)　TNF 阻害薬の投与を受けている関節リウマチ患者に起こった不明熱．入院時撮像された HRCT(A)では発熱を説明できる所見は認められない．18 日後の 2 度目の HRCT(B)でようやく肺野に多数の粒状影を見出すことができ，診断につながった．粟粒結核は当初 HRCT でも検出できないことがある．その場合，10〜14 日おいての再度の CT 検査で検出できることが多い．

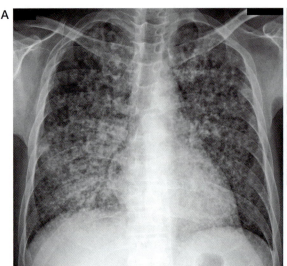
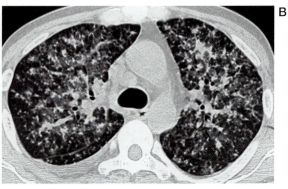

図 6-74　50 歳台男性　ARDS 化した粟粒結核
A：単純 X 線写真，B：CT（肺野条件）　発熱，呼吸困難で救急搬送された．単純 X 線写真 (**A**) では両肺にびまん性のすりガラス影があり，その上に，輪郭に滲みのある結節影が多発している．CT (**B**) では両肺にびまん性のすりガラス影があり，その上にさまざまな大きさの粒状影～結節影が多発している．粒状影の分布はランダムであり，粟粒結核を疑う所見である．

e. 気管支結核症　bronchial tuberculosis

　結核菌は気道上皮と親和性があり，気管支壁内に病変を形成することが多い．気管，主気管支などの中枢気道に潰瘍性病変を形成し，その病変およびそれが引き起こす二次的変化が臨床上，画像上，主所見であるような場合，気管・気管支結核とよばれる[125]．女性に多く，若年者に多い．気管，左主気管支に多い．肺野病変が軽微な場合，排菌陽性率が高いにもかかわらず肺結核症としての特徴的病像を欠くため，結核症が疑われず診断の遅れにつながりやすい（図 6-75）．

f. 結核性胸膜炎　tuberculous pleurisy

　結核性胸膜炎は全結核の 10～15％ を占める．一方，全胸水貯留疾患の 13～25％ を占めるともいわれる．画像所見として胸水貯留が主である場合，他の疾患との鑑別は困難であり，診断は採取した胸水の分析などで行われる．比較的少量の胸水貯留の場合，CT で肺内病変が解析でき，結節，空洞，その周囲の散布性粒状影を見出すことで結核を疑うことができる（図 6-76）．CT での所見陽性率は 37％ との報告もある[126]．高齢者の胸水貯留の場合，しばしば悪性との鑑別が問題となる．そのためにも，胸水を排除し肺の含気が十分回復した時点で，CT が有用な情報を提供することがある．

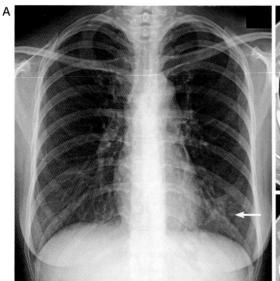
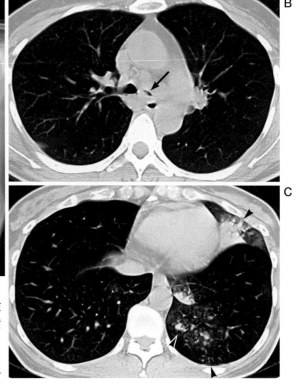

図6-75 40歳台女性 気管支結核症
A：単純X線写真，B, C：CT（肺野条件，B：分岐部レベル，C：肺底部レベル） 4か月前から咳，黄色痰があり3か月前に近医を受診．抗菌薬を処方されたが改善せず．単純X線写真(A)では左下肺野に浸潤影を認める(→)．CTでは分岐部レベル(B)で左主気管支は高度に狭窄している(→)．肺底部(C)では，舌区に浸潤影，下葉に散布性小結節影，粒状影を認める(▶)．結核症を疑う所見である．単純X線写真では舌区病変のみが認識されていた．

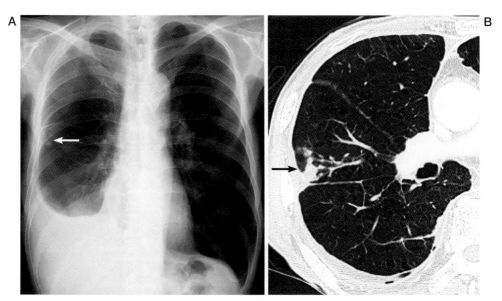

図6-76 60歳台男性 結核性胸膜炎
A：単純X線写真，B：HRCT 右胸郭中の比較的少量の胸水貯留．単純X線写真(A)では右中肺野に結節影を認める(→)．HRCT(B)では右中葉に胸膜に接して結節影があり，その周囲に粒状影がみられる(→)．結核症を強く疑う所見である．

g. 免疫不全者の結核　tuberculosis in compromised host

　結核の病像は，基本的に弱毒菌である結核菌の活動と，それに対する宿主の免疫系の複雑な応答とで形成される．そのため，宿主免疫に変調(低下，亢進)があれば，結核症の病像は健常者のそれとは異なったものになる．

　免疫不全の要因としては，加齢，糖尿病，慢性腎不全，長期ステロイド投与など，そして1980年代から加わったHIV感染がある．さらに，今世紀に入って新しい病態として，生物学的製剤などの新規免疫調節剤による免疫抑制が加わった．これら基礎疾患により，細胞性免疫の低下の仕方も異なり，結核症の病像もそれに従って異なる(BOX 6-28)．

1）HIV 感染症

　HIV感染症は1980年代から世界的な蔓延をきたし，本邦もその例外ではない．HIV感染症ではCD4陽性Tリンパ球が選択的に減少する．このためさまざまな微生物，特に抗酸菌に対する防御能が低下し，結核の外来性感染が発症しやすくなり，また内因性再燃が起こりやすくなる．HIV感染者の結核発病率は一般人口の100倍以上といわれる．その病像はCD4リンパ球の減少の程度により異なる．CD4リンパ球数が200/mm^{3}以上で免疫能が比較的保たれている場合は一般の二次結核症と大きく変わるところはない．200/mm^{3}を下回ると経気道性散布のほかに，血行性散布，リンパ行性進展を起こす．その結果として粟粒結核，リンパ節結核などの肺外結核が多い．胸郭内の病変としては，1) 肺の病変は肺のどの部位にも起こりうる，2) 乾酪壊死や空洞形成は少ない，特に大きな空洞形成はまれ，3) 発病，進展は一気に起こるため，健常者の結核の特徴である「新旧の病変の混在」は少ない，4) 肺門，縦隔リンパ節腫大は高頻度にみられ，その内部には広範な壊死が必発である[127]（図6-77）などの特徴がある．

2）糖尿病

　糖尿病は本邦の結核患者の基礎疾患として最も重要である．本邦の新登録結核患者で糖尿病を合併している割合は14〜15%とされる．健常者に比べて結核発症リスクは3〜6倍といわれ，50歳台の比較的若年者でもみられる．

　画像上の特徴については，下肺野分布が多い，空洞形成が多い，との報告が多い．糖尿病非合併患者に比べ，短期間で重症化しやすいといわれる[128]（図6-78）．

3）慢性腎不全（透析）

　慢性腎不全，特に透析患者は結核症のハイリスクグループであり，結核罹患率は一般人口の6倍とされる．これはその基礎疾患の大部分が糖尿病性腎症であることもあずかっているのかもしれない．特徴は，1) そのほとんどが内因性再燃である，2) 粟粒結核やリンパ節結核など肺外結核が多い，3) 不明熱で発症，抗結核薬投与でようやく解熱する例が1/3を占める，4) 肺結核では粗大な病変形成が多いが，空洞形成は少ない[129]（図6-79），などがあげられる．

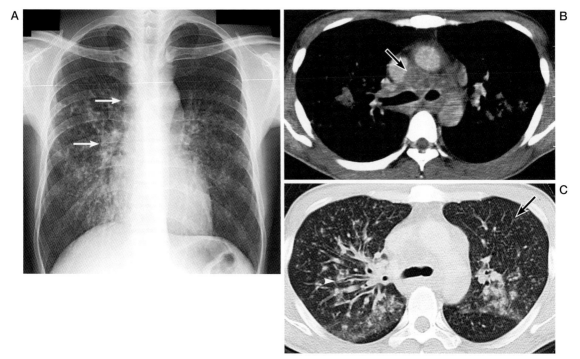

図 6-77 30 歳台男性 肺結核症（HIV 感染者）
A：単純 X 線写真，B：造影 CT（縦隔条件），C：CT（肺野条件）　HIV 感染者として外来フォロー中，4 日前からの咳，痰，高熱で発症．単純 X 線写真（A）では両中・下肺野に粒状影，小結節影が広がっている．肺門・縦隔リンパ節腫大がみられる（→）．検痰で結核症と診断された．縦隔条件の CT（B）では，肺門から縦隔にかけ一体となったリンパ節腫大があり，その内部は低吸収域となっており，壊死状態が示唆される（→）．CT 肺野条件（C）では，両肺にびまん性の微細粒状影があり，粟粒結核の所見である（→）．そのほかに気管支血管束の腫大（リンパ行性を示唆，▶），浸潤影（経気道散布を示す）の所見があり，多彩な進展様式がみられる．

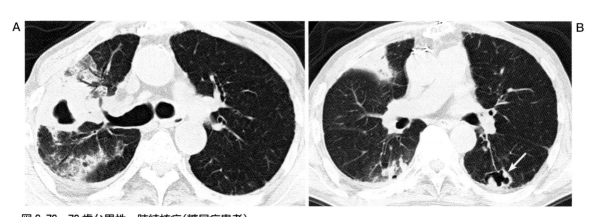

図 6-78 70 歳台男性 肺結核症（糖尿病患者）
A, B：HRCT（A：気管分岐部レベル，B：下葉枝入口部レベル）　気管分岐部レベル（A）では右上肺野に浸潤影，周囲のすりガラス影を認め，その中に空洞がみられる．滲出性病変中に生じた空洞．下葉枝入口部レベル（B）では左 S^6 の結節は境界鮮明で，いったん被包化されていた肉芽腫性病巣が洞化している（→）．

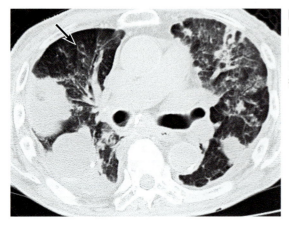

図 6-79　80 歳台男性　肺結核症（維持透析中の患者）
HRCT　両肺に浸潤影，すりガラス影，多発結節影（→）など多彩な所見がみられる．これだけの肺病変がありながら，咳，痰などの呼吸器症状はなく，食思不振，微熱が主訴であった．透析患者の肺結核の典型例．

BOX 6-28　免疫不全者の肺結核症の CT 像

1) HIV 感染者では，肺野のあらゆる場所に起こり，空洞形成は少なく，肺門縦隔リンパ節の腫大を伴い，その内部は壊死に陥る．粟粒結核の形をとることも多い．
2) 糖尿病では，下肺野結核が多く，空洞形成が多い．
3) 維持透析患者では，粟粒結核，リンパ節結核などが多い．空洞形成は少ない．
4) 生物学的製剤投与下では，肺結核の像は健常者と異なる点はないが，粟粒結核，リンパ節腫大がしばしばみられる．

4）生物学的製剤投与下

　2000 年代初頭に導入された生物学的製剤（TNF 阻害薬など）は，関節リウマチ，Crohn 病，潰瘍性大腸炎など難治性炎症性疾患の治療に革新をもたらしたが，その作用機序として，TNFαなどの感染防御免疫を担うサイトカインを阻害するため，その有害事象として感染症，なかでも結核症の多発をもたらし，大きな問題となっている．

　特徴として，1) 内因性再燃が多いが，外来性感染も少なくない，2) 肺結核の病像は一般宿主のそれと大きく異なるわけではないが，粟粒結核などの肺外結核の頻度が高い，などがあげられる．発症とともに生物学的製剤が突然中止されると，時に肺病変の悪化，胸水の増量，リンパ節の腫大などを見ることがある（免疫再構築症候群）[130]．

5. 肺抗酸菌症 2　非結核性肺抗酸菌症

　非結核性抗酸菌(nontuberculous mycobacteria：NTM)は，培養可能な抗酸菌群のうち結核菌群を除くすべての抗酸菌を包括した名称で，現在160種以上が同定されている．NTMは結核菌と異なり，土壌や水系などの自然環境や水道水や風呂など生活環境に生息する環境常在菌であり，日常生活においてすべての人に曝露されていると考えられる．NTMのヒトからヒトへの感染は否定的であり，菌を含むエアロゾルの吸入により呼吸器感染症が引き起こされると考えられているが，なぜ免疫機能の正常な特定の宿主に感染症を惹起するのか，いまだ解明されていない．

a. 非結核性抗酸菌症の疫学

　肺の非結核性抗酸菌症(NTM症)は増加している．2014年に行われた全国規模のアンケート調査によれば，本邦のNTM症の推定罹患率は人口10万人あたり14.7であった．この数字は2007年の同様の調査結果の約2.6倍であり，近年急激に増加しているといえる[131]．結核罹患率は2015年には10万人あたり14.4，2016年は13.9と年々低下しており，現在，NTM症の罹患率は結核を超えている．その背景に，医療従事者のNTMに対する関心の増加，核酸同定法など検査法の向上，人口の高齢化や免疫低下患者の増加，CTを含む検診の普及などがあげられる．菌種別では，*Mycobacterium avium* complex(MAC)症が88.8%と大多数を占め，*M. kansasii*症は4.26%，*M. abscessus*症は3.32%であり，その他の菌種は極めてまれである[131]．また，Morimotoらによる人口動態統計をもとに解析した報告によれば，NTM症の死亡者数は1990年の158人に対し，2010年には1121人と20年間で約7倍に増加している[132]．結核の死亡数は年々減少しており，近い将来，NTM症による死亡者数も結核を上回ることが予想される．NTM症は難治性のため有病率は罹患率の6〜10倍と推定される[132]が，罹患期間が長期に及ぶなかで重症化し呼吸不全に至る症例が累積していると推察される．

b. 非結核性抗酸菌症の診断

　本邦では日本結核病学会と日本呼吸器学会合同の診断基準が設けられている[133]．NTM症の確定診断は，胸部単純X線写真またはCTでNTM症に相当する病変がみられ(臨床的基準)，かつ異なる喀痰検査で2回以上か気管支洗浄液(BALF)または肺組織で1回以上培養陽性(細菌学的基準)を満たすことである[133]．臨床症状の有無は問わず，画像所見が診断基準の根幹をなす．関節リウマチや気管支拡張症などMAC症と類似のCT所見を呈する疾患も存在することから，画像所見に加え，上記細菌学的基準を満たすことが確定診断には必要である．

近年，血清学的検査である抗MAC抗体検査(キャピリア®MAC抗体ELISA)が臨床応用されている．これは結核菌や*M. kansasii*以外のNTMの細胞壁を構成する糖蛋白脂質(glycopeptidolipids：GPL)抗原に対する血清中のIgA抗体をELISAで測定する方法であり，最近報告されたメタアナリシスでは，カットオフ値を0.7 U/mLに設定すると，推定感度69.6％，特異度90.6％であった[134]．MAC以外の迅速発育菌などでも陽性となる点や免疫低下患者では抗体価低下により偽陰性となる可能性などの問題点はあるが，特徴的な画像所見を有する患者において，血清診断陽性であればMAC症である可能性が高い．臨床的基準は満たすが喀痰が得られない，あるいは菌が証明されない患者の補助診断や，侵襲的な気管支鏡検査の適応を判断する際の参考として，今後さらに活用されると思われる．

C. *Mycobacterium avium* complex(MAC)症

MACは異なる菌種である*M. avium*と*M. intracellulare*を併せた名称で，Runyon(ラニヨン)分類[†1]ではⅢ群に属する．肺MAC症は本邦のNTM症の約9割を占め，その病型は，慢性肺感染症である結節・気管支拡張型(中葉舌区型)と線維空洞型(結核類似型)に大別される．そのほかに肺癌との鑑別が問題となる孤立性結節型，特殊な病型として，血行性，リンパ行性に進展する全身播種型と急性〜亜急性に発症する過敏性肺炎型(hot tub lung)が知られる(BOX 6-29)．

1) 結節・気管支拡張型

末梢肺の小結節と気管支拡張を特徴とするMAC症であり，現在では肺MAC症の大多数を占めると考えられる．MACは自然環境に常在する弱毒菌であるため，陳旧性肺結核，線維化病巣や気管支拡張など局所の浄化作用が損なわれた肺に定着，増殖する発症形式が知られる(図6-80)が，増加傾向を示すMAC症の多くは，健常な肺に感染，発症する．患者の多くが喫煙歴のない生来健康な中高年女性だが，その理由はいまだ不明である．

病理組織学的には，経気道的に肺へ到達した抗酸菌は終末〜呼吸細気管支や周囲肺胞領域に乾酪性あるいは非乾酪性肉芽腫を形成し，細気管支内の乾酪物質充填や肉芽腫による閉塞を伴うこともある[135](図6-81)．炎症は気管支粘膜下のリンパ路に沿って中枢側へ緩徐に進行し，軟骨や平滑筋，弾性線維の破壊により気管支拡張をきたし，咳嗽，喀痰や血痰の原因となる[135,136]．

本病型の特徴的画像所見は，上記の病理組織学的変化を反映し，末梢肺での小結節と気管支拡張の混在である[137,138](図6-82，BOX 6-30)．CTでは，小結節は肺結核と同様にハイコントラストな充実性結節で，小葉中心性分布や末梢肺野の繊細な分岐状影(tree-in-bud appearance)を認めることもある(図6-83)．この所見が右中葉や左上葉舌区を主体とし，上葉S^2やS^3，下葉S^6やS^8など多区域に認められるが，結核と異なり肺尖にみられる頻度は

注[†1] **Runyon 分類**：NTMは菌の発育速度，集落形態や着色などに基づき4群に分類される．固形培地を用いてコロニー形成に7日以上を要するものを遅発育菌(slow growers)と定義し，遅発育菌はさらに色素産生と光反応性によりⅠ〜Ⅲ群に分けられ，7日以内にコロニーを形成するものを迅速菌(rapid growers)とよび，すべてⅣ群に分類される．

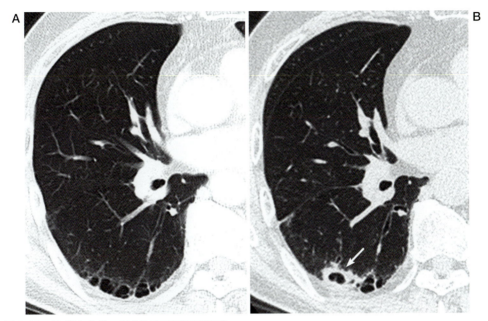

図 6-80　60 歳台女性　MAC 症(検診異常影)
A：HRCT(3 年前)，B：HRCT　3 年前の HRCT(A)でみられる右下葉 S^6 の胸膜直下に線維嚢胞性病変の嚢胞壁に沿って陰影が出現している(B，→)．嚢胞壁発生の肺癌を疑ったが，気管支鏡検査で M. intracellulare が同定された．

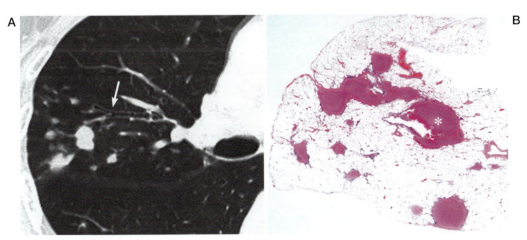

図 6-81　70 歳台女性　MAC 症
右上葉 S^1 の肺腺癌(非掲示)のため右上葉切除を施行．A：HRCT，B：病理組織ルーペ像　HRCT(A)では，右上葉 S^3 末梢に区域性に分布するハイコントラストの小結節と軽度の気管支拡張を認める(→)．切除標本のルーペ像(B)では乾酪壊死を主体とする小結節がみられ，乾酪壊死を伴う肉芽腫により細気管支は狭窄している(*)．

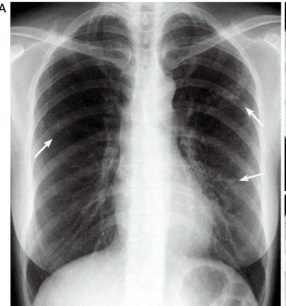
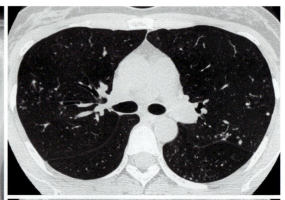
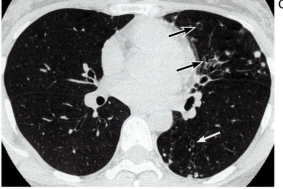

図 6-82　40 歳台女性　MAC 症
検診異常影，喀痰検査で Gaffky 4 号，培養検査で *M. avium* が同定された．**A：単純 X 線写真，B, C：HRCT**　単純 X 線写真（**A**）では右中肺野と左上，中肺野を主体に区域性の小結節影や線状影が認められ（→），左心縁は不鮮明化している．HRCT（**B, C**）では左右上葉，舌区，左下葉の末梢にハイコントラストな小結節が区域性に認められ，軽度の気管支拡張（→）もみられる．

BOX 6-29　肺 MAC 症の病型

1) 結節・気管支拡張型（nodular bronchiectatic form）
2) 線維空洞型（fibrocavitary form）
3) 孤立性結節型（solitary pulmonary nodule）
4) 全身播種型（disseminated MAC：DMAC）
5) 過敏性肺炎型（hot tub lung）

BOX 6-30　結節・気管支拡張型 MAC 症の CT 所見

- 末梢肺の小結節と気管支拡張の混在
- 結節はハイコントラストで 10 mm 以下が多い．
- 中葉・舌区を中心に多区域にみられる．
- S^2（S^{1+2}）や S^3 や肺底区
- 肺尖はスペアされることが多い．

図 6-83　60 歳台女性　MAC 症：tree-in-bud appearance
HRCT　右上葉 S^2 末梢に非常に細やかな分岐状影が認められる（→）．

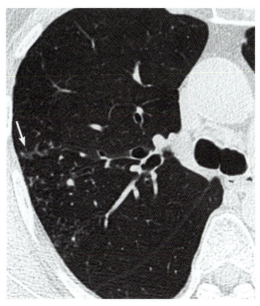

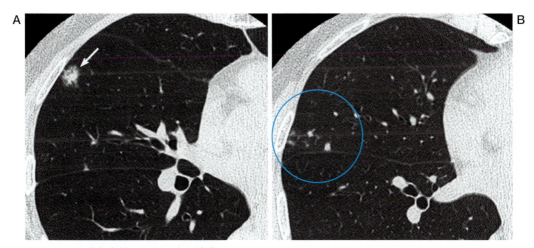

図 6-84　60 歳台女性　MAC 症と肺癌
A, B：HRCT　中葉 S^4b の末梢に 12 mm 大の辺縁はすりガラス影からなる結節を認め（→），S^4a の末梢にはハイコントラストの小結節の集族を認める（円内）．気管支鏡検査で M. intracellulare が検出されたため経過観察された．2 年後 S^4b の結節が増大し，再度の気管支鏡検査で腺癌と診断．中葉切除が施行された（pT1aN0M0）．

低い[137]．気管支拡張は中葉や舌区で顕著なことが多く，末梢肺の虚脱を伴うこともある．結節は結核と同様の気道壁を足場に形成された肉芽腫や細胞浸潤であり，"tree-in-bud appearance" は肉芽腫と細気管支内の乾酪物質充填や肉芽腫による閉塞を反映している[135]．

　結節のサイズは大きくても 10 mm 前後のことが多い．MAC 症と肺癌の合併は決してまれではなく，また同一肺葉内にみられることが多いとの報告がある[139]．したがって MAC 症において，20 mm を超える大きさ，すりガラス影を伴う結節や比較的急速に増大する場合には，肺癌の合併も疑うべきである（図 6-84）．

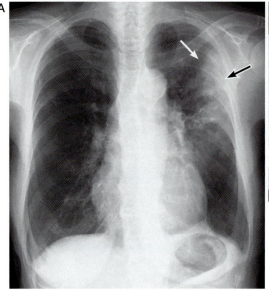
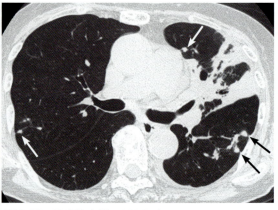

図 6-85　80 歳台女性　MAC 症
発熱，咳嗽・喀痰検査で Gaffky 2 号，培養で *M. intracellulare* が同定された．**A**：単純 X 線写真，**B**：HRCT　単純 X 線写真 (**A**) では左上中肺野に気管支透亮像を有する肺胞性均等影がみられる (→)．HRCT (**B**) では左上葉のコンソリデーションがみられるが，そのほかにハイコントラストな小結節が散見され (→)，抗酸菌症を示唆する所見である．

　MAC 症では病理学的に滲出性反応が乏しいため，区域性〜大葉性の広汎なコンソリデーションは免疫能正常な MAC 症患者ではまれな所見であり，他の微生物による合併感染や器質化肺炎などとの鑑別が問題となる．結核症を含む抗酸菌症では，画像上その一部に，肉芽腫性疾患を示唆するハイコントラストの境界明瞭な小結節や分岐状影を認めることがあり，細菌やマイコプラズマなどによる感染症との鑑別に有用である (図 6-85)．
　結節・気管支拡張型 MAC 症の進行は概して緩徐であり，治療開始については個々の臨床医の判断に委ねられるが，無治療で経過観察される症例も多い．経時的な画像追跡では，最も早期には胸膜直下の小結節として発症し，臓側胸膜と灌流気管支の両方向に徐々に進展する．結節や小葉中心性粒状影は自然消退することもあるが，気管支拡張，胸膜肥厚や虚脱肺は非可逆性，進行性であり，多くが年単位で確実に増悪し，平均 10 年で空洞を形成する[140,141] (図 6-86)．長期間変化のない症例がある一方，比較的急速に増悪する MAC 症もみられるが，最近の遺伝子分析を用いた解析では，個々の菌の遺伝子の繰り返し配列数多型 (VNTR：variable number tandem repeats) から肺病変が進行型か安定型かを予測でき，菌株が病勢を規定する可能性が示された[142]．

2）線維空洞型
　上葉や下葉 S^6 の空洞を主病変とする MAC 症で，結核類似型ともよばれる．高齢男性の陳旧性肺結核や肺気腫などの既存肺疾患を背景として発症する古典的な症例に加え，生来健康で既存肺疾患のない中高年女性の患者にも認められる．空洞は，好気的環境や内腔面への薬剤到達低下により菌量増加をもたらし，菌の散布源となるため，この病型では診断後速やかに最大限の化学療法を実施し，外科的治療も考慮すべきである．この病型では，化学療法

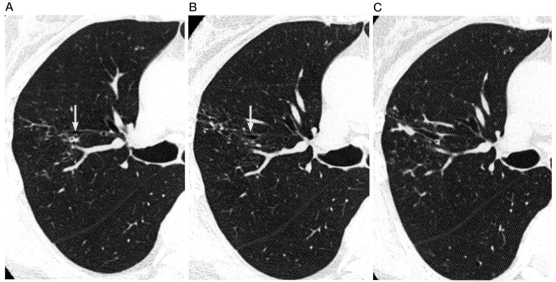

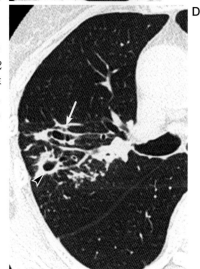

図 6-86　60 歳台女性　MAC 症
検診異常影，喀痰培養検査で複数回 *M. avium* 陽性，無治療経過観察中．HRCT　A：初診時，B：2 年後，C：4 年半後，D：約 7 年後　初診時(A)には右上葉 S³ に区域性の粒状影と軽度の気管支拡張(→)がみられる．2 年後(B)に粒状影の増加と気管支拡張(→)の軽度増悪を認める．その 2 年半後(4 年半後，C)に結節の融合，増大と気管支拡張の増悪を認め，さらに 2 年半後(初診より約 7 年後，D)には気管支拡張(→)の増悪と空洞(▶)が出現し，中枢側に小結節の拡大を認める．

にもかかわらず，空洞の拡大が進行性で極めて難治性の症例も認められる(図 6-87)．

　画像では結核との鑑別が問題となる(図 6-88)．MAC 症では，結核と比べ空洞壁が薄く内面は比較的整で，周囲の気道散布巣や滲出性病変が乏しい傾向がある[143,144](図 6-89, BOX 6-31)．肺結核類似の散布性結節を伴う上葉の空洞型 MAC 症において，中葉や舌区に気管支拡張や小結節を認めることがあり，結核との鑑別に有用な所見である(図 6-90)．線維空洞型 MAC 症に限定されたわけではないが，MAC 症の空洞の肺内分布については，二次結核の好発部位である肺尖(右 S¹ と左 S¹⁺²a, b)や S⁶ よりも右 S² または左 S¹⁺²c に最も多く，次いで S³，S⁹，S¹⁰ に多いとされる[145]．CT では空洞に開口する軽度の壁肥厚を伴う拡張気管支(feeding bronchus appearance)がしばしば観察される(図 6-87 A，6-90 A)．これは MAC 症での空洞が，気管支および気管支周囲の肉芽腫性炎症から始まり，高度な炎症を伴う囊状気管支拡張を経て形成される機序を示唆するものであり[146]，結核や後述する *M. kansasii* 症の空洞との鑑別に有用な所見と思われる．

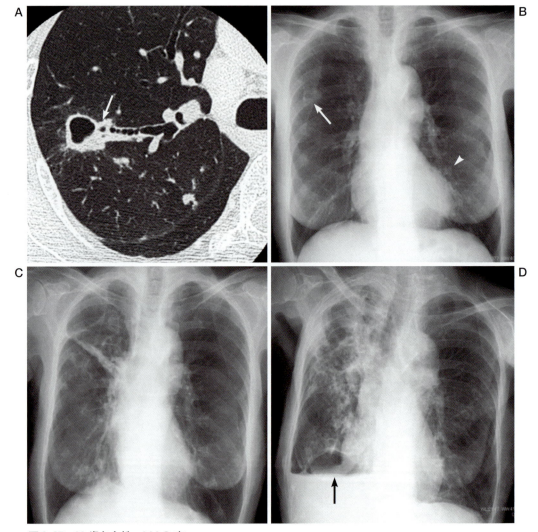

図 6-87　80 歳台女性　MAC 症

検診異常影で受診し喀痰検査で MAC 症と診断された．REP＋EB＋CAM をはじめとする化学療法を継続するが，排菌は持続している．**A：MAC 症診断時の HRCT，B：同時期の単純 X 線写真，C：B から 5 年後の単純 X 線写真，D：B から 9 年後の単純 X 線写真**　診断時の HRCT（A）では，右上葉 S^2 に壁の薄い 2 cm 大の空洞がみられる．灌流気管支は空洞に開口している（→）．同時期の単純 X 線写真（B）では右上葉の小空洞（→）と舌区の気道炎症性変化（▶）を認める．5 年後（C）には，右上葉の破壊が進行し，病変の拡大を認める．診断時から 9 年後（D）では右肺の荒廃が進行し右水気胸（→）が生じている．胸水からも M. avium が検出された．

BOX 6-31　線維空洞型 MAC 症の CT 所見

- 上葉の空洞
- 薄い空洞壁，内面は比較的平滑．
- 空洞に開口する気管支（feeding bronchus appearance）
- 周囲の気道散布巣や滲出病変は比較的乏しい．
- 中葉や舌区の気管支拡張や小結節を伴うことがある．

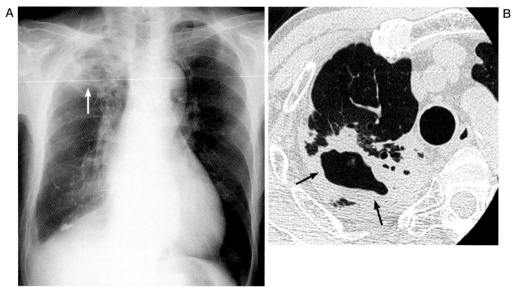

図 6-88 80 歳台男性 MAC 症
無症状で右上葉の異常陰影で紹介受診した．喀痰が得られず，気管支鏡検査で Gaffky 5 号，*M. intracellulare* が同定された．アスペルギルスは検出されなかった．**A**：単純 X 線写真，**B**：HRCT 単純 X 線写真（**A**）では右上葉に大きな空洞病変がみられ（→），右肺や胸膜には過去の結核の既往を示唆する石灰化が散見される．HRCT（**B**）では壁の厚い空洞（→）やコンソリデーションが認められる．肺結核との鑑別は困難と思われる．

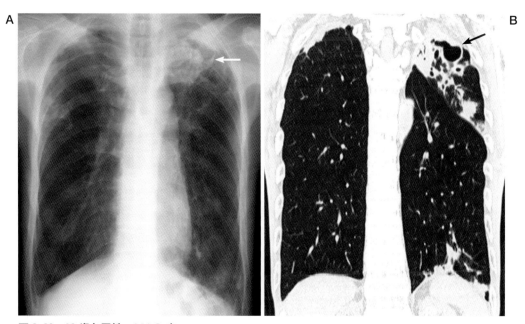

図 6-89 60 歳台男性 MAC 症
半年間の体重減少と食思不振を主訴に来院．喀痰塗抹検査で Gaffky 4 号，培養検査で *M. intracellulare* が同定された．**A**：単純 X 線写真，**B**：CT MPR 冠状断像（肺野条件） 単純 X 線写真（**A**）では，左上葉にコンソリデーションとやや壁の薄い空洞がみられ（→），そのほかに結節状，斑状の陰影が散見される．CT（**B**）では，左肺尖の空洞壁は薄く（→），周囲の気道散布性病変は乏しい．

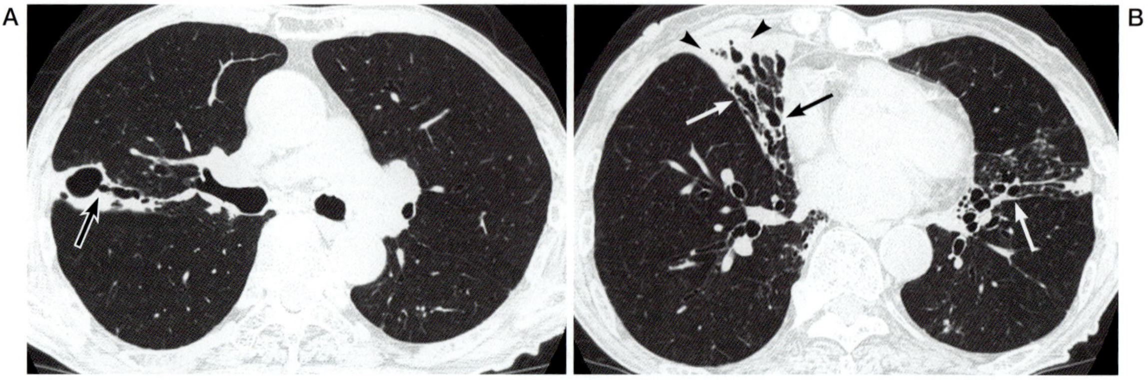

図 6-90 90 歳台女性　MAC 症
咳嗽，喀痰塗抹検査で Gaffky 1 号．培養検査で *M. intracellulare* が同定された．**HRCT　A：右上葉気管支レベル，B：下肺静脈レベル**　右上葉気管支レベルの HRCT（**A**）では，右上葉 S² に壁の薄い空洞がみられ，空洞に開口する気管支が認められる(→)．下肺静脈レベル(**B**)では，中葉や舌区に気管支拡張(→)やハイコントラストな小結節，肺虚脱(▶)を認める．

3）孤立性結節型

　肺の孤立性結節または腫瘤性病変を呈する NTM 症の多くは MAC 症である[147,148]．結核による孤立性結節(結核腫)と MAC 症の結節には，発生部位や画像所見に有意な違いはなく[149]．いずれも無症状で健診などを契機に発見され，肺癌との鑑別が臨床上最も重要である．抗酸菌症の結節への ¹⁸F-FDG-PET での集積は決して低くなく(SUV_{max} で平均 5.05±1.56)[150]，肺癌との鑑別における PET-CT の有用性は低い．

　孤立性結節型 MAC 症の肺内分布に好発部位はなく，中葉舌区の気道病変を欠くことも多い．胸膜直下に形成される傾向があるとされる[137]が，肺の内層にみられることも少なくない．CT では，結節の多くは 2 cm 前後以下の境界明瞭な充実性結節である(BOX 6-32)．辺縁は平滑～分葉状などさまざまで，スピキュラや胸膜陥入像を伴うこともあるため，結節の形態から肺癌と鑑別するのは困難である[147,148](図 6-91)．肺癌との鑑別には，結節近傍の気管支の拡張や壁肥厚，衛星結節と称する周囲の粒状影など経気道性疾患を示唆する所見は有用であるが，認められないこともしばしばある(図 6-91)．

　抗酸菌による孤立性結節の病理組織像は，リンパ球，類上皮細胞や線維性結合組織によって乾酪壊死が被包化された結節，すなわち被包乾酪巣である．したがって，結節内部，特に中心部(壊死部)の粗大な石灰化と造影 CT や MRI での乏しい造影効果は，抗酸菌による肉芽腫を示唆する所見である[148,151](図 6-92)．肺結節の CT 診断において HRCT は不可欠な検査法であるが，結節内の吸収値評価やわずかな石灰化，または過誤腫に特徴的な脂肪の検出のためには，非造影 CT にて縦隔条件の薄いスライス厚で画像再構成を行うことが重要である．

4）全身播種型

　播種型 MAC 症(disseminated MAC：DMAC)の多くは AIDS や造血器疾患などの免疫不全患者で，CD4 陽性リンパ球数が 50/μL 以下で発症しやすい．消化管，特に十二指腸を感

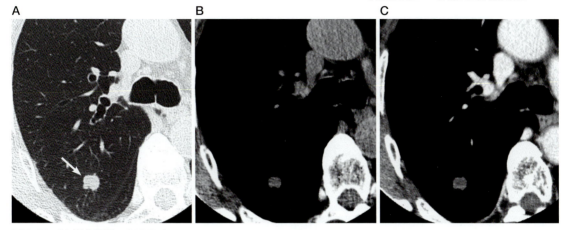

図 6-91　80 歳台男性　MAC 症
検診で右上肺野の結節影を指摘され受診．A：HRCT，B：単純 CT（1 mm スライス厚），C：造影 CT（1 mm スライス厚）　HRCT（A）では，右上葉 S^2 末梢に直径 13 mm の充実性結節がみられる（→）．表面は若干不整で，周囲の気道炎症性変化を認めない．単純 CT（B）では石灰化や脂肪成分を認めない．造影 CT（C）での造影効果はほとんど認められない．PET/CT で肺癌に矛盾ない所見で右 S^2 区域切除が施行された．病理組織診断および培養検査で M. avium による孤立性結節と診断された．

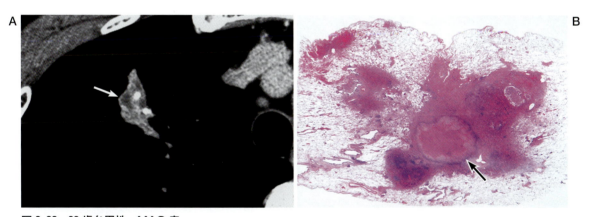

図 6-92　60 歳台男性　MAC 症
A：造影 CT（2 mm スライス厚），B：病理組織ルーペ像　造影 CT（A）では，右上葉末梢の不整形充実性結節内部に楕円形の石灰化と造影不良域が認められる（→）．造影不良域は，類上皮細胞性肉芽腫の中の乾酪壊死に相当すると思われる（B，→）．

BOX 6-32　孤立性結節型 MAC 症の CT 所見

- 境界明瞭な充実性結節，時に空洞化．
- 辺縁は整〜不整までさまざま．
- 結節周囲の微細結節や気道散布像（小結節や気管支拡張など）
- 石灰化（中心性，粗大，斑点状，層状）
- 造影効果は乏しい．
- 胸膜直下に多い．

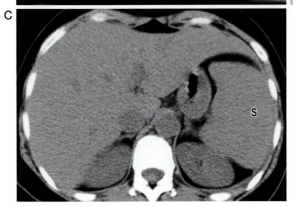

図 6-93　40 歳台女性　播種型 MAC 症
HIV 陰性，1 か月間の微熱，喀痰，咳嗽．左肺，骨髄およびリンパ節から *M. avium* が検出された．単純 CT　A：肺尖レベル，B：左上葉気管支レベル（肺野条件），C：副腎レベル　左上葉気管支レベルの CT 肺野条件（B）では，舌区を中心とする左上葉に均等なコンソリデーションとすりガラス影がみられ，縦隔や左鎖骨上リンパ節腫大（A，円内），中等度の脾腫（S，C）が認められる．骨シンチグラフィでは多発性の異常集積がみられた．（天理よろず病院　西本優子先生のご厚意による）

染門戸としてリンパ行性・血行性に全身へ散布され，呼吸器，網内系，消化管，運動器や皮膚などに病巣を形成する．この病型では，細胞性免疫低下により繁殖性，増殖性変化を欠くため空洞や肉芽腫形成に乏しく，縦隔リンパ節腫大や下肺野の均等影・コンソリデーションを呈するが，高度の免疫低下状態ではまったく肺野に病変を形成しない場合もある[152]．

CD4 陽性 T リンパ球数が正常で，明らかな免疫不全を有さない播種型 MAC 症の成因としてインターフェロン（IFN）-γ に対する自己抗体の関与が報告されている[153,154]．本疾患での NTM 症の罹患臓器は脾，リンパ節，骨髄，肝，消化管が多く，肺病変の頻度は 42.5％との報告がある[155]．肺病変は，抗酸菌症の典型像である空洞や小結節を示さず，乾酪壊死を伴わないリンパ節腫大や多発性骨病変を認め，悪性リンパ腫や肺癌の転移などの腫瘍性疾患を思わせる画像を呈することがある（図 6-93）[156]．

5）過敏性肺炎型　hot tub lung

MAC に汚染された湯や水のエアロゾル吸入により発症する急性～亜急性のびまん性肺疾患である．自宅の hot tub（強力なジェット噴流を備えた 24 時間循環型浴槽）が原因と考えられた 20 歳女性の 1 例報告[157]以後，報告例が散見されている．本疾患は MAC に対するアレルギー反応であり，発症には菌株の免疫原性と宿主の自然免疫応答（特に Toll 様受容体）[139]が重要とされる[158]．病理組織学的に小葉中心部を主体とした非乾酪性肉芽腫やその周囲の胞隔炎を呈し，HRCT では小葉中心性の淡い小結節や汎小葉性のすりガラス影であり，他の抗原による過敏性肺炎と同様である[159]（図 6-94）．

図 6-94　50歳台男性　hot tub lung（疑い）
スポーツクラブの温水プールでの水泳ののち，数時間後に急に呼吸苦が出現した．過敏性肺炎を疑った．抗トリコスポロンアサヒ抗体陰性，帰宅試験陰性でスポーツクラブでの温水のMACによるhot tub lungと考えた．HRCT　両肺びまん性に小葉中心性のすりガラス結節や粒状影を認める．気管支拡張や壁肥厚はみられない．

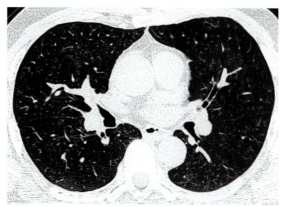

d. M. kansasii 症

　M. kansasii は Runyon 分類 I 群（光発色菌）に属し，MACと異なり土壌や河川などから検出されることは少なく，水道水のエロゾル吸入が感染経路と考えられている．NTM症のなかでは化学療法に対する反応性が最も高く，化学療法で完治可能な唯一のNTM症である[160]．M. kansasii 症は，本邦ではMAC症に次いで多いが，2014年の調査ではNTM症中4.3%であり，近年は減少傾向である[131]．従来，M. kansasii 症の患者の9割以上が男性で，粉塵吸入や喫煙歴がリスクファクターとされてきたが，最近では女性患者の増加が指摘されている[161]．

　M. kansasii 症の画像の特徴は高い有空洞率であり，結核との鑑別がしばしば問題となる．結核症と比べ M. kansasii 症では，1) 肺尖，特に右上葉に多くかつ限局しており，下葉に病変を認めない，2) 空洞は比較的小さく壁は薄い，3) 空洞周囲の気道散布巣や浸潤性病変は乏しい[161~163]（図 6-95, 96，BOX 6-33）．4) 空洞の形状は円形・卵円形よりも，管状の曲がりくねった形を呈することが多い[164]（図 6-95, 96）．MAC症で観察される誘導気管支が空洞に開口する所見を見ることは少なく，線維空洞型MAC症との鑑別に有用と考えられる．高度な肺気腫患者や免疫低下患者では，結核や他の抗酸菌症と同じくコンソリデーションなど非特異的画像を呈することがある（図 6-97）．

BOX 6-33　M. kansasii 症の CT 所見

- 肺尖の空洞
- 肺尖に限局することが多い．
- 壁は薄い．
- 管状，曲がりくねった形状
- 気道散布性病変が乏しい．

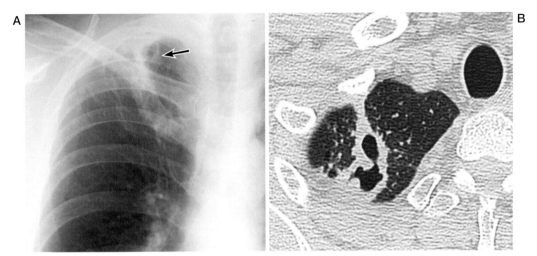

図 6-95　40 歳台男性　*M. kansasii* 症
1 か月間の血痰で受診．**A：単純 X 線写真，B：HRCT**　単純 X 線写真(**A**)では，右肺尖に空洞(→)と胸膜肥厚所見を認める．HRCT(**B**)では，空洞壁は 5 mm とやや薄く屈曲している．周囲の粒状影はわずかである．

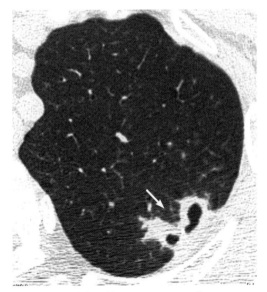

図 6-96　50 歳台男性　*M. kansasii* 症
検診異常影．HRCT　左上葉 S^{1+2} の胸膜直下に曲がりくねった形状の空洞を認める(→)．空洞壁は薄く，周囲に気道散布性病変は乏しい．

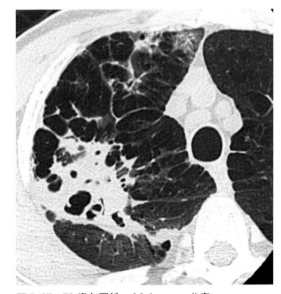

図 6-97　50 歳台男性　*M. kansasii* 症
重喫煙者，糖尿病．発熱と右胸痛．HRCT　右上葉にコンソリデーションがみられる．背景の高度な肺気腫のため空洞の有無は評価しがたく，気道散布性病変は認められない．

e. *M. abscessus* 症

　M. abscessus は Runyon 分類では IV 群(迅速発育菌)に分類される．本邦では MAC，*M. kansasii* に次いで検出される頻度が高いが，2014 年の疫学調査では増加傾向が認められた[131]．*M. abscessus* は NTM のなかで最も多くの薬剤に耐性を示し難治性であり，肺感染症と診断された際の臨床的意味は大きい[†2]．*M. abscessus* 症は気管支拡張などの先行呼吸器疾患を有する患者に発症しやすく，肺 MAC 症発症後に菌交代現象として発症することも少なくない[165,166]．

　画像所見は MAC 症と同様で，小結節と気管支拡張を主体とする病変が多いが，上葉の空洞形成型もみられる[165〜167]．中葉舌区に好発する傾向はなく，初発時より広汎なことが多いとされる[167](図6-98)．MAC 症との HRCT 所見の比較では，肺の虚脱と容積減少，コンソリデーション，上葉の薄壁空洞は MAC 症に比べ有意に低いとの報告がある[168]．しかしながら，画像所見から *M. abscessus* 症を疑うことは困難といわざるをえない．

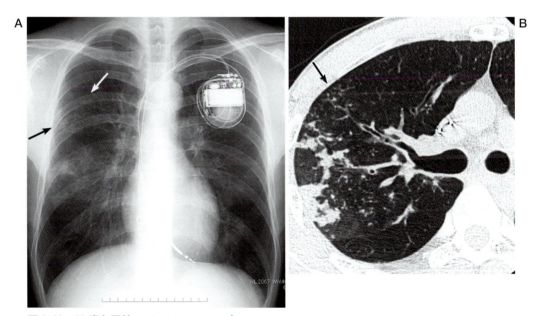

図 6-98　30 歳台男性　*M. abscessus* 症
心サルコイドーシスで植え込み型除細動器留置後，経過中異常陰影が出現した．喀痰検査で Gaffky 5 号，DDH 法で *M. abscessus* が同定された．**A：単純 X 線写真，B：HRCT**　単純 X 線写真(**A**)では，右上中肺野に区域性に広がる小結節(→)，斑状影や線状影を認める．左下葉の気道に沿った陰影がみられる．HRCT (**B**) では右上葉の末梢にハイコントラストな小結節や tree-in-bud appearance (→)，小葉大のコンソリデーション，気管支壁肥厚がみられる．結節・気管支拡張型 MAC 症と同様の所見を示すが，気管支拡張は乏しい．

注†2　***M. abscessus* complex**：従来 *M. abscessus* とされていた菌種は，近年の遺伝子分析により *M. abscessus*，*M. massiliense* と *M. bolletii* の 3 亜種の complex であることが判明した．*M. abscessus* と *M. massiliense* の臨床・画像所見に差はないが，治療反応性は *M. massiliense* の方が良好であり[169]．DDH 法で *M. abscessus* 症と診断された際には，積極的に専門施設で亜種同定を行うことが重要である．

6. 寄生虫疾患

　近年，肺の寄生虫症の報告例が増加傾向にある．その理由として，無農薬・有機肥料野菜などが好んで食べられるようになったことや，エスニック料理の流行で東南アジアから食材が直輸入されるようになったことがあげられる．また，宮崎大学寄生虫学教室が開発したmultiple-dot ELISA (enzyme-linked immunosorbent assay)法による検査法が発表され，症状や好酸球増多で寄生虫疾患を疑った場合に，スクリーニング検査が行えるようになったことも大きく影響している．しかし，肺に病変をきたす寄生虫症の多くは通常の喀痰検査や糞便検査で，虫卵や虫体を証明できないものがほとんどであり，確定診断は必ずしも容易でない．そこで画像診断の役割は重要であるが，いずれの疾患も出会う機会が少なく，まとまった画像診断学的特徴に関する報告がみられないものもあるため，診断に苦慮することも多い．

　肺に病変をきたすといっても形態はさまざまである．まず，ウェステルマン肺吸虫(*Paragonimus westermani*)のようにヒトが固有宿主であり，成虫がヒトの肺に寄生して病変をきたすものから，回虫や鉤虫のように発育の段階で肺に一定期間寄生し，その間にPIE (pulmonary infiltration with eosinophilia)症候群をきたすものもある．また，ヒトが本来の宿主でないため人体内で成虫となり増殖はしないが，虫卵や幼虫が感染することによりヒトに病変をきたしうる幼虫移行症の形態での感染もみられる．いわゆる人獣共通感染症の形態での感染で，近年，報告が増加している．この場合，多くはヒトが非固有宿主である寄生虫の幼虫が，人体内で長期間死なずに寄生を続ける場合で，人体内を移動する．加えて，寄生虫疾患は世界的見地からすると地域性が強いため，海外の報告例が必ずしも本邦で同類の寄生虫疾患の臨床的特徴に当てはまらないことや，中間宿主が異なる場合もあり，診断の際注意を要す(BOX 6-34)．

a. 各肺寄生虫症のCT所見

1) ウェステルマン肺吸虫症　paragonimiasis westermani

　診断する機会が最も多い寄生虫疾患と思われる．感染経路で大切なのは第2中間宿主であるモクズガニやサワガニの生食で，そのほかに待機宿主であるイノシシ肉の生食である．特に近年，韓国料理の生カニのしょうゆ漬けであるケジャンを韓国料理店や自宅で食し，感染した報告例が増加している．また，画像所見を理解するうえで，人体内での生活史を理解する必要がある．経口的に感染したメタセルカリアは小腸で脱嚢し，腸壁を穿通して腹腔を経て，腹壁筋肉に侵入する．そこで一定の発育後，再度腹腔に出て，感染後10〜14日後には横隔膜を貫いて胸腔に移行する．そして胸膜から肺内に移行し，肺内に線維性組織による虫嚢を形成する．

　画像所見は，急性期から亜急性期の所見と慢性期の所見で異なっている．急性期から亜急性期の所見は極めて多彩であり，胸膜の肥厚と胸水，気胸，すりガラス影(halo)を伴う辺縁

> **BOX 6-34** 本邦で経験する可能性がある，肺に病変をきたしうる寄生虫
>
> 1) ヒトは固有宿主であり，肺が寄生部位
>   - ウェステルマン肺吸虫
>   - 宮崎肺吸虫
>
> 2) ヒトは固有宿主であり，成長の過程で肺に病変を生じる
>   - 回虫
>   - 鉤虫
>   - 糞線虫
>   - 住血吸虫
>
> 3) ヒトは固有宿主であるが，肺に異所寄生を生じる
>   - エキノコックス
>   - 有鉤嚢虫
>
> 4) ヒトは固有宿主でなく，肺に幼虫移行症を生じる
>   - ブタ回虫
>   - イヌ回虫
>   - イヌ糸状虫
>   - マンソン孤虫
>   - 肝蛭

不明瞭な結節，胸膜から結節に連続する虫道(migration track)，小葉間隔壁の肥厚，気管支壁肥厚である[170〜172]（図 6-99）．特に，辺縁不明瞭な結節と連続する虫道は，胸壁や横隔膜，縦隔と接する臓側胸膜から結節に連続する場合と，葉間胸膜から連続する両方の場合が観察される．虫道はほぼ直線の場合と屈曲蛇行する場合とさまざまで，時に内部に空気を混在し管状に描出されることも経験される．経過観察の CT が撮像された例では，結節の消退と出現が確認され，移動することが知られており，虫体の移動に伴う変化と考えられる．胸部の所見以外にも腹壁脂肪組織に不均一な吸収値の上昇がみられ，まれではあるが肝内にも虫道がみられることがある（図 6-100）．慢性期の所見としては，虫嚢の形成がなされているため境界明瞭な不整形の腫瘤がみられ，腫瘤の形状は通常不整形で，内部に壊死，空洞や淡い石灰化を伴うことがほとんどである．

2) 宮崎肺吸虫症　paragonimiasis miyazakii

成虫はイタチ，テン，イノシシ，イヌ，ネコなどの肺に寄生している．感染源はサワガニの生食であり，その他の感染経路の報告はほとんどみられない．長い間，ヒトは固有宿主でないため，感染しても成虫に発育することはなく，虫嚢は形成されず，幼虫が胸膜を貫いて肺内に入ったり出たりするとされていた．そのため胸膜の症状が主で，胸水や気胸がみられることが多い．しかし，最近の報告から，ヒトへの感染により虫嚢の形成や，痰・便からの虫卵の排出例も見出されるようになってきた．画像所見に関するまとまった報告はみられないが，複数の症例報告を総合すると，ウェステルマン肺吸虫症とほぼ同様であると考えられる[173]（BOX 6-35）．

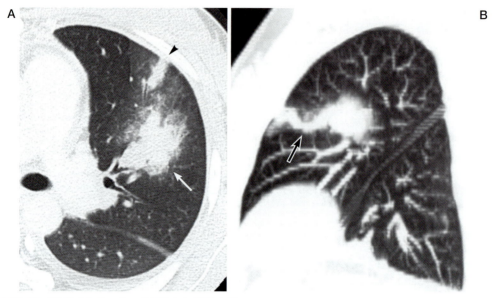

図 6-99　30 歳台女性　ウェステルマン肺吸虫症
A：高分解能 CT（HRCT），B：A の病変のスラブ MIP 像　HRCT（A）では左肺上葉に辺縁不明瞭な腫瘤があり，周囲にすりガラス影を伴っている（→）．腫瘤の前方には胸膜から連続する索状構造がみられ虫道の所見である（▶）．病変のスラブ MIP 像（B）では，前胸壁の臓側胸膜から蛇行して連続する虫道が不整形の腫瘤まで連続することがわかる（→）．虫道と腫瘤の周囲にはすりガラス影を伴っている．

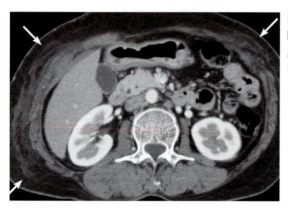

図 6-100　50 歳台女性　ウェステルマン肺吸虫症
腹部造影 CT　腹壁の脂肪組織に浸潤性の吸収値上昇がある（→）．

3）包虫症　echinococcosis

　単包条虫と多包条虫の成虫はヒツジ，イヌやキツネなどの小腸に寄生するが，その虫卵がヒトなどの中間宿主に摂取されると，おもに肝臓に囊腫を形成する．これを包虫症とよぶ．本邦には両方の条虫が分布するが，北海道を中心に流行がみられる多包虫症が重要である．ヒトへの感染は，キツネやイヌの糞便中の虫卵が経口的に摂取されることによる．潜伏期は長く，成人で約 10 年，小児で約 5 年とされている．その後，上腹部不快感，肝腫大，肝機能不全が次第に進行する．時に原頭節が血流によって肺や脳に転移を起こす．肺に転移した場合は，咳嗽や喀痰を訴える．問診で重要なのは，北海道での居住歴である．しかし近年，

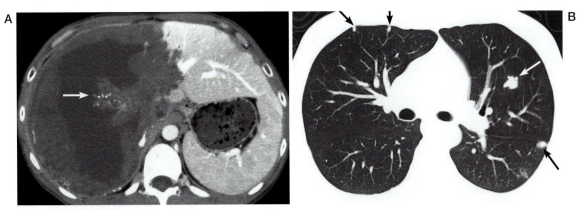

図6-101 30歳台男性 多包虫症
A：腹部造影 CT，B：HRCT　腹部造影 CT（A）では，肝に石灰化（→）を伴う巨大な囊胞性腫瘤を認める．手術により多包虫症と診断された．HRCT（B）では，両側肺の胸膜側優位に分布する複数の結節がみられる（→）．（市立小樽病院放射線科 南部敏和先生のご厚意による）

> **BOX 6-35** ウェステルマン肺吸虫症と宮崎肺吸虫症の CT 所見
>
> 1) 急性期・亜急性期
> - すりガラス影（halo）を伴う辺縁不明瞭な結節
> - 胸膜から結節に連続する虫道
> - 胸水と胸膜肥厚
> - 気管支壁と小葉間隔壁の肥厚
> - 病変の出現と消退
> - 腹壁脂肪組織の浸潤巣
>
> 2) 慢性期
> - 不整形の腫瘤
> - 腫瘤内部に空洞や変性がみられる．

北海道に居住歴がない患者の報告例も増加しており，注意を要す[174]．

多包虫症の肺病変の画像所見は，辺縁明瞭な円形・類円形や分葉状の形状を示し，多発することがほとんどである．結節のサイズは大きくとも直径 2 cm までで，なかには空洞の形成や小石灰化を伴うものもみられる．これら結節は胸膜側に優位な分布を示す傾向にある[175]（図6-101）．肝病変が進行・増大した症例では，横隔膜浸潤と穿破により肝胸腔瘻を形成する症例もみられる．

4) ブタ・イヌ回虫の幼虫移行症　visceral larva migrans due to *Ascaris suum* or *Toxocara canis*

ヒトにおける回虫の幼虫移行症の原因として，イヌ回虫，ネコ回虫，ブタ回虫，アライグマ回虫が知られているが，肺に病変をきたした報告があるのはイヌ回虫とブタ回虫である．

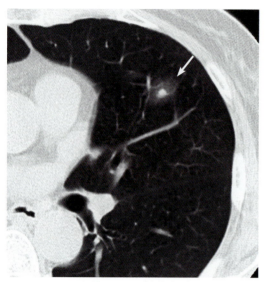

図6-102　50歳台女性　ブタもしくはイヌ回虫幼虫移行症
HRCT　左肺舌区にhaloを伴う小結節を認める(→).

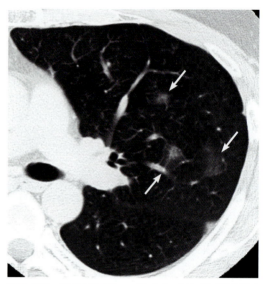

図6-103　40歳台男性　ブタもしくはイヌ回虫幼虫移行症
HRCT　左肺上葉に辺縁不明瞭なすりガラス結節を複数認める(→).

これら回虫の幼虫移行症では，肺以外に，肝，眼球，心筋，中枢神経などへの移行の報告もみられる．イヌ回虫の場合，感染経路として，小児例における公園砂場での虫卵の曝露が有名である．ブタ・イヌ回虫とも，成人例では無農薬・有機肥料野菜に付着した虫卵の摂取や，待機宿主のニワトリやウシの肝の生食が重要である．過去に喀痰検査や気管支鏡検査にて幼虫が直接証明された報告もみられるが，その他の例のほとんどが血清学的に診断されている．ELISA法ではイヌ回虫とブタ回虫の鑑別診断は困難であるとされており，よって，イヌ回虫とブタ回虫の幼虫移行症を鑑別できないのが現状である．

画像所見に関しては，周囲にすりガラス影を伴う小結節(nodule with halo)，斑状のすりガラス結節，多角形・不整形の結節，広範なコンソリデーション(consolidation)，びまん性に分布する斑状病変など多彩である[176,177](図6-102, 103)．また，経過観察が行えた症例では，これら病変は短期間の経過で，消退と出現を示す．その他の所見として，胸水，気管支壁・小葉間隔壁の肥厚が一部の症例でみられることがある．また，肝病変の合併も認められることがある．

5）糞線虫症　strongyloidiasis

本邦では九州南部，奄美，沖縄に分布する．経皮的に感染し，血流によって肺に到達し発育の後，気管，咽頭を得て，小腸に達し成熟する．幼虫が糞便とともに排出されるため，検便にて幼虫が検出されれば本症を疑う．近年，免疫能低下状態の患者で本疾患の重症感染症の報告が増加傾向にある．国際的には後天性免疫不全症候群(AIDS)の患者で，国内的には成人T細胞白血病患者での重症感染症が問題となる．

画像所見は，胸部単純X線撮影で，片側性もしくは両側性の浸潤影やすりガラス影がみ

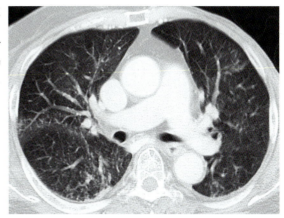

図 6-104　70 歳台女性　HTLV-I 陽性例に発症した重症糞線虫症
CT（肺野条件）　両肺にびまん性にすりガラス影が分布し，粒状結節もみられる．（中頭病院放射線科　赤嶺　珠先生のご厚意による）

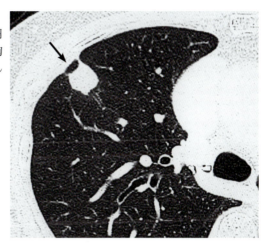

図 6-105　40 歳台女性　イヌ糸状虫症
CT（肺野条件）　右肺上葉に胸膜に接する類円形で辺縁明瞭な結節がみられる（→）．結節の胸膜側には胸膜嵌入像もみられる．（長崎大学がん診療センター　芦澤和人先生のご厚意による）

られる．CT 所見は，びまん性のすりガラス影もしくはコンソリデーションを呈し，そのほかには，限局性のすりガラス域，気管支血管束肥厚，小葉間隔壁肥厚，粒状結節集簇，胸水などの報告がみられる[178,179]（図 6-104）．

6）イヌ糸状虫症　dirofilariasis

イヌの右心室および肺動脈に寄生する寄生虫である．雌が多数のミクロフィラリアを産出し，媒介者の蚊が感染イヌを吸血する際に，蚊の体内に移行し脱皮して感染幼虫となる．その蚊がヒトに吸血するとき，感染幼虫が侵入する．多くの場合，侵入した幼虫は血行性に肺に運ばれ，肺塞栓を起こす．症状がみられないことがほとんどで，近年発見される症例のほとんどが健診の胸部単純 X 線撮影で指摘されている．毎年健診を受診している患者に発見された場合，1 年の経過で出現した結節であるため強く肺癌が疑われ，細胞診や生検で悪性所見が得られなくても手術されることが多い．

画像所見は，辺縁明瞭で直径 3 cm 以下の円形の結節である．単発のことがほとんどだが，1 割強に多発した報告もみられる[180]．石灰化や空洞は伴わない．結節の分布は肺底部および胸膜側優位である．そのほかに頻度は低いが，浸潤影，胸膜肥厚，胸水がみられる[181]（図 6-105）．

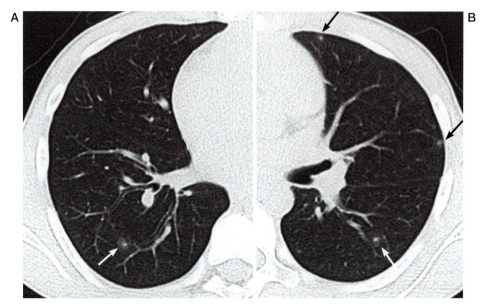

図6-106　10歳台男性　マンソン住血吸虫症（スーダンに帰省中，ナイル川で泳ぎ感染）
A, B：HRCT　右肺下葉に周囲にhaloを伴う小結節がみられる（A，→）．nodule with haloの所見である．左肺のHRCT（B）では，胸膜側に複数の小結節がみられる（→）．下葉の結節の周囲にはhaloが認められる．（山口大学放射線科　田中伸幸先生のご厚意による）

7）住血吸虫症　schistosomiasis

　日本住血吸虫症はアジアで有名であるが，マンソン住血吸虫症はアフリカや南アメリカ，ビルハルツ住血吸虫症はアフリカやインドで発生している．本邦では，日本住血吸虫症は撲滅され，その後，新規患者の報告はみられていない．現在では海外の淡水に入って感染した患者が，帰国後に発症し報告されている．皮膚からセルカリアが感染すると，血流によって心臓から肺循環を経て大循環に入り，腸間膜動脈末端で門脈系に移行する．

　画像所見は，下方および胸膜側優位に分布する15 mm以下の結節がみられる．結節の吸収値は，小さなものでは充実性で，大きなものでは充実性とすりガラス影を示す両方の場合がある．比較的大きな結節には周辺にすりガラス影を伴うこともある（nodule with halo）[182]（図6-106）．CT所見の報告はマンソン住血吸虫症の肺病変に関してのみ認められ，日本住血吸虫症とビルハルツ住血吸虫症の肺病変が同様の所見を呈すか言及できない．

7. 誤嚥性肺炎

　誤嚥性肺炎(aspiration pneumonia)は，食物，口腔や咽頭の分泌物，嘔吐による胃液などの誤飲により起こる肺炎である．日常診療で遭遇することの多い疾患であり，高齢者に多く認められる．起炎菌としては，口腔内常在菌の嫌気性菌や腸内のグラム陰性桿菌，黄色ブドウ球菌などが多く検出され，複数の菌が検出される場合が多い．

　誤嚥性肺炎は外来患者でも認められるが，院内肺炎(hospital-acquired pneumonia：HAP)，医療・介護関連肺炎(nursing and healthcare-associated pneumonia：NHCAP)といった病院や医療介護関連施設内で起こる肺炎では誤嚥性肺炎の病態をとることが多い．また，HAPのなかでも気管内挿管・人工呼吸器開始後48時間以降に新たに発症した肺炎は人工呼吸器関連肺炎(ventilator-associated pneumonia：VAP)とよばれ，口腔内などに定着している病原微生物が気管内挿管チューブの内腔もしくは外側を介して口腔内分泌物などとともに気管内への流入によるものが原因の主体と考えられており，機序からは誤嚥性肺炎のひとつと考えられる．VAPは致死率が高い病態である．

　誤嚥性肺炎では誤嚥のリスク因子として，嚥下機能低下(意識障害，全身衰弱や長期臥床，急性の脳血管疾患，認知症や脳梗塞後遺症などの慢性神経疾患，気管切開チューブ留置や咽頭にかかわる頭頸部手術などの医原性)や，胃食道機能不全(胃食道逆流，アカラシアなど食道機能不全または狭窄，経管栄養や胃切除後などの医原性)があげられる．誤嚥による肺炎のリスク因子としては，喀出能低下(全身衰弱，長期臥床)，気道クリアランス能低下(慢性気道炎症性疾患)，免疫能低下(全身衰弱や長期臥床，急性脳血管障害，低栄養)があげられる[183]．再発もきたしやすく，読影の際は嚥下障害をきたしやすい疾患や状態の有無を念頭において観察する．

　嚥下障害の有無は嚥下機能検査によって行われるが，誤嚥性肺炎の実際の診断は誤飲のエピソードや臨床像，画像検査などで総合的に診断することが多い．誤嚥は咳嗽やむせを伴う顕性誤嚥と伴わない不顕性誤嚥とに分類される．嚥下機能障害によって発症した肺疾患は嚥下性肺疾患とよばれ，誤嚥物の性状，量，分布などにより，嚥下性肺炎(通常型)，VAP，Mendelson症候群，びまん性嚥下性細気管支炎(diffuse aspiration bronchiolitis：DAB)に分類され，嚥下性肺炎(通常型)と誤嚥性肺炎は同義である[184]．

a. 誤嚥性肺炎〔嚥下性肺炎(通常型)〕の画像診断

　基本的に誤嚥により起こるため，胸部単純X線写真ではおもに下肺野に気管支肺炎パターンの斑状の不透過域として認められる(BOX 6-36)が，心陰影と重なることも多く，横隔膜のシルエットサイン陽性の有無や注意深い以前の写真との比較が求められる[185]．

　CTでは，分布や広がりが明瞭に指摘可能である．多くは臥床している患者のため両下葉背側末梢肺野にみられることが多いが，下葉に加え右上葉背側や左上葉背側などにも認めら

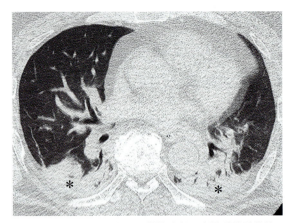

図6-107　60歳台男性　誤嚥性肺炎：痙攣重積発作後による長期臥床
HRCT　両側下葉背側末梢肺野にコンソリデーション（＊）を認める．

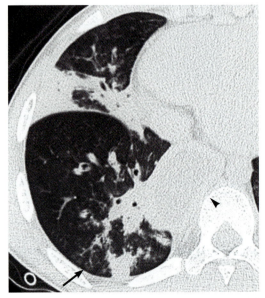

図6-108　11歳男児　アカラシアに伴う誤嚥性肺炎
HRCT　中葉，右下葉背側を中心にコンソリデーションがあり，小葉中心性粒状影やtree-in-bud appearanceも認められ（→），気管支肺炎の像を呈している．拡張し液体貯留を伴う食道も認められる（▶）．

BOX 6-36　誤嚥性肺炎および類縁疾患のCT所見

1) 誤嚥性肺炎
   - 両下葉背側末梢肺野や，右上葉背側や左上葉背側．両側性であることも多い．
   - 気管支肺炎パターン：区域性濃度上昇，背側末梢の浸潤影，すりガラス影，小葉中心性粒状影，気管支壁肥厚，tree in bud appearance

2) Mendelson症候群
   - 誤嚥に伴う変化，および両側性・広範に浸潤影やすりガラス影がみられる．

3) びまん性嚥下性細気管支炎（diffuse aspiration bronchiolitis：DAB）
   - tree in bud appearanceを伴うびまん性小葉中心性粒状影（DPBに類似）

れ，両側性であることも多い．好発部位の区域性コンソリデーション（consolidation）や背側末梢に沿うコンソリデーション，すりガラス影，小葉中心性粒状影のほか，その中枢側の気管支壁肥厚など気管支肺炎パターン示し，"tree-in-bud appearance"を呈し細気管支炎の像を伴うこともある（図6-107, 108）．胸水は伴う場合と伴わない場合とがある．誤嚥物に含まれる細菌によっては，膿瘍や空洞，膿胸を呈することもある[186,187]（図6-109）．

　画像上の鑑別診断は，区域性のコンソリデーションを呈した場合は市中肺炎，肺挫傷や出血，肺梗塞などである．しかし，背側末梢に沿ったコンソリデーションの場合は，同様に患

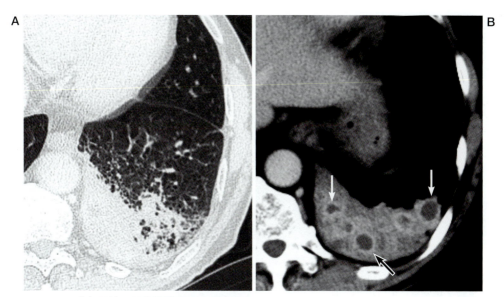

図 6-109　70 歳台男性　誤嚥性肺炎および肺膿瘍
A：HRCT，B：造影 CT　原発不明癌の頸部リンパ節転移に対しリンパ節郭清術，放射線治療後．嚥下障害あり．左下葉背側を中心にコンソリデーションやすりガラス影あり(A)．造影後縦隔条件(B)では，内部に辺縁がリング状に造影される低吸収域を多数認め(→)，肺膿瘍を伴っている．

者の状態として認められることの多い臥床や胸水による末梢肺野の無気肺との区別が困難な場合も多い．

b. Mendelson 症候群

　胃液を含んだ嘔吐物を大量に誤嚥することにより起こる化学的な急性肺障害であり，急速に低酸素血症や発熱，胸部異常影が進行し，数時間後に急性呼吸促迫症候群(ARDS)を発症する．鎮静や麻酔，薬物乱用，てんかんなどによる意識変容の患者に起こる[185]．
　画像所見は，誤嚥に伴う変化および ARDS を反映して，両側性にコンソリデーションやすりガラス影が認められる(図 6-110)．

c. びまん性嚥下性細気管支炎　diffuse aspiration bronchiolitis：DAB

　繰り返す不顕性誤嚥による異物型多核巨細胞と肉芽腫を伴うびまん性の慢性細気管支炎である．嚥下困難や神経疾患による長期臥床状態などの老人に多いとされていたが，40～50歳台の嚥下障害がなく胃食道逆流症(gastroesophageal reflux disease：GERD)による慢性不顕性誤嚥が原因と考えられる報告もされている[188]．
　CT 所見はびまん性汎細気管支炎(diffuse panbronchiolitis：DPB)に類似し，tree-in-bud appearance を伴うびまん性小葉中心性粒状影を呈す[3](図 6-111)．

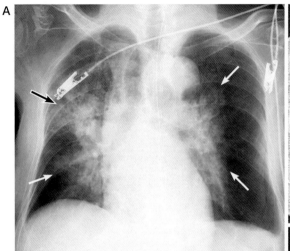
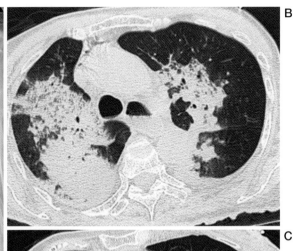
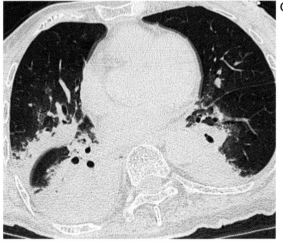

図 6-110　80 歳台女性　Mendelson 症候群
A；単純 X 線写真，B：HRCT（上〜中肺野レベル），C：HRCT（下肺野レベル）　嘔吐後に低酸素血症を呈した．単純 X 線写真（A）では，両肺門周囲にコンソリデーションが広がり，蝶形陰影（butterfly shadow）を呈している（→）．下肺野（ここでは中葉，両下葉）の HRCT（C）では背側肺野を中心にコンソリデーションを呈し，誤嚥性肺炎に典型的な像を認めるが，上〜中肺野レベル（B）では気管支血管束周囲に広がるやや不均一な浸潤影を示し ARDS の像を呈している．

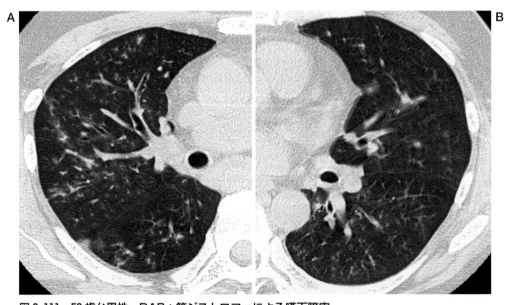

図 6-111　50 歳台男性　DAB：筋ジストロフィによる嚥下障害
A, B：HRCT　両肺野びまん性に小葉中心性粒状影や tree-in-bud appearance を認める．

d. 慢性誤嚥性変化

　臨床的に慢性誤嚥が無症候性，もしくは非特異的な症状のみである場合があり，胃食道逆流症(GERD)，咽頭もしくは喉頭の機能不全や食道裂孔ヘルニアの関与による誤嚥などが原因としてあげられる．前述のDABも慢性誤嚥性変化の一つであり，ほかにも慢性誤嚥により，器質化肺炎，びまん性肺骨化症(diffuse pulmonary ossification：DPO)，UIPパターンの肺線維症といったいくつかの画像パターンが認められている[186, 189]．

文 献

1) 日本呼吸器学会・市中肺炎診療ガイドライン作成委員会・編：「呼吸器感染症に関するガイドライン」成人市中肺炎ガイドライン．日本呼吸器学会，2007．
2) 日本呼吸器学会「呼吸器感染症に関するガイドライン作成委員会」・編：成人院内肺炎診療ガイドライン．日本呼吸器学会　2008
3) 日本呼吸器学会・成人肺炎診療ガイドライン2017作成委員会・編：成人肺炎診療ガイドライン2017．日本呼吸器学会，2017．
4) 日本医学放射線学会・編：CQ38：成人市中肺炎と非感染性疾患の鑑別にCTは有効か？　画像診断ガイドライン2016年版，日本医学放射線学会，2016：164-165．
5) 日本医学放射線学会・編：CQ39：細菌性肺炎と非定型肺炎との鑑別にCTは有効か？　画像診断ガイドライン2016年版，日本医学放射線学会，2016：166-167．
6) Okada F, Ando Y, Matsushita S, et al : Thin-section computed tomography findings of patients with acute *Streptococcus pneumoniae* pneumonia with and without concurrent infection. Br J Radiol 2012 ; 85 : e357-e364.
7) Ono A, Okada F, Takata S, et al : A comparative study of thin-section CT findings between seasonal influenza virus pneumonia and *Streptococcus pneumoniae* pneumonia. Br J Radiol 2014 ; 87 : 20140051. doi : 10.
8) Morikawa K, Okada F, Ando Y, et al : Methicillin-resistant *Staphylococcus aureus* and methicillin-susceptible *S. aureus* pneumonia : comparison of clinical and thin-section CT findings. Br J Radiol 2012 ; 85 : e168-e175.
9) Okada F, Ando Y, Nakayama T, et al : Pulmonary thin-section CT findings in acute *Moraxella catarrhalis* pulmonary infection. Br J Radiol 2011 ; 84 : 1109-1114.
10) Okada F, Ando Y, Tanoue S, et al : Radiological findings in acute *Haemophilus influenzae* pulmonary infection. Br J Radiol 2012 ; 85 : 121-126.
11) Okada F, Ono A, Ando Y, et al : Thin-section computed tomography findings in *Pseudomonas aeruginosa* pulmonary infection. Br J Radiol 2012 ; 85 : 1533-1538.
12) Omeri AK, Okada F, Takata S, et al : Comparison of high-resolution computed tomography findings between *Pseudomonas aeruginosa* pneumonia and cytomegalovirus pneumonia. Eur Radiol 2014 ; 24 : 3251-3259.
13) Okada F, Ono, Ando Y, et al : High-resolution CT findings in *Streptococcus milleri* pulmonary infection. Clin Radiol 2013 ; 68 : 3331-3317.
14) Okada F, Ando Y, Wakisaka M, et al : *Chlamydia pneumoniae* pneumonia and *Mycoplasma pneumoniae* pneumonia : comparison of clinical findings and CT findings. J Comput Assist Tomogr 2005 ; 29 : 626-632.

15) Okada F, Ando Y, Yoshitake S, et al : Clinical/pathological correlation in 553 patients with primary centrilobular findings on high-resolution scan of the thorax. Chest 2007 ; 132 ; 1939-1948.
16) Okada F, Ando Y, Honda K, et al : Acute *Klebsiella pneumoniae* pneumonia alone and with concurrent infection : comparison of clinical and thin-section CT findings. Br J Radiol 2010 ; 83 : 854-860.
17) Lieberman D, Schlaeffer F, Boldur I, et al : Multiple pathogens in adult patients admitted with community-acquired pneumonia : a one year prospective study of 346 consecutive patients. Thorax 1996 ; 51 : 179-184.
18) Ishida T, Hashimoto T, Arita M, et al : Etiology of community-aquired pneumonia in hospitalized patients : a 3-year prospective study in Japan. Chest 1998 ; 114 : 1588-1593.
19) Vergis EN, Yu VL : New directions for future studies of community-acquired pneumonia : optimizing impact on patients care. Eur J Clin Microbiol Infec Dis 1999 ; 18 : 847-851.
20) 皆川俊介，高柳　昇，原　健一郎・他：肺炎球菌性肺炎における複数病原体感染の検討．日呼吸会誌 2008 ; 46 : 278-284.
21) Ishiguro T, Takayanagi N, Yaamaguchi S, et al : Etiology and factors contributing to the severity and mortality of community-acquired pneumonia. Intern Med 2013 ; 52 : 317-324.
22) Cundell DR, Gerard NP, Gerard C, et al : *Streptococcus pneumoniae* anchor to activated human cells by the receptor for platelet-activating factor. Nature 1995 ; 377 : 435-438.
23) Valles X, Angeles M, Pinart M, et al : Hospitalized community-acquired pneumonia due to *Streptococcus* pneumonia. Chest 2006 ; 130 : 800-806.
24) Nambu A, Saito A, Araki T, et al : *Chlamydia* pneumoniae : comparison with findings of *Mycoplasma pneumoniae* and *Streptococcus pneumoniae* at thin-section CT. Radiology 2006 ; 238 : 330-338.
25) Jong GM, Hsiue TR, Chen CR, et al : Rapidly fatal outcome of bacteremic *Klebsiella pneumoniae* pneumonia in alcoholics. Chest 1995 ; 107 : 214-217.
26) Westermark NA. A case of Friedlander's pneumonia simulating tuberculosis with prolonged duration. Acta Radiol(Stockh) 1926 ; 7 : 626-631.
27) Kornblum K : The roentgen-ray diagnosis of pulmonary infections with Friedlander's bacillus. Am J Roentgenol Radium Ther 1928 ; 19 : 513-521.
28) Felson B, Rosenberg LS, Hmaburger M : Roentgen findings in acute Friedlander's pneumonia. Radiology 1949 ; 53 : 559-565.
29) Ritvo M, Martin F : The clinical and roentgen manifestations of pneumonia due to *Bacillus mucosis* capsulatus(primary Friedlander pneumoia). Am J Roentgenol Ther Nucl Med 1949 ; 62 : 211-222.
30) Okada F, Ando Y, Honda K, et al : Clinical and pulmonary thin-section CT findings in acute *Klebsiella pneumoniae* pneumonia. Eur Radiol 2009 ; 19 : 805-815.
31) González C, Rubio M, Romero-Vivas J, et al : Bacteremic pneumonia due to *Staphylococcus aureus* : a comparison of disease caused by methicillin-resistant and methicillin-susceptible organisms. Clin Infect Dis 1999 ; 29 : 1171-1177.
32) 川上健司：β-ラクタマーゼ産生モラキセラ・カタラーリス感染症．医学のあゆみ 2004 ; 208 : 29-32.
33) Kim TS, Han J, Koh WJ, et al : Thoracic actinomycosis : CT findings with histopathologic correlation. AJR Am J Roentgenol 2006 ; 186 : 225-231.
34) Sato H, Okada F, Mori T, et al : High-resolution computed tomography findings in patients with pulmonary nocardiosis. Acad Radiol 2016 ; 23 : 290-296.
35) Lee EY, Khatwa U, McAdam AJ, et al : *Streptococcus milleri* group pleuropulmonary infection in children : computed tomographic findings and clinical features. J Comput Assist Tomogr 2010 ; 34 : 927-932.
36) 日本呼吸器学会 呼吸器感染症に関するガイドライン作成委員会・編：第8章 細菌性肺炎と非定型肺炎の鑑別．成人市中肺炎診療ガイドライン，日本呼吸器学会，2007 : 24-27.
37) Tanaka N, Emoto T, Suda H, et al : Community-acquired pneumonia : a correlative study between chest radiographic and HRCT findings. Jpn J Radiol 2015 ; 33 : 317-328.
38) 日本医学放射線学会および日本放射線科専門医会・医会合同ガイドライン委員会：成人市中肺炎

の画像診断ガイドライン 2007 年版．2010：2-3．http://www.radiology.jp/content/files/407.pdf.
39) 画像診断ガイドライン 2016 版作成委員会：撮像法および CQ．(3)胸部．日本医学放射線学会・日本放射線科専門医会・医会・編：画像診断ガイドライン 2016 年版，金原出版，2016：164-167.
40) Tanaka H : Correlation between radiological and pathological findings in patients with *Mycoplasma pneumoniae* pneumonia. Front Microbiol 2016 ; 7 : 1-8.
41) Rollins S, Colby T, Clayton F : Open lung biopsy in *Mycoplasma pneumoniae* pneumonia. Arch Pathol Lab Med 1986 ; 110 : 34-41.
42) 伊藤春海：呼吸器感染症の画像診断に必要とされる肺既存構造．藤田次郎・編：肺炎の画像診断と最新の診療．医薬ジャーナル社，2008：54-64.
43) Putman CE, Curtis AM, Simeone JF, et al : *Mycoplasma* pneumonia. Clinical and roentgenographic patterns. Am J Roentgenol Radium Ther Nucl Med 1975 ; 124 : 417-422.
44) Tanaka N, Matsumoto T, Kuramitsu T, et al : High resolution CT findings in community-acquired pneumonia. J Comput Assist Tomogr 1996 ; 20 : 600-608.
45) Reittner P, Müller NL, Heyneman L, et al : *Mycoplasma pneumoniae* pneumonia : radiographic and high-resolution CT features in 28 patients. AJR 2000 ; 174 : 37-41.
46) Nei T, Yamano Y, Sakai F, et al : *Mycoplasma pneumoniae* pneumonia : differential diagnosis by computerized tomography. Intern Med 2007 ; 46 : 1083-1087.
47) 松迫正樹，負門克典，齋田幸久：マイコプラズマ肺炎のCT所見．臨床画像 2007 ; 23 : 670-679.
48) Reittner P, Ward S, Heyneman L, et al : Pneumonia : high-resolution CT findings in 114 patients. Eur Radiol 2003 ; 13 : 515-521.
49) Lee I, Kim TS, Yoon HK : *Mycoplasma pneumoniae* pneumonia : CT features in 16 patients. Eur Radiol 2006 ; 16 : 719-725.
50) Chan ED, Kalayanamit T, Lynch DA, et al : *Mycoplasma pneumoniae*-associated bronchiolitis causing severe restrictive lung disease in adults : report of three cases and literature review. Chest 1999 ; 115 : 1188-1194.
51) Takiguchi Y, Shikama N, Aotsuka N, et al : Fulminant *Mycoplasma pneumoniae* pneumonia. Intern Med 2001 ; 40 : 345-348.
52) Spencer H : Pneumonias due to richettsiae, chlamydiae, viruses and mycoplasma. In : Spencer H, ed : Pathology of the lung, 4th ed. Oxford : Pergamon Press, 1985 : 213-259.
53) Okada F, Ando Y, Wakisaka M, et al : *Chlamydia pneumoniae* pneumonia and *Mycoplasma pneumoniae* pneumonia : comparison of clinical findings and CT findings. J Comput Assist Tomogr 2005 ; 29 : 626-632.
54) Nambu A, Saito A, Araki T, et al : *Chlamydia pneumoniae* : comparison with findings of *Mycoplasma pneumoniae* and *Streptococcus pneumoniae* at thin-section CT. Radiology 2006 ; 238 : 330-338.
55) Travis WD CT, Koss MN, et al : Lung infection. In : King DW, ed : Atlas of nontumor pathology Non-neoplastic disorders of the lower respiratory tract. Washington DC : ARP and AFIP, 2002 : 539-728.
56) Hasleton PS : Pulmonary bacterial infection. In : Hasleton PS, ed : Spencer's Pathology of the lung, 5th ed. New York : McGraw-Hill, 1996 : 189-256.
57) Sakai F, Tokuda H, Goto H, et al : Computed tomographic features of *Legionella pneumophila* pneumonia in 38 cases. J Comput Assist Tomogr 2007 ; 31 : 125-131.
58) 日本呼吸器学会 成人肺炎診療ガイドライン 2017 日本呼吸器学会作成委員会：成人肺炎診療ガイドライン，肺炎の基本的特徴，各論 1 市中肺炎．2017：9-33.
59) Kloth C, Forler S, Gatidis S, et al : Comparison of chest-CT findings of influenza virus-associated pneumonia in immunocompetent vs immunocompromised patients. Eur J Radiol 2015 ; 84 : 1177-1183.
60) Tanaka N, Emoto T, Suda H, et al : High-resolution computed tomography findings of influenza virus pneumonia : a comparative study between seasonal and novel (H1N1) influenza virus pneumonia. Jpn J Radiol 2012 ; 30 : 154-161.
61) 石田 直：非定型肺炎・ウイルス肺炎をめぐって，10．ウイルス肺炎の画像診断．藤田次郎・編：肺炎の画像診断と最新の診療，医薬ジャーナル社，2008：251-256.
62) 泉 信有：肺炎，臨床と研究の最新動向，インフルエンザウイルス肺炎．医学のあゆみ．2011 ; 237 : 176-182.

63) Fujita J, Haranaga S, Higa F, Hokama A : Gravity-dependent opacity in pure influenza viral pneumonia. Intern Med 2013 ; 52 : 411-412.
64) Centers for Disease Control and Prevention : Bacterial coinfections in lung tissue specimens from fatal cases of 2009 pandemic influenza A (H1N1) : United States, May-August 2009. MMWR 58 : 1071-1074, 2009.
65) Catherinot E, Lanternier F, Bougnoux ME, et al : *Pneumocystis jirovecii* pneumonia. Infect Dis Clin North Am 2010 ; 24 : 107-138.
66) Murray JE, Ellis K : Pulmonary complications of human immunodeficiency virus infection in adults. In : Pulmonary radiology. Philadelphia : WB Saunders, 1993 : 285.
67) Morris A, Beard CB, Huang L : Update on the epidemiology and transmission of *Pneumocystis carinii*. Microb Infect 2002 ; 4 : 95-103.
68) Boiselle PM, Crans CA, Kaplan MA : The changing face of *Pneumocystis carinii* pneumonia in AIDS patients. AJR 1999 ; 172 : 1301-1309.
69) Vogel MN, Vatlach M, Weissgerber P, et al : HRCT features of *Pneumocystis jirovecii* pneumonia and their evolution before and after treatment in non-HIV immunocompromised patients. Eur J Radiol 2012 ; 81 : 1315-1320.
70) Fujii T, Nakamura T, Iwamoto A : Pneumocystis pneumonia in patients with HIV infection : clinical manifestations, laboratory findings, and radiological features. J Infect Chemother 2007 ; 13 : 1-7.
71) Kuhlman JE, Kavuru M, Fishman EK, et al : *Pneumocystis carinii* pneumonia : spectrum of parenchymal CT findings. Radiology 1990 ; 175 : 711-714.
72) Rossi SE, Erasmus JJ, Volpacchio M, et al : "Crazy-paving" pattern at thin-section CT of the lungs : radiologic-pathologic overview. RadioGraphics 2003 ; 23 : 1509-1519.
73) Hardak E, Brook O, Yigla M : Radiological features of *Pneumocystis jirovecii* pneumonia in immunocompromised patients with and without AIDS. Lung 2010 ; 188 : 159-163.
74) Tasaka S, Tokuda H, Sakai F, et al : Comparison of clinical and radiological features of pneumocystis pneumonia between malignancy cases and acquired immunodeficiency syndrome cases : a multicenter study. Intern Med 2010 ; 49 : 273-281.
75) Hidalgo A, Falcó V, Mauleón S, et al : Accuracy of high-resolution CT indistinguishing between *Pneumocystis carinii* pneumonia and non-*Pneumocystis carinii* pneumonia in AIDS patients. Eur Radiol 2002 ; 13 : 1179-1184.
76) Feuerstein IM, Archer A, Pluda JM, et al : Thin-walled cavities, cysts, and pneumothorax in *Pneumocystis carinii* pneumonia : further observations with histopathologic correlation. Radiology 1990 ; 174 : 697-702.
77) Moskovic E, Miller R, Pearson M : High resolution computed tomography of pneumocystis pneumonia in AIDS. Clin Radiol 1990 ; 40 : 239-243.
78) Ettinger NA : Pulmonary considerations of organ transplantation, part 2. Am Rev Respir Dis 1991 ; 144 : 213-223.
79) Gasparetto EL, Ono SE, Escuissato D, et al : Cytomegalovirus pneumonia after bone marrow transplantation : high resolution CT findings. BJR 2004 ; 77 : 724-727.
80) Coy DL, Ormazabal A, Godwin JD, et al : Imaging evaluation of pulmonary and abdominal complications following hematopoietic stem cell transplantation. RadioGraphics 2005 ; 25 : 305-317.
81) Horger MS, Pfannenberg C, Einsele H, et al : Cytomegalovirus pneumonia after stem cell transplantation : correlation of CT findings with clinical outcome in 30 patients. AJR 2006 ; 187 : 636-643.
82) Franquet T, Lee KS, Muller NL : Thin-section CT findings in 32 immunocompromised patients with cytomegalovirus pneumonia who do not have AIDS. AJR 2003 ; 181 : 1059-1063.
83) Mcguinness G, Scholes JV, Garay SM, et al : Cytomegalovirus pneumonitis : spectrum of parenchymal CT findings with pathologic correlation in 21 AIDS patients. Radiology 1994 ; 192 : 451-459.
84) Vogel MN, Brodoeffl H, Hierl T, et al : Differences and similarities of cytomegalovirus and pneumocystis pneumonia in HIV-negative immunocompromised patients : thin section CT morphology in the early phase of the disease. BJR 2007 ; 80 : 516-523.

85) Escuissato DL, Gasparetto EL, Marchiori E, et al : Pulmonary infections after bone marrow transplantation : high-resolution CT findings in 111 patients. AJR 2005 ; 185 : 608-615.
86) Moon JH, Kim EA, Lee KS, et al : Cytomegalovirus pneumonia : high-resolution CT findings in ten non-AIDS immunocompromised patients. Korean J Radiol 2000 ; 1 : 73-78.
87) Kunihiro Y, Tanaka N, Matsumoto T, et al : The usefulness of a diagnostic method combining high-resolution CT findings and serum markers for cytomegalovirus pneumonia and pneumocystis pneumonia in non-AIDS patients. Acta Radiol 2015 ; 56 : 806-813.
88) 深在性真菌症のガイドライン作成委員会・編：呼吸器内科領域．深在性真菌症の診断・治療ガイドライン 2014．協和企画，2014：143-150．
89) Haranaga S, Nakamura H, Higa F, et al : Variety and changeability of pulmonary aspergillosis. Intern Med 2014 ; 53 : 2409-2410.
90) Abramson S : The air crescent sign. Radiology 2001 ; 218 : 230-232.
91) Franquet T, Müller NL, Gimónez A, et al : Semiinvasive pulmonary aspergillosis in chronic obstructive pulmonary disease : radiologic and pathologic findings in nine patients. AJR 2000 ; 174 : 51-56.
92) Franquet T, Gimónez A, Hidalgo A : Imaging of opportunistic fungal infections in immunocompromised patient. Eur J Radiol 2004 ; 51 : 130-138.
93) Ando T, Tochigi N, Gocho K, et al : Pathophysiological implication of computed tomography images of chronic pulmonary aspergillosis. Jpn J Infect Dis 2016 ; 69 : 118-126.
94) Kuhlman JE, Fishman EK, Siegelman SS : Invasive pulmonary aspergillosis in acute leukemia : characteristic findings on CT, the CT halo sign, and the role of CT in early diagnosis. Radiology 1985 ; 157 : 611-614.
95) Greene RE, Schlamm HT, Oestmann JW, et al : Imaging findings in acute invasive pulmonary aspergillosis : clinical significance of the halo sign. Clin Infect Dis 2007 ; 44 : 373-379.
96) Franquet T, Müller NL, Giménez A, et al : Spectrum of pulmonary aspergillosis : histologic, clinical, and radiologic findings. RadioGraphics. 2001 ; 21 : 825-837.
97) Gefter WB : The spectrum of pulmonary aspergillosis. J Thorac Imaging 1992 ; 7 : 56-74.
98) Martinez S, Heyneman LE, McAdams HP, et al : Mucoid impactions : finger-in-glove sign and other CT and radiographic features. RadioGraphics 2008 ; 28 : 1369-1382.
99) 石井恵子，川上和義：*Cryptococcus neoformans* 感染におけるパターン認識と感染防御．Med Mycol J 2012 ; 53 : 247-254.
100) 芦澤和人，筒井 伸，山口哲治・他：肺クリプトコッカス症のCT所見60症例の解析．臨床放射線 2006 ; 51 : 91-95.
101) Murayama S, Sakai S, Soeda H, et al : Pulmonary cryptococcosis in immunocompetent patients : HRCT characteristics. Clin Imaging 2004 ; 28 : 191-195.
102) Meyohas MC, Roux P, Bollens D, et al : Pulmonary cryptococcosis : localized and disseminated infections in 27 patients with AIDS. Clin Infect Dis 1995 ; 21 : 628-633.
103) Hu Z, Chen J, Wang J, et al : Radiological characteristics of pulmonary cryptococcosis in HIV-infected patients. PLoS One 2017 ; 12 : e0173858.
104) Xie LX, Chen YS, Liu SY, et al : Pulmonary cryptococcosis : comparison of CT findings in immunocompetent and immunocompromised patients. Acta Radiol 2015 ; 56 : 447-453.
105) Franquet T, Müller NL, Lee KS, et al : Pulmonary candidiasis after hematopoietic stem cell transplantation : thin-section CT findings. Radiology 2005 ; 236 : 332-337.
106) Althoff Souza C, Müller NL, Marchiori E, et al : Pulmonary invasive aspergillosis and candidiasis in immunocompromised patients : a comparative study of the high-resolution CT findings. J Thorac Imaging 2006 ; 21 : 184-189.
107) Wahba H, Truong MT, Lei X, et al : Reversed halo sign in invasive pulmonary fungal infections. Clin Infect Dis 2008 ; 46 : 1733-1737.
108) 河村伊久雄：結核症における感染防御機序．結核 2006 ; 81 : 687-691.
109) Ernst JD : The immunological life cycle of tuberculosis. Nat Rev Immunol 2012 ; 13 : 581-591.
110) 岩崎龍郎：改訂 結核の病理．結核予防会，1997．
111) 岩井和郎：図説・結核の病理．結核症の発病，進展，重症化の機序．結核予防会，2012．
112) 岩井和郎：結核性病変の基本形と形成のメカニズム．岩井和郎・編：結核病学1，基礎・臨床編，結核予防会，1990．

113) Im JG, Itoh H, Shim YS, et al : Pulmonary tuberculosis : CT findings — early active disease and sequential change with antituberculous therapy. Radiology 1993 ; 186 : 653-660.
114) 伊藤春海：肺結核の画像診断．結核 2016 ; 91 : 667-676.
115) Gosset N, Bankier AA, Eisenberg RL : Tree-in-bud pattern. AJR 2009 ; 193 : W472-477.
116) 徳田　均，氏田万寿夫，岩井和郎：画像と病理から学ぶ結核・非結核性抗酸菌症．克誠堂出版，2016．
117) 徳田　均：肺結核の画像所見─細葉性病変とその諸相．結核 2009 ; 84 : 551-557.
118) 平野　淳，多田敦彦，瀧川奈義夫・他：約3年間画像所見上変化を認めなかった細葉性肺結核の1例．結核 2004 ; 79 : 475-479.
119) Lee KM, Choe KH, Kim SJ : Clinical investigation of cavitary tuberculosis and tuberculous pneumonia. Korean J Intern Med 2006 ; 21 : 230-235.
120) 白井　剛：結核性肺炎．肺炎様の病像を呈する高齢者肺結核症の特徴と問題点．医学のあゆみ 2011 ; 237 : 166-170.
121) 岡　治道：肺結核症X線影像の病理解剖学的分析．結核病論 上巻，永井書店，1950 : 158-166.
122) 徳田　均：慢性細葉性撒布肺結核症（いわゆる岡ⅡB型）の成立期序─2症例からの考察．結核 2007 ; 82 : 507-513.
123) 永井英明：増えている粟粒結核─肺外結核はどう診断しどう治療するか？　四元秀毅，倉島篤行・編：結核 Up to Date 第3版，南江堂，2010 : 121-125.
124) Fujita J, Bandoh S, Kubo A, et al : High-resolution CT shows a variety of appearance in disseminated tuberculosis in adults. Int J Tuberc Lung Dis 2006 ; 10 : 222-226.
125) 田村厚久，蛇沢　晶，益田公彦・他：気管支結核の現状─103例の解析．結核 2007 ; 82 : 647-654.
126) Kim HJ1, Lee HJ, Kwon SY, et al : The prevalence of pulmonary parenchymal tuberculosis in patients with tuberculous pleuritis. Chest 2006 ; 129 : 1253-1258.
127) 永井英明，蛇澤　晶：HIVと結核．四元秀毅，倉島篤行・編：結核 Up to Date 第3版，南江堂，2010 : 168-175.
128) 山岸文雄：免疫抑制宿主における結核の臨床像とその対策．結核 2006 ; 81 : 631-638.
129) 冨岡洋海：肺結核の治療上問題となる合併症 腎不全．冨岡洋海・編：結核 第4版，医学書院，2006 : 202-204.
130) 渡辺　彰，徳田　均・他：生物学的製剤と呼吸器疾患・診療の手引き．各論2 抗酸菌感染症，a. 結核症，生物学的製剤と呼吸器疾患・診療の手引き．日本呼吸器学会，2014 : 49-57.
131) 倉島篤行，雨宮　湖：厚生労働省研究班の疫学調査から．特集：非結核性抗酸菌症の今，日胸 2015 ; 74 : 1052-1063.
132) Morimoto K, Iwai K, Uchimura K, et al : A steady increase in nontuberculous mycobacteriosis mortalty and estimated prevalence in Japan. Ann Am Thorac Soc 2014 ; 11 : 1-8.
133) 日本結核病学会非結核性抗酸菌症対策委員会，日本呼吸器学会感染症・結核学術部会・編：肺非結核性抗酸菌症診断に関する指針─2008年．結核 2008 ; 83 : 525-526.
134) Shibata Y, Horita N, Yamamoto M, et al : Diagnostic test accuracy of anti-glycopeptidolipid-core IgA antibodies for *Mycobacterium avium* complex pulmonary disease : systematic review and meta-analysis. Sci Rep 2016 ; 6 : 29325.
135) 蛇沢　晶，朝川勝明，田村厚久・他：*Mycobacterium avium* complex 症の病理 日胸 2009 ; 68 : 1032-1045.
136) Fujita J, Ohtsuki Y, Suemitsu I, et al : Pathological and radiological changes in resected lung specimens in *Mycobacterium avium intracellulare* complex disease. Eur Respr J 1999 ; 13 : 535-540.
137) Kubo K, Yamazaki Y, Hachiya T, et al : *Mycobacterium avium-intracellulare* pulmonary infection in patients without known predisposing lung disease. Lung 1998 ; 176 : 381-391.
138) Moore EH : Atypical mycobacterial infection in the lung : CT appearance. Radiology 1993 ; 187 : 777-782.
139) 細田千晶，萩原恵理，篠原　岳・他：肺癌を合併した肺 *Mycobacterium avium* complex 症 13 例の臨床的検討．結核 2014 ; 89 : 691-695.
140) 田中栄作，網谷良一，久世文幸：*M. avium* complex 症の臨床．二次感染型を中心として（"一次感染型"ならびに"二次感染型"の画像からみた進展形式）．結核 1993 ; 68 : 57-61.
141) 倉島篤行：非結核性抗酸菌の発生と進展に関する臨床学的研究．結核 2004 ; 79 : 737-741.
142) Kikuchi T, Watanabe A, Gomi K, et al : Association between mycobacterial genotypes and

disease progression in *Mycobacterium avium* pulmonary infection. Thorax 2009 ; 64 : 901-907.
143) 氏田万寿夫, 佐久間亨, 木村雅子・他：肺の非定型抗酸菌症の CT 一結核との鑑別につい. 臨床放射線 1999 ; 44 : 67-72.
144) Griffith DE, Aksamit T, Brown-Elliott BA, et al : An official ATS/IDSA statement : diagnosis, treatment, and prevention of nontuberculous mycobacterial diseases. Am J Respir Crit Care Med 2007 ; 175 : 367-416.
145) 倉島篤行, 堀部光子：肺 *Mycobacterium avium* complex (MAC)症における空洞画像の分布とその経過の検討. 結核 2012 ; 87 : 397-402.
146) Kim TS, Koh WJ, Han J, et al : Hypothesis on the evolution of cavitary lesions in nontuberculous mycobacterial pulmonary infection : thin-section CT and histopathologic correlation. AJR 2005 ; 184 : 1247-1252.
147) Ose N, Maeda H, Takeuchi Y, et al : Solitary pulmonary nodules due to nontuberculous mycobacteriosis among 28 resected cases. Int J Tuberc Lung Dis 2016 ; 20 : 1125-1129.
148) Hong SJ, Kim TJ, Lee JH, et al : Nontuberculous mycobacterial pulmonary disease mimicking lung cancer : clinicoradiologic features and diagnostic implications. Medicine 2016 ; 95 : e3978.
149) Hahm CR, Park HY, Jeon K, et al : Solitary pulmonary nodules caused by *Mycobacterium* tuberculosis and *Mycobacterium avium* complex. Lung 2010 ; 188 : 25-31.
150) Demura Y, Tsuchida T, Uesaka D, et al : Usefulness of ^{18}F-fluorodeoxyglucose positron emission tomography for diagnosing disease activity and monitoring therapeutic response in patients with pulmonary mycobacteriosis. Eur J Nucl Med Mol Imaging 2009 ; 36 : 632-639.
151) Murayama S, Murakami J, Hashimoto S, et al : Noncalcified pulmonary tuberculomas : CT enhancement patterns with histological correlation. J Thorac Imaging 1995 ; 10 : 91-95.
152) Marinelli DV, Albelda SM, Williams TM, et al : Nontuberculous mycobacterial infection in AIDS : clinical, pathologic, and radiographic features. Radiology 1986 ; 160 : 77-82.
153) 坂上拓郎：抗 Interferon-γ 中和自己抗体陽性の播種性非結核性抗酸菌症―宿主要因からの新たな疾患概念. 結核 2015 ; 90 : 561-564.
154) Browne SK, Burbelo PD, Chetchotisakd P, et al : Adult-onset immunodeficiency in Thailand and Taiwan. N Engl J Med 2012 ; 367 : 725-734.
155) Chou CH, Chen HY, Chen CT, et al : Clinical features and outcomes of disseminated infections caused by non-tuberculous mycobacteria in a university hospital in Taiwan, 2004-2008. Scand J Infect Dis 2011 ; 43 : 8-14.
156) Nishimoto Y, Katayama N, Hashimoto S, et al : Imaging of a case of disseminated *Mycobacterium avium* complex infection. J Thorac Imaging 2013 ; 28 : W123-W125.
157) Kahana LM, Kay JM, Yakrus MA, et al : *Mycobacterium avium* complex infection in an immunocompetent young adult related to hot tub exposure. Chest 1997 ; 111 : 242-245.
158) Daito H, Kikuchi T, Sakakibara T, et al : Mycobacterial hypersensitivity pneumonitis requires TLR9-MyD88 in lung CD11b+CD11c+cells. Eur Respir J 2011 ; 38 : 688-701.
159) Hartman TE, Jensen E, Tazelaar HD, et al : CT findings of granulomatous pneumonitis secondary to *Mycobacterium avium-intracellulare* inhalation : "hot tub lung". AJR 2007 ; 188 : 1050-1053.
160) 鈴木克洋, 吉田志緒美：*Mycobacterium kansasii* 症. 日胸 2009 ; 68 : 1052-1060.
161) 森本耕三, 前田伸司, 吉山 崇・他：肺 *Mycobacterium kansasii* 症の臨床・分子生物学的検討. 結核 2015 ; 90 : 453-456.
162) Zvetina JR, Demos TC, Maliwan N, et al : Pulmonary cavitations in *Mycobacterium kansasii* : distinctions from *M. tuberculosis*. AJR 1984 ; 143 : 127-130.
163) Shitrit D, Priess R, Peled N, et al : Differentiation of *Mycobacterium kansasii* infection from *Mycobacterium tuberculosis* infection : comparison of clinical features, radiological appearance, and outcome. Eur J Clin Microbiol Infect Dis 2007 ; 26 : 679-684.
164) Takahashi M, Tsukamoto H, Kawamura T, et al : *Mycobacterium kansasii* pulmonary infection : CT findings in 29 cases. Jpn J Radiol 2012 ; 30 : 398-406.
165) Griffith DE, Girard, WM, Wallace RJ Jr : Clinical features of pulmonary disease caused by rapidly growing mycobacteria : an analysis of 154 patients. Am Rev Respir Dis 1993 ; 147 : 1271-1278.
166) 角田義弥, 関根朗雅, 須磨崎有希・他：肺 *Mycobacterium abscessus* 症発症に関する臨床学的検討. 結核 2016 ; 91 : 469-473.

167) Han D, Lee KS, Koh WJ, et al : Radiographic and CT findings of nontuberculous mycobacterial pulmonary infection caused by *Mycobacterium abscessus*. AJR 2003 ; 181 : 513-517.
168) Chung MJ, Lee KS, Koh WJ, et al : Thin-section CT findings of nontuberculous mycobacterial pulmonary diseases : comparison between *Mycobacterium avium-intracellulare* complex and *Mycobacterium abscessus* infection. J Korean Med Sci 2005 ; 20 : 777-783.
169) Harada T, Akiyama Y, Kurashima A, et al : Clinical and microbiological differences between *Mycobacterium abscessus* and *Mycobacterium massiliense* lung diseases. J Clin Microbiol 2012 ; 50 : 3556-3561.
170) Im JG, Whang HY, Kim WS, et al : Pleuropulmonary paragonimiasis : radiologic findings in 71 patients. AJR 1992 ; 159 : 39-43.
171) Kim TS, Han J, Shim SS, et al : Pleuropulmonary paragonimiasis : CT findings in 31 patients. AJR 2005 ; 185 : 616-621.
172) Kuroki M, Hatabu H, Nakata H, et al : High-resolution computed tomography findings of *P. westermani*. J Thorac Imaging 2005 ; 20 : 210-213.
173) Inoue Y, Kawaguchi T, Yoshida A, et al : *Paragonimiasis miyazakii* associated with bilateral pseudochylothorax. Intern Med 2000 ; 39 : 579-582.
174) 八木欣平：グローバル感染症最前線，NTDs の先へ(Vol.12)，エキノコックス症，日本における多包虫症の実態と人獣共通感染症としてのこれからの課題．医学のあゆみ 2016 ; 269 : 881-887.
175) 冨田　唯，佐々木智章，八巻利弘・他：肺病変をきたした多包虫症の検討．臨床放射線 2017 ; 62 : 301-306.
176) Sakai S, Shida Y, Takahashi N, et al : Pulmonary lesions associated with visceral larva migrans due to *Ascaris suum* or *Toxocara canis* : imaging of six cases. AJR 2006 ; 186 : 1697-1702.
177) Okada F, Ono A, Ando Y, et al : Pulmonary computed tomography findings of visceral larva migrans caused by *Ascaris suum*. J Comput Assist Tomogr 2007 ; 31 : 402-408.
178) Nabeya D, Haranaga S, Parrott GL, et al : Pulmonary strongyloidiasis : assessment between manifestation and radiological findings in 16 severe strongyloidiasis cases. BMC Infect Dis 2017 ; 17 : 320.
179) Upadhyay D, Corbridge T, Jain M, et al : Pulmonary hyperinfection syndrome with *Strongyloides stercoralis*. Am J Med 2001 ; 111 : 167-169.
180) Milanez de Campos JR, Barbas CS, Filomeno LT, et al : Human pulmonary dirofilariasis : analysis of 24 cases from São Paulo, Brazil. Chest 1997 ; 112 : 729-733.
181) Oshiro Y, Murayama S, Sunagawa U, et al : Pulmonary dirofilariasis : computed tomography findings and correlation with pathologic features. J Comput Assist Tomogr 2004 ; 28 : 796-800.
182) Nguyen LQ, Estrella J, Jett EA, et al : Acute schistosomiasis in nonimmune travelers : chest CT findings in 10 patients. AJR 2006 ; 186 : 1300-1303.
183) 日本呼吸器学会：院内肺炎/医療・介護関連肺炎．日本呼吸器学会成人肺炎診療ガイドライン 2017 作成委員会・編：成人肺炎診療ガイドライン．日本呼吸器学会，2017：34-48.
184) 佐野　剛，本間　栄：ピットフォール，びまん性嚥下性細気管支炎．呼吸 2011 ; 30 : 1079-1083.
185) Hu X, Lee JS, Pianosi PT, et al : Aspiration-related pulmonary syndromes. Chest 2015 ; 147 : 815-823.
186) Prather AD, Smith TR, Poletto DM, et al : Aspiration-related lung diseases. J Thorac Imaging 2014 ; 29 : 304-309.
187) Komiya K, Ishii H, Umeki K, et al : Computed tomography findings of aspiration pneumonia in 53 patients. Geriatr Gerontol Int 2013 ; 13 : 580-585.
188) Barnes TW, Vassallo R, Tazelaar HD, et al : Diffuse bronchiolar disease due to chronic occult aspiration. Mayo Clin Proc 2006 ; 81 : 172-176.
189) Cardasis JJ, MacMahon H, Husain AN : The spectrum of lung disease due to chronic occult aspiration. Ann Am Thorac Soc 2014 ; 11 : 865-873.

VII.

びまん性肺疾患1

Ikezoe's
CT of the Chest

1. びまん性肺疾患の診断へのアプローチ

　びまん性肺疾患の読影は胸部CT読影の応用問題である．
　鑑別するべき疾患はBOX 7-1に示すように多岐にわたる．極めてまれな疾患も多く含まれるし，たとえば感染症などでは患者の免疫力の状態や脱水，糖尿病の有無などで画像は大きく変化する．したがって常に咳嗽，喀痰，発熱などの症状，CRPや白血球数などの検査データを総合して判断しなければならない．また，年齢，性別，喫煙歴や職歴，住環境なども重要である．これらを知りつつ，画像を読影する．
　胸部の画像検査として最初に行われているのは，胸部単純X線写真である．胸部単純X線写真は安価で被曝が少ないうえに病変の経過をひと目で俯瞰できる点では，CTが進歩した現代でもその価値の衰えることのない検査である．また，びまん性肺疾患においても肺内における所見分布，肺の容積の把握には極めて有用である．たとえば間質性肺炎の診断で最も重要な蜂巣肺(蜂窩肺，honey comb lung, honeycombing)の評価については，肺気腫に心不全などが出現した場合，CTでは蜂巣肺と紛らわしい画像を示すことがあるが，そんな時には胸部単純X線写真で肺の容積が大きいことが確認できれば，少なくとも線維化の強い慢性型の間質性肺炎は否定的となる．

a. 小葉について

　肺のびまん性疾患の診断が進歩したのは，小葉を中心とした所見分布を読み取ることで，先にあげた多くの疾患の読影と鑑別が極めて論理的にできるようになったためである．
　したがって，まず，小葉を正確に理解することがびまん性肺疾患を読影するうえでの必要条件である．
　小葉は正確には二次小葉というのが正しい．この二次小葉の詳細はII章「3.肺野末梢構造：二次小葉を中心に」で述べられている．

b. 小葉から見た読影方法

　1950年代のReidとMillerの解析からみた小葉を，CT時代に即した形で再び光を当てたのが伊藤春海である[1,2]．それまでのReidとMillerの小葉をまとめCTの読影の基本単位として結実させた．伊藤が研究を世に問うた当時は肺のCTはまだ臨床応用されておらず，極めて先駆的な仕事であることは記憶すべきであろう．伊藤の指導のもと，この理解をもとに画像の読影方法を示したのが村田喜代史，藤堂義郎，野間恵之らの当時の京都大学の俊英たちであった[3,4]．この一連の仕事は，画像診断の領域で本邦が世界に誇れる数少ない功績のひとつである．

BOX 7-1　びまん性肺疾患の分類

1) 特発性間質性肺炎（UIP, NSIP, COP/BOOP, AIP, DIP, RB-ILD, LIP, ほか）
2) 膠原病関連肺疾患（RA, PM/DM, SLE, PSS, SjS, MCTD, ほか）
3) 薬剤性肺炎（抗癌剤：イレッサ，抗菌薬，抗リウマチ薬，抗痙攣薬，抗不整脈薬，パラコート，ほか）
4) 感染症（細菌，結核，ウイルス：SARS，真菌，マイコプラズマ，ニューモシスチス肺炎，ほか）
5) 職業や環境因子による肺疾患（塵肺，石綿肺，GIP，有毒ガスの吸入，ほか）
6) 腫瘍性病変（肺癌，癌性リンパ管症，BALTOMA, vascular lymphoma）
7) 循環系の異常（肺水腫，肺梗塞，尿毒症，ほか）
8) 肉芽腫，血管炎〔サルコイドーシス，多発血管炎性肉芽腫症（GPA：旧 Wegener 肉芽腫症），Goodpasture 症候群，ほか〕
9) アレルギー性肺病変（過敏性肺炎，慢性好酸球性肺炎，AEP）
10) びまん性汎細気管支炎，びまん性誤嚥性細気管支炎
11) 肺気腫，LCH
12) その他：LAM, EG, PAP, 肺胞微石症，放射線性肺炎，臓器移植後，ほか

高分解能 CT（high-resolution CT：HRCT）で捉えることのできる小葉内の所見分布を，小葉中心性，汎小葉性，小葉辺縁性，気管支血管束沿いと，これらの小葉構造を無視して広がる非小葉性に分類した（図 7-1）．

以下の各論においてそれぞれの画像が示されるが，最も重要なことは肺野全体に広がる所見のなかからその病態の本質に迫る所見を見抜くことである．先に示した小葉内の所見分布がその一助となる．

画像を読むうえで背景の病態や解剖を知っておくことが必要である．

たとえば小葉中心性病変を例に考えてみると，小葉中心部は解剖学的にはほぼ細気管支の領域に一致する．細気管支は 1 日に約 1 万 L の空気が出入りするので，その空気中に含まれるあらゆる粉塵，細菌，ウイルス，抗原物質が同部で処理される．処理に従事するのは，気管上皮の繊毛，血管中のマクロファージを中心とした白血球，酸素と栄養を運ぶ血液，さらにリンパなどであるが，BOX 7-2 にまとめるように細気管支では気道から気腔への移行領域であるために，同部はヒトの肺における弱点となるのである[5]．

したがって多くの空気感染による感染症は細気管支から始まるし，空気中に含まれる抗原に対する反応は夏型過敏性肺炎にみられるような非常に均一な小葉中心性病変を形成する．

小葉中心性病変の性状も重要で，結核に代表される肉芽腫性炎症では初期病変として肉芽腫をつくるために周辺の肺胞内の空気との間に明確なコントラストが生じ，小葉中心の硬い結節となる（図 7-2）のに対し，先の夏型過敏性肺炎では抗原に対する反応の場は主として気道周囲間質となるので気腔が保たれる．このことが小葉中心部の淡い結節の本質である（図 7-3）．さらにいうならば結核の示す気道散布性の広がり（図 7-2）に対して，アレルギーとして生じる夏型過敏性肺炎は全肺にびまん性に所見が生じる（図 7-3）．

一方，非区域性の分布を示す間質性病変は既存の小葉構造と一定の関係をもたない．多く

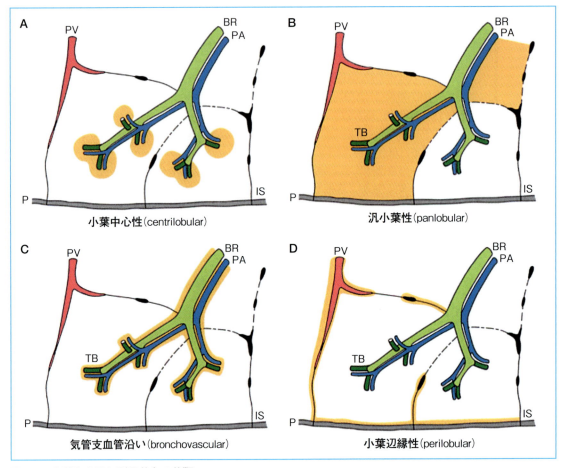

図 7-1 小葉から見た所見分布の分類
A：小葉中心性，B：汎小葉性，C：気管支血管束沿い，D：小葉辺縁性　BR：気管支，TB：細気管支，IS：小葉間隔壁，PA：肺動脈，PV：肺静脈，P：胸膜．（文献3）より改変）

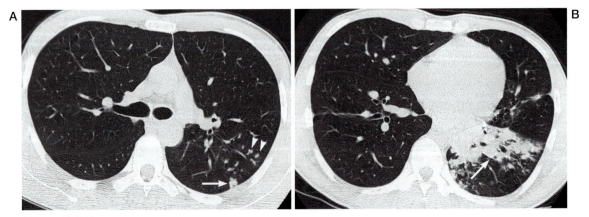

図 7-2 肺結核
A, B：HRCT　結核の特徴は小葉中心部の硬い結節（A，▶）とその癒合像（A，→），汎小葉性陰影（B，→）が，肺内に気道散布性に広がる点にある．

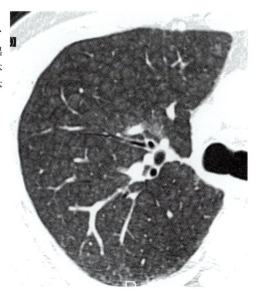

図7-3　夏型過敏性肺炎
HRCT　夏型過敏性肺炎は，吸入抗原に対するアレルギー反応なので，病理で見ると気道内の滲出は少なく，気道周囲間質への炎症細胞浸潤が主体である．気腔は保たれることで，所見は肺野全体に均質でびまん性の小葉中心の淡い結節となる．

BOX 7-2　細気管支の解剖学的特徴

1）呼吸細気管支には軟骨がない．
2）呼吸細気管支に肺胞が直接分枝する．
3）呼吸細気管支には繊毛がない．
4）気管支の分岐パターンが cm から mm へと短くなる．
5）気管支の分岐に反回枝（娘枝）が増える．
6）肺動脈と気管支動脈の吻合が密に存在する．
7）リンパの分水嶺が胸膜から 1 cm あたりに存在する．

（文献5）より改変）

の疾患が病変の場を間質主体で広がるが，代表例として粟粒結核を考えてみるのがわかりやすい（図7-4）．

　このときに必要なのが広義間質の理解である．病理学上の狭義間質は肺胞胞隔であるが，広義の間質は気管支血管束周囲，小葉間隔壁，胸膜下間質と肺静脈周囲間質である．粟粒結核などはいわゆる miliary pattern を呈するので典型例において診断は容易であるが，結節の分布が広義間質に広がるという認識をするのに，この疾患が適当である．特に葉間胸膜に注目するのがポイントである．

　胸膜上に粒状影のあることが理解できれば，肺静脈から小葉間隔壁にも同様に粒状影のあることを確認しておくとよい．

　そして最後に，小葉中心部の細気管支周辺にも同じく微細な粒状影のあることに気づく．この点が非常に重要で，小葉中心に病変があるからといってそれだけでは必ずしも気道病変とは限らない．小葉から見た所見分布のみで分類して考えてもせいぜい全体の1/5に疾患を絞れるにすぎないが，それらの所見を肺内の所見分布，症状をはじめとした臨床所見を統合して画像の意味を解釈することが重要である．

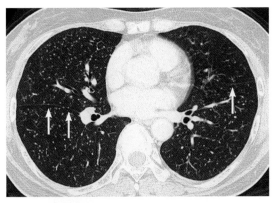

図 7-4　粟粒結核
HRCT　粟粒大の結節が既存の構造と一定の関係をもたずにびまん性に広がる．これらの結節が間質性に広がるのを見抜く最も簡単な方法は，葉間胸膜に所見があることをチェックすることである（→）．

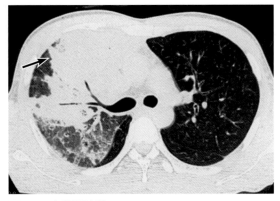

図 7-5　大葉性肺炎
HRCT　小葉内の病変の広がりが小葉間隔壁で境界されている（→）ことが確認できれば，病変が実質性に広がっていると理解できる．

　小葉中心部に結節をつくり，それが癒合し，別の気道系へと散布するのが二次結核であることは述べたが，これらが小葉内でさらに広がったとしても小葉間隔壁が障壁となって連続して隣の小葉へは広がれない．この所見が汎小葉性病変の最も重要な意味である．
　実質性肺炎で確認すると，濃い浸潤影の辺縁が短くて明瞭な線状影で境界されている（図7-5）．この所見があれば病変は多くは気道から入ってきた後，実質中を広がるが小葉間隔壁でせき止められていることに意味があるのである．

　次に間質性肺炎について触れる．
　ATS-ERS（米国呼吸器学会，欧州呼吸器学会）の特発性間質性肺炎（原因不明の間質性肺炎）の分類において，初めて診断に HRCT が取り入れられた[6]．このなかで特発性間質性肺炎は，usual interstitial pneumonia（UIP），nonspecific interstitial pneumonia（NSIP），desquamative interstitial pneumonia（DIP），respiratory bronchiolitis associated interstitial lung disease（RB-ILD），cryptogenic organizing pneumonia（COP），acute interstitial pneumonia（AIP）と lymphoid interstitial pneumonia（LIP）に分けられているが，画像の役割として，特発性間質性肺炎を他のびまん性肺疾患から鑑別すること，次いで UIP をその他の間質性肺炎と区別することと明記されている．特発性間質性肺炎の HRCT 診断の最も重要な所見は，蜂巣肺の有無とすりガラス影であるが，実はこの蜂巣肺の診断基準が極めて曖昧であり，多くの混乱を抱えている[7]．この点については以下の各項で詳述される．
　この総論においては，肺内の所見分布と肺の容積減少を捉えることが重要である点に注意を喚起しておく．
　すりガラス影（ground-glass attenuation/opacity）については当初，間質性肺炎の活動性を表すと報告された[8]が，すりガラス影自体は非特異的であって，その所見があっても解釈には慎重を要する．
　CT 技術の進歩で多くのアーチファクトは改善されてきたが，患者さんに依存するアーチファクトは依然としてなくならない．その代表例が吸気不足と重力効果によるすりガラス影

1. びまん性肺疾患の診断へのアプローチ　447

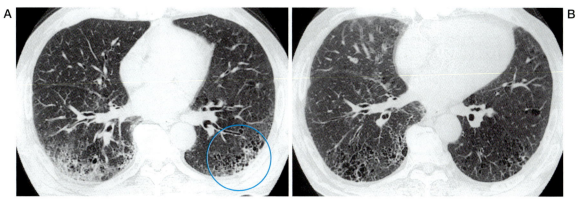

図7-6　重力効果
HRCT　A：仰臥位，B：腹臥位（天地逆に示している）　肺気腫の症例に重力効果が重なると，一見，蜂窩肺様の所見となる（A，円内）ので注意が必要である．

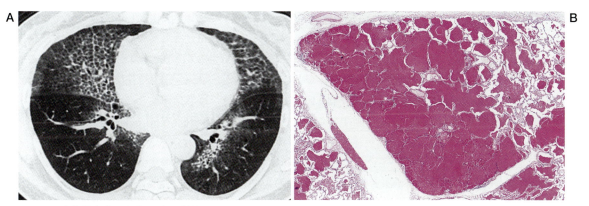

図7-7　肺胞蛋白症の画像・病理対応
A：HRCT，B：病理像（HE染色，ルーペ像）　肺胞蛋白症の病理像（B）はHE染色でピンク色に染まる無構造な物質（現在，これは過剰なサーファクタントであることがわかっている）をもって診断するが，HRCT（A）では「メロンの皮様」と表現される間質主体の陰影となる．単に画像と病理像を並べただけでは対応しないことを示す代表例である．

である（図7-6）．これらについては時に画像のみで鑑別するのが難しいこともあり，常に現場の技師さんたちとのコミュニケーションが必要である．

　最後にびまん性肺疾患のHRCT所見の解釈には，画像の背景にある病理所見の理解が必須であるが，胸腔鏡補助下手術（VATS）をしたからといって画像と病理像を並べただけでは画像の解釈は成り立たない．一つの例として図7-7に肺胞蛋白症の症例を示す．病理では肺胞腔を埋め尽くすピンクに染まる無構造な液体をもって診断するが，画像では「メロンの皮様」といわれる画像上の間質主体の所見となる．これは生体内において肺胞腔を充満するサーファクタントを生体が必死に回収する様子が画像となっているからで，病理の「静」に対してHRCT画像は「動」であることの理解がなくては対応しない．間質性肺炎のVATS症例などで時間的なズレやスケールの違いを無視していかにも対応させたような論文を見かけるので，論文を読むときには注意が必要である．

2. 原因不明の間質性肺炎

a. 新しい分類と概念

　2000年に提出されたIdiopathic Pulmonary Fibrosis: Diagnosis and Treatment[9]，2002年に公表されたInternational Multidisciplinary Consensus Classification of the Idiopathic Interstitial Pneumonias[6]のAmerican Thoraci Society/European Resiratory Society(ATS-ERS)(米国呼吸器学会，欧州呼吸器学会)の原因不明の間質性肺炎の2つのガイドラインは，それぞれ出版後11年を迎えた2011年に，前者はさらにJapan Respiratory Society(JRS，日本呼吸器学会)，ALAT(ラテンアメリカ呼吸器学会)を加えてIdiopathic Pulmonary Fibrosis：Evidence Based Guidelines for Diagnosis and Treatment[10]として改訂され，後者も2013年に改定版が公表された[11]．前者はさらに治療分野の改訂が2015年に改訂され[12]，診断部門の改訂も現在行われ，まもなく上市される予定である．また，Fleischner Scoeityも IPF の診断基準を作成し，2017年11月に公表した[13]．筆者は幸運なことにこの歴史的な一連の作業に委員として参画することができた．またBritish Thoracic Society (BTS，英国呼吸器学会)は別個に英連邦諸国の呼吸器学会との協力のもと，Interstitial Lung Disease Guideline[14]を刊行した．欧米の動きをにらんで，本邦でも厚生労働省びまん性肺疾患調査研究班(班長：自治医大 杉山幸比古教授)を中心に2004年に作成された「特発性間質性肺炎診断と治療の手引き」[15]が改訂され，第3版が2016年に公表された[16]．これらのガイドライン作成，改訂のcoreとなる部分は，1) idiopathic pulmonary fibrosis(IPF)/usual interstitial pneumonia(UIP)の生検未施行時の診断と，2) 新しく提唱された疾患の組み込みと今まで特発性間質性肺炎として扱ってきた疾患の除外であった．本項では上記2点を中心に，概説する．

1) 画像診断と臨床像のみからのIPF/UIPの診断

　表7-1に2011年のATS-ERSの改訂ガイドラインにおけるIPF/UIPの診断基準[10]を掲げる．2000年のガイドライン[9]，2002年の疾患分類[6]の両方で提唱されたIPF/UIPの診断基準と大きく異なる点は，呼吸機能，年齢，BAL(気管支肺胞洗浄)所見，罹病期間といった臨床および検査所見の記載が一切なくなった点である．また，高分解能CT(HRCT)と外科的生検におけるUIPパターンの存在の重みづけを同等にしている点も思い切った変更点であった．また，HRCTにおけるUIPパターンを表7-2に記載したように，UIPパターン(間違いなくUIP，図7-8)，possible UIPパターン(UIPに合致，図7-9)，inconsistent with UIP(UIPに合致しない)の3段階にgradingしている点も従来の診断基準にはなかった点である[10]．胸膜直下肺底優位に網状影がみられるとUIPとして矛盾がなく，それに蜂巣肺が伴うとUIPで間違いないということが骨子である．除外する疾患として，過敏性肺炎，塵肺(pneumoconiosis)，膠原病肺，結核，喫煙関連疾患が想定されているのは納得がいくが，

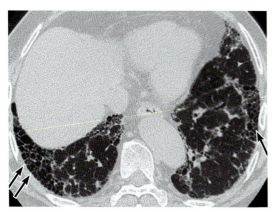

図7-8　70歳台男性　UIP例
HRCT　蜂巣肺(→)が明瞭で，UIPの典型例である．

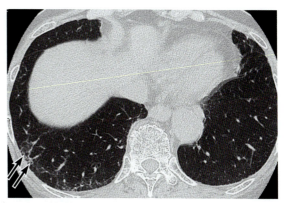

図7-9　60歳台女性　以前のpossible UIP, Fleischner分類でのprobabale UIP例
HRCT　蜂巣肺は認めないが，胸膜直下に網状影が非区域性かつ正常部を介して不均一に広がる．牽引性細気管支拡張像も示している(→)．

表7-1　ATS-ERS-JRS-ALATによるIPFの診断基準

IPFの診断には下記2つを満たすことが必要である．
1. 既知の間質性肺疾患の除外
2. 高分解能CT(HRCT)，外科的生検のいずれか一方または両方でのUIPパターンの存在，ないしHRCTと外科的生検所見の組み合わせでUIPに合致すること

(文献10)より改変)

表7-2　UIPパターンのHRCT診断基準

UIPパターン (下記4つを満たすこと)	possible UIPパターン (下記3つを満たすこと)	inconsistent with UIPパターン (下記7つのどれか)
・胸膜直下，肺底優位 ・網状影 ・蜂巣肺(牽引性気管支拡張を伴うことも伴わないこともある) ・UIPに合致しない所見をもたないこと(inconsistent with UIPパターンの7項目を参照)	・胸膜直下，肺底優位 ・網状影 ・UIPに合致しない所見をもたないこと(inconsistent with UIPパターンの7項目を参照)	・上中肺野優位な分布 ・気管支血管周囲に優位 ・すりガラス影が広汎(網状影より範囲が広い) ・多数の粒状影(両側性ないし上肺野優位) ・嚢胞散在(多発性，両側性，蜂巣肺より離れた領域に) ・びまん性モザイクattenuation/エア・トラッピング(両側性，3葉以上) ・区域，葉に及ぶ浸潤影

(Raghu G, Collard HR, Egan J, et al : An official ATS/ERS/JRS/ALAT statement : idiopathic pulmonary fibrosis : evidence based guidelines for diagnosis and management. Am J Respir Crit Care Med 2011 ; 183 : 788-824. Reprinted with permission of the American Thoracic Society. Copyright © 2018 American Thoracic Society)

表7-3 IPFの診断におけるHRCTと外科的生検所見（病理所見）の位置づけ
（臨床，病理，画像合同検討会を前提に）

HRCTパターン	外科的生検パターン（施行時）	IPFの診断は？
UIP	UIP	Yes
	probable UIP	
	possible UIP	
	non-classifiable fibrosis	
	not UIP	no
possible UIP	UIP	Yes
	probable UIP	
	possible UIP	probable
	non-classifiable fibrosis	
	not UIP	no
inconsistent with UIP	UIP	possible
	probable UIP	no
	possible UIP	
	non-classifiable fibrosis	
	not UIP	

（Raghu G, Collard HR, Egan J, et al : An official ATS/ERS/JRS/ALAT statement : idiopathic pulmonary fibrosis : evidence based guidelines for diagnosis and management. Am J Respir Crit Care Med 2011 ; 183 : 788-824. Reprinted with permission of the American Thoracic Society. Copyright © 2018 American Thoracic Society)

肺炎も含めている点はいささか奇異な感じがする．表7-3には5段階に区分された外科的生検所見とのIPF診断時の重みづけを記載した．外科的生検では非特異的な線維化所見のみの場合でもHRCTでpossible UIP以上ならIPFと診断可能で，外科的生検では絶対にIPFではないとの所見が得られた場合以外にはHRCTでprobable以上の所見だとUIPを否定することができず，極めてHRCTすなわち画像診断の立場を重視する診断基準となっている（BOX 7-3）[10]．画像診断医として責任の重大さに，身が引き締まる思いがするが，はたしてそれで大丈夫なのかとの疑問が残る．すなわち，HRCTでの蜂巣肺の診断は普遍性をもっているのか[17]，この画像診断を重視した診断基準を用いてどれほど正確にIPF/UIPが診断できるのであろうかといった重要な疑問である．

こういった疑問に答えるべく，Fleischner SocietyはIPF/UIPの診断基準（表7-4）を新たに提案した[13]．従来のATS-ERS 2011年ガイドラインと大きく変わった点は，CTパターン分類が3段階から4段階へ変更になり，またUIPを示唆する所見として従来とりあげられていなかった「病変分布の不均一性」が記載されたことは特筆に値する．さらに，CTでのIPF/UIPパターンのみならずprobable IPF/UIPパターンまで臨床像に問題がなければ，外科生検がなくてもIPF/UIPとして診断，加療が可能となった．つまり，もはや非外科生検例でも再現性の乏しい蜂巣肺の有無[17]は診断に影響しないこととなった．今後この診断基準の検証と実践が進んでいくと思われるが，現場の混乱を避けるためにもATS-ERS-JRS-ALAT IPF/UIPの診断ガイドライン改定が矛盾なく行われることを切望する．

表 7-4　Fleischner Society の IPF/UIP CT 分類

	typical UIP pattern	probable UIP pattern	CT pattern indeterminate for UIP	CT features most consistent with non-IPF diagnosis
分布	・肺底部優位（時にびまん性）で胸膜下主体 ・基本的に不均一な分布	・肺底部で胸膜下主体 ・基本的に不均一な分布	・びまん性または分布に特徴がない	・上肺野もしくは中肺野主体の線維化 ・胸膜下まで及ばない気管支血管束優位
特徴	・蜂巣肺がある ・末梢牽引性気管支拡張を伴う網状影 ・他疾患を示唆する所見がない	・牽引性気管支拡張を伴う網状影 ・蜂巣肺がない ・他疾患を示唆する所見がない	・わずかな non-UIP パターンの所見とともに線維化がある	以下のいずれかがある ・浸潤影主体 ・広範囲の pure-GGO（急性増悪を除く） ・呼気 CT で境界明瞭な小葉のエア・トラッピングを伴う広域モザイク状影 ・びまん性粒状影ないし囊胞

（文献 13）より改変）

BOX 7-3　HRCT を用いた IPF/UIP の診断

1) 蜂巣肺がなくても，下肺野優位の網状影主体で，不均一さと末梢での牽引性細気管支拡張があれば，外科的生検不要．
2) 蜂巣肺がない場合も CT 像で UIP を診断する必要性がある．
3) UIP ではないと断定できる場合以外，外科的生検は CT での UIP 診断を否定できない．
4) どんな画像でも IPF/UIP は否定はできない．

2）新しく提唱された疾患の組み込みと今まで特発性間質性肺炎として扱ってきた疾患の除外

　2002 年の Consensus Classification では provisional（暫定的）とされていた[6] NSIP は，ATS-ERS での委員会審議を経て，2008 年に 1 つの独立した疾患として認知された[18]．ATS-ERS 2013 年改訂の原因不明の間質性肺炎（idiopathic interstitial pneumonias：IIPs）の Consensus Classification では，IIPs をまず major IIPs 6 種，minor IIPs 2 種に分けてある．さらに major IIPs は chronic fibrosing IIPs，smoking related IIPs，acute or subacute の 3 群に分類されている[11]．

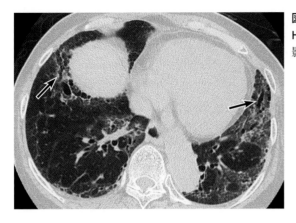

図7-10　50歳台女性　fibrosing NSIP 例
HRCT　両側下肺野対称性に気管支周囲に扇形に網状影が広がり,容積減少と牽引性気管支拡張(→)を伴う.

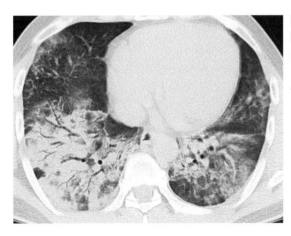

図7-11　50歳台女性　KatzensteinのGroup 2 NSIP で今回改訂で unclassifiable IIP となった例
HRCT　両側下肺野対称性に気管支周囲に扇形にコンソリデーションとすりガラス影が広がり,容積減少を伴う.

　Chronic fibrosing IIPs には IPF/UIP と NSIP が含まれ，smoking related IIPs には desquamative interstitial pneumonia (DIP) と respiratory bronchiolitis interstitial lung disease (RB-ILD) とが，acute or subacute IIPs には acute interstitial pneumonia (AIP)，cryptogenic organizing pneumonia (COP) が含まれる．rare IIPs には lymphoid interstitial pneumonia (LIP) と pleuroparenchymal fibroelastosis (PPFE) が加えられた．また，改定前は診断に十分な材料がないものとされていた"分類不能の原因不明の間質性肺炎 (unclassifiable IIPs)"が将来1つの疾患になりそうなものも，とりあえずこう分類するということになり，重要な1つの疾患群と位置づけられた．さらに疾患単位としては確立できていないが，病理学的に記載したい疾患群を rare pathological forms とし，acute fibrinous organizing pneumonia[19] と bronchocentric pattern の IP[20〜23] があげられている．

　最も重要な点は NSIP が chronic fibrosing NSIP に含まれた点である．つまり，NSIP という臨床診断名は急性・亜急性病変に用いてはならないこととなった．現状の NSIP は全身性強皮症 (SSc) でみられるような両側下肺野対称性に気道周囲に扇形に広がる容積減少と牽引性気管支拡張を伴う網状影(図7-10)を典型とする．

　Katzenstein の original の概念では，NSIP は Group 1：cellular，Group 2：cellulo-fibrosing，Group 3：fibrosing の3型に分けられていた[24]が，今回改訂では Group 3 のみを NSIP

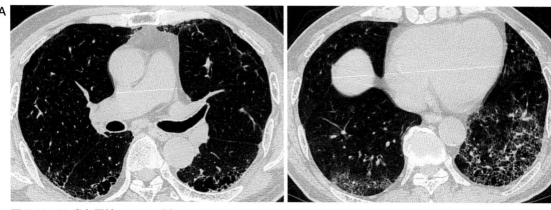

図7-12 70歳台男性 CPFE例
HRCT A：上肺野レベル，B：下肺野レベル 上肺野レベル(A)では高度の気腫を認め，下肺野レベル(B)ではUIP patternの網状影，蜂巣肺を認める．診断名としてはUIP＋肺気腫とすべきである．

とすることに限ったことになる．そこで問題となるのはoriginal分類の"Group 1, 2 NSIP"がどこに位置づけられるかということである．Group 2 cellulo-fibrosingは亜急性のものでCT像上のコンソリデーション(consolidation，図7-11)，病理組織像の器質化肺炎を特徴とする[24]．筋炎の肺病変としても知られる"Group 2 NSIP"であるが，現状のIIPsの分類ではunclassifiable IIPsに一応区分され，1つの新しい疾患概念となるのを待つ現状である[11]．暫定的にNSIP＋OPとも記載されるが，亜急性でCT像上のコンソリデーション，病理組織像の器質化肺炎を特徴とする一連の疾患にはNSIPという病名は使用してはならない．

Combined pulmonary fibrosis with emphysema(CPFE)は，Cottinの提唱した概念で慢性間質性肺炎に肺気腫を伴った一群に，肺高血圧や高度拡散障害を伴うことが多く，一括りで扱う意味があるというものであった(図7-12)[25]．しかしながら定義が不明確であり，予後および症状は間質性肺炎部分が反映し，IPF/UIPの多くは喫煙者で肺気腫を伴うことより，今次ATS-ERS Consensus ClassificationではCPFEは単独疾患として扱わず，肺気腫＋慢性間質性肺炎の複合病変として扱うこととした[11]．もちろん症候名，病態名として研究的に扱うのは一向に差し支えないが，officialなreportの診断名に用いるのは避けなければならない．

以上，原因不明の間質性肺炎の最新の診断基準，分類のポイントを概説したが，本項を踏まえ，以降の珠玉の各項を読者には味わっていただきたい．

b. 慢性間質性肺炎（IPF, NSIP）

1）特発性肺線維症　idiopathic pulmonary fibrosis：IPF／通常型間質性肺炎　usual interstitial pneumonia：UIP

　特発性肺線維症（IPF）は原因不明の慢性型間質性肺炎であり，画像・病理組織像上 usual interstitial pneumonia（UIP）パターンを呈する疾患である．発症時の主症状は労作時呼吸困難や乾性咳嗽であり，発症年齢は通常50歳以上，やや男性に多い．喫煙や環境因子，ウイルス感染，胃食道逆流などが危険因子とされている[16]．北海道地方の2008年の調査報告では年間の発症率は10万人あたり2.23人で，特発性間質性肺炎の93.1％を占めている[26]．肺機能検査では拘束性障害やガス交換障害を呈する．予後は不良であり，平均生存期間は2.5〜3.5年といわれている[6,9]．治療抵抗性であり，ステロイドや免疫抑制剤の効果は乏しく使用しないことが推奨されている．長らく肺移植以外の有効な治療法がなかったが，近年，抗線維化薬の進行抑制効果が認められ，2015年のIPFガイドラインではニンテダニブ，ピルフェニドンの2剤が使用を条件付きで推奨されるようになった[12]．病理像では胸膜直下もしくは小葉辺縁優位に分布する蜂巣肺を伴う線維化巣や線維芽細胞巣（fibroblastic foci），胞隔炎などが主要な所見となる．それらが多彩な時相，すなわち正常肺から肺胞胞隔炎や幼若な線維化，蜂窩肺に至るさまざまな時相が混在（spatial or temporal heterogeneity）していることが特徴とされる[27,28]（図7-13, BOX 7-4）．

① HRCT分類

　現在，特発性間質性肺炎の分類は2013年のstatementを基本としている[27]．ここではIPFの画像診断はUIPパターン，possible UIPパターン，inconsistent with UIPパターンの3つに分けられている（前項，表7-2, p.449参照）．一方，病理は，UIPパターン，probable UIPパターン，possible UIPパターン，not UIPパターンの4つに分けられている．最終的なIPFの診断には呼吸器内科医・放射線科医・病理医の3者の協議であるMDD（multidisciplinary discussion）で決定することが推奨されているが，画像診断のパターンと病理診断のパターンの組み合わせでIPFの診断とするかがある程度決められている（前項，表7-3, p.450参照）．また，画像でUIPパターンを示し，臨床上IPFと合致する場合は病理診断なしにIPFと診断してよいとなっている．このように最終診断に画像診断が及ぼす影響は大きく，放射線科の役割が重要である．

　3パターンに分けられたHRCTのUIP診断であるが，UIPパターンは，1）下葉・胸膜下優位の分布，2）網状影，3）蜂巣肺，4）inconsistent with UIPに含まれる所見がない，という4つの規準を満たす必要がある．これは従来の典型的とされたUIP画像所見である（図7-14）．病理のUIPパターンとの一致率は高く[29]，先に述べたとおり臨床上IPFと合致する場合は病理診断を必要としない．診断には蜂巣肺の有無が重要となるが，Watadaniらの報告では蜂巣肺の放射線科医の一致率は0.40〜0.58とそれほど高くなく注意が必要である[17]．

　Possible UIPパターンは蜂巣肺のないUIPパターンであるが，必ずしもUIPパターンの早期病変というわけではない（図7-15）．山内らのpossible UIP 30症例の経過を評価した研究では16例で蜂巣肺が出現したが，12例は蜂巣肺が出現せず，牽引性気管支拡張像や囊胞が増強，2例は変化がなかった．そして蜂巣肺が出現した症例と出現しなかった症例では予

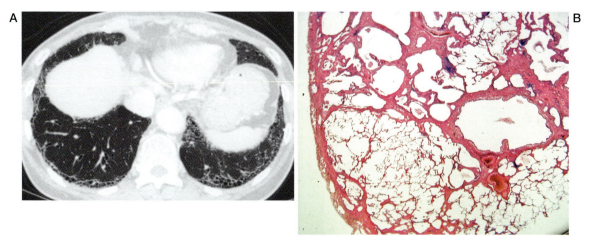

図 7-13　72 歳女性　特発性肺線維症(IPF)：UIP パターン
A：HRCT，B：病理組織像　HRCT (A) では，両側肺野に下葉の胸膜直下優位に蜂巣肺や網状影が認められる．病理像 (B) では，強い線維化を示す部分と正常肺野部分が隣り合っており，不均一な時相を呈している．

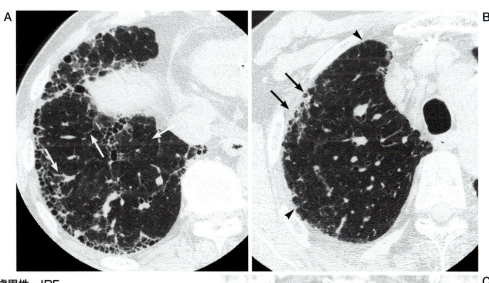

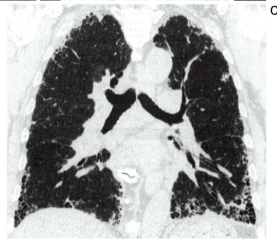

図 7-14　79 歳男性　IPF
HRCT　A：下葉レベル，B：上葉レベル，C：MPR 冠状断像　下葉レベル(A)では，胸膜下に蜂巣肺が認められる．蜂巣肺の間には網状影やすりガラス影が存在し，一部，小葉間隔壁の肥厚像(→)も伴う．UIP パターンの像である．上葉レベル(B)では，胸膜下に網状影を認める(→)．胸膜に垂直に走行する線状影を認め(▶)，小葉間隔壁に沿った病変と考えられる．冠状断像(C)では，病変は下葉に強いが上葉にも及んでいる．

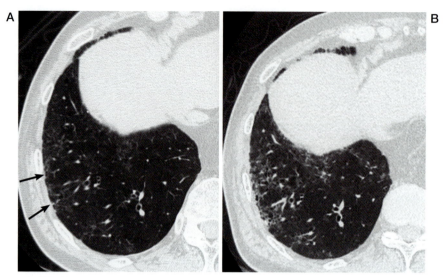

図7-15 80歳男性　possible UIP
A：HRCT，B：HRCT（4年後）　下葉胸膜下に網状影やすりガラス影が認められ，一部，牽引性気管支拡張像（→）を呈している（A）．蜂巣肺は認めず．4年後（B），網状影や牽引性気管支拡張像が増加し volume loss が増強している．蜂巣肺は認めず．

> **BOX 7-4**　通常型間質性肺炎（UIP）の臨床像
>
> - 50歳以上の高齢者に発症する．
> - 拘束性障害やガス交換障害
> - 予後不良で平均生存期間 2.5～3.5 年．
> - 病理像では異なる時相の病変が混在する．

後に差がなかったと報告している[30]．また，Lee らは possible UIP パターン 62 例と UIP パターン 544 例を比較し，UIP パターンで DL_{CO} が有意に低かったことを除き，臨床的特徴や予後に差はなかったと報告している[31]．このように possible UIP パターンは UIP パターンとの差異が少なく，UIP パターンの前段階というだけでなく，蜂巣肺の出現しにくい UIP 症例を含むと考えられる．possible UIP は蜂巣肺という UIP に最も特徴的な所見がなく，下葉胸膜直下優位・網状影といった比較的非特異的な所見のみなので，非特異性間質性肺炎（NSIP）や剝離性間質性肺炎（DIP）などとの鑑別が問題となる．しかしながら，HRCT で蜂巣肺がみられなくとも UIP と一致した所見であれば病理 UIP パターンとの一致率は 80％以上と高く[32]，さらに 65 歳以上であれば IPF である確率はより高くなる[33,34]．

Inconsistent with UIP は前項の**表7-2**に示す7つの所見のどれか一つ当てはまれば満たすことになる．それぞれの所見は IPF 以外の鑑別を疑う所見と考えられるが，IPF を否定するものではない．IPF はさまざまな画像パターンをとり，NSIP 様の広範なすりガラス影や慢性過敏性肺炎やサルコイドーシス様の粒状影を呈することもある[35,36]（**図7-16**）．病理 UIP パターンとの一致率は UIP パターンや possible UIP パターンに比べると低い[29,37]が，

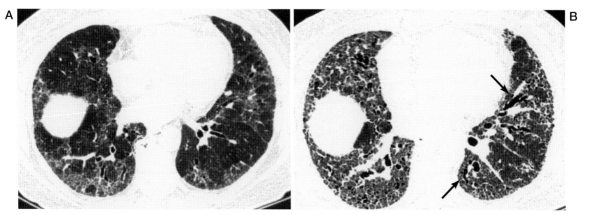

図7-16　67歳女性　inconsistent with UIP
A：HRCT，B：HRCT（7年後）　両側肺野に広範に網状影やすりガラス影が認められる．すりガラス影が広範であり，また気管支血管に沿った分布，モザイクパターンを有する（A）．病理生検と併せてIPFと診断された．7年後（B），病変の範囲は広がり，すりガラス影は網状影に変わり，牽引性気管支拡張像（→），volume lossも増強している．

Chungらの報告では50％が病理所見でUIPであった[32]．Yagihashiらの報告では，CTでinconsistent with UIP，病理でUIPだった群はCTでUIP群に比べ少し若く，喫煙者が少なかったが予後に差はなかったと報告している[37]．

IPFの現在の分類は以上の通りだが，2017年にFlcislmer SocietyよりIPF診断に関するwhite paperが発表された[13]．近く行われる予定の分類改訂の際にはこのwhite paperでの記述に基づいて改訂されると考えられる．ここではIPFの画像診断は，1) typical CT UIPパターン，2) probable CT UIPパターン，3) CT pattern indeterminate for UIP，4) CT features most consistent with non-IPF，の4つに分けられており，2013年分類の3つから増加している（前項，表7-4，p.451参照）．一方，病理では，1) definite UIP-IPF，2) probable UIP-IPF，3) indeterminate for UIP-IPF，4) features most consistent with an alternative diagnosis，の4つに分けられており，以前の分類であった，画像と病理パターンの組み合わせでの診断は廃止されている．また，診断がMDDによって決まることは変更がないが，typical CT UIPパターンとprobable CT UIPパターンは臨床的に問題がなければ病理所見なしにIPFの診断が可能となっている．

② 画像所見

UIPのHRCT像では，蜂巣肺や小葉内網状影，すりガラス影，コンソリデーション（consolidation，浸潤影，均等影），牽引性気管支拡張像などが主要な所見となり，ほかに線状影や小葉間隔壁の肥厚，気管支血管周囲間質の肥厚，囊胞などの陰影が認められる[6,9,35,38〜44]（BOX 7-5）．これらの陰影が両側下葉背側の胸膜直下優位に分布する．時に左右差がみられる症例があり，胃食道逆流症との関連が報告されている[45]．肺構造の構築の変化を伴い，肺容積は減少する．また，喫煙との関連があるため，肺気腫を合併する症例も多い[6,9]．その場合，肺気腫による肺容積増大によりUIPによる肺容積の減少が目立たなくなることがある．縦隔や肺門部ではリンパ節腫大を伴うことがしばしばあり，Souzaらは66％の症例でリンパ節腫大がみられたと報告している[46]．間質性肺炎では時に肺骨化症がみられるが，IPFでは他の特発性間質性肺炎と比べて有意に頻度が高い[47]．

> **BOX 7-5** 通常型間質性肺炎(UIP)のHRCT所見
>
> - 蜂巣肺(蜂窩肺, honeycombing)
> - 網状影, すりガラス影(intralobular reticular opacity, ground-glass attenuation)
> - 牽引性気管支拡張像(traction bronchiectasis)
> - 両側下葉胸膜直下優位な分布
> - 肺の容積減少
> - 不均一な所見(spatial or temporal heterogeneity)

　蜂巣肺は胸膜下にみられる壁の明瞭な囊胞状陰影の集簇と定義され，その径は大体3～10 mmだが時に2.5 cm大に及ぶ[48]．蜂巣肺のないIPF症例があるので必須ではないが，各報告ではIPFの大体70％前後にみられる[49~52]．蜂巣肺はUIPに最も特徴的な所見であり，そのため蜂巣肺と読影するとそのままUIPと診断される傾向にあり，注意が必要である．ただしUIPパターンの診断には必須であり，蜂巣肺があればその所見は必ず記載しなければならない．蜂巣肺自体は肺の線維化の終末像であり，UIPにのみ特異的な所見というわけではなく，膠原病肺や慢性過敏性肺炎，NSIPなどでも認められることがある．蜂巣肺との鑑別を要する所見として，牽引性気管支拡張像の集簇像や肺炎や線維化と被った肺気腫，airspace enlargement with fibrosis(AEF)などがある．鑑別には容積減少の有無や周囲の肺野の所見，牽引性気管支拡張像の有無などにより判断することになる．

　網状影はUIPの最も基本となる陰影であり，ほぼすべての症例で認められる[42,50~52]．UIPパターン，possible UIPパターンの診断にも必須である．網状影とすりガラス影はいずれも線維化で現れる陰影であり，牽引性気管支拡張像が伴っていればより確診度は高まる．肺胞壁肥厚が均一であればすりガラス影に，不均一であれば網状影になりやすく，両者が併存することが通常である．すりガラス影と網状影の境界に関してははっきりしておらず，このためすりガラス影の頻度に関しては各報告でばらつきがあり，ほぼすべての症例でみられるという報告[38,51]からほとんどみられないという報告まである[53]．しかし，近年はすりガラス影に網状影がオーバーラップする陰影は網状影とする傾向がある．UIPは初期では小葉辺縁に病変が起こりやすく，また肺胞の虚脱も伴いやすい[45,54]．そのため不均一な網状影が主体となる傾向にある．ごく初期では斑状の線維化・肺胞虚脱が粒状影としてみられることもある．また，小葉辺縁に強い病変はHRCTで小葉間隔壁の肥厚像や胸膜直下の線状影として現れる[54]．UIPの不均一さはもう少し広い領域でも現れ，網状影やすりガラス影，正常肺野，囊胞状陰影などが不規則に隣り合う画像が認められことがUIPの特徴である[55]．

　UIPは70～90％が下葉優位の分布を呈する．そのほかには上・下葉びまん性の分布が多いが，わずかに上葉優位の分布も報告されている[38,41,51,56]．下葉優位の分布を呈していても，初期から上葉にも病変はみられる．上葉の胸膜下網状影や線状影は83～96％と高頻度にみられ，NSIPと異なるUIPの特徴となっている[51,53,57]．

　UIPのCT像は経過によって変化する．すりガラス影やコンソリデーションは治療に反応し消失することがあるが，蜂巣肺や網状影は治療に反応せず残存する．病変の進行は数か月～数年かけての緩徐なものであるが，図7-17で示すようにすりガラス影や網状影・蜂巣肺

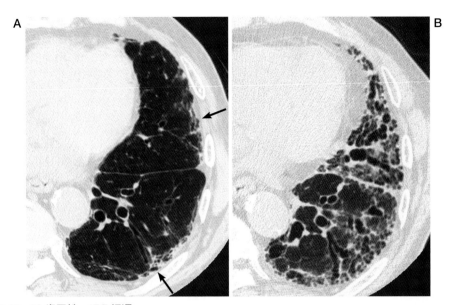

図7-17 73歳男性 IPF経過
A：HRCT，B：HRCT（4年後） 左肺胸膜直下優位に網状影や囊胞性陰影（→）を認める（A）．4年後のHRCT（B）では蜂巣肺が出現，病変の範囲は広がっており，牽引性気管支拡張像もより中枢側でみられるようになっている．

が増加，またすりガラス影も徐々に網状影や蜂巣肺に置き換わっていく[58,59]．possible UIPやinconsistent with UIPパターンのように蜂巣肺を伴わない症例では進行しても蜂巣肺が出現しない場合がある[30]．

③ 急性増悪

IPFはその経過中に急性増悪（acute exacerbation）とよばれる急速進行性の呼吸不全を呈する病態がみられることがある．その頻度は1年に4.1〜14.2％ほど[60〜62]で，死亡率は50％程度である[63]．北海道で行われた大規模studyでは，IPF患者の死因として急性増悪（40％）が1位，慢性呼吸不全（24％）が2位となっている[64]．一方で米国では呼吸不全（29％）が1位，心血管病変（23％）が2位，急性増悪（18％）は3位となっている[65]．このように急性増悪は日本人のIPFでは起こりやすい病態と考えられ，IPFの予後に大きな影響を与えている．急性増悪は病理的には既存のUIPの病理像にびまん性肺胞傷害（diffuse alveolar damage：DAD）やorganizing pneumonia（OP）の病理像が加わったものである[66]．HRCTでは図7-18のように，おもにUIPの病変のない領域にすりガラス影を主体とした陰影が広範に認められる．両側肺野に認められ，びまん性や斑状，末梢優位といった分布をとりうる[67,68]．Akiraらによれば，急性増悪のうちすりガラス影やコンソリデーションが，末梢優位の分布を示すものは，多中心性ないしびまん性にみられるものより予後がよいとされている[67]が，Silvaらは画像パターンは予後とは関係がないとしており，依然議論が残っている[68]．HRCTは急性増悪の予後予測に有用であり，すりガラス影やコンソリデーション，気管支拡張像の有無，蜂巣肺などで重み付けしたHRCT scoreが予後に相関する[69]．また，急性増悪が初発症状として発症する症例が報告されている[70,71]．この場合，急性間質性肺炎（acute interstitial pneumonia：AIP）との鑑別が問題となるが，慢性の間質性陰影が併存し

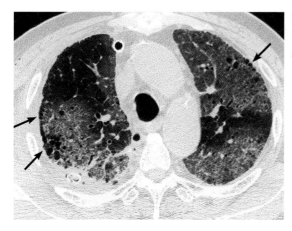

図7-18　80歳男性　IPF急性増悪
HRCT　両側肺野びまん性にすりガラス影を認める．胸膜直下では既存のUIPの変化と考える嚢胞性陰影（→）や網状影が散見される．

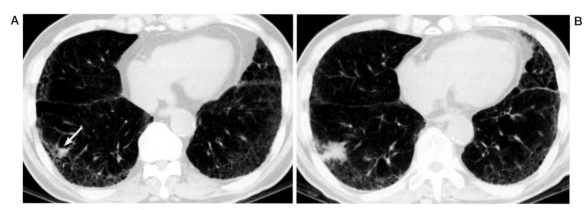

図7-19　74歳男性　肺癌発生IPF症例
A：HRCT，B：HRCT（1年半後）　両側胸膜直下に蜂巣肺や網状影，すりガラス影を認める．右S^9に結節影を認める（A，→）．右S^9の結節影は1年半後（B）には増大，手術で肺癌の診断であった．

ていれば急性増悪と診断される．

④ 肺癌合併

　IPFでは肺癌の合併率が高く，IPFの経過中に肺癌が出現する症例にしばしば出会う[9]．北海道でのstudyではIPF患者の死因第3位（11％）となっている[64]．Ohらの検討では肺癌は下葉に多く（63.6％），半数が間質性肺炎部と正常部との境界領域に発生し（53％），続いて線維化病変内発生が多かった（31.8％）と報告している[72]．肺気腫合併のUIPの場合は隣接する蜂巣肺や肺気腫，肺構造の変化により肺癌の形状が不整形なものとなり，炎症性の結節と見誤りやすい．また，IPFと合併する肺癌は悪性度の高いものが多く急速に増大することがあるため，IPFの経過中に結節の出現を認めた場合は肺癌を積極的に疑う形状でなくとも厳重な経過観察が必要である（図7-19）．逆に肺癌症例で間質性肺炎の有無を判定することは治療方針決定のためにも重要である．間質性肺炎合併例では化学療法や放射線治療が制限され，また手術でも高頻度に急性増悪を起こしうる．Chidaらは特発性間質性肺炎合併肺癌切除症例424例中67例（15.8％）が急性増悪を起こし，38例（56.7％）が死亡したと報告している[73]．

⑤ 鑑別診断

UIPのHRCT上の鑑別診断としては慢性の線維化をきたす疾患があげられる．同じ特発性間質性肺炎では特にNSIPやDIPが鑑別として重要となる．NSIP，DIPはいずれもすりガラス影や網状影が主体で，下葉優位にびまん性の分布を示す．UIPと比較すると強い線維化領域やそれに正常領域が隣り合う不均一な病変はみられず，同質な線維化陰影が連続的にみられる．また，蜂巣肺を伴う例もあるがその範囲はごく少量である[44]．特発性間質性肺炎以外では慢性型過敏性肺炎，膠原病肺やアスベストによる間質性肺炎，サルコイドーシスなどがあげられる[6]．慢性過敏性肺炎は画像パターンが多彩であり，IPFともオーバーラップがあり鑑別困難なときも多いが，粒状影やエア・トラッピング(air trapping)，上・下葉びまん性の分布などが過敏性肺炎を疑う所見になる[51]．ほとんどの膠原病はUIPパターンの画像所見を呈しうるが，特に関節リウマチや顕微鏡的多発血管炎(MPA)などでみられやすい．IPFと膠原病のUIPパターンをCTで鑑別する有意な所見は明らかではないが，上葉優位の分布や小葉中心性粒状影，広範なすりガラス影といったUIPに非典型的な所見がみられた場合，膠原病などの二次性間質性肺炎を疑うことになる．また，初期にIPFと診断された症例でも経過中に膠原病を発症する症例もあり，CTでは有意な鑑別所見はなかったと報告されている[50]．

2）非特異性間質性肺炎　nonspecific interstitial pneumonia：NSIP

非特異性間質性肺炎(NSIP)は慢性の間質性肺炎で，病理学的には小葉内にびまん性に分布する，比較的均一で時相のそろった肺間質への線維化もしくは炎症細胞浸潤を特徴とする[6,24]．炎症細胞浸潤が主体のcellular NSIPと線維化を伴うfibrotic NSIPとに分けられることがある[27]．当初，非特異性と名付けられたように独立した疾患なのかどうかは議論が別れ，2002年のATS-ERSの原因不明の間質性肺炎の分類では，"provisional（暫定的）"という言葉が冠されていた[6]が，同じくATS-ERSの委員会の検討で2008年に一つの独立した疾患概念であることが確認された[18]．さらに2013年のstatementではIPFとともに慢性の間質性肺炎のグループとされ，コンソリデーションの多い亜急性の経過のグループはNSIPから除かれた[11]．膠原病肺の病理組織像はNSIPであることが多く，NSIPの画像パターンでは常に二次性の間質性肺炎の可能性を考えなければならない[6]．2007年の全国疫学調査報告では特発性間質性肺炎新規登録658例のうち，IPFは545例，NSIPは14例であり，特発性のNSIPは比較的まれな疾患と考えられる[74]．発症時の主症状は労作時呼吸困難や乾性咳嗽であり，発症年齢は50歳台に多く，特発性肺線維症(IPF)の好発年齢より10歳以上若い(BOX 7-6)．やや女性に多く，IPFのような喫煙との関連性はみられない[16]．肺機能検査では拘束性障害やガス交換障害を呈する．予後は一般にIPFよりよく，2008年のATSでの特発性NSIP研究では5年生存率が82.3％，10年生存率が73.2％となっている[18]．ただし，呼吸機能の悪い症例はIPFと予後に差がないという報告もある[75]．治療は一般的にはステロイド療法が行われるが，呼吸機能の悪い症例では免疫抑制剤や抗線維化剤を併用した治療が選択されることがある．

① 画像所見

NSIPのHRCT所見として，すりガラス影や小葉内網状影，牽引性気管支拡張像などが主要な所見となる[6,76,77](BOX 7-7)．ほかに線状影や小葉間隔壁の肥厚，気管支血管周囲間質

> **BOX 7-6** 非特異性間質性肺炎(NSIP)の臨床像
>
> - 40〜50歳台に好発する．
> - 拘束性障害やガス交換障害
> - 膠原病との関連が深い．
> - 病理像では均質な時相．

> **BOX 7-7** 非特異性間質性肺炎(NSIP)のHRCT所見
>
> - すりガラス影，コンソリデーション
> - 所見は肺全体において均質．
> - 両側下葉優位
> - 気管支血管周囲に沿った分布
> - 牽引性気管支拡張
> - 肺の容積減少

の肥厚，囊胞などの陰影が認められ，蜂巣肺がみられることもある．これらの陰影が両側下葉優位に分布する[41,49]．さらに，気管支血管周囲に優位に分布することや胸膜直下優位に分布することもある[78]．気管支血管周囲優位の分布やびまん性に分布する場合，胸膜直下の領域が1層病変に侵されずに正常のまま保たれるときがある(subpleural sparing)．肺構造の構築の変化を伴い，肺容積は減少を認める．また，縦隔や肺門部にリンパ節腫大がIPFより高頻度にみられ，Souzaらは81％の症例でリンパ節腫大がみられたと報告している[46]．

NSIPのHRCT所見として最も主要な所見は，両側に広がるすりガラス影となっており，多くの報告でほぼ全例のNSIPでみられる所見である[11,51,79,80]．ただし，NSIPのすりガラス影の多くは網状影がオーバーラップしており，過去の報告ではすりガラス影と判定していたが，最近の傾向では網状影と判定されることが多くなっている．ただし，網状影でもUIPと比較すると，病理像での病変の均一さを反映して，比較的均一な印象を受けることが多い(図7-20)．また，もう少し広い領域で見てもすりガラス影・網状影・牽引性気管支拡張像で構成された同質の病変が連続的に広がっており，UIPのような正常肺など多彩な陰影が混在する所見との鑑別点になる．

蜂巣肺はNSIPではまれな所見で，各報告では5〜30％とある程度の頻度で認められる[18,49,79,81]が，その範囲はIPFに比べて限られたものになる[49,53]．

NSIPの病変分布は90％程度の症例で両側同程度に病変を認め，下葉有意の分布をとる[57,81]．下葉優位でない症例は上葉・下葉両方に病変がみられる症例が多い．横断(軸位断)での分布は各報告で差異があり，末梢優位分布が多い[79]，気管支血管周囲優位分布が多い[38]，びまん性分布が多い[18]など報告されている．実際の臨床では末梢と気管支血管両方に優位な分布や，それがさらに広範になり，びまん性に近い分布などこれらの中間的な分布もみられ，ある程度NSIPとして共通する傾向があると考えられる．

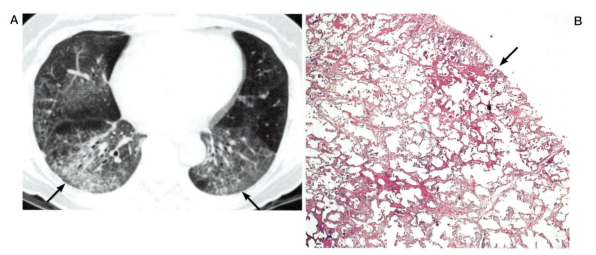

図 7-20　71歳女性　非特異性間質性肺炎（NSIP）
A：HRCT，B：病理組織像　HRCT（A）では，両側肺野びまん性にすりガラス影と網状影が認められる．胸膜下は一部病変が弱い部分がある（→）．病理像（B）ではびまん性に肺胞隔壁肥厚を認める（→）．

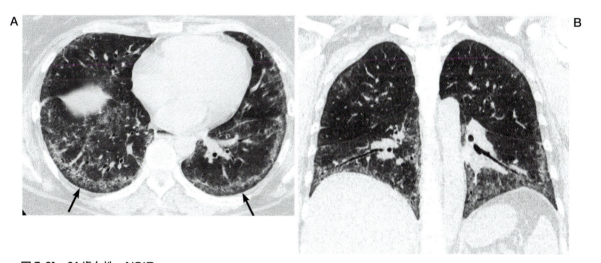

図 7-21　34歳女性　NSIP
A：HRCT，B：MPR 冠状断像　HRCT（A）で両側下葉末梢側優位に網状影・すりガラス影を認める．胸膜下は病変が弱く，subpleural sparing を呈している（→）．内層の気管支血管周囲優位にも病変が認められる．冠状断像（B）では，上葉にも病変を認めるが下葉に優位．上葉の胸膜下も病変が弱くなっている．

　コンソリデーションは過去の報告で4〜35％とある程度認められる[51,79〜81]が，現在ではコンソリデーションがあれば organizing pneumonia（OP）の存在を疑い，膠原病などの二次性間質性肺炎を疑う所見となる[27]．

　Relative subpleural sparing は胸膜直下の領域がその内層と比較して相対的に病変が弱くみられる所見であり，この所見がみられる頻度は21〜64％と報告によって差があるが，NSIP に比較的特異的な所見とされる[18,51,57,79,82]．IPF や慢性過敏性肺炎ではあまりみられない所見であり，鑑別に有用とされている[79]（図 7-21）．

　NSIP は通常型間質性肺炎（UIP）より治療の反応性がよく，HRCT 像もそれに併せて変化

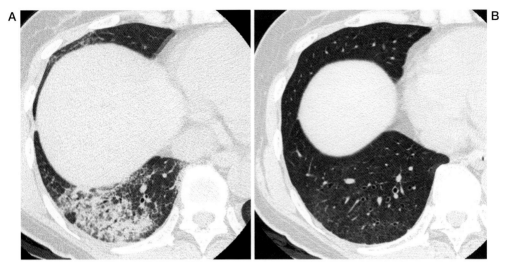

図7-22 54歳女性　NSIP 治療経過
A：HRCT（治療前），B：HRCT（治療後）　治療前の HRCT（A）では下葉にコンソリデーションやすりガラス影，網状影が認められる．治療後（B）ではコンソリデーションは完全に消失し，volume loss も改善している．軽度のすりガラス影と網状影が残存している．

する．治療による画像の変化としては UIP と同様で，炎症主体の陰影と考えられるすりガラス影は改善するが，線維性変化主体と考えられる網状影や蜂巣肺はあまり変化しない[83]（図7-22）．ただし UIP と異なりその変化の範囲は大きく，ほぼ完全に陰影の消失する症例もあり，牽引性気管支拡張像が消失する症例も存在する[82]．陰影が残存した症例ではすりガラス影が減少し，網状影が残存する．そのため，治療後の経過 CT では図7-23のように UIP に類似した画像となることがある[79]．

NSIP でも IPF より頻度が低いが経過で急性増悪が起こることがある．Park らは，特発性 NSIP 74例中6例に急性増悪が起こり（1年発生率4.2％），そのうち4例は長期生存しており，予後は IPF の急性増悪よりよかったと報告している[84]．

② NSIP の問題点

NSIP は続発性の間質性肺炎でよくみられる画像・病理パターンであるが，IPF と異なり画像パターンと臨床診断名が同一であり，どちらを指しているのか，特発性 NSIP かどうかを意識しておく必要がある．また，NSIP には常に続発性の可能性がつきまとうため特発性 NSIP の存在が疑問視されることもあるが，少なくとも現時点では特発性 NSIP の存在が認められている．

NSIP にコンソリデーションが混在する場合 NSIP と診断されず，2013年の定義では OP に含まれることになるが，実際には NSIP＋OP overlap や fibrosing variation of OP もしくは fibrosing OP などとよばれており，既存の間質性肺炎の範疇とするのか独立した疾患とするのか意見が分かれている．この OP は特発性器質化肺炎でみられる腔内器質化とは異なり，肺胞隔壁へ組み込まれるもので，異なった病理形態である．これらは膠原病や抗アミノアシル tRNA 合成酵素（ARS）抗体陽性症例でよくみられる．ただし，こうした症例は経過中に OP 所見であるコンソリデーションが消失し，NSIP の画像パターンになる症例が存在

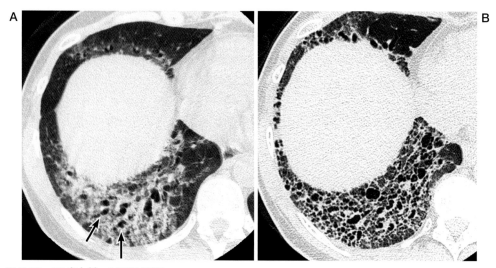

図 7-23　58 歳女性　NSIP 経過
A：HRCT，B：HRCT（10 年後）　右下葉にコンソリデーションとすりガラス影を認め，牽引性気管支拡張像(A，→)を伴う．陰影は均一であり NSIP に典型的な CT 像と考えられる．10 年後の CT (B)ではコンソリデーションやすりガラス影は網状影や囊胞性陰影に置き換わっており，UIP に類似の CT 像を呈している．

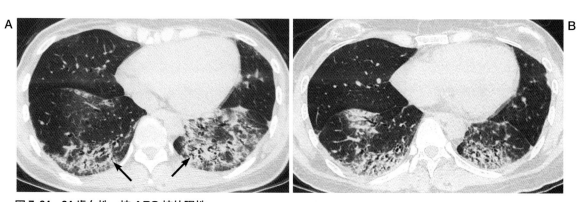

図 7-24　34 歳女性　抗 ARS 抗体陽性
A：HRCT，B：HRCT（10 年後）　両側の気管支血管周囲に優位にコンソリデーションやすりガラス影が認められ，牽引性気管支拡張像(→)を伴っている(A)．1 年後(B)，下葉にびまん性に網状影・すりガラス影・牽引性気管支拡張像を認め，NSIP パターンに近くなっている．

する(図 7-24)．

　NSIP は UIP と比べて画像診断と病理診断が一致しにくい．CT で UIP の症例は病理像でも UIP を示すことが多いが，CT で NSIP の症例は病理で UIP を呈する症例が混在する．possible UIP パターンの症例では経過中に蜂巣肺が出現しない症例があり，そうした症例が進行した場合 NSIP に類似した所見になる場合がある．このように CT と病理診断が一致しやすく UIP パターンであれば病理診断を必要としない IPF に比べ，画像のみで特発性 NSIP の診断は困難である．そのため NSIP では特に臨床医・放射線科医・病理医が合議して決める "multidisciplinary discussion（MDD）" が重要となる．

③ 鑑別診断

　NSIPのHRCT上の鑑別診断は，UIPと同じく慢性の線維化をきたす疾患のほかに，びまん性にすりガラス影を認める疾患も加わるため多岐にわたる．特発性間質性肺炎のなかではUIPのほかに器質化肺炎(COP)や剥離性間質性肺炎(DIP)，リンパ球性間質性肺炎(LIP)が鑑別にあがる．UIPは常にNSIPとの鑑別を要する疾患であり，画像でNSIPパターンを呈した場合でもIPFを否定することはできない．一方，画像でUIPパターンを呈した症例では最終診断がNSIPとなることは極めてまれである．ただし，肺気腫が合併した症例や長い経過の症例ではNSIPがUIP類似の所見を呈することがある[53,79]．DIPやLIPはNSIPと同じく均質なすりガラス影・網状影・牽引性気管支拡張像が広がり，鑑別が困難なことがある．また，臨床経過は異なるが急性間質性肺炎(AIP)もNSIPと類似した画像を呈することがある．特発性間質性肺炎以外では膠原病肺，慢性型過敏性肺炎，薬剤性肺炎などの二次性の間質性肺炎が鑑別にあがる．これらは画像パターンだけでは鑑別が困難であり，臨床情報と併せて診断する必要がある．

C. 喫煙関連間質性肺炎

　喫煙によって引き起こされる，もしくは，喫煙と強い関連性があると考えられている肺病変は多く，肺気腫や扁平上皮癌，小細胞癌に代表される原発性肺癌から剥離性間質性肺炎(desquamative interstitial pneumonia：DIP)，特発性肺線維症，Langerhans細胞組織球症(Langerhans cell histiocytosis：LCH)までさまざまなものが報告されている．喫煙による肺への影響は，炎症，破壊，そしてこれらに伴って生じる線維化に大別されるが，実際にはこれらが複雑に絡み合って併存するのが現実である(図7-25)．また，後に詳しく述べるが，「喫煙に関連して生じた肺の変化」ではあるが，必ずしも「疾患」ではないものも多数存在する．そして「疾患」として確立していないものや比較的予後のよい疾患においても，原発性肺癌の合併に注意が必要なことは共通している．

　2013年のATS/ERS/JRS IIPs分類に登場した喫煙関連間質性肺炎というカテゴリーには，呼吸細気管支炎関連間質性肺疾患(respiratory-bronchiolitis associates interstitial lung disease：RB-ILD)，剥離性間質性肺炎(DIP)の2疾患が含まれている[11]．ここでは，IIPs分類に含まれるRB-ILD，DIPについて述べた後，喫煙に関連するとして報告される種々の概念についても述べる．

1) RB-ILDとDIP

　RB-ILDとDIPは，気腔内に褐色の色素顆粒を細胞質内に有するマクロファージが析出する病態としては共通している[85]が，臨床像や病変分布，それに伴う画像所見には差がみられる．上肺野かつ小葉・細葉中心部優位に分布するものがRB-ILD，下肺野かつ胸膜直下に分布するものがDIPである．しかしながら，両者の線引きは容易とはいえず，実際には喫煙者の肺には両者が併存することも珍しくない．ほぼ喫煙者にしか報告のないRB-ILDに反し，DIPは小児例[86]や非喫煙者の膠原病[87]にみられる報告があり，予後は明らかにDIPの方が不良である[85]．この臨床像の違いからは，単純に分布の異なる同じ病態とはいえない

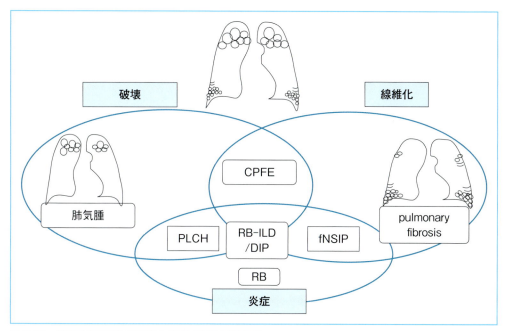

図 7-25 喫煙に伴う肺の反応と疾患/所見の相関図
CPEE：気腫合併肺線維症，PLCH：肺 Langerhans 細胞組織球症，fNSIP：線維性非特異性間質性肺炎，RB-ILD：呼吸細気管支炎関連間質性肺疾患，DIP：剥離性間質性肺炎，RB：呼吸細気管支炎．
(江頭玲子：喫煙に伴って生じる肺の変化— radiologic-pathologic correlation．画像診断 2017; 37: 1405-1415，より許可を得て転載)

のも事実であろう．

特発性間質性肺炎としての喫煙関連間質性肺炎

① 呼吸細気管支炎関連間質性肺疾患　respiratory bronchiolitis interstitial lung disease：RB-ILD

そもそも呼吸細気管支炎（respiratory bronchiolitis：RB）とは喫煙者の肺内に高頻度に生じる病態で，組織学的には呼吸細気管支内のマクロファージ充満と軽度のリンパ球浸潤で特徴づけられる．この疾患は1987年，Myersらが，RBが間質性肺疾患を起こすことを提唱したことに始まる[88]．RBは通常，無症候性であり，RBに伴って周囲間質にも炎症をきたし，症状を呈するようになったものがRB-ILDと称される．症状を有する患者においては，組織学的には細気管支周囲や肺胞壁の炎症がより目立つ傾向があるとされる．しかしながら，IIPs 分類にはRB-ILDの組織学的所見はRBであると記載され[11]，RBとRB-ILDを分ける組織学的定義は厳密には存在しない．たとえ組織学的所見がRBであっても，有症状であればRB-ILDと称される．

2013年のIIPs国際分類では，ほぼ100％が喫煙者，RB-ILDを発症するのはRBのうちごくわずか，RB-ILDは画像とBALF（気管支肺胞洗浄液）所見で診断可能であるため，外科的肺生検の必要はないことを記している[11]．臨床経過はさまざまであり，軽いものは禁煙のみで消退する傾向があり，禁煙しても進行する人はごく少数とされる．死亡率は1％前後と極めて予後良好である．

RB-ILDのCT所見：頻度の高いHRCT所見は，上肺野優位に分布する小葉（細葉）中心性

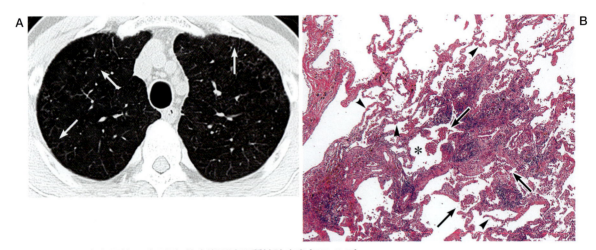

図7-26 50歳台男性 呼吸細気管支炎関連間質性肺疾患(RB-ILD)
A：HRCT，B：病理組織像(HE染色) HRCT(A)では両側上肺野やや胸膜側優位に，微細な小葉中心性粒状影とわずかな分岐状影(→)を認め，すりガラス影を伴っている．小葉中心性肺気腫の併存もみられる．肺癌切除時に得られた組織学的標本(B)では，呼吸細気管支(＊)内腔および周囲肺胞腔に赤褐色のマクロファージ(→)の集積を認める．肺胞隔壁(▶)は線維性に肥厚し，リンパ球浸潤も目立つ．

の淡い粒状影や斑状のすりガラス影(図7-26)であり，時に軽度の気管支壁肥厚がみられる[89]．上肺野優位に軽度の小葉中心性肺気腫を伴うことはしばしばあるが，線維化を反映した網状影の頻度は高くない[90,91]．CTでは異常所見が明らかではないことすらあるとされる[91]．なお，網状影を見る場合には下肺野が多いとされ，牽引性気管支拡張や蜂巣肺はほぼみられない．禁煙による画像所見の変化を検討した論文では，呼吸器症状や呼吸機能検査所見の改善とともに小葉中心性の淡い粒状影やすりガラス影などのCT所見も明らかに改善したと報告されている[92](図7-27，BOX 7-8)．画像上の鑑別疾患としては，過敏性肺炎，溶接工肺，また過敏性肺炎類似のCT所見を呈する薬剤性肺障害があがる．過敏性肺炎や薬剤性肺障害は病歴が，溶接工肺は職業曝露歴が重要となるが，溶接工肺に関しては組織学的所見が極めて類似しており，形態のみでの鑑別は難しい．

② 剥離性間質性肺炎　desquamative interstitial pneumonia：DIP

　剥離性間質性肺炎(DIP)は組織学的に，褐色の色素顆粒を細胞質内に有するマクロファージが肺胞腔内に充満する間質性肺炎として特徴づけられる，まれな病態である．線維化はほぼみられず，あってもごく軽度とされている．1965年Liebowにより，UIPと比し予後のよい間質性肺炎(IP)として提唱され，当初，肺胞腔内に充満する細胞が剥離した上皮と考えられたためについた名称である[93]が，その後その細胞がマクロファージであることが判明した現在も当初の名称が残存している．90％が喫煙者であるが，非喫煙者や小児例および SP 遺伝子異常などの関連でも発症するとの報告がある．

　DIPにもRB-ILDのような細気管支中心性病変の併存を見ることがあり[85]，両者には密接な関連がある．分布や表現型の異なる同じ病態との見方も可能と思われそうな反面，RB-ILDとは異なり，10年生存率は70％程度と予後不良群が存在する[11]．治療抵抗性の例は少ないが，喫煙のみで改善するとは限らずステロイドの投与が必要となることもある．

　なお，DIPと同様に肺胞腔内マクロファージが析出する病態は，UIP・NSIPパターンな

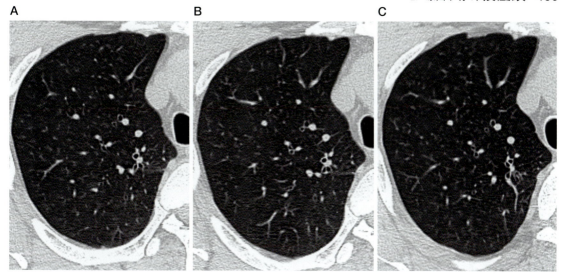

図7-27　60歳台喫煙男性　RB-ILD（臨床診断例）
HRCT　A：初診時，B：半年後（禁煙中），C：さらに1年半後（喫煙再開後1年）　初診時（A），淡い小葉中心性粒状影が多発している．禁煙中の半年後（B）ではAに比し粒状影が減少しているのがわかる．さらに1年半後（C，喫煙再開後1年）では，再度，粒状影が増加している．

> **BOX 7-8**　呼吸細気管支炎関連間質性肺疾患（RB-ILD）のHRCT所見
>
> - RB-ILDは有症状で初めて使われる病名
> - 両側上肺野優位の小葉中心性粒状影
> - 不均一な斑状すりガラス影
> - 時に軽度の気管支壁肥厚
> - しばしば小葉中心性肺気腫を合併する．
>   ―線状網状影は軽度．
> - CT正常例もあり．

ど他の型の間質性肺炎（IP）に併存することがありDIP reactionと称される．

　DIPのCT所見：CT所見の報告は多くない[94〜97]．両側中下肺野かつ胸膜直下優位の非区域性すりガラス影で，均質なことが特徴である（図7-28）．すりガラス影内部に小囊胞状変化や気腫性変化を伴い，網状影を見ることもあるが，牽引性気管支拡張の頻度は低い．蜂巣肺はまれである[95,97]．間質性肺炎に含まれるものの，病変の本体は肺胞腔内にあり，しばしば境界不明瞭となる．マクロファージの充満に伴って拡張不十分となった病変部が隣接する正常肺による圧排で，正常との境界部が異常部に向かって凸になることがある．

　組織学的特徴として線維化がほぼみられないと記載されている[11]ことにより，明瞭な牽引性気管支拡張が存在するものや，経過で蜂巣肺類似の所見を呈した場合の取り扱いは議論を要する．IIPs分類においては，初回の外科的生検にてDIPと診断されたのち，禁煙や加療に伴い経過でマクロファージが消退し，NSIP類似の線維化性慢性間質性肺炎が残存してい

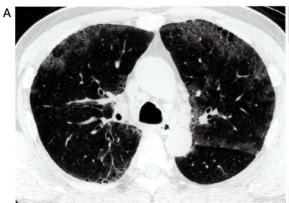
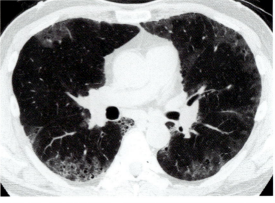

図7-28 50歳台男性 剝離性間質性肺炎(DIP)典型例

A, B：HRCT, C：病理組織像(HE染色)　HRCT (A, B)では，両肺びまん性，胸膜側優位に，非区域性に広がる比較的均質なすりガラス影を認める．病変には軽度の気腫性変化が重なり，また，胸膜からやや離れた部位を主体とした気腔の拡張を認めるが，牽引性気管支拡張や蜂巣肺はみられない．病変と非病変部の境界は不明瞭で，なだらかに移行している．外科的肺生検により得られた病理組織像(C)では，肺胞隔壁(→)はわずかに肥厚し，肺胞腔内には赤褐色のマクロファージが充満している(＊)．血管周囲やマクロファージに混在する好酸球浸潤も確認できる．(久留米大学呼吸器内科 田尻守拡先生のご厚意による)

るものに関しては，unclassifiableとして分類するよう例示している[11]が，外科的生検でDIPと診断した症例の画像経過を追うと，HRCTの長期経過が追えた14例中5例に蜂巣肺様所見が生じた報告もあり[94]，経過での線維化は一種の自然経過ともいえる(図7-29，BOX 7-9).

2) 喫煙に関連して提唱される種々の概念

IIPsとして分類された上記2疾患に加え，喫煙に関連した肺の間質性変化として複数の用語が提唱されている．肺全体を考慮した大きな疾患概念としてCPFE，局所的な肺の変化/病態として，airspace enlargement with fibrosis (AEF)[98]，RB-ILD with fibrosis[99]，smoking related interstitial fibrosis (SRIF)[100]があげられる．CPFE，AEFはIIPs分類にも用語として記載されてはいるものの，独立した疾患ではなくDIPやRB-ILDと区別すべき病態としての例示にとどまる[11]．

① 気腫合併肺線維症　combined pulmonary fibrosis and emphysema：CPFE

この項の最初に述べたように，喫煙者の肺においては複数の病態，所見が併存しているのが実状であり，このCPFEもそのひとつである．IIPs分類においては，CPFEは"syndrome"として記載されている[11]．

CPFEはCottinらが61例の検討をもとに2005年に提唱した概念[101]で，「上肺野優位に肺

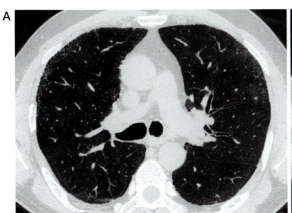
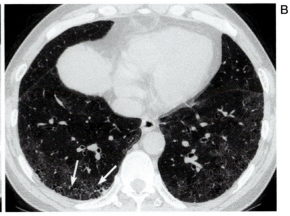
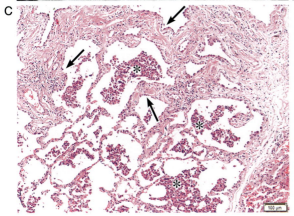

図7-29　50歳台男性　やや線維化の強いDIP
A, B：HRCT, C：病理組織像(HE染色)　HRCT(A, B)では，両肺びまん性，胸膜側優位に，非区域性に広がるすりガラス影を認める．図7-28で提示した症例に比し，内部の網状影が目立ち，内部の拡張気腔にも壁があるようにみえる．わずかに牽引性細気管支拡張も疑われる(→)．病変と非病変部の境界は不明瞭で，なだらかに移行している．外科的肺生検により得られた病理組織像(C)では，肺胞隔壁(→)は全体に肥厚し，ヒアリン変性を伴っている．肺胞腔内には赤褐色のマクロファージが充満している(*)．線維化の程度は図7-28の症例に比し強いが，線維芽細胞巣や時相の不均一性を示す所見はない．

BOX 7-9　剝離性間質性肺炎(DIP)のHRCT所見

- 両側中下肺野かつ胸膜側優位のすりガラス影
- すりガラス影内部の囊胞状変化
- しばしば小葉中心性肺気腫を合併する．
- すりガラス影内部の線状網状影
  —牽引性気管支拡張はまれ．
- 治療反応により所見は軽減するが，一部に線維化進行例あり．

気腫，下肺野主体に線維化性間質性病変がある」と記載されている(図7-30)．肺気腫のタイプや範囲を問わず，間質性病変も線維化所見があることのみの定義にとどまる．原著においてもUIPが多いが，NSIP，DIP，OPまでの多彩な間質性肺炎が含まれている．臨床像としては，全員喫煙者かつ，ほとんど男性であり，閉塞性障害と拘束性障害が相殺されて肺機能は正常に近く，肺の容積もほぼ保たれるという特徴がある．スクリーニングの場では一見，正常範囲にみえうるものの，実際には正常肺が少なく肺動脈のリモデリングをきたすことで，肺高血圧合併が多く，これらが予後不良因子とされる．この概念は，1990年にcombined

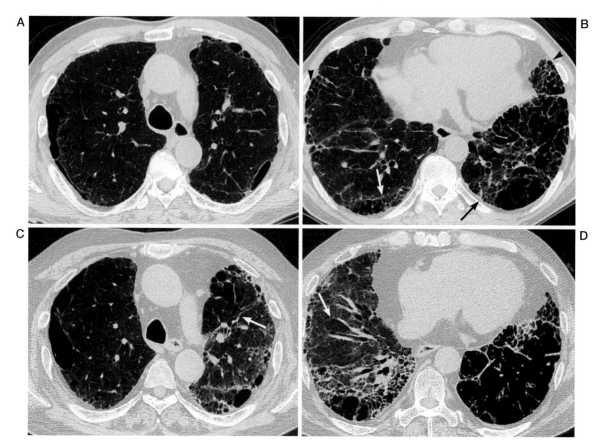

図7-30 60歳台男性 気腫合併肺線維症（CPFE）（基本的には特発性肺線維症）
HRCT　A, C：上肺野レベル，B, D：下肺野レベル（C, DはA, Bの3年後の急性増悪時）　両側上肺野（A）には軽度の小葉中心性肺気腫，胸膜下の傍隔壁型肺気腫を認め，ブラ形成を伴っている．下肺野（B）では気腫に混在して胸膜直下優位の線状網状影（→），小囊胞状変化（▶）を認める．上肺野の胸膜下にもわずかに短い線状影が散在し，UIPパターンに相当する所見と考えられる．3年後，間質性肺炎の急性増悪時（C, D）では，既存病変に重なるように広範なすりガラス影が出現しており，同部の牽引性気管支拡張（→）がみられる．また，既存の線維化性慢性間質性肺炎も拡大し，気腫による構造破壊も進行している．

cryptogenic fibrosing alveolitis and emphysemaとしてWigginsらが既に唱えており[102]，CPFEの用語に至るまでに類似，同義と思われる概念が複数登場している[103〜105]．

　これまでCPFE患者を対象に多くの検討がなされ報告されているが，線維化，気腫の広がりの程度に関して，統一された定義は存在しない．各研究によって肺気腫の範囲は10%以上，20%以上などとさまざまであり，線維化の範囲に至っては定義を決めたものがまったく存在しないのが現状である（図7-31）．CPFEでは肺高血圧に加え，特に日本からの報告では肺癌の合併が多いことも強調されている[106]．

　繰り返しになるが，CPFEは病名として用いるものではなく，上記の特徴を呈しうる病態の総称である．よって，気腫に併存する間質性肺炎に関しては，それがUIPパターンであるか否か，その他の間質性肺炎に分類されるかについて診断する必要がある．

　その他の組織学的変化：注意すべきなのは，組織学的用語＝疾患名ではない，ということである．喫煙者の肺においては組織障害の結果としての線維化が生じるのは非特異的な反応

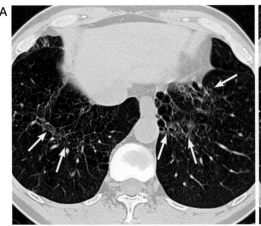
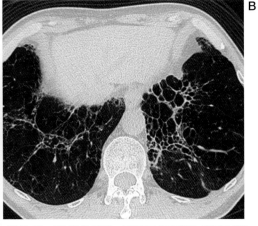
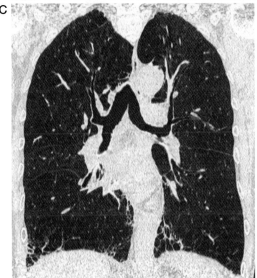

図7-31 50歳台男性 高度の肺気腫に軽度だが進行性の線維化を伴った症例
HRCT A：初診時，B：6年後，C：Bの冠状断再構成像 初診時(A)，両側肺底部の断面では気腫に混在してごくわずかな網状影を認める(→)．6年後(B)，経過で気腫性病変自体も拡大し，網状影も増加，拡大している．Bの冠状断再構成像(C)では，肺全体の中で間質影が占める割合は非常に低いことがわかる．

性変化ともいえ，つまりこれら単独では，RB-ILDに対するRB同様，臨床的な問題ではなく形態学的変化としての意味合いが強いと考えられる．一定以上の線維化と気腫性変化に伴う組織破壊が併存すると，我々が目にするCT上は，「末梢気道周囲を主体とした気腔拡張を伴う網状影」として認められる．これに呼吸器症状が加わればRB-ILDといえるが，無症状の場合には現時点で統一した概念が存在しないのが現状である．RB-ILDとまったく同じ画像所見であるが，完全に無症状であった場合などにこの状態が発生する．

② airspace enlargement with fibrosis：AEF

Kawabataらが肺癌切除肺の背景肺を検討して2008年に提唱した概念[98]で，「肉眼的に薄壁多発性嚢胞または網状病変，組織学的には気腫性変化を伴う線維化」と定義される．この用語自体は従来，肺気腫に関連した用語として存在したもの[107]を応用したものである．特徴としては，組織学的に間質の変化は硝子化が主で線維芽細胞巣に乏しい，しばしば呼吸細気管支中心性で胸膜直下肺を避ける傾向にある，マクロファージやリンパ球浸潤などの炎症性変化も乏しい，ことがあげられている．同研究において肉眼所見をもとに抽出した症例には，UIPパターンの間質性肺炎に相当する病変や，AEFとUIPパターンの病変が併存する

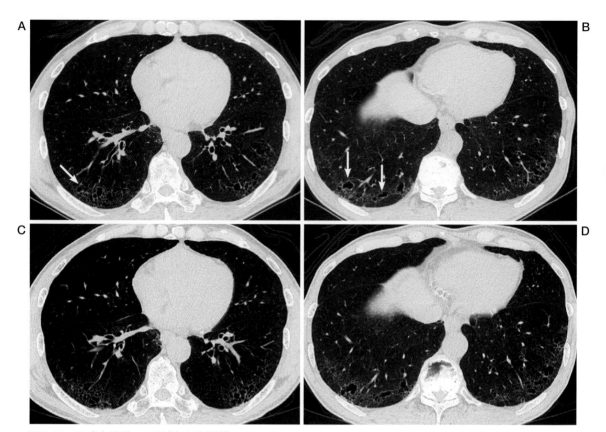

図7-32　60歳台男性　AEF(臨床診断例)
HRCT(C, D は A, B の3年後)　両肺下葉の胸膜側, 胸膜直下よりはやや内層を主座に小囊胞状変化を認め(A, B, →), 一部はややいびつな形状を有している. 3年後(C, D), 病変部の経時的変化は乏しい.

ものも含まれている.

　CT所見としては,「胸膜よりやや内層を主体に集簇する多発薄壁囊胞」が典型的であるが(図7-32), 病変の進行とともにしばしば胸膜直下にも及ぶ. CTでは肺気腫を合併したUIPパターンの間質性肺炎における蜂巣肺, AEFにUIPパターンが併存するもの, AEFに伴う薄壁多発性囊胞, を明確に分離することは容易ではないと思われる[108]. つまり, このような症例を見た場合には, 明らかにUIPパターンと診断可能な所見がないかを判断すること, 臨床医に定期的な経過観察を勧め, 進行性の有無を確認することが重要である.

③ RB associated interstitial lung disease with fibrosis (RB-ILD with fibrosis)

　Yousemらは2006年, それまでにNSIPとして診断されていた32症例を再検討し, 9例をRB-ILD with fibrosisとして再分類している[99]. 組織学的には胸膜に近い呼吸細気管支周囲を中心に肺胞隔壁を主体とした間質に細胞浸潤の乏しい膠原線維増生を認める. この9例は軽度の呼吸器症状と呼吸機能障害を呈しているが, 診断後の経過観察における変化は乏しく, NSIPとは区別すべき病態として提案している.

④ smoking-related interstitial fibrosis : SRIF

　Katzensteinらは2009年に23例の肺癌切除肺葉の背景肺をサンプリングし, 臨床的に間質性肺炎に相当する症状や所見がない患者にも, 喫煙者20例のうち12例に組織学的な線維

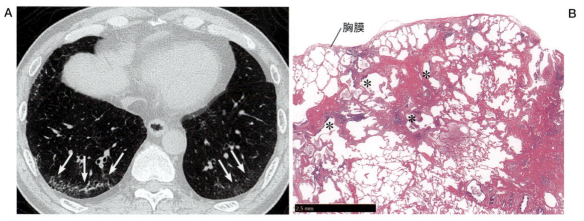

図7-33　60歳台男性　喫煙に伴って生じた肺の線維化病変
A：HRCT，B：病理組織像（HE染色）　HRCT（A）では，両肺下葉胸膜側，胸膜直下よりもやや内層を主体に線状網状影および軽度のすりガラス影を認め（→），同部にわずかな収縮性変化を認める．間質性肺炎とすればNSIPパターンに近い分布である．外科的肺生検によって得られた病理組織像（B）では，胸膜よりやや内層の呼吸細気管支（＊）周囲を主体に，好酸性の強い線維化病変が広がっている．軽度のリンパ球浸潤と濾胞形成を認めるが，線維化病変部の炎症細胞浸潤は少なく，UIPパターンに相当するような小葉辺縁性の線維化病変や線維芽細胞巣もみられない．

化所見がみられたことを報告した[100]．12例中3例はUIPパターンなど既存の肺疾患として分類可能であったが，残る9症例は既存の間質性肺疾患としては分類できず，これらが喫煙に関連して間質に生じた線維化であろうとしている．この概念は，気腫による構造破壊や呼吸細気管支領域へのマクロファージ浸潤などの有無に関わらず，喫煙によって生じた線維化病変を包括した概念であり，AEFやRB-ILD with fibrosisにみられる線維化も含まれうる．

この分野の画像所見は乏しいが，Otaniらは，172症例の肺癌切除肺葉におけるthin-section CT所見と組織学的所見の対比を行い，気腫を伴ったSRIFとUIPパターンを鑑別する所見の候補として，不規則な形の嚢胞と，胸膜直下の所見が乏しいことの2点をあげている[109]．

AEF，SRIF，RB-ILD with fibrosisにみられる形態学的変化は，ほぼ同じ領域の類似した変化を，それぞれやや異なる視点や異なる定義で見たものと考えられ，おそらく画像的に大きな差はみられない（図7-32，33）．予後不良因子であるUIPパターンに相当する所見がないかを確認すること，経過中の肺癌発生に気を配ることが共通して重要である．

d. 急性間質性肺炎(AIP)，特発性器質化肺炎(COP)

2013年に発表されたATS/ERSの分類において，特発性間質性肺炎群は，慢性線維性，喫煙関連性，そして，急性・亜急性の3つのメジャーカテゴリーに分けられている(表7-5)[11]．このうち，急性・亜急性経過を示す病態として，急性間質性肺炎(acute interstitial pneumonia：AIP)と特発性器質化肺炎 (cryptogenic organizing pneumonia：COP)がある．

1) 急性間質性肺炎　acute interstitial pneumonia：AIP

急性間質性肺炎(AIP)は，基礎疾患のない比較的健康人に，急速進行性の労作時呼吸困難，乾性咳嗽にて発症する原因不明の急性呼吸促迫症候群(acute respiratory distress syndrome：ARDS)類似の病態を呈する疾患である．病理学的にはびまん性肺胞傷害(diffuse alveolar damage：DAD)であり，HRCT所見はその病理学的病期(滲出期，増殖期，線維化期)をよく反映するため，病期に応じたCT所見の把握が重要である．

① 疾患概念と用語の変遷

1944年にHammanとRichが急速進行性の経過を示し，剖検にて広範な肺の線維化を特徴とする4症例を報告した．彼らの報告した症例の病理組織像をのちにreviewした報告[110]によると，その病理組織像は器質化期(organizing phase)または増殖期(proliferative phase)のびまん性肺胞傷害(DAD)であった．しかしながら，この報告に由来する"Hamman-Rich症候群"という用語は，これ以後，広範な肺の線維化という点のみが強調され，慢性経過の間質性肺炎群に対しても用いられるようになった[110]．これに対し，HammanとRichらと同様に，原因不明の急性呼吸不全を呈し，病理組織学的にDADを示した8症例が，Katzensteinらにより1986年に報告され，慢性経過の間質性肺炎とは臨床的にも病理学的にも全く異なる疾患であることを強調して，急性間質性肺炎(acute interstitial pneumonia：AIP)の用語を提唱した[111]．Hamman-Rich症候群とAIPは現在ほぼ同義語であると捉えられている．またAIPは，臨床的に急性呼吸促迫症候群(ARDS)類似の病態を呈するが，1)明らかな基礎疾患のない比較的健康人に発症する点，2)発症誘因が同定できない点，3) ARDSに定義される1週間以内の発症からの経過がやや緩やかである点，からさまざまな原因で起こる一般的なARDSとは区別される[112]．組織学的にDADと確認され，臨床像からAIPと判断される症例で，発症から1週間以上の経過で緩徐に発症する場合があることの認識が重要である[112,113]．

② 臨床

ⅰ) 疫学

原因不明の間質性肺炎に占めるAIPの頻度は，外科的な肺生検施行例で2％と極めてまれと考えられてきた[114]．しかしながら近年，AIPの概念の広がりから，原因不明とするARDS症例のなかにAIPと診断しうる症例がみられることが報告されている．組織学的に診断されたびまん性肺胞傷害症例のなかで，約40％を原因不明の症例が占めることが報告されている[115～117]．AIPの発症年齢は，30歳台から70歳台と特発性肺線維症(IPF)に比較して幅広く，平均年齢も50歳台と比較的若い．性別による差はなく，喫煙との関連も報告されていない(BOX 7-10)．

表7-5 特発性間質性肺炎群の3つのメジャーカテゴリー

Category	Clinical-radiologic-pathologic diagnosis	Associated radiologic and/or pathologic-morphologic patterns
Chronic fibrosing IP	Idiopathic pulmonary fibrosis	Usual interstitial pneumonia
	Idiopathic nonspecific interstitial pneumonia	Nonspecific interstitial pneumonia
Smoking-related IP	Respiratory bronchiolitis-interstitial lung disease	Respiratory bronchiolitis
	Desquamative intersititial pneumonia	Desquamative interstitial pneumonia
Acute/subacute IP	Cryptogenic organizing pneumonia	Organizing pneumonia
	Acute interstitial pneumonia	Diffuse alveolar damage

AIPは急性・亜急性経過の間質性肺炎群に属する．
(Travis WD, Costabel U, Hansell DM, et al : An official American Thoracic Society/European Respiratory Society statement : update of the international multidisciplinary classification of the idiopathic interstitial pneumonias. Am J Respir Crit Care Med 2013 ; 188 : 733-748. Reprinted with permission of the American Thoracic Society. Copyright © 2018 American Thoracic Society.)

BOX 7-10 急性間質性肺炎(AIP)の臨床のポイント

- 基礎疾患のない比較的健康人に発症する．
- 急速進行性の労作時呼吸困難，乾性咳嗽
- 一般の急性呼吸促迫症候群(ARDS，発症1週間以内に定義される)に比して，原因不明で，緩やかに発症する場合がある．
- 死亡率40〜60％と極めて予後不良

ⅱ）症候

　労作時息切れを約90％の症例に認め，乾性咳は約80％の症例に伴う．症状出現から数日で急激に息切れが進展し，発症から入院までの期間の中央値は21日未満と報告されている．ウイルス感染様の全身症状(筋肉痛，関節痛，発熱，悪寒)を前駆症状とする場合も認められる[11,115〜117]．胸部聴診上，約70％の症例にcracklesが聴取される．低酸素血症は早期より出現し，急速に呼吸不全へ進展することが特徴である．

③ 病理組織像

　AIPの病理組織像は，肺胞上皮や毛細血管内皮の広範な傷害の結果生じるびまん性肺胞傷害(DAD)の所見である(図7-34)．病変の時相は一様であり，UIPのような不均一性は認められないが，領域ごとの病変の程度の違いは観察される．びまん性肺胞傷害は病理学的に，傷害発生の経過から病変の進行に従って3つの病期に分けられる．すなわち，急性滲出期(acute exudative phase)，亜急性増殖期または器質化期(subacute proliferativeまたはorganizing phase)，および慢性線維化期(chronic fibrotic phase)である[111,118]．発症からの

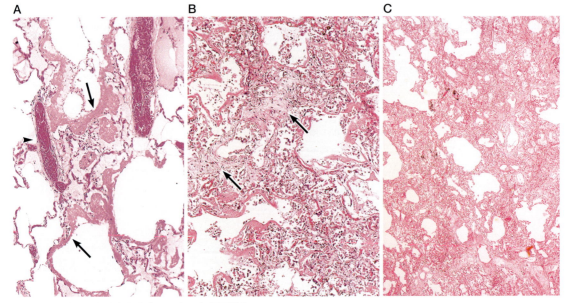

図7-34 びまん性肺胞傷害(DAD)の病理組織像
A：急性滲出期の病理像(傷害発生から7日以内)　気腔内の滲出液と特徴的な硝子膜形成(→)がみられる．毛細血管内には血栓形成が認められる．B：亜急性増殖期の病理像(傷害発生から3日以降)　気腔壁には器質化した硝子膜と間質内に紡錘形の線維芽細胞増生(→)がみられる．C：慢性線維化期の病理像(傷害発生から1週以降)　間質の膠原線維の沈着と構造改変による拡大した気腔がみられる．(一門和哉：急性呼吸促迫症候群(ARDS)—画像と予後．日本呼吸器学会雑誌 2013; 2: 502-512 より許可を得て転載)

時期の違いによって症例ごとに病期が異なることや，同一症例でもこれらの病期が混在して認められることは，診断および病態の進行を評価するうえで重要と考えられる．

　滲出期(図7-34 A)は，何らかの原因によって肺胞上皮および毛細血管内皮細胞が傷害を受けたあと約1週間以内にみられる変化である．滲出期の病理学的な特徴は硝子膜(hyaline membrane)形成であり，これに間質および肺胞腔内の単核細胞浸潤や浮腫，さまざまな程度の出血が加わる．また，毛細血管内には微小血栓が形成される．増殖期(器質化期，図7-34 B)の変化は早ければ傷害から3日後には出現する．この時期の最も早期の変化は肺胞壁に沿ったⅡ型肺胞上皮の過形成像である．この変化とともに線維芽細胞の増生が肺胞腔内および間質に起こってくる．線維化期(図7-34 C)は，従来，傷害から2週以降に認められる変化とされていたが，最近の知見では，1週以後から認められる病変であることがわかった[119]．この時期には，線維芽細胞の増生や膠原線維の沈着によって完全に肺構築の改変をきたした状態である．残存する末梢気腔が拡張して微小嚢胞を形成する場合もある．

④ 画像所見

i) 急性病態における濃度上昇域内部の気管支拡張像

　従来の報告では，AIPやARDSのような急性病態においても，「牽引性」気管支拡張という表現を行ってきたが，近年，欧米の指導的研究者に，慢性経過の間質性肺炎と同様に，急性病態において，「牽引性」気管支拡張という用語は使うべきではないとの主張が認められる．よって，本稿においても，「牽引性」という表現は用いないこととする．

ii) HRCT所見とその病理組織学的背景

　AIPのHRCT所見は，先に述べた病理学的な進展度により傷害の発生からどのくらいの

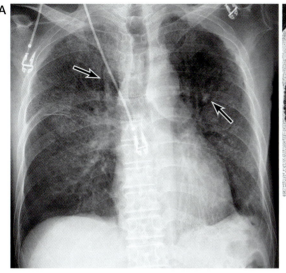
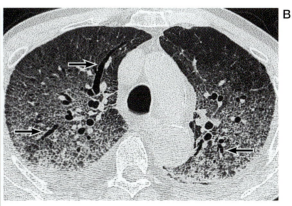

図7-35　70歳台男性　急性間質性肺炎(AIP)
A：単純X線写真，B：HRCT（気管分岐部直上レベル）　単純X線写真(A)では，両側肺野びまん性にすりガラス影を認め，air bronchogram(→)を伴う．HRCT(B)では，両側上葉に微細な網状影と内部の気管支拡張像(→)を伴うすりガラス影が広がっている．

BOX 7-11　AIPのHRCT所見のポイント

- 両側びまん性のすりガラス影や浸潤影
- 一見正常な領域が島状に取り残されるモザイク状分布を示す．
- 病理学的進行に応じ，濃度上昇域内部の(細)気管支拡張像，容積減少．
- 典型的な蜂巣肺は示さない．

経過で撮像されたかによって，数日単位で所見に違いがみられることの認識が必要である．

全経過に共通する特徴は，両側肺野びまん性に，すりガラス状の濃度上昇域を認め，背側に優位に濃厚なコンソリデーション(consolidation，浸潤影，均等影)が分布する(BOX 7-11，図7-35)．またこれらの濃度上昇域は，全肺野に均一に分布することはまれであり，比較的正常にみえる領域がいくつかの二次小葉単位で直線的に境界されて，島状に取り残された「モザイクパターン」を呈する場合が多い[120～123]．HRCT上，細気管支・気管支の拡張像を伴わないすりガラス状の濃度上昇域や均等影の所見は，病理学的には肺胞腔内の滲出液や硝子膜形成，間質の細胞浸潤や浮腫性の肥厚像などのびまん性肺胞傷害の滲出期の所見を反映している(図7-36 A)[123]．HRCTにて一見正常にみえる領域にも，滲出早期の病変が認められる場合が多い[123,124]．この点は，CTで認識できる陰影の広がりのわりに，酸素化の低下が著しい場合があることを説明しうる．

濃度上昇域の内部に微細な網状影の出現とともに，細気管支の拡張像が顕在化してくる場合には，びまん性肺胞傷害の増殖期への進展を示唆する．増殖早期には細気管支レベルの拡張(図7-36 B)が認められ，増殖後期になるに従って，亜区域支・区域支レベルの中枢側の

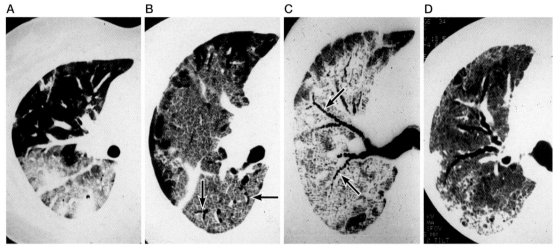

図 7-36 HRCT 所見と AIP/びまん性肺胞傷害の病理学的病期との相関
HRCT　A：急性滲出期，B：亜急性増殖早期，C：亜急性増殖後期，D：慢性線維化期　HRCT 所見は，病理学的病期と強い相関関係にある．各病理学的病期に対応する HRCT 所見を示す．矢印(→)は，細気管支または気管支拡張像を示す．急性滲出期(A)は，気管支拡張を伴わないすりガラス影や浸潤影に対応する．滲出早期は一見正常にみえ，検出できないことに注意が必要である．亜急性増殖早期(B)に対応する所見は，滲出期と同様か，通常みえない軟骨を有しない細気管支拡張像(→)が顕在化する．増殖後期(C)には，軟骨を有する亜区域支や区域支の気管支拡張像(→)を伴うすりガラス影やコンソリデーションが認められる．慢性線維化期(D)では，気管支拡張像に加え，網状影や小嚢胞性病変を伴う濃度上昇域がみられ，容積減少が進行する．典型的な蜂巣肺所見を呈することはない．（日本呼吸器学会・日本呼吸療法医学会・日本集中治療医学会：ARDS 診療ガイドライン 2016．Part 1，綜合医学社，6 章，p.24 より一部改変）

気管支拡張が目立ってくる(図 7-36 C)．肺胞隔壁や気腔内の線維芽細胞増生に伴って，周囲気腔の虚脱が進むため，細気管支・気管支拡張像の所見は重要である[123～125]．

　気管支拡張像の所見に加え，濃度上昇域の容積減少を示唆する気管支血管影や葉間の陰影側への偏位や陰影境界が内に凸となる所見が認められ，濃度上昇域内部に小嚢胞の出現が観察されると，病理学的に線維化期に対応する所見である(図 7-36 D)．線維化は，膠原線維の沈着により，気腔の虚脱と代償性拡張，すなわち構造改変が進展した状態であり，HRCTにおいては，密な膠原線維の沈着による含気の低下と拡張した気腔を反映して，コンソリデーションの内部に嚢胞性病変や粗大な網状影を伴うことが多い[123～125]．UIP にみられるような胸膜直下から 2 層以上に集簇する典型的な蜂巣肺形成は認められない．

⑤ HRCT 所見の臨床的意義
ⅰ）肺野全体の病理学的進展度の予測
　AIP は ARDS の病態を呈し，重篤な病態を呈するために，病理組織学的な検討が困難な場合が多い．一方，組織所見が得られた場合であっても，びまん性肺胞傷害では，領域ごとに病理学的病期が異なる場合も多く，生検部位が必ずしも肺野全体の病理学的進展度を示しているとは限らない．HRCT は，非侵襲的に肺野全体の情報が得られる．
ⅱ）治療反応性・予後の予測
　AIP では，症状発症からの経過や生理学的データ(酸素化障害の程度)は必ずしも，病理学的な進展度を示していない．すなわち，発症からの経過が長い症例が進行しているとは限らず，酸素化障害が高度であることが，必ずしも病理学的により進展度が高いことに結びつ

かない[125]）．

AIPの生存例および非生存例について，年齢，性別，肺傷害スコアなどの背景因子を一致させて，そのHRCT所見を比較検討した結果，非生存例のHRCT所見は，生存例に比較して，気管支拡張像を伴う濃度上昇域が有意に広範に分布しており，気管支・血管影や葉間の偏位などの構造の歪みの所見が有意に高率であった．さらに病理学的進展度に応じて段階的にスコアし，各所見の広がりを乗じたものの総和を取ることで，肺野全体の病理学的進展度を半定量的に表示した場合，生存例のCTスコアは，非生存例のCTスコアより有意に低値であった[125]）．すなわち，AIPでは，気管支拡張像を伴う濃度上昇域が乏しい比較的病理学的病期が早期の症例は治療反応性が期待されると考えられる．

以上のことより，HRCT所見にて，気管支拡張像を伴う濃度上昇域の広がりを評価することにより，AIPの治療反応性や予後の予測が可能であることがわかってきた．

⑥ 鑑別診断

AIPと診断上鑑別が必要な病態として，感染症としての異型肺炎群（特にニューモシスチス肺炎やサイトメガロウイルス肺炎），基礎疾患を伴う場合としての特発性肺線維症の急性増悪，膠原病（特に多発性筋炎・皮膚筋炎，全身性エリテマトーデスや関節リウマチ）や，薬剤性肺障害に伴うびまん性肺胞傷害やARDS（誘因が明らかなもの），さらに特発性の場合としての急性好酸球性肺炎があげられる．

⑦ 予後

1990年代までの報告では死亡率は60～90％と極めて高い[115, 121]．近年の報告では，特発性のびまん性肺胞傷害・ARDS症例をAIPとした場合には，過去のAIPの頻度は過小評価されている点をあげ，一般のARDSと同様の40％前後の死亡率であることが報告されている[116, 126, 127]．エビデンスが確立された効果的な治療薬はなく，支持療法（supportive care）が主体と報告されているが，外科的肺生検による確定診断症例で，ARDSに準じ，肺保護的な人工呼吸管理を含む集学的治療をより早期に開始できた場合には，院内死亡率20％と治療反応性があるとの報告[127]）もみられ，HRCTによる検討結果と矛盾しない．

2）特発性器質化肺炎　cryptogenic organizing pneumonia：COP
① 疾患概念と用語の変遷

本疾患はcryptogenic organizing pneumonitisとして，1983年に最初に報告[128]）された臨床病理学的概念であり，1985年にEplerら[129]）によってbronchiolitis obliterans organizing pneumonia（BOOP）として，病理組織学的所見に基づく疾患概念として新たに提唱された．その後，本疾患の臨床像や病態の本質である器質化肺炎を強調し，cryptogenic organizing pneumonia（COP）にて統一されている[11]）．病理組織所見としては非特異的であり，感染症，膠原病，薬剤，放射線治療，血管炎症候群など二次性の要因でもみられ，organizing pneumonia（OP）パターンとして記載される（BOX 7-12）．原因不明の場合に，cryptogenic organizing pneumonia（COP）と診断される．

② 臨床所見

COPの頻度は，外科的肺生検に基づく場合，特発性間質性肺炎群のうち4～12％と報告されている[130]）が，臨床的にはまだ頻度は高いと思われる．発症の男女差はなく，さまざまな程度の咳嗽と呼吸困難感を主訴とし，多くは3か月以内の亜急性経過を呈する．透明もし

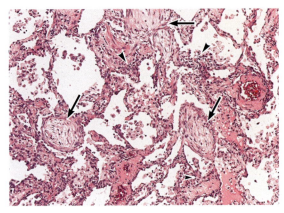

図 7-37 器質化肺炎(COP)の病理所見
病理組織像 肺胞腔内にポリープ状の器質化物を認める(→). 周囲の肺胞間質にはリンパ球浸潤を認める.

BOX 7-12　器質化肺炎(organizing pneumonia：OP)パターンを呈する病態

- 特発性(cryptogenic)
- 感染(organizing infections)
- 誤嚥性肺炎(organizing aspiration pneumonia)
- 薬剤(organizing drug reactions)
- 吸入性要因(フュームなど)
- 膠原病
- 過敏性肺炎
- 好酸球性肺疾患
- びまん性肺胞傷害(organizing diffuse alveolar damage)
- 炎症性腸疾患
- 閉塞性細気管支炎の二次変化
- さまざまな病態の修復反応(膿瘍, 多発血管炎性肉芽腫症, 新生物など)

(文献111)より改変)

くは白色調の痰が咳嗽に伴い, 肺炎を疑われて, 事前に抗菌薬療法を行われていることも多い. 間欠的な発熱, 体重減少, 盗汗などの全身症状を伴うこともある. 病理学には閉塞性細気管支炎(bronchiolitis obliterans：BO)を伴うこともあるが, 肺機能上は拘束性障害と拡散能低下のパターンを示すことが多い. 気管支肺胞洗浄(BAL)では, 総細胞数の増加と細胞分画ではリンパ球数の増加を認め, CD4＋/CD8＋は低値を示すことが特徴である. ステロイドに対しての反応性は良好であるが, 減量や中止に伴って, 再燃することもあり, 6か月以上の治療期間が望ましい. 自然寛解する症例も認められる[11]).

急速に進行する場合や, 治療反応性が乏しい場合には, 非特異性間質性肺炎(NSIP)の組織像が合併している場合もあり, 膠原病や自己免疫疾患がベースに存在することが多い[131])ことから, 自己抗体検査や膠原病の諸症状を十分に検討する必要がある.

③ 病理組織像

診断基準として以下のように要約される[128]). 1) 肺胞管から周囲肺胞腔内の器質化物(organizing pneumonia：OP)の斑状の分布に, 呼吸細気管支内器質化物(閉塞性細気管支炎：BO)を伴う場合あり, 2) 単核球のさまざまな程度の間質への浸潤, 3) 肺胞腔内への泡沫細胞の集積, 4) 蜂巣肺, 広範な間質の線維化病変を認めない(構造改変を伴わない)(図7-37).

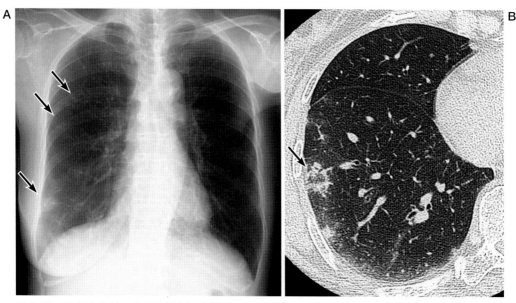

図 7-38　70 歳台女性　多発結節影・斑状影を呈する COP
A：単純 X 線写真，B：HRCT（右下葉レベル）　単純 X 線写真（A）では，右肺野に多発性の斑状影，下肺野外側には結節影を呈する（→）．HRCT（B）では右下葉胸膜直下に，リング状を呈する結節影（reversed halo sign または atoll sign）を認める（→）．

④ 画像所見

ⅰ）胸部 X 線所見

　両側性，または一側性の収縮を伴うコンソリデーション（浸潤影）を呈し，通常は斑状分布や気管支血管影に沿った分布（図 7-38）を呈するが，胸膜下優位に分布する場合もある．陰影の出現消退が繰り返されることや，移動性陰影を呈する場合が半数程度までに認められる．結節状陰影を呈する場合（図 7-38）も 10〜50％ に報告され，10 mm を超える結節影も 15％ の症例に認められる[132,134]．胸水貯留や空洞形成もまれながらみられる場合がある．慢性好酸球性肺炎（eosinophilic pneumonia：EP）との画像上の鑑別は困難であり，OP/EP パターンと表現される[128,132〜134]．

ⅱ）HRCT 所見と病理学的背景

　HRCT 所見の特徴は，中下肺野領域に優位な斑状影がみられることであり，気管支血管束に沿うか（BOX 7-13，図 7-38 B），または胸膜下優位に分布する場合が，60〜80％ の症例に認められる（図 7-39, 40）[128,132〜134]．陰影内部には，細気管支拡張像はみられるが，中枢側の牽引性気管支拡張像は通常伴わない．またもう一つの所見として，小葉辺縁性分布の特徴を示す症例が 60％ の頻度で報告されている（図 7-41）[135]．小葉辺縁性分布は，小葉間隔壁や胸膜直下の二次小葉辺縁を縁取るように気腔内器質化物の貯留を反映したものである[135,136]（図 7-42）．COP 症例の約 20％ に，中心部のすりガラス影をリング状に取り囲むように周囲に高吸収域がみられる "reversed halo sign（atoll sign）" が認められる（図 7-38, 40）[137]．病理所見と 1 対 1 に対比した報告は見当たらない．剖検肺の伸展固定標本を用いた解析では，小葉辺縁性分布を反映した所見であることが推測される．30〜50％ の症例に 1〜10 mm 大の結節影が報告されている[138]．

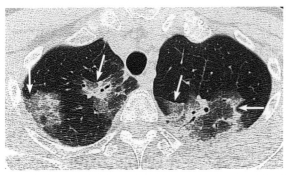

図 7-39 60 歳台女性　周囲の正常領域との境界が凹を呈する COP
HRCT(両側上葉レベル)　両側上葉の胸膜下優位に, 周囲の正常領域との境界部が凹(→)を示す濃淡の濃度上昇域が広がっている. 陰影局所の容積減少所見を示す.

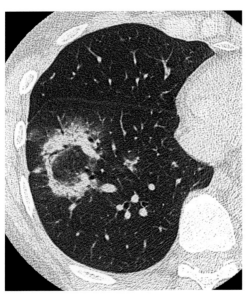

図 7-40 30 歳台女性　COP：reversed halo sign(atoll sign)
HRCT(右下葉レベル)　右下葉 S^8 領域に, 高吸収域がリング状を呈し, 中心部がすりガラス影を呈する(reversed halo sign/Atoll sign).

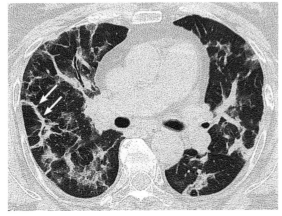

図 7-41 70 歳台女性　COP：小葉辺縁性病変(perilobular distribution)
HRCT(肺動脈主幹部レベル)　気管支血管周囲性に収縮したコンソリデーションや索状影を認め, 右上葉胸膜下には二次小葉を取り囲むような多形性の索状影(→)を認める. 小葉辺縁を取り囲むように分布している.

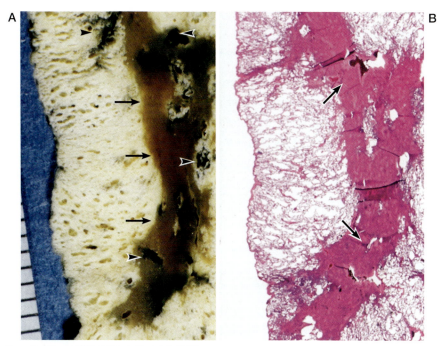

図7-42 COP：小葉辺縁性病変の病理所見
A：剖検肺の実体顕微鏡像，B：病理組織像 実体顕微鏡像(A)では，胸膜に平行するように索状病変(→)がみられ，黒色の炭粉沈着(▶)した細気管支周囲の肺胞領域の病変が認められる．病理組織像(B)では，器質化物によって含気の乏しい肺胞領域が索状影を形成している(→)．

> **BOX 7-13** COPのCT所見
>
> - 両側性の収縮伴う浸潤影・結節影
> - 胸膜直下や気管支血管束に沿った分布
> - 中枢側の牽引性気管支拡張像は伴わない．
> - 小葉辺縁性分布(二次小葉を縁取るような索状影の連なり)
> - 蜂巣肺は伴わない．

e. その他のまれな間質性肺炎

2013年のATS/ERS国際IIPs update classification[11]では，まれなIIPsとして，特発性リンパ球性間質性肺炎(lymphoid interstitial pneumonia：LIP)と特発性胸膜肺実質線維弾性症(idiopathic pleuroparenchymal fibroelastosis：IPPFE)があげられている．これに加えて，疾患単位ではなく，まれな組織学的パターンとして，急性線維素性器質化肺炎(acute fibrinous and organizing pneumonia：AFOP)と細気管支中心性分布を示す間質性肺炎(bronchiolocentric patterns of IP)が記載されている．本項では，これらについて画像所見，病理所見を主体に概説する．

1) 特発性リンパ球性間質性肺炎　idiopathic lymphoid interstitial pneumonia：idiopathic LIP

リンパ球性間質性肺炎(LIP)は，肺の間質にびまん性に成熟T細胞性リンパ球と形質細胞，組織球などを主体とした細胞浸潤を示し，しばしば胚中心を伴う点を特徴とする臨床病理診断名[139,140]で，良性リンパ増殖性病変と考えられる(図7-43)．2002年のIIPsの国際分類[6]から，LIPは主として肺胞隔壁に著明なリンパ球系細胞の浸潤がみられるものと定義されたため，広く間質全体に広がる病態は形態病理診断名として，びまん性リンパ過形成(diffuse lymphoid hyperplasia：DLH)とするほかなくなった．2002年以前のLIPとしてまとめられた報告[141~144]は，現在，DLHやいわゆるcellular NSIPも含めるものと解釈される[11,144]．このような病理像はBOX 7-14に示すような病態でみられることがほとんどで，背景に疾患を有さない特発性は極めてまれであり[145]，臨床的にはこれらの疾患の可能性につき精査すべきものと認識したほうがよい[144]．

LIPの報告例[11,141~147]をまとめると，女性に多く(男女比約1：3)，40~50代に多い．3~4年以上かけて緩徐に進行し，労作時息切れ，咳嗽，胸痛や全身症状(寝汗，発熱)を呈する．ガンマグロブリン異常血症(典型的には高ガンマグロブリン血症，時に免疫能低下に伴う低ガンマグロブリン血症)を呈することが多い[140,145]．肺機能検査では拘束性障害がおもなもので，拡散能障害，低酸素血症を示すこともある．

LIP(DLHを含む)のHRCT所見(BOX 7-15)は，下肺野末梢優位のすりガラス影が特徴である．小葉内と小葉辺縁のリンパ流路に沿って分布する粒状・結節影や小葉間隔壁の肥厚像もみられる[141~144]．散在性に(血管近傍に)数mm~3cm大の薄壁嚢胞が高頻度に認められる(図7-44)．この嚢胞は細気管支傍間質へのリンパ球，形質細胞の浸潤によって細気管支の狭窄が起こり，二次性の細気管支拡張やエア・トラッピングによる末梢肺過膨張が成因のひとつと考えられる[141]．そのほか，air bronchogramを伴うコンソリデーション，胸膜肥厚などもみられる．縦隔リンパ節腫大は2/3の症例でみられる(AIDS合併例で多い)．進行した症例では，牽引性気管支拡張を伴うコンソリデーション，肺構造の改変，蜂巣肺などが認められることもある[144](図7-45)．2002年の定義を満たしたLIP 10例の最近の検討[146]では，下肺野優位のすりガラス影および嚢胞形成が全例に，小葉間隔壁肥厚像は5例，小葉中心性結節および胸膜肥厚が4例，血管気管支束肥厚が2例にみられた．病理像との対比ではすりガラス影は胞隔へのリンパ球浸潤，小葉中心性結節は細気管支に沿う胞隔へのリンパ

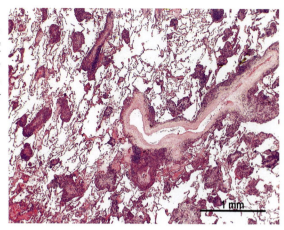

図 7-43　LIP：病理組織像
弱拡大組織像(HE 染色，20×)　小葉間の血管周囲や一部は肥厚した肺胞隔壁に高度のリンパ球浸潤による類円形の小結節が多発している．一方，いわゆる間質線維化の目立つ組織像ではない．（文献 144)から許可を得て転載）

BOX 7-14　二次性に LIP(DLH を含む)の病理像を呈することが知られている疾患

- 自己免疫性疾患
   Sjögren 症候群，関節リウマチ，全身性エリテマトーデス(SLE)，橋本氏病，悪性貧血，自己免疫性溶血性貧血，原発性胆汁性肝硬変，重症筋無力症
- ウイルス感染症
   human immunodeficiency virus (HIV), human T-cell lymphotrophic virus type 1 (HTLV-1), Epstein-Barr virus (EBV), human herpes virus 8 (HHV-8)
- リンパ増殖性疾患
   multicentric Castleman 病，悪性リンパ腫
- そのほか
   ガンマグロブリン異常血症(dysgammaglobulinemia)，レジオネラ肺炎

BOX 7-15　LIP(DLH を含む)の HRCT 所見

- 肺間質への種々の程度の細胞浸潤を反映した所見
- 下肺野優位のすりガラス影，コンソリデーション
- 薄壁嚢胞
- 小葉間隔壁肥厚像
- 小葉内，小葉辺縁のリンパ路に沿って分布する粒状・結節影

球浸潤と気道壁のリンパ濾胞，小葉間隔壁および胸膜肥厚は同部へのリンパ球浸潤とリンパ濾胞に一致していた．嚢胞形成はリンパ球集簇周辺の胞隔の弾性線維融解と破壊とに起因していた．
　LIP ないし DLH の画像上の鑑別では，すりガラス影に嚢胞を併発するものとして剝離性間質性肺炎(DIP)，網状影を併発するものとして非特異性間質性肺炎(NSIP)が重要で，そ

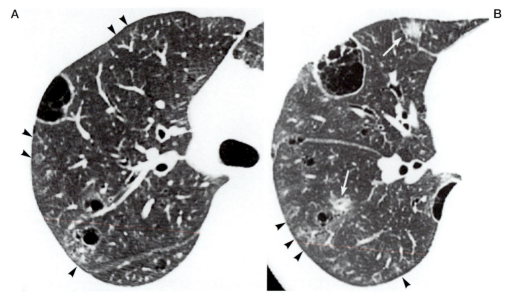

図 7-44　30 歳台女性　リンパ球性間質性肺炎(LIP または DLH)
HRCT　A：右上肺野レベル，B：右下肺野レベル　小葉中心性分岐線状影やその周辺のすりガラス影(►)，小葉間隔壁肥厚，小葉性の結節ないしコンソリデーション(→)がみられ，組織学的には末梢の血管細気管支周囲間質や胞隔の肥厚と周辺のリンパ球を主体とした細胞浸潤に一致する．気道拡張が一部でみられ，胸膜直下や末梢気道近傍に大小の囊胞形成を認める．

のほか，慢性過敏性肺炎，自己免疫性疾患(Sjögren 症候群，関節リウマチ)，リンパ増殖性疾患，multicentric Castleman 病，免疫不全症，薬剤性肺障害などがあげられ，厳密には疾患ごとの鑑別は困難である[144]．

　LIP，DLH 病変はステロイド治療反応性で病変の改善を見ることが多く，自然経過での改善もあるが，もともと存在した囊胞や肺構造の改変は改善することは少なく，小葉中心性の結節があった部分に囊胞を，またコンソリデーションがあった部分に蜂巣肺(honeycombing)を形成することもある[143]．最近の報告では，ステロイドや免疫抑制剤で加療され，半数以上が改善を示すが，病変が持続するものもある．予後は線維化形成から呼吸不全で死亡することもあるが，中央生存期間は 11.5 年という報告もある[145]．LIP の 30％が悪性リンパ腫に移行するといわれていたが誤診例も含まれていた可能性があり，近年の免疫化学組織検査も踏まえて評価された真性の LIP では，5％が悪性リンパ腫に移行したと報告されている[147]．

2) 特発性胸膜肺実質線維弾性症　idiopathic pleuroparenchymal fibroelastosis：IPPFE

　特発性胸膜肺実質線維弾性症(IPPFE)は，2004 年に初めて用いられた用語[148]で，それまでに原因不明の類似病態は別名称で報告されており[149〜151]，本邦では「特発性上葉限局型肺線維症」[152]として知られていた．Frankel らがこの日本語論文[152]を参照し，自験例を IPPFE の名称で Chest 誌に報告した[148]ことがきっかけで国際的に認知され，症例報告が相次ぎ，2013 年の IIPs 国際分類[11]に取り上げられることになったと考えられる．

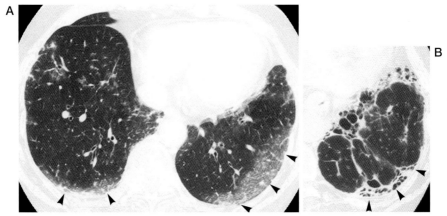

図 7-45　40 歳台女性　LIP：経過による HRCT 像の変化
A：発症時の両肺底薄層 CT, B：発症から 4 年後の左肺底部 HRCT　発症時の両肺底部薄層 CT(A)では, 小葉中心性の分岐線状構造とその周辺のすりガラス影が多発性に認められる. 胸膜下から肺野外層主体にすりガラス影が非区域性に広がっている(►). 病理学的には, すりガラス影は間質へのリンパ球, 形質細胞を主体とした密な細胞浸潤, リンパ濾胞形成などに対応している. 発症から 4 年後の左肺底部 HRCT(B)では, A ですりガラス影に対応した部分(►)は線維化が顕著で著明に収縮し, 構築偏位, 細気管支拡張様の囊胞構造を認める. (文献 144)より許可を得て転載)

　PPFE は, 両側上葉優位に臓側胸膜と胸膜下隣接肺実質の線維化をきたすのを特徴とする必ずしもまれとはいえない病態である[153,154]. 最近の報告[148,152～157]をまとめると, 50 代後半に多く, 性差はない. 喫煙との関連はなく, 症状は労作時息切れ, 咳嗽, 胸痛, 体重減少などで, 低 BMI, 特異な扁平胸郭(前後幅が狭い：特に網谷らの報告例[152])にみられることがあり, 気胸合併率が高く, 進行例では高カルシウム血症も報告されている. 肺機能検査では高残気率(residual volume/total lung capacity ratio：RV/TLC), 拘束性換気障害および肺胞ガス交換障害(一酸化炭素肺拡散能 diffusing capacity of the lung carbon monoxide：DLco 低下)が知られている.

　画像では, 胸部単純 X 線所見が重要で, 両肺尖から上肺野優位に胸膜肥厚像と隣接肺野末梢の濃厚影, 両上肺野の含気減少に伴う両側肺門挙上と気管の屈曲拡張が特徴的で, 中下肺野は代償性に過膨張を呈することが多く, 肺野病変はみられないかあっても軽微なことが多い(図 7-46). CT では, 両肺尖から上葉を主体として, 不整な胸膜肥厚像および胸膜下に(牽引性細気管支拡張を伴うか伴わない)楔状または密なコンソリデーションと構造改変, 両上葉の容積減少, 肺門の上方偏位がみられる(図 7-47). 下肺野にも病変がみられることがあり, usual interstitial pneumonia(UIP)パターン(IPPFE の約 25％)などの間質性肺炎の併存がみられ, 特発性肺線維症(IPF)との異同が問題となるが, 異なる病態と考えられている. そのほか PPFE 病変が下肺野にみられることもある[155]し, さまざまな程度の線維化病変が併存することもある. 片側ないし両側気胸発生は約 30％の症例でみられる[156](図 7-47 C).

　病理組織では, いわゆる apical cap 類似の上葉優位で臓側胸膜直下の帯状・層状肺虚脱(無気肺硬化), 胞隔への弾性線維の顕著な沈着を伴う気腔内線維化および臓側胸膜の密な線維性肥厚(線維弾性症)がみられる(図 7-48). IPPFE における弾性線維含有量は IPF の場合より多量で, 線維症と正常領域との境界は明瞭で, 境界部に線維芽細胞巣(fibroblastic foci)が

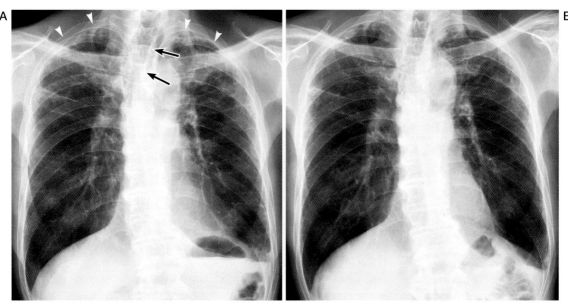

図 7-46　60 歳台男性　特発性胸膜肺実質線維弾性症(IPPFE)
A, B：単純 X 線写真(A は B の 1 年後)　単純 X 線写真正面像(A)では，両肺尖から上肺野の不整な胸膜肥厚様所見(▶)があり，強い両上葉の容積減少が認められる．これによって両側とも上葉気管支が引き上げられ，肺門が挙上し，気管が屈曲拡張(→)している．下肺野にはすりガラス影と線状・索状影もわずかにみられる．1 年前の単純 X 線写真(B)と比較すると，A のほうが胸膜肥厚様所見と上葉の容積減少による変化，下肺野の陰影などは進行性に増悪していることがわかる．

みられやすいが，PPFE 内に通常，蜂巣肺はみられない[157]．

　PPFE 症例の半数程度は再発性感染症の既往を有し，真菌感染や抗酸菌感染症が併発することがある．非特異的な自己抗体陽性，間質性肺疾患の家族歴なども記載されており，肺移植，骨髄移植，末梢血幹細胞移植後や抗腫瘍剤投与後にみられることも報告されている．

　画像上の鑑別は，肺結核・非結核性抗酸菌症の慢性経過・陳旧性変化，慢性過敏性肺炎，サルコイドーシス，強直性脊椎炎，関節リウマチの肺病変など，いわゆる apical cap 様病変を呈するような疾患や，上中肺野優位に線維化をきたす疾患があがる[144,158]．

　鑑別で最も問題となりうる apical cap は異常範囲が狭く，ほとんど進行せず，致命的な合併症を引き起こさないが，PPFE の初期病変の可能性があり，一時期を見ても両者の区別は難しい．病変の進行があるかという定義は両者の区別において重要である(図 7-46)．近年，本邦から報告された研究では Reddy らの診断基準[153]を改変した基準が示されており，病理診断がなくても本病態をある程度集積できる可能性があることを示している[157](BOX 7-16)．

　予後は報告によって異なり，60％程度が緩徐に進行し，10〜20 年の経過で 40％が最終的に死亡するとされるが，急速に悪化する例も報告されている．特に開胸肺生検は気胸や急性増悪の危険性が高いといわれている．下肺野に UIP パターンを伴う PPFE 症例と IPF を比較した報告[159]では，前者が明らかに予後不良で，気胸や縦隔気腫の発生率が高い．

　以上の IPPFE のまとめを BOX 7-17 に記す．

2. 原因不明の間質性肺炎

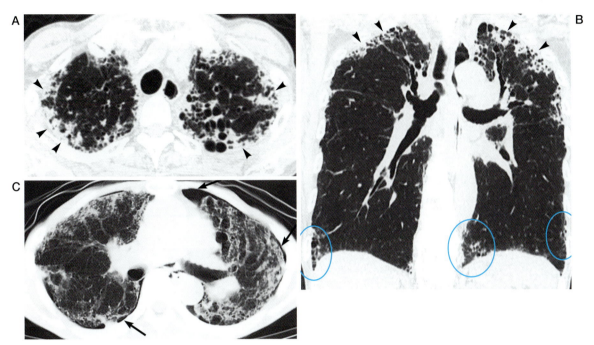

図7-47　60歳台女性　IPPFE
A：薄層CT（上肺野レベル），B：薄層CT MPR冠状断像，C：Aから3年後のCT（中肺野レベル）　両側上葉に不整な胸膜肥厚像および胸膜下肺実質に末梢気道拡張像を伴うコンソリデーション（▶），構造改変を認める（A, B）．冠状断像（B）ではさらに上葉容積の減少，両肺門挙上も明らかである．両肺底胸膜下に小範囲ながら線維化と考えられる網状影と気腔の拡張所見を認める（楕円内）．3年後のCT（C）では，中肺野にも病変が進展し，両側に気胸（→）を発症し，急激に呼吸不全に陥った．

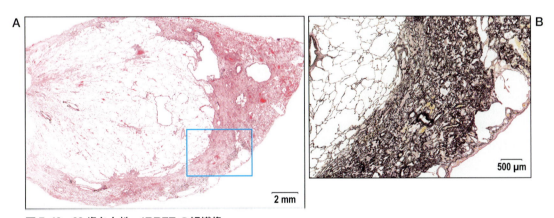

図7-48　60歳台女性　IPPFEの組織像
A：ルーペ像（HE染色），B：□部分の中拡大像（弾性線維染色）　HE染色（A）では，胸膜直下から層状に線維性病変が広がっている．病変部と正常部の境界は明瞭である．一部には細気管支の拡張よりなる嚢胞性病変がみられる．弾性線維染色（B，図Aの□部分の中拡大像）では，弾性線維が胸膜側から層状に折りたたまれて凝集を示している．（文献144）より許可を得て転載）

BOX 7-16 IPPFE の臨床診断基準（案）

病理学的証明を必要としない（術後の気胸発生，急性増悪を回避するため）．
1) CT 像にて胸膜肥厚を伴うか／伴わない，胸膜下の密なコンソリデーションが両上葉に優位にみられ，下葉にはそのような変化がないかわずかにみられる程度（Reddy らの definite IPPFE に相当）．
2) 画像の経過による病変進行：上葉のコンソリデーションが増大および／または上葉の容積が減少する．
3) 原因のある疾患を除外：膠原病関連間質性肺疾患，慢性過敏性肺炎，サルコイドーシス，塵肺，活動性肺感染症，臓器移植後の PPFE など．

（文献 157）より抜粋）

BOX 7-17 IPPFE の特徴

- IPPFE は上葉優位に臓側胸膜から胸膜下肺実質に線維化がみられる病態．
- apical cap 類似の組織像で臓側胸膜直下の無気肺硬化，胞隔の弾性線維沈着を伴う気腔内線維化および臓側胸膜の密な線維性肥厚がみられる．
- 下肺野に間質性肺炎を伴うことがあり，UIP パターンを呈することが多い．
- 前後幅の狭い扁平胸郭，低 BMI，肺機能検査で拘束性障害，高残気率．
- CT では両肺尖から上葉を主体に不整な胸膜肥厚像および胸膜下に密なコンソリデーションと構造改変，両上葉の容積減少，肺門の上方偏位がみられる．
- 経過中に気胸，縦隔気腫の併発が多い．
- 続発性 PPFE があり，移植関連が多く，家族発生，薬剤性も知られている．
- 有効な治療法がなく，半数以上は緩徐に進行するが，急性に悪化するものなどもあり，予後は報告によって異なる．

3）まれな組織学的パターン

① 急性線維素性器質化肺炎　acute fibrinous and organizing pneumonia：AFOP

急性線維素性器質化肺炎（AFOP）は，びまん性肺胞傷害（DAD）や器質化肺炎（organizing pneumonia：OP）類似の急性・亜急性肺損傷の臨床所見を示し，病理組織所見としては肺胞腔内のフィブリン析出と OP パターンを特徴とするが，硝子膜形成を欠き，DAD の基準を満たさず，約半数が DAD 同様急性期に死亡し，生存例は OP に似た良好な回復を示したとして報告された[160]．フィブリン析出は DAD，OP でも一般的に観察され，急性肺傷害に相当する所見であるが，AFOP 報告例では肺胞腔内に析出するフィブリンは標本全体の平均約 50% にみられるほど著明[161]で，しばしば小塊状に沈着してフィブリン球とも称される．病変は斑状に分布し，病変間には正常肺組織が介在し，密な線維化はみられず，肺胞構造の破壊は観察されない．組織学的鑑別としては，DAD，OP，好酸球性肺炎があがり，さらに感染症の除外も極めて重要である．

AFOP が確たる疾患単位かははっきりしておらず，DAD と OP の両方の特徴を有してお

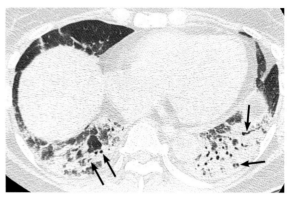

図 7-49　60 歳台後半女性　急性進行性間質性肺炎（後に anti-synthetase syndrome と判明）
薄層 CT（下肺野レベル）　発症経過は急性進行性，治療に抵抗性で，病理組織上，AFOP 類似ないし急性肺障害を伴う OP（OP with supervening fibrosis）と考えられた症例．発症当初，自己抗体は陰性．下肺野の薄層 CT では，両肺下肺野優位にびまん性に，一部は血管気管支束に沿うように濃厚な高吸収病変が広がり，内部に屈曲，拡張した気道（→）がみられる．線維化病変は持続進行の経過をとるが，3 年間生存中に筋症状が出現し，抗 ARS 抗体（抗 PL-7 抗体）陽性が判明した．

り，それらのスペクトラムの一部かもしれないため，AFOP を疑う所見を見た際には，DAD や OP の部分像を見ている可能性を念頭に置く必要がある．AFOP は，特発性の報告以外に severe acute respiratory syndrome（SARS）やインフルエンザ肺炎，クラミドフィラ肺炎，ニューモシスチス肺炎などの感染症，特発性炎症性筋疾患，SLE や原発性胆汁性肝硬変などの自己免疫性疾患，薬剤性，過敏性肺炎，肺移植後関連肺病変などの報告もある[161～167]．また，AFOP 類似の線維化を併発する OP 病変が特発性炎症性筋疾患，抗 aminoacyl-RNA synthetase（ARS）抗体症候群（または anti-synthetase syndrome：ASS）に関連した間質性肺炎にみられることもあり[158,168]（図 7-49），また，多発血管炎性肉芽腫症（GPA）などの血管炎が類似の組織像を呈する（図 7-50）ので，慎重な鑑別が必要である．

　CT では，急性進行性のものは DAD パターン類似のびまん性ないし比較的肺底優位のすりガラス影やコンソリデーションを呈し，棍棒状や静脈瘤様気道拡張を伴うことがあり，亜急性の経過を示すものは OP パターン類似の斑状ないしびまん性肺野高吸収病変を示す（図 7-49）．また症例によっては，多発結節影，腫瘤影を呈するものもある[169]（図 7-50）．

　ステロイドや免疫抑制剤で加療されるが，DAD と OP の中間の性質を示す通り（またはそれらの variant と考えられ），急速に進行し死に至る場合や良好に改善するなど反応性はさまざまである．

② 細気管支中心性分布を示す間質性肺炎　bronchiolocentric patterns of interstitial pneumonia，または気道中心性間質性線維症　airway-centered interstitial fibrosis：ACIF

　2002 年に Yousem らが病理組織上，細気管支中心性分布を示す間質性肺炎として 10 例を報告した[170]．その後，Churg らが airway-centered interstitial fibrosis（ACIF）として 12 例，Fukuoka らが peribronchial metaplasia を有する線維症として 15 例，Mark らが bronchiolitis interstitial pneumonitis として 31 例を報告するに至り[171～173]，気道親和性のある肺線維症が新たな疾患概念の可能性として取り上げられることになった[11]．気道中心性間質性線維症（ACIF）の名称が一般的となり，その組織パターンは，細気管支炎の有無にかかわらず，細気管支を中心とし，その周辺に進展する間質性線維症で peribronchiolar metaplasia を伴うのを特徴とする[158,174]．現在の IIPs 国際分類ではこのようなまれな組織所見を示し原因がはっきりしない場合は unclassifiable IIPs とせざるをえないが，経過観察による疾患の

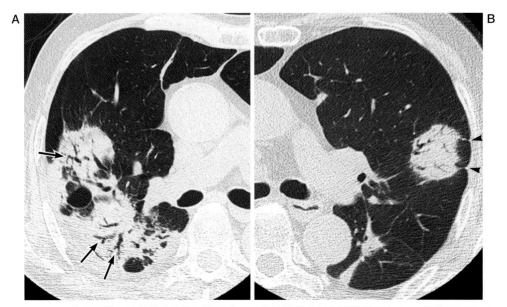

図 7-50 70歳台男性 外科的肺生検組織標本にて急性線維素性器質化肺炎(AFOP)所見を呈した症例

HRCT　A：右中肺野レベル，B：左中肺野レベル　右中肺野(A)では多発結節融合様コンソリデーションが内層から外層，胸膜面まで広がり，内部に鋸歯状変化を伴う気道拡張像がみられる(→)．左中肺野(B)では末梢寄りに結節および腫瘤状コンソリデーションがみられ，内部に air bronchogram を伴い，末梢には胸膜の引き連れ像(▶)がみられる．左右とも病変の辺縁部はやや不整で，胸膜の引き連れ像や構造偏位から病変は収縮性変化を伴っていると考えられるが，正常肺野(背景に線維化はみられない)との境界は比較的明瞭である．線維化を伴う OP 病変のほか血管炎や感染症による肉芽腫性疾患も疑われる．本例はステロイドに反応し改善したが，瘢痕化，線維化を残しており，臨床的には血管炎関連疾患の可能性もあり経過観察中である．(JCHO 久留米総合病院呼吸器内科 北里裕彦先生のご厚意による)

振るまい分類(disease behavior classification)を行って治療反応性，予後を推察していくことが大切である[175]．

　CT像は，両下肺野優位に末梢気道に沿うようなすりガラス影が広がる所見(図 7-51)が記載されている[171]が，ほかに胸膜から内方数 mm の細気管支領域を主体とした網状影，すりガラス影が帯状にみられ，subpleural sparing が特徴的であった例も報告されている[158](図 7-52)．

　最近の組織学的に ACIF を呈した 68 例の報告[176]では，40 代後半〜60 代，やや女性に多く，半数は非喫煙者で，臨床診断による基礎病態は過敏性肺炎のみみられたのが 29 例，胃食道逆流症(GERD)のみ 18 例，膠原病のみ 4 例，これら 3 病態のうち 2 つ以上有するもの 15 例であり，ほとんどが原因のある病態の組織所見としてみられ，特発性と考えられるのは 2 例(3%)にすぎなかった．主症状は咳嗽，呼吸困難で，罹患中央期間は 2 年，肺機能検査では FVC，FEV_1，DLco の低下がみられている．

　CT所見はびまん性の網状影(100%)，すりガラス影(84%)を呈することが多く，牽引性気管支拡張像(63%)，エア・トラッピング(37%)，小葉中心性結節(21%)を伴う．高吸収病変はおもに気道に沿うように分布し(79%)，横断方向は末梢優位(21%)/内層優位(13%)/内

図 7-51　60歳台後半女性　外科的肺生検組織標本で気道中心性間質性線維症（ACIF）所見を呈した症例
薄層 CT（肺底部レベル）　両肺底優位に，気道に沿うように網状影とすりガラス影がみられる．末梢気道の拡張を伴い，肺底の容積減少を認める．臨床的には unclassifiable IIPs として経過観察し，改善傾向を示すが病変は残存，固定しており，長期経過観察を必要とする．

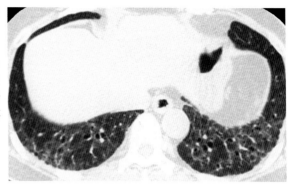

図 7-52　50歳台後半男性　外科的肺生検組織標本でACIF 所見を呈した症例
薄層 CT（肺底部レベル）　両肺底区の末梢で胸膜から数 mm 離れた細気管支，末梢気道領域に一致して網状影とすりガラス影を認め，気腔の拡張，小囊胞構造もみられる．胸膜直下は病変が乏しく（subpleural sparing），CT 像からも末梢気道に沿った線維化が示唆される．原因疾患が特定できず，unclassifiable IIPs として経過観察し，禁煙，無治療にて改善傾向を示したため，喫煙関連を疑い経過観察中である．

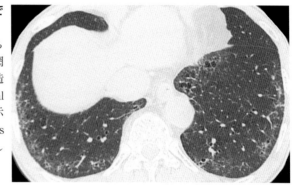

外とも（66％），頭尾方向は上肺野優位（15％）/下肺野優位（56％）/上下とも（29％）であった．組織所見は，気道炎症（99％）および peribronchiolar metaplasia（88％）を伴い，末梢気道損傷も認められる．UIP パターンに特徴的な組織所見である線維芽細胞巣（50％），顕微鏡的蜂巣肺（29％），線維化の不均一性（27％）も比較的多くみられている．予後は IPF よりも良好で，中央生存期間は約 10 年，5 年生存率は 70％以上，5 年以降の死亡率は 33％で，咳嗽が持続する例，組織上，線維芽細胞巣や蜂巣肺がみられる例は予後が悪くなる傾向と報告されている[176]．

3. 膠原病肺

a. 強皮症肺　systemic sclerosis (SSc) associated interstitial lung disease

　全身性強皮症(SSc)は皮膚や内臓の硬化を特徴とする慢性疾患である．膠原線維の過剰沈着により皮膚，肺，血管系，腎，消化管での線維化硬化をきたす全身性疾患である．原因は不明であるが，免疫異常，線維化，血管障害が関与していると考えられている．30歳台～50歳台で発症し，男女比1：3で女性に多い[177]．

　国際的には大きく2つに分けられ，典型的な症状を表す「びまん皮膚硬化型全身性強皮症(diffuse cutaneous SSc：dcSSc)」と比較的軽症の「限局皮膚硬化型全身性強皮症(limited cutaneous SSc：lcSSc)」に分けられている(表7-6)[178,179]．

　びまん皮膚硬化型では発症より5～6年以内に進行することが多い．抗セントロメア抗体，抗トポイソメラーゼⅠ(Scl-70)抗体などが検出され，抗Scl-70抗体は間質性肺炎との関連性が高い[177]．一方，限局皮膚硬化型では進行はほとんどないか，緩徐である．抗セントロメア抗体の検出されることが多く，CREST症候群に代表されるように肺高血圧症などの血管病変との関連が強い[180,181]．

　強皮症による直接肺傷害として慢性間質性肺炎，肺高血圧症があげられ，拘束性肺障害および拡散能の低下による重篤な症状をきたす[177]．慢性間質性肺炎も肺高血圧症もそれぞれ予後決定因子であり，強皮症関連死の60％を占める[182]．強皮症に合併した間質性肺炎の10年以内の死亡率は40％と報告されている[183,184]．また，強皮症によって間接的に生じる肺傷害として逆流性食道炎，誤嚥性肺炎，心筋障害に伴う二次的合併症，悪性腫瘍の合併などがあげられる[177](BOX 7-18)．

　画像診断の役割としては，肺病変の検索，治療反応性の予測，治療効果判定，肺高血圧症，食道の異常所見の検出があげられる[183]．肺病変のみならず，肺動脈拡張，食道拡張の所見を見逃さないようにすることが重要である(BOX 7-19)．

1) 間質性肺炎

　SScには70～80％で間質性肺炎を合併し，慢性，緩徐に経過することが多い[185]．胸部単純X線写真で間質性肺炎が確認される頻度は25～65％程度で，両側下肺野肺底部優位の微細網状影から粗大輪状影，蜂巣肺形成に進行する．

　胸部CTは間質性肺炎の検出に優れ，病変の初期像から検出することができる(図7-53,54)．両側下葉優位にすりガラス影，網状影(図7-55)，牽引性気管支拡張・牽引性細気管支拡張(図7-56,57)を認め，時に囊胞形成，蜂巣肺を伴うことがある．下葉の容積減少を伴う．特発性間質性肺炎の画像分類ではfibrotic NSIPパターン(図7-58)を示すことが多く，通常型間質性肺炎(usual interstitial pneumonia：UIP)パターン(図7-59)の頻度は少ない[186,187]．初期では下葉背側，肺底部胸膜直下優位にすりガラス影，網状影が認められ

3. 膠原病肺　497

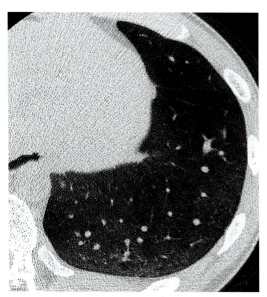

図7-53　20歳台男性　強皮症に合併した慢性間質性肺炎（初期像）
HRCT（左下肺野）　下葉末梢優位に淡い均一なすりガラス影が広がっている．牽引性気管支拡張や容積減少の所見はない．間質性肺炎のごく初期の所見である．

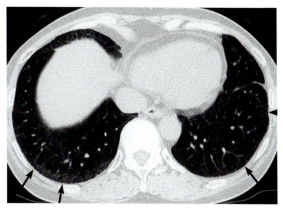

図7-54　50歳台女性　強皮症に合併した慢性間質性肺炎（初期像）
薄層CT　両側下葉末梢優位に淡い網状影が認められる（→）．牽引性気管支拡張は認められないが，左下葉の容積減少が示唆される．間質性肺炎のごく初期の所見である．

BOX 7-18　強皮症に合併する肺病変

1) 強皮症による直接肺障害
- 間質性肺炎
- 肺高血圧症
- 気道病変
- 胸膜病変

2) 強皮症によって間接的に生じる肺障害
- 逆流性食道炎
- 誤嚥性肺炎
- 薬剤性障害
- 悪性腫瘍
- 呼吸筋機能低下
- 皮膚障害による拘束性肺障害
- 心筋障害に伴う二次的合併症

（文献177）より改変）

BOX 7-19　強皮症の画像所見

- 両側下葉すりガラス影，網状影，牽引性気管支拡張（NSIPパターン）
- 食道拡張
- 肺動脈拡張

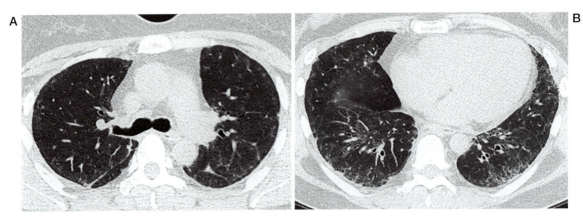

図 7-55　50 歳台女性　強皮症に合併した慢性間質性肺炎
A, B：薄層 CT（B は A より尾側のスライス）　両肺下葉末梢優位で上葉にも及ぶびまん性のすりガラス影，網状影が認められ，下葉の容積減少を伴っている（B）．すりガラス影は境界不明瞭な結節状，粒状に不均一に分布する傾向がある．

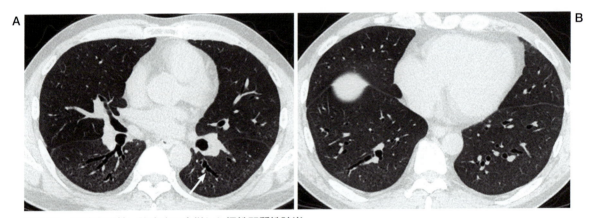

図 7-56　50 歳台男性　強皮症に合併した慢性間質性肺炎
A, B：薄層 CT（B は A より尾側のスライス）　両肺下葉優位に右中葉，左舌区にもすりガラス影が認められる．両側下葉ではすりガラス影に加えて微細な線状影，網状影が混在し，牽引性気管支拡張（→）が認められ，容積減少を伴っている．

表 7-6　全身性強皮症病型分類

	dcSSc	lcSSc
皮膚硬化	肘関節より近位の皮膚硬化	肘関節より遠位の皮膚硬化
病変進行	急速（皮膚硬化出現から 2 年以内）	緩除（皮膚硬化出現から 5 年以上）
Raynaud 現象と皮膚硬化	皮膚硬化が先行するかほぼ同時	Raynaud 現象が先行
関節拘縮	高度	軽度
主要臓器病変	肺，心，食道	食道，肺高血圧症
主要抗核抗体	抗トポイソメラーゼ I 抗体　抗 RNA ポリメラーゼ抗体	抗セントロメア抗体

（文献 178, 179）より改変）

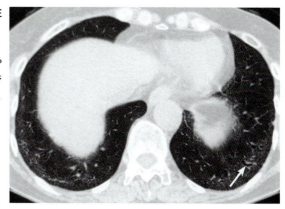

図7-57 60歳台女性 強皮症に合併した慢性間質性肺炎（fibrotic NSIPパターン）
薄層CT 両側下葉末梢優位に網状影が認められる．胸膜直下はspareされる傾向があり，fibrotic NSIPパターンが疑われる所見である．左下葉末梢に細気管支像が認められ，牽引性細気管支拡張（→）を見ていると考えられる．両側下葉の容積減少を伴っている．

る[183]．病変の進展は尾側から頭側，背側から腹側，末梢側から中枢側に進展することが多い[189]．すりガラス影の62%は網状影に移行し[190]，さらに病変が進行すると囊胞形成，蜂巣肺形成がみられる[189]（図7-60, 61）．

病理組織学的には78%で非特異性間質性肺炎（nonspecific interstitial pneumonia：NSIP）が認められ，UIPパターンは少ないと報告されている[191]．当初，すりガラス影は可逆性の胞隔炎を見ていると考えられたが，現在は否定され[183,186,188]，非可逆性の線維化を見ていると考えられている[183,186]．

強皮症と診断されて初回のCTで肺野に異常なしと診断された症例の85%は5年後も異常所見がみられなかった[189]．肺の20%以上に間質性肺炎が認められる群と20%以下の群とを比較して，前者は有意に死亡率が高いと報告されている[192]．まれに気管支拡張症，器質化肺炎，肺胞出血を合併する[186]

2）肺血管病変

SScに伴う肺高血圧症は間質性肺炎の程度によらず合併し[185]，血管炎の頻度は50%と報告されている．肺動脈主幹部の径が同レベルでの上行大動脈の径と比較して拡張しているときに肺動脈の拡張とする（図7-61）．一般的には肺動脈径の拡張所見の有無で肺高血圧症の診断をする．間質性肺疾患に合併した肺高血圧症では必ずしも肺動脈系の拡張をきたさないと報告があり，注意を要する[193]．

強皮症の肺血管でみられる血管内膜線維化は時に毛細血管，細静脈に及び，病理学的に肺静脈閉塞性疾患（pulmonary veno-occlusive disease：PVOD）の所見を呈する[194]．PVODは通常の肺動脈性肺高血圧症に用いられる薬剤にて肺水腫を惹起する[195]．PVODの確定診断には病理組織学的検索が必要であるが，一般的には開胸肺生検は困難であり，画像所見からPVODと肺動脈性肺高血圧症の鑑別をすることが重要である．小葉中心性のすりガラス影，小葉間隔壁の肥厚，縦隔リンパ節腫大がみられるときにはPVODの可能性が示唆されると報告されている[196]．強皮症に合併した肺高血圧症では明確な生命予後延長の報告はなく，依然として予後不良である[197]．

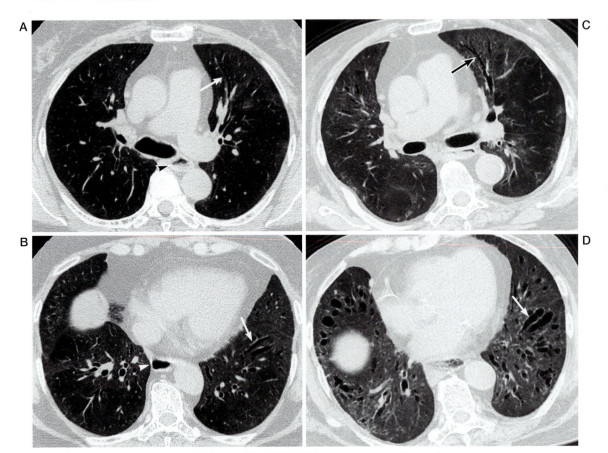

図7-58 70歳台女性 強皮症に合併した慢性間質性肺炎(fibrotic NSIPパターン)
A, B：薄層CT，C, D：薄層CT(8年後) 両肺に下葉優位にびまん性のすりガラス影が広がり，軽度の牽引性気管支拡張(→)を伴っている．胸部食道拡張が認められる(A, B，▶)．8年後にはすりガラス影が拡大し，牽引性気管支拡張が明らかに進行している(C, D，→)．蜂巣肺は認められない．食道拡張所見も進行している．

3) 食道病変

　強皮症において食道は，皮膚の次に病変が好発する(50〜90%)[198〜200]．食道拡張(図7-58, 60, 61)，食道蠕動低下，びらん性食道炎，食道狭窄，Barrett食道がみられ，腺癌への悪性転化の危険性がある[198, 200]．強皮症に合併した間質性肺炎や特発性肺線維症において逆流性食道炎との関連が指摘されている[198]．

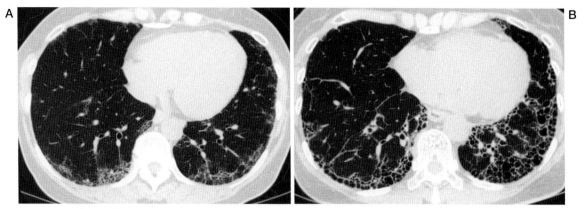

図7-59 50歳台女性 強皮症に合併した慢性間質性肺炎(UIPパターン)
A：薄層CT，B：薄層CT(9年後)　両肺下葉末梢優位に不均一な網状影が広がっている．両側下葉の容積減少を認めるが，蜂巣肺は認められない(A)．9年後(B)では網状影が減少し，下葉末梢優位に明瞭な壁を有する囊胞の集簇像に置換されている．両側下葉の容積減少が進行している．蜂巣肺を伴ったUIPパターンの所見である(B)．

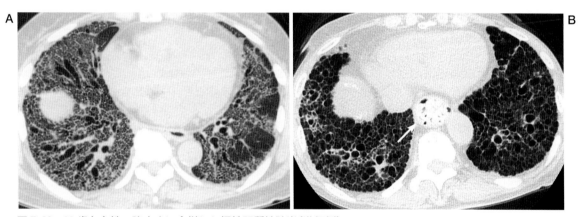

図7-60 60歳台女性 強皮症に合併した慢性間質性肺炎(進行例)
A：薄層CT，B：薄層CT(8年後)　両側下葉優位にびまん性の網状影が広がり，広範な牽引性気管支拡張を認める(A)．8年後(B)，網状影の牽引性気管支拡張，気腔拡張が進行し，広範な囊胞化をきたしている．慢性間質性肺炎の終末像である．一見すると囊胞の集簇像であり，蜂巣肺と捉えられることもあるが，所見の成り立ちからは進行した牽引性気管支拡張の終末像であり，蜂巣肺といえるか疑問が残る所見である．食道拡張所見が認められ，食残が充満している(→)．

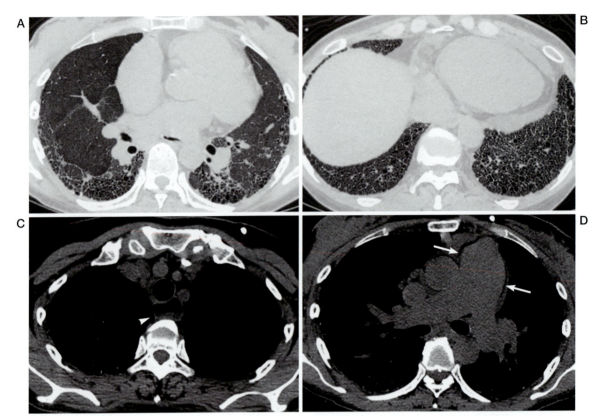

図7-61　50歳台女性　強皮症に合併した慢性間質性肺炎（進行例），食道拡張，肺高血圧症合併例
A, B：薄層CT（肺野条件），C, D：薄層CT（縦隔条件）　両肺にびまん性のすりガラス影，網状影が広がっている．両側下葉末梢，肺底部では牽引性気管支拡張，牽引性細気管支拡張が顕著であるが，壁を共有する囊胞の集簇像とはいえない．進行した慢性間質性肺炎の所見であるが，蜂巣肺というべきか異論がある所見である（A, B）．胸部食道は全長にわたって拡張し，上部食道では液体貯留を伴っている（C，▶）．肺動脈本幹の拡張（→）を認め，肺高血圧症の所見である（D）．

b. 多発性筋炎/皮膚筋炎　polymyositis-dermatomyositis：PM-DM

　多発性筋炎（polymyositis：PM）および皮膚筋炎（dermatomyositis：DM）は，ともに全身の骨格筋に非感染性炎症をきたす特発性筋炎症候群に分類される疾患であり，特徴的な皮疹の有無によって両者が区別される[201]．以前は表現型の異なる同一疾患と考えられていたが，各種抗体の発見など組織学的，免疫学的知見の増加に伴い，異なる疾患であるとの考え方もある．しかしながら，両者のいずれにも陽性を示す抗体が存在すること，多発性筋炎から皮膚筋炎への移行を示す症例の存在もあり，両者の完全な分離はいまだ困難である．なお，間質性肺炎，悪性腫瘍の合併ともにDMがPM（対一般人口比）より多く，予後不良な急速進行性間質性肺炎を呈する頻度もDMで多いが，これは陽性になりやすい自己抗体との関連が大きいと考えられつつある．

　PM-DMの肺病変について述べるに先立ち，近年著しく知見の増えた筋炎特異的自己抗体

について概説する．従来の疾患に関連した分類とは別に，これらの自己抗体と臨床病型，そして画像所見との関連性が見出されてきた．

筋炎特異的自己抗体には，筋炎患者の30〜40％に陽性となる抗アミノアシルtRNA合成酵素(aminoacyl-tRNA synthetase：ARS)抗体，いわゆるclinical amyopathic DM(CADM：筋炎症状に乏しく皮膚症状主体)[202]との関連が強い抗melanoma differentiation-associated gene 5(MDA-5)抗体(同：抗CADM-140抗体)[203,204]，悪性腫瘍関連皮膚筋炎と関連する抗transcriptional intermediary factor(TIF)1-γ抗体，急性壊死性筋炎と関連する抗シグナル認識粒子(signal recognition particle：SRP)抗体，軽症筋炎と関連する抗Mi-2抗体が含まれる．

抗体陽性者に占める間質性肺炎の比率は抗ARS抗体が50〜90％，抗MDA-5抗体が50〜95％，抗TIF1-γ抗体が10％，抗SRP抗体が20％前後，抗Mi-2抗体では低頻度と考えられている[205]．PM-DMにおける合併疾患や予後の違いは，これらの抗体陽性率との関連が密接に関連しているともいえる．本項では，PM-DMとしての肺病変について述べたのちに，抗体と肺病変の関連についての知見を示す．

1) PM-DMに伴う肺病変

PM-DMに伴う肺病変は，間質性肺炎，呼吸筋障害に随伴する換気障害，咽頭筋障害に伴う誤嚥性肺炎に大別されるが，本項では特異的な病態である間質性肺炎のみを取り扱う．

間質性肺炎は，急速進行性で予後不良の経過をたどる急性型ものと，比較的予後のよい経過を辿る亜急性〜慢性型に分けられる．組織学的には，急性型ではびまん性肺胞傷害(diffuse alveolar damage：DAD)パターン，亜急性〜慢性型では非特異性間質性肺炎(NSIP)パターン，通常型間質性肺炎(UIP)パターンがみられやすいと報告されている[206,207]が，複数のパターンが混在/併存することも多く，器質化肺炎(organizing pneumonia：OP)パターンの併存が最も多い．また，これまで報告されているNSIPパターンのなかには，現在の分類上はfibrosing OP(FOP)もしくはOP with fibrosisとよばれるパターン[11]も含まれる．急速進行性のタイプは，PMに比しDMで多く認められる[208]．特に抗MDA-5抗体陽性患者においては，半数近くの症例が急速進行性間質性肺炎を呈し，予後不良である[203]．抗体と画像所見の関連については後述する．

筋・皮膚病変に先立って肺病変が出現する肺病変先行型間質性肺炎の頻度が高い[209]ことも，この疾患の特徴といえる．

PM-DMのCT所見

亜急性〜慢性の経過を呈する肺病変では，すりガラス影，コンソリデーション(consolidation)，網状影が混在し，牽引性気管支拡張と容積減少といった線維化を示す所見が併存する[210〜212]．分布としては，1)両側下肺野優位の気管支血管束に沿ったコンソリデーション〜一部すりガラス影，2)胸膜直下に多発するコンソリデーション，3)胸膜側に非区域性に広がる網状影およびすりガラス影，に大別される．両側下肺野気管支血管束に沿って牽引性気管支拡張と容積減少を伴ったコンソリデーション〜一部すりガラス影を呈する像が，最も高頻度かつ典型的な所見である[210,211](図7-62，BOX 7-20)．これらは組織学的には，びまん性の肺胞隔壁肥厚と同部の線維化，炎症細胞浸潤に相当し(NSIPパターン)，しばしば内腔に突出する幼弱なポリープ状器質化(OPパターン)を伴う．また，これらのNSIPパター

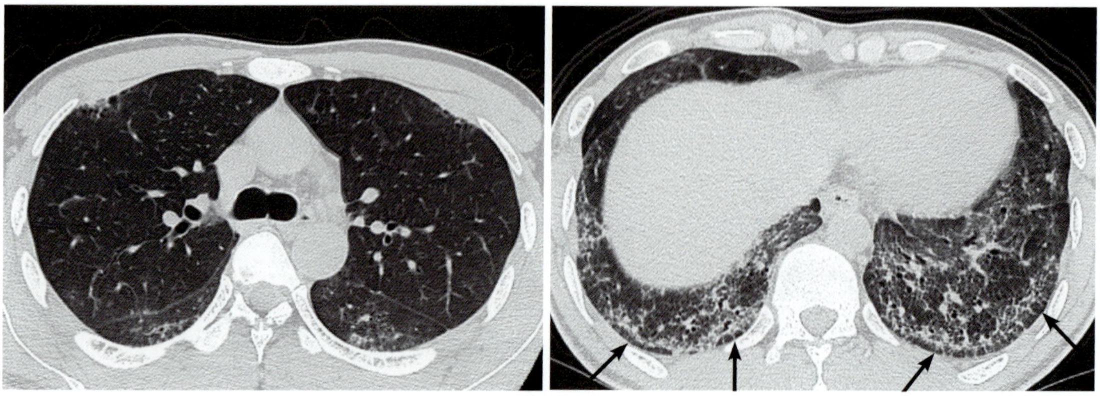

図 7-62　30 歳台男性　皮膚筋炎に伴う亜急性経過で発症した間質性肺炎
HRCT　A：気管分岐レベル，B：肺底部レベル　両肺びまん性，胸膜側かつ肺底部優位に，広範な線状網状影およびすりガラス影を認め，ごくわずかに牽引性気管支拡張を伴っている．肺底部では胸膜直下の所見は相対的に乏しく，胸膜下弓状線状影も認められる（B，→）．NSIP パターンに相当する所見と考えられる．

BOX 7-20　PM-DM 関連間質性肺炎の HRCT 所見

1) 亜急性〜慢性経過のものと急性経過のものに分けられる．
2) 亜急性〜慢性経過：NSIP/fibrosing OP パターンに相当．
    - 両側下肺野優位の気管支血管束に沿ったコンソリデーション〜一部すりガラス影
    - 胸膜直下に多発するコンソリデーション
    - 胸膜側に非区域性に広がる網状影およびすりガラス影
3) 急性経過：急性肺障害〜びまん性肺胞傷害に相当．
    - 胸膜直下に多発する斑状すりガラス影〜コンソリデーション
    - 時に肺底部優位，気管支血管束に沿う分布もみられる．

ンと OP パターンの併存に加え，両者の中間に位置するような OP with fibrosis/fibrosing OP（FOP）パターンという病理像も提唱されており[11]，この概念に相当する病変もみられうる．Akira らはかつて PM-DM 患者の CT 所見の経時的変化を検討し，当初，CT で胸膜下コンソリデーション，組織学的に bronchiolitis obliterans organizing pneumonia（BOOP，現行の OP に含まれる）を呈したものが，経過の CT では蜂巣肺様の所見を呈したことを報告している[213]（図 7-63）．

　治療反応性は当初，比較的良好であり，すりガラス影やコンソリデーションは消退傾向を示すが，牽引性気管支拡張と容積減少といった線維化病変は残存することが多い．また，経過中の再燃，突然の急性増悪も起こりうる．

　急性経過を示す病変は，PM よりも DM で多くみられる．発症時より急速進行性の病態として現れることが多く，しばしば予後不良である．びまん性の多発すりガラス影，コンソリデーションがみられ，コンソリデーションはしばしば気管支血管束周囲に分布する[214]．全

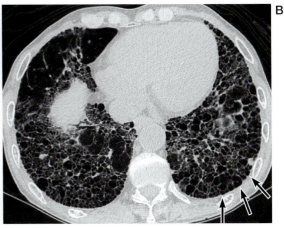

図7-63 50歳台男性 多発性筋炎に伴う亜急性発症の間質性肺炎
HRCT（下肺野レベルの肺野条件のみ提示） A：初診時，B：13年後 初診時(A)，胸膜直下主体に非区域性に広がる濃厚なコンソリデーション～すりガラス影を認め，下葉の容積減少が目立つ．13年後(B)，病変範囲は拡大し，コンソリデーションがみられた部位は網状影～小囊胞状変化を呈する領域として観察され，一部は蜂巣肺様(→)を呈している．

体的な浮腫を反映して，一見正常にみえる部位にも淡い濃度上昇がみられることや，肺野領域の浮腫を反映してすりガラス影とそれに重なる小葉間/小葉内間質肥厚像を伴う（crazy-paving appearance）ことがある．

　Minoらは19名のPM-DM関連間質性肺炎患者のCTを，経過を併せて報告している[215]．経過を追えた17名のCT所見は下肺野の気管支血管束に沿うコンソリデーションが主体で，しばしば胸膜下帯状影を伴い，16名が治療に伴い改善している．肺病変進行で死亡した症例の1例はすりガラス影が主体でランダムな分布を呈した（図7-64）．

　Tanizawaらは51例のPM-DM関連間質性肺炎患者の初診時CTを3群に分けて検討し[216]，lower consolidation/GGA pattern（下肺野末梢もしくは気管支血管束に沿ったコンソリデーションもしくはすりガラス影）を示すものが，抗CADM-140抗体陽性とともに，最初の90日間の生存率に関わる予後不良因子としている．Zouらは，37例のCADM患者の初診時CT所見をIchikadoらが作成したHRCTスコア[217]を用いて検討し，HRCTスコア182以上が1年致死率のリスク因子のひとつであるとしている[218]．

2) 筋炎特異的自己抗体と肺病変
① 抗ARS抗体

　抗ARS抗体は，古くより知られている抗Jo-1抗体をはじめ，抗PL7，EJ，OJ，PL12，KS抗体を含む8種類（BOX 7-21）が同定されている[219]．抗ARS抗体はPM，DMの両方にみられ，密接な関連があるが，同抗体陽性とPM-DMは同義ではなく，他の膠原病症例や特発性間質性肺炎の一部でも陽性となりうる[220]．

　抗ARS抗体は複数の抗体の総称であり，各抗体によって臨床像が多少異なるものの，間質性肺炎の頻度は90%以上と高く，そのほかにも多発関節炎やRaynaud現象，メカニックハンドなどの共通した臨床症候を高頻度に有するため，筋炎の有無を離れてanti-synthe-

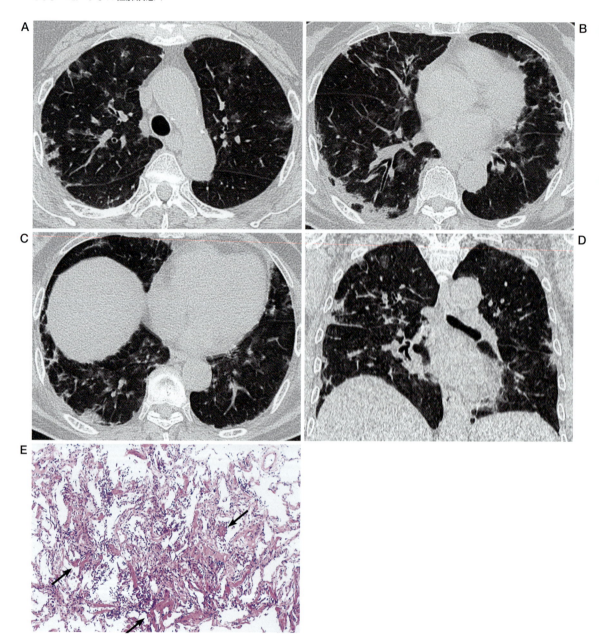

図 7-64　60 歳台女性　皮膚筋炎に伴う急速進行性間質性肺炎(抗体不明)
A〜D：HRCT(A〜C：横断像，D：冠状断像)，E：経気管支鏡的肺生検で得られた組織像(HE 染色，弱拡大)
HRCT(A〜D)では，両肺びまん性に多発する斑状のすりガラス影およびコンソリデーションを認める．分布は頭尾方向，水平方向ともに偏りがなく，ランダムな分布といえる．経気管支鏡的肺生検で得られた組織像(E)では，肺胞隔壁はびまん性に浮腫状の肥厚を呈し，肺胞腔内には浮腫やフィブリンの析出を認める(→)．入院から 3 週間で死亡退院．生検組織に硝子膜形成はみられなかったが，急性肺傷害を強く疑う所見であり，びまん性肺胞傷害の一部を反映していたと考えられる．

BOX 7-21　筋炎特異抗体と間質性肺炎

1) 抗 ARS 抗体は 8 種類の抗体が同定されている．
   - 間質性肺炎の頻度が高く，共通の臨床症候．
   - 下肺野かつ気管支血管束に沿ったコンソリデーションが典型的．
   - 初期治療への反応性はよいが再燃も多い．
2) 抗 MDA-5 抗体は予後不良因子．
   - 下肺野優位のすりガラス影～コンソリデーション，ランダムなすりガラス影がみられる．
   - しばしば急速進行性間質性肺炎として発症する．

tase syndrome（ASyS，本邦では抗 ARS 抗体症候群）と称される．

169 名の抗 ARS 症候群患者を対象とした Pinal-Fernandez らの検討[221]によると，発症時点で間質性肺炎を有する頻度は抗 PL7，PL12 抗体で高く，肺病変の重症度も高い．抗 Jo-1 抗体陽性では間質性肺炎の頻度がやや低い一方，筋症状の頻度が高い．しかし経過観察中には，いずれの抗体陽性者にも 70％以上で肺病変が認められ，抗 PL7，PL12 抗体においては，経過を通して肺病変を有するが筋症状に乏しい症例（CADM もしくは筋炎のない IIPs）が 19％，30％と高頻度である．

抗 ARS 抗体症候群における肺病変は，後述の抗 MDA-5 抗体陽性の場合に比し亜急性～慢性の経過を示し，初回治療への反応性が良好なことが多いが，経過中の再燃が多いことも知られている[222]．

抗 ARS 抗体陽性患者の CT 所見

早くから一般臨床での測定が可能であった抗 Jo-1 抗体に関しては単独の報告がある．17 例の抗 Jo-1 抗体陽性 PM-DM 患者の CT を検討した Karadimitrakis らの報告[223]では，うち 14 例に間質性肺疾患がみられ，下肺野優位のすりガラス影や網状影，時に牽引性気管支拡張を伴う NSIP パターンの症例が多いとしている．Tillie-Leblond らは，32 人の間質性肺炎を有する抗 Jo-1 抗体陽性抗 ARS 抗体症候群患者を急性/亜急性発症群と緩徐発症群に分けて検討[224]し，急性/亜急性発症群においては，びまん性斑状すりガラス影，肺底部優位の不整な線状影，肺底部優位のコンソリデーションの組み合わせが有意に多かったとしている（図 7-65）．

Waseda らは，抗 ARS 抗体症候群を呈する間質性肺炎患者 64 例（含む PM-DM，その他の膠原病症例，IIPs）の CT 所見を報告している[220]．病変の性状としては，すりガラス影（98.4％），網状影（67.2％），コンソリデーション（48.4％）の順に多くみられる．特筆すべきはその分布であり，これらの所見が下肺野（98.4％）かつ気管支血管束周囲（73.4％）～末梢（95.3％）を主体にみられ，下葉の容積減少を伴う（89.1％）というように，背景疾患に関わらず比較的均質な集団であることが特徴的といえる．パターン分類では，NSIP パターンが 35 例と最多で，OP with fibrosis パターン（FOP）が 22 例と次ぐ．FOP は以前 NSIP パターンと呼称されていたもののうち，コンソリデーション主体のものを指すとすれば理解しやすい（図 7-66，67）．

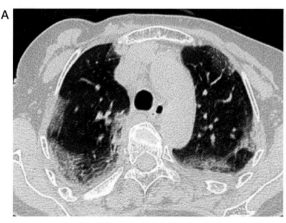 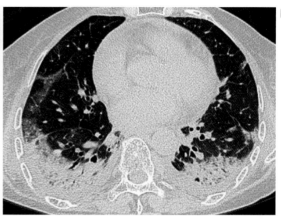

図7-65　70歳台女性　皮膚筋炎(CADM)に伴う急速進行性間質性肺炎(抗体不明)
HRCT　A：上肺野レベル，B：下肺野レベル　両肺びまん性，末梢胸膜直下に非区域性に広がるすりガラス影〜コンソリデーションを認め，下葉に顕著な容積減少を伴っている．コンソリデーション内部の牽引性気管支拡張は目立たない．両側胸水も貯留している．入院から2週間で死亡退院．抗体は不明．

　Hozumiらは，陽性となる筋炎特異抗体別にPM-DM関連間質性肺炎を検討し，抗ARS抗体症候群陽性患者のCT所見は全例がNSIPパターンもしくはNSIP with OPパターンに分類されたと報告している[225]．

② 抗MDA-5抗体

　抗MDA-5抗体は当初，臨床的に筋炎症状に乏しいCADM患者にて発現することが確認された抗CADM-140抗体と同一のものであり，MDA-5が対応抗原であることが判明して名称が変更されたものである．

　抗MDA-5抗体陽性患者では，急速進行性の経過を辿る急性〜亜急性経過の発症が主体で，強い呼吸困難を呈して救急受診することも少なくない．抗MDA-5抗体陽性患者の予後は初期段階で救命できるか否かが予後を決定すると考えられる[225]が，この急速進行性の間質性肺炎を呈して発症した場合には，臨床的にDMの診断がついていないこともあり，画像所見から抗MDA-5抗体陽性の可能性を述べることが救命につながると考えられる．

抗MDA-5抗体(抗CADM-140抗体)陽性患者のCT所見

　抗体が発見されてから，また保険収載になってからはさらに日が浅いため，現時点でCT所見についての報告は多くないが，基本的にはやや激しいOPパターンからびまん性肺胞傷害に至る急性肺傷害の像を呈すると考えられ，慢性経過の病変は報告がない(図7-68, 69)．

　Tanizawaらは，25名のDM関連間質性肺炎患者のHRCT所見を，抗CADM-140抗体陽性12名と陰性13名に分け比較検討している[214]．両群のHRCTパターンは有意に異なり，lower consolidation/GGAパターン，random GGAパターンは抗体陽性者に，lower reticulationパターンは陰性者に多い．抗CADM-140抗体陽性CADM患者4例の報告[226]では，いずれも下葉優位のコンソリデーションおよびすりガラス影を認め，うち1例は病理解剖所見にてびまん性肺胞傷害が確認されている．

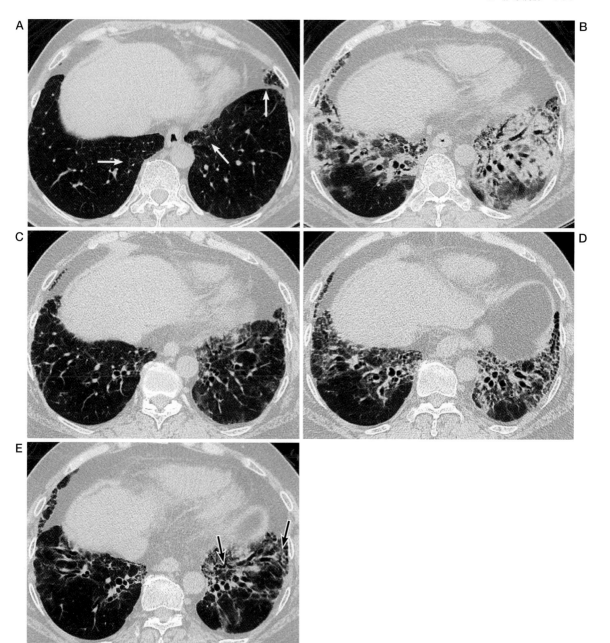

図 7-66　50 歳台女性　皮膚筋炎に伴う亜急性発症の間質性肺炎(抗 Jo-1 抗体陽性)
HRCT　A：初診時，B：3 か月後，C：B の 1 か月(初回治療)後，D：C の 8 か月後，E：再治療後　初診時(A)，両側肺底部左側優位に，わずかな網状影〜すりガラス影を認めるのみであった(→)が，3 か月後(B)，発熱および呼吸苦を呈して来院し，病変範囲の拡大と気管支血管束に沿った濃厚なコンソリデーションが出現していた．治療が開始され，さらに 1 か月後(C)には病変の大部分が消退したが，その 8 か月後(D)には再燃．再度ステロイドおよび免疫抑制剤にて消退傾向となる(E)が，経時的に病変部位の牽引性気管支拡張(→)が進行しているのがわかる．

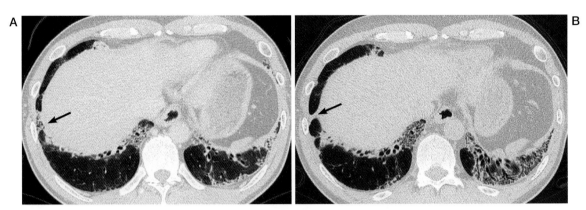

図 7-67　40 歳台男性　皮膚筋炎に伴う慢性経過の間質性肺炎（抗 EJ 抗体陽性）
HRCT　A：初診時，B：10 か月後　両側肺底部の横隔膜面に気管支血管束に沿って広がる病変を認める．初診時（A）ではコンソリデーションが主体であり，内部の気管支に軽度の拡張を認める．10 か月後（B），病変部は網状影へと変化し，内部の牽引性気管支拡張も明瞭化している．いずれも非常に狭い範囲に病変があるようにみえるが，大葉間胸膜と横隔膜面の交点（→）が通常より背側へ偏位しており，下葉に強い容積減少があることが示唆される．

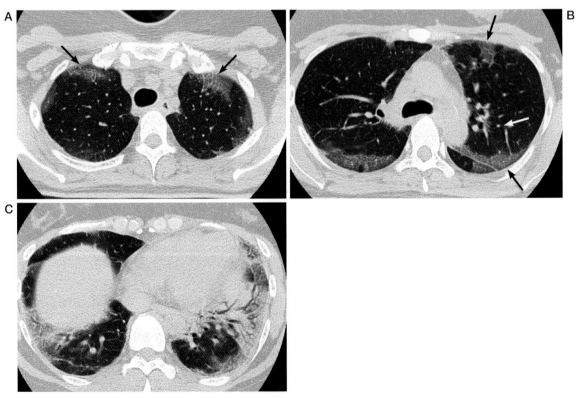

図 7-68　40 歳台女性　皮膚筋炎（CADM）に伴う急速進行性間質性肺炎（抗 MDA-5 抗体陽性）
HRCT　A：肺尖レベル，B：上肺野レベル，C：肺底部レベル　両肺びまん性，胸膜直下を主体に非区域性に広がるすりガラス影を認め，病変内部に小葉間・小葉内間質肥厚像を伴っている（crazy-paving appearance, A, B, →）．肺底部（C）では気管支血管束周囲〜末梢にかけて扇状に広がるコンソリデーションを認める．急性肺傷害を反映した所見と考えられるが，治療により病変の大部分は消退した．

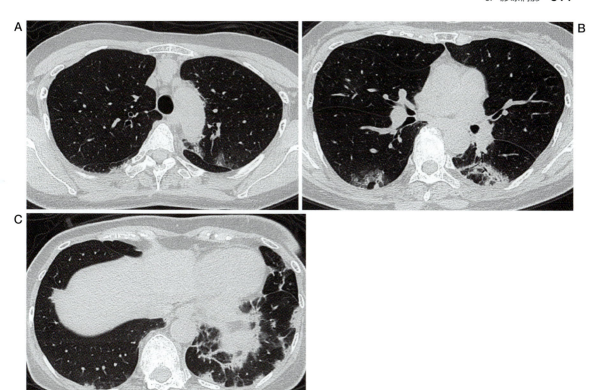

図 7-69 50 歳台女性 皮膚筋炎(CADM)に伴う亜急性間質性肺炎(抗 MDA-5 抗体陽性)
HRCT　A：上肺野レベル，B：肺門部レベル，C：肺底部レベル　両肺びまん性，胸膜直下を主体に斑状に分布するすりガラス影～コンソリデーションを認め，左下葉(C)では内層までランダムに所見が分布している．治療により病変の大部分は消退した．

C. 関節リウマチ rheumatoid arthritis：RA

　関節リウマチ(RA)は，関節滑膜炎を主徴として種々の関節外病変を合併する全身性炎症性疾患である．関節外病変のなかでも肺合併症の頻度は多く，RA 患者の胸部 CT では約50％の肺実質になんらかの異常が検出される．特に近年では RA の治療前に胸部 CT を施行される頻度が増えており，軽微な肺病変が検出される頻度も増えている．

　RA 患者に合併する肺疾患は，おもに RA の関節外病変としての RA 固有肺疾患と，RA の治療やそれ以外の要因に起因するその他の肺合併症に区別される(表 7 7)．RA 固有肺疾患は非常に多彩で，間質性肺炎，気道病変，胸膜病変，血管病変，その他まれな肺病変に分類される．近年 RA の治療は飛躍的に進歩し，RA 患者の ADL，生命予後は著しく改善してきた．一方で RA の治療に関連した肺合併症も大きな問題となりつつあり，薬剤性肺炎，肺感染症，肺腫瘍などの肺合併症には常に注意を払う必要がある．RA 患者に対してはこれら多彩な肺疾患に対する画像診断は不可欠であり，さらに肺疾患診断後の CT による定期的なフォローアップも重要となる．

表 7-7　関節リウマチ(RA)の肺合併症
RA 固有肺疾患
間質性肺炎(UIP, NSIP, OP, DAD など) 気道病変(気管支拡張症, 濾胞性細気管支炎, 閉塞性細気管支炎 など) 胸膜病変(胸膜炎, 胸膜肥厚) 血管病変(肺高血圧, 肺胞出血) その他(リウマチ結節, 肺気腫 など)
RA に直接由来しない肺合併症
薬剤性肺炎(NSIP, OP, EP, DAD, HP, UIP パターン) 肺感染症〔一般細菌, 抗酸菌(肺結核, 非結核性抗酸菌)〕, 真菌(ニューモシスチス, クリプトコッカス など) 肺腫瘍(肺癌, MTX 関連リンパ増殖性疾患)

1) RA 固有肺疾患
① 間質性肺炎

　RA に合併する間質性肺炎は多彩であり, その存在は RA 患者の治療方針, 予後を大きく左右する. 頻度は男性, 喫煙者, リウマチ因子高値, RA の罹患期間が長い患者に多い. 間質性肺炎は RA 患者の胸部単純 X 線写真の 5％程度に認めるが, HRCT では 20％程度に認める[227]. 最も多い画像パターンは通常型間質性肺炎(UIP)で, RA の間質性肺炎の 50％を占め, 次いで非特異性間質性肺炎(NSIP：40〜50％), 器質化肺炎(OP：10％)の順に続く[228]. このほか時にびまん性肺胞傷害(diffuse alveolar damage：DAD), 剥離性間質性肺炎(desquamative interstitial pneumonia：DIP), リンパ球性間質性肺炎(lymphocytic interstitial pneumonia：LIP), 胸膜実質性線維弾性症(pleuroparenchymal fibroelastosis：PPFE)などにも遭遇する. これらを一括してリウマチ肺と呼ぶことがあるが, それぞれ治療方針や予後は大きく異なるため, 一括りの疾患概念で呼ぶことは避けるべきである[229].

　各 RA 関連間質性肺炎の CT 所見は特発性間質性肺炎と類似している[10,11,230](BOX 7-22)(「2. 原因不明の間質性肺炎」の項を参照). しかし RA 関連間質性肺炎ではいくつかの間質性肺炎パターンが重複し, 浸潤影やすりガラス影が多くみられたり, 上・中肺野, 腹側に陰影が多く分布したりするものもある. また間質性肺炎と気道病変が混在し, 末梢気道病変を想起させる多発微小結節やモザイクパターンが目立つ症例もある(図 7-70, BOX 7-23). 逆にこれらの所見が RA を含めた膠原病合併間質性肺炎や, 間質性肺炎が膠原病の発症に先行する, いわゆる肺野病変先行型の診断の手がかりになることもある. RA 関連間質性肺炎の肺病理所見では, 胚中心を伴ったリンパ濾胞の形成, 間質へのリンパ形質細胞浸潤, 血管周囲結合組織のコラーゲン沈着, 広範な胸膜炎所見などが特発性間質性肺炎より多くみられ, これらの病理所見が RA を含めた膠原病合併間質性肺炎を疑うきっかけになることもある(図 7-71).

　RA 関連間質性肺炎では画像診断による UIP パターンは非 UIP パターンと比べ予後が悪いことが報告されている[231]. このため画像診断で UIP を鑑別することは予後を推測するう

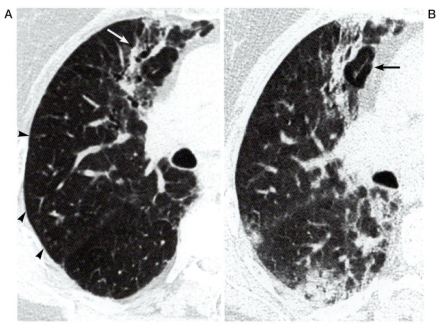

図 7-70　50 歳台女性　非特異性間質性肺炎と濾胞性細気管支炎の合併例
A：HRCT（吸気条件），B：HRCT（呼気条件）　吸気条件（A）では気管支血管束周囲に浸潤影（→）と内部の牽引性気管支拡張像のほか，粒状影，分岐状影（▶）を認める．呼気条件（B）では一部に小葉単位でエア・トラッピングを認める（→）．

BOX 7-22　RA 関連間質性肺炎の HRCT 所見

- 通常型間質性肺炎（UIP）：両側下肺野，胸膜直下優位の網状影，蜂巣肺，牽引性気管支拡張
- 非特異性間質性肺炎（NSIP）：両側下肺野，気管支血管束周囲の対称性すりガラス影，浸潤影，網状影，牽引性気管支拡張
- 器質化肺炎（OP）：胸膜直下や気管支血管束周囲の浸潤影
- びまん性肺胞傷害（DAD）：広範なすりガラス影，浸潤影

BOX 7-23　RA 関連間質性肺炎の特徴

- 通常型間質性肺炎（UIP）が最も多く，次いで非特異性間質性肺炎（NSIP），器質化肺炎（OP），びまん性肺胞傷害（DAD）と続く．
- 複数の間質性肺炎パターンが重複する場合がある．
- 所見が上・中肺野や腹側にも目立つことがある．
- 気道病変を示唆する多発微小結節やモザイクパターンが目立つ場合がある．
- 肺野病変が RA の発症に先行することがある．
- 急性増悪した場合，予後は不良．

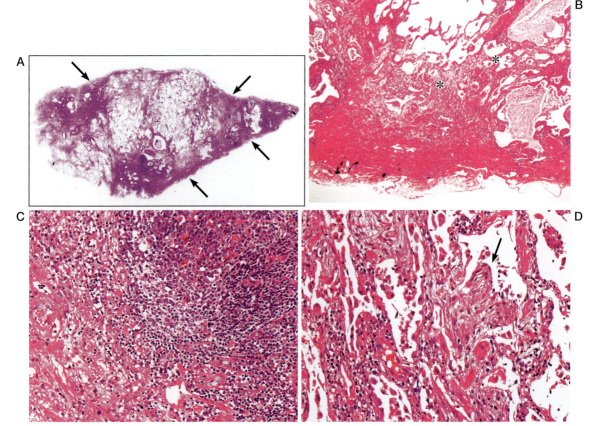

図 7-71　60 歳台男性　UIP パターンの肺病理組織像
A：肺病理組織像パノラマ像　散在性の線維化病変が胸膜直下肺優位にみられる（→）．B：HE 染色（×40）　胸膜直下肺は平滑筋増殖を伴う密な線維化（*）で健常肺へゆるやかに移行する．C：HE 染色（×200）　線維化内に胚中心を伴うリンパ濾胞がみられる．D：HE 染色（×200）　肺胞壁の炎症性肥厚，上皮異形再生と脱落，ならびに気腔内器質化がみられる（→）．（大垣市民病院症例）．

えで重要である．RA-UIP の CT 所見は特発性肺線維症同様，網状影と蜂巣肺，牽引性気管支拡張が下葉，胸膜直下にみられることが特徴である（図 7-72）．しかし前述のように典型的な UIP パターンを呈さず，最終的に IPF/UIP の CT パターン分類での inconsistent with UIP パターンに分類されることも多い．近年，一部の RA-UIP では，蜂巣肺の形成が CT や病理学的に気管支の破壊性炎症により生じた嚢胞様拡張で，特発性肺線維症の蜂巣肺の形成と異なる症例も報告されている[232]．NSIP の CT 所見は，すりガラス影や浸潤影，組織の線維化を反映する網状影や牽引性気管支拡張が，おもに下肺野，気管支血管束周囲に両側対称性に認める（図 7-73）．OP の CT 所見は胸膜直下もしくは気管支血管束周囲の浸潤影で，移動することが特徴であるが，移動しないことも多い．RA の治療下では細菌性肺炎や薬剤性肺炎との鑑別が問題となる（図 7-74）．DAD の CT 所見は新たに広範なすりガラス影，浸潤影を呈し，急激に呼吸不全に至るため RA 関連間質性肺炎のなかでは最も予後が悪い[231]（図 7-75）．

RA 関連間質性肺炎では 10〜20％ に急性増悪を合併する[233,234]．急性増悪は UIP に合併す

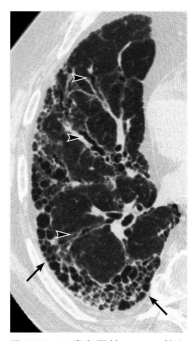

図 7-72　60 歳台男性　RA に伴う通常型間質性肺炎(UIP)
HRCT　右肺背側胸膜直下に網状影と蜂巣肺(→)，牽引性気管支拡張(▶)を認める．

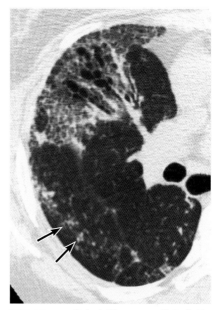

図 7-73　40 歳台女性　RA に伴う非特異性間質性肺炎(NSIP)
HRCT　右上葉気管支血管束周囲にすりガラス影，網状影を認め，内部に牽引性気管支拡張像を認める．また，背側には胸膜より一層内側に粒状影が並んでいるのがわかる(→)．

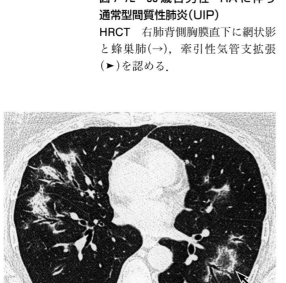

図 7-74　50 歳台女性　RA に伴う器質化肺炎(OP)
HRCT　両肺気管支血管束周囲に斑状の浸潤影を認め，内部に air bronchogram (気管支透亮像)を伴う．一部に reverse halo sign を認める(→)．

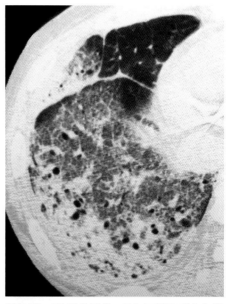

図 7-75　50 歳台男性　RA に伴うびまん性肺胞傷害(DAD)
HRCT　びまん性にすりガラス影を呈し内部に crazy paving appearance を認める．また，背側には濃厚な浸潤影を認める．

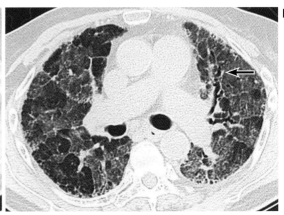

図 7-76　70 歳台女性　RA-UIP の急性増悪
A：造影 CT，B：単純 CT（急性増悪時）　造影 CT（A）では，両肺胸膜直下にごくわずかに網状影を認める（→）．5 か月後，感染や新たな薬剤投与なく急激な呼吸不全をきたした．急性増悪時の CT（B）では両肺びまん性にすりガラス影が出現し，モザイクパターンを呈している．また一部に牽引性気管支拡張像を認める（→）．

ることが多いが NSIP にも合併しうる．急性増悪時の CT 所見は，既存の間質性肺炎像に加え新たに出現する散在性もしくは広範なすりガラス影，浸潤影を認め，のちに線維化の進行とともに牽引性気管支拡張を呈する（図 7-76）．間質性肺炎を有する RA 患者では常に急性増悪の出現に注意が必要である．

② 気道病変

　RA は膠原病のなかで最も気道病変を合併する頻度が高く，その有病率は 20～40% とされている[235,236]．近年いくつかの菌種の気道，肺への感染が RA に関連した自己免疫を誘導することが証明され，気道感染が RA の発症の一部に関与しているとの報告がある[237]．このため気道は RA の関節外病変のみならず，RA の発症を担う一臓器としても注目されている．気道病変を有する RA 患者は気道感染症の合併頻度が高い．特に RA に対するステロイドや生物学的製剤などの RA 治療薬の使用は気道感染症の合併，悪化の危険因子といえる．このため RA 患者の治療の際には画像による気道病変の評価が必要である．

　RA の気道病変は中枢から末梢気道まで広範に起こり，中枢気道に起こる気管支拡張症，直径 2 mm 以下の末梢気道に起こる濾胞性細気管支炎（follicular bronchiolitis：FB），閉塞性細気管支炎（bronchiolitis obliterans：BO），細胞性破壊性細気管支炎（cellular and destructive bronchiolitis：CDB）などに多岐にわたる．またこれらが混在していることも多い．

　気管支拡張症は RA 患者で最も多くみられる気道病変である．原因は RA 自体による内因性の炎症，気道感染や細菌への免疫過剰反応などにより気管支壁の破壊性変化が起きるためと推定されている．気管支拡張症は臨床上慢性咳嗽や喀痰を呈することもあるが，無症状で CT により偶然発見される軽症例も多い．気管支拡張症はその形状から円柱状，静脈瘤状，囊状気管支拡張に分類される（Ⅷ章「11-d. 気管支拡張症」の項を参照）．Naidich らは，CT にて気管支内腔径が伴走する肺動脈の外径より大きければ気管支拡張とすることを提唱している[238]（図 7-77，BOX 7-24）．このほか，気管支の先細りの消失，気管支内腔の円柱状の粘液貯留も気管支拡張を示す所見である．

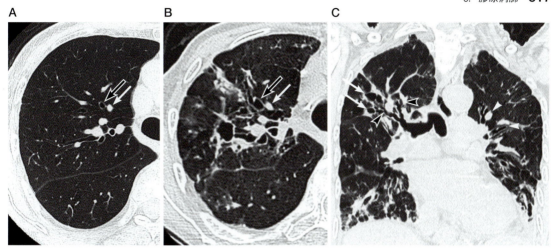

図7-77 70歳台女性 RAに伴う気管支拡張症
A：単純CT（RA発症時），B：単純CT（5年後），C：MPR冠状断像　RA発症時（A）は気管支拡張症の発症前で，RA発症5年後（B）には著明な気管支拡張像を認める．気管支の内径（黒矢印）は伴走する肺動脈の外径（白矢印）より太い．MPR冠状断像（C）では，気管支は円柱状で先細りが消失し（►），一部は囊胞状に拡張している（→）．

BOX 7-24　RA関連気道病変のHRCT所見

- 気管支拡張症（最多）：円柱状，囊状，静脈瘤状気管支拡張
  気管支内腔径＞伴走する肺動脈の外径，気管支の先細りの消失，気管支内腔の円柱状の粘液貯留
- 濾胞性細気管支炎（FB），細胞性破壊性細気管支炎（CBD）
  小葉中心性粒状影や分岐状影，気管支壁の肥厚，細気管支および気管支拡張
- 閉塞性細気管支炎（BO）
  肺過膨張所見とモザイクパターン，呼気CTでエア・トラッピング
  進行例は中枢側まで気管支拡張や壁肥厚がみられる．

　濾胞性細気管支炎（FB）はRAやSjögren症候群でよくみられる病変である．病理学的には胚中心を伴ったリンパ濾胞がおもに細気管支壁に分布し，この領域へのリンパ球の浸潤も認め，リンパ増殖性疾患に分類される（図7-78 A～C）．FBのCT所見は，気管支，細気管支への炎症細胞浸潤を反映し，小葉中心性粒状影や分岐状影，気管支壁の肥厚を認める（図7-78 D）．進行例は細気管支および気管支の拡張も認める．
　閉塞性細気管支炎（BO）はconstrictive bronchiolitisともよばれる．病理学的には粘膜上皮傷害に伴い，細気管支内腔へのフィブリンの析出とその器質化に続き線維化が起こり，内腔が不完全・完全閉塞に至る．このため臨床的に著明な閉塞性換気障害から呼吸困難をきたす．原因はRAよる内因性炎症のほか，D-ペニシラミンや白金製剤といったRA治療薬でも起こるが，現在これらの薬剤が使用される機会は少ない．通常，病変は両肺びまん性に存在し，HRCTでは肺過膨張による広範な肺野濃度の低下を認める（図7-79）．散在性に病変

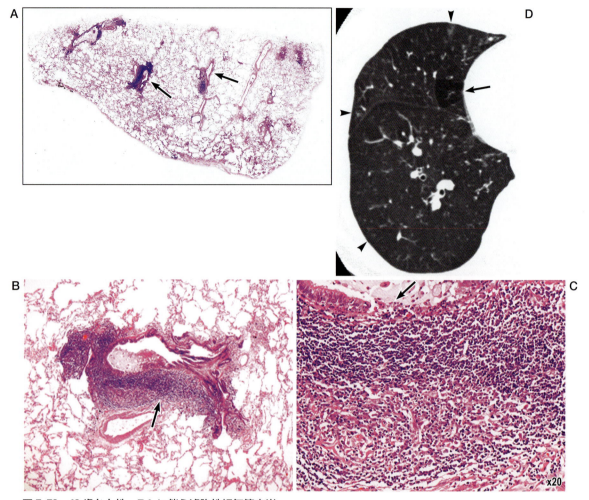

図 7-78　40 歳台女性　RA に伴う濾胞性細気管支炎
A：HE 染色（パノラマ像），B：HE 染色（×40），C：HE 染色（×200），D：HRCT　HE 染色パノラマ像（A）では軽度の拡張を示す細気管支（→）とその周囲に青色調の変化を見る．40 倍像（B）では細気管支壁には胚中心を伴うリンパ濾胞がみられる（→）．200 倍像（C）では細気管支壁には一部にびらんを認める（→）．HRCT（D）では細気管支病変を示唆する分岐状影，粒状影を認める（▶）．また肺野では一部小葉単位でモザイクパターンを示している（→）．（昭和大学藤が丘病院症例）．

が存在する場合には，正常領域と病変との混在により不均一なモザイクパターンを示す．さらに呼気 CT ではエア・トラッピング（air trapping）を呈し，診断に有用となる．BO の進行例では細気管支から中枢気管支までの拡張や壁肥厚像を呈するようになる．また，肺野の過膨張が進行し細胞浸潤は減少するため小葉中心性粒状影や分岐状影はわかりにくくなる．細胞性破壊性細気管支炎（CBD）は BO の亜型で，気管支壁全体の炎症により起きた破壊性変化と線維化で，気管支内腔の閉塞をきたす．CT では小葉中心性粒状影や分岐状影，気管支壁の肥厚を示す．

③ 胸膜病変

RA の胸膜病変としては胸膜炎がよく知られているが，日常で遭遇する機会は多くない．しかし，RA 患者の剖検の 40％に胸膜炎所見を認めたとの報告がある[239]．RA による胸膜

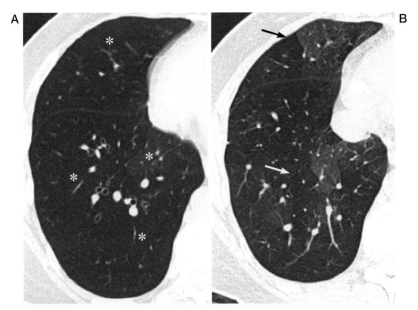

図 7-79　60 歳台男性　RA に伴う閉塞性細気管支炎
A：HRCT（吸気条件），B：HRCT（呼気条件）　吸気条件（A）では肺野の過膨張，透過性亢進を認め，一部はモザイクパターンを呈している（＊）．呼気条件（B）では小葉単位でエア・トラッピングがより明瞭化する（→）．

炎の CT では胸水，胸膜肥厚が認められる（図 7-80）．胸水は男性に多く通常，片側性である．胸膜肥厚は通常，無症状で臨床的に問題になることは少ない．

④ 血管病変

RA では肺高血圧を呈することがあり，原因は RA の血管病変によるものと間質性肺炎や肺気腫など既存の肺疾患による二次性肺高血圧とに分けられる．RA の血管病変に由来する肺高血圧はまれである．肺高血圧の CT 所見では，肺動脈主幹部の径が同レベルの上行大動脈径より大きく（図 7-81），肺野条件では血流不均衡を示唆するモザイクパターンが認められる．しかし間質性肺炎による二次性肺高血圧では，肺の線維化により縦隔が牽引され肺動脈主幹部の径と肺動脈圧とが必ずしも相関しないことがあり[240]，正確な評価のためには心臓超音波検査や右心カテーテルでの評価を要する．

悪性リウマチでは多臓器に血管炎を生じるが，肺毛細血管炎を合併した場合にはびまん性肺胞出血をきたすことがある．この場合，小葉中心性や汎小葉性のすりガラス影や，進行した場合には胸膜直下がスペアされた広範な浸潤影を呈する．時間の経過とともにヘモジデリン貪食マクロファージの間質への集積により小葉間隔壁の肥厚を認める．

⑤ その他の肺病変

皮下のリウマチ結節と同様，肺内にもリウマチ結節を認めることがあるが，日本人ではまれである．多くは無症状であるが，CT で発見された場合には時に肺癌との鑑別が必要になる．通常，境界明瞭な円形の結節でしばしば内部に空洞を伴う（図 7-82）．

RA では健常者より喫煙率が高く，喫煙が RA の発症リスクの一つと考えられているが，RA 患者では非喫煙者においても健常者より肺気腫の合併が多い[241]．

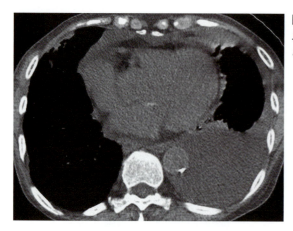

図 7-80　80 歳台男性　RA に伴う胸膜炎
単純 CT　縦隔条件では左側に著明な胸水の貯留を認める.

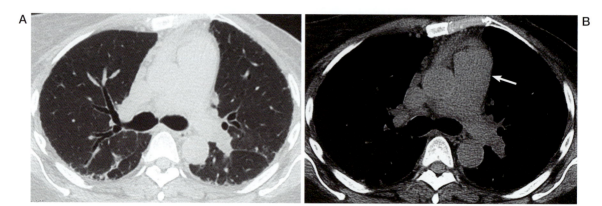

図 7-81　50 歳台女性　RA に伴う肺高血圧症
A：単純 CT（肺野条件），B：単純 CT（縦隔条件）　肺野条件（A）では両側下肺野胸膜直下にわずかな間質性変化を認める．縦隔条件（B）では，肺動脈主幹部の径は上行大動脈径より拡張している（→）．

　RA 単独では通常，肺内に多発する囊胞を認めないが，RA 患者の 1 割に二次性 Sjögren 症候群を合併し，その場合にはリンパ形質細胞の末梢気道肺胞壁浸潤，肺胞壁の破壊などにより多発囊胞を合併することがある（次項参照）．

2）RA に合併するその他の肺疾患
① 薬剤性肺炎

　RA の治療中に起こる新たな肺陰影の出現時には，常に薬剤性肺炎の可能性を念頭に置かなくてはならない．RA の薬剤性肺炎の危険因子としては高齢，既存の間質性肺炎，糖尿病などが知られている[242]．薬剤性肺炎のパターンはどの間質性肺疾患に類似しているかでおおよそ分類され，UIP，NSIP，OP，DAD，過敏性肺炎（HP），好酸球性肺炎（EP）パターンなどに分けられるが（Ⅷ章「6. 薬剤性肺障害」の項を参照），必ずしも当てはまらなかったり，いくつかのパターンが重複していたりするケースも少なくない．RA 治療薬の種類により起こる薬剤性肺炎のパターンは異なり，多くの薬剤は 1 つ以上の反応パターンを示す．OP や EP パターンでは胸膜直下に非区域性浸潤影を呈し，肺感染症との鑑別を要することもあ

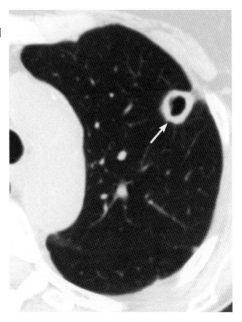

図 7-82　60 歳台男性　RA に伴うリウマチ結節
単純 CT（肺野条件）　左上葉胸膜直下に内部に空洞を伴う境界明瞭な結節性陰影を認める（→）．

る．DAD パターンは前述の広範なすりガラス影，浸潤影を認め，急性経過を辿り予後が悪い．

RA 治療薬として最も多く用いられるメトトレキサート（methotrexate：MTX）による薬剤性肺炎（MTX 肺炎）では，NSIP，OP パターン，RA の免疫過剰反応から HP パターンや，時に DAD パターンを呈する（図 7-83）．ニューモシスチス肺炎との鑑別が重要であるが，しばしば画像のみでの鑑別は困難である[243]．

② 肺感染症

RA における易感染性は T リンパ球などの免疫応答機能の低下，ステロイドや MTX，生物学的製剤といった RA 治療薬の使用，および既存の肺疾患などに起因する．RA 治療薬投与下では臨床的に発熱，咳嗽などの典型的な呼吸器感染症状を呈さないことがある．CT 所見も同様に，肺局所での病原体に対する宿主の反応低下や過剰反応のため，典型的な CT 所見をとらないこともあり注意を要する．

RA では一般細菌による肺炎，気管支拡張症急性増悪，肺結核，非結核性抗酸菌症，ニューモシスチス肺炎（図 7-84）の発症リスクが健常者と比べて有意に高い．特にステロイドや生物学的製剤といった RA 治療薬使用下では発症リスクはさらに上昇するため，これら薬剤の使用にあたっては胸部 CT による定期的な評価が必要である．

③ 悪性腫瘍

RA 患者は健常者に比べ肺癌の発生が多いことが知られている．肺癌の発生には間質性肺炎の存在も重要で，高柳らは RA-UIP 患者の 19.4％ に肺癌が合併し，逆に RA 合併肺癌患者の 50％ に UIP を認めたと報告している[244]．間質性肺炎を合併した RA 患者では高い肺癌発症リスクに反し早期に肺癌を見つけることは時に困難であり，CT は間質性肺炎のフォローアップと同時に肺癌の早期発見にも重要な役割をもつ（図 7-85）．

MTX 投与下の RA 患者ではまれに MTX 関連リンパ増殖性疾患を合併する．胸部 CT では単発や多発で斑状の浸潤影やすりガラス影を認める．分布は気管支周囲，胸膜直下，もし

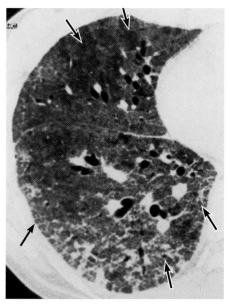

図7-83 50歳台女性　メトトレキサートによる薬剤性肺炎
HRCT　びまん性に広がるすりガラス影と，一部内部に微細な網状影(crazy-paving appearance)やモザイクパターンを認める(→).

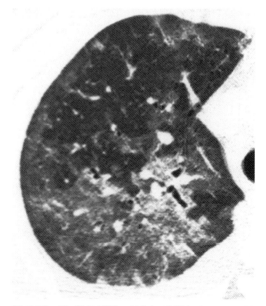

図7-84　70歳台男性　RAに合併したニューモシスチス肺炎
HRCT　散在性に地図状に分布するすりガラス影を認める．

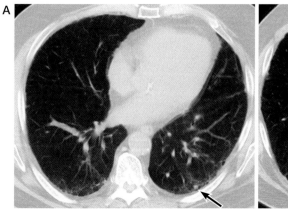
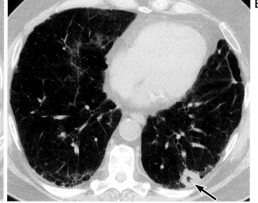

図7-85　70歳台男性　RA-UIPに合併した肺腺癌
A：単純CT(肺野条件)，B：単純CT(1年後)　正常肺と間質性肺炎との境界に3mm大の結節影を認める(A，→)．1年後(B)，結節は2cm大に拡大(→)．内部に空洞を伴いリウマチ結節も疑われため外科的肺生検を施行したところ，腺癌が証明された．

くはランダムである．同時にリンパ節腫大を伴うことも多い(図7-86)．

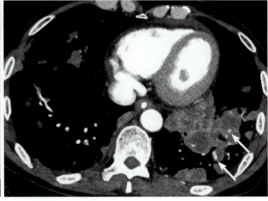

図7-86 60歳台男性 メトトレキサート投与中に起きたリンパ腫様肉芽腫症
A：CT（肺野条件），B：造影CT　肺野条件（A）では両側下葉，肺底部を中心に多発する不整形結節や腫瘤を認める．これらは主としてリンパ路上に位置し，一部，小葉間隔壁の肥厚を認める（▶）．造影CT（B）では腫瘤辺縁の造影効果や血管貫通像を認め（→），病変内部に壊死を疑う不均一な低吸収域を認める．（佐賀大学症例）．

d. Sjögren 症候群　Sjögren syndrome：SjS

Sjögren症候群（SjS）は，おもに涙腺および唾液腺の外分泌腺炎症をきたす自己免疫性疾患である．外分泌腺機能低下による乾燥症状が特徴的で，乾性角膜結膜炎と口内乾燥症を主症状とする．40〜50歳台の発症が多く，患者の約90％は女性である．約半数の症例で，肺，肝臓，腎臓，末梢神経などの外分泌腺外に炎症性病変が出現する．間質性腎炎・尿細管性アシドーシスは比較的特異性が高い．関節痛や皮膚環状紅斑，Raynaud現象などもみられる[245]．

SjSは，臨床的に原発性と他の膠原病に随伴する続発性に分類される．続発性は約50％にみられ，関節リウマチ（RA）が最も高頻度であり，そのほか全身性エリテマトーデス（SLE），全身性硬化症（SSc），皮膚筋炎/多発性筋炎（PM-DM）などに伴って認められる．検査所見では，抗SS-A，抗SS-B抗体の陽性率が高く，診断に有用である[245]．

SjSにおいて気道・肺病変が認められる頻度は，臨床症状，画像所見，呼吸機能などの異常によって，9〜75％と幅広く報告されている[246]．その病変は，1) 気管気管支腺の外分泌機能低下による気道病変，2) リンパ増殖性疾患（lymphoproliferative disorder：LPD），3) 間質性肺炎に大きく分類される[247,248]が，アミロイドーシスや，まれに肺高血圧や胸膜病変を合併し，非常に多彩である（BOX 7-25）．臨床症状では，咳嗽や呼吸困難が一般的である．呼吸機能検査では，1) 気道病変では末梢気道閉塞所見が，2) リンパ増殖性疾患や3) 間質性肺炎では拘束性換気障害や拡散障害が認められる[247]．

1) 気管気管支腺の外分泌機能低下による気道病変

病理学的に，気管気管支粘膜下にリンパ球の浸潤がみられる．このため気道は狭小化し，気管支炎による気管支壁肥厚や気管支拡張所見が認められる[249,250]．気管支内の粘液貯留の

> **BOX 7-25** SjS の気道・肺病変の HRCT 所見
>
> 1) 気道病変
>   - 気管支壁肥厚や気管支拡張
>   - 濾胞性細気管支炎
>   小葉中心性の淡い粒状影や分岐状影
>   "tree-in-bud appearance"
> 2) リンパ増殖性疾患(LPD)
>   - リンパ球性間質性肺炎
>   気管支血管束や小葉間隔壁の肥厚
>   小葉中心性の粒状影
>   すりガラス影や浸潤影
>   小葉中心部に大小の薄壁嚢胞
>   - 悪性リンパ腫の合併
>   肺内の結節・腫瘤，浸潤影
>   縦隔肺門リンパ節の腫大
>   胸水
> 3) 間質性肺炎

ために肺炎や無気肺がみられることもある．

　濾胞性細気管支炎(follicular bronchiolitis)は RA に合併するが，SjS においても重要な末梢気道病変である．肺のリンパ濾胞は粘膜関連リンパ組織(mucosa-associated lymphoid tissue：MALT)の一種と考えられており，濾胞性細気管支炎では，病理学的に，細気管支周囲間質に融合性の胚中心をもつリンパ濾胞の浸潤が多数認められる．本症は後述のリンパ増殖性肺疾患のひとつとも考えられている．細気管支上皮への浸潤もみられ，細気管支内腔狭窄や粘液栓，肉芽組織，一部壁や周囲の線維化も認められる．HRCT では，これらの変化を反映して小葉中心性の淡い粒状影や分岐状影，呼吸細気管支レベルの粘液貯留による"tree-in-bud appearance"がみられる[249](図 7-87)．さらに，エア・トラッピングによるモザイク状の肺野吸収値の濃淡(mosaic attenuation)がみられ，呼気撮像で顕著となる[249,251](図 7-87)．

2) リンパ増殖性疾患(LPD)

　リンパ球性間質性肺炎(lymphoid interstitial pneumonia：LIP)は，2002 年の ATS/ERS コンセンサスでは間質性肺炎の一型に分類されているが，現在でも肺のリンパ濾胞の過形成によるリンパ増殖性疾患とする考え方が一般的である[6]．LIP を間質性肺炎とする立場からすれば，LIP は主として肺胞隔壁へリンパ球系細胞の浸潤がみられるものであり，広義間質への浸潤が広汎にみられるものは diffuse lymphoid hyperplasia (DLH) と捉えることが望ましい[252]．リンパ増殖性肺疾患の疾患概念に関してはⅧ章「12. リンパ増殖性肺疾患」の項を参照していただきたい．基礎疾患のない特発性はまれで，免疫異常や HIV などのウイルス

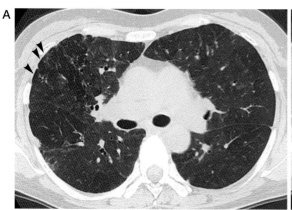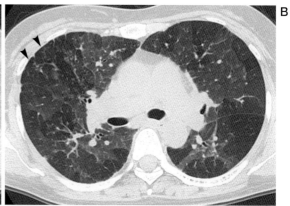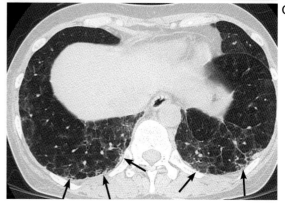

図 7-87 50 歳台女性　Sjögren 症候群にみられた濾胞性細気管支炎と非特異性間質性肺炎（NSIP）
A：吸気 HRCT，B：呼気 HRCT，C：HRCT（肺底部）
吸気 HRCT（A）では，両肺にはモザイク状の肺野吸収値の濃淡（mosaic attenuation）がみられ，呼気撮像（B）で明瞭となっている．右中下葉では，気管支〜細気管支壁の肥厚や小葉中心性粒状影（▶），分岐状影が認められる．肺底部（C）では，背側の気管支血管束や胸膜下に線状網状影が非連続性にみられる（→）．蜂巣肺はみられず，周囲肺はエア・トラッピングのために過膨張性変化を呈している．

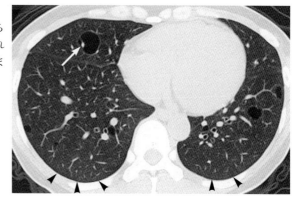

図 7-88 40 歳台女性　Sjögren 症候群
HRCT　両側肺に多発性に大小の薄壁囊胞が認められる．右中葉の囊胞には，内部に血管が取り残されてみられる（→）．両肺胸膜下主体に小粒状影がびまん性に分布している（▶）．

感染症，RA や SjS などの膠原病などを背景にして発症する．SjS では，原発性の症例に認められる[255,261]．病理学的には，異型のない成熟リンパ球が気管支血管束や小葉間隔壁を含めた広義間質や肺胞隔壁に広範に浸潤する．以前に LIP として報告された検討からは，HRCT では，リンパ路に沿ったこれらの病変分布を反映して，気管支血管束や小葉間隔壁の肥厚，小葉中心性の粒状影，すりガラス影がみられるとされた[254]（図 7-88）．さらに，小葉中心部に多発性に大小の薄壁囊胞がみられことが多く，以前の定義の LIP に特徴的であると同時に，予後因子のひとつと考えられている[253,255]（図 7-88, 89）．

しかし，最近では，囊胞は本症でよくみられる所見であり，呼吸機能や予後には影響を与

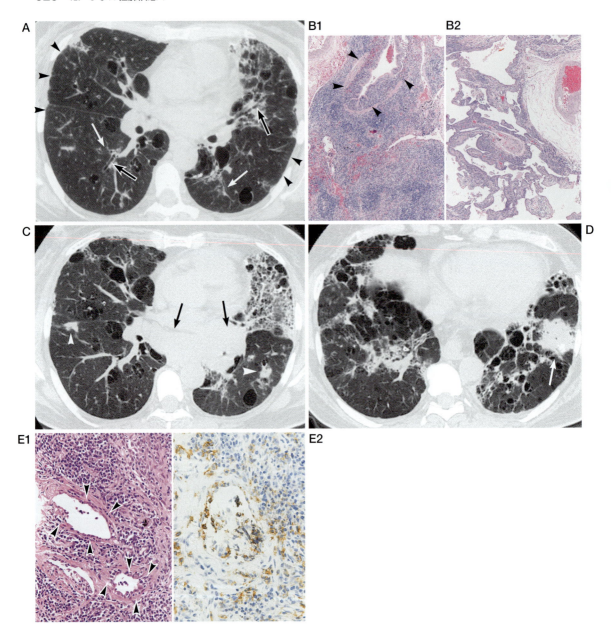

図 7-89　50 歳台女性　Sjögren 症候群にみられたリンパ球性間質性肺炎(LIP)と MALT リンパ腫
A：HRCT，B：胸腔鏡下肺生検の病理組織像(舌区)　C, D：A から 5 年後の HRCT，E：D の左下葉の腫瘤の CT ガイド下肺生検の病理組織像　HRCT(A)では，両側肺に気管支血管束の肥厚があり(→)，小葉間隔壁の肥厚や小葉中心性粒状影もみられる(▶)．舌区にはすりガラス影や網状影もみられる．さらに両側肺に大小多数の薄壁囊胞が認められる．同時期の肺生検の病理組織像(B)では，気管支粘膜下組織(▶)や周囲間質(B1)，肺胞壁(B2)にびまん性にリンパ球と形質細胞の浸潤がみられ，リンパ球性間質性肺炎と診断された．別部位には，アミロイド沈着や骨化もみられた．A から 5 年後の HRCT(C, D)では，舌区や右下葉の気道周囲に浸潤影や網状影が広がり，両肺の薄壁囊胞は一部増大している．また，左下葉に石灰化を伴う腫瘤影が出現し(白矢印)，その他にも結節が多発している(▶)．縦隔肺門の著明なリンパ節腫大も認められる(黒矢印)．左下葉の腫瘤の肺生検の病理組織像(E)では，細気管支上皮内にリンパ球の浸潤(▶)がみられ(E1)，モノクローナル(L26 陽性 B 細胞)な異常細胞の浸潤によって lymphoepithelial lesion を形成しており(E2)，MALT リンパ腫と診断された．

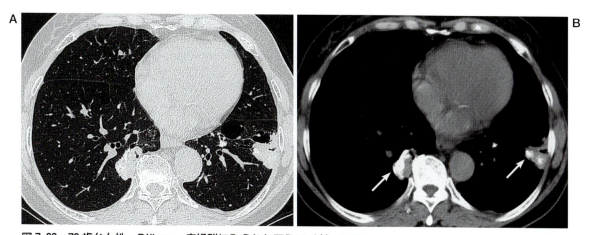

図7-90 70歳台女性 Sjögren症候群にみられたアミロイドーシス
HRCT A：肺野条件，B：縦隔条件 両側下葉に境界明瞭な腫瘤があり，多発嚢胞も認められる．縦隔条件で腫瘤内に石灰化(→)がみられる．

えないとの報告もみられる[256,257]．嚢胞形成の機序としては，嚢胞の分布からも細気管支周囲のリンパ球浸潤によるチェックバルブ機序が考えられる．嚢胞形成は，アミロイドーシスや悪性リンパ腫でも頻度は低いが認められることがある[266]（図7-90）．肺門・縦隔リンパ節の腫大は認められない．

SjSの約5％に悪性リンパ腫の合併が認められ，頸部のリンパ節や唾液腺に発生することが多い[259]．胸部領域では，画像上，肺内の結節・腫瘤や浸潤影の出現，縦隔肺門リンパ節の腫大，胸水がみられたら，悪性リンパ腫の合併が示唆される[254]．ただし，肺結節は，DLHとアミロイドーシスの混在した症例でも認められることがある[260]（図7-90）．

3）間質性肺炎

続発性のみならず，原発性でも間質性肺炎は多く認められる．通常型間質性肺炎（UIP），器質化肺炎（OP）に加えて，非特異性間質性肺炎（NSIP）の合併も認められ，このなかではNSIPが最も多いとされる[246,261]（図7-87参照）．また，これらの組織パターンが混在することが少なくなく，特発性との相違点と考えられる．一般に，間質性肺炎の進行は緩徐で予後は良好であるが，急性増悪の症例も存在する[246]．UIPパターンとNSIPパターンの予後に有意な差はないと報告されている[260]．各組織パターンのHRCT所見は，原因不明の（特発性）間質性肺炎に準ずる．

e. その他の膠原病

1）全身性エリテマトーデス　systemic lupus erythematosus：SLE

　全身性エリテマトーデス(SLE)は，全膠原病のなかで，関節リウマチ(RA)に次いで頻度が高く，若年女性での発症が多い．皮膚病変(蝶型紅斑，日光過敏など)，粘膜病変(口腔潰瘍)に関節炎所見や内臓病変(漿膜炎，腎病変，神経病変)の出現を特徴とし，抗核抗体では，抗ds-DNA抗体と抗Sm抗体の存在が特異性が高い[263,264]．胸郭内病変は50～60％の症例で認められるが，圧倒的に多いのは胸膜炎である．頻度は多くはないが，肺実質病変は急性経過のループス肺炎と肺胞出血，慢性間質性肺炎に分けられる[263,265,266](BOX 7-26)．

① 胸膜病変

　胸膜炎は初発症状となることもあり，40～60％の患者にみられる．胸水を伴うものは50％程度で，両側性となるのがそのうち50％で，大量となることはまれである[267]．胸膜炎は滲出性の性状を示し，病理学的には fibrinous pleuritis や pleural fibrosis を呈する[265,266]．SLEの胸水では胸痛がほぼ必発であり，鑑別の一助となる[267]．

② 急性ループス肺炎　acute lupus pneumonia

　急性ループス肺炎の頻度は，SLEの1～4％とまれではあるが，生存率は50％と予後不良な病態である．咳，発熱および呼吸困難の症状にて急性に発症し，時に血痰を伴う場合があるため，後述する肺胞出血との鑑別が問題になる．むしろ両疾患は急性で生検もままならないことより，実際は混同されてきた．病理学的にはびまん性肺胞傷害(DAD)であり，著明な低酸素血症，呼吸不全による急性呼吸促迫症候群(ARDS)の症状を呈する[263,265,266]．

　HRCT所見の特徴としては，びまん性もしくは，斑状に二次小葉単位で直線的に境界されるすりガラス影から浸潤影を認め，病理学的進展度に応じて，すりガラス影内部に牽引性気管支拡張像や小葉内網状影の所見が認められる[268](図 7-91, BOX 7-27)

③ 肺胞出血　alveolar hemorrhage

　肺胞出血は，急性経過でループス肺炎との鑑別が問題になるような重篤な病態を呈する場合から，慢性的な少量の出血例が認められたり，まったく出血が認められない例までさまざまであるが，重症例では致死的な要因となることも少なくない[264,265]．病理学的には，好中球浸潤による毛細管炎の所見が認められる[269]．

　単純X線写真では，両側肺野の浸潤影を主体とし，肺尖部や肋骨横隔膜角が保たれていることが典型像である[265]．HRCT所見では，両側肺野にすりガラス影，浸潤影が広範囲に認められ，汎小葉性分布を示すこともある．陰影の濃淡は出血量を反映する．典型的には最外層部の胸膜直下がスペアされて，内中層部優位にすりガラス影，浸潤影がみられる(図 7-92)．病変が軽い領域や時間の経過とともに，小葉中心性の淡い陰影が認められることもある(図 7-93)

④ 慢性間質性肺炎

　慢性経過の間質性肺炎の頻度は他の膠原病と比較して極めて低く，4％程度である[269]．病理学的には非特異性間質性肺炎(NSIP)が最も多く，通常型間質性肺炎(UIP)や器質化肺炎(OP)が続く[270,271]．

　SLE症例において，HRCTは単純X線写真と比して，早期の線維化病変の検出に有用で

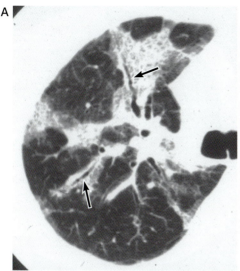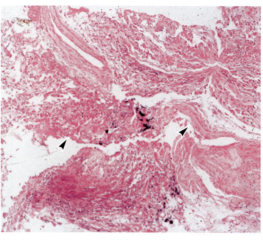

図7-91 30歳台女性 急性ループス肺炎(DAD)例
A:HRCT,B:病理組織像(HE染色,×10) HRCT(A)では,斑状に二次小葉単位で直線的に境界されるすりガラス影を認め,内部に牽引性気管支拡張像(→)や小葉内網状影の所見が認められる.容積減少も強い.病理組織像(B)では,硝子膜(▶)を認め,DADに合致する.

BOX 7-26　全身性エリテマトーデス(SLE)の肺病変の特徴

1) 胸膜病変:頻度45〜60%
    - 両側性50%,大量胸水はまれ.
    - 初発病変の場合も.
2) 急性ループス肺炎:頻度1〜4%
    - 予後不良,生存率50%以下.
    - 病理像:びまん性肺胞傷害(DAD)
3) 肺胞出血
    - 診断には喀痰,気管支肺胞洗浄液(BALF)中のヘモジデリン含有マクロファージの検出が重要.
    - 重症例では致死的.
4) 慢性間質性肺炎:頻度4%
    - ほとんどが非特異性間質性肺炎(NSIP).

あることが報告されており,HRCT所見として,非特異的ながら,小葉間隔壁の肥厚像,小葉内網状影,すりガラス影,胸膜肺実質部の不規則像が上げられているが,NSIPのHRCT所見として矛盾はないものである[272,273](図7-94).

2) 混合性結合組織病 mixed connective tissue disease:MCTD

混合性結合組織病(MCTD)とは,全身性硬化症(SSc),多発性筋炎,SLEの臨床像,検査

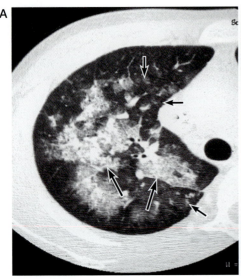 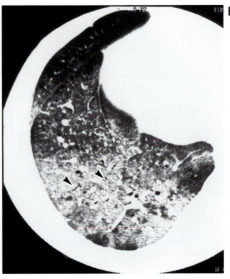

図7-92 20歳台女性　SLEに合併した肺胞出血
A：HRCT（大動脈弓部レベル），B：HRCT（右下葉レベル）　大動脈弓部レベルのHRCT（**A**）では，胸膜直下の最外層部がスペアされ，内層部から中層部にかけて，直線的に境界される斑状の浸潤影（大矢印）を認める．病変の軽度の領域では，小葉中心部に淡いすりガラス状の濃度上昇域（小矢印）がみられる．右下葉レベルのHRCT（**B**）では，すりガラス状の濃度上昇域から浸潤影が広範に広がっている．内部には air bronchogram（気管支透亮像，▶）が認められるが，壁はスムーズであり，牽引を示唆する所見は乏しい．（済生会熊本病院呼吸器内科　一門和哉先生のご厚意による）

BOX 7-27　SLEの肺病変のHRCT像

1) 急性ループス肺炎
   - 両側に広汎に広がる濃淡の高吸収域
   - 牽引性気管支拡張

2) 肺胞出血
   - 両側に広汎に広がる濃淡の高吸収域
   - 胸膜直下スペア
   - 軽微なものあるいは吸収過程では小葉中心性の淡い粒状影

3) 慢性間質性肺炎
   - NSIPの像に合致．
   - 小葉間隔壁の肥厚像，小葉内網状影，すりガラス影，胸膜肺実質部の不規則像

所見が重複する病態である．これらの疾患特異抗体が陰性で，抗U1-RNP抗体が陽性を示す特徴を有する．ソーセージ様の指の腫脹が特徴的で，Raynaud症状が高率に認められる．発症からの経過中に全身性硬化症の症状が優位となるのが，一般的である[274, 275]．9：1の割合で女性に多く，30歳台に好発する[274]．肺胸膜病変合併は80％以上の症例にみられ，予後因子としては，肺高血圧症が最も重要で，間質性肺炎がこれに次ぐ（BOX 7-28）[272]．

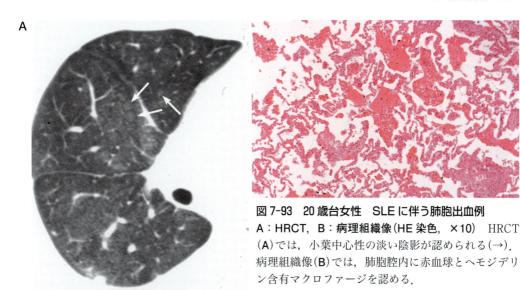

図7-93 20歳台女性 SLEに伴う肺胞出血例
A：HRCT，B：病理組織像（HE染色，×10） HRCT（A）では，小葉中心性の淡い陰影が認められる（→）．病理組織像（B）では，肺胞腔内に赤血球とヘモジデリン含有マクロファージを認める．

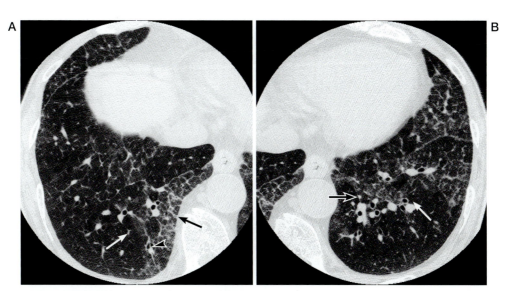

図7-94 40歳台女性 SLEに伴うNSIP例
A, B：HRCT 両側下肺野の気管支に沿って扇形に広がるすりガラス影，網状影を認め（→），牽引性気管支拡張を伴う（▶）．

① 肺高血圧症

　全身性硬化症の症状が優位な場合に認められることが多いが，病理学的には，肺動脈の著明な内膜の増殖および中膜の肥大の像を呈し，血管炎の所見もみられる．CTでは，肺動脈の主幹部の径が，同レベルの上行大動脈の径と比較して拡大する所見が認められたり，肺野においては，血流の不均等分布が領域ごとに，濃淡の濃度差を示すモザイク状陰影を示す[275]．またHRCTで広汎な小葉中心性の淡い陰影を示す症例[276]（図7-95）もあり，SScでみられるものと同様 venoocclusive disease/capillary hemanigiomatosis によると思われる．

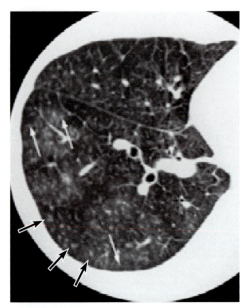

図7-95　30歳台女性　混合性結合組織病(MCTD)
HRCT　広範に小葉中心性の淡い陰影(→)が広がっている．(文献276)より許可を得て転載)

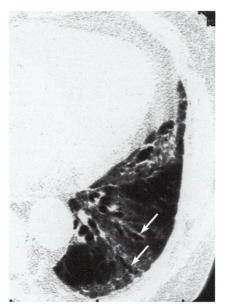

図7-96　40歳台女性　MCTDに伴うNSIP例
HRCT　左下肺野に比較的気管支に沿って扇形に広がる網状影,すりガラス影を認め,牽引性気管支拡張(→)も高度である．

> **BOX 7-28**　混合性結合組織病(MCTD)のHRCT所見
>
> 1) 肺高血圧症
>   - 肺動脈主幹部の径の拡大
>   - モザイク状陰影
>   - 広汎な小葉中心性の淡い陰影
> 2) 間質性肺炎
>   - 下肺野末梢優位
>   - すりガラス影
>   - 胸膜に平行するような線状影
>   - 蜂巣肺の頻度は低い(網状影, 蜂巣肺は多いとの報告も).

② 間質性肺炎

　間質性肺炎は, 単純X線写真にて約20％の頻度でみられる[277]．病理像は, 非特異性間質性肺炎(NSIP)が最も多く, 通常型間質性肺炎(UIP), 器質化肺炎(OP), リンパ球性間質性肺炎(LIP)がみられることもある[278]．HRCTでは下肺野末梢優位に, すりガラス影, 胸膜に平行するような線状影を高率に認め, 蜂巣肺の頻度は低いとの報告がある[276](図7-96)．一方, 網状影, 蜂巣肺の頻度が高いとの報告もあり[279], 両者の違いはおそらく発症からCT撮像までの期間の違いであろう．

4. 急性呼吸促迫症候群 acute respiratory distress syndrome：ARDS

a. 画像所見の理解に必要な知見について

　急性呼吸促迫症候群(ARDS)はさまざまな原因病態に続発した臨床症候群であり，2012年に新たな診断基準Berlin定義が提唱された[280,281]．

　Berlin定義(表7-8)では，1) 原因病態から1週間以内の発症，2) 胸部X線にて両側性陰影(胸水，無気肺，結節は除外)，3) PEEP 5 cmH$_2$O以上の陽圧人工呼吸器管理下のPaO$_2$/FiO$_2$による3段階の重症度分類(軽症：200＜PaO$_2$/FiO$_2$≦300，中等症：100＜PaO$_2$/FiO$_2$≦200，重症：PaO$_2$/FiO$_2$≦100)，および4) 心不全や輸液負荷で説明できない肺水腫，の4つの基準で規定されている．

　従来の基準[282]との違いは，急性発症という曖昧な時間経過から，1週間以内と明確に定義され，PaO$_2$/FiO$_2$酸素化の基準はPEEP 5 cmH$_2$O以上の陽圧人工呼吸管理下での評価でなければならず，除外項目であった心不全の合併も起こりうることを認めた点である．重症度に応じて，死亡率はそれぞれ，軽症20％，中等症41％，重症52％であり，依然予後不良な病態である．また，急性肺損傷(acute lung injury)の概念も消失している．1967年にARDSの最初の概念[283]が報告されてから50年を迎え，従来の考え方と異なる潮流が認められる．

　1967年に最初に報告したAshbaughらは，その診断基準のなかに，病理学的にびまん性肺胞傷害(diffuse alveolar damage：DAD)の所見を含め，以降，ARDSの病理組織像は，びまん性肺胞傷害として考えられてきた．近年，ARDSの剖検肺[284]や外科的肺生検[285]の検討の結果，DADである比率は約50％と報告されており，DAD以外の病理像が約半数を占めることが明らかとなった(BOX 7-29)．また，DAD所見の臨床的意義が再評価された結果，生検所見でのDAD所見は最も予後不良因子であることも判明している[286]．ARDS症例のCT所見の多彩な点は，日常臨床でよく経験されるが，その要因は，原因病態がさまざまであるだけでなく，DADパターンか，非DADパターンかという点も関与している．高分解能CT(HRCT)所見上，DADパターンの特徴は，本邦からのHRCT-pathologic correlationの諸研究でコンセンサスが得られているものの，実臨床のARDS症例において，HRCT所見上のDADパターンがどのくらいの頻度を占め，臨床的アウトカムと関連するかの評価はいまだ行われておらず，今後の課題である．本項では，ARDSの約半数を占め，最も予後不良因子であるDADパターンの特徴を記載する．

　DADは，傷害発生からの経過から病理学的に大きく3つの病期に分類される[287]．肺胞上皮細胞や血管内皮細胞の傷害発生から，1週間以内の早期には，透過性亢進に伴う滲出性病変と硝子膜形成を特徴とする急性滲出期の所見が認められる(図7-34 A，p.478参照)．この

表 7-8 急性呼吸促迫症候群(ARDS)の診断基準(Berlin 定義)

	軽症	中等症	重症
発症	原因病態や新たな呼吸器症状出現から 1 週間以内		
胸部画像所見	両側性陰影(胸水,無気肺,結節影は否定)		
肺水腫の原因	心不全や輸液負荷では説明できない呼吸不全		
酸素化	$200 < PaO_2/FiO_2 \leq 300$ *PEEP$\geq$5	$100 < PaO_2/FiO_2 \leq 200$ *PEEP$\geq$5	$PaO_2/FiO_2 \leq 100$ *PEEP$\geq$5

*PEEP : positive end-expiratory pressure(呼気終末陽圧換気)(文献 280, 281)より改変)

BOX 7-29 急性呼吸促迫症候群(ARDS)の臨床所見のポイント

- 2012 年に改訂された Berlin 定義による臨床症候群
- 原因病態は,直接肺損傷(肺炎,誤嚥)と間接肺損傷(肺外敗血症,外傷,薬剤など)に分類される.
- 病理像がびまん性肺胞傷害(diffuse alveolar damage:DAD)を呈する症例は約 50%.

時期には,肺胞間質の毛細血管や細動脈内に血栓も形成される.引き続き,3 日目頃からは間質内の線維芽細胞の増生と II 型肺胞上皮の過形成像が目立つ亜急性増殖期へ移行する.線維芽細胞増生は,間質だけでなく気腔内にも認められ,広範になるとともに,構造改変は進展し,細気管支拡張さらには気管支拡張像が認められる(図 7-34 B 参照).傷害発生から約 2 週間が経過すると,膠原線維の沈着による肺構造のリモデリングがさらに進行し,慢性線維化期への移行が認められる(図 7-34 C 参照).気管支拡張像に加え,径 1 mm サイズ前後の小囊胞形成(microscopic honeycombing)が認められる.また,壁の薄い気腫性ブラを伴うこともある.増殖期から線維化期は,近年,線維増殖期(fibroproliferative phase)とよばれている[284].

b. 画像所見

1) 胸部単純 X 線写真
① ARDS の診断

　ARDS の診断基準のひとつとして,単純 X 線写真での両側性陰影があるが,陰影分布は必ずしもびまん性ではなく,左右非対称であることや,上下肺野で程度差がみられることもある.単純 X 線写真上,肺野の異常所見は認められず,低酸素血症に伴う浅い頻呼吸によって,肺野の容積の減少だけがみられることもある.無気肺,胸水,腫瘤などの除外が必要であり,評価が難しい場合には,CT による評価を検討する[280,281].肺損傷が起きてから陰影が出現するまでに 12〜24 時間の時間のずれが存在する.肺損傷が短時間に起きる場合は,

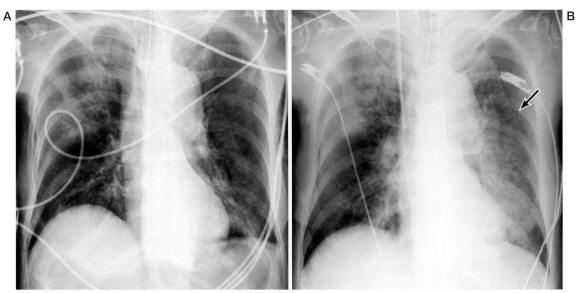

図 7-97　60 歳台男性　敗血症からの ARDS：入院後 6 時間での胸部 X 線所見の急激な変化
胸部単純 X 線写真　A：入院時，B：入院後 6 時間後　入院時の単純 X 線写真(A)では右上肺野，両側下肺野優位に浸潤影を認める．入院から 6 時間後(B)では，陽圧換気下の人工呼吸管理を導入後も，入院時に認めた両側肺野の陰影の増強とともに，左上肺野にも浸潤影が出現している(→)．入院時に既にあった肺損傷の顕在化を示し，胸部単純 X 線の分解能の限界を示す．

発症時に血液ガスなどの検査所見が急激に悪化しても単純 X 線写真上，肺野の異常所見は認められず，低酸素血症に伴う浅い頻呼吸によって，肺野の容積の減少だけがみられることもある[288,289]．ARDS の病態が疑われる場合には，時間経過で陰影の出現を再評価する(図 7-97)．

② 病変の進行や改善のモニタリング

単純 X 線写真は，その所見が ARDS の診断基準のひとつであるとともに，日々ルーチンに撮影される単純 X 線写真は，病変の進展や改善の評価，さらに合併症(気胸，人工呼吸器関連肺炎など)の検出にも有用である(BOX 7-30)[288,289]．

注意すべき点は，ARDS 症例における臥位での胸部単純 X 線写真の透過性(肺野の濃淡)は，さまざまな要因によって影響を受けることである．それには，人工呼吸管理下での陽圧換気(PEEP)，吸気量の違い，X 線撮影のタイミングや，びまん性肺胞傷害の病期の進行など多くの要素が含まれる．人工呼吸導入後の速やかな透過性の改善は，陽圧換気による肺胞のリクルートメント効果によるもので，必ずしも病態の改善に伴うとは限らない点を考慮する[288,289]．

③ 病期の進行に伴う所見の変化

急性滲出期では，両側性のすりガラス影や浸潤影を特徴とするが，陰影内部には air bronchogram(気管支透亮像)を伴う．線維増殖期性病変への進行とともに，すりガラス影内部に網状影が認められ，肺野の容積減少が進行し，air bronchogram も拡張が目立つようになる[289](図 7-98)．

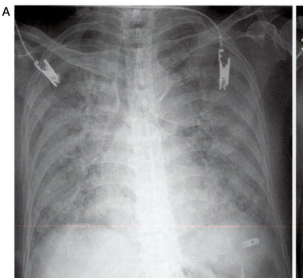
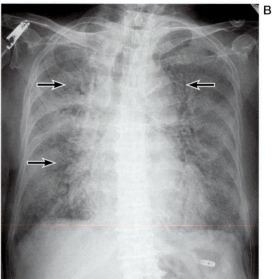
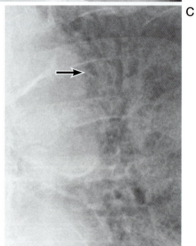

図 7-98　70 歳台男性　肺炎球菌性肺炎からの ARDS：病変の進行に伴う肺野の不整な air bronchogram の顕在化

胸部単純 X 線写真　A：発症から 3 日目，B：発症から 7 日目，C：左上肺野の拡大像　発症から 3 日目の単純 X 線写真で(**A**)は，両側肺野に広範な浸潤影とすりガラス影が広がる．陽圧換気のために容積減少は目立たない．発症から 7 日目(**B**)では 3 日目と比較して，肺野の透過性は改善したようにみえ，容積減少も目立たないが，不整な air bronchogram(→)が顕在化している．左上肺野の拡大像(**C**)では不整な気管支拡張像の特徴を示す(→)．

> **BOX 7-30　ARDS の画像所見の意義**
>
> 1) **ARDS の胸部単純 X 線所見（透過性）を左右する要因**
>   - びまん性肺胞傷害(DAD)の病期，PEEP，吸気量，X 線撮影のタイミング
>
> 2) **単純 X 線所見の意義**
>   - ARDS の診断，病変の進行・改善のモニタリング，合併症(圧外傷など)の検出
>
> 3) **CT/HRCT 所見の意義**
>   - ARDS 原因病態の予測(直接肺損傷か，間接肺損傷か)
>   - DAD の病理学的病期を反映
>   - 治療反応性・予後の予測
>   - 合併症の検出
>   - 病態生理の把握

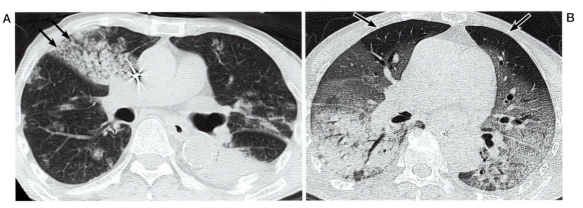

図7-99　ARDSの原因の違いによるCT所見の違い
HRCT　A：直接肺損傷（肺炎球菌性肺炎）に伴うARDS　右中葉，左下葉に広範に浸潤影を認める．腹側（非荷重部）の中葉にも浸潤影が認められ（→），直接肺損傷のパターンを示す．B：間接肺損傷（肺外敗血症）に伴うARDS　両側対称性に，背側の荷重部領域から腹側に向かうにつれて，浸潤影，すりガラス影，一見正常にスペアされた領域（→）が分布する特徴を示す．間接肺損傷のパターンを示す．

2）胸部CT所見
① 原因病態の予測（直接肺損傷か，間接肺損傷か）

　ARDSの原因として，直接肺損傷（肺炎，誤嚥など肺内に原因があるもの）か，間接肺損傷（敗血症，外傷など肺外の原因で生じるもの）かの違いは，CT所見，PEEPに対する反応性などの生理学的指標に反映されることが報告されている（BOX 7-30）．間接肺損傷では，荷重部に広範な浸潤影が分布し，腹側にはすりガラス影や一見正常にみえる領域が認められる（図7-99 B）のに対し，直接肺損傷では，荷重部以外の原因となる肺病変の部位に浸潤影が認められる傾向（図7-99 A）がある[290]．間接肺損傷において，陰影が背側荷重部優位にみられる機序としては，肺の血管透過性亢進が肺全体に均等に起きたとしても，肺血管内静水圧と組織内静水圧差が背側荷重部でより大きいために，滲出病変は背側荷重部優位に生じるためと考えられる．

② 病理学的病期の予測

　単純X線所見と同様に，HRCTであっても，ARDSの滲出早期病変は含気が保持されるために病変を検出できない．HRCTは，ARDSの滲出早期病変は検出できないが，びまん性肺胞傷害（DAD）の病理学的病期をよく反映する（BOX 7-31）[291]．滲出期から線維増殖期へ進行の際にみられる気管支拡張像や容積減少などの構造改変の所見は，HRCTでのみ評価可能である．

ⅰ）滲出期から増殖早期病変のHRCT所見（図7-36 A, B，p.480参照）

　両側肺野に広がるすりガラス影が斑状もしくは広範に分布し，背側にコンソリデーション（consolidation，浸潤影）を伴う．すりガラス影の内部には，小葉間隔壁肥厚像や小葉内網状影を伴うことも多い．小葉間隔壁肥厚像は，滲出液のドレナージによる浮腫性肥厚を反映したものである．増殖早期への移行には，膜性細気管支の拡張像（細気管支拡張）が認められることが画像上の指標となりうる（図7-36 B参照）．

ⅱ）増殖後期期のHRCT所見（図7-36 C参照）

> **BOX 7-31** ARDSの画像所見のポイント(病理学的病期に応じた画像所見)
>
> 1) 単純X線所見
>   - 急性滲出期:両側性のすりガラス影または浸潤影(air bronchogramを伴う)
>   - 線維増殖期:網状影を伴うすりガラス影,不整な気管支透亮像,容積減少を伴う
> 2) CT/HRCT所見
>   - 広範なすりガラス影と背側(荷重部)優位の浸潤影
>   - 分布:両側対称性または非対称性
>   - 陰影内部の気管支・細気管支拡張像(線維増殖期)
>   - 陰影内部の小囊胞形成(線維化期)

すりガラス影などの濃度上昇域内部に,細気管支拡張像に加え,中枢側の気管支拡張像が出現し,容積減少(葉間や血管・気管支の偏位に表現される)を伴う.

iii) 線維化期のHRCT所見(図7-36D参照)

気管支拡張像の所見に加え,濃度上昇域内部に,粗大な網状影と小囊胞性病変の出現がみられ,病理学的には末梢気腔の構造改変と線維化の進行した病変を反映する.

③ 治療反応性・予後の予測

びまん性肺胞傷害(DAD)は,肺野全体で必ずしも均一な分布を呈さない特徴があり,CTは領域ごとの違いを反映する.HRCT上の濃度上昇域内部の細気管支拡張像や気管支拡張像の出現は,線維増殖性病変への進展を示唆する.ARDS診断時のこれらの線維増殖性病変のHRCT像上の広がりは,予後・治療反応性を示す1つの独立した因子であり,長期人工呼吸の必要性とも関連する[292].

④ 呼吸療法の効果判定

ARDSでみられる重力依存性の浸潤影は,圧排性無気肺であり,PEEPの調節と段階的なリクルートメント手技は,無気肺領域の肺胞を開大させるが,その効果はCTで評価することができる[293].

⑤ 合併症の検出

ARDSでは,時間の経過とともにさまざまな合併症を併発する.このような状態では画像所見もより複雑となり,詳細な解析が困難になる.CTで確認される気胸の40%,気縦隔の80%は,単純X線写真で明らかでないことが報告されている.また,胸水や人工呼吸器関連肺炎の検出においても,CTが優れる[290].いわゆるbarotrauma(圧外傷:気胸,気縦隔,皮下気腫)の出現は,ARDSの初期には高いPEEPが関与し[294],後期の発生には,病変に進行に伴う囊胞性病変や線維増殖性病変の関与が報告されている[295].

⑥ 鑑別補助診断

ARDSの診断基準を満たす疾患群の鑑別において,HRCT所見は有用である.これらの疾患群には,原因不明のびまん性肺胞傷害である急性間質性肺炎,急性好酸球性肺炎,急性器質化肺炎,急性過敏性肺炎やびまん性肺胞出血が含まれる.それぞれのHRCT所見の詳細については,他項を参照していただきたいが,急性間質性肺炎(acute interstitial pneumonia：AIP)については，画像上は，一般のARDSに比較して，両側対称性で下肺野優位の傾向があることが報告されている[291]．

3) 病変の広がり分布と病態生理との関係

ARDSでは，単純X線写真上，両側肺野の均一な透過性低下がみられても，CTでは病変分布は一様ではない．病態生理の解析に用いられてきた指標が，肺野病変のCT値であり，CT値が肺の組織密度と強い相関関係にあることに基づいている．すなわち，CT値で，$-900 \sim -500$ HUの病変は正常に換気された領域に対し，$-500 \sim -100$ HUのCT値領域は換気が乏しく，$-100 \sim +100$ HUの領域は含気を有さない領域を示す．肺コンプライアンスは，異常領域の広がりではなく，正常に換気される領域の比率によりさまざまであることが報告されている[280]．ARDS症例における酸素化は，PEEPや腹臥位療法などのリクルートメント手技にて改善する．この効果の程度は，肺野全体に均一ではなく，腹側(非荷重部)の一見正常にみえる領域や頭側でより大きくなる[296]．

また，HRCT所見と生理学的指標との関連では，発症14日目におけるHRCT像上，線維増殖性病変を示唆する網状影の広がりや気管支拡張像の程度は，肺の静コンプラインアスの低下と相関しており[297]，180日目における総肺活量，努力肺活量および拡散能の低下や，健康関連QOLの指標の低下にも関連がある[298]ことが報告されている．

5. 好酸球性肺炎 eosinophilic pneumonia

好酸球性肺炎群には末梢血ないし組織に好酸球の浸潤を共通の特徴とするさまざまな疾患が含まれる．好酸球性肺炎の診断には，1) 末梢血に好酸球が増加し，胸部単純X線写真に異常影があること，2) 外科的ないし経気管支肺生検による肺組織への好酸球の浸潤，3) 気管支肺胞洗浄液中の好酸球の増加のいずれか1つが必要である[299]．

AllenとDeviceは，好酸球性肺炎群を以下の10疾患に分類している(BOX 7-32)．Löffler(レフレル)症候群(simple pulmonary eosinophilia)，慢性好酸球性肺炎(chronic eosinophilic pneumonia：CEP)，急性好酸球性肺炎(acute eosinophilic pneumonia：AEP)，アレルギー性肉芽腫性血管炎(allergic granulomatous angiitis：AGA)ないしChurg-Strauss症候群(Churg-Strauss syndrome：CSS)，好酸球増加症候群(hypereosinophilic syndrome)，喘息(asthma)，アレルギー性気管支肺アスペルギルス症(allergic bronchopulmonary aspergillosis)，気管支中心性肉芽腫症(bronchocentric granulomatosis)，寄生虫疾患と薬剤性好酸球性肺炎の10型である[299](BOX 7-32)．本項では，慢性好酸球性肺炎と急性好酸球性肺炎を取り上げるが，一般的に好酸球性肺炎は末梢優位のすりガラス影，浸潤影を特徴像とするが，急性のものでは中枢側優位で，広義間質の肥厚を伴うことが多い[300]．

> **BOX 7-32** 肺好酸球増加症の分類
>
> - Löffler 症候群 (simple pulmonary eosinophilia)
> - 慢性好酸球性肺炎 (chronic eosinophilic pneumonia：CEP)
> - 急性好酸球性肺炎 (acute eosinophilic pneumonia：AEP)
> - アレルギー性肉芽腫性血管炎 (allergic granulomatous angiitis：AGA) ないし Churg-Strauss 症候群 (Churg-Strauss syndrome：CSS)
> - 好酸球増加症候群 (hypereosinophilic syndrome)
> - 喘息 (asthma)
> - アレルギー性気管支肺アスペルギルス症 (allergic bronchopulmonary aspergillosis)
> - 気管支中心性肉芽腫症 (bronchocentric granulomatosis)
> - 寄生虫疾患
> - 薬剤性好酸球性肺炎

a. 慢性好酸球性肺炎 chronic eosinophilic pneumonia：CEP

　一般的には慢性好酸球性肺炎(CEP)は，2週間以上の経過をとるものをいい，一方，Löffler(レフレル)症候群は通常，無治療で1週間以内に消退するものをいう．両者の画像所見は基本的に同一であり，CEPであったとしても本邦では早期に発見され治療を受ける症例が増えてきているために，症状の継続期間から分類することは困難である．したがって本項では，CEPの画像所見をもってLöffler症候群のそれに換えることとする．

　CEPは治療にはステロイドを要し，奏効するが，再燃を防ぐため数か月投与を続けることが必要である．男女比は2：1で女性に多く，発症のピークは50代である[301]．アトピー性の中耳炎や喘息を伴うことも多い．咳，呼吸困難，体重減少などで発症し，古典的には数か月から数年の単位で症状は完成する[301,302]．

　病理学的には肺胞腔と隔壁への好酸球およびリンパ球の浸潤が特徴である．よくみられる所見ではないが，組織球に囲まれた壊死した好酸球の集合である"eosinophilic microabscesses"も特徴的である．器質化肺炎の所見や軽度の血管炎もよくみられる所見である[301〜303]．

　CEPは，多くの場合，末梢血で好酸球増加を示すが，まれに示さないもののあり，その場合，画像診断の役割は重要である．単純X線写真では，末梢優位の非区域性に広がる浸潤影を特徴とする．上肺野優位であることが多い．この所見は，肺胞性肺水腫の単純X線写真との比較から，"photographic negative of pulmonary edema pattern"あるいは"reversed pulmonary edema pattern"といわれる[302,304]（図7-100 A）．しかしながら，この所見はいつもみられるとは限らない．単純X線写真で末梢優位の浸潤影を示すのは，約40％であるとの報告がある[301]．

　CT像では全例に末梢優位の分布が認められる[305]．CEPの特徴的なCT像は，上中肺野の末梢優位に広がる両側性ないし片側性の浸潤影ないしすりガラス影である[305,306]（図7-100 B, BOX 7-33）．すりガラス影に小葉内網状影が重なるいわゆる"crazy-paving

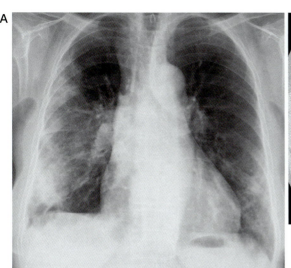
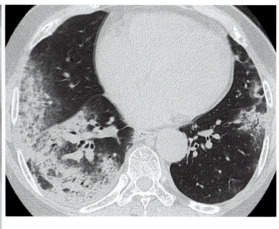

図 7-100　60 歳台女性　慢性好酸球性肺炎(CEP)
A：単純 X 線写真，B：HRCT　単純 X 線写真(A)では，両側肺野末梢優位に非区域性に広がるコンソリデーションを認める．このパターンはいわゆる"photographic negative pulmonary edema"である．HRCT(B)では，両側肺野胸膜下に非区域性に広がるコンソリデーションと周囲のすりガラス影を認める．

> **BOX 7-33**　慢性好酸球性肺炎(CEP)の HRCT 所見
>
> - 両側ないし片側性の斑状に分布する浸潤影，すりガラス影
> - 末梢かつ上中肺野優位な分布
> - 時に crazy-paving appearance：すりガラス影に小葉内網状影が重なる．
> - 線状ないし板状影(吸収期ないし経過)

---

appearance"もみられることがある[300]．小葉間隔壁や気管支血管周囲間質の肥厚もみられる[307]．無治療で遷延した症例では胸膜に平行な線状，板状影がみられ，これらは以前の浸潤影に由来する．そのような線状，板状影は吸収過程でもみられる[306](図 7-101)．

　さまざまな疾患との鑑別診断が必要であるが，Löffler 症候群とは画像は同一であり，両者の鑑別点は臨床経過の違いのみである．原因不明の器質化肺炎(cryptogenic organizing pneumonia：COP)とも画像所見はほぼ同一であるが，小葉間隔壁や気管支血管周囲間質の肥厚像は CEP の方でよくみられる[307]．剝離性間質性肺炎(desquamative interstitial pneumonia：DIP)は末梢血の好酸球増加，画像での末梢優位分布など CEP と共通の特徴を有するが，DIP は浸潤影を示すことは少ない[308]．レジオネラや肺炎球菌による重症肺炎でも両側多発性の非区域性浸潤影を示すが，区域性の浸潤影が混在することも多く，CEP とは区別できる[309]．

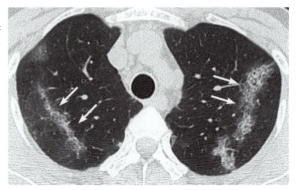

図 7-101　40 歳台男性　CEP
HRCT　両側上葉に非区域性に広がる帯状のコンソリデーション(→)と周囲のすりガラス影を認める．

b. 急性好酸球性肺炎　acute eosinophilic pneumonia：AEP

　急性好酸球性肺炎(AEP)は重篤な急性疾患であり，著明な低酸素血症を示し，時に人工呼吸器による管理を要する[310]．性差はなく，30 代に多い．本疾患の原因は不詳だが，初めての喫煙後に多く，禁煙後の再喫煙時には発症しない[310〜312]．特殊な塵埃や煙の吸入でもまれに発症すると報告されている[313,314]．

　理学所見では頻呼吸，熱発を認め，聴診では肺底部に crackles が聞こえる[299]．末梢血で好酸球増加を認めることはほとんどなく，気管支肺胞洗浄液(BALF)中の著明な好酸球増加が特徴的で，診断にも重要である[299,310〜312]．呼吸機能検査では好酸球の末梢気道への著明な浸潤を反映して，%DL_{CO} の低下と閉塞性肺障害を示す[299,310]．しばしば，人工呼吸管理を有する呼吸不全を呈するが，ステロイドに奏功し，予後は極めて良好で，ほぼ正常に回復する[299,310〜312]．

　病理組織像では，好酸球の肺胞腔および肺胞隔壁への浸潤，浮腫と硝子膜形成がみられる[315]．すなわち，びまん性肺胞傷害(DAD)に著明な好酸球浸潤を伴うことが急性好酸球性肺炎の病理像の特徴となる．

　単純 X 線写真は肺水腫の像と同様である[299,310,311]．初期には Kirley の B 線などの網状影がみられる(図 7-102 A)．数時間から数日で進行し両側に広がり，主として中肺野にみられる浸潤影を呈する．胸水もよくみられる．

　HRCT ではすりガラス影，浸潤影，境界不明瞭な結節影，平滑な小葉間隔壁の肥厚，胸水を特徴とする[316〜318](図 7-102 B，BOX 7-34)．上甲らによれば，気管支血管束の肥厚像とびまん性分布もこの疾患の HRCT 像の特徴である[300]．

　鑑別診断としては，小葉間隔壁と気管支血管束の肥厚がみられることより，心原性肺水腫と癌性リンパ管症があげられる．心拡大がみられない点が心原性肺水腫との鑑別点となる．癌性リンパ管症は多くは慢性経過を経ることが鑑別点である．薬剤性肺障害も同様な画像所見を示すことがあり，注意深い病歴聴取が必要である．ARDS をきたす多くの疾患との鑑別も必要だが，同様に病歴の検討が，鑑別には重要となる．

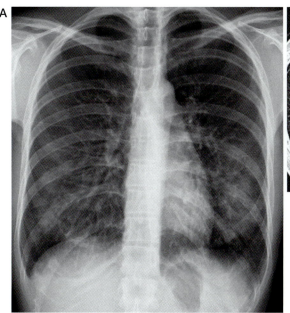
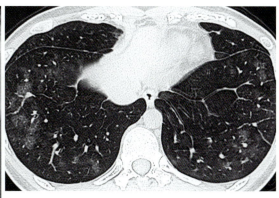

図 7-102　20 歳台男性　急性好酸球性肺炎(AEP)
A：単純 X 線写真，B：HRCT　単純 X 線写真(A)では，peribronchial cuffing，Kirley 線とすりガラス影が広汎にみられる．HRCT(B)では，小葉間隔壁と気管支血管束の肥厚がすりガラス影に重なってみられる．

BOX 7-34　急性好酸球性肺炎の HRCT 所見

- すりガラス影
- 浸潤影
- 境界不明瞭な結節
- 平滑な気管支血管束肥厚
- 平滑な小葉間隔壁の肥厚
- びまん性分布
- 胸水

文 献

1) Itoh H, Tokunaga S, Asamoto H, et al : Radiologic-pathologic correlations of small lung nodules with special reference to peribronchiolar nodules. AJR Am J Roentgenol 1979 ; 130 : 223-231.
2) 伊藤春海, 村田喜代史, 藤堂義郎：肺小葉から見た呼吸器疾患. 臨床放射線 1983 ; 28 : 1029-1036.
3) Murata K, Khan A, Herman PG : Pulmonary parenchymal diseases : evaluation with high-resolution CT. Radiology 1989 ; 170 : 629-635.
4) Noma S, Khan A, Herman PG, et al : High-resolution computed tomography of the pulmonary parenchyma. Semin Ultrasound CT MR 1990 ; 11 : 365-379.
5) 山中 晃, 横山 武：肺の中間領域. 肺病理アトラス—呼吸器疾患の立体的理解のために. 文光堂, 1985 : 6.
6) American Thoracic Society, European Respiratory Society : American Thoracic Society/European Respiratory Society international multidisciplinary consensus classification of the idiopathic interstitial pneumonias. The joint statement of the American Thoracic Society (ATS), and the European Respiratory Society (ERS) was adopted by the ATS board of directors, June 2001 and by the ERS Executive Committee, June 2001. Am J Respir Crit Care Med 2002 ; 165 : 277-304.
7) Watadani T, Sakai F, Johkoh T, et al : Interobserver variability in the CT assessment of honeycombing in lungs. Radiology 2013 ; 266 : 936.
8) Müller NF, Miller RR, Webb WR, et al : Fibrosing alveolitis : CT-pathologic correlation. Radiology 1986 ; 160 : 585-588.
9) American Thoracic Society : Idiopathic pulmonary fibrosis : diagnosis and treatment. International consensus statement. American Thoracic Society (ATS), and the European Respiratory Society (ERS). Am J Repir Crit Care Med 2000 ; 161 : 646-664.
10) Raghu G, Collard HR, Egan J, et al : An official ATS/ERS/JRS/ALAT statement : idiopathic pulmonary fibrosis : evidence based guidelines for diagnosis and management. Am J Respir Crit Care Med 2011 ; 183 : 788-824,
11) Travis WD, Costabel U, Hansell DM, et al : An official American Thoracic Society/European Respiratory Society statement : update of the international multidisciplinary classification of the idiopathic interstitial pneumonias. Am J Respir Crit Care Med 2013 ; 188 : 733-748
12) Raghu G, Rochwerg B, Zhang Y, et al : An Official ATS/ERS/JRS/ALAT clinical pracitice guideline : treatment of idiopathic pulmonary fibrosis : An Update of the 2011 Clinical Pracitice Guideline. Am J Resp Crit Care Med 2015 ; 192 : e3-19.
13) Lynch DA, Sverzelatti N, Travis W, et al : Diagnostic criteria for idiopathic pulmonary fibrosis : a Fleischner Society White Paper. Lancet Respir Med 2017 published online November 15, 2017 http://dx.doi.org/10.1016/, S2213-2600(17)30433-2.
14) Wells AU, Hirani N, et al : Interstitial lung disease guideline : the British Thoracic Society in collaboration with the Thoracic Society of Austraria and New Zealand and the Irish Thoracic Society. Thorax 2008 ; 63(S) : v1-v58.
15) 日本呼吸器学会びまん性肺疾患診断・治療ガイドライン作成委員会・編：特発性間質性肺炎診断と治療の手引き, 第2版. 南江堂, 2010.
16) 日本呼吸器学会びまん性肺疾患診断・治療ガイドライン作成委員会・編：特発性間質性肺炎診断と治療の手引き, 改訂第3版. 南江堂, 2017.
17) Watadani T, Sakai F, Johkoh T, et al : Interobserver variability in the CT assessment of honeycombing in the lungs. Radiology 2013 ; 266 : 936-944.
18) Travis WD, Hunninghake G, King TE, et al : Idiopathic nonspecific interstitial pneumonia. report of an American Thoraic Society project. Am J Repir Crit Care Med 2008 ; 177 : 1338-1347.
19) Beasley MB, Franks TJ, Galvin JR, et al : Acute fibrinous and organizing pneumonia : a histological pattern of lung injury and possible variant of diffuse alveolar damage. Arch Pathol Lab Med 2002 ; 126 : 1064-1070.
20) Churg A, Myers J, Suarez T, et al : Airway-centered interstitial fibrosis : a distinct form of aggressive diffuse lung disease. Am J Surg Pathol 2004 ; 28 : 62-68.
21) Fukuoka J, Franks TJ, Colby TV, et al : Peribronchiolar metaplasia : a common histologic lesion in diffuse lung disease and a rare cause of interstitial lung disease : clinicopathologic features of 15 cases. Am J Surg Pathol 2005 ; 29 : 948-954.

22) Yousem SA, Dacic S : Idiopathic bronchiolocentric interstitial pneumonia. Mod Pathol 2002 ; 15 : 1148-1153.
23) Mark EJ, Ruangchira-urai R : Bronchiolitis interstitial pneumonitis : a pathologic study of 31 lung biopsies with features intermediate between bronchiolitis obliterans organizing pneumonia and usual interstitial pneumonitis, with clinical correlation. Ann Diagn Pathol 2008 ; 12 : 171-180.
24) Katzenstein AL, Fiorelli RF : Nonspecific interstitial pneumonia/fibrosis. histologic features and clinical significance Am J Surg Pathol 1994 ; 18 : 136-147.
25) Cottin V, Nunes H, Brillet P-Y, et al : Combined pulmonary fibrosis and emphysema : a distinct under recognized entity. Eur Respir J 2005 ; 26 : 586-593.
26) 弘文 千, 信好 林, 弘毅 高：北海道における臨床調査個人票に基づく特発性間質性肺炎の疫学調査．厚生労働科学研究難治性疾患克服研究事業びまん性肺疾患に関する研究班平成20年度報告書．2009 : 35-38.
27) Travis WD, Matsui K, Moss J, Ferrans VJ : Idiopathic nonspecific interstitial pneumonia : prognostic significance of cellular and fibrosing patterns : survival comparison with usual interstitial pneumonia and desquamative interstitial pneumonia. Am J Surg Pathol 2000 ; 24 : 19-33.
28) Katzenstein AL, Myers JL : Idiopathic pulmonary fibrosis : clinical relevance of pathologic classification. Am J Respir Crit Care Med 1998 ; 157 : 1301-1315.
29) Raghu G, Lynch D, Godwin JD, et al : Diagnosis of idiopathic pulmonary fibrosis with high-resolution CT in patients with little or no radiological evidence of honeycombing : secondary analysis of a randomised, controlled trial. Lancet Respir Med 2014 ; 2 : 277-284.
30) Yamauchi H, Bando M, Baba T, et al : Clinical course and changes in high-resolution computed tomography findings in patients with idiopathic pulmonary fibrosis without honeycombing. PloS one 2016 ; 11 : e0166168.
31) Lee JW, Shehu E, Gjonbrataj J, et al : Clinical findings and outcomes in patients with possible usual interstitial pneumonia. Respir Med 2015 ; 109 : 510-516.
32) Chung JH, Chawla A, Peljto AL, et al : CT scan findings of probable usual interstitial pneumonitis have a high predictive value for histologic usual interstitial pneumonitis. Chest 2015 ; 147 : 450-459.
33) Raj R, Raparia K, Lynch DA, Brown KK : Surgical lung biopsy for interstitial lung diseases. Chest 2017 ; 151 : 1131-1140.
34) Fell CD, Martinez FJ, Liu LX, et al : Clinical predictors of a diagnosis of idiopathic pulmonary fibrosis. Am J Respir Crit Care Med 2010 ; 181 : 832-837.
35) Sumikawa H, Johkoh T, Colby TV, et al : Computed tomography findings in pathological usual interstitial pneumonia : relationship to survival. Am J Respir Crit Care Med 2008 ; 177 : 433-439.
36) Sverzellati N, Wells AU, Tomassetti S, et al : Biopsy-proved idiopathic pulmonary fibrosis : spectrum of nondiagnostic thin-section CT diagnoses. Radiology 2010 ; 254 : 957-964.
37) Yagihashi K, Huckleberry J, Colby TV, et al : Radiologic-pathologic discordance in biopsy-proven usual interstitial pneumonia. Eur Respir J 2016 ; 47 : 1189-1197.
38) Johkoh T, Müller NL, Cartier Y, et al : Idiopathic interstitial pneumonias : diagnostic accuracy of thin-section CT in 129 patients. Radiology 1999 ; 211 : 555-560.
39) MacDonald SL, Rubens MB, Hansell DM, et al : Nonspecific interstitial pneumonia and usual interstitial pneumonia : comparative appearances at and diagnostic accuracy of thin-section CT. Radiology 2001 ; 221 : 600-605.
40) Hunninghake GW, Lynch DA, Galvin JR, et al : Radiologic findings are strongly associated with a pathologic diagnosis of usual interstitial pneumonia. Chest 2003 ; 124 : 1215-1223.
41) Elliot TL, Lynch DA, Newell JD, Jr, et al : High-resolution computed tomography features of nonspecific interstitial pneumonia and usual interstitial pneumonia. J Comput Assist Tomogr 2005 ; 29 : 339-345.
42) Lynch DA, David Godwin J, Safrin S, et al : High-resolution computed tomography in idiopathic pulmonary fibrosis : diagnosis and prognosis. Am J Respir Crit Care Med 2005 ; 172 : 488-493.
43) Lynch DA, Travis WD, Müller NL, et al : Idiopathic interstitial pneumonias : CT features. Radiology 2005 ; 236 : 10-21.
44) Sumikawa H, Johkoh T, Ichikado K, et al : Usual interstitial pneumonia and chronic idiopathic interstitial pneumonia : analysis of CT appearance in 92 patients. Radiology 2006 ; 241 : 258-266.

45) Tcherakian C, Cottin V, Brillet PY, et al : Progression of idiopathic pulmonary fibrosis : lessons from asymmetrical disease. Thorax 2011 ; 66 : 226-231.
46) Souza CA, Müller NL, Lee KS, et al : Idiopathic interstitial pneumonias : prevalence of mediastinal lymph node enlargement in 206 patients. AJR 2006 ; 186 : 995-999.
47) Egashira R, Jacob J, Kokosi MA, et al : Diffuse pulmonary ossification in fibrosing interstitial lung diseases : prevalence and associations. Radiology 2017 ; 284 : 255-263.
48) Hansell DM, Bankier AA, MacMahon H, et al : Fleischner Society : glossary of terms for thoracic imaging. Radiology 2008 ; 246 : 697-722.
49) Johkoh T, Müller NL, Colby TV, et al : Nonspecific interstitial pneumonia : correlation between thin-section CT findings and pathologic subgroups in 55 patients. Radiology 2002 ; 225 : 199-204.
50) Kono M, Nakamura Y, Enomoto N, et al : Usual interstitial pneumonia preceding collagen vascular disease : a retrospective case control study of patients initially diagnosed with idiopathic pulmonary fibrosis. PloS one 2014 ; 9 : e94775.
51) Silva CIS, Müller NL, Lynch DA, et al : Chronic hypersensitivity pneumonitis : differentiation from idiopathic pulmonary fibrosis and nonspecific interstitial pneumonia by using thin-section CT. Radiology 2008 ; 246 : 288-297.
52) Hunninghake GW, Lynch DA, Galvin JR, et al : Radiologic findings are strongly associated with a pathologic diagnosis of usual interstitial pneumonia. Chest 2003 ; 124 : 1215-1223.
53) Akira M, Inoue Y, Kitaichi M, et al : Usual interstitial pneumonia and nonspecific interstitial pneumonia with and without concurrent emphysema : thin-section CT findings. Radiology 2009 ; 251 : 271-279.
54) Iwasawa T, Takemura T, Okudera K, et al : The importance of subpleural fibrosis in the prognosis of patients with idiopathic interstitial pneumonias. Euro J Radiol 2017 ; 90 : 106-113.
55) Gruden JF, Panse PM, Gotway MB, et al : Diagnosis of usual interstitial pneumonitis in the absence of honeycombing : evaluation of specific CT criteria with clinical follow-up in 38 patients. AJR 2016 ; 206 : 472-480.
56) Sumikawa H, Johkoh T, Colby TV, et al : Computed tomography findings in pathological usual interstitial pneumonia. Am J Respir Crit Care Med 2008 ; 177 : 433-439.
57) Sumikawa H, Johkoh T, Fujimoto K, et al : Pathologically proved nonspecific interstitial pneumonia : CT pattern analysis as compared with usual interstitial pneumonia CT pattern. Radiology 2014 ; 272 : 549-556.
58) Akira M, Sakatani M, Ueda E : Idiopathic pulmonary fibrosis : progression of honeycombing at thin-section CT. Radiology 1993 ; 189 : 687-691.
59) Hartman TE, Primack SL, Kang EY, et al : Disease progression in usual interstitial pneumonia compared with desquamative interstitial pneumonia : assessment with serial CT. Chest 1996 ; 110 : 378-382.
60) Atkins CP, Loke YK, Wilson AM : Outcomes in idiopathic pulmonary fibrosis : a meta-analysis from placebo controlled trials. Respir Med 2014 ; 108 : 376-387.
61) Song JW, Hong SB, Lim CM, et al : Acute exacerbation of idiopathic pulmonary fibrosis : incidence, risk factors and outcome. Eur Respir J 2011 ; 37 : 356-363.
62) Kondoh Y, Taniguchi H, Katsuta T, et al : Risk factors of acute exacerbation of idiopathic pulmonary fibrosis. Sarcoidosis Vasc Diffuse Lung Dis 2010 ; 27 : 103-110.
63) Collard HR, Ryerson CJ, Corte TJ, et al : Acute exacerbation of idiopathic pulmonary fibrosis. an international working group report. Am J Respir Crit Care Med 2016 ; 194 : 265-275.
64) Natsuizaka M, Chiba H, Kuronuma K, et al : Epidemiologic survey of Japanese patients with idiopathic pulmonary fibrosis and investigation of ethnic differences. Am J Respir Crit Care Med 2014 ; 190 : 773-779.
65) Fernandez Perez ER, Daniels CE, Schroeder DR, et al : Incidence, prevalence, and clinical course of idiopathic pulmonary fibrosis : a population-based study. Chest 2010 ; 137 : 129-137.
66) Churg A, Müller NL, Silva CI, Wright JL : Acute exacerbation (acute lung injury of unknown cause) in UIP and other forms of fibrotic interstitial pneumonias. Am J Surg Pathol 2007 ; 31 : 277-284.
67) Akira M, Kozuka T, Yamamoto S, Sakatani M : Computed tomography findings in acute exacerbation of idiopathic pulmonary fibrosis. Am J Respir Crit Care Med 2008 ; 178 : 372-378.

68) Silva CI, Müller NL, Fujimoto K, et al : Acute exacerbation of chronic interstitial pneumonia : high-resolution computed tomography and pathologic findings. J Thorac Imaging 2007 ; 22 : 221-229.
69) Fujimoto K, Taniguchi H, Johkoh T, et al : Acute exacerbation of idiopathic pulmonary fibrosis : high-resolution CT scores predict mortality. Eur Radiol 2012 ; 22 : 83-92.
70) Parambil JG, Myers JL, Ryu JH : Histopathologic features and outcome of patients with acute exacerbation of idiopathic pulmonary fibrosis undergoing surgical lung biopsy. Chest 2005 ; 128 : 3310-3315.
71) Sakamoto K, Taniguchi H, Kondoh Y, et al : Acute exacerbation of idiopathic pulmonary fibrosis as the initial presentation of the disease. Eur Respir Rev 2009 ; 18 : 129-132.
72) Oh SY, Kim MY, Kim JE, et al : Evolving early lung cancers detected during follow-up of idiopathic interstitial pneumonia : serial CT features. AJR 2015 ; 204 : 1190-1196.
73) Chida M, Kobayashi S, Karube Y, et al : Incidence of acute exacerbation of interstitial pneumonia in operated lung cancer : institutional report and review. Ann Thorac Cardiovasc Surg 2012 ; 18 : 314-317.
74) 大野彰二, 中屋孝清, 坂東政司 : 臨床調査個人票に基づく特発性間質性肺炎の全国疫学調査. 日呼吸会誌 2007 ; 45 : 759-765.
75) Latsi PI, du Bois RM, Nicholson AG, et al : Fibrotic idiopathic interstitial pneumonia : the prognostic value of longitudinal functional trends. Am J Respir Crit Care Med 2003 ; 168 : 531-537.
76) Cottin V, Donsbeck AV, Revel D, et al : Nonspecific interstitial pneumonia. Individualization of a clinicopathologic entity in a series of 12 patients. Am J Respir Crit Care Med 1998 ; 158 : 1286-1293.
77) Park JS, Lee KS, Kim JS, et al : Nonspecific interstitial pneumonia with fibrosis : radiographic and CT findings in seven patients. Radiology 1995 ; 195 : 645-648.
78) Kligerman SJ, Groshong S, Brown KK, Lynch DA : Nonspecific interstitial pneumonia : radiologic, clinical, and pathologic considerations. RadioGraphics 2009 ; 29 : 73-87.
79) Silva CIS, Müller NL, Hansell DM, et al : Nonspecific interstitial pneumonia and idiopathic pulmonary fibrosis : changes in pattern and distribution of disease over time. Radiology 2008 ; 247 : 251-259.
80) Kim TS, Lee KS, Chung MP, et al : Nonspecific interstitial pneumonia with fibrosis : high-resolution CT and pathologic findings. AJR 1998 ; 171 : 1645-1650.
81) Hartman TE, Swensen SJ, Hansell DM, et al : Nonspecific interstitial pneumonia : variable appearance at high-resolution chest CT. Radiology 2000 ; 217 : 701-705.
82) Akira M, Inoue G, Yamamoto S, Sakatani M : Non-specific interstitial pneumonia : findings on sequential CT scans of nine patients. Thorax 2000 ; 55 : 854-859.
83) Screaton NJ, Hiorns MP, Lee KS, et al : Serial high resolution CT in non-specific interstitial pneumonia : prognostic value of the initial pattern. Clin Radiol 2005 ; 60 : 96-104.
84) Park IN, Kim DS, Shim TS, et al : Acute exacerbation of interstitial pneumonia other than idiopathic pulmonary fibrosis. Chest 2007 ; 132 : 214-220.
85) Ryu JH, Myers JL, Capizzi SA, et al : Desquamative interstitial pneumonia and respiratory bronchiolitis-associated interstitial lung disease. Chest 2005 ; 127 : 178-184.
86) Bressieux-Degueldre S, Rotman S, Hafen G, et al : Idiopathic desquamative interstitial pneumonia in a child : a case report. BMC Res Notes 2014 ; 7 : 383.
87) Swartz JS, Chatterjee S, Parambil JG : Desquamative interstitial pneumonia as the initial manifestation of systemic sclerosis. J Clin Rheumatol 2010 ; 16 : 284-286.
88) Myers JL, Veal CF, Jr, Shin MS, Katzenstein AL : Respiratory bronchiolitis causing interstitial lung disease : a clinicopathologic study of six cases. Am Rev Respir Dis 1987 ; 135 : 880-884.
89) Park JS, Brown KK, Tuder RM, et al : Respiratory bronchiolitis-associated interstitial lung disease : radiologic features with clinical and pathologic correlation. J Comput Assist Tomogr 2002 ; 26 : 13-20.
90) Heyneman LE, Ward S, Lynch DA, et al : Respiratory bronchiolitis, respiratory bronchiolitis-associated interstitial lung disease, and desquamative interstitial pneumonia : different entities or part of the spectrum of the same disease process? AJR 1999 ; 173 : 1617-1622.

91) Holt RM, Schmidt RA, Godwin JD, Raghu G : High resolution CT in respiratory bronchiolitis-associated interstitial lung disease. J Comput Assist Tomogr 1993 ; 17 : 46-50.
92) Nakanishi M, Demura Y, Mizuno S, et al : Changes in HRCT findings in patients with respiratory bronchiolitis-associated interstitial lung disease after smoking cessation. Eur Respir J 2007 ; 29 : 453-461.
93) Liebow AA, Steer A, Billingsley JG : Desquamative interstitial pneumonia. Am J Med 1965 ; 39 : 369-404.
94) Kawabata Y, Takemura T, Hebisawa A, et al : Desquamative interstitial pneumonia may progress to lung fibrosis as characterized radiologically. Respirology 2012 ; 17 : 1214-1221.
95) Hartman TE, Primack SL, Swensen SJ, et al : Desquamative interstitial pneumonia : thin-section CT findings in 22 patients. Radiology 1993 ; 187 : 787-790.
96) Hartman TE, Primack SL, Kang EY, et al : Disease progression in usual interstitial pneumonia compared with desquamative interstitial pneumonia : assessment with serial CT. Chest 1996 ; 110 : 378-382.
97) Akira M, Yamamoto S, Hara H, et al : Serial computed tomographic evaluation in desquamative interstitial pneumonia. Thorax 1997 ; 52 : 333-337.
98) Kawabata Y, Hoshi E, Murai K, et al : Smoking-related changes in the background lung of specimens resected for lung cancer : a semiquantitative study with correlation to postoperative course. Histopathology 2008 ; 53 : 707-714.
99) Yousem SA : Respiratory bronchiolitis-associated interstitial lung disease with fibrosis is a lesion distinct from fibrotic nonspecific interstitial pneumonia : a proposal. Mod Pathol 2006 ; 19 : 1474-1479.
100) Katzenstein AL, Mukhopadhyay S, Zanardi C, Dexter E : Clinically occult interstitial fibrosis in smokers : classification and significance of a surprisingly common finding in lobectomy specimens. Hum Pathol 2010 ; 41 : 316-325.
101) Cottin V, Nunes H, Brillet PY, et al : Combined pulmonary fibrosis and emphysema : a distinct underrecognised entity. Eur Respir J 2005 ; 26 : 586-593.
102) Wiggins J, Strickland B, Turner-Warwick M : Combined cryptogenic fibrosing alveolitis and emphysema : the value of high resolution computed tomography in assessment. Respir Med 1990 ; 84 : 365-369.
103) Hiwatari N, Shimura S, Takishima T : Pulmonary emphysema followed by pulmonary fibrosis of undetermined cause. Respiration 1993 ; 60 : 354-358.
104) Doherty MJ, Pearson MG, O'Grady EA, et al : Cryptogenic fibrosing alveolitis with preserved lung volumes. Thorax 1997 ; 52 : 998-1002.
105) Grubstein A, Bendayan D, Schactman I, et al : Concomitant upper-lobe bullous emphysema, lower-lobe interstitial fibrosis and pulmonary hypertension in heavy smokers : report of eight cases and review of the literature. Respir Med 2005 ; 99 : 948-954.
106) Kitaguchi Y, Fujimoto K, Hanaoka M, et al : Clinical characteristics of combined pulmonary fibrosis and emphysema. Respirology 2010 ; 15 : 265-271.
107) Snider GL, Kleinerman J, Thurlbeck WM, Bengali ZH : The definition of emphysema : report of a National Heart, Lung, and Blood Institute, Division of Lung Diseases workshop. Am Rev Respir Dis 1985 ; 132 : 182-185.
108) Watanabe Y, Kawabata Y, Kanauchi T, et al : Multiple, thin-walled cysts are one of the HRCT features of airspace enlargement with fibrosis. Eur J Radiol 2015 ; 84 : 986-992.
109) Otani H, Tanaka T, Murata K, et al : Smoking-related interstitial fibrosis combined with pulmonary emphysema : computed tomography-pathologic correlative study using lobectomy specimens. Int J Chron Obstruct Pulmon Dis 2016 ; 11 : 1521-1532.
110) Olson J, Colby TV, Elliott G : Hamman-rich syndrome revisited. Mayo Clin Proc 1990 ; 65 : 1538-1548.
111) Katzenstein ALA, Myers JL, Mazur MT : Acute interstitial pneumonia a clinicopathologic, ultrastructural, and cell kinetic study. Am J Surg Pathol 1986 ; 10 : 256-267.
112) The ARDS Definition Task Force : Acute respiratory distress syndrome : the Berlin definition. JAMA 2012 ; 307 : 2526-2533.
113) Kondoh Y, Taniguchi H, Kataoka K, et al : Prognostic factors in rapidly progressive interstitial

pneumonia. Respirology 2010 ; 15 : 257-264.
114) Bjoraker JA, Ryu JH, Edwin MK, et al : Prognostic significance of histopathologic subsets in idiopathic pulmonary fibrosis. Am J Respir Crit Care Med 1998 ; 157 : 199-203.
115) Vourlekis JS, Brown KK, Cool CD, et al : Acute interstitial pneumonitis : case series and review of the literature. Medicine (Baltimore) 2000 ; 79 : 369-378.
116) Quefatieh A, Stone CH, DiGiovine B, et al : Low hospital mortality in patients with acute interstitial pneumonia. Chest 2003 ; 124 : 554-559.
117) Bonaccorsi A, Cancellieri A, Chilosi M, et al : Acute interstitial pneumonia : report of a series. Eur Respir J 2003 ; 21 : 187-191.
118) Tomashefski JF Jr : Pulmonary pathology of the acute respiratory distress syndrome : diffuse alveolar damage. In : Matthay MA (ed) : Acute respiratory distress syndrome. New York : Marcel Dekker, 2003 : 75-108.
119) Thille AW, Esteban A, Fernandez-Segoviano P, et al : Chronology of histological lesions in acute respiratory distress syndrome with diffuse alveolar damage : a prospective cohort study of clinical autopsies. Lancet Respir Med 2013 ; 1 : 395-400.
120) Primack SL, Hartman TE, Ikezoe J, et al : Acute interstitial pneumonia : radiographic and CT findings in nine patients. Radiology 1993 ; 188 : 817-820.
121) Bouros D, Nicholson AC, Polychronopoulos V, du Bois RM : Acute interstitial pneumonia. Eur Respir J 2000 ; 15 : 412-418.
122) Johkoh T, Müller NL, Taniguchi H, et al : Acute interstitial pneumonia : thin-section CT findings in 36 patients. Radiology 1999 ; 211 : 859-863.
123) Ichikado K, Johkoh T, Ikezoe J, et al : Acute interstitial pneumonia : high-resolution CT findings correlated with pathology. AJR 1997 ; 168 : 333-338.
124) Ichikado K, Suga M, Gushima Y, et al : Hyperoxia-induced diffuse alveolar damage in pigs : correlation between thin-section CT and histopathologic findings. Radiology 2000 ; 216 : 531-538.
125) Ichikado K, Suga M, Müller NL, et al : Acute interstitial pneumonia : comparison of high-resolution computed tomography findings between survivors and non-survivors. Am J Respir Crit Care Med 2002 ; 165 : 1551-1556.
126) Parambil JG, Myers JL, Aubry MC, Ryu JH : Causes and prognosis of diffuse alveolar damage diagnosed on surgical lung biopsy. Chest 2007 ; 132 : 50-57.
127) Suh GY, Kang EH, Chung MP, et al : Early intervention can improve clinical outcome of acute interstitial pneumonia. Chest 2006 ; 129 : 753-761.
128) Davison AG, Heard BE, McAllister WAC, Turner-Warwick ME : Cryptogenic organizing pneumonitis. Q J Med 1983 ; 207 : 382-394.
129) Epler GR, Colby TV, McLoud TC, et al : Bronchiolitis obliterans organizing pneumonia. N Engl J Med 1985 ; 312 : 152-158.
130) Bjoraker JA, Ryu JH, Edwin MK, et al : Prognostic significance of histopathologic subsets in idiopathic pulmonary fibrosis. Am J Respir Crit Care Med 1998 ; 157 : 199-203.
131) Todd NW, Marciniak ET, Sachdeva A, et al : Organizing pneumonia/non-specific interstitial pneumonia overlap is associated with unfavorable lung disease progression. Respir Med 2015 ; 109 : 1460-1468.
132) Izumi T, Kitaichi M, Nishimura K, et al : Bronchiolitis obliterans organizing pneumonia : clinical features and differential diagnosis. Chest 1992 ; 102 : 715-719.
133) Lee KS, Kullnig P, Hartman TE, et al : Cryptogenic organizing pneumonia : CT findings in 43 patients. AJR 1994 ; 162 : 543-546.
134) Nishimura K, Itoh H : High-resolution computed tomographic features of bronchiolitis obliterans organizing pneumonia. Chest 1992 ; 102 : 26S-31S.
135) Ujita M, Renzoni EA, Veeraraghavan S, et al : Organizng pneumonia : perilobular pattern at thin-section CT. Radiology 2004 ; 232 : 757-761.
136) Johkoh T, Müller NL, Ichikado K, et al : Perilobular pulmonary opacities : high-resolution CT findings and pathologic correlation. J Thorac Imaging 1999 ; 14 : 172-177.
137) Kim SJ, Lee KS, Ryu YH, et al : Reversed halo sign on high-resolution CT of cryptogenic organizing pneumonia : diagnostic implications. AJR 2003 ; 180 : 1251-1254.
138) Akira M, Yamamoto S, Sakatani M : Bronchiolitis obliterans organizing pneumonia manifesting

as multiple large nodules or masses. AJR 1998 ; 170 : 291-295.
139) Koss MN, Hochholzer L, Langloss JM, et al : Lymphoid interstitial pneumonia : clinicopathological and immunopathological findings in 18 cases. Pathology 1987 ; 17 : 178-185.
140) Nicholson AG : Lymphocytic interstitial pneumonia and other lymphoproliferative disorders in the lung. Semin Respir Crit Care Med 2001 ; 22 : 409-422.
141) Ichikawa Y, Kinoshita M, Koga T, et al : Lung cyst formation in lymphocytic interstitial pneumonia : CT features. J Comput Assist Tomogr 1994 ; 18 : 745-748.
142) Johkoh T, Müller NL, Pickford HA, et al : Lymphocytic interstitial pneumonia : thin-section CT findings in 22 patients. Radiology 1999 ; 212 : 567-572.
143) Johkoh T, Akira M, Honda O, et al : Lymphocytic interstitial pneumonia : follow-up CT findings in 14 patients. J Thorac Imaging 2000 ; 15 : 162-167.
144) 藤本公則，田中伴典，福岡順也：特発性間質性肺炎のABC：ATS/ERS特発性間質性肺炎の高分解能CTと病理組織所見．高橋雅士・編：新胸部画像診断の勘ドコロ．メジカルビュー，2014：201-236.
145) Cha SI, Fessler MB, Cool CD, et al : Lymphoid interstitial pneumonia : clinical features, associations and prognosis. Eur Respir J 2006 ; 28 : 364-369.
146) Johkoh T, Tanaka T, Fujimoto K, et al : Lymphoid interstitial pneumonia (LIP) based on recent diagnostic criteria : CT-pathologic correlation in 10 patients. RSNA 2016 ; annual meeting poster presentation, CH278-SD-THA2.
147) Swigris JJ, Berry GJ, Raffin TA, Kuschner WG : Lymphoid interstitial pneumonia : a narrative review. Chest 2002 ; 122 : 2150-2164.
148) Frankel SK, Cool CD, Lynch DA, et al : Idiopathic pleuroparenchymal fibroelastosis : description of a novel clinicopathologic entity. Chest 2004 ; 126 : 2007-2013.
149) Postgraduate Medical School of London : Clinicopathological conference : undiagnosable lung disease. Brit Med J 1962 ; 1 : 1403-1410.
150) Davies D, Crowther JS, MacFarlane A : Idiopathic progressive pulmonary fibrosis. Thorax 1975 ; 30 : 316-325.
151) Repo UK, Kentala E, Koistinen J : Pulmonary apical fibrocystic disease. a serologic study. Eur J Respir Dis 1981 ; 62 : 46-51.
152) 網谷良一，新実彰男，久世文幸：特発性上葉限局型肺線維症．呼吸 1992 ; 11 : 693-699.
153) Reddy TL, Tominaga M, Hansell DM, et al : Pleuroparenchymal fibroelastosis : a spectrum of histopathological and imaging phenotypes. Eur Respir J 2012 ; 40 : 377-385.
154) Watanabe K, Nagata N, Kitasato Y, et al : Rapid decrease in forced vital capacity in patients with idiopathic pulmonary upper lobe fibrosis. Respir Investig 2012 ; 20 : 88-97.
155) Rosenbaum JN, Butt YM, Johnson KA, et al : Pleuroparenchymal fibroelastosis : a pattern of chronic lung injury. Hum Pathol 2015 ; 46 : 137-146.
156) Sverzellati N, Zompatori M, Poletti V, et al : Small chronic pneumothoraces and pulmonary parenchymal abnormalities after bone marrow transplantation. J Thorac Imaging 2007 ; 22 : 230-234.
157) Enomoto Y, Nakamura Y, Satake Y, et al : Clinical diagnosis of idiopathic pleuroparenchymal fibroelastosis : a retrospective multicenter study. Respir Med 2017 ; 133 : 1-5.
158) Fujimoto K : Radiological characteristics of interstitial lung disease in patients with connective tissue disease : focus on rheumatoid arthritis. In : Gono T, Tokuda H, Sakai F, et al (eds) : Lung disease associated with rheumatoid arthritis. Singapore : Springer Nature Singapore, 2018 : in press.
159) Oda T, Ogura T, Kitamura H, et al : Distinct characteristics of pleuroparenchymal fibroelastosis with usual interstitial pneumonia compared with idiopathic pulmonary fibrosis. Chest 2014 ; 146 : 1248-1255.
160) Beasley MB, Franks TJ, Galvin JR, et al : Acute fibrinous and organizing pneumonia : a histological pattern of lung injury and possible variant of diffuse alveolar damage. Arch Pathol Lab Med 2002 ; 126 : 1064-1070.
161) Feinstein MB, DeSouza SA, Moreira AL, et al : A comparison of the pathological, clinical and radiographical, features of cryptogenic organizing pneumonia, acute fibrinous and organising pneumonia and granulomatous organising pneumonia. J Clin Pathol 2015 ; 68 : 441-447.

162) Balduin R, Giacometti C, Saccarola L, et al : Acute fibrinous and organizing pneumonia in a patient with collagen vascular disease "stigma". Sarcoidosis Vasc Diffuse Lung Dis 2007 ; 24 : 78-80.
163) Hwang DM, Chamberlain DW, Poutanen SM, et al : Pulmonary pathology of severe acute respiratory syndrome in Toronto. Mod Pathol 2005 ; 18 : 1-10.
164) Akhtar A, Ul Abideen Z : Acute fibrinous and organizing pneumonia masquerading as a lower respiratory tract infection : a case report and review of the literature. BMC Research Notes 2015 ; 8 : 38.
165) Sauter JL, Butnor KJ : Expanding the spectrum of pulmonary histopathological manifestations of anti-synthetase syndrome : anti-EJ-associated acute fibrinous and organizing pneumonia. Histopathology 2014 ; 65 : 581-582.
166) Hariri LP, Mino-Kenudson M, Shea B, et al : Distinct histopathology of acute onset or abrupt exacerbation of hypersensitivity pneumonitis. Hum Pathol 2012 ; 43 : 660-668.
167) Jamous F, Ayaz SZ, Choate J : Acute fibrinous organising pneumonia : a manifestation of trimethoprim-sulfamethoxazole pulmonary toxicity. BMJ Case Rep 2014 ; 2014 : bcr2014205017.
168) Fischer A, Swigris JJ, du Bois RM, et al : Anti-synthetase syndrome in ANA and anti-Jo-1 negative patients presenting with idiopathic interstitial pneumonia. Respir Med 2009 ; 103 : 1719-1724.
169) Kobayashi H, Sugimoto C, Kanoh S, et al : Acute fibrinous and organizing pneumonia : initial presentation as a solitary nodule. J Thorac Imaging 2005 ; 20 : 291-293.
170) Yousem SA, Dacic S : Idiopathic bronchiolocentric interstitial pneumonia. Mod Pathol 2002 ; 15 : 1148-1153.
171) Churg A, Myers J, Suarez T, et al : Airway-centered interstitial fibrosis : a distinct form of aggressive diffuse lung disease. Am J Surg Pathol 2004 ; 28 : 62-68.
172) Fukuoka J, Franks TJ, Colby TV, et al : Peribronchiolar metaplasia : a common histologic lesion in diffuse lung disease and a rare cause of interstitial lung disease : clinicopathologic features of 15 cases. Am J Surg Pathol 2005 ; 29 : 948-954.
173) Mark EJ, Ruangchira Urai R : Bronchiolitis interstitial pneumonitis : a pathologic study of 31 lung biopsies with features intermediate between bronchiolitis obliterans organizing pneumonia and usual interstitial pneumonitis, with clinical correlation. Ann Diagn Pathol 2008 ; 12 : 171-180.
174) Smith ML : Update on pulmonary fibrosis : not all fibrosis is created equally. Arch Pathol Lab Med 2016 ; 140 : 221-229.
175) 藤本公則：分類不能特発性間質性肺炎の概念と画像診断．画像診断 2017 ; 37 : 565-575.
176) Kuranishi LT, Leslie KO, Ferreira RG, et al : Airway-centered interstitial fibrosis : etiology, clinical findings and prognosis. Respir Res 2015 ; 16 : 55.
177) Solomon JJ, Olson AL, Fischer A, et al : Scleroderma lung disease. Eur Respir Rev 2013 ; 22 : 127 : 6-19.
178) 竹原和彦：全身性強皮症の病型分類．皮膚科の臨床 1988 ; 30 : 1499-1505.
179) LeRoy EC, Black C, Fleischmajer R, et al : Scleroderma (systemic sclerosis) : classification, subsets and pathogenesis. J Rheumatol 1988 ; 15 : 202-205.
180) Arroliga AC, Podell DN, Matthay RA : Pulmonary manifestations of scleroderma. J Thorac Imaging 1992 ; 7 : 30-45.
181) Primack SL, Müller NL : Radiologic manifestations of the systemic autoimmune diseases. Clin Chest Med 1998 ; 19 : 573-586.
182) Steen VD, Medsger TA : Changes in causes of death in systemic sclerosis, 1972-2002. Ann Rheum Dis 2007 ; 66 : 940-944.
183) Strollo D, Goldin J : Imaging lung disease in systemic sclerosis. Curr Rheumatol Rep 2010 ; 12 : 156-161.
184) Mukerjee D, St George D, Coleiro B, et al : Prevalence and outcome in systemic sclerosis associated pulmonary arterial hypertension : application of a registry approach. Ann Rheum Dis 2003 ; 62 : 1088-1093.
185) Steen VD : The lung in systemic sclerosis. J Clin Rheumatol 2005 ; 11 : 40-46.
186) Wells AU, Steen V, Valentini G : Pulmonary complications : one of the most challenging complications of systemic sclerosis. Rheumatology (Oxford) 2009 ; 48 Suppl 3 : iii40-44.

187) Desai SR, Veeraraghavan S, Hansell DM, et al : CT features of lung disease in patients with systemic sclerosis : comparison with idiopathic pulmonary fibrosis and nonspecific interstitial pneumonia. Radiology 2004 ; 232 : 560-567.
188) Shah RM, Jimenez S, Wechsler R : Significance of ground-glass opacity on HRCT in long-term follow-up of patients with systemic sclerosis. J Thorac Imaging 2007 ; 22 : 120-124.
189) Launay D, Remy-Jardin M, Michon-Pasturel U, et al : High resolution computed tomography in fibrosing alveolitis associated with systemic sclerosis. J Rheumatol 2006 ; 33 : 1789-1801.
190) Remy-Jardin M, Remy J, Wallaert B, et al : Pulmonary involvement in progressive systemic sclerosis : sequential evaluation with CT, pulmonary function tests, and bronchoalveolar lavage. Radiology 1993 ; 188 : 499-506.
191) Bouros D, Wells AU, Nicholson AG, et al : Histopathologic subsets of fibrosing alveolitis in patients with systemic sclerosis and their relationship to outcome. Am J Respir Crit Care Med 2002 ; 165 : 1581-1586.
192) Goh NS, Desai SR, Veeraraghavan S, et al : Interstitial lung disease in systemic sclerosis : a simple staging system. Am J Respir Crit Care Med 2008 ; 177 : 1248-1254.
193) Devaraj A, Wells AU, Meister MG, et al : The effect of diffuse pulmonary fibrosis on the reliability of CT signs of pulmonary hypertension. Radiology 2008 ; 249 : 1042-1049.
194) Overbeek MJ, Vonk MC, Boonstra A, et al : Pulmonary arterial hypertension in limited cutaneous systemic sclerosis : a distinctive vasculopathy. Eur Respir J 2009 ; 34 : 371-379.
195) Palmer SM, Robinson LJ, Wang A, et al : Massive pulmonary edema and death after prostacyclin infusion in a patient with pulmonary veno-occlusive disease. Chest 1998 ; 113 : 237-240.
196) Resten A, Maitre S, Humbert M, et al : Pulmonary hypertension : CT of the chest in pulmonary venoocclusive disease. AJR 2004 ; 183 : 65-70.
197) Rubenfire M, Huffman MD, Krishnan S, et al : Survival in systemic sclerosis with pulmonary arterial hypertension has not improved in the modern era. Chest 2013 ; 144 : 1282-1290.
198) Christmann RB, Wells AU, Capelozzi VL, et al : Gastroesophageal reflux incites interstitial lung disease in systemic sclerosis : clinical, radiologic, histopathologic, and treatment evidence. Semin Arthritis Rheum 2010 ; 40 : 241-249.
199) Abu-Shakra M, Guillemin F, Lee P : Gastrointestinal manifestations of systemic sclerosis. Semin Arthritis Rheum 1994 ; 24 : 29-39.
200) Sjogren RW : Gastrointestinal features of scleroderma. Curr Opin Rheumatol 1996 ; 8 : 569-575.
201) Dalakas MC, Hohlfeld R : Polymyositis and dermatomyositis. Lancet 2003 ; 362 : 971-982.
202) Sontheimer RD : Would a new name hasten the acceptance of amyopathic dermatomyositis (dermatomyositis sine myositis) as a distinctive subset within the idiopathic inflammatory dermatomyopathies spectrum of clinical illness? J Am Acad Dermatol 2002 ; 46 : 626-636.
203) Sato S, Hirakata M, Kuwana M, et al : Autoantibodies to a 140-kd polypeptide, CADM-140, in Japanese patients with clinically amyopathic dermatomyositis. Arthritis Rheum 2005 ; 52 : 1571-1576.
204) Nakashima R, Imura Y, Kobayashi S, et al : The RIG-I-like receptor IFIH1/MDA5 is a dermatomyositis-specific autoantigen identified by the anti-CADM-140 antibody. Rheumatology 2010 ; 49 : 433-440.
205) 半田知宏：特発性間質性肺炎における抗 ARS 抗体の意義．日本胸部臨床 2015 ; 74 : 739-747.
206) Yousem SA, Gibson K, Kaminski N, et al : The pulmonary histopathologic manifestations of the anti-Jo-1 tRNA synthetase syndrome. Mod Pathol 2010 ; 23 : 874-880.
207) Tazelaar HD, Viggiano RW, Pickersgill J, Colby TV : Interstitial lung disease in polymyositis and dermatomyositis. clinical features and prognosis as correlated with histologic findings. Am Rev Respir Dis 1990 ; 141 : 727-733.
208) Fujisawa T, Suda T, Nakamura Y, et al : Differences in clinical features and prognosis of interstitial lung diseases between polymyositis and dermatomyositis. J Rheumatol 2005 ; 32 : 58-64.
209) Marie I, Hatron PY, Dominique S, et al : Short-term and long-term outcomes of interstitial lung disease in polymyositis and dermatomyositis : a series of 107 patients. Arthritis Rheum 2011 ; 63 : 3439-3447.
210) Arakawa H, Yamada H, Kurihara Y, et al : Nonspecific interstitial pneumonia associated with polymyositis and dermatomyositis : serial high-resolution CT findings and functional correlation.

Chest 2003 ; 123 : 1096-1103.
211) Ikezoe J, Johkoh T, Kohno N, et al : High-resolution CT findings of lung disease in patients with polymyositis and dermatomyositis. J Thorac Imaging 1996 ; 11 : 250-259.
212) Bonnefoy O, Ferretti G, Calaque O, et al : Serial chest CT findings in interstitial lung disease associated with polymyositis-dermatomyositis. Eur J Radiol 2004 ; 49 : 235-244.
213) Akira M, Hara H, Sakatani M : Interstitial lung disease in association with polymyositis-dermatomyositis : long-term follow-up CT evaluation in seven patients. Radiology 1999 ; 210 : 333-338.
214) Tanizawa K, Handa T, Nakashima R, et al : HRCT features of interstitial lung disease in dermatomyositis with anti-CADM-140 antibody. Respir Med 2011 ; 105 : 1380-1387.
215) Mino M, Noma S, Taguchi Y, et al : Pulmonary involvement in polymyositis and dermatomyositis : sequential evaluation with CT. AJR 1997 ; 169 : 83-87.
216) Tanizawa K, Handa T, Nakashima R, et al : The prognostic value of HRCT in myositis-associated interstitial lung disease. Respir Med 2013 ; 107 : 745-752.
217) Ichikado K, Suga M, Müller NL, et al : Acute interstitial pneumonia : comparison of high-resolution computed tomography findings between survivors and nonsurvivors. Am J Respir Crit Care Med 2002 ; 165 : 1551-1556.
218) Zou J, Guo Q, Chi J, et al : HRCT score and serum ferritin level are factors associated to the 1-year mortality of acute interstitial lung disease in clinically amyopathic dermatomyositis patients. Clin Rheumatol 2015 ; 34 : 707-714.
219) 三森経世：筋炎および間質性肺炎のバイオマーカーとしての抗ARS抗体の検査について．日本胸部臨床 2015 ; 74 : 730-738.
220) Waseda Y, Johkoh T, Egashira R, et al : Antisynthetase syndrome : pulmonary computed tomography findings of adult patients with antibodies to aminoacyl-tRNA synthetases. Eur J Radiol 2016 ; 85 : 1421-1426.
221) Pinal-Fernandez I, Casal-Dominguez M, Huapaya JA, et al : A longitudinal cohort study of the anti-synthetase syndrome : increased severity of interstitial lung disease in black patients and patients with anti-PL7 and anti-PL12 autoantibodies. Rheumatology 2017 ; 56 : 999-1007.
222) Yoshifuji H, Fujii T, Kobayashi S, et al : Anti-aminoacyl-tRNA synthetase antibodies in clinical course prediction of interstitial lung disease complicated with idiopathic inflammatory myopathies. Autoimmunity 2006 ; 39 : 233-241.
223) Karadimitrakis S, Plastiras SC, Zormpala A, et al : Chest CT findings in patients with inflammatory myopathy and Jo1 antibodies. Eur J Radiol 2008 ; 66 : 27-30.
224) Tillie-Leblond I, Wislez M, Valeyre D, et al : Interstitial lung disease and anti-Jo-1 antibodies : difference between acute and gradual onset. Thorax 2008 ; 63 : 53-59.
225) Hozumi H, Fujisawa T, Nakashima R, et al : Comprehensive assessment of myositis-specific autoantibodies in polymyositis/dermatomyositis-associated interstitial lung disease. Respir Med 2016 ; 121 : 91-99.
226) 永田一真，富井啓介，南條成輝・他：抗CADM-140抗体が陽性であったamyopathic dermatomyositisに伴う間質性肺炎の4例．日呼吸会誌 2011 ; 49 : 30-36.
227) Dawson JK, Fewins HE, Desmond J, et al : Fibrosing alveolitis in patients with rheumatoid arthritis as assessed by high resolution computed tomography, chest radiography and pulmonary function tests. Thorax 2001 ; 56 : 622-627.
228) Tsuchiya Y, Fischer A, Solomon JJ, et al : Connective tissue disease-related thoracic disease. Clin Chest Med 2015 ; 36 : 283-297.
229) Yousem SA, Colby TV, Carrington CB : Lung biopsy in rheumatoid arthritis. Am Rev Respir Dis 1985 ; 131 : 770-777.
230) Tanaka N, Kim JS, Newell JD, et al : Rheumatoid arthritis-related lung diseases : CT findings. Radiology 2004 ; 232 : 81-91.
231) Tsuchiya Y, Takayanagi N, Sugiura H, et al : Lung diseases directly associated with rheumatoid arthritis and their relationship to outcome. Eur Respir J 2011 ; 37 : 1411-1417.
232) Sugitani N, Gono T, Tokuda H, et al : Progressive destructive bronchiolectasis followed by appearance of multiple pulmonary cystic lesions mimicking honeycombing in a patient with rheumatoid arthritis. Mod Rheumatol 2017 : ahead of print.
233) Park IN, Kim DS, Shim TS, et al : Acute exacerbation of interstitial pneumonia other than

idiopathic pulmonary fibrosis. Chest 2007 ; 132 : 214-220.
234) Hozumi H, Nakamura Y, Johkoh T, et al : Acute exacerbation in rheumatoid arthritis-associated interstitial lung disease : a retrospective case control study. BMJ Open 2013 ; 3 : 1-9.
235) Mori S, Cho I, Koga Y, et al : Comparison of pulmonary abnormalities on high-resolution computed tomography in patients with early versus longstanding rheumatoid arthritis. J Rheumatol 2008 ; 35 : 1513-1521.
236) Wilsher M, Voight L, Milne D, et al : Prevalence of airway and parenchymal abnormalities in newly diagnosed rheumatoid arthritis. Respir Med 2012 ; 106 : 1441-1446.
237) Demoruelle MK, Solomon JJ, Fischer A, et al : The lung may play a role in the pathogenesis of rheumatoid arthritis. Int J Clin Rheumtol 2014 ; 9 : 295-309.
238) Bonavita J, Naidich DP : Imaging of bronchiectasis. Clin Chest. Med 2012 ; 33 : 233-248.
239) Shannon TM, Gale ME : Noncardiac manifestations of rheumatoid arthritis in the thorax. J Thorac Imaging 1992 ; 7 : 19-29.
240) Zisman DA, Karlamangra AS, Ross DJ, et al : High-resolution chest computed tomography findings do not predict the presence of pulmonary hypertension in advanced idiopathic pulmonary fibrosis. Chest 2007 ; 133 : 773-779.
241) Cottin V, Cordier JF : Combined pulmonary fibrosis and emphysema in connective tissue disease. Curr Opin Pulm Med 2012 ; 18 : 418-427.
242) Alarcón GS, Kremer JM, Macaluso M, et al : Risk factors for methotrexate-induced lung injury in patients with rheumatoid arthritis : a multicenter, case-control study. Methotrexate-lung study group. Ann Intern Med 1997 ; 127 : 356-364.
243) Tokuda H, Sakai F, Yamada H, et al : Clinical and radiological features of *Pneumocystis pneumonia* in patients with rheumatoid arthritis, in comparison with methotrexate pneumonitis and *Pneumocystis pneumonia* in acquired immunodeficiency syndrome : a multicenter study. Intern Med 2008 : 47 : 915-923.
244) Takayanagi N, Tokunaga D, Tsuchiya Y, et al : Lung cancer associated with rheumatoid arthritis and usual interstitial pneumonia. Nihon Kokyuki Gakkai Zasshi 2008 ; 46 : 438-442.
245) Tzioufas AG, Voulgarelis M : Update on Sjögren's syndrome autoimmune epithelitis : from classification to increased neoplasias. Best Pract Clin Rheumatol 2007 ; 21 ; 989-1010.
246) Joseph GP, Jeffrey LM, Rebecca ML, et al : Interstitial lung disease in primary Sjögren syndrome. Chest 2006 ; 130 : 1489-1495.
247) Taouli B, Brauner MW, Mourey I, et al : Thin-section chest CT findings of primary Sjögren syndrome : correlation with pulmonary function. Eur Radiol 2002 ; 12 : 1504-1511.
248) Matsuyama N, Ashizawa K, Okimoto T, et al : Prima ry Sjögren syndrome and associated lung disease : radiographic and CT findings. Br J Radiol 2003 ; 76 : 880-884.
249) Franquet T, Gimenez A, Monill JM, et al : Primary Sjögren syndrome and associated lung disease : CT findings in 50 patients. AJR 1997 ; 169 : 655-658.
250) Koyama M, Johkoh T, Honda O, et al : Pulmonary involvement in primary Sjögren syndrome : spectrum of pulmonary abnormalities and computed tomography findings in 60 patients. J Thorac Imag 2001 ; 16 : 290-296.
251) Meyer CA, Pina JS, Taillion D, et al : Inspiratory and expiratory high-resolution CT findings in a patient with Sjögren syndrome and cystic lung disease. AJR 1997 ; 168 : 101-103.
252) 上甲　剛：平成20年度厚生労働科学研究費補助金(特定疾患対策研究事業)報告書，2008.
253) Watanabe M, Naniwa T, Hara M, et al : Pulmonary manifestations in Sjögren syndrome : correlation analysis between chest computed tomographic findings and clinical subsets with poor prognosis in 80 patients. J Rheumatol 2010 ; 37 : 365-373.
254) Johkoh T, Müller NL, Pickford HA, et al : Lymphocytic interstitial pneumonia : thin-section CT findings in 22 patients. Radiology 1999 ; 212 : 567-572.
255) Ichikawa Y, Kinoshita M, Koga T, et al : Lung cyst formation in lymphocytic interstitial pneumonitis : CT features. J Comput Assist Tomogr 1994 ; 18 : 745-748.
256) Lechtman S, Debray MP, Crestani B, et al : Cystic lung disease in Sjögren's syndrome : an observational study. Joint Bone Spine 2017 ; 84 : 317-321.
257) Martinez-Balzano CD, Touray S, Kopec S : Cystic lung disease among patients with Sjögren syndrome : frequency, natural history, and associated risk factors. Chest 2016 ; 150 : 631-639.

258) Baqir M, Kluka EM, Aubry MC, et al : Amyloid-associated cystic lung disease in primary Sjögren's syndrome. Respir Med 2013 ; 107 : 616-621.
259) Tonami H, Matoba M, Kuginuki Y et al : Clinical and imaging findings of lymphoma in patients with Sjögren syndrome. J Comput Assist Tomogr 2003 ; 27 ; 517-524.
260) Jeong YJ, Lee KS, Chung MP, et a l : Amyloidosis and lymphoproliferative disease in Sjögren syndrome : thin-section computed tomography findings and histopathologic comparisons. J Comput Assist Tomogr 2004 ; 28 : 776-781.
261) Ito I, Nagai S, Kitaichi M, et al : Pulmonary manifestations of primary Sjögren syndrome : a clinical, radiologic, and pathologic study. Am J Respir Crit Care Med 2005 ; 171 : 632-638.
262) Enomoto Y, Takemura T, Hagiwara E, et al : Prognostic factors in interstitial lung disease associated with primary Sjögren's syndrome : a retrospective analysis of 33 pathologically-proven cases. PLoS One 2013 ; 8 : e73774.
263) Kim EA, Lee KS, Johkoh T, et al : Interstitial lung disease associated with collagen vascular disease : radiologic histopathologic findings. RadioGraphics 2002 ; 22 : S151-S165.
264) Tan EM, Cohen AS, Fries JF, et al : The 1982 revised criteria for the classification of systemic lupus erythematosus. Arthritis Rheum 1982 ; 25 : 1271-1277.
265) Wiederman HP, Matthay RA : Pulmonary manifestations of systemic lupus erythematosus. J Thoracic Imaging 1992 ; 7 : 1-18.
266) Orens JB, Martinez FJ, Lynch III JP : Pleuropulmonary manifestations of systemic lupus erythematosus. Rhum Dis Clin North Am 1994 ; 20 : 159-193.
267) Levin DC : Proper interpretation of pulmonary roentogen changes in systemic lupus erythematosus. Am J Roentgenol Radium Ther Nucl Med 1971 ; 111 : 510-517.
268) Swigris JJ, Fischer A, Gills J, et al : Pulmonary and thrombotic manifestations of systemic lupus erythematosus. Chest 2008 ; 133 : 271-280.
269) Haupt HM, Moore GW, Hutchins GM : The lung in systemic lupus erythematosus : analysis of the pathologic changes in 120 patients. Am J Med 1981 ; 71 : 791-798.
270) Coby TV : Pulmonary pathology in patients with systemic autoimmune diseases. Clin Chest Med 1998 ; 19 : 587-612.
271) Katzenstein A-L : Katzenstein and Askin's surgical pathology of non-neoplastic lung disease. 4th ed, Philadelphia : WB Saunders, 2005.
272) Fenlon HM, Doran M, Sant SM, et al : High-resolution chest CT in systemic lupus erythematosus. AJR 1996 ; 166 : 301-307.
273) Bankier AA, Kiener HP, Wiesmayr MN, et al : Discrete lung involvement in systemic lupus erythematosus : CT assessment. Radiology 1995 ; 196 : 835-840.
274) Vanables PJ : Mixed connective tissue disease. Lupus 2006 ; 15 : 132-137.
275) Prakash UBS : Respiratory complication in mixed connective tissue disease. Clin Chest Med 1998 ; 19 : 733-746, ix.
276) Kozuka T, Johkoh T, Honda O, et al : Pulmonary involvement in mixed connective tissue disease : high-resolution CT findings in 42 patients. J Thorac Imaging 2001 ; 16 : 94-98.
277) Prakash UBS, Luthra HS, Divertie MB : Intrathoracic manifestations in mixed connective tissue disease. Mayo Clin Proc 1985 ; 60 : 813-821.
278) Kim EA, Lee KS, Johkoh T, et al : Interstitial lung diseases associated with collagen vascular diseases : radiologic and histopathologic findings. RadioGraphics 2002 ; 22 : S151-S165.
279) Saito Y, Terada M, Takada T, et al : Pulmonary involvement in mixed connective tissue disease : comparison with other collagen vascular disease at high-resolution CT. J Comput Assist Tomogr 2002 ; 26 : 349-357.
280) Ranieri VM, Rubenfeld GD, Thompson BT, et al : Acute respiratory distress syndrome : the Berlin definition. JAMA 2012 ; 307 : 2526-2533.
281) Ferguson ND, Fan E, Camporota L, et al : The Berlin definition of ARDS : an expanded rationale, justification, and supplementary material. Intensive Care Med 2012 ; 38 : 1573-1582.
282) Bernard GR, Artigas A, Brigham KL, et al : The American-European Consensus Conference on ARDS. Definitions, mechanisms, relevant outcomes, and clinical trial coordination. Am J Respir Crit Care Med 1994 ; 149 : 818-824.
283) Ashbaugh DG, Bigelow DB, Petty TL, Levine BE : Acute respiratory distress in adults. Lancet

1967 ; 2 : 319-323.
284) Calfee CS, Delucchi K, Parsons PE, et al : Subphenotypes in acute respiratory distress syndrome : latent class analysis of data from two randomised controlled trials. Lancet Respir Med 2014 ; 2 : 611-620.
285) Guerin C, Bayle F, Leray V, et al : Open lung biospy in nonresolving ARDS frequently identifies diffuse alveolar damage regardless of the severity stage and may have implications for patient management. Intensive Care Med 2015 ; 41 : 222-230.
286) Cardinal-Fernandez P, Bajwa EK, Dominguez-Calvo A, et al : The presence of diffuse alveolar damage on open lung biopsy is associated with mortality in patients with acute respiratory distress syndrome : a systematic review and meta-analysis. Chest 2016 ; 149 : 1155-1164.
287) Tomashefski JF Jr : Pulmonary pathology of the acute respiratory distress syndrome : diffuse alveolar damage. In : Matthay MA (ed) : Acute respiratory distress syndrome, New York : Marcel Dekker, 2003 : 75-108.
288) Desai SR : Acute respiratory distress syndrome : imaging of the injured lung. Clin Radiol 2002 ; 57 : 8-17.
289) Ichikado K : Permeability edema. In : Müller NL, Silva IS (eds) : Imaging of the chest. Philadelphia : Saunders Elsevier, 2008 : 964-977.
290) Zompatori M, Ciccarese F, Fasano L : Overview of current lung imaging in acute respiratory distress syndrome. Eur Respir Rev 2014 ; 23 : 519-530.
291) Ichikado K : High-resolution computed tomography findings of acute respiratory distress syndrome, acute interstitial pneumonia, and acute exacerbation of idiopathic pulmonary fibrosis. Semin Ultrasound CT MR 2014 ; 35 : 39-46.
292) Ichikado K, Muranaka H, Gushima Y, et al : Fibroproliferative changes on high-resolution CT in the acute respiratory distress syndrome predict mortality and ventilator dependency : a prospective observational cohort study. BMJ Open 2012 ; 2 : e000545.
293) Matos GFJ, Stanzani F, Passos RH, et al : How large is the lung recruitability in early acute respiratory distress syndrome : a prospective case series of patients monitored by computed tomography. Crit Care 2012 ; 16 : R4.
294) Eisner MD, Thompson BT, Schoenfeld D, et al : Airway pressures and early barotrauma in patients with acute lung injury and acute respiratory distress syndrome. Am J Respir Crit Care Med 2002 ; 165 : 978-982.
295) Gattinoni L, Bombino M, Pelosi P, et al : Lung structure and function in different stages of severe adult respiratory distress syndrome. JAMA 1994 ; 271 : 1772-1779.
296) Gattinoni L, Caironi P, Cressoni M, et al : Lung recruitment in patients with the acute respiratory distress syndrome. N Engl J Med 2006 ; 354 : 1775-1786.
297) Burham EL, Hyzy RC, Paine III R, et al : Detection of fibroproliferation by chest high-resolution CT scan in resolving ARDS. Chest 2014 ; 146 : 1196-1204.
298) Burham EL, Hyzy RC, Paine III R, et al : Chest CT features are associated with poorer quality of life in acute lung injury survivors. Crit Care Med 2013 ; 41 : 445-456.
299) Allen JN, Davis WB : Eosinophilic lung diseases. Am J Respir Crit Care Med 1994 ; 150 : 1423-1438.
300) Johkoh T, Müller NL, Akira M, et al : Eosinophilic lung diseases : diagnostic accuracy of thin-section CT in 111 patients. Radiology 2000 ; 216 : 773-780.
301) Jederlinic PJ, Sicilian L, Gaensler EA : Chronic eosinophilic pneumonia : a report of 19 cases and a review of the literature. Medicine 1988 ; 67 : 154-162.
302) Carrington CB, Addington WW, Goff AM, et al : Chronic eosinophilic pneumonia. N Engl J Med 1969 ; 280 : 787-798.
303) Fox B, Seed WA : Chronic eosinophilic pneumonia. Thorax 1980 ; 35 : 570-580.
304) Gaensler EA, Carrington CB : Peripheral opacities in chronic eosinophilic pneumonia : the photographic negative pulmonary edema. AJR 1977 ; 128 : 1-13.
305) Mayo JR, Müller NL, Road J, et al : Chronic eosinophilic pneumonia : CT findings in six cases. AJR 1989 ; 153 : 727-730.
306) Ebara H, Ikezoe J, Johkoh T, et al : Chronic eosinophilic pneumonia : evaluation of chest radiograms and CT features. J Comput Assist Tomogr 1994 ; 18 : 737-744.

307) Arakawa H, Kurihara Y, Niimi H, et al : Differential diagnosis of bronchiolitis obliterans organizing pneumonia and chronic eosinophilic pneumonia : thin-section CT findings in 81 patients. AJR 2001 ; 176 : 1053-1058.
308) Hartman TE, Primack SL, Swensen SJ, et al : Desquamative interstitial pneumonia : thin-section CT findings in 22 patients. Radiology 1993 ; 187 : 787-790.
309) Sakai F, Tokuda H, Goto H, et al : CT features of Legionella pneumophila pneumonia in 38 cases. J Comput Assist Tomogr 2007 ; 31 : 125-131.
310) Allen JN, Pacht ER, Gadek JE, Davis WB : Acute eosinophilic pneumonia as a reversible cause of noninfectious respiratory failure. N Engl J Med 1989 ; 321 : 569-574.
311) Badesch DB, King TE Jr, Scwarz MI : Acute eosinophilic pneumonia : a hypersenstitivity phenomenon? Am Rev Reapir Dis 1989 ; 139 : 249-252.
312) Miki K, Miki M, Okano Y, et al : Cigarrete-smoke-induced acute eosinophilic pneumonia accompanied with neutrophilia in the blood. Intern Med 2002 ; 41 : 993-996.
313) Rom WN, Weiden M, Garcia R, et al : Acute eosinophilic pneumonia in a New York City firefighter exposed to World Trade Center dust. Am J respire Crit Care Med 2002 ; 166 : 7979-8000.
314) Hirai K, Yamazaki Y, Okada K, et al : Acute eosinophilic pneumonia assciated with smoke from fireworks. Intern Med 2000 ; 39 : 401-403.
315) Tazellar HD, Linz LJ, Colby TV, et al : Acute eosinophilic pneumonia : histopathologic findings in nine patients. Am J Respir Crit Care Med 1997 ; 155 : 296-302.
316) Cheon JE, Lee KS, Lung GS, et al : Acute eosinophilic pneumonia : radiographic and CT findings in six patients. AJR 1996 ; 167 : 1195-1199.
317) King MA, Pope-Harman AL, Allen JN, et al : Acute eosinophilic pneumonia : radiologic and clinical features. Radiology 1997 ; 203 : 715-719.
318) Daimon T, Johkoh T, Sumnikwa H, et a : Acute eosinophilic pneumonia : thin-sction CT findings in 29 patients. Eur J Radiol 2008, 65 : 462-467.

VIII.

びまん性肺疾患 2

Ikezoe's
CT of the Chest

6. 薬剤性肺障害

a. 臨床的事項

薬剤性肺障害とは,「薬剤を投与中に起きた呼吸器系の障害のなかで,薬剤との関連があるもの」と定義されている[1,2].医師が処方した薬剤以外の一般薬や健康食品,サプリメント,さらに麻薬などの非合法薬などが対象となる.病態としては,いわゆる薬剤性間質性肺炎としての肺胞・間質領域病変だけではなく,気道・血管・胸膜病変などや,機能的障害も含まれる.

近年は,分子標的薬や生物学的製剤,免疫チェックポイント阻害剤などの新薬が次々と上市され,ゲフィチニブによる肺障害に対する高い社会的注目度から,市販後の全例調査が行われ,その発症頻度や重症度などについて,日本人でのより正確なデータが得られるようになっている[3,4].さらにm-TOR(哺乳類ラパマイシン標的タンパク質)阻害剤においては,肺障害が画像のみで症状のない軽症例であれば投与の継続や再投与が可能となるなど[5],以前と異なる方針が初めてガイドラインで明記された.また,免疫チェックポイント阻害剤(抗PD-1抗体,抗PD-L1抗体)に関しては,既存の肺障害とは異なる病型[6,7]や,後治療中に肺障害が発症する頻度が増加する可能性[8]が考えられるなど,新たな知見も得られている.さらに,このような治療などへの影響のみならず,薬剤性肺障害のびまん性肺胞傷害(diffuse alveolar damage:DAD)発症に関する遺伝子レベルの解明も進んできている.

臨床の場においては,薬剤と肺障害との因果関係をできる限り詳しく検討していくが,現時点で薬剤性肺障害は基本的に除外診断であり,他の疾患を否定することが重要で,実際には疑いにとどまる場合も多い.

b. 病理学的事項

一般に薬剤性肺障害に特異的な病理組織像はなく,肺胞,気道,血管,胸膜などのどの領域にも起こるが,最も頻度が高く重要な肺障害は,肺胞・間質領域に病変を認める場合で,薬剤性間質性肺炎とよばれる.病理学的所見に基づいて分類する場合には,特発性のどの疾患に類似しているかによって分けられる.たとえば,DADであれば滲出期,増生期,線維化期に分けられるが,新旧の時相の混在が目立っていたり,肺全体にみられるのではなく,局所的なDADであったりすることが知られている[1].薬剤によって特定できる特有な病理組織像があるわけではなく,多くの薬剤が同じ組織像を呈するし,同じ薬剤であっても用量や個人の反応性の違いにより,異なった組織像を呈する場合もある.また,比較的特徴的な組織像を呈することが知られているものがあり,たとえば,ゲフィチニブやブレオマイシンはDADの発生頻度が高い薬剤と考えられている.

また，気管支肺胞洗浄（bronchoalveolar lavage：BAL）は他疾患の除外に有用であり，確定診断はできないものの病態・病理組織所見を推測できる可能性がある．

C. 画像所見

1）薬剤性肺障害の発症時期と臨床的背景

　発症の時期は，一般的に薬剤投与開始から数週～数か月であることが多い．急性発症は，非心原性肺水腫や急性間質性肺炎の臨床像，慢性発症は，特発性器質化肺炎（cryptogenic organizing pneumonia：COP）や非特異性間質性肺炎（non-specific interstitial pneumonia：NSIP）の臨床像を示すことが多い．

　薬剤性肺障害の危険因子は，ゲフィチニブによる肺障害の全例調査以降に広く検討されてきた[3,4,9]．薬剤に関わらず，危険因子として，1）高齢者，2）WHO performance status（PS，全身状態）での，PS 2以上，3）喫煙歴，4）診断から短期間であること，5）CTで正常肺の占有率が50％以下であること，6）既存の肺病変（特に慢性線維化性間質性肺炎），7）心疾患の合併，あるいは抗悪性腫瘍薬の多剤療法などがあげられている．発症機序はほとんど解明されていないが，細胞傷害性薬剤による上皮細胞毒性と免疫系細胞の賦活化であり，遺伝的素因，加齢，既存肺病変，併合薬剤との相互作用などの修飾因子の関与があると推測されている．発症頻度に関しては，約半数が抗悪性腫瘍薬と分子標的治療薬であり，薬剤によって異なる．なかでも日本人は致死的な肺障害の発生頻度が高いといわれている[1]．

2）薬剤性肺障害の診断と臨床的鑑別診断

　すべての薬剤は肺障害を起こす可能性があり，投与中だけでなく投与終了後にも発症することを常に念頭において，疑って画像診断を行うことが重要である．

　薬剤性肺障害を疑うきっかけとしては，定期画像検査で肺野に異常陰影が指摘される場合や，呼吸困難や乾性咳嗽，発熱などの自覚症状を呈する場合などが想定されるが，薬剤性肺障害に特異的な臨床症状はない．m-TOR阻害剤や免疫チェックポイント阻害剤では自覚症状がなく異常所見のみの場合もある[5]．医薬品安全性情報，医学文献データベース（www.pneumotox.com）でも検索可能で，頻度の高い薬剤性肺障害の画像パターンを知ることができる．診断基準として，1）原因となる薬剤接種，2）薬剤に起因する臨床病型の報告，3）他の原因疾患の否定，4）薬剤中止による病態の改善，5）再投与により増悪，がある[1,10]．いわゆるチャレンジテストは診断根拠として極めて有用であるが，リスクの点から再投与が困難なことが多い．臨床上は，服薬歴の詳細な検討と他疾患の除外，被疑薬中止後の病状経過などの臨床像と，画像診断を統合して診断することが重要である．

　血液検査では，好酸球増加，肝機能障害，KL-6，SP-D，SP-Aの増加，さらにLDHやCRPの上昇，呼吸機能検査では，PaO_2の低下とDL_{CO}の低下が認められる．化学療法中の骨髄抑制が高度の患者や，ステロイド剤の長期使用者，低栄養患者などの易感染宿主では，ニューモシスチス肺炎（PCP），サイトメガロウイルス肺炎（CMV），真菌感染症が鑑別となるため，血清β-DグルカンやCMV抗原検査が有用である．また心原性肺水腫も鑑別となることが多く，理学所見とともに心臓超音波検査，BNP（B-type natriuretic peptide）検査

なども役立つ[1]．癌性リンパ管症や原病の増悪も鑑別として重要であり，腫瘍マーカーや悪性腫瘍の治療経過も考慮する必要がある．薬剤に対するリンパ球刺激試験は，肺障害の機序が細胞性免疫反応によるもので陽性化するが，感度や特異度は決して高くない．

3）薬剤性肺障害の画像所見

薬剤性肺障害による異常所見を検出することに関しては，単純 X 線写真より CT の方が優れ，高分解能 CT (high-resolution CT：HRCT) が画像パターンの診断を含め，最も有用である[11〜13]．単純 X 線写真は HRCT で異常のある症例の 74％しか病変を指摘できないとの報告もあり[11]，CT を行うことが望ましい．薬剤性肺障害の病理組織像は極めて多彩であり，それを反映してさまざまなパターンの画像所見が認められる (BOX 8-1)．基本的に薬剤以外の原因による呼吸器疾患との類似性に基づいて，いくつかの臨床病型に分類させて述べられることが多い (表 8-1)[1]．

① 薬剤性肺障害の臨床病型

急性間質性肺炎/びまん性肺胞傷害 (acute interstitial pneumonia：AIP/DAD) 類似，急性過敏性肺炎 (acute hypersensitivity pneumonia：AHP) 類似，器質化肺炎 (COP) 類似，急性好酸球性肺炎 (acute eosinophilic pneumonia：AEP) 類似，非特異的間質性肺炎 (NSIP) 類似のパターンなどがある[1,14,15]．臨床病型は薬剤によって特定できる特有な病型があるわけではなく，多くの薬剤が同じ病型を呈するし，同じ薬剤であっても用量や個人の反応性の違いにより，異なった病型を呈する場合もある．あくまで HRCT の画像パターンであるため，実際の病理組織像を反映するものではなく，習熟した胸部放射線診断医であっても，病理組織パターンを予測できるのは 70％程度で，診断医によって画像パターンの見解が一致しないことも多々ある[1]．しかし，CT の画像パターンによる診断は，形態学的な疾患パターンを記載することに関して有用であり，画像診断医や臨床医を含め共通の認識をもたらしうるし，病理診断が必ずしも得られるわけではないので，その限界を理解して診断していけば，大いに役に立つ．

② CT の役割と画像パターン

薬剤性肺障害の診断における CT の役割は，1) 既存肺病変の評価，2) 早期診断とその鑑別診断，3) 画像パターンと重症度・予後の推定，4) 経過観察による治療の効果判定と診断の是非の判断である[4,9,13]．

1) については，リスク因子あるいは発症時の予後不良因子として，既存の慢性線維化性間質性肺炎などの破壊性肺病変が判明しており，事前に既存肺の変化を HRCT で評価しておく必要がある．

2) については，基本的には両側性のびまん性すりガラス影と浸潤影が主体で，小葉内網状影や小葉間隔壁の肥厚，牽引性気管支拡張などの構造改変を示唆する所見を伴うことがある．大多数の例では両肺にみられ，非区域性分布を主とするが，COP 類似パターンでは区域性の広がりを呈する場合もある．また，肺障害による病変は，腫瘍などにより血流が低下している領域や，肺が癒着などで呼吸性移動の低下している領域には生じにくいとされている．さらに，陰影の広がりは臨床的な重症度と相関し，広範囲であるほど低酸素血症などの症状が強い．そのような患者では息止め不良や吸気不十分で CT 検査が行われている場合もあり，その点を十分に考慮して診断する．

表 8-1　薬剤性肺障害の臨床病型

主な病変部位	臨床病型（薬剤誘発性の病態であるが，非薬剤性類似病態を示す）	組織診断（必ずしも臨床病型と1対1対応ではない）
1. 肺胞・間質領域病変	急性呼吸窮(促)迫症候群/急性肺損傷（acute respiratory distress syndrome/acute lung injury：ARDS/ALI）	びまん性肺胞傷害（diffuse alveolar damage：DAD）（臨床的に重篤）
	特発性間質性肺炎（Idiopathic interstitial pneumonias：IIPS）（総称名）	
	急性間質性肺炎（acute interstitial pneumonia：AIP）	
	特発性肺線維症（idiopathic pulmonary fibrosis：IPF）	通常型間質性肺炎（usual interstitial pneumonia：UIP）（臨床的に重篤）
	非特異性間質性肺炎（non-specific interstitial pneumonia：NSIP）	非特異性間質性肺炎（non-specific interstitial pneumonia：NSIP）
	剝離性間質性肺炎（desquamative interstitial pneumonia：DIP）	剝離性間質性肺炎（desquamative interstitial pneumonia：DIP）
	特発性器質化性肺炎（cryptogenic organizing pneumonia：COP）	器質化肺炎（organizing pneumonia：OP）
	リンパ球性間質性肺炎（lymphocytic interstitial pneumonia：LIP）	リンパ球性間質性肺炎（lymphocytic interstitial pneumonia：LIP）
	好酸球性肺炎（eosinophilic pneumonia：EP）	好酸球性肺炎（eosinophilic pneumonia：EP）
	過敏性肺炎（hypersensitivity pneumonia：HP）	過敏性肺炎（hypersensitivity pneumonia：HP）
	肉芽腫性間質性肺疾患（granulomatous interstitial lung diseases）	肉芽腫性間質性肺炎（granulomatous interstitial pneumonia）
	肺水腫（pulmonary edema） capillary leak syndrome	肺水腫（pulmonary edema）
	肺胞蛋白症（pulmonary alveolar proteinosis）	肺胞蛋白症（alveolar proteinosis）
	肺胞出血（pulmonary alveolar hemorrhage）	肺胞出血（alveolar hemorrhage）
2. 気道病変	気管支喘息（bronchial asthma）	気管支喘息（bronchial asthma）
	閉塞性細気管支炎症候群（bronchiolitis obliterans syndrome：BOS）	閉塞性細気管支炎（bronchiolitis obliterans：BO）
		狭窄性細気管支炎（constrictive bronchiolitis obliterans：cBO）（臨床的に重篤）
3. 血管病変	血管炎（vasculitis）	血管炎（vasculitis）
	肺高血圧症（pulmonary hypertension）	肺高血圧症（pulmonary hypertension）
	肺静脈閉塞症（pulmonary veno-occlusive disease）	肺静脈閉塞症（pulmonary veno-occlusive disease）
4. 胸膜病変	胸膜炎（pleuritis）	胸膜炎（pleuritis）

この表では薬剤性肺障害の臨床病型を，非薬剤性疾患名もしくは病態名で示した．この分類はおおむね薬剤性肺障害の組織パターンに対応しているが，1対1の対応といえるだけのエビデンスはない．（文献1）より許可を得て転載）

> **BOX 8-1　薬剤性肺障害の画像所見**
>
> 1) 画像所見
>   - 両側性すりガラス影，浸潤影
>   - 小葉間隔壁肥厚，小葉内網状影
>
> 2) 画像による病型分類
>   - 特発性びまん性肺疾患の画像に類似性を求めて病型分類を行う．
>   - 病理学的背景までを担保するものではない
>
> 3) AIP/DAD 型肺障害
>   - 予後不良
>   - 牽引性気管支拡張などの構造改変所見
>   - 早期滲出期の DAD は軽症の肺障害の画像パターンを呈する．

　薬剤性肺障害の診断は除外診断であるので，鑑別すべき疾患の画像所見も十分に理解しておく必要がある．PCP や CMV などの感染症，肺水腫，放射線性肺障害，特発性肺線維症（idiopathic pulmonary fibrosis：IPF）/通常型間質性肺炎（usual interstitial pneumonia：UIP）などの既存の間質性肺炎の増悪，さらに癌性リンパ管症などが考えられるが，それぞれが相互に鑑別診断の対象となるため，最終的に診断が難しい場合もありえる．

　3）については，画像パターンを類型化していくうえで，臨床上，最も重要な事項は，治療方針や予後の観点から，AIP/DAD 類似パターンなのか，非 AIP/DAD なのかを診断することである[1,11,13]．しかし，AIP/DAD 類似パターンの早期では，その特徴的所見を呈していないこともあり，注意を要する．以下に画像パターン別に画像所見を記載する．

ⅰ）AIP/DAD 類似パターン

　最も重篤で予後不良な薬剤性肺障害のパターンであり，画像所見は，両側性のびまん性または斑状のすりガラス影や浸潤影で，小葉内網状影を伴う（図 8-1）．線維化による牽引性気管支拡張など構造改変を示す所見を捉えることが，特に重要な点である．病理学的には構造改変のある器質化期の DAD が想定されている．ブレオマイシン，ゲフィチニブ，レフルノミドで引き起こしやすい傾向がある[13,14,16]が，最近の分子標的薬でも本パターンの肺障害が起こることがある[15]．

　鑑別診断として重要な疾患は，既存の IPF/UIP の急性増悪，そのほかの原因による DAD，PCP などの広範なすりガラス影をきたす感染症が重要である．また発症早期の滲出期 DAD では，広範な浸潤影やすりガラス影が主体で，他のパターンを呈し構造改変を示唆する所見がみられない場合もあり，経過とともに構造改変を示す所見が顕在化してくるので，臨床経過も重要となる．さらに単純 X 線写真で陰影が急速に拡大していく場合も，本パターンの可能性があることを念頭に置く必要がある．

ⅱ）faint infiltration/AHP 類似パターン

　構造改変のない広範なほぼ均一なすりガラス影，あるいは多発する斑状のすりガラス影を呈するパターンで，時に小粒状陰影が混在して認められる．小粒状影は広義間質あるいはラ

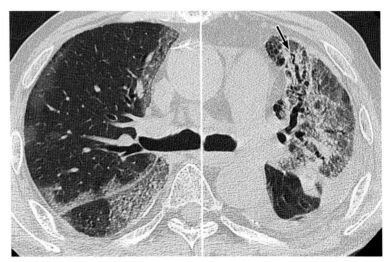

図 8-1　60 歳台男性　肺癌再発に対しドセタキセル投与中，呼吸苦出現
HRCT　両肺にびまん性すりガラス影，浸潤影を認め，陰影内には牽引性気管支拡張（→）が認められ，AIP/DAD 類似の薬剤性肺障害と考えられる．

ンダムな分布を示す傾向にあるが，小葉中心性分布のこともある．関節リウマチに対する低容量メトトレキサートで最もよくみられるパターン[17]で，病理学的にも肺胞隔壁へのリンパ球を中心とする単核球浸潤，小肉芽腫の形成など HP 類似の所見が想定されている．ジェムシタビンやドセタキセルなどの抗悪性腫瘍剤[18]，第 3 世代の EGFR-TKI（オシメルチニブ）などの分子標的薬でも認められる[8]．予後は比較的良好で，薬剤の中止のみで改善する場合もあるし，ステロイド剤への反応もよい．AIP/DAD 類似パターンの早期に本パターンを呈する場合があり，その可能性を常に考慮する必要がある．単純 X 線写真では症状があっても指摘が難しいこともあり，比較読影や積極的に CT を撮像することを臨床医に推奨していく必要がある（図 8-2）．

　鑑別診断は，肺胞出血，PCP や CMV などの日和見感染症であるが，PCP が最も頻度も高く重要である．特に MTX による肺障害や免疫不全患者の PCP とは，画像上鑑別することは相当困難である[17]．

iii）COP 類似パターン

　両側肺野末梢の非区域性の斑状多発浸潤影や気管支血管束沿いの多発浸潤影を呈するパターンである．病理学的背景には，特発性器質化肺炎が想定される．変化が軽微な場合には，すりガラス影を呈することがあったり，時にいわゆる "reversed halo sign" を示すこともある．臨床的症状を呈さない場合もあり，m-TOR 阻害剤や，免疫チェックポイント阻害剤投与中に，効果判定の CT などで指摘されることがある[5,7,8]（図 8-3）．予後は比較的良好で，薬剤の中止のみで改善する場合もあるし，ステロイド剤への反応もよい．鑑別診断としては，細菌性感染症が重要であり，発熱や CRP 上昇などの臨床所見をチェックすることも重要となる．

iv）EP 類似パターン

　急性好酸球性肺炎（AEP）に類似するパターンで，多発する斑状の浸潤影やすりガラス影

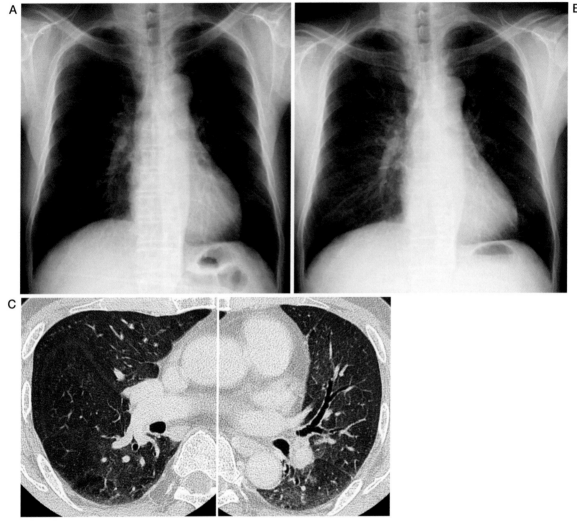

図8-2　60歳台男性　脱分化型脂肪肉腫に対しジェムザールとドセタキセルによる抗癌剤治療中
A：単純X線写真(治療前)，B：単純X線写真(治療後)，C：HRCT　単純X線検査の定期チェック(B)で，中下肺野を中心にごく淡いすりガラス影が認められた．このようなfaint infiltrationの間質性肺炎は，治療前の単純X線写真(A)と比較すれば明瞭となり，比較読影の重要性が理解される．HRCT(C)では，両肺にびまん性すりガラス影が認められる．ステロイド投与で回復した．

で，小葉間隔壁の肥厚や気管支血管束の肥厚などの広義間質陰影が目立つ点が特徴的である．心不全・肺うっ血，癌性リンパ管症が鑑別としてあげられる[19]．

v) NSIP類似パターン

多発する気管支血管束沿いの収束のある浸潤影やすりガラス影を主体とするパターンで，亜急性経過のNSIPの所見に類似する(図8-4)．

vi) 新たな薬剤性肺障害と考えられるパターン

免疫チェックポイント阻害剤が上市され，新たな知見が得られつつある[6,7]．肺腫瘍の周囲に認められる浸潤影やすりガラス影(peritumoral infiltration，図8-5)，あるいは放射線肺線維症の周囲や広範囲に広がる浸潤影(リコール現象)などがそれに相当する．現時点で

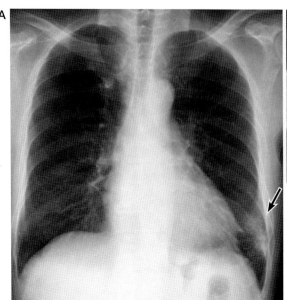
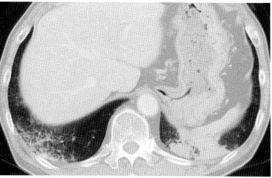

図8-3　70歳台男性　悪性黒色腫の再発でニボルマブ投与中の異常影(呼吸器症状なし)
A：単純X線写真，B：HRCT　単純X線写真(A)では，左下肺野に浸潤影を認める(→)．HRCT(B)では，両下葉にすりガラス影，浸潤影を認め，COP様パターンの薬剤性肺障害と考えられた．薬剤中止のみで陰影は改善している．

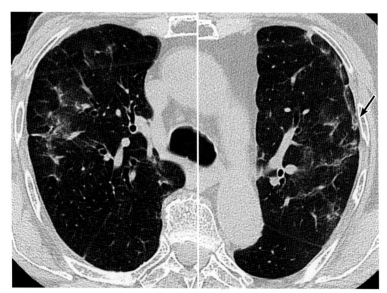

図8-4　70歳台女性　NSIP様の薬剤性肺障害
腰痛でジクロフェナクNa坐薬を使用したところ，咳嗽がみられるようになり，単純X線写真で異常を指摘され，CTが施行された．HRCT　両肺びまん性に気道周囲と胸膜下に，淡い浸潤影と線状影が認められ(→)，NSIP様の薬剤性肺障害と考えられた．

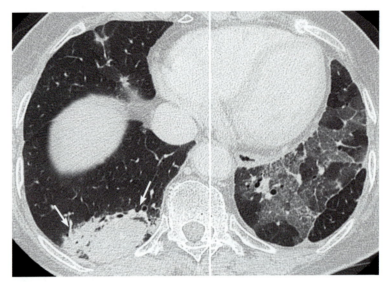

図8-5　70歳台女性　肺癌再発でニボルマブ投与中
HRCT　左肺下葉にびまん性のすりガラス影が認められ，HP(hypersensitivity pneumonitis)様の薬剤性肺障害と考えられる．同時に右肺下葉の転移巣周囲にも浸潤影が認められ(→)，いわゆるperitumoral infiltrationで，この陰影もある種の薬剤性肺障害と考えられている．

は，従来とは機序の違うタイプの薬剤性肺障害と考えられているが，既知の画像パターン分類とは異なるため今後の研究が待たれる．さらに，免疫チェックポイント阻害剤投与終了後に分子標的治療薬を投与すると，薬剤性肺障害が発症するリスクが上昇するかもしれないと推測される場合がある[8]．断定的ではないが，免疫チェックポイント阻害剤は，その影響がどの程度持続するかも不明な点も多く，前述した画像パターンの診断と同様に今後の研究課題である．

4）予後と経過観察

　最後に，適切な診断と治療により，病状が回復し陰影が改善することが望ましいが，場合によっては回復しない場合もある．陰影の改善のない場合に診断が誤っていると断定することはできないし，原疾患の増悪による死亡や，AIP/DAD類似パターンの肺障害では，しばしば予後不良の転帰となる．広範なすりガラス影が継続する場合は，予後良好なAHP類似パターンの可能性を考えるが，より重篤なAIP/DAD型肺障害の早期の変化を見ている可能性もあり，十分な経過観察が必要となる．したがって，画像での経過観察は，発症後の治療効果の判定や予後を推定するうえで，重要な役割を担っている．

7. 放射線性肺障害

a. 標準的放射線治療後の放射線性肺障害

　胸部への放射線治療の有害事象として起こる肺の炎症で，有害事象共通用語基準 version 4.0[20]では，肺臓炎と肺線維症を別個に記載しているが，明確な区別はなく，急性期の放射線肺臓炎(radiation pneumonitis)から慢性期の放射線肺線維症(radiation fibrosis)に至る，放射線性肺障害(radiation-induced lung injury)の一連の経時的変化と考えられる．頻度や重症度は，照射された肺容積，総線量，照射回数，間隔，併用する化学療法，基礎疾患と関係する[21]．総線量30Gy以下では画像上明らかな肺臓炎はまれであるが，40Gy以上ではほぼ必発である[22]．基礎疾患は，間質性肺炎では急性増悪のリスクが増加し[23]，喫煙や肺気腫は有症状の放射線肺臓炎の頻度を減少させると報告されている[24,25]．

1) 放射線性肺障害の病理所見

　放射線肺臓炎は，治療終了後1〜3か月で出現し，3〜4か月で著明となる．治療中や終了直後はまれであるが，終了後1か月以内では時に起こることがある[22]．病理学的には，急性期では肺胞腔および間質の浮腫性変化，滲出期から器質化期のびまん性肺胞傷害(肺胞隔壁の浮腫・炎症，肺胞腔の蛋白性滲出液と肺胞管〜呼吸細気管支レベルの硝子膜形成，II型肺胞上皮の過形成)がおもな所見である．慢性期では，間質の線維芽細胞の増生がみられ，II型肺胞上皮の過形成と細胞異型が優位で，硝子化や泡沫細胞沈着がしばしばみられる[22,26,27]．放射線肺臓炎では血清KL-6が上昇し，他疾患(肺炎，薬剤性肺臓炎，器質化肺炎など)との鑑別，早期判定，重症度の予測に有用との報告が多い[28,29]．

2) 放射線性肺障害のCT所見

　CT所見(BOX 8-2)は，急性期(放射線肺臓炎)では均一，斑状のすりガラス影や境界明瞭なコンソリデーション(consolidation，浸潤影)で，照射野にほぼ一致する[22,30〜32](図8-6A)．時に照射野外にも分布することがあるが(10〜20%)，照射野内の所見よりも軽微で，過敏性反応による所見と推測されている[30〜32]．ある程度の容積減少を伴うが，これはサーファクタント欠乏と癒着性無気肺による．明らかな胸水はまれであるが，あっても少量で通常6か月以内には減少していく．まれに両肺にびまん性に進展し，急性呼吸促迫症候群(ARDS)をきたすこともある．慢性期(放射線肺線維症)の所見は，典型的には照射終了後3〜4か月後から徐々に始まり，9〜12か月で安定する．索状影，進行性の容積減少を伴う濃厚なコンソリデーションを示し，しばしば牽引性気管支拡張を伴う(図8-6B)．病変部は照射野にほぼ一致し，周囲との境界が直線状で明瞭で，近接肺は代償性に過膨張を示し，ブラを認めることもある．

　放射線肺臓炎・線維症の診断に最も重要な点は，主たる陰影が照射野に一致することを確

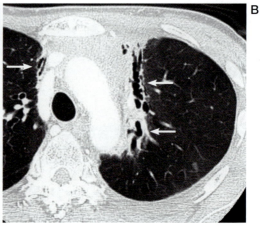

図 8-6　40 歳台女性　胸腺癌：化学放射線治療後(66Gy/33Fr)
HRCT　A：治療後 3 か月，B：治療後 13 か月　治療後 3 か月の HRCT(A)では，左肺上葉上区(→)と右上葉(▶)の縦隔側の照射野内に，すりガラス影を認める．治療後 13 か月(B)では陰影は縦隔側に収束し，牽引性気管支拡張，容積減少を伴っている．外側の照射野外との境界が明瞭で直線状を示している(→)．

BOX 8-2　標準的放射線治療後の放射線性肺障害のCT所見

1) **急性期(放射線肺臓炎)**
   - 照射野に一致した，均一，斑状のすりガラス影，境界明瞭なコンソリデーション．
   - 照射野外に認めることもあるが軽度．

2) **慢性期(放射線肺線維症)**
   - 索状影，進行性の容積減少，濃厚なコンソリデーション，牽引性気管支拡張．
   - 照射野と正常肺の境界が直線状で明瞭．
   - 気管支透亮像の消失と外方凸の腫瘤影は再発を疑う．

認することである．腫瘍の局所再発との鑑別は重要であるが，腫瘍の局所再発を示唆する所見として，周囲に凸の膨張性発育を示す腫瘤影，気管支透亮像の消失，があげられる[33]．

b. 定位放射線治療後の放射線肺臓炎

　高精度放射線治療は，3 次元的に腫瘍に線量を可能な限り集中させ，正常臓器には最小限の線量になるような線量分布を可能とする治療法で，定位放射線治療(stereotactic body radiation：SBRT)，強度変調放射線治療(intensity-modulated radiation therapy：IMRT)，画像誘導放射線治療(image-guided radiation therapy：IGRT)などがある．このなかで，I期非小細胞肺癌や肺転移に対して定位放射線治療が多くの施設で行われている．胸部疾患で

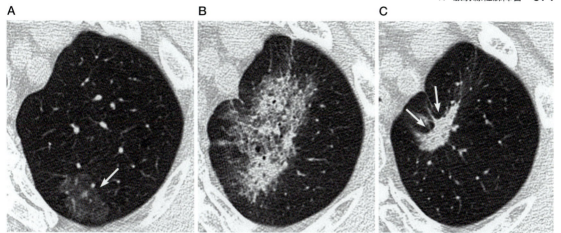

図 8-7　70 歳台男性　肺腺癌 T1aN0M0：定位放射線治療後（48Gy/4Fr），再発なし
HRCT　A：治療前，B：治療後 6 か月，C：治療後 43 か月　治療前の HRCT（A）では，左肺上葉に境界明瞭なすりガラス状の結節を認める（→）．治療後 6 か月（B）では結節周囲にすりガラス影，コンソリデーションが出現している．治療後 43 か月（C）では陰影は縮小しており，腹側の辺縁が内方に凸のコンソリデーションとなり（→），容積減少を伴い縦隔側に偏位している．

> **BOX 8-3**　定位放射線治療後の放射線性肺障害の CT 所見
>
> - 病変に重なるすりガラス影，コンソリデーション．
> - しばしば腫瘤状陰影を示し，治療終了後 1 年経過後も増大することあり．
> - 再発との画像上の鑑別は困難．
> - 経過観察 CT で増大する腫瘤状陰影で，$SUV_{max}>5.0$ の場合は，積極的に生検を行う．

の適応は，原発性肺癌（直径が 5 cm 以内で，かつ転移のないもの），転移性肺癌（直径が 5 cm 以内で，かつ 3 個以内で，かつ他病巣のないもの）である．このほか，一部の施設では，粒子線治療（陽子線治療・重粒子線治療）も原発性肺癌に対して行われている．

定位放射線治療は，1 回線量 10〜15Gy で 4〜8 回照射する方法（総線量 45〜50Gy）が一般的であるが，Grade 2 以上の治療を要する放射線肺臓炎は約 4％と，標準的放射線治療での 20〜30％より少ない[34]．定位放射線治療による放射線肺臓炎は，治療終了後 6 週から 6 か月で出現するが，3 か月未満ではまれである．腫瘤状陰影をきたしやすい，治療終了後 1 年以上経過した後にも増大しうる，など標準的放射線治療後の放射線肺臓炎とは異なる点がみられる[35〜40]．特に腫瘤状陰影は 40〜68％と高頻度に認めるが，実際に局所再発である頻度は 11〜23％と低い．再発との鑑別が問題となり，画像上の鑑別は困難なことが多い[35,39,40]．標準的放射線治療後では局所再発を示唆する所見である，腫瘤影の出現や気管支透亮像の消失は，定位放射線治療後においては再発との鑑別に有用ではない[40]．

CT 所見（BOX 8-3）は，治療後 6 週から 3 か月では，斑状のすりガラス影，コンソリデーションが出現し，6 か月以降では濃厚なコンソリデーションがみられる（図 8-7, 8）．1 年後以降で陰影は不変のことが多く，その後，縮小していくことが多い．コンソリデーションは

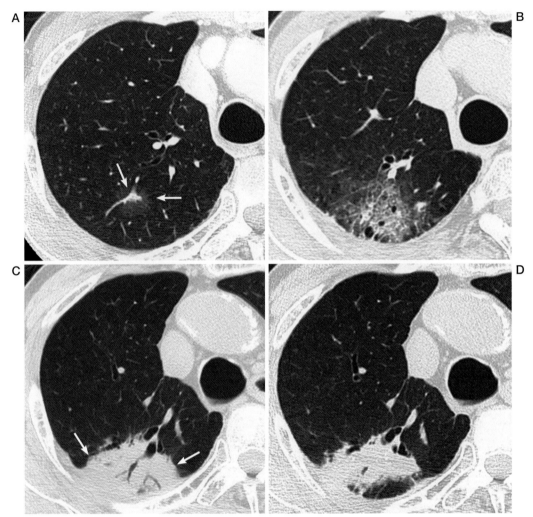

図 8-8 80 歳台男性 肺腺癌 T1aN0M0：定位放射線治療後(48Gy/4Fr) 再発なし
HRCT A：治療前，B：治療後 5 か月，C：治療後 19 か月，D：治療後 49 か月 治療前 HRCT(A)
では，右肺上葉に境界明瞭なすりガラス状の結節を認め(→)，中心部に充実成分を伴っている．治
療後 5 か月(B)では結節周囲に境界不明瞭なすりガラス影が出現しており，原発巣の輪郭は指摘困
難になっている．治療後 19 か月(C)では，陰影は辺縁が膨張性(→)で腫瘤状のコンソリデーション
を示している．治療後 49 か月(D)には，陰影は縮小している．

腫瘤状陰影を示すことが多く，腫瘤状陰影では局所再発との鑑別は困難であり，時に治療終
了後 1 年後以降でも増大する(図 8-8)．照射野に一致して腫瘤状陰影を認めた場合は，短期
間の経過観察 CT にて経時的に増大する陰影で，FDG-PET/CT 上，$SUV_{max} > 5.0$ の場合は，
積極的に CT 下生検，気管支鏡下生検で診断を確定させるべきである(図 8-9)[40]．

7. 放射線性肺障害　573

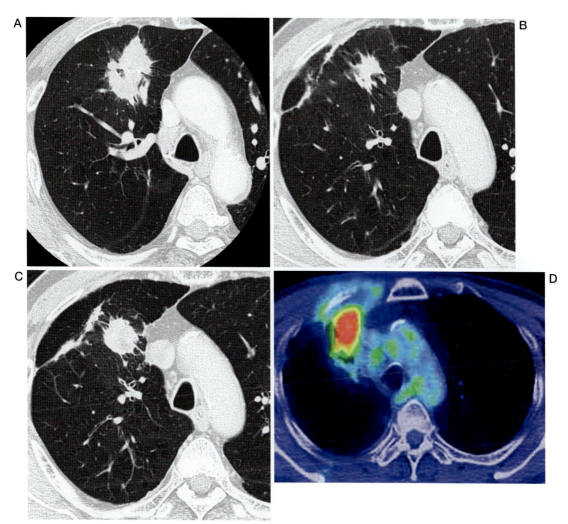

図 8-9　80 歳台男性　肺腺癌 T2aN0M0：定位放射線治療後（48Gy/4Fr），局所再発あり
A〜C：HRCT（A：治療前，B：治療後 7 か月，C：治療後 11 か月），D：FDG-PET/CT（治療後 11 か月）
治療前 HRCT（A）では右肺上葉に辺縁不整な結節を認める．治療後 7 か月（B），結節は縮小している．治療後 11 か月（C）には，結節は再増大している．同時期の FDG-PET/CT（D）では，右上葉の結節に一致して，FDG の高集積を認める（SUV_{max}：7.6）．CT ガイド下生検にて再発と診断された．

C. 乳房接線照射後の照射野外器質化肺炎

　乳癌に対する乳房温存療法後に乳房内再発の抑制のため，通常，全乳房に対して 1 回 2Gy，総量 50〜60Gy の接線照射が行われる．照射部位における Grade 2 以上の放射線肺臓炎の頻度は 1％程度でまれとされている[41]．危険因子は，同時併用化学療法や鎖骨上窩を含む広い照射野である[41]．このほかに，照射後 1 年以内（多くは 4〜5 か月後）に，2 週間以上持続する乾性咳嗽などの症状を示す器質化肺炎（organizing pneumonia：OP）様所見が約 2％に発生することが知られている[42〜44]．近年では OP 以外に好酸球性肺炎（eosinophilic

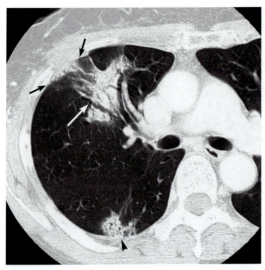

図8-10 60歳台女性 右乳房温存術後：接線照射後(50Gy/25Fr)
HRCT（治療後8か月） 前胸壁直下の照射野（小矢印）と連続した照射野外の右上葉にコンソリデーション（大矢印）を認め，照射野とは離れた右下葉S^6に，斑状影(▶)を認める．

BOX 8-4 乳癌温存療法後の照射野外のOP様所見

- 照射後1年以内，おもに4～5か月前後に発症する．
- 照射部と同側肺の末梢優位に出現し，時に対側肺にも出現する．
- 前胸壁直下の放射線性肺障害と連続した照射野外，あるいは照射野と離れた肺末梢の，すりガラス影，コンソリデーション．

---

pneumonia：EP)の発症も報告されている[45]．危険因子にタモキシフェン(tamoxifen：TAM)などの内分泌療法，50歳以上の高齢がある[46]．薬剤性肺障害との鑑別が問題になるが，TAMを継続しても病態の悪化がみられないことから否定的な見解が多い[47]．

CT所見(BOX 8-4)は，前胸壁直下の照射野と連続した照射野内外の肺野，あるいは照射野とは離れた背側肺末梢優位に，コンソリデーションやすりガラス影を示す[42]（図8-10）．時に対側肺末梢にも出現する．ステロイドが奏効し予後が良好とされるが，特発性器質化肺炎と比べて漸減する途中での再発が多いとされている．

放射線肺臓炎との鑑別点は，照射野に一致しない，治療後線維化を残さない点である．肺癌の照射後にも照射野外にOP様所見が出現することが報告されているが，極めてまれである[48]．肺癌などの他疾患より乳癌の照射後にOPが多い原因は，乳腺接線照射では肺野の照射線量が少なく，肺門・縦隔リンパ節が含まれない，併用する内分泌療法などにより免疫反応を惹起しやすいとの推測もあるが，原因は不明である[49]．

d. 照射想起現象　radiation recall phenomenon

　照射想起現象(radiation recall phenomenon：RRP)とは，放射線治療終了後に化学療法を施行した場合に，照射野に一致して急性炎症が惹起されるもので，治療終了後数日から15年後にも起こると報告されている[50,51]．放射線治療は標準的放射線治療，定位放射線治療(stereotactic body radiation therapy：SBRT)，強度変調放射線治療(intensity modulated radiation therapy：IMRT)のいずれでも起こりうる．放射線治療と化学療法の間隔が短いほど，重症が多いと報告されている[50]．皮膚炎に次いで肺臓炎(radiation recall pneumonitis：RRP)が多く，原因薬剤はアントラサイクリン系とタキサン系の報告がそれぞれRRPの約30％，20％と多い[52]が，そのほか，gemcitabine[53]，etoposide，vinorelbine and erlotinibでの報告があり，近年ではepidermal growth factor receptor-tyrosine kinase inhibitor (EGFR-TKI)単独での報告もみられる[54]．cisplatinやcarboplatinは高頻度に使用される薬剤であるが，これまでRRPの報告はない．

　発症機序は，照射野内の肺胞上皮細胞や血管内皮細胞の放射線障害を，細胞毒性の薬剤がさらに延長させ修復を阻害する，照射野内の細胞の遺伝子変異や幹細胞数の減少が既にあるところに化学療法が加わり，照射野内の細胞が不耐となり炎症反応を起こす，などが推測されているが，詳細は不明である[53,54]．

　本来の放射線肺臓炎との鑑別が必要となるが，薬剤開始後早期に発症，障害部位と照射野の一致，薬剤中止後は増悪しない，などから本疾患を疑う．

　CT所見は照射野に一致したすりガラス影，コンソリデーションを示すが，牽引性気管支拡張など線維化所見も伴う[53,54]．薬剤中止とステロイド投与で改善し，ステロイド投与中であれば化学療法を再開しても再燃はないと報告されている[50]．化学療法施行中の胸部CTで，照射野内に新たにすりガラス影やコンソリデーションを見た場合は，放射線治療終了後長期間経過していても，照射想起現象の可能性を常に念頭に置く必要がある．

8. 肺血管炎

ANCA 関連血管炎について

血管炎(vasculitis, angiitis)は，系統的血管炎ともよばれ，大動脈から毛細血管，細静脈，大静脈血管壁に分布する血管に炎症細胞が浸潤し，血管自体に炎症を引き起こす疾患の総称である．2012年のChapel Hill血管炎国際会議(CHCC 2012)において，ANCA関連血管炎(ANCA associated vasculitis：AAV)は，微量または免疫沈着を認めず，おもに小血管(毛細血管，細静脈，細動脈そして小動脈)を障害し，myeloperoxidase(MPO)またはproteinase 3(PR-3)に対する特異的なanti-neutrophil cytoplasmic antibody(ANCA)を伴う壊死性血管炎(BOX 8-5, 6)で，顕微鏡的多発血管炎(microscopic polyangiitis：MPA)，多発血管炎性肉芽腫症(granulomatosis with polyangiitis：GPA)，好酸球性多発血管炎性肉芽腫症(eosinophilic granulomatosis with polyangiitis：EGPA)の3疾患と定義された[55](BOX 8-7).

AAV全体の罹患率は，本邦と欧米(英国)ともに100万人あたり約22人と差がないが，本邦ではMPAが18人，GPAとEGPAはそれぞれ約2人と，圧倒的にMPAが多い．対して英国では，GPA約14人，MPA約6.5人，EGPA約1人とGPAの割合が多い．MPO-ANCAとPR3-ANCAでは，本邦ではMPO-ANCA陽性が84％と高いのが特徴である．英国ではPR3-ANCA陽性率が58％と高い．本邦では肉芽腫性炎症を伴うGPAにおいてもMPO-ANCA陽性率が高い[56,57]．本邦でのAAVの発生は増加の一歩をたどり，患者数は2014年の時点で10年前と比較して，MPA＋PANは約3倍の12,057名，GPAは2倍の2430名と増加しており，遭遇する機会が多くなっている[58].

AAVの肺病変は，MPA，GPA，EGPAそれぞれで病態や頻度が異なっている．各項で肺病変の特徴や鑑別診断について述べる．

a. 顕微鏡的多発血管炎 microscopic polyangiitis：MPA

1) MPAの概要

免疫沈着をまったく，またはほとんど認めない壊死性血管炎が，おもに小型血管(毛細血管，細静脈，または細動脈)，時に小型動脈や中型動脈にみられるもので，肉芽腫性炎症はない[55]．腎をはじめ肺，皮膚，眼，神経，消化器など多くの臓器に障害が生じる．MPAの診断基準を示す[58](BOX 8-8)．MPAの発症要因としては，シリカ吸入や抗甲状腺薬プロピルチオウラシルと関連性が高い，都市部より非都市部での発症が多い，HLA-DRB1*0901と関連性が強い，などが明らかである．MPAにおけるMPO-ANCAの陽性率は40〜80％と高い．

> **BOX 8-5 ANCAとは**
>
> 　抗好中球細胞質抗体(anti-neutrophil cytoplasmic antibody：ANCA)の略．1982年にDavisらにより壊死性腎炎の患者血清中に発見されたヒト好中球に特異的なIgG型自己抗体で，その対応抗原にはPR3-ANCA〔proteinase 3 ANCA，以前のcytoplasmic ANCA(C-ANCA)〕とMPO-ANCA〔myeloperoxidase ANCA，以前のperinuclear ANCA(P-ANCA)〕があるが，この2つ以外にも10種類以上のANCA対応抗原が存在する．ANCA発現頻度はANCA関連血管炎(AAV)の各疾患で異なっている．
> 　ANCAが組織障害に関与する機序としては，以下が考えられている．
> 　1) 感染や炎症などにより好中球表面にMPOやPR3が発現する．
> 　2) MPOやPR3に対する自己抗体ANCAが結合する．
> 　3) ANCA結合により活性化した好中球が血管内皮に接着し，活性酵素を放出する．
> 　4) 血管内皮が障害され，好中球遊走と血管内融解が起こり，組織障害が生じる．

> **BOX 8-6 ANCA陰性ANCA関連血管炎(ANCA negative ANCA associated vasculitis)について**
>
> ・血清学的にANCA検査結果が陰性でも，それ以外はANCA関連血管炎の定義を満たすものを指す．
> ・未発見のANCAが存在する可能性があるための名称である．

2) MPAの肺病変

　MPAの肺病変の合併は25～70％にみられ，代表的な疾患は肺胞出血と間質性肺炎である[59～62]．繰り返す肺胞出血の際に，ヘモジデリンの沈着あるいはMPO-ANCAが活性酸素の放出を惹起するために，肺の線維化が起こると考えられている．

① 肺胞出血　diffuse alveolar hemorrhage：DAH

　肺胞出血(DAH)の発症はMPAの10～36％とされ，死亡率は25～50％と高い[63～68]．咳，喀血，呼吸困難，貧血などが徴候であるが，これらがみられないこともある．胸部単純X線写真では，斑状ないしびまん性のすりガラス影やコンソリデーション(consolidation，浸潤影)などの非特異的陰影を呈し，48時間以内に急激に変化(悪化あるいは改善)する．通常，胸水を伴う．単純X線写真では異常がみられない場合でもCTでは異常を捉えられるので，急速に腎障害が進行する場合にはCTでの評価が推奨される．CT上，非区域性のすりガラス影や浸潤影(気管支透亮像を伴う)，あるいは小葉中心性の境界不鮮明なすりガラス濃度結節がみられ，数日で小葉間隔壁肥厚が生じ，"crazy-paving pattern"を呈する．胸膜直下は侵されない傾向にある(図8-11 A，B，BOX 8-9)．陰影の改善は肺水腫よりは遅く，10日～2週間を要する[69,70]．確定診断は気管支鏡検査(fiberbronchoscopy：FBS)で，気管支肺胞洗浄(bronchoalveolar lavage：BAL)液は血性を示し，ヘモジデリン貪食マクロファージが確認される．繰り返しのBALで出血により次第に赤色が濃くなる[71](図8-11 C)．

BOX 8-7 略語一覧

AAV (ANCA associated vasculitis)　ANCA 関連血管炎
ANCA (anti-neutrophil cytoplasmic antibody)　抗好中球細胞質抗体
CHCC (International Chapel Hill Consensus Conference Nomenclature of Vasculitides)
　チャペルヒル血管炎国際会議
CPFE (combined pulmonary fibrosis and emphysema)　気腫合併特発性肺線維症
DAH (diffuse alveolar hemorrhage)　肺胞出血
EGPA (eosinophilic granulomatosis with polyangiitis)　好酸球性多発血管炎性肉芽腫症
GPA (granulomatosis with polyangiitis)　多発血管炎性肉芽腫症
IPF (idiopathic interstitial pneumonia)　特発性間質性肺炎
MPA (microscopic polyangiitis)　顕微鏡的多発血管炎
PAN (polyarteritis nodosa)　結節性多発動脈炎
RPGN (rapidly progressive glomerulonephritis)　急速進行性糸球体腎炎

BOX 8-8　MPA 診断基準

1) 主要症候
　① 急速進行性糸球体腎炎 (RPGN)
　② 肺出血，もしくは間質性肺炎
　③ 腎，肺以外の臓器症状：紫斑，皮下出血，消化管出血，多発性単神経炎など

2) 主要組織所見
　細動脈・毛細血管・後毛細血管細静脈の壊死，血管周囲の炎症性細胞浸潤

3) 主要検査所見
　① MPO-ANCA 陽性
　② CRP 陽性
　③ 蛋白尿・血尿，BUN・血清 Cr 値の上昇
　④ 胸部単純 X 線所見：浸潤影（肺胞出血），間質性肺炎

4) 判定
　① 確実
　　ⓐ 1) の 2 項目以上＋2)
　　ⓑ 1) の①②含め 2 項目以上＋MPO-ANCA 陽性
　② 疑い
　　ⓐ 1) の 3 項目以上
　　ⓑ 1) の 1 項目と MPO-ANCA 陽性

5) 鑑別診断
　① PAN，② GPA，③ EGPA，④ 川崎病血管炎，⑤ 膠原病，⑥ IgA 血管炎

(文献 58) より)

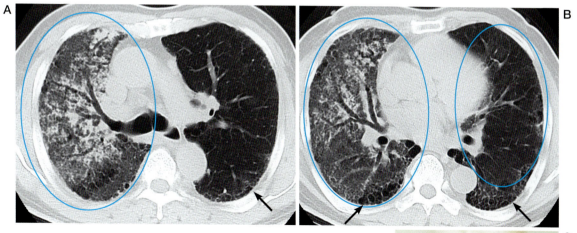
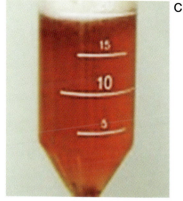

図 8-11　60 歳台男性　顕微鏡的多発血管炎(MPA)に伴う肺胞出血
MPO-ANCA 3160, 腎障害あり(蛋白 3+, 潜血 3+, Cr 3.5mg/dL). **A**：HRCT(気管分岐部レベル), **B**：HRCT(左房レベル), **C**：気管支肺胞洗浄液　HRCT(**A**, **B**)では, 右肺優位に両肺に広範なコンソリデーションとすりガラス影(肺胞出血)が広がっている(楕円内). 下肺胸膜下優位に蜂巣肺(→)があり, UIP パターンの間質性肺炎である. 気管支肺胞洗浄液(**C**)は血性である.

> **BOX 8-9　顕微鏡的多発血管炎(MPA)の HRCT 所見**
>
> - 肺胞出血：すりガラス影, 浸潤影
> - 間質性肺炎：UIP, NSIP, OP パターンなど

　MPA は 90％以上に急速進行性糸球体腎炎(rapidly progressive gromerulonephritis：RPGN)など腎障害を伴う(肺腎症候群：pulmonary-renal syndrome)ので, 肺水腫の所見(広範な, あるいは斑状・小葉中心性分布のすりガラス影や広義間質の肥厚, 胸水, 心嚢水など)もみられることが多く, 肺胞出血や炎症などとの鑑別を慎重にすべきである.

② 間質性肺炎

　間質性肺炎は MPA の 7.2〜54％に合併すると報告されている[62,68,71,72]. 本邦の報告で高率の傾向を示すのは, HRCT で肺病変を詳細に評価しているためかもしれない. UIP(usual

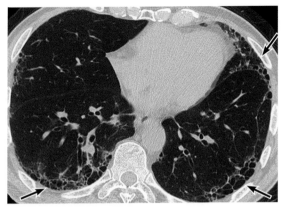

図8-12　70歳台男性　MPAに伴う間質性肺炎（UIPパターン）
MPO-ANCA 120，PR-3ANCA（−）．HRCT　両肺底部・胸膜下優位に網状影，牽引性気管支拡張，蜂巣肺（→）がみられる．

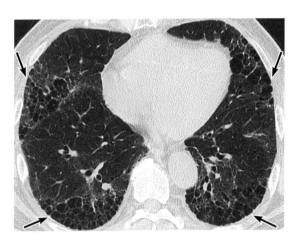

図8-13　60歳台男性　MPAに伴う間質性肺炎（UIPパターン）
MPO-ANCA 14，PR-3ANCA（−）．HRCT　両肺底部・胸膜下優位に網状影，牽引性気管支拡張，蜂巣肺（→）がみられる．

interstitial pneumonia）パターンを呈することが多い[60]（図8-12, 13）が，NSIP（nonspecific interstitial pneumonia）パターン（図8-14）やOP（organizing pneumonia）パターンもみられる．本邦MPA 144例中の肺HRCTの解析では，136例（94％）に肺病変がみられた．多い順に，すりガラス影51％，網状影50％，牽引性気管支拡張42％，蜂巣肺28％，気腫性変化21％，小葉間隔壁肥厚16％，気管支壁肥厚15％，気管支拡張14％である．画像的に54％が間質性肺炎と診断されている．間質性肺炎の41％はUIPパターンであった．

　鑑別すべき疾患は，二次性を含め間質性肺炎を生じる疾患すべてである．興味深いのは，特発性間質性肺炎（IPF）の5〜9％がANCA陽性を示すことである[73〜75]．血管炎症状がない場合に，肺限局型AAV（pulmonary limited AAV：PLAAV）とするか，肺病変先行型でいずれは血管炎を発症するのか，治療が必要か，必要なら血管炎としての治療が必要か，などは今後の検討課題とされている．

　なお，肺以外の症状としては，腎障害（急性進行性糸球体腎炎），紫斑，皮下出血，消化管出血，多発性単神経炎などがある（図8-15）．

図 8-14　60 歳台男性　MPA に伴う間質性肺炎（NSIP パターン）
MPO-ANCA 90，PR-3ANCA（−）．HRCT　両肺末梢側優位にすりガラス影，網状影，牽引性気管支拡張がみられる（→）．

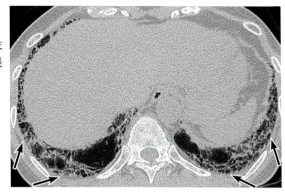

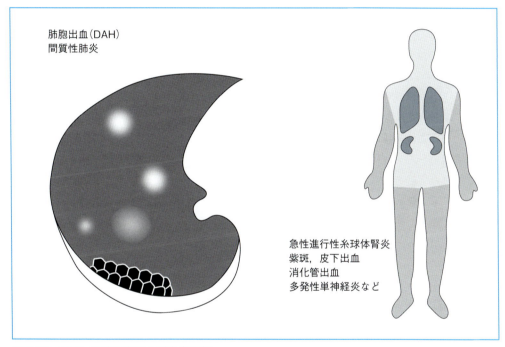

図 8-15　MPA の肺病変および全身症状
肺では間質性肺炎と肺胞出血，全身では急性進行性糸球体腎炎，紫斑，皮下出血，消化管出血，多発性単神経炎などがみられる．

b. 多発血管炎性肉芽腫症　granulomatosis with polyangiitis：GPA

　多発血管炎性肉芽腫症(GPA)は原因不明の全身性肉芽腫疾患のひとつで，旧来，Wegener肉芽腫症とよばれていた．2012年のChapel Hill Consensus Conference(CHCC 2012)において，顕微鏡的多発血管炎(MPA)やEGPA(旧Churg-Strauss症候群)とともにANCA(antineutrophil cytoplasmic antibodies：抗好中球細胞質抗体)関連血管炎にまとめられ，かつ，名称がGPAに変更された[55]．

　病理学的に，1) 上気道・肺・腎の巨細胞を伴う壊死性肉芽腫性炎，2) 壊死性半月体形成腎炎，3) 全身の小・細動脈の壊死性肉芽腫性血管炎を三主徴とする．40～60歳台の発症が多く，男性にやや多い．上気道・肺・腎に病変がみられる全身型と，上気道・肺の両者ないし片方にみられる限局型に分類される[76]．全身型は，典型的には上気道・肺・腎の順に症状が発現する[77]．上気道症状では，副鼻腔炎，鼻出血，鞍鼻，気道閉塞，眼痛，中耳炎などがみられ，肺では血痰，咳嗽，呼吸困難などが多い．発熱，関節痛，紫斑などの全身症状がみられることがある．

　本症の80～90％の症例で，proteinase 3 (PR3)-ANCA (PR3-ANCA，C-ANCA)が陽性である[77]．約10％の症例では，myeloperoxidase(MPO)-ANCAが陽性となる．これらは診断の参考にはなるが，確定診断には，気道・肺・腎などの生検を考慮する必要がある．ステロイドと免疫抑制剤の併用で完全緩解率が高いが，再発もみられる．予後は，腎障害や呼吸不全，感染症などの合併症に影響される．

HRCT所見

　GPAのCT所見は，1) 結節・腫瘤影，2) コンソリデーション・すりガラス影，3) 気道病変に大きく分類される[77～80]．網状影や蜂巣肺(蜂窩肺)がみられることがあるが，まれである(BOX 8-10)．

① 結節・腫瘤影

　最も頻度の高い所見で，多発性，両側性に認められることが多く，胸膜下や気管支血管周囲に分布する[79,80] (図8-16, 17)．径は，数mm～10 cmに及ぶものまであるが，多くは2～

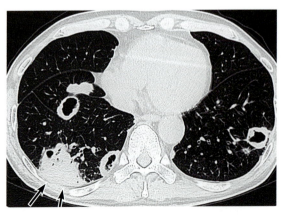

図8-16　60歳台男性　多発血管炎性肉芽腫症(GPA)
HRCT　両側下葉に多発性に結節影が認められ，それらの多くが内部に空洞を伴っている．右下葉背側には，胸膜に広く接し，内部にair bronchogram(気管支透亮像)を伴うコンソリデーションが認められる(→)．

図 8-17　50 歳台男性　GPA
A：HRCT，B (1, 2)：CT ガイド下肺生検の病理組織像　HRCT (A) では，右上葉胸膜側主体にコンソリデーションがみられ，周囲にすりガラス影を伴っている．右上葉気管支壁の著明な肥厚も認められる (→)．左上葉の大葉間裂に接して周囲にすりガラス影を伴う結節があり，近傍や左 S^6 にも，気管支血管周囲に結節がみられる (►)．同時期の肺生検の病理組織像では，B1 で上方に壊死がみられ (→)，多核巨細胞 (►) を伴う肉芽腫性炎症の所見がみられる．血管壁の上方 (B2) は，リンパ球および好中球の浸潤で壁の全層性炎症がみられ (►)，血管炎の像を呈している．

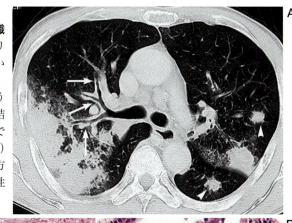

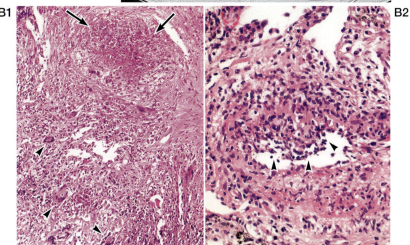

BOX 8-10　GPA の気道・肺病変の HRCT 所見

1) **結節・腫瘤影**
   - 多発性，両側性で胸膜下や気管支血管周囲に分布する．
   - feeding vessel sign や air bronchogram (気管支透亮像)
   - 壊死に伴う壁の厚い空洞
   - 血管炎による出血を反映した周囲のすりガラス影 (CT halo sign)

2) **コンソリデーション・すりガラス影**
   - 出血性梗塞による胸膜と接した楔状の陰影
   - びまん性肺胞出血による広範なすりガラス影

3) **気道病変**
   - 中枢気道の壁肥厚や内腔狭窄
   - 気管支の壁肥厚や狭窄

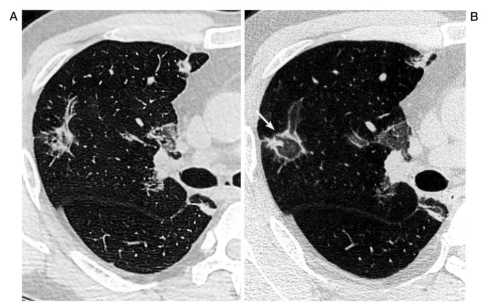

図8-18　40歳台男性　GPAに伴う器質化肺炎
A：HRCT（初診時），B：HRCT（2週間後）　初診時のHRCT（A）では，右上葉に不整形の結節影が多発性に認められる．2週間後（B）では，右上葉の多発結節影は，すりガラス吸収値となっており，外側の結節影には周囲を線状影が取り囲む所見（reversed halo sign）がみられる（→）．

4 cmであり，病変の進行に伴い増大し活動性の指標となる．病変には肺動脈が入り込む所見（feeding vessel sign）や気管支透亮像が認められる．内部には壊死に伴う不整で厚い壁をもった空洞をきたすこと多い（図8-16）．治療により薄壁化ないし瘢痕様の線状・索状構造が残存する[79,80]．空洞は時に気管支に沿って鋳型状になる．空洞がない症例でも，内部の壊死を反映して単純CTの縦隔条件で中心部に低吸収域がみられ，造影CTで明瞭化する．結節・腫瘤影の周囲に，血管炎による出血を反映してすりガラス影がみられることが多い（CT halo sign，図8-17）．一方，"reversed halo sign"（限局性すりガラス影の周囲をリング状の充実部分が取り囲む所見）がみられることもある．限局性出血の辺縁部に存在する反応性の器質化肺炎によると考えられている[78]（図8-18）．

② コンソリデーション・すりガラス影

GPAでみられるコンソリデーションは，血管炎による肺胞出血や壊死性肺炎を反映している[78]（図8-17, 19）．通常，内部にair bronchogramが認められる．胸膜と接した楔状の陰影は出血性梗塞によると考えられる（図8-16）．びまん性肺胞出血はGPAの10％にみられ，胸膜下を温存する広範なすりガラス影として認められる[81]（BOX 8-11）．内部には小葉間隔壁の肥厚や小葉内網状影がみられ，"crazy paving appearance"をきたすこともある．陰影は経過とともに融合しコンソリデーションを呈することもある．治療によりほぼ完全に消失する．

③ 気道病変

気道病変は肺実質病変の次に頻度が高い[82]．中枢気道の壁肥厚や内腔狭窄はGPAの15％程度にみられ，声門下部の気管に好発する[83]．呼吸困難や喘鳴などの呼吸器症状を呈し，気

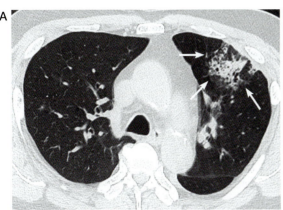
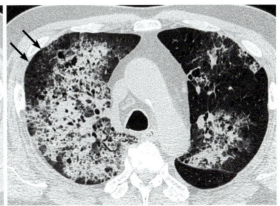

図 8-19　60 歳台男性　GPA に伴う肺胞出血
A：HRCT（初診時），B：HRCT（1 か月後）　初診時の HRCT（A）では，左上葉腹側に楔状のコンソリデーションとすりガラス影が混在した所見がみられる（→）．1 か月後（B）では，A でみられた陰影は改善しているが，右肺優位に広範なコンソリデーションが出現している．辺縁にはすりガラス影がみられ，周囲の病変の軽い部分では小葉中心性の淡い粒状影がみられる（→）．

BOX 8-11　びまん性肺胞出血を呈する疾患の鑑別診断

1) ANCA 関連血管炎
   - GPA
   - MPA
   - EGPA
2) 膠原病を含めたその他の血管炎
   - 全身性エリテマトーデス
   - Behçet 病
   - 抗リン脂質抗体症候群
   - 高安動脈炎
   - その他の膠原病
   - 関節リウマチ，皮膚筋炎，混合性結合組織病（MCTD），全身性硬化症
3) Goodpasture 症候群
4) 特発性ヘモジデローシス（特発性肺出血）
5) 薬剤性
6) その他：アミロイドーシス，凝固能障害

管支喘息と誤診される可能性がある．気管が膜様部を含めて全周性に肥厚する所見が，腫瘍性病変やアミロイドーシスなどとの鑑別点として重要である．また，区域枝や亜区域枝を中心とした気管支の壁肥厚や狭窄も 40〜70％に認められる[80]（図 8-17）．

④ その他

　胸水や縦隔・肺門リンパ節腫大もみられるが，MPA と比べると頻度は低い．まれだが，心病変や大動脈病変もみられることがあり[82]，これらの病変においては，MRI や PET/CT が有用との報告がみられる[84,85]．

c. 好酸球性多発血管炎性肉芽腫症(旧 Churg-Strauss 症候群/アレルギー性肉芽腫性血管炎) eosinophilic granulomatosis with polyangiitis：EGPA

1) EGPA の概要

好酸球性多発血管炎性肉芽腫症(EGPA)は，かつて Churg-Strauss 症候群(CSS)あるいはアレルギー性肉芽腫性血管炎(allergic granulomatous angiitis：AGA)と呼称されていた疾患で，「好酸球に富む壊死性肉芽腫性炎症で，しばしば気道，おもに小型血管から中型血管を障害し，喘息と好酸球増多を伴う．ANCA は糸球体腎炎があるときに高頻度である」と定義されている[55]．まれな疾患であるが，疾患概念が広まるにつれ，近年患者数は増加している[56,86~88]．

EGPA の診断基準を示す[58](BOX 8-12)．病態には，I 型アレルギーの状態に遺伝的背景(HLA-DRB1*04, HLA-DRB1*07)，環境因子(シリカや薬剤：マクロライド系抗菌薬やロイコトリエン拮抗薬)，T 細胞活性化，好酸球活性化(サイトカイン，好酸球顆粒蛋白，酵素)，B 細胞活性化，好中球活性化が関与していると考えられている．検査所見は，高度の好酸球増加(未治療例で 2000/mL 以上)は全例にみられ，白血球増加，血小板増加，IgE 高値，リウマチ反応陽性，好酸球性組織障害因子(ECP など)の上昇などがみられる．

典型的な臨床経過としては，発症までには数年から 20 年以上の経過があり，3 つの時相(アレルギー期，好酸球増多期，血管炎期)を経て発症する(BOX 8-13)[89,90]．治療後寛解した後，再びアレルギー期になり，一部は血管炎の再燃を見るものもある．重症喘息の 2~5%，喘息の 0.5% が EGPA ともいわれている．EGPA の ANCA 陽性率は 30~37% で，うち MPO-ANCA が陽性のことが多い(MPO-ANCA 陽性が 30~75%，PR3-ANCA 陽性は 0~10%)．ANCA 陽性・陰性により病態が異なる可能性があり，ANCA 陽性例では糸球体腎炎，肺胞出血，末梢神経障害が多く，血管炎の再燃も多い．ANCA 陰性例では心臓障害(心筋への好酸球浸潤による)，肺障害(肺胞出血以外)が多い．他の 2 つの AAV (ANCA associated vasculitis，ANCA 関連血管炎)とは異なり，腎障害を呈するものは少ないので，EGPA の死亡率は高くはないが，死亡原因としては心筋障害が重要である[91]．

2) EGPA の肺病変

EGPA の肺病変は，喘息，好酸球性気管支・細気管支炎，好酸球性肉芽腫，好酸球性肺炎，好酸球性胸膜炎によるものが主であるが，好酸球性心筋障害による肺水腫や胸水がみられることもある(BOX 8-14)．胸部単純 X 線写真では 37~100%，胸部 HRCT では 88~100% に異常があるとされる[69,90~92]．気管支壁肥厚，気管支内貯留物(mucoid impaction)，末梢肺のエア・トラッピング(air trapping)，小葉中心性分布の多発小結節や "tree-in-bud appearance"，無気肺などの気道関連病変は，喘息や好酸球性気管支・細気管支炎，あるいは好酸球性肉芽腫により生じる．多発する斑状のすりガラス影，浸潤影，"halo sign" を有するすりガラス影と浸潤影の混在は好酸球性肺炎や血管炎によるもので，経時的に分布や程度が変化することが特徴的である．好酸球浸潤や心不全により，広義間質の肥厚や胸水がみられることもある(図 8-20~22)．びまん性肺胞出血(DAH)は他の血管炎と比して頻度は低いものの，生命予後に関わるので注意が必要である．

BOX 8-12　EGPA 診断基準（厚労省）[58]

1) 主要臨床所見
   ① 気管支喘息あるいはアレルギー性鼻炎
   ② 好酸球増加
   ③ 血管炎による症状：発熱（38℃以上，2週間以上），体重減少（6か月以内に6kg以上），多発性単神経炎，消化管出血，紫斑，多関節痛（炎），筋肉痛（筋力低下）

2) 臨床経過の特徴
   主要臨床所見①，②が先行し，③が発症する．

3) 主要組織所見
   ① 周囲組織に著明な好酸球浸潤を伴う細小血管の肉芽腫，またはフィブリノイド壊死性血管炎の存在
   ② 血管外肉芽腫の存在

4) 判定
   ① 確実
      a) 1)の①，②，③のそれぞれ1つ以上＋3)の①か②
      b) 1)の①と②と③＋2)
   ② 疑い
      a) 1)の①か②か③＋3)の①か②
      b) 1)の①と②と③＋2) はない．

5) 参考となる所見
   ① 白血球増加（1万/μL 以上），② 血小板増加（40万/μL 以上），③ 血清 IgE 増加（600 IU/mL 以上），④ MPO-ANCA 陽性，⑤ RA 因子陽性，⑥ 胸部単純 X 線写真にて肺浸潤影．

BOX 8-13　EGPA の発症経過：3相（数年から20年以上の経過）

第1相　アレルギー期
　喘息（ほぼ全例），鼻茸を伴う好酸球性鼻副鼻腔炎，好酸球性副鼻腔炎による嗅覚障害

第2相　好酸球増多期：多臓器に好酸球増多による病態が生じる
　呼吸器：好酸球性気管支・細気管支炎，好酸球性肺炎，好酸球性胸膜炎，喘息悪化
　心臓：心筋炎，心内膜炎
　消化管：腹痛，下痢，出血

第3相　血管炎期：多臓器に好酸球浸潤性血管炎が生じる
　好酸球増多
　末梢神経（多発単神経炎）
　皮膚（紫斑，潰瘍）
　呼吸器（肺胞出血）
　腎（壊死性腎炎）

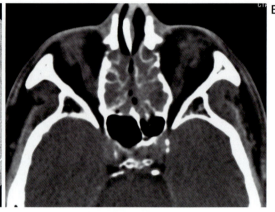

図 8-20　60 歳台女性　好酸球性多発血管炎性肉芽腫症(EGPA)
40 年以上の気管支喘息，喘鳴，息切れ，全身倦怠感，指先の痺れあり．MPO-ANCA 7.2，PR3-ANCA＜1.0，血中好酸球増多と喀痰中好酸球多数あり．**A：HRCT（気管分岐部レベル）**　びまん性に気管支壁肥厚(→)，気管支内貯留物(黒矢頭)，小葉中心性小結節(白矢頭)がみられ，末梢肺は透過性が亢進している(エア・トラッピング，楕円)．**B：副鼻腔 CT**　篩骨洞優位の好酸球性副鼻腔炎(粘液は高吸収)がある．

　本邦 EGPA 18 例の肺 HRCT の解析では，17 例(97％)に異常所見があり，最も多い所見は気管支壁肥厚(53％)で，すりガラス影(35％)，小葉間隔壁肥厚(29％)が続き，網状影，牽引性気管支拡張，小葉中心性小結節はいずれも 3 例(18％)ずつ，蜂巣肺，肺気腫，小結節，結節，コンソリデーションは 2 例(12％)ずつであった．画像上，間質性肺炎と診断できた症例は 6 例(35％)で，UIP と inconsistent UIP が同数であった．MPO-ANCA 陽性/陰性あるいは末梢血好酸球数 5000/μL 以上/以下での所見の違いはみられなかった[93]．

　その他の臓器には，多発単神経炎，紫斑，副鼻腔炎，中耳炎，消化管壁肥厚・穿孔・出血，腹水，心筋壁肥厚，筋肉痛，多関節痛，筋力低下，腎障害による全身性の浮腫性変化，心嚢水，血管炎による臓器(消化管，腎，脾)の梗塞などがみられる(図 8-23)．

　まれな疾患とされていた EGPA は近年，増加傾向にあり，早期診断と早期治療が予後に寄与すると考えられる．喘息の経過観察中に多発小結節，浸潤影・すりガラス影や胸水などが出現してきた場合には，血管炎発症のサインかもしれず注意が必要である．

3) 鑑別診断

　鑑別すべき疾患は病期により異なる．アレルギー期では喘息，サルコイドーシス，悪性腫瘍，結核，閉塞性肺疾患，好酸球増多期では慢性好酸球性肺炎，薬剤性肺障害，寄生虫性疾患，好酸球増多症候群[94]，血管炎期では他の AAV があげられるが，喘息と好酸球増多を伴うことが大きな鑑別点となる．

図 8-21 70 歳台男性 EGPA

喘息,多発単神経炎あり.MPO-ANCA 1.6, PR3-ANCA (−).HRCT (左房レベル) 両側肺に容積減少を伴う斑状のコンソリデーションやすりガラス影が多発している (→).胸水もみられる (▶).

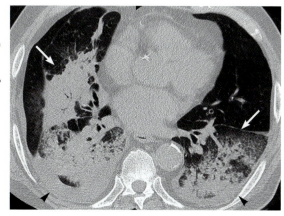

図 8-22 70 歳台女性 EGPA

MPO-ANCA 4.1, IgE 1960.0.HRCT (大動脈弓下レベル) びまん性に気管支壁肥厚 (→) と気管支内貯留物 (▶) がみられ,斑状のコンソリデーションやすりガラス影やが散在している (円内).

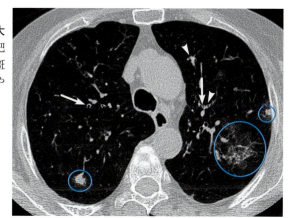

BOX 8-14　EGPA 肺病変の病態と HRCT 所見

- 喘息,好酸球性気管支・細気管支炎:気管支壁肥厚,気管支内貯留物 (mucoid impaction), tree-in-bud appearance, 末梢肺のエア・トラッピング,無気肺
- 好酸球性肉芽腫:小葉中心性分布の多発小結節や tree-in-bud appearance
- 好酸球性肺炎:不整形浸潤影・すりガラス影,広義間質肥厚,経時的に分布や程度が変化
- 好酸球性胸膜炎:胸水

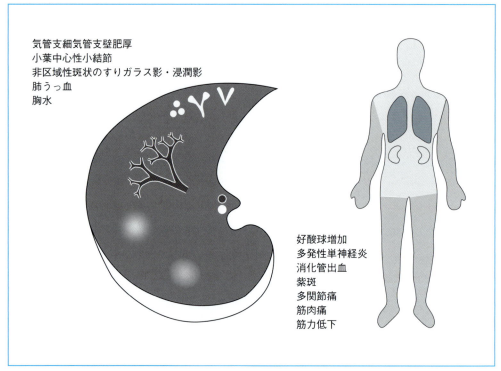

図 8-23　EGPA の肺病変と全身の症状
肺では，気管支細気管支壁肥厚，小葉中心性小結節，非区域性斑状のすりガラス影・コンソリデーション，肺うっ血，胸水などがみられ，全身では好酸球増加，多発性単神経炎，消化管出血，紫斑，多関節痛，筋肉痛，筋力低下などの症状がみられる．（黒﨑敦子：血管炎，GPA と EGPA．酒井文和・編：画像から学ぶびまん性肺疾患．克誠堂出版，2018：242，より許可を得て転載）

9. 肉芽腫性肺疾患

a. サルコイドーシス sarcoidosis

1) 概念

サルコイドーシスは，多臓器における非乾酪性類上皮肉芽腫の存在を特徴とする原因不明の全身性肉芽腫性疾患である(BOX 8-15)[95]．

本邦では，2015年に診断基準が改訂され，「サルコイドーシスの診断基準と診断の手引き-2015」として公刊されている(BOX 8-16)[96]．サルコイドーシスの診断には基本的に組織学的診断が必要であるが，呼吸器系病変，眼病変，心臓病変に関しては組織学的に証明されない場合でも「各種臓器におけるサルコイドーシスを示唆する臨床所見」を満たせば，各種臓器の所見ありとみなされる(後述の「呼吸器系病変」の項，「心臓サルコイドーシス」の項を参照)．しかし，呼吸器系病変，眼病変，心臓病変以外の臓器においてサルコイドーシスを強く示唆する臨床所見を確定する場合は，組織学的な証明が必要となる．

臨床的表現型としては多臓器で多岐にわたる[97]が，一臓器に限局することもある．肺とその所属(肺門・縦隔)リンパ節が侵される頻度が高く，全症例の90％以上に及ぶ[98]．本邦では胸腔外病変としては，眼病変が30〜40％，心臓病変が約10％，皮膚病変が5〜10％である．日本人の心筋における肉芽腫形成頻度は白人の5倍と報告されている．全死亡率は1〜5％で，死亡原因としては心病変，特に伝導障害による不整脈が多い．

サルコイドーシスはどの年代にも発症しうるが，20〜40歳台と50〜60歳台に2峰性のピークがあり，一般にやや女性に多く，本邦では男性は20歳台後半，女性は60歳台に多い[99]．約1〜3％で家族内発症が報告されている[97]．人種ではアフリカ系アメリカ人(特に女性)の生涯の発症率が2.4％と特に高く，白人の0.85％を上回る．国別では，北欧が多く，スウェーデン，フィンランドがそれぞれ人口10万対64，11と多く，欧州は10万対1未満と少ない[98]．本邦では，平均罹患率は人口10万対約1と報告されている[99]．

近年，サルコイドーシスの原因細菌として *Propionibacterium acnes* (*P. acnes*)が注目されており，それに対する特異抗体であるPAB抗体を用いた免疫化学染色により，本症肉芽腫の*P. acnes*の存在を特異的に検出することが可能で，最近では本症の診断にも利用されつつある[100]．

2) 胸部単純X線所見

本症患者の約1/3は無症状で，胸部単純X線写真で偶然発見される．胸部単純X線所見では両側肺門リンパ節腫脹(bilateral hilar lymphadenopathy：BHL)が特徴的である(図8-24)が，他の所見も併せて多彩な像を呈する．

胸部X線所見で病期Stageが区分される(表8-2)[101,102]．Stage III，IVをそれぞれIIIA，IIIBとする分類や両者をIIIとして一括する方法もある[102]．Stageというが，常に0期から

BOX 8-15　サルコイドーシスの特徴[95]

- 非乾酪性類上皮細胞肉芽腫(サルコイド肉芽腫)形成性疾患
- 20〜40歳に好発する.
- 30〜50%の患者で無症状.
- 胸腔内所属リンパ節腫大, 肺野病変は90%以上でみられるが, 両側肺門リンパ節腫大が特徴的.
- 肺野病変の分布は上中肺野に優位性がある.
- 肺野病変は5%が線維化を起こし, 20〜25%が進行する.
- 眼症状はぶどう膜炎が最多で25〜60%.
- 皮膚病変としては結節性紅斑が多く25%.
- 血清アンジオテンシン変換酵素(angiotensin converting enzyme：ACE)活性高値, 血清リゾチーム値高値
- 血清可溶性インターロイキン-2受容体(sIL2-2R)高値
- 気管支肺胞洗浄液(BALF)分析：リンパ球比率増加, CD4/CD8＞3.5

BOX 8-16　サルコイドーシスの診断基準[95]

組織診断群と臨床診断群に分け, 下記の基準に従って診断する.

【組織診断群】
　全身のいずれかの臓器で, 壊死を伴わない類上皮細胞肉芽腫が陽性であり, かつ, 既知の原因の肉芽腫および局所サルコイド反応を除外できているもの.
　ただし, 特徴的な検査所見および全身の臓器病変を十分検討することが必要である.

【臨床診断群】
　類上皮細胞肉芽腫病変は証明されていないが, 呼吸器, 眼, 心臓の3臓器中の2臓器以上において本症を強く示唆する臨床所見を認め, かつ, 特徴的検査所見の5項目中2項目以上が陽性のもの.

特徴的な検査所見
1) 両側肺門リンパ節腫脹
2) 血清アンジオテンシン変換酵素(ACE)活性高値または血清リゾチーム値高値
3) 血清可溶性インターロイキン-2受容体(sIL-2R)高値
4) gallium-67 citrateシンチグラムまたはfluorine-18 fluorodeoxyglucose PETにおける著明な集積所見
5) 気管支肺胞洗浄検査でリンパ球比率上昇, CD4/CD8比が3.5を超える上昇

特徴的な検査所見5項目中2項目以上陽性の場合に陽性とする.

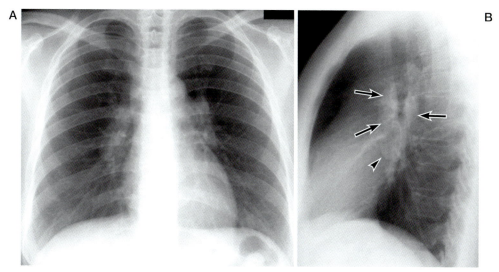

図 8-24　30 歳台男性　Stage I サルコイドーシス
A：単純 X 線写真正面像，B：側面像　正面像(A)では，両側肺門リンパ節腫大がみられる．側面像(B)では，肺門部に一致してリンパ節腫大がみられる(→)．肺門下部は inferior hilar window が不明瞭となっている(▶)．

表 8-2　サルコイドーシスの胸部単純写真所見による病期 Stage

病期	定義	頻度	自然寛解率
0	胸部 X 線写真で異常影なし	5〜15%	—
I	肺門・縦隔リンパ節腫大を認めるが，肺野病変は認めない	45〜65%	50〜90%
II	肺門・縦隔リンパ節腫大および肺野病変を認める	30〜40%	30〜70%
III	肺野病変のみ認める（線維化はない）	10〜15%	10〜20%
IV	網状影，肺構造改変，蜂巣肺などを伴う進行した肺線維化を認める	5%	0%

始まり上の病期に進むとは限らないので，病型分類と捉えた方が適当かもしれない．しかし，通常は Stage I から III へと進行する．一般的に病期は予後と相関すると考えられ，自然治癒は I 期 50〜90%，II 期 30〜70%，III 期 10〜20%，IV 期 0% と報告されている[103]．

3）重症度分類

サルコイドーシスは，本邦の難病情報センターにより，指定難病 84 として分類されており，診断基準および公費助成対象を決定する重症度分類が示されている(BOX 8-17)[104]．

4）呼吸器系病変（BOX 8-18）
① 縦隔・肺門リンパ節腫大

胸腔内異常ではリンパ節腫大が最も高頻度で，胸部単純 X 線写真では 75〜80%[105〜107]に，CT では約 90%[108, 109]にみられる．

BOX 8-17　サルコイドーシスの重症度分類

重症度 III と IV を公費助成の対象とする．
次の 3 項目によるスコアで判定する．

1. 臓器病変数
   1 または 2 臓器病変　　　　1
   3 臓器病変以上　　　　　　2
   （ただし，心臓病変があれば，2 とする）

2. 治療の必要性（全身ステロイド薬，免疫抑制薬）
   治療なし　　　　　　　　　0
   必要性はあるが治療なし　　1
   治療予定または治療あり　　2

3. サルコイドーシスに関連した各種臓器の身体障害の認定の程度
   身体障害なし　　　　　　　0
   身体障害 3 級または 4 級　　1
   身体障害 1 級または 2 級　　2

合計スコアによる判定
   合計スコア　1　　　　　　　重症度　I
   合計スコア　2　　　　　　　重症度　II
   合計スコア　3 または 4　　　重症度　III
   合計スコア　5 または 6　　　重症度　IV

（難病情報センター：http://www.nanbyou.or.jp/entry/266）

BOX 8-18　サルコイドーシスの呼吸器系病変を強く示唆する臨床所見

　呼吸器系病変は，肺胞領域の病変（胞隔炎）および気管支血管周囲の病変，肺門および縦隔リンパ節病変，気管・気管支内の病変，胸膜病変を含む．
　1）または 2）がある場合，呼吸器系病変を強く示唆する臨床所見とする．

呼吸器所見
1) 両側肺門リンパ節腫脹（BHL）
2) CT／HRCT 画像で気管支血管周囲間質の肥厚やリンパ路に沿った多発粒状影．
　リンパ路に沿った分布を反映した多発粒状影とは，小葉中心性にも，小葉辺縁性（リンパ路のある胸膜，小葉間隔壁，気管支動脈に接して）にも分布する多発粒状影である．

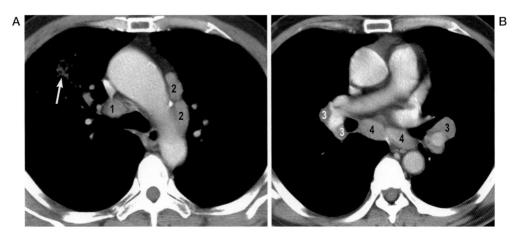

図8-25　40歳台男性　肺門・縦隔リンパ節腫大を伴うサルコイドーシス
A, B：造影CT　各腫大リンパ節は淡く比較的均一に増強されている。右肺S³に肺野病変を認める（→）。1：右下部気管傍リンパ節，2：大動脈傍リンパ節，3：肺門部リンパ節，4：気管分岐下リンパ節．

　リンパ節腫大は基本的には中縦隔および肺門部が好発部位で，おもに右気管傍，大動脈傍，気管分岐部，両側肺門にみられる（図8-25）。前縦隔リンパ節単独の腫大はまれで，その場合はリンパ腫のような他の疾患が考えやすい．単純X線写真の報告では片側性肺門リンパ節腫大は3〜5％と少なく[97,105]，右側偏在のほうが左側より2倍ほど多いとされるが，右肺門のほうが左より確認しやすいためとも考えられる[97]．

　腫大リンパ節は典型的には境界明瞭で辺縁平滑な形態で，造影CTでは後期相で比較的均等に淡く増強される（図8-25）．

　サルコイドーシスによるリンパ節の石灰化の描出は単純X線写真では3％程度である[101,105]が，CTでは45〜55％と比較的高頻度[110]で，両側肺門にみられることが多い（図8-26）．珪肺症（silicosis）や炭鉱夫肺（coal-worker pneumoconiosis）でみられることが多い卵殻状石灰化（egg-shell calcification）は，まれにみられる程度で，サルコイドーシスのリンパ節石灰化のパターンは，中心性結節状ないし淡い高吸収値で，雲状ないし粉砂糖様を呈することが多く（図8-26, 27），結核や真菌感染でみられる典型的な高吸収結節状石灰化と異なる．

　サルコイドーシスによるリンパ節腫大は通常，初回発見時が最大径であることが一般的で，3〜6か月で縮小傾向を示し，1年で2/3は正常化し，2年後ではほとんど腫大は認めなくなる[101,111]．2年後にリンパ節腫大が認められる場合，その後，通常，数年間は変化がみられない[111]．Stage I期は約60％が完全寛解し，30〜40％はリンパ節腫大が残り，肺野病変が併発する[101,111]．

② 肺野病変（BOX 8-19）

　肺野の結節病変はおもに肉芽腫からなり，リンパ路に沿うように存在するので，高分解能CT（HRCT）では1〜5mm大の微細粒状ないし結節状陰影が，気管支血管束や小葉間隔壁，肺静脈，葉間胸膜，臓側胸膜直下に沿って分布する像や，それらの不規則な結節状肥厚様陰影（irregular or beaded thickening）としてみられる[112〜115]（図8-28）．細気管支血管束にもリンパ路は存在するため小葉中心性の分岐・粒状影も示しうる（図8-28 B）．頭尾方向および横断面の分布は，一般的にはリンパ流は上肺野および肺野内層でクリアランスが悪い傾向に

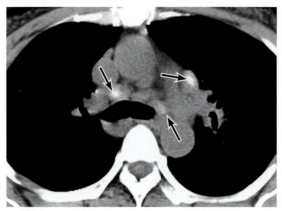

図8-26　50歳台女性　リンパ節石灰化を伴うサルコイドーシス
単純CT　石灰化（→）を伴う肺門・縦隔リンパ節腫大を認める．石灰化は一部雲状，一部結節状で柔らかく氷砂糖様である．

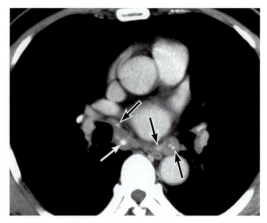

図8-27　50歳台男性　リンパ節石灰化を伴うサルコイドーシス
造影CT　淡く増強される腫大した肺門・気管分岐部リンパ節の中心部に微細，微小石灰化がみられる（→）．

BOX 8-19　サルコイドーシスの肺野病変（CT所見）

- 肺野病変は肉芽腫による粒状，結節状陰影が主体で，線維化病変が進行すると線状，索状影，肺構造の偏位，構造改変などをきたす．
- 頭尾方向では上中肺野優位に分布する．
- サルコイド肉芽腫はリンパ路に沿うように配列する．
- 気管支血管束周囲，小葉間隔壁，胸膜面の粒状～小結節影
- 気道壁の結節状，平滑な肥厚像
- 数mm大の微細結節状陰影
- すりガラス様高吸収
- 均等影，air bronchogram（pseudoalveolar pattern）
- 1cmを超える結節影ないし腫瘤状影，周辺の微小散布影（sarcoid galaxy sign）
- 呼気相でエア・トラッピングが顕著となる（mosaic attenuation）．

あり，リンパ路に沿って認められる肉芽腫病変は上中肺野および肺野内層に優位性がある[116]（図8-28 D）．結節の周囲には，種々の線維化によって収縮性変化や既存の肺構造に乱れ，偏位がみられやすく，さらに牽引性気管支拡張などを認めることもある[120～122]．大半の結節影は微小（粟粒大）で，胸膜直下肺ないし胸膜に接して散布し，いわゆる胸膜斑様にみえる（pseudoplaques）（図8-29）．

　結節病変はリンパ流路の分布を示すため，癌性リンパ管症，リンパ増殖性疾患との鑑別が必要となる[117～119]．癌性リンパ管症（図8-30）ではサルコイドーシスや悪性リンパ腫に比して，小葉間隔壁や胸膜下間質への浸潤が強い傾向にあり，肺野内層で小葉間隔壁の肥厚が全周性にみられやすく，既存の肺野構造は保たれることが多い．また胸水貯留もしばしば認め

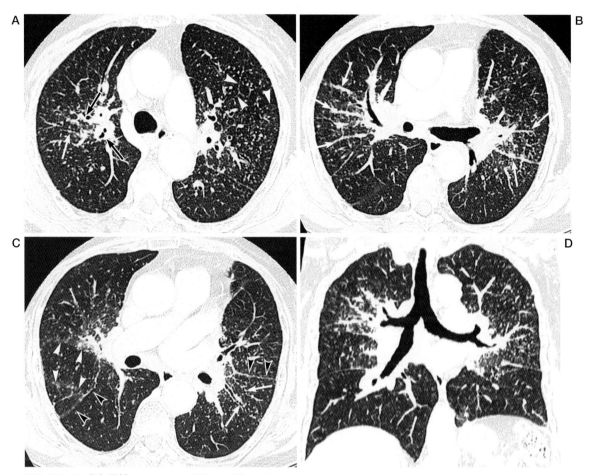

図 8-28　40 歳台男性　Stage II サルコイドーシス
A〜C：薄層 CT（肺野条件），D：MPR 冠状断像　薄層 CT（A）では，両上肺野に微小粒状影がびまん性に分布している．小葉間隔壁の肥厚（白矢頭），気管支血管束の肥厚（→）がみられる．気管分岐下のレベル（B）では，静脈・小葉間隔壁（→）や小葉内のリンパ路に沿って微小粒状影が分布している．C では，気管支血管束（→），大葉間裂（黒矢頭），小葉間裂（白矢頭）などのリンパ路に沿ってびまん性に微小粒状影が分布している．MPR 冠状断像（D）では，サルコイドーシスの肺野病変の特徴である上中肺野および肺野内層優位の分布をよく表している．

られる．サルコイドーシス（図 8-28）は他病変も含め上中肺野優位で内層にもみられ，種々の線維化によって収縮性変化や既存の肺構造に乱れ，偏位がみられやすく，さらに牽引性気管支拡張などを認めることもある[120〜122]．

空間分解能を超えるように顕微鏡的微小肉芽腫が無数に広範囲に形成されれば，背景の結節状間質陰影や線維化に重なるように，すりガラス様高吸収域，結節ないし腫瘤，均等影がみられる[113〜115,122,123]（図 8-31〜34）．CT ではすりガラス様高吸収域は約 40% にみられるが，斑状ないし小葉性分布を示すことが多い（図 8-31）．ステロイドに比較的短期で反応し消失することが多い[124]が，長期観察例ではすりガラス様高吸収が減少し蜂巣肺へ移行することも示されている[125]．肺胞性の均等影（airspace consolidation）を呈することもある（図 8-31，32）が，これは肉芽腫の融合によって胞隔が圧縮され肺胞内腔の空気がなくなり，また，マクロファージや肉芽腫の肺胞腔内充満も加わって[126]，肺胞性病変を示すようにみえるた

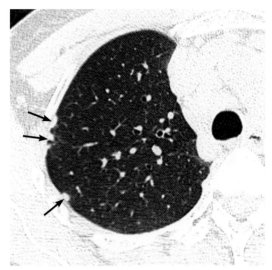

図 8-29　50 歳台女性　サルコイドーシス
HRCT　胸膜直下の肺や胸膜に接して形成されたサルコイド肉芽腫は，いわゆる胸膜斑様にみえる(→).

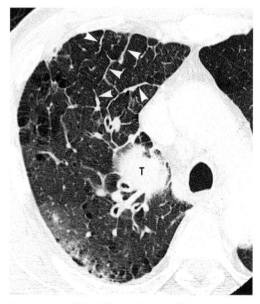

図 8-30　60 歳台男性　癌性リンパ管症
HRCT　右上葉肺門側に原発性肺癌(T)があり，肺野内層〜末梢肺野に小葉間隔壁の肥厚がみられる(▶).小葉間隔壁の肥厚は比較的全周性にみられ，既存の肺構造は保たれている．

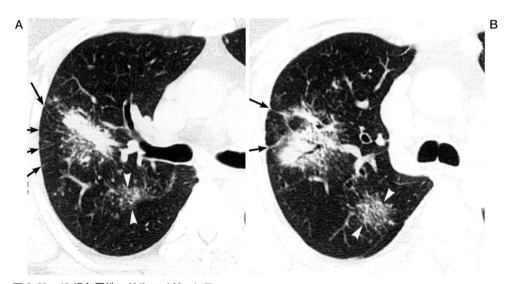

図 8-31　40 歳台男性　サルコイドーシス
A, B：HRCT　斑状に分布する air bronchogram を伴う均等影の辺縁は不整，鋸歯状で淡いすりガラス影に移行している．斑状のすりガラス影の近傍には微細な粒状の病変があり，これらの集合が示唆される(▶, CT sarcoid galaxy sign)．小葉内部にも微小結節影があり，小葉間隔壁の肥厚(→)などもみられる．

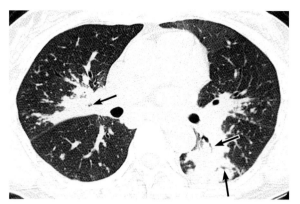

図8-32　50歳台女性　コンソリデーションを呈するサルコイドーシス
薄層CT　両肺に内層優位で一部胸膜下まで気管支血管束に沿うように広がる均等影を認める．一部にair bronchogramがみられる(→)．

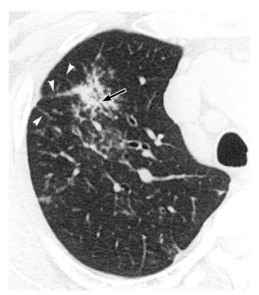

図8-33　40歳台男性　サルコイドーシス
HRCT　右上葉末梢にair bronchogram(→)を伴う汎小葉性の均等影と周辺の微小結節影，小葉間隔壁の結節状肥厚(▶)，小葉内のすりガラス影や分岐線状影などを認める．

めで，pseudoalveolar sarcoidosisともいわれる[127]．

　CT上，不整だが境界明瞭な辺縁をもつ結節ないし腫瘤状陰影が気管支血管束傍領域や胸膜下に分布するのが特徴[127]で，時にair bronchogramを有する[115]（図8-33）．肺胞性のパターンをとる場合，上肺野優位であれば結核，末梢側優位であれば器質化肺炎(organizing pneumonia：OP)との鑑別が必要である．1cmを超えるような結節影(図8-34)は15～20%にみられると報告されていた[129,136]が，最近のいくつかの報告のまとめでは2～3%と比較的まれといわれている[97]．CTでは，不整な辺縁をもつ大結節の近傍に無数の微細な衛星病巣(satellite lesion)が散布，あるいは大結節自体が微細な粒状影の集合からなることがあり，CT"sarcoid galaxy sign"とよばれる[128]（図8-31,33,34）．結節影は拘束性・拡散障害を伴いやすい[129]が，治療によって完全寛解する[125]．

　サルコイド肉芽腫は完全寛解するか線維化を残して治癒する．線維化は軽度から高度まで起こり，画像ではほとんどみえない程度から索状影，収縮性変化，構造偏位などさまざまである[130]．胸部単純X線写真でStage 0～IIを示す患者では2～14年の経過で10～15%が高度の線維化を起こす[130,131]．

　線維化病変は，典型的には肺門から主として上中肺野側に放射状に広がるような線状・索状影で，肺門陰影，気管支血管束，葉間裂の偏位を伴う[105]（図8-35）．蜂巣肺形成はまれで，形成される囊胞構造は上中肺野にみられ，サイズは特発性肺線維症でみられるものより大きい傾向にある[132,133]．形成機序はよくわかっていない．塊状線維化巣(conglomerate fibrosis)は，珪肺症や炭鉱夫肺でみられるprogressive massive fibrosis(PMF)と類似しており，上肺野内層にみられることが多く，気管支血管束や肺構築を著明に偏位させる[134]（図

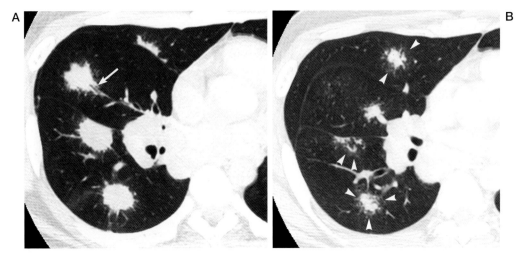

図 8-34　20 歳台男性　サルコイドーシス
A：HRCT, B：HRCT（A の 1.5 cm 頭側のセクション）　HRCT（A）では，右中肺野内層に辺縁不整な斑状影ないし結節影を認める．外縁には微細線状影やすりガラス影がみられる．結節の一部は air bronchogram を伴っている（→）．肺門リンパ節腫大も伴っている．1.5 cm 頭側のセクション（B）では，結節の外縁には微細粒状影やすりガラス影がみられる（▶，CT sarcoid galaxy sign）．

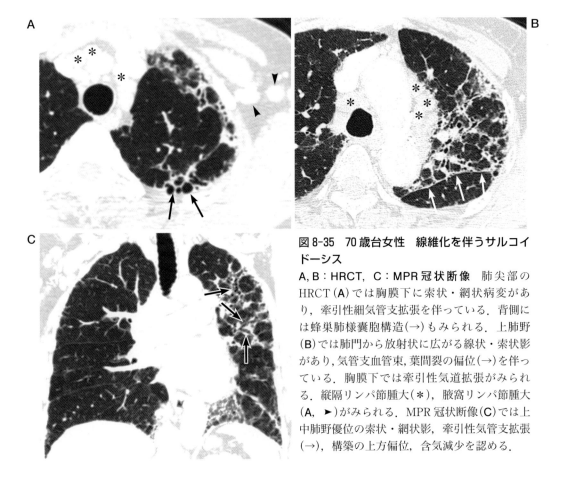

図 8-35　70 歳台女性　線維化を伴うサルコイドーシス
A, B：HRCT，C：MPR 冠状断像　肺尖部の HRCT（A）では胸膜下に索状・網状病変があり，牽引性細気管支拡張を伴っている．背側には蜂巣肺様嚢胞構造（→）もみられる．上肺野（B）では肺門から放射状に広がる線状・索状影があり，気管支血管束，葉間裂の偏位（→）を伴っている．胸膜下では牽引性気道拡張がみられる．縦隔リンパ節腫大（＊），腋窩リンパ節腫大（A，▶）がみられる．MPR 冠状断像（C）では上中肺野優位の索状・網状影，牽引性気管支拡張（→），構築の上方偏位，含気減少を認める．

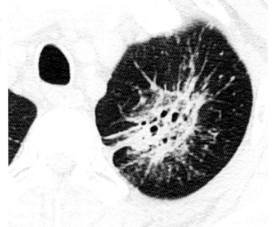

図8-36　40歳台男性　サルコイドーシス
HRCT　上肺野内層に塊状線維化巣がみられる．周辺の収縮性変化を伴い，肺構築が偏位している．病変の中心部では牽引性気道拡張がみられる．

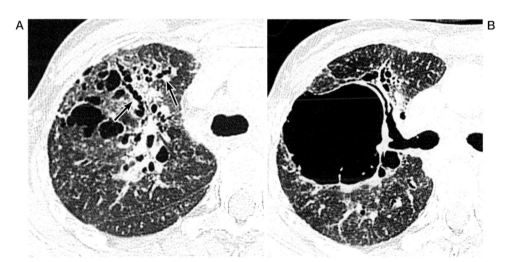

図8-37　30歳台女性　嚢胞形成を伴うサルコイドーシス
A, B：HRCT　中枢側の気管支血管束の肥厚と周辺にはすりガラス影があり，牽引性気管支拡張（→）と大小の嚢胞形成がみられる（A）．巨大な嚢胞形成がみられ，上葉枝〜B^3気管支は著明に圧排されている（B）．このような嚢胞構造は細菌や真菌感染巣となりうる．

8-36）．嚢胞形成や空洞形成が認められることがある（約2％）[135,136]（図8-37）が，サルコイドーシスによる真の空洞形成はまれで，高度線維化の近傍に形成されることが多い．また，抗酸菌症や真菌の合併によることも多い．一方，形成された嚢胞構造が二次性に細菌や真菌の感染巣となりうるため注意が必要である．空洞形成例では喀血やアスペルギローマ（菌球症）の併発が30％以上にみられる[133]．

③ 気道病変

サルコイドーシスによる気道の肉芽腫病変は，喉頭から気管に形成されることはまれである[137]．気道，気道周囲に形成された肉芽腫は気道狭窄を起こすが，肺門部の中枢気道の狭窄は約5％にみられ，続発する肺虚脱は中葉に後発するが頻度は1％程度である[97]．60例のCTの検討では，65％で肺葉〜亜区域レベルの気管支に結節状ないし平滑な肥厚がみられ，

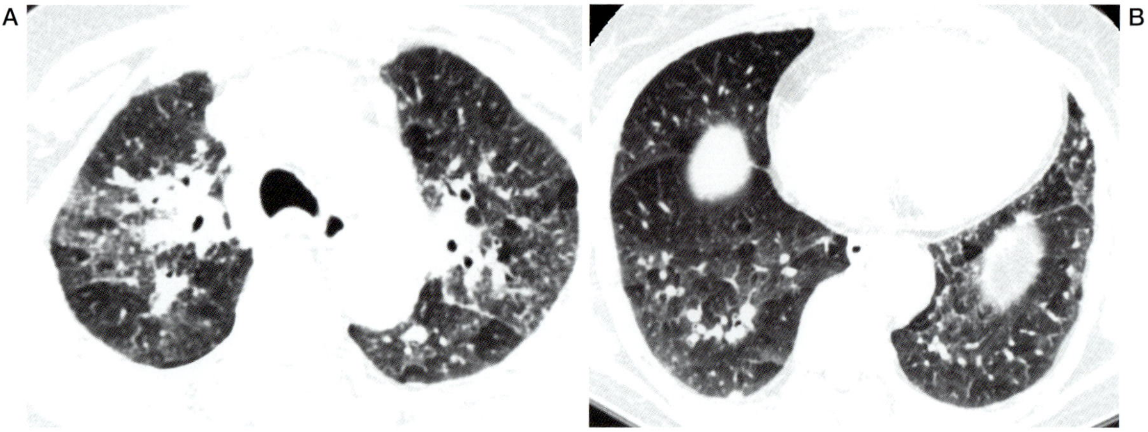

図8-38　40歳台男性　エア・トラッピングを伴うサルコイドーシス　非喫煙者
薄層CT(深呼気相)　A：上肺野，B：下肺野　呼気によって正常肺野は高吸収となり，エア・トラッピングの部分が低吸収としてコントラストされて描出され，モザイク状に低吸収，高吸収が混在する(いわゆる mosaic attenuation)．末梢気道病変による check-valve 機構によって起こると考えられている．

23％で内腔狭窄が確認されている[138]．

末梢気道(気道内腔，粘膜下)に形成された肉芽腫による気道内腔の狭窄・閉塞や，その線維化によって起こる気道狭窄から check-valve 機構によって，エア・トラッピング(air trapping)が起こると，周辺の肺の吸収値と比較して病変部の吸収値が低下し，モザイク状に低吸収，高吸収が混在する(いわゆる mosaic attenuation)[139〜141]．エア・トラッピングのほかの原因として気道過敏性亢進による可逆性気道狭窄があるが，比較的新たに診断された症例に多くみられる[142]．エア・トラッピングは，呼気 CT でより捉えやすくなる[139]が(図8-38)，吸気 CT のみでは発見が難しい症例は10％程度にみられ，その場合，呼吸機能は正常か拡散能が軽度低下しているのみである[143]．サルコイドーシスによるエア・トラッピングは治療により改善する．

喫煙者でも末梢気道病変によって同様の所見が得られることがあり，サルコイドーシス病変の影響を疑うには非喫煙者であることを確認すべきで，喫煙者の場合は慎重に判断する必要がある[144]．

5）心血管系病変
① 肺高血圧症と肺性心

サルコイドーシスでも高度肺線維症が生じると肺高血圧症を起こすことがある．CT像上，肺動脈幹の長径が29 mm 以上の場合[145]，ないし左右主肺動脈分岐部レベルで測定した最大肺動脈幹径／上行大動脈径の比が1を超える場合[146](図8-39)に肺高血圧症診断の特異度が高い．心膜肥厚や心嚢液は中等度以上の肺高血圧症でみられる．

まれであるが，腫大したリンパ節が中枢肺動脈ないし肺静脈を圧排する，肺静脈閉塞性疾患(pulmonary veno-occlusive disorder)などで肺高血圧が起こることがある[147,148]．肺静脈閉塞性疾患は，小葉間隔壁への肉芽腫形成や静脈近傍の線維化によって小葉間隔壁内静脈の閉塞によって起こると推測され，高度で広範囲の小葉間隔壁肥厚像がある場合，そのような

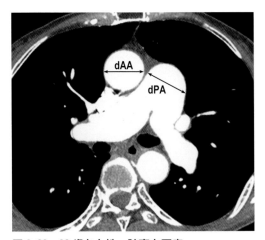

図 8-39　60 歳台女性　肺高血圧症
造影 CT　肺動脈の分岐部レベルで肺動脈幹径(dPA)を測定し，ほぼ同じ高さで測定した上行大動脈径(dAA)と比較する．dPA/dAA＞1.0 で mean PAP が高いことが示唆される．

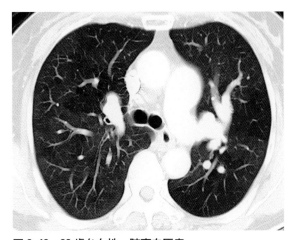

図 8-40　60 歳台女性　肺高血圧症
CT(肺野条件)　著明な肺動脈拡張と分岐枝の弧状偏位を認める．背景肺野には多小葉単位で境界をもつように高，低吸収値が混在し，いわゆるモザイク吸収値(mosaic attenuation)を呈している．

図 8-41　60 歳台女性　肺高血圧症
造影 CT　右室(RV)腔の拡張，右室壁の肥厚(►)，心室中隔の左室方向への軽度偏位(interventricular septum reversal, →)を認める．

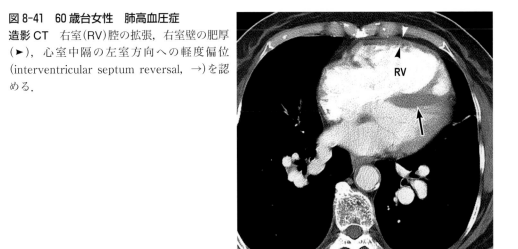

病態も考慮する必要がある[148]．肺野の変化としてのモザイク吸収値(mosaic attenuation)(図 8-40)は，慢性肺動脈塞栓症，肺動脈性肺高血圧，pulmonary capillary hemangiomatosis，肺静脈閉塞性疾患，先天性心疾患など多くの肺高血圧症を引き起こす病態でみられる．呼気 CT が可能であれば，エア・トラッピングの有無を確認することで，モザイク吸収値の原因が末梢気道由来か血管障害由来であるか推測できる[149]．

　肺性心を示す CT 所見としては，右室壁の肥厚，右心系の拡張，心室中隔の左室方向への偏位(interventricular septum reversal)(図 8-41)が重要である．通常，右室壁厚は 4〜5 mm 程度と薄く，左室壁厚の 1/3 以下であるが，壁肥厚は右心負荷過多を示唆する．CT による右心腔径／左心腔径比＞1.0 と，interventricular septum reversal の所見は右心機能低下を示唆する所見である[150]が，最近では，右心室腔容積／左心室腔容積＞0.9 は，肺動脈平均圧(mean PAP)の中等度上昇(＞40 mmHg)と相関し[151]，予後不良因子といわれている[152]．

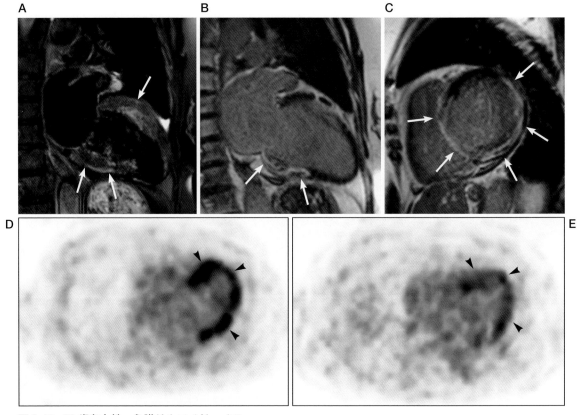

図8-42 70歳台女性 心臓サルコイドーイス
A：MRI，脂肪抑制T2強調像（左室垂直長軸像），B：造影T1強調像（左室垂直長軸像），C：左室短軸像（心尖部側）〔B，Cは造影剤注入10分後（遅延造影相）〕，D：^{18}F-FDG PET（治療前），E：^{18}F-FDG PET（治療開始6か月）
心室壁は菲薄化し，心腔が拡大している．脂肪抑制T2強調像（A）では，左室心筋に高信号域を認め（→），遅延造影像（B，C）では，心室中隔や側壁，下壁の筋層に層状の増強効果を認める（→）．治療前の^{18}F-FDG PET（D）では左室心筋に多結節状の集積亢進を認め（▶，$SUV_{max}=6.8$），治療開始後6か月（E）では集積は減弱している（▶）．

② 心臓サルコイドーシス（BOX 8-20，図8-42）

　心臓病変においては，サルコイド肉芽腫は心筋内に不均一に分布するため，心筋生検による診断率が低い[153]．現行の「サルコイドーシスの診断基準と診断の手引き」では，心臓サルコイドーシスにおける炎症部位の診断に^{18}F-FDG PETがガリウムシンチグラフィ所見と並び主徴候のひとつとなった．さらに造影心臓MRIの遅延造影所見（late gadolinium enhancement：LGE）も主徴候にあげられ[96]，心臓病変を示唆する臨床所見の診断における画像診断の果たす役割が重要となっている．心臓サルコイドーシスのLGEの出現頻度はおおむね80％程度と考えられ，その特徴として，心基部寄りの中隔，次いで側壁に比較的多く存在すること，心外膜側あるいは全層性に局在することがあげられるが，いずれの部位にも存在しうることに注意が必要である[104]．

　心臓病変におけるCTの役割として，冠動脈CTによる虚血性心疾患との鑑別のほか，近年ではCTでの心筋の遅延造影も心臓サルコイドーシスの病変をMRIと同等に検出でき，MRIを撮像できない場合の有用性が報告されている[154]．

> **BOX 8-20** サルコイドーシスの心臓病変を強く示唆する臨床所見
>
> 　心臓所見(徴候)は主徴候と副徴候に分けられ，以下の 1) または 2) のいずれかを満たす場合，心臓病変を強く示唆する臨床所見とする．
> 　1) 主徴候 5 項目中 2 項目以上が陽性の場合．
> 　2) 主徴候 5 項目中 1 項目が陽性で，副徴候 3 項目中 2 項目以上が陽性の場合．
>
> **心臓所見**
> 1) 主徴候
> 　a) 高度房室ブロック(完全房室ブロックを含む)または持続性心室頻拍
> 　b) 心室中隔基部の菲薄化または心室壁の形態異常(心室瘤，心室中隔基部以外の菲薄化，心室壁肥厚)
> 　c) 左室収縮不全(左室駆出率 50％未満)または局所的心室壁運動異常
> 　d) gallium-67 citrate シンチグラムまたは fluorine-18 fluorodeoxyglucose PET での心臓への異常集積
> 　e) gadolinium 造影 MRI における心筋の遅延造影所見
> 2) 副徴候
> 　a) 心電図で心室性不整脈(非持続性心室頻拍，多源性あるいは頻発する心室期外収縮)，脚ブロック，軸偏位，異常 Q 波のいずれかの所見
> 　b) 心筋血流シンチグラムにおける局所欠損
> 　c) 心内膜心筋生検：単核細胞浸潤および中等度以上の心筋間質の線維化
>
> 付記：
> 1) 虚血性心疾患と鑑別が必要な場合は，冠動脈検査(冠動脈造影，冠動脈 CT あるいは心臓 MRI)を施行する．
> 2) 心臓以外の臓器でサルコイドーシスと診断後，数年を経て心臓病変が明らかになる場合がある．そのため定期的に心電図，心エコー検査を行い，経過を観察する必要がある．
> 3) 心臓限局性サルコイドーシスが存在する．
> 4) 乾酪壊死を伴わない類上皮細胞肉芽腫が，心内膜心筋生検で観察される症例は必ずしも多くない．したがって，複数のサンプルを採取することが望ましい．
> 5) fluorine-18 fluorodeoxyglucose PET は，非特異的(生理的)に心筋に集積することがあるので，撮像条件に注意が必要である．

　サルコイドーシスの死因の約半数が心病変によるとされるため，心病変を合併している場合は早期診断によるステロイド治療が重要となる[155]．

5) 腹部領域の病変

　腹部領域のサルコイドーシス病変は，リンパ節腫大が最も多く，次いで脾腫，肝腫大，肝・脾にみられる低吸収結節病変(サルコイド肉芽腫)の順である[156](図 8-43, 44)．49 症例の検討では，リンパ節腫大 20 例(41％)，脾腫 16 例(33％)，肝または脾の低吸収結節病変 7 例(14％)，肝腫大 2 例(4％)であったと報告されている[157]．そのほかにも高カルシウム血症に

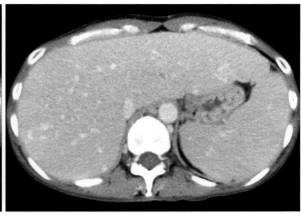

図 8-43　40 歳台男性　腹部病変を伴うサルコイドーシス
A, B：腹部造影 CT　腹部(大動脈傍〜脾門部)リンパ節が累々と腫大している(A, →). 肝脾腫を認める(B).

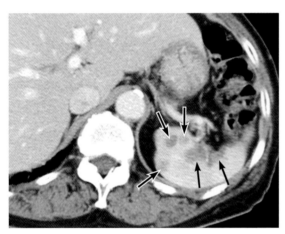

図 8-44　70 歳台女性　脾結節性病変を伴うサルコイドーシス
腹部造影 CT　脾内に正常実質とは異なり,淡い造影効果を有する低吸収結節性病変を多数認める(→).

よる腎石灰化症などの腎病変や,消化管病変[158]もみられ,いずれも「サルコイドーシスの診断基準と診断の手引き-2015」の呼吸器系,眼,心臓,皮膚以外の臓器におけるサルコイドーシスを強く示唆する臨床所見となっている[96].

　胸部病変の広がりと腹部病変の関連性は乏しいといわれるが,胸部単純 X 線写真で異常がない例で腹部病変のみ伴うことはまれである[159].

b. 肺組織球症　pulmonary Langerhans cell histiocytosis：PLCH

　肺Langerhans（ランゲルハンス）細胞組織球症（pulmonary Langerhans cell histiocytosis：PLCH）は，Langerhans細胞の増殖を特徴とする原因不明の疾患である[160]．好酸球性肉芽腫症（eosinophilic granuloma），Hand-Schüller-Christian病，Letterer-Siwe病はもともと独立した疾患として認識されていたが，組織球の増殖という共通の特徴があるため，表現型は異なるが同一の病態とされ，かつてはhistiocytosis Xと総称された．この組織球がLangerhans細胞であると判明した後は，Langerhans細胞組織球症（Langerhans cell histiocytosis：LCH）と総称されるようになった[160]．しかし，LCHに含まれる3疾患は病態，臨床経過が大きく異なり，多臓器または多器官に病変が及ぶ重症なものから，単一臓器病変で予後のよいものまで広範な病態を含む[161]．本項では肺が病変の主座となる肺Langerhans細胞組織球症（PLCH）に関して記載する．なお，好酸球性肉芽腫症，あるいはLangerhans細胞肉芽腫症などと呼称される場合もあるが，成人の呼吸器領域では基本的に同一の病態を指すと考えてよい．

　PLCHはいかなる年齢でも発症しうるが，典型的には20〜40歳台に多い[160,162,163]．本邦での発症年齢ピークは20歳台で，加齢とともに減少する[162,163]．大多数は喫煙者で，禁煙が有効とする報告も多く，喫煙との強い関連が疑われている．本邦では男性に多いが，海外では女性が多いとの報告もあり一定しない[160,164,165]．女性喫煙者の増加も一因であろう．50〜70％は自覚症状があり，喀痰，咳嗽，労作性呼吸困難，胸痛がおもなものである[162,163]．気胸の合併症も多い（19〜25％）[162,163]．小児例と異なり，成人のPLCHの多くは肺病変単独であるが，他臓器または他器官に病変をきたしうる[160,161]．肺病変に加えて他臓器に病変がある場合は，骨と下垂体を含むことが多い[162,163,166]．予後は比較的良好とされるが，自然寛解から呼吸不全で死亡（4％）する症例までさまざまである[162]．呼吸不全に加え，病変の脈管侵襲による二次性肺高血圧を併発する場合もあり[167〜170]，進行例では肺移植の対象となりうる[165,171]（BOX 8-21）．

1）病理所見

　初期病変は呼吸細気管支領域に結節性のLangerhans細胞肉芽腫が形成され，経過とともに器質化・線維化が進行し，やがて線維化・硬化期に至り，Langerhans細胞は消失する[172〜174]．Langerhans細胞肉芽腫は比較的早期から病変中心部の変性と脱落に続き，高率に空洞化をきたす．嚢胞形成は，1）病変中心部の空洞化からの嚢胞形成，2）Langerhans細胞肉芽腫による末梢気道狭窄によるチェックバルブ機序，3）組織破壊による傍瘢痕肺気腫類似の機序などが考えられている[160,167,175]．連続切片の検討ではLangerhans細胞肉芽腫は呼吸細気管支から中枢・末梢に連続性に増殖し，壁破壊とともに隣接する細気管支〜肺胞嚢と癒合し，次第に拡大し，不整形になるとされる[175,176]．同一標本上でも細胞成分の多い肉芽腫，嚢胞性病変，線維化病変など多彩な所見が混在することも病理学的特徴とされる[173,174]．

BOX 8-21　肺 Langerhans 細胞組織球症の特徴

- 20～40 歳台に多い．
- 喫煙と強い関連がある．
- 多彩な病理像（肉芽腫，囊胞性病変，線維化病変）
- 病変の自然経過
- 気胸の合併

BOX 8-22　肺 Langerhans 細胞組織球症の CT 所見

- 病期で異なる画像所見（結節影主体から囊胞性陰影主体へ）
- 上中肺野優位な病変分布，肋骨横隔膜角のスペア
- 結節影，囊胞性陰影の混在
- 小結節影（小葉中心性），空洞性結節影
- 囊胞性陰影〔厚壁〜薄壁，円形〜歪（いびつ）な形状〕
- 時にすりガラス影（喫煙による変化）

2）CT 所見

　HRCT は上記の多彩な病理像や自然経過をよく反映した所見を示す（BOX 8-22）．結節影，空洞性結節，囊胞性陰影が代表的所見である（図 8-45〜47）．早期では結節影が，晩期では囊胞性陰影が主体（図 8-47）となるが，病変の進行過程では結節影，空洞性結節，厚壁囊胞，薄壁囊胞がさまざまな程度に混在する[177]．病変は上中肺野優位に分布し，肋骨横隔膜角はスペアされることが多い[178]が，進行例では全肺野に分布することもある[162]．早期にみられる結節影は細気管支周囲の肉芽腫を反映し，小葉中心性分布を示す（図 8-45, 46）[177,179]．結節影の大きさは 1 cm 以下が多く，形態は，円形，空洞状，不整形，星芒状，瘢痕様などさまざまである．数は症例や病期により異なる．囊胞性陰影は厚壁から薄壁までさまざまで，形態も円形，分葉状，分岐状，歪（いびつ）な形状まで多彩である．囊胞径は 1 cm 以下が多いが，時に数 cm 大になる．PLCH では大多数が喫煙者であるので，気腫性変化やすりガラス影を伴うこともある．すりガラス影は病理学的に剝離性間質性肺炎（desquamative interstitial pneumonia）様変化によるとされる[165,172,180]．終末期では肺高血圧による肺動脈拡張を認めることもある．

　結節影や不整形〜歪な形状の囊胞性陰影が混在し，上中肺野優位に分布するという典型像を示す場合は，画像所見と病歴・生活歴から比較的容易に診断できるが，囊胞性陰影のみ，あるいは結節影のみの場合は鑑別に苦慮することもある．特に PLCH の終末期では拡大した囊胞性陰影が主体となり，肺気腫との鑑別が困難な場合がある．結節影が主体の症例では時に転移性肺腫瘍と誤診される場合もあり[181,182]，単発結節のみの報告もある[183,184]．

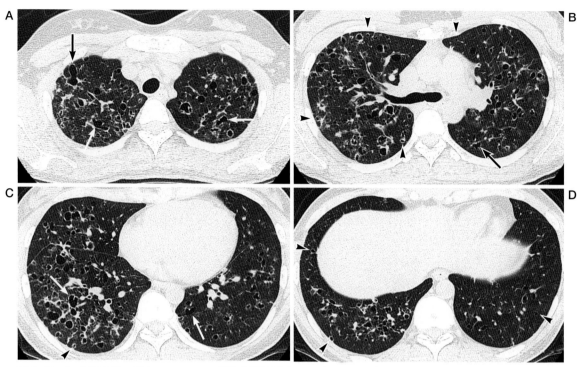

図 8-45　30 歳台女性　肺 Langerhans 細胞組織球症(PLCH)
HRCT　A～D(A から D へ下方のスライス)　結節影と多彩な形状の囊胞性陰影が混在している．不整形の囊胞性陰影(→)や壁のやや厚い囊胞性陰影も認められる．結節影は小葉中心性分布を示す．小さな結節でも空洞を伴うものも認められる(▶)．病変は上中肺野優位で，肺底部や肋骨横隔膜角部では病変は少ない．

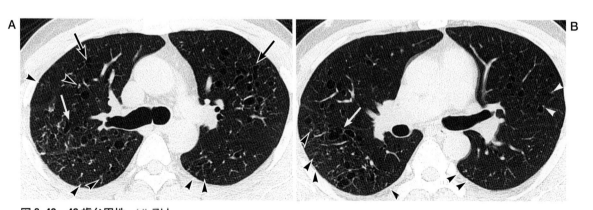

図 8-46　40 歳台男性　PLCH
HRCT　A：気管分岐部レベル，B：左上葉気管支分岐レベル　図 8-45 の症例に比べ，囊胞壁は薄く，結節影も小さいが，多彩な形状の囊胞性病変(→)，小葉中心性の結節影(▶)など PLCH に特徴的な所見が認められる．

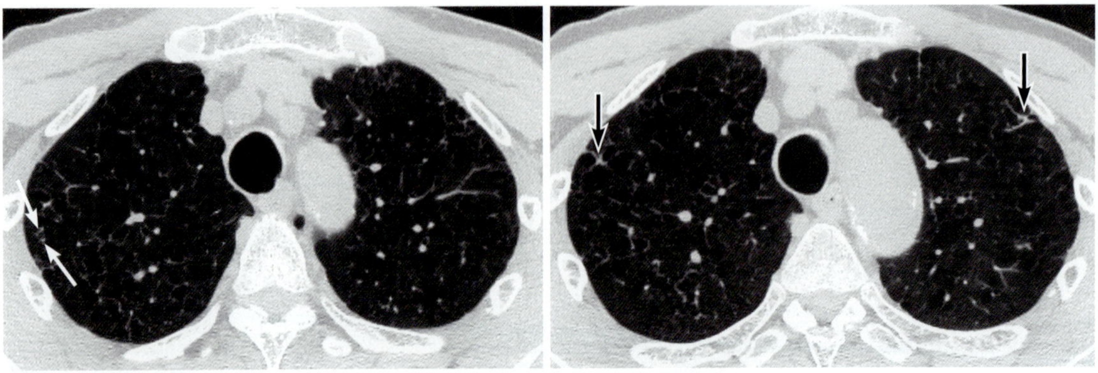

図 8-47　70 歳台男性　PLCH
HRCT　A：大動脈弓上部レベル，B：A の 6 mm 尾側のレベル　約 30 年前に開胸肺生検にて確定診断された．
囊胞性陰影が主体であるが，少数ながら星芒状の結節影も散見される（→）．

C. 過敏性肺炎　hypersensitivity pneumonitis：HP

　過敏性肺炎は，真菌胞子や異種蛋白などの有機塵埃抗原，あるいは抗原性をもつ無機物の化学物質の反復吸入により，経気道的に感作されて生じるびまん性肉芽腫性間質性肺炎である（BOX 8-23）．慢性過敏性肺炎の原因抗原としては鳥関連抗原が多く，真菌類や細菌，イソシアネートなどの化学物質などがある．本邦では，6〜8 月にみられる夏型過敏性肺炎といわれるものがある．hot tub lung は，強力なジェット噴流を備えた屋内温水浴槽内で増殖した *Mycobacterium avium* complex（MAC）が含まれたエアロゾルを吸入することにより発症する過敏性肺炎である[185)]．

　古典的には急性，亜急性，慢性の 3 つの型に分類されている．これらの病型にはオーバーラップもみられる．急性型と亜急性型の区別が明確でなく，急性型と慢性型に大別される場合もある．慢性過敏性肺炎は recurrent type と insidious type に亜分類される[186)]．recurrent type では経時的に急性症状の再燃と寛解を繰り返しながら徐々に慢性化する．insidious type は労作時呼吸困難や無症状で胸部異常影で発見される．

　病理学的に，細気管支炎，細気管支周囲炎と胞隔炎が主病変で，小葉中心部に主たる病変が認められる[187)]．急性過敏性肺炎は病理検索があまりされておらず，詳細は不明であるが，びまん性肺胞傷害，急性細気管支炎，細胞性非特異的間質性肺炎，亜急性肺炎パターンが報告されている[188)]．亜急性過敏性肺炎では，リンパ球主体の胞隔炎，細気管支炎，類上皮細胞からなる壊死傾向のない疎な肉芽腫を認める．慢性過敏性肺炎では亜急性の所見に加え，線維化所見が認められる．UIP パターンや fibrotic NSIP パターン，OP パターン，小葉中心性線維化，小葉中心性線維化と UIP パターンなどの線維化所見が認められる．コレステリン結晶を貪食した巨細胞やリンパ球の集簇，細気管支炎を認めるが，肉芽腫は亜急性過敏性肺炎と比べ目立たない．小葉中心性に強い線維化と小葉辺縁性の線維化をつなぐ架橋線維化が特徴的であるといわれている[189)]．

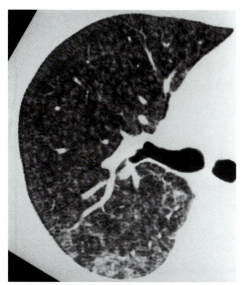
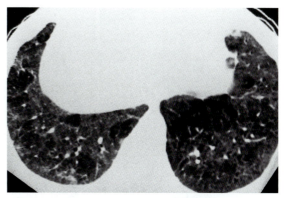

図 8-49 50 歳台女性　亜急性過敏性肺炎
HRCT　汎小葉性の低吸収域が認められる．

図 8-48 40 歳台女性　亜急性過敏性肺炎
HRCT　小葉中心性に分布する微細粒状影が認められる．病変は比較的太い動静脈(小葉辺縁)より 2〜3 mm 離れて認められる．

> **BOX 8-23**　過敏性肺炎の診断基準
>
> 1) 臨床症状・所見：咳，息切れ，発熱，捻髪音ないし小水疱性ラ音
> 2) 検査所見：拘束性換気機能障害，PaO_2 の低下，血沈値亢進，好中球増多，CRP 陽性，ツベルクリン反応の陰性化，気管支肺胞洗浄液のリンパ球の増加，CD4/CD8 の低下
> 3) 発症環境：問題となる抗原の曝露が明らか．
> 4) 免疫学的所見：抗原に対する特異抗体陽性，特異抗原によるリンパ球幼若反応陽性
> 5) 吸入誘発試験：特異抗原吸入による臨床像の再現，環境曝露による臨床像の再現
> 6) 病理学的所見：未熟で壊死を伴わない肉芽腫形成，胞隔炎，Masson(マッソン)体

1) 亜急性過敏性肺炎の CT 所見

　HRCT 上，小葉中心性の病変分布を反映して，小葉中心性ないし細葉中心性粒状影が認められる(図 8-48)．過敏性肺炎の粒状影は通常 1〜3 mm 大で，比較的淡く辺縁が不鮮明である．胞隔炎を反映してすりガラス影が認められる．多数の組織球およびその他の細胞による肺胞腔充填ないし閉塞性細気管支炎(BO)により，斑状の強い肺野高吸収域(airspace consolidation)が認められる[190](BOX 8-24)．二次小葉単位での病変の強弱の差ないしエア・トラッピングにより，病変内に小葉性ないし多小葉性の一見，正常域や低吸収域が認められるのも特徴的である(図 8-49)．エア・トラッピングは呼気 CT でより明瞭となる．また，びまん性の軽度のすりガラス影のために，気管支内の air column は強調されて認められる(図 8-50)．粒状影が小葉中心性分布であるため，比較的太い気管支血管束や胸膜面からわずかに離れて粒状影が配列しているのが認められる．サルコイドーシスと異なり，通常，小葉間

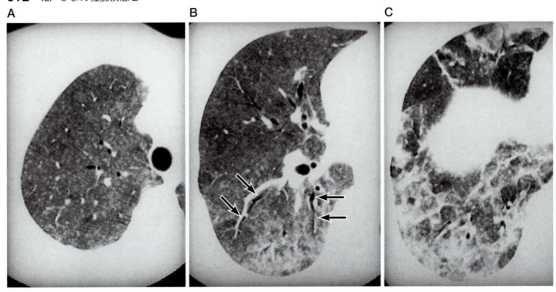

図 8-50　50 歳台女性　亜急性過敏性肺炎
HRCT　A：右上肺野レベル，B：右中肺野レベル，C：右下肺野レベル　びまん性に小葉中心性粒状影が認められる．周囲のびまん性のすりガラス影のため，気管支内の air column が強調されてみえる(B，→)．下肺野(C)では斑状のコンソリデーションが認められる．

BOX 8-24 　亜急性過敏性肺炎の CT 所見

- 小葉中心性粒状影
- すりガラス影
- 斑状の肺野高吸収域
- エア・トラッピング所見

隔壁肥厚像は認められない．既存肺に肺気腫がある場合には，小葉中心性粒状影が不明瞭となり，小葉中心部の気腫腔とすりガラス影が主体となり，非定型の過敏性肺炎の CT 像となることがある(図 8-51)．

2) 慢性過敏性肺炎の CT 所見

　慢性過敏性肺炎の典型的な画像所見は，線維化を示唆する牽引性気管支拡張像や網状影，蜂巣肺が上肺野優位に認められる(図 8-52)．HRCT では上肺野優位より上肺野から下肺野まで胸膜下に優位差なく不均等に分布しているものが多い[191]．しばしば小葉中心性粒状影が上肺野優位に認められる．多数の小葉中心性粒状影がみられれば慢性過敏性肺炎が疑われるが，どの程度の粒状影がみられれば有意かは決まっていない．また，慢性過敏性肺炎ではエア・トラッピングによる汎小葉性の肺野低吸収域がよくみられる．モザイクパターンは呼気 CT でより明瞭となる．経過中に多数の嚢胞が形成されることがある[192](BOX 8-25)．recurrent type では NSIP パターンの組織像を呈することが多く，再燃時に小葉中心性粒状影がみられることが多い．insidious type は UIP パターンの組織像を呈することが多く，特

図8-51 60歳台男性 亜急性過敏性肺炎
HRCT 既存の肺気腫による低吸収域の周囲にすりガラス影が認められる．粒状影は不明瞭であり，微細な線状影が網目状に認められる．

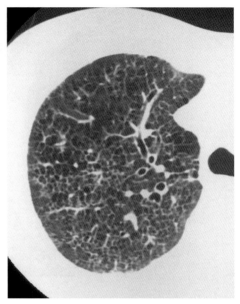

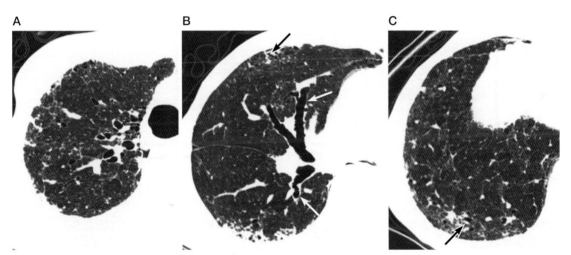

図8-52 60歳台男性 慢性過敏性肺炎
HRCT A：右上肺野レベル，B：右中肺野レベル，C：右下肺野レベル 上肺野優位にびまん性に小葉中心性粒状影と小葉間隔壁肥厚像，斑状のすりガラス影，牽引性気管支拡張像(→)が認められる．

発性のものと類似し小葉中心性粒状影が認められないことも多い．我々の検討では，fibrotic NSIPパターンの慢性過敏性肺炎の85％に小葉中心性粒状影が認められたが，UIPパターンの慢性過敏性肺炎では小葉中心性粒状影は47％であった．

　慢性過敏性肺炎は特発性肺線維症(IPF)と画像上極めて鑑別が難しい疾患のひとつである．2011年のATS-ERSの改訂ガイドライン[193]におけるIPF/UIPのHRCT診断基準で掲げられているUIPにinconsistentな所見(上中肺野優位の分布，気管支血管束周囲優位，広範なすりガラス影，多数の粒状影，囊胞，モザイクパターン-エア・トラッピング，区域-葉に及ぶ浸潤影)のすべてがさまざまな頻度で慢性過敏性肺炎でみられる．SilvaらはNS慢性過敏性肺炎とIPF，NSIPのHRCT所見を比較して，NSIPを慢性過敏性肺炎と鑑別するのに

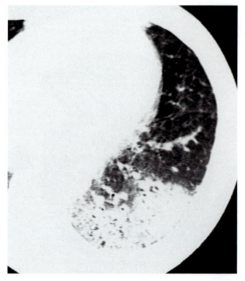

図8-53 40歳台男性 hot tub lung
HRCT 左下肺野背側にコンソリデーションが認められる.

BOX 8-25 慢性過敏性肺炎のCT所見
・上肺野優位の線維化 ・小葉中心性粒状影の存在 ・不規則に分布する蜂巣肺 ・エア・トラッピング所見 ・3〜25 mm大の肺囊胞

有用な所見はNSIPで胸膜直下の病変欠如がみられること,モザイクパターンと蜂巣肺が認められないことであった.IPFを慢性過敏性肺炎と鑑別するのに有用な所見は,IPFに肺底部優位の蜂巣肺の存在およびモザイクパターンと小葉中心性粒状影が認められないことをあげている[191].

急性,亜急性型では,薬剤性肺炎,急性間質性肺炎(AIP),呼吸細気管支炎を伴う間質性肺疾患(RB-ILD),サルコイドーシス,そのほかすりガラス陰影と微細粒状影を呈する疾患,慢性型では,IPF,膠原病肺,サルコイドーシス,塵肺症などが鑑別診断としてあげられる.

3) Hot tub lung のCT所見

基本的には,亜急性過敏性肺炎の像と同じである.びまん性に小葉中心性粒状影が認められる.すりガラス影や結節,エア・トラッピング所見もみられる.上肺野から下肺野までびまん性に分布しているが,横断面像ではランダムに分布する傾向がある.エア・トラッピング所見が唯一の所見である症例もある[194].抗酸菌の持続感染を反映して過敏性肺炎の淡い小葉中心性粒状影に加えて,コントラストの強い小葉中心性分岐粒状影を一部に示す症例も報告されている[195].コンソリデーションを示す症例もある[196](図8-53).慢性過敏性肺炎に似た臨床画像所見を呈する場合もある[197].

10. 職業性肺疾患

a. 珪肺と mixed dust fibrosis(MDF)

　珪肺は粒子状粉塵である結晶性珪酸への職業性曝露によって発症する．トンネル工事，鉱山での坑内作業，石工，鋳物工，研磨作業，ボイラーのスケーリング，解体業，藺草(いぐさ)の製造などにみられる．珪酸に陽イオンが結合したものを珪酸塩といい，タルク，雲母，陶土，フラー土などが含まれる．これらの珪酸塩を主体とした粉塵に曝露した場合は mixed dust fibrosis(MDF)を発症するが，臨床的には珪肺と同一の疾患群を形成し，多くの症例はこれらの中間に位置すると考えられる[198]．労働環境の改善に伴い，新規発症例は減少傾向にある．おもに 70 歳以上の高齢者にみかけるが，軽症例が多く，胸部単純 X 線写真で珪肺と認識するのが困難な症例もみられる(図 8-54)．

1) 珪肺と MDF の違い

　粉塵に含まれる石英などの結晶性珪酸は極めて線維原性が強い．他方，珪酸塩は相対的に線維原性が弱く，なかには結晶性珪酸の線維原性を緩和する性質を有するものもある．これらの結晶性珪酸または珪酸塩を吸入すると，呼吸細気管支や肺血管，胸膜下などに粉塵を貪食したマクロファージと，まばらな細網線維の集まりからなる病変が形成される(dust macule)[199]．dust macule は珪肺や MDF の早期病変であり，胸部単純 X 線写真で結節として捉えることは困難であるが，CT ではまれに捉えられることがある．

　珪肺結節は結晶性珪酸に対して反応性に形成されるもので，病理学的に中心部に硝子化を伴い，その周囲をタマネギ状に膠原線維が取り囲み，さらにその外側にはより不規則な方向性の膠原線維を有する，円形の結節である．中心部の硝子化部位はしばしば石灰化し非常に硬いが，壊死を生じることもある．それに対して，MDF は硝子化は認められず，放射状に細網線維や膠原線維が集まってできる相対的に軟らかい結節で，その形態的な特徴から stellate nodule などと表現される[200](図 8-55)．Nagelschmidt は粉塵中に占める結晶性珪酸重量が 18% 以上では珪肺を，それ以下では MDF を形成することを示した[201]．

2) 珪肺の CT 所見

　CT 所見は病理組織所見，進展機序を忠実に反映する．吸入された粉塵はクリアランスの悪い上葉にとどまりやすく，そこに線維性結節を形成する．粉塵はリンパ流に乗り，多くは肺門へ，一部は胸膜側へと移動するため，その中間地点にも結節を形成する．したがって，珪肺結節は広義間質病変の典型的な分布をする(すなわち，結節は小葉中心の肺動脈周囲間質および小葉間隔壁・胸膜下に位置する，図 8-56，BOX 8-26)．結節は辺縁明瞭で，数 mm 大であり，大きくても 1 cm を超えない[199]．国際労働機関(International Labour Office：ILO)や日本の厚労省の塵肺の分類では，珪肺結節は胸部単純 X 線写真で 1.5 mm までを p，

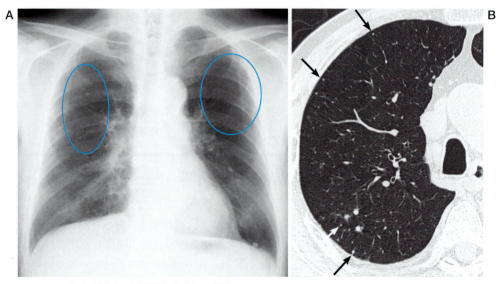

図 8-54 70歳台男性(元金属鉱山坑夫) 珪肺
A：単純 X 線写真，B：HRCT(右上葉レベル)　単純 X 線写真(A)では，ごく軽度の結節影が疑われる程度である(楕円内)．右上葉での HRCT (B)では，小葉中心性にごく小さな結節が多数認められる(→)．珪肺を示唆する．

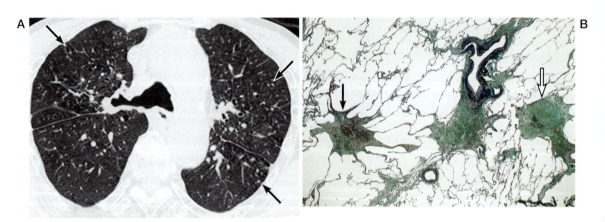

図 8-55 80歳台男性(元石工) 珪肺
A：HRCT，B：病理組織像(Elastica-Goldner 染色)　気管分岐部での HRCT (A)では，少数であるが，数 mm 大の結節が多発性に認められる(→)．珪肺結節の所見である．病理組織像(B)で珪肺結節が観察できる．右(白矢印)は中央に辺縁平滑な，タマネギの皮状の構造をした珪肺結節，左(黒矢印)はそういう構造をもたない，粉塵沈着を伴う線維化病巣で，星芒状の mixed dust fibrosis の結節である．吸入粉塵中の遊離珪酸濃度が高いほど珪肺結節が多く，珪酸塩が多いほど mixed dust fibrosis が多くなる．通常，両者は同一症例に混在する．

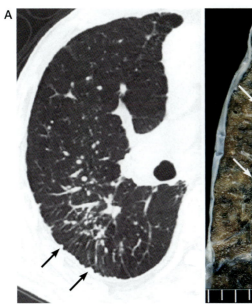
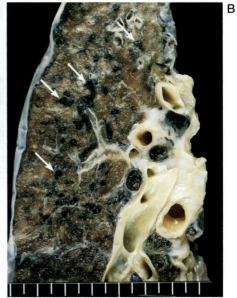
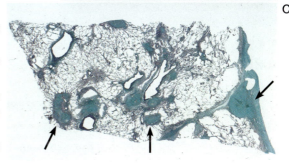

図 8-56　70 歳台男性(元金属鉱山坑夫)　珪肺
A：右下葉上区域の HRCT, B：病理肉眼標本(右上葉冠状断), C：病理組織像(Elastica-Goldner 染色)
右下葉上区域の HRCT (A)では，数 mm 大の結節が集簇して認められ，結節のある部分の肺は収縮傾向を認める．胸膜下にも結節がみられ(→)，胸膜面の珪肺結節である．pseudoplaque とも表現される．病理肉眼標本(右上葉冠状断，B)では，珪肺結節は粉塵のため黒い色をしている(→)．病理組織像(C)では，珪肺結節は青色をした線維化病巣である．矢印に示すように，気管支や肺動脈の周囲および胸膜下間質などに存在しているのがわかる．

BOX 8-26　珪肺の HRCT 所見

1) おもに上葉の数 mm 大の粒状影
2) 粒状影は小葉中心のほか，胸膜下，小葉間隔壁などの広義間質に分布する．
3) 粒状影の癒合による大陰影(progressive massive fibrosis：PMF)
4) しばしば石灰化を伴う縦隔肺門リンパ節腫大，時にリンパ節の卵殻状石灰化がみられる．

1.5～3 mm を q, 3～10 mm を r と定義し，主要な大きさの結節をもって記載する[202～204]．1 cm を超えるものは大陰影と称し，欧米では progressive massive fibrosis (PMF)といわれる[202](図 8-57)．

　結節や PMF は一般に高吸収値を呈し，しばしば石灰化を伴うので，他疾患との鑑別には有効である．縦隔リンパ節腫大は必発で，通常，石灰化を伴い高吸収に描出されるのが特徴

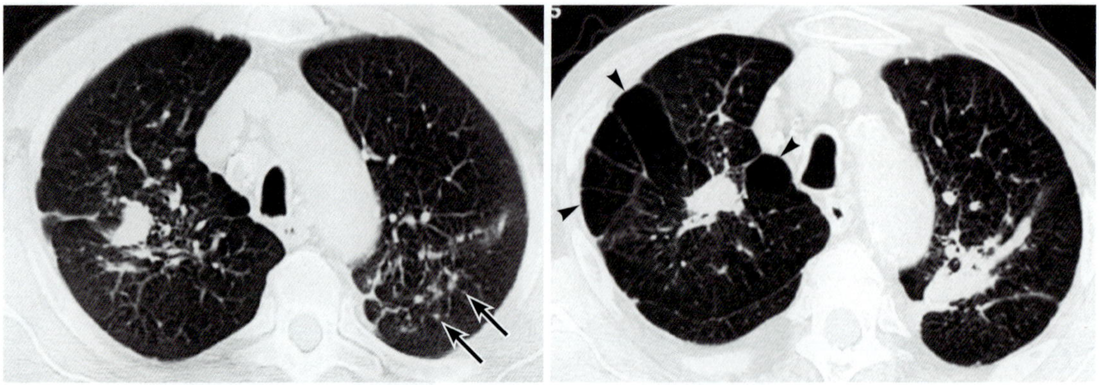

図 8-57　60歳台男性(元隧道工)　大陰影合併の珪肺
A：HRCT, B：HRCT (14年後)　HRCT (A) では，右上葉に2cmほどの大陰影があり，周囲に小さな珪肺結節が集簇している．左上葉では珪肺結節の集簇が背側にみられるが，まだ大陰影は形成されていない(→)．14年後の HRCT (B) では，左上葉にも大陰影が形成されている．大陰影の周囲の珪肺結節は以前より数が少なくなっているのに注意．また，右上葉の大陰影はやや前方に変位し，かつ胸膜下にブラの形成(▶)が認められる．線維化が進行し，強い肺の収縮が起こったことを意味する．

である．典型的なものは卵の殻状にみえるため，"eggshell calcification" とよばれる．PMF は曝露量の多い症例にみられ[205]，結節の多い部位にできるが，周囲の結節が癒合・線維性収縮によりできるため，PMF ができると結節は逆に減少してくる[205]．また，線維化が進行すると大陰影は形を変えたり，既存肺が縮むため場所が移動したりする(図 8-58)．PMF の周囲にブラ(bulla)を形成し，気腫性変化が強くなる．PMF には，壊死や結核の合併により空洞を形成することがある[205]．珪肺の胸膜病変の記載は少ないが，進行例では胸水貯留や肥厚がみられることがある[206]．

CT上，鑑別が必要となるのはサルコイドーシスであるが，珪肺ではしかるべき職業歴が必ずあること，結節が上葉背側に多く分布する傾向があり，PMF などの1cmを超える結節が混在することがある．また，サルコイドーシスでは結節の分布が珪肺ほど均一ではなく，気管支血管束周囲に強く分布したり，一部の領域に結節が集簇する傾向があるなどが鑑別となりうる[207]．

3) 珪肺の合併症

遊離珪酸はヒトの免疫機能にも影響するため，珪肺では膠原病や抗酸菌症を合併しやすい[199]．珪肺に合併する結核の特徴として，難治性であること，また珪肺結節があるため結核陰影が画像上わかりにくいことがあげられる(BOX 8-27)．一般的に，ILO の陰影密度(profusion)の高いものほど，罹患する頻度も高いことが知られている[208]．また，近年では珪肺に非定型抗酸菌症の合併が高いことが報告されている[209,210]．珪肺に合併する結核や非定型抗酸菌症の CT 所見の報告はほとんどみられない．PMF が空洞化することがあるが，その際は，結核や非定型抗酸菌症の合併を疑う必要があるといわれている(BOX 8-28)．PMF の空洞化は結核だけではなく，壊死などで自然に起こることも多い．

結晶性珪酸には発癌性があるといわれており，肺癌を高頻度に合併する[211]．肺癌は末梢性の扁平上皮癌が多い傾向があり，特に合併する慢性間質性肺炎の領域や PMF の近傍にで

10. 職業性肺疾患　619

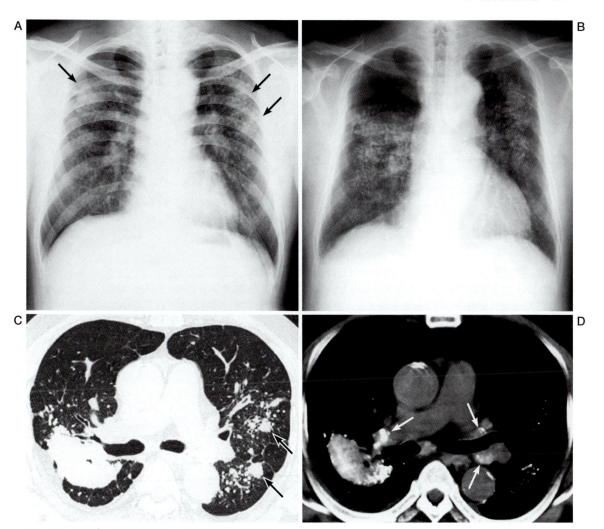

図 8-58　30 歳台男性（元石工）　大陰影合併の珪肺
A：単純 X 線写真，B：単純 X 線写真（33 年後），C：HRCT，D：単純 CT（縦隔条件）　単純 X 線写真（A）では両肺に石灰化を伴う珪肺結節が無数にみられ，既に大陰影を形成している（→）．33 年後の単純 X 線写真（B）では，大陰影の形がより明瞭になっている．右の大陰影は位置が下がっているのに注意．HRCT（C）では，大きな大陰影がある右肺に珪肺結節は少なく，左肺では大小の珪肺結節や大陰影（→）が混在している．縦隔条件（D）では，右肺の大陰影に強い石灰化が認められる．左肺の大陰影にも石灰化がみられる．肺門部リンパ節の石灰化（→）にも注意．

BOX 8-27　珪肺の合併症

- 肺癌
- 結核，非定型抗酸菌症
- 慢性間質性肺炎
- 膠原病（関節リウマチ，強皮症など）

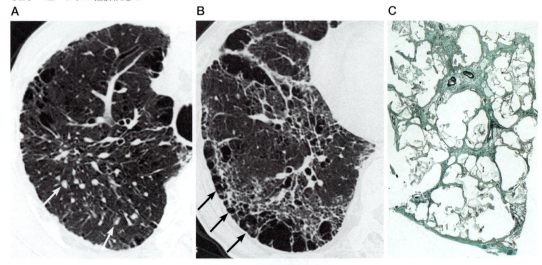

図 8-59　70歳台男性(元隧道工)　珪肺に合併した慢性間質性肺炎.
HRCT　A：右上葉レベル，B：右下葉横隔膜上レベル，C：病理組織標本(Elastic Golder 染色)　右上葉の HRCT (A)では，背側中心に3mmを越える大きさの珪肺結節が少数認められる(→)．同時に，肺気腫が認められる．右下葉横隔膜上の HRCT (B)では，胸膜下に大小の囊胞がみられる．囊胞壁はやや薄いものが多いが，典型的な honeycomb cyst もみられる(→)．囊胞の内層にすりガラス影がみられ，間質性肺炎の所見である．病理組織標本(C)では，正常な肺組織は認められず，線維化を伴った囊胞壁が胸膜下から広範囲に認められる．

> **BOX 8-28**　PMF の空洞化
> - 虚血などによる．
> - 結核の合併
> - 非定型抗酸菌症の合併

きやすい傾向が知られている[212,213]．北海道の炭坑夫を主体とした塵肺 563 名の 11 年間の検討では，慢性間質性肺炎のある塵肺症例 55 例の 29 (53％)例に，慢性間質性肺炎のない塵肺症例 508 例の 78 (15％)例に肺癌を合併している[213]．全体で，19％の頻度である．扁平上皮癌は 60 (57％)例，腺癌は 36 (33％)例などであった．栃木県の 501 例の 21 年間の連続症例では，肺癌発症は 54 (10.8％)例であった[212]．扁平上皮癌が 38 例と最も多く，腺癌は 12 例，小細胞癌 5 例などであった．

　その他の合併症としては，粉塵一般の吸入に伴い慢性間質性肺炎を高頻度に合併する[214] (図 8-59)．243 例の塵肺の検討では，28 (11.5％)例に CT 上，慢性間質性肺炎を認めた[214]．CT では，特発性肺線維症(IPF)と比較するとすりガラス影が少なく網状影が多い，胸膜下のコンソリデーション(consolidation)状の線維化が多いなどの陰影の相違が認められた．また，75％が UIP パターンであったが，25％は線維化病変がランダムに分布する非典型的なパターンであった．病理学的には通常型間質性肺炎(UIP)型が多いが，気腫を伴うものが相当数にみられる[214,215]．粉塵曝露があっても，明らかな珪肺結節など塵肺を示す臨床画像所

見がなければ特発性の慢性間質性肺炎に分類されることになるが，明らかに珪肺がある場合には，粉塵曝露との因果関係が考えられる．その場合，特発例と比べてどのような臨床病理学的な特徴があるのかなどは，報告に乏しい．

　珪肺は石綿関連疾患と同様に人災であることから，雇用が証明できる場合は労災補償の対象になりうる疾患である．特に，1) 基準値以下の低肺機能，2) 胸部単純 X 線写真ですべての大陰影の総和が片肺の 1/3 以上の面積を占める，3) 結核・肺癌を合併した場合などは，法令に基づき厚く補償されるため，その方面での患者ケアは重要である[203]．

b. 石綿関連疾患

　胸膜中皮腫をはじめとするアスベスト関連の肺胸膜疾患が近年，社会問題化しており，臨床医は，その病態，画像所見について精通しておく必要がある．本項では，アスベスト関連肺胸膜病変について解説していく．

1) アスベスト関連肺胸膜病変

　まず，アスベストに関連した肺胸膜病変にどのようなものがあるか知っておく必要があるが，アスベスト関連肺胸膜病変としては，BOX 8-29 のようなものがあげられる[216]．その主たる病変のアスベスト曝露量と曝露から発症までの期間は図 8-60 のごとくである[217]．職業性曝露に相当する高濃度曝露でなければ発生しないと認識しておく必要があるのが，石綿肺と石綿肺癌であり，これに対し胸膜プラーク，胸膜中皮腫は近隣曝露など低濃度曝露でも生じる．このなかで，胸膜プラークは曝露後比較的早期から，低濃度曝露でも生じるため，医療保障に関連してアスベスト曝露の医学的指標としてよく用いられる[216]．

　びまん性胸膜肥厚と良性石綿胸水に関してはまだ，疫学的調査が十分ではないが，石綿肺や石綿肺癌ほど高濃度ではなく，胸膜プラークや胸膜中皮腫ほど低濃度でもなく，これらの中間程度の曝露量ではないかとされている．円形無気肺は良性石綿胸水に引き続いて起こることが多いので，良性石綿胸水と同等の曝露量と考えられる[216]．

　以下に，これらのアスベスト関連肺胸膜疾患について，画像を提示しながら解説していく．

2) 石綿肺　asbestosis

　アスベスト曝露から 10 年程度以上を経て発症する．珪肺と並ぶ塵(じん)肺であり，職業性曝露のなかでも極めて高濃度の曝露によって発症するとされる．気道から吸入されたアスベスト繊維は細気管支周囲にまず沈着し，その周辺部に線維性変化を生じる[218]．両側下肺外側部から上方に進展する下葉優位，背側優位の分布を呈し，胸部単純 X 線写真では不整形陰影といわれる下肺優位の線状・網状影を呈する．この不整形陰影については塵肺法で定められており，塵肺標準フィルムの 1 型相当以上が塵肺法で定める石綿肺となる．この際，塵肺法では胸部 CT 所見はあくまでも参考であり，胸部単純 X 線写真の所見が診断の基準となるということに留意しておく必要がある．

　石綿肺は進行すると蜂巣肺を形成し，IPF に類似した画像を呈することもある．進行はIPF に比し緩徐であるが，珪肺など他の塵肺との比較では予後不良である．慢性呼吸不全や

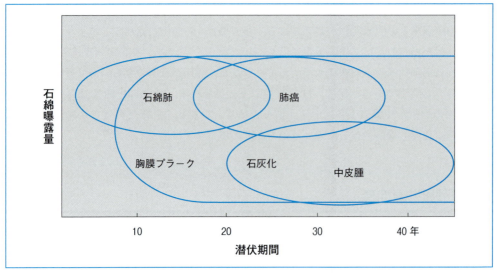

図 8-60　石綿曝露量　潜伏期間及び合併症
アスベスト曝露後，比較的早期から石綿肺，胸膜プラークは認められ，時間が経過してから肺癌，中皮腫が生じてくる．胸膜プラーク，中皮腫は低濃度曝露でも生じる．（文献217）を改変）

BOX 8-29　アスベスト関連肺胸膜病変

1) 肺病変
- 石綿肺
- 円形無気肺
- 肺癌

2) 胸膜病変
- 胸膜プラーク
- びまん性胸膜肥厚
- 良性石綿胸水
- 悪性胸膜中皮腫

肺癌合併により比較的若いうちに死亡することも多い．
　典型的な石綿肺の症例を示す(図 8-61)．単純 X 線写真では下肺優位に線状・網状影を呈し，容量低下を伴っている．2 mm 厚の HRCT では，囊胞状性病変が敷石状に並んだ蜂巣肺の所見を呈している．IPF に類似した画像であるが，蜂巣肺のサイズはそれほど大きくない．このように特発性間質性肺炎と類似した所見を呈するため，その鑑別が問題となるが，本症例では比較的病変の軽微な上肺に石綿肺に特徴的とされる胸膜下粒状影，胸膜下線状影の所見を認めており，鑑別点となる．また断熱作業という高濃度曝露職歴があることも，石綿肺を示唆するポイントである．繰り返しになるが，石綿肺はかなりの高濃度職業性曝露によって生じるため，近隣曝露や家庭内曝露のような間接曝露では生じにくい．また気管支肺胞洗浄液(BALF)や肺組織から一定量以上のアスベスト小体($1 cm^2$ あたり2本以上のアスベスト小体を検出)が証明されれば，石綿肺と診断する根拠となるが，本症例では乾燥重量1 g あたり 271 万本と大量のアスベスト小体が計測された．
　画像所見としては，BOX 8-30 のような所見が石綿肺の HRCT 所見として報告されてい

図 8-61　60 歳台男性（断熱作業 40 年）　石綿肺
A：単純 X 線写真，B，C：HRCT（2 mm 厚，B：左肺底レベル，C：気管分岐部レベル）　胸部単純写真(A)では，左下肺優位に網状影とすりガラス影を認め，じん肺法におけるPR2/2 程度の不整形影の所見である．左側胸部の限局性胸膜肥厚様の陰影（→）はCTとの対比で，胸膜プラークの所見であった．右には胸水貯留を認める．この後，減量し，良性石綿胸水と診断されている．左肺底レベルのHRCT(B)では，下葉優位背側優位に敷石状に並ぶ小囊胞構造の集簇像を認め，蜂巣肺の所見である．蜂巣肺のサイズは小さめである．周囲には牽引性気管支拡張やすりガラス影も認める．病変が軽度の上肺のHRCT(C)では，胸膜から少し離れて胸膜に沿った粒状影を認め，一部粒状影は繋がって線状影を呈している（→）．胸膜下粒状影，線状影の所見である．内層にも軽度粒状影を伴っている．

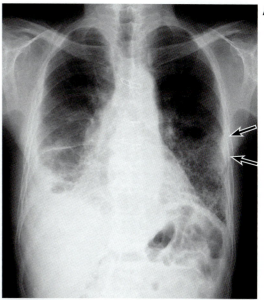
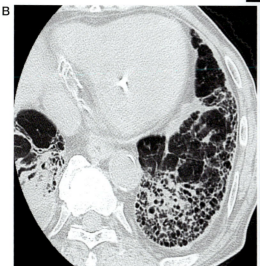
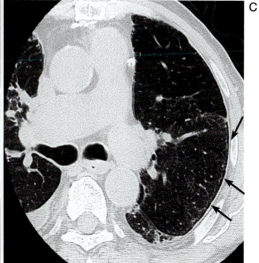

BOX 8-30　石綿肺の HRCT 所見

- 胸膜下粒状影（subpleural dot-like opacity）
- 胸膜下線状影（subpleural curvilinear shadow：SCLS）
- 胸膜下分枝状影（subpleural branching opacity）
- 肺実質内帯状像（parenchymal band）
- すりガラス影（ground-glass opacity）
- 胸膜下楔状影（fibrotic consolidation）
- 小葉内網状影（interlobular septal thickening）
- モザイク状陰影（mosaic attenuation）

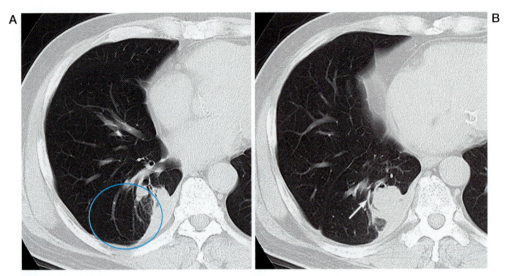

図 8-62　60 歳台男性　円形無気肺
A, B：CT (肺野条件)　本症例でも腫瘤は胸膜肥厚に接しており，周囲の血管を巻き込む comet tail sign がみられる (楕円内)．腫瘤基部の air bronchogram を認める (→)．画像所見から円形無気肺を強く疑う所見である．

る[219]．IPF との鑑別に関しては，提示症例でも認めた胸膜下粒状・分枝状影，胸膜下線状影のほかに肺実質内帯状像，モザイクパターンの所見が複数以上認められる場合に鑑別できるとの報告もある[220]．

3) 円形無気肺　rounded atelectasis

円形無気肺は画像状円形または類円形の腫瘤様陰影を示す末梢性無気肺であり，良性石綿胸水に続いて起こることが多い．石綿曝露が原因としてはよく知られているが，その他の結核性胸膜炎，呼吸器感染症，うっ血性心不全などの種々の胸膜病変後に発生することも多く，石綿曝露と因果関係を認めない例も多い．発生部位に関しては背側に多く下葉，特に S^{10} に生じる場合が多い．ただし中葉・舌区など腹側の病変の頻度も決して低くなく，いずれの肺葉にも生じ，多発病変も時に認める[221]．

胸部 CT においては，1) 胸膜肥厚など胸膜異常病変に関連する円形または類円形陰影，2) 周囲の肺の容量低下，3) 胸膜と腫瘤の間に肺組織が介在，4) "comet tail sign"，5) 腫瘤基部の気管支透亮像の存在，6) 少なくとも 2 か所にシャープな辺縁を有する，7) 腫瘤は胸膜と鋭角をなす．などの所見が特徴とされている[222]．これらの所見を参考に診断すれば，生検することなく画像的に円形無気肺の診断が可能な症例が多い (図 8-62)．

4) 石綿肺癌　asbestos-related lung cancer

石綿肺癌は職業性に相当するような高濃度曝露から 20 年以上を経て発症するとされている．画像診断としては石綿曝露のない肺癌と大きな差異はないが，発生部位として下肺優位に生じること多いとする報告もある．また，合併所見として胸膜プラークを認める例が 60〜70％程度あるとされている[223]．従来，石綿肺癌は労災補償をされてきたが，労災時効例

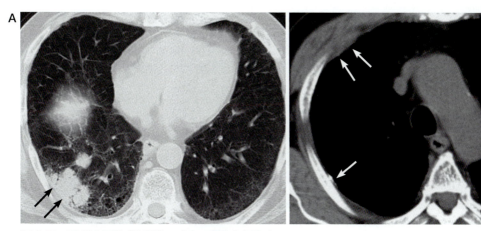

図 8-63　70 歳台男性（造船業 30 年）　右肺小細胞癌
A：CT（肺野条件），B：単純 CT（縦隔条件，A より頭側のレベル）　肺野条件（A）にて右肺底部に肺癌原発巣を認め（→），両側背側優位に間質性肺炎像を伴っている．頭側の撮像断面（B）では，縦隔条件で多発する限局性板状胸膜肥厚を認め（→），胸膜プラークの所見である．背側の病変は石灰化を伴っている．

を含めた労災対象とならない肺癌症例においても，一定の基準を満たせば，環境再生保全機構の石綿救済法にて救済給付を受けられる．この石綿救済法において画像診断は重要な役割を果たしており，曝露歴の有無にかかわらず，胸部単純 X 線写真や CT にて胸膜プラークや間質性変化を同時に認める例は救済の対象となる可能性がある（図 8-63）．肺癌を診療する医師はこのことを念頭に置いておくべきで，独立行政法人　環境再生保全機構（http://www.erca.go.jp/asbestos/index.html）のホームページなどで最新の認定基準を知っておく必要がある．

5）胸膜プラーク　pleural plaque

　胸膜プラークは胸膜肥厚斑または限局性胸膜肥厚ともよばれる．胸膜プラークを胸膜アスベストーシスというよび方をした時期もあったが，現在，アスベストーシスはすべて肺実質の病変，すなわち石綿肺を表す．よって，胸膜プラークをアスベストーシスと混同してはならない．

　胸膜プラークは一般的にはアスベスト曝露から少なくとも 10 年以上経過して生じ，以後時間の経過とともに徐々に増大するとされている[224]．胸膜プラークは限局性，板状の胸膜肥厚であり，その大部分は壁側胸膜に生じるが，まれに葉間胸膜など臓側胸膜にも生じることもある．厚みは 1〜5 mm 程度の厚さのものが多いが，10 mm を越える厚さのものもある．好発部位としては胸壁背外側第 7〜10 肋骨レベル，前外側 6〜9 肋骨レベル，横隔膜ドーム部，傍椎体領域などが知られており，肺尖部や肋骨横隔膜には通常みられない[225]．通常，左右同程度に認められるが，左右非対称な例も時にあり，片側性の胸膜プラーク症例もまれにある．石灰化は通常アスベスト曝露から 20 年程度経って出現し，時間とともに頻度が増加する．その頻度は 10〜15％程度とされている．

　画像所見としては，胸部単純 X 線写真では，その検出率は 14〜54％程度とされてお

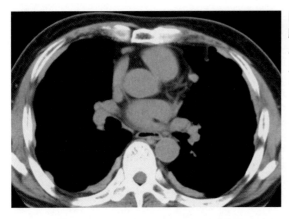

図 8-64　80歳台男性　石灰化を伴わない胸膜プラーク（典型例）
単純CT　両側中下肺背側内側，外側に限局性板状の胸膜肥厚を認め，典型的胸膜プラークのCT像である．

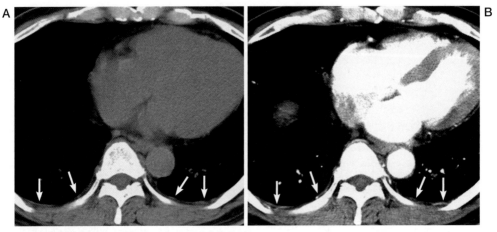

図 8-65　60歳台男性　胸膜プラーク様の肋間静脈
A：単純CT，B：造影CT　単純CT（A）にて胸膜プラーク様の限局性板状肥厚を認める（→）が，造影CT（B）にて造影されており，肋間静脈と考えられる．

り[226]，検出率が示すように単純X線写真のみでの診断は難しい．胸膜プラークの有無の正しい診断には胸部CTが必要不可欠である．

　胸部CTではプラークは限局的な板状の胸膜肥厚として描出される（図8-64）が，その厚さや形状に現時点での明確な定義はない．CTでの検出率は85％程度とされている．石灰化の軽微なものは壁側胸膜側に位置することと横隔膜面の病変の存在は胸膜プラークを診断するうえでの重要なkeyとなる．胸膜プラーク様の所見を呈する偽病変として注意すべきものとして，胸膜下脂肪層[227]，肋間静脈（図8-65），胸膜直下の肺病変（図8-66）などがある．

　このほかのピットフォールとして，胸膜プラークの特徴的な発生部位である横隔膜ドーム部の病変が，横断像のCTでは部分容積減少（partial volume effect）のため診断しづらい場合がある．このような場合，2mm以下程度の薄いスライス厚のCTや，冠状断，矢状断などの再構成画像が有用となる（図8-67）．

　その他に石灰化胸膜プラークと鑑別が必要となる病変として，陳旧性結核をはじめとした炎症性胸膜肥厚がある．鑑別点としては，通常，結核性胸膜肥厚は片側性で肋骨横隔膜角の

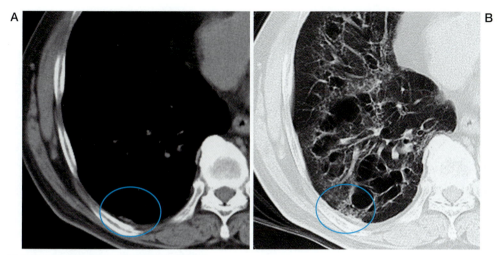

図 8-66　70 歳台男性　胸膜直下の肺病変
A：単純 CT（縦隔条件），B：CT（肺野条件）　縦隔条件の CT（A）ではプラーク様の所見を呈しているが，肺野条件（B）では肺末梢の炎症性変化である（楕円内）．

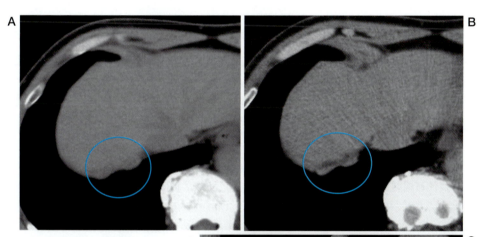

図 8-67　70 歳台男性　横隔膜ドームのプラーク
単純 CT　A：7 mm 厚の横断像，B：1 mm 厚の横断像，C：2 mm 厚の矢状断再構成像　7 mm 厚 CT（A）では横隔膜部のプラーク（楕円内）が不明瞭であるが，1 mm 厚 CT（B）では明瞭化している．横断像ではプラークと横隔膜の関係がわかりづらいが，矢状断再構成像（C）では横隔膜ドーム状のプラークが明瞭に描出されている（→）．

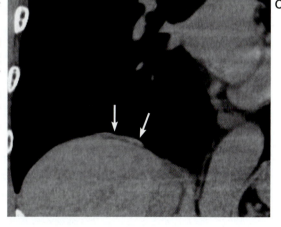

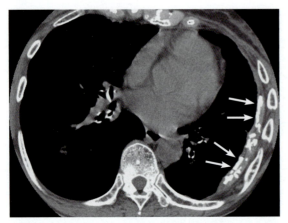

図 8-68　70歳台女性　陳旧性結核性胸膜炎
単純 CT　陳旧性結核性結核炎症例である．左肺に片側性の胸膜肥厚を認め，一部石灰化を伴っている．石灰化は散在して認められるが，臓側胸膜側に沿うような石灰化の所見が認められる(→)．

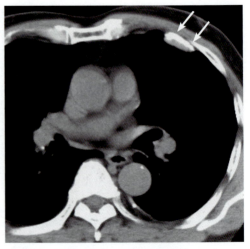

図 8-69　70歳台男性　石灰化胸膜プラーク
単純 CT　板状の胸膜肥厚を複数認め，多発胸膜プラークの所見である．一部石灰化を伴っている．前胸壁部のプラークには，壁側胸膜側に石灰化を認める(→)．

鈍化を伴いやすく，比較的広範囲の連続した胸膜肥厚であり，石灰化が臓側胸膜側に生じる(図 8-68)．これに対し胸膜プラークの石灰化は全層にわたる症例も多いが，厚みのある症例では，壁側胸膜側に偏在して石灰化を起こすことがあり，炎症性胸膜石灰化との重要な鑑別点となる[227](図 8-69)．

6) 良性石綿胸水[228]　benign asbestos pleurisy

良性石綿胸水とは，1) 石綿曝露歴があること，2) 胸部単純 X 線写真あるいは胸水穿刺で胸水の存在が確認されること，3) 石綿曝露以外に胸水の原因がないこと，4) 胸水確認後 3 年以内に悪性腫瘍を認めないこと，という 4 項目を満たす疾患をいう．すなわち本疾患の診断は通常，除外診断により，さらに確定診断には 3 年間の経過観察が必要ということになる(図 8-70)．したがって，画像診断の果たす役割としては，胸水自体の存在の有無とその消長の経過観察，胸水を生じるその他の原因疾患(特に悪性病変)の除外ということになる．具体的には，石綿曝露歴があることが診断項目となっているので，胸膜プラークの有無の診断，中皮腫，肺癌(癌性胸膜炎)合併の除外が必要となるが，画像所見のみからでは難しく，胸膜生検を必要とする場合も多い．

7) びまん性胸膜肥厚　diffuse pleural thickening

円形無気肺同様に良性石綿胸水に引き続き起こることが多いが，やはり石綿曝露以外のさまざまな胸膜炎後に生じる可能性がある．びまん性胸膜肥厚の定義は次のごとくで，「広範囲で肺の一葉以上を巻き込むような胸膜の線維化(臓側胸膜の病変で，壁側胸膜との癒着をきたす)であり，範囲が 1 側の場合は胸郭全体の 1/2 以上，両側の場合は 1/4 を超えるものをさす．また石綿曝露以外でも発生するため，石綿曝露歴が明確であることを必要とする」

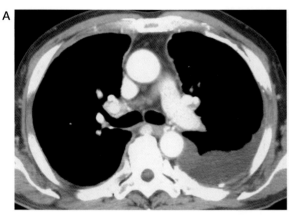
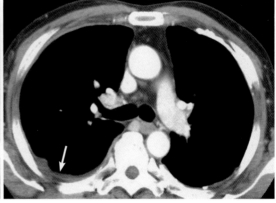

図 8-70 60 歳台男性 良性石綿胸水(造船 27 年)
A:受診時の造影 CT,B:3 か月後の造影 CT　初回検査(A)で認めた左胸水が,3 か月後の CT(B)では自然消退し,右側に少量の胸水が出現している(→).石灰化胸膜プラークを伴っている.その後の経過で胸水は消退し,再貯留や悪性病変の出現は認めていない.

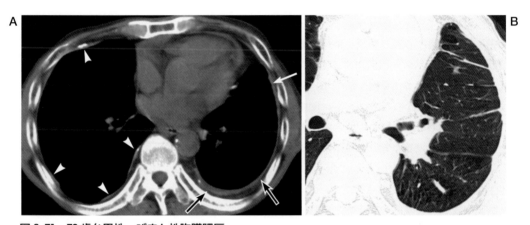

図 8-71 70 歳台男性 びまん性胸膜肥厚
A:単純 CT(縦隔条件,7 mm 厚),B:HRCT(2 mm 厚)　縦隔条件(A)では左肺優位に広範な胸膜肥厚を認め,左側では左胸郭の 1/2 を超えるような範囲に広がっている(→).また,同時に胸膜プラークも多発しており,一部石灰化を伴っている(▶).HRCT(B)では胸膜と直交するような線状影が多発しており,胸膜癒着に伴う所見と考えられる.本症例は %VC 30.2% と著しい呼吸機能障害を認めた.

とされている[228].

　胸部 CT ではプラークのように限局した板状の胸膜肥厚ではなく,連続した広範な胸膜の肥厚像を認め,同時に末梢肺との癒着性変化を伴っている(図 8-71).びまん性胸膜肥厚群は胸膜プラーク群に比較して,有意に%肺活量,%1 秒量の低下を認めたが,1 秒率は変わらなかったという報告[229]もあり,びまん性胸膜肥厚による呼吸機能低下の主体は拘束性換気障害であり,広範な末梢肺と臓側胸膜の癒着が主たる原因になっていると考えられる.

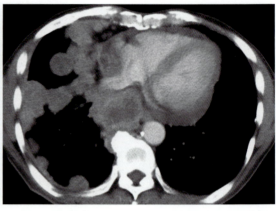

図 8-72　70 歳台男性　悪性胸膜中皮腫
造影 CT　A：気管分岐部直下レベル，B：左房上縁レベル　びまん性の胸膜不整肥厚を認め，葉間胸膜にも病変は連続しており，一部腫瘤を形成している．典型的な進行した悪性胸膜中皮腫の CT 像である．

8）胸膜中皮腫　pleural mesothelioma

　中皮腫は胸膜，心膜，腹膜，精巣鞘膜などに生じ，胸膜発生が最も頻度が高い．80〜90％程度以上がアスベスト曝露によるものとされており，低濃度曝露でも生じ，曝露後 40 年程度を経て発症することが多いが，10 年程度で発症する例もある．組織型には正常の中皮細胞に似た腫瘍細胞からなり，おもに肺腺癌との鑑別が問題となる上皮型と，上皮型とは大きく異なる紡錘形を示す腫瘍細胞からなり，真の肉腫との鑑別を要する肉腫型，その両者が混在する二相型に大きく分けられる．上皮型がほぼ 2/3 を占め，次いで二相型，肉腫型という発生頻度である．予後は非常に悪く，上皮型中皮腫は 12 か月，肉腫型は 6 か月程度で，2 年生存率が 30％程度である[230]．

　胸膜中皮腫の典型的 CT 像は，片側性胸水，広範なびまん性の不整結節状胸膜肥厚像で，進行例では病変は肺を全周性に取り巻き，葉間胸膜にも進展し，不整な葉間胸膜肥厚像や腫瘤を形成する（図 8-72）．初期には胸水のみがみられ，診断に難渋する例も少なくない．限局した胸膜肥厚をきたすような症例の場合，病初期には胸膜プラークと鑑別が難しい場合もある．限局的な胸膜中皮腫病変の場合，胸膜プラークよりも表面が不整で，厚みの程度が大きく，左右差を認めることが多い．さらに画像上の鑑別点としては，中皮腫には造影効果を認め，胸膜プラークには造影効果を認めないということがあり，造影 CT が有用である（図 8-73）．

　これらの中皮腫の CT 所見は比較的臨床的によく遭遇する癌性胸膜炎のものとほぼ同様である．すなわち，癌性胸膜炎の画像診断では，胸膜に播種を疑う不整肥厚像があるかどうかに注目するわけであるが，中皮腫の診断においてもまったく同様である．ただ中皮腫の画像診断において，異常所見の頻度が高く，比較的初期から病変を捉えやすく，注意すべきなのが縦隔側の胸膜不整肥厚である（図 8-74）．中皮腫は多くはびまん性の壁側胸膜由来の病変であるが，縦隔側以外では，壁側胸膜は胸壁の筋肉と接しており，軽微な変化が顕在化しづらいのに対し，縦隔側では壁側胸膜は直接縦隔脂肪に接しているため，その不整肥厚像を捉えやすいためと考えられる．

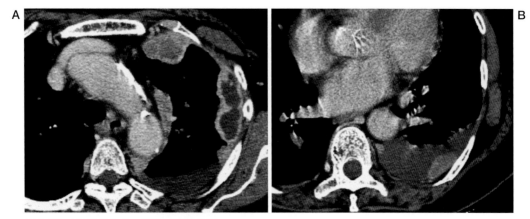

図 8-73 70 歳台女性 悪性胸膜中皮腫
造影 CT A：大動脈弓直下レベル，B：右下肺静脈レベル 結節状の多発腫瘤には造影効果を認め，一部高度壊死を伴っている．このように胸膜中皮腫では造影効果を認めるが，細胞成分が少なく，硝子化を伴う線維組織が主体の胸膜プラークには強い造影効果は認めず，両者の鑑別点となる．

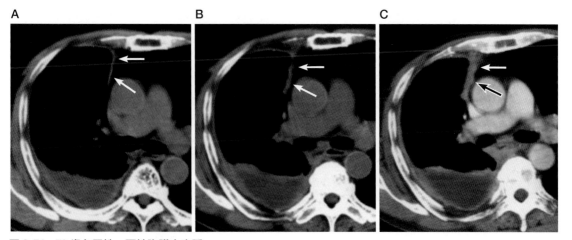

図 8-74 70 歳台男性 悪性胸膜中皮腫
A：受診時の単純 CT，B：4 か月後の単純 CT，C：7 か月後の造影 CT 原因不明の右側胸水で受診時(3 月)の CT(A)である．前縦隔付近の右胸膜にわずかに不整肥厚を認める(→)．右胸水を認め，胸膜にも軽度不整を伴っている．背側の胸水貯留部の胸膜肥厚は非特異的で評価しづらいが，前縦隔部の胸膜付近には胸水が貯留することが少なく，通常の炎症性変化では肥厚を起こしにくい場所である．また胸膜外には脂肪組織しかなく，その不整の評価がしやすい部位でもあり，中皮腫の診断において注意しておくべき部位である．B, C と時間の経過とともに病変の進行は明らかである．

C. その他の塵肺

　珪肺と石綿肺が代表的な塵肺症であるが，そのほかにも炭素肺や黒鉛肺などの炭素系塵肺，アルミニウム肺，慢性ベリリウム肺，超硬合金肺などの金属肺，カオリン肺，蝋（ろう）石肺，混合性塵肺などがある．特発性間質性肺炎類似の塵肺で特発性間質性肺炎との鑑別が問題となる塵肺としては石綿肺，アルミニウム肺，超硬合金肺，混合性塵肺，ナイロン肺，一部の珪肺，黒鉛肺，溶接工肺などがあげられる（BOX 8-31）．最近ではインジウム肺やポップコーン肺[239]などの新しい職業性肺疾患も報告されている．診断には詳細な職業的粉塵曝露歴の聴取が必要不可欠である．

1） 混合性塵肺　mixed dust pneumoconiosis

　吸入粉塵に高濃度の珪酸が含まれると，病理学的に典型的な珪肺結節（層状またはタマネギ状構造の強線維化結節）が形成されるが，低濃度珪酸粉塵に他の金属物質を含むものでは，層状を示さない不完全な珪肺結節，もしくは星形結節（stellate nodule）や斑状線維化と称する線維性病変を形成する．線維化内に偏光顕微鏡下で光る物質を多数含んでいる．この低濃度珪酸を含む混合粉塵によって生じた線維性病変を"mixed dust fibrosis"と称し，mixed dust fibrosisが主体の塵肺を混合性塵肺（mixed dust pneumoconiosis）とよぶ．混合性塵肺になる粉塵に曝露する典型的な職業は金属鉱山，採石作業，石工，鋳物作業，窯業である．珪肺に類似した像をとることもあるが，間質性肺線維症の形態を呈することも報告されている[240]．

　混合性塵肺のCT所見は，不整形陰影もしくは網状影に加え，境界不整ないし不鮮明な粒状影または結節が混在する形となる．また，気腫性変化やブラも形成される（図8-75）．塊状影もみられる．網状影が主体の場合と粒状影主体の場合がある．

2） 超硬合金肺　hard metal pneumoconiosis

　超硬合金はコバルトを結合剤として，タングステン，カーバイドなどの種々の金属から粉末錬金術によってつくられる．超硬合金による呼吸器病変としては，非特異的気管支炎，喘鳴を伴う外因性アレルギー性気管支炎，過敏性肺炎と，びまん性間質性肺炎（肺線維症）とが知られている．超硬合金肺を引き起こす原因物質としては，コバルトの毒性が重視されている[241]．その特徴的な病理像は，奇怪な多核巨細胞やマクロファージの肺胞腔内への剥離を伴う巨細胞性間質性肺炎（giant cell interstitial pneumonia：GIP）である．

　超硬合金肺のCT所見は，小葉中心性粒状影と汎小葉性分布を示すすりガラス影，収縮を伴う肺野高吸収域がみられる[242]（図8-76）．蜂巣肺，牽引性気管支拡張像，二次小葉の歪みを伴う小葉内網状影などの線維化を示唆する所見とブラもみられる．サルコイドーシス，NSIP，UIPに似た像を呈することもある[243]．早期のCT所見では，下肺野末梢優位の小葉中心性粒状影とすりガラス影が認められる[244]（図8-77）．超硬合金肺の線維化の進行速度はさまざまで，亜急性に進行するものから慢性の臨床経過を示すものまでみられる[242]（図8-78）．

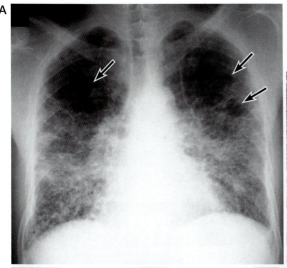
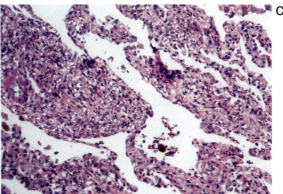
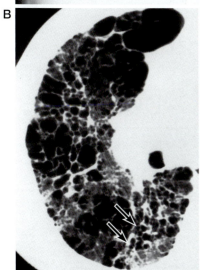
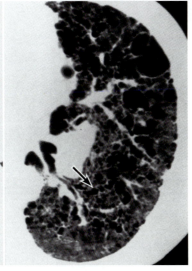

図 8-75　50 歳台男性　混合性塵肺
A：単純 X 線写真，B：HRCT，C：偏光顕微鏡像　単純 X 線写真(**A**)では両肺野にびまん性に粗い網状影が認められる．上肺野にブラがみられる(→)．HRCT(**B**)では小葉内網状影を伴うすりガラス影，ブラ，牽引性気管支拡張像(→)が認められる．偏光顕微鏡(**C**)では線維化内に光る物質を多数含んでいる．

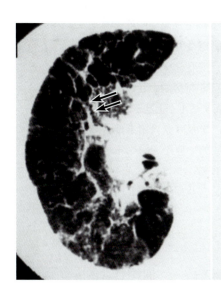
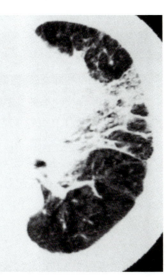

図 8-76　50 歳台男性　超硬合金肺
HRCT　汎小葉性にすりガラス影，コンソリデーション(cosolidation)が認められる．牽引性気管支拡張像(→)や微細粒状影がみられる．

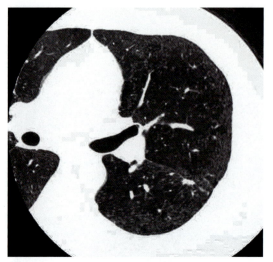

図 8-77　20歳台男性　超硬合金肺
HRCT　胸膜下優位に微細な粒状影とすりガラス影が認められる．

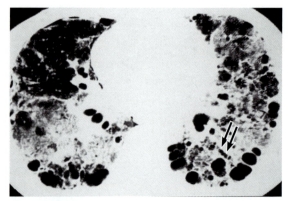

図 8-78　40歳台男性　超硬合金肺
HRCT　汎小葉性にすりガラス影，コンソリデーションが認められる．牽引性気管支拡張像（→），間質の肥厚像，多数のブラもみられる．

BOX 8-31　間質性肺炎，肺線維症を惹起する塵肺

- 石綿肺
- アルミニウム肺
- 超硬合金肺
- 混合性塵肺
- ナイロン肺
- 一部の珪肺，黒鉛肺，溶接工肺

3）アルミニウム肺　pulmonary aluminosis

　アルミニウム肺は，金属アルミニウム粉塵またはボーキサイトの溶解からのヒュームによって肺線維化を惹起する疾患とされている（後者はボーキサイト肺）．アルミニウム作業従事者数のわりには報告例は極端に少ない．自然気胸はアルミニウム肺では発生頻度が高く，直接死因となる[245]．アルミニウム粉塵吸入により，肉芽腫[246]，剝離性間質性肺炎（DIP）[247]や肺胞蛋白症[248]を呈した報告がある．

　アルミニウム肺のCT所見は，上肺野優位の間質性肺炎，肺線維症が特徴的とされている．小葉中心性の粒状影を呈するもの，すりガラス影や蜂巣肺を形成するもの（図8-79），上葉収縮を伴うものなどが認められる[242]．上葉収縮を伴うものには，すりガラス影を伴う牽引性気管支拡張像の症例（図8-80）と塊状像を呈する場合がある．珪肺に似た大陰影を形成する症例はアルミとともにシリカを多く吸入していることも考えられる．ブラが形成されやすいのも特徴である．高吸収の縦隔リンパ節もみられることがある[249]．早期のCT所見は上肺野優位の小葉中心性粒状影であると報告されている[250]．

4）タルク肺　pulmonary talcosis

　タルクは酸化珪酸マグネシウムで，肺野に融合する結節性病変，びまん性の間質性線維症，

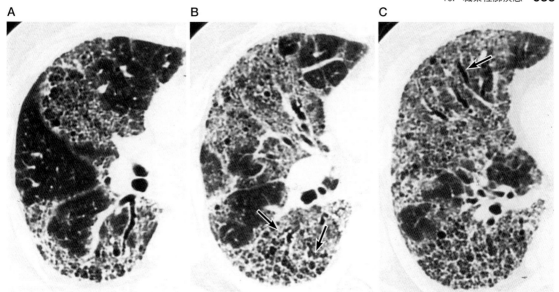

図 8-79　50 歳台男性　アルミニウム肺
HRCT　A：右中葉気管支分岐部レベル，B：右中葉レベル，C：右下肺静脈合流部レベル　上肺野から下肺野までびまん性にすりガラス影を伴う網状影，牽引性気管支拡張像(→)，一部に蜂巣肺がみられる．

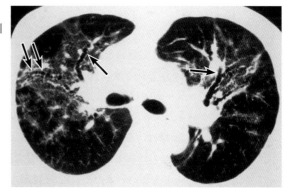

図 8-80　50 歳台男性　アルミニウム肺
HRCT　上肺野にすりガラス影を伴う牽引性気管支拡張像が認められる(→)．

および異物に対する肉芽腫性病変の 3 つの病型を示す．トレモライトやアスベストを含む低濃度の工業用タルクに曝露すると，アスベスト症に似たびまん性間質性肺炎・肺線維症となる(talcoasbestosis)．高濃度のシリカを含有するもの(talcosilicosis)や，比較的純粋なタルクへの曝露により結節性病変が形成される．経静脈的にタルクを含有した薬剤を乱用している者では，肺動脈を閉塞するような肉芽腫性病変が形成される[251]．

　タルク肺の CT 所見は，純粋なタルク粉塵吸入による場合は，肺野にびまん性に小葉中心性の微細粒状影が生じる(図 8-81)．時に胸膜プラークや胸膜下線状影も認められる．粗大な結節，塊状影も形成されることがあり，結節は縦隔条件で高吸収を示すことが多い．肺門・縦隔リンパ節も腫大し高吸収を示すことがある(図 8-82)．talcoasbestosis では石綿肺に類似して下肺野優位の線維化を生じ，talcosilicosis では珪肺に類似した像となり，上肺野に塊状影を形成する．しばしば塊状影が小結節より速く増大する[252]．

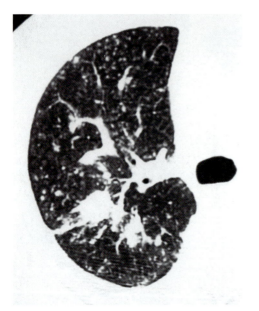
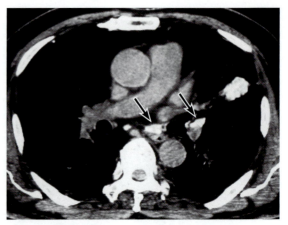

図8-82　60歳台男性　タルク肺
単純CT（縦隔条件）　粗大な結節は高X線吸収で，肺門・縦隔リンパ節も腫大し，高吸収である（→）．

図8-81　60歳台男性　タルク肺
HRCT　すりガラス影，多数の小葉中心性の微細粒状影，および粗大な結節が認められる．

5）溶接工肺　welder's pneumoconiosis

溶接ヒュームの吸入に関連した肺疾患には塵肺，慢性気管支炎，肺癌がある．溶接工肺は，溶接ヒュームの主成分である酸化鉄が肺に蓄積して鉄沈着症（シデローシス siderosis）とよばれるが，溶接ヒュームには酸化鉄のほかに，シリカ，アルミニウム，クロム，ニッケル，マンガンなどが含まれており，いわゆる mixed dust pneumoconiosis も生じうる．シデローシスの胸部単純X線像は，びまん性に微細粒状影や肺紋理の網状増強がおもに中肺野に強く認められる[253]．これらの変化は可逆的で，離職後徐々に改善されるといわれる[254]．これらの陰影は線維化によるというよりは，X線吸収の高い多量の鉄粉沈着によるものと考えられている[255]．

典型的なHRCT像は，びまん性ないし中肺野優位に認められる小葉中心性の淡いすりガラス状の微細結節である．一見，過敏性肺炎のHRCT像に似ている（図8-83）．通常の大陰影は形成されにくいが，高X線吸収域を伴う塊状影を形成することがあり，病理組織学的には器質化肺炎に相当している[242]（図8-84）．蜂巣肺形成がみられこともある[256]．

6）黒鉛肺　graphitosis

黒鉛は電解用電極，電気部品材料，潤滑油，ゴムへの混入など今日広く用いられている．結晶性炭素である黒鉛粉塵の吸入による塵肺は黒鉛肺と称されている．黒鉛肺の成因については，現在のところ不明であるが，黒鉛粉塵そのものには線維増殖能はないとするものが多く，肺の線維増殖性変化は，大量の粉塵侵襲に伴う異物性炎症から始まるとするものと，混合するシリカが主体であり，黒鉛はこの作用をいっそう促進すると考えるものとがある[257]．

黒鉛肺のCTは粒状影の多くが小葉中心性に分布し，分岐状像をとる（図8-85）．境界明

図 8-83　50 歳台男性　溶接工肺
HRCT　びまん性に小葉中心性の淡いすりガラス状の微細結節影が認められる．過敏性肺炎の像に類似している．

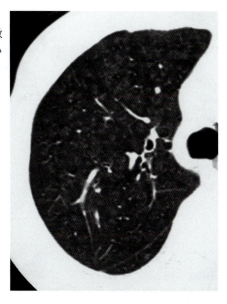

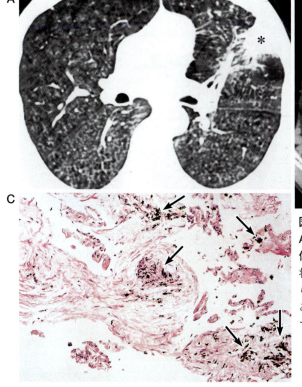

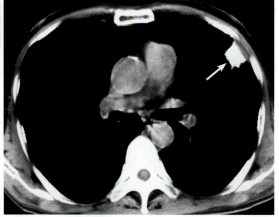

図 8-84　60 歳台男性　溶接工肺
A：CT（肺野条件），B：CT（縦隔条件），C：病理組織像　肺野条件のCT（A）では肺野にびまん性に微細粒状網状影が認められる．左肺胸膜直下に結節（＊）がみられる．縦隔条件のCT（B）では高X線吸収の結節である（→）．気管支鏡下肺生検（C）では鉄粉を貪食したマクロファージ（→）と器質化肺炎像がみられる．

瞭な小結節も混在している．また，上肺野にしばしば塊状影を形成する．珪肺と類似しているが，珪肺と比べ境界明瞭な小結節よりも小葉中心性粒状影が多い[258]．まれに粗大網状あるいは不整形陰影を呈し，びまん性間質性肺炎に類似した像を呈する場合もある（図 8-86）．

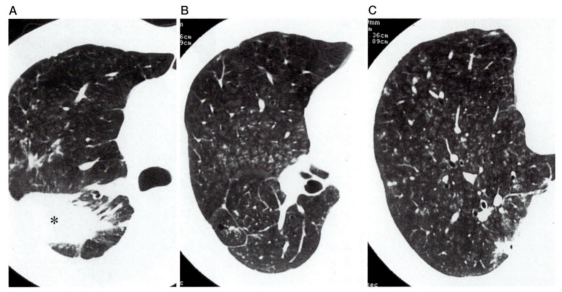

図 8-85 50歳台男性　黒鉛肺
HRCT　A：右上肺レベル，B：右中肺レベル，C：右下肺レベル　肺野にびまん性に小葉中心性の微細粒状影が認められる．上肺野(**A**)には塊状影(*)がみられる．

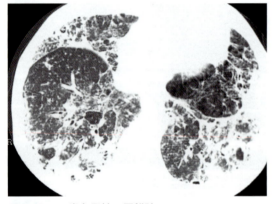

図 8-86 60歳台男性　黒鉛肺
HRCT　胸膜下に高吸収域，汎小葉性・多小葉性のすりガラス影，微細な粒状影，および間質の肥厚像が認められる．

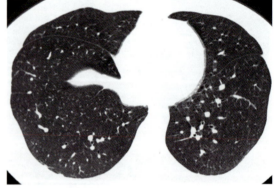

図 8-87 30歳台男性　インジウム肺
HRCT　両肺野にびまん性に小葉中心性粒状影が認められる．

7) インジウム肺

　インジウム錫酸化物(indium-tin oxide)は酸化インジウム 90％，酸化錫 10％からなるセラミック化合物で，液晶パネルやプラズマディスプレーパネルなどの原料として用いられている．インジウム錫酸化物による肺障害には間質性肺炎や肺気腫，肺胞蛋白症が報告されている[259]．

　HRCT 上，すりガラス影，小葉中心性粒状影，牽引性気管支拡張像，"crazy-paving appearance" を呈する(図 8-87)．

11. 気道病変

a. 慢性閉塞性肺疾患　chronic obstructive pulmonary disease：COPD

　慢性閉塞性肺疾患（COPD）は，完全には可逆性ではない気流制限によって特徴づけられる閉塞性肺疾患であり，肺病変と気道性病変が種々の割合で複雑に関与して気流閉塞が生じる．病理学的には肺病変としては肺気腫が形成され，気道性病変としては末梢気道の炎症性変化，狭窄，および中枢気道の炎症性変化が認められる．このためCOPDは臨床上，および画像的に肺気腫優位型，非肺気腫優位型と phenotype 分類される．

　COPDの気流制限は基本的には末梢気道レベルでの障害によって生じ[260,261]，末梢気道自体の炎症やリモデリング，あるいは肺気腫による気道弾性力低下によって末梢気道の閉塞をきたす．なお，画像上で肺気腫や気道性病変が存在していても，呼吸機能検査上で気流制限が存在しないものはCOPDに含まれない．

　COPDでは肺実質病変と気道性病変が種々の割合で複雑に混在しており，画像診断においても「肺気腫」や「末梢・中枢気道性病変」などを個別に評価する必要がある．また，COPDは気道性病変や肺気腫病変による換気性障害以外にも比較的早期から肺末梢の血管障害が生じ，肺内外での血管改変もCOPDの病態に影響を及ぼす．近年，COPDは肺に限局した病態ではなく全身性疾患（systemic disease）であると認識されつつあり，COPDの病態と動脈硬化性変化や骨粗鬆症などとの関連などについても報告されてきている[262]．

1）肺気腫病変

　肺気腫（emphysema）は，病理組織学的には肺胞壁の破壊・消失による終末細気管支より末梢の気腔の非可逆的拡張である．肺気腫における気流制限は，肺胞壁の破壊によって末梢気道の弾性力が低下し，呼気時に末梢気道が虚脱することによって生じる．

　CTではこの肺気腫領域は正常肺領域と比較して組織量が減少するため，低吸収域（low attenuation area：LAA）として描出されるが，正常肺野と肺気腫領域の吸収値の差はわずかであり，視覚的に肺気腫を評価する場合にはHRCTは必須であり，かつ適切な画像表示条件を用いることが重要である．ウィンドウレベル（WL）は通常の肺野条件よりも低い－800～－900HU，ウィンドウ幅（WW）も700HU以下と狭く設定すると，肺気腫性病変を認識することが容易となる．

① COPDの亜分類

　COPDにおける肺気腫の形態的な亜分類として，小葉中心性肺気腫，汎小葉性肺気腫，および傍隔壁型肺気腫の3つがある．

　小葉中心性肺気腫は呼吸細気管支周囲を主体として肺胞壁破壊が生じ気腔拡大を呈するもので，初期は上肺野優位にみられるが，その進行に応じて全肺野に広がる．肺気腫の亜型で最も多いタイプであり，喫煙と強く関連する．小葉中心性肺気腫は二次小葉の中心部より病

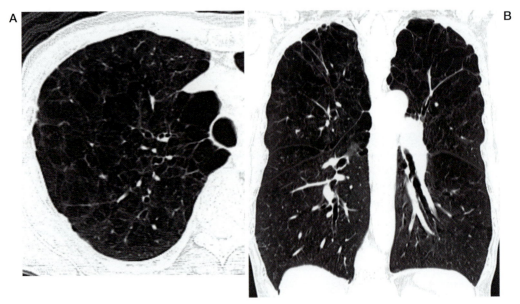

図 8-88 70 歳台男性 小葉中心性肺気腫
A：HRCT，B：MPR 冠状断像　HRCT（A）では，肺気腫は小葉中心部を中心に明瞭な壁をもたない低吸収域として描出される．MPR 冠状断像（B）では，肺気腫病変は上葉優位に認められる．

> **BOX 8-32 肺気腫の CT 所見**
>
> - 小葉中心性肺気腫：上葉優位に明瞭な壁をもたない小葉中心部の低吸収域
> - 汎小葉性肺気腫：下葉優位に二次小葉全体の低吸収域
> - 傍隔壁型肺気腫：上葉胸膜直下の低吸収域

変が進展するため，CT では壁をもたない気腫部が上葉優位に LAA として描出される（図 8-88，BOX 8-32）．

　汎小葉性肺気腫は末梢肺胞レベルでの破壊が特徴であり，下肺野優位に全肺野に広がる．小葉中心性肺気腫や傍隔壁型肺気腫と比べて比較的高度の閉塞性換気障害をきたす．CT 所見としては小葉全体に気腫性変化が生じ，下肺野を中心にある程度の広がりをもった周囲肺野との境界が不明瞭な LAA として描出される（図 8-89）．なお，汎小葉性肺気腫は α_1-アンチトリプシン欠損症と深い関係があるが，この疾患は本邦では極めてまれである．したがって，本邦における汎小葉性肺気腫はほとんどが α_1-アンチトリプシン欠損症とは関連しないものである．

　傍隔壁型肺気腫は肺胞管，肺胞嚢を侵し胸膜直下分布を特徴とし，肺内では上肺野に多い．CT では上葉の胸膜直下に帯状に分布する LAA として描出される（図 8-90）．他の亜型と比較して，気流制限は比較的軽度である．

② 肺気腫の定量的評価

　肺気腫の形態的な重症度の指標として，CT による気腫性病変の定量化が古くから試みら

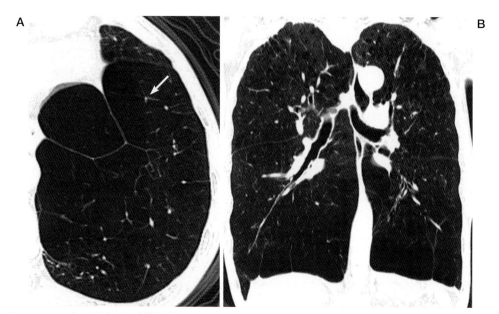

図 8-89　60歳台男性　汎小葉性肺気腫
A：HRCT，B：MPR 冠状断像　HRCT（A）では，二次小葉全体が不均等な低吸収域として描出されている．肺血管の狭小化も認められる（→）．MPR 冠状断像（B）では，下葉優位に肺気腫病変が強く認められる．上葉では軽度の小葉中心性肺気腫が混在している．

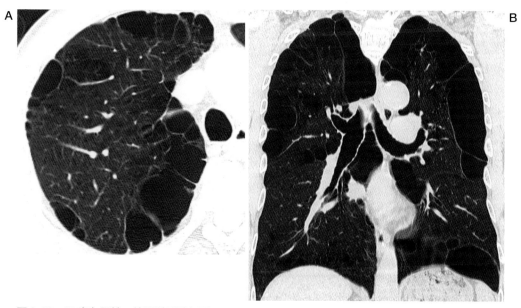

図 8-90　60歳台男性　傍隔壁型肺気腫
A：HRCT，B：MPR 冠状断像　HRCT（A）では，胸膜直下に気腫性変化が認められる．MPR 冠状断像（B）では，上葉の胸膜直下に気腫性病変が分布している．

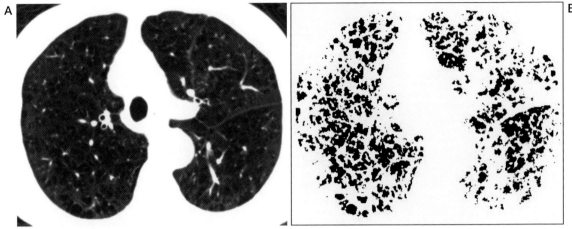

図 8-91　70歳台男性　肺気腫
A：HRCT，B：肺気腫領域の抽出　肺気腫領域は−950HU以下の領域として，Bで黒い領域として描出される．この抽出された肺気腫領域の肺野面積に対する割合として%LAAが算出される．

れてきている．この定量化は肺気腫のCT値が正常肺野の吸収値よりも低いという原理をもとにさまざまな方法が提案されており，平均肺野CT値，CT値で規定した閾値以下の気腫領域面積の全肺野面積に対する相対値，肺野CT値のヒストグラム解析によって得られる指標などが用いられている．このうち，ある一定の閾値以下のCT値を有する領域を気腫性病変と定義して，その気腫性病変の全肺野に対する相対面積を計算して求める指標は，%LAA（%low attenuation area）と表記され，肺気腫の定量的評価方法として，最も一般的に使用されている[263]（図8-91）．肺気腫領域を定義するCTの閾値は病理標本との対比によって算出されているが，−950HU前後が使用されている．

　HRCTによる形態診断では，症状や呼吸機能検査で異常を認めるより早期に肺気腫病変を検出できるとされ，肺気腫の早期検出が可能であるが，上記のようなCT値による肺気腫の広がりの定量的評価は，呼吸機能ともある程度は相関しており，特に呼吸機能検査における肺拡散能とは比較的良好な相関が報告されている[264]．ただし，COPDの気流制限は肺気腫だけで規定されるわけではなく，肺気腫が比較的強くても気流制限のない症例もまれではない．

　また，肺内における肺気腫の分布も呼吸機能に関連する．上肺野の肺気腫病変は，下肺野に存在する肺気腫病変と比較して呼吸機能に及ぼす影響が少ないことが報告されている[265]．また肺の内層領域と外層領域の比較では，内層領域の気腫性変化がより肺機能との相関が強いことが報告されている[266]．

　CTを用いた肺気腫の定量的評価方法は，肺気腫に対する呼吸機能改善を目的とした治療方法であるlung volume reduction surgery（LVRS）や，最近の気管支鏡的肺容量減少術などの適応患者の選択，あるいは術前情報として目的とする肺葉の選定にも重要な役割を果たしている[267]．

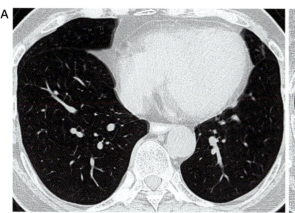 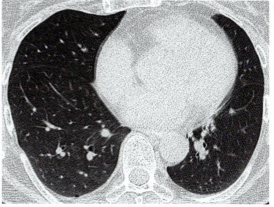

図 8-92　60 歳台男性　吸気・呼気 CT
A：吸気 HRCT，B：呼気 HRCT　正常では呼気の CT (B) にて肺野吸収値が上昇する．

> **BOX 8-33**　COPD の気道性病変・血管性病変の CT 所見
>
> - 気管支壁肥厚，および呼気 CT での気管支内腔の狭小化
> - 気管支壁の吸収値上昇
> - 呼気 CT におけるエア・トラッピング
> - 肺末梢血管の狭小化・減少

2）末梢気道病変

　COPD における気流制限の主座は末梢気道性病変である．末梢気道とは 2 mm 未満の気管支，細気管支をさすが，COPD においては早期からこれらの気管支の狭窄，気管支壁肥厚，炎症細胞浸潤がみられ，これらは重症度とともに進行し，気管支のリモデリングをきたす．CT では内径 1 mm 以下の末梢気管支の計測は，現時点では不可能である．したがって，末梢気道の定量的評価を行う場合には，一般的に呼気 CT によるエア・トラッピング(air trapping)を解析することによって間接的に評価されている[268]（BOX 8-33）．正常では呼気 CT では肺野吸収値が吸気 CT 時と比較して上昇する（図 8-92）が，エア・トラッピングが存在する場合にはその領域が吸気 CT 撮像時と比べて，1）正常な肺野より吸収値上昇が乏しく，2）その領域の面積がほとんど変化しない（図 8-93）．これら 2 つの所見がみられたとき，CT 上エア・トラッピングが存在すると診断する．

　呼気 CT を用いたエア・トラッピングの程度は肺野 CT 値を用いて定量的に評価可能である．吸気 CT と呼気 CT において，それぞれ平均肺野吸収値を求めて，E/I ratio（吸気 CT の平均肺野吸収値に対する呼気 CT の平均肺野吸収値の比率）という指標を算出する方法が代表的である[269]．閉塞性換気障害が存在する場合には，呼気時の肺野吸収値上昇が正常者と比較すると乏しいため，E/I ratio は正常者よりも大きくなる．呼気 CT と吸気 CT を組み合わせて解析することで，COPD の末梢気道の定量的評価を行うことが可能である．

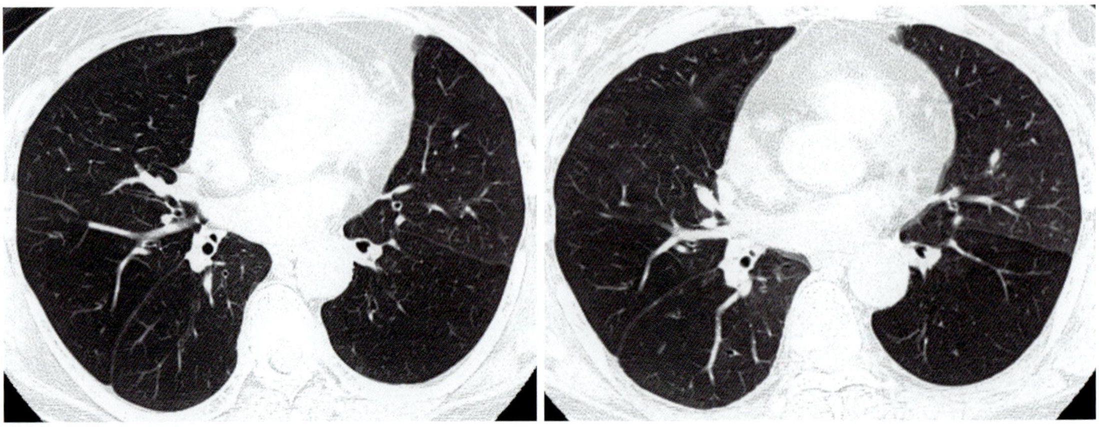

図8-93 50歳台男性　エア・トラッピング
A：吸気HRCT，B：呼気HRCT　呼気のCT（B）にて肺野吸収値の上昇が認められない領域が認められる．エア・トラッピングを反映していると考えられる．

3）中枢気道病変

　COPDでは末梢気道のみならず，内径2mm以上の中枢気道でもマクロファージとCD8+Tリンパ球を主体とした炎症性変化が認められる．CT所見としては，気管支壁肥厚や特に呼気時に目立つ気管支内腔の狭小化として描出される（図8-94）が，視覚的評価には限界がある．このためCOPDにおける気道性病変の定量的指標として気管支壁厚，気管支内腔面積などを用いて気流制限との関連などが報告されてきた．NakanoらはCTを用いてCOPDにおける中枢気道の定量的評価を行い，正常群に比べてCOPD群では，有意に気道内腔面積が小さく，気管支壁が厚いと報告している[270]．また，これらのパラメータが，閉塞性換気障害を示す呼吸機能検査と負の相関を示したと報告しており，中枢気道解析が呼吸機能も反映する結果となっている．また，気管支のレベルでは3次などの比較的中枢側の気管支よりも，5次，6次などの末梢気管支レベルで測定された定量的指標がより気流制限と相関するとされている[271,272]．近年，COPDにおいて気管支壁の吸収値が気流制限と相関があったと報告されており[273]，CTにて気管支壁の吸収値が高い場合，より重度の気流制限の存在が示唆される（図8-94）．

4）肺血管性病変

　COPDは肺だけの疾患ではなく，全身的な疾患であると近年認識されつつあり，それに伴って肺内外での血管改変（vascular remodeling）はCOPDにおける重要な病態のひとつであると考えられるようになってきた．特に重度のCOPDではCT所見として，比較的末梢域での肺血管の狭小化，減少が認められる（図8-95）．また，このCOPDで生じるvascular remodelingが中心となって引き起こされる肺高血圧症の存在はCOPDの予後を左右する．したがってCOPDのマネジメントにおいて，肺高血圧の評価は非常に重要である．
　COPDにおける肺高血圧を評価する検査方法として右心カテーテル検査はgold standardであるが，スクリーニングや肺高血圧の経過観察などで頻繁に行える検査ではない．心臓超音波検査は比較的簡便な検査であり，肺高血圧を評価することはある程度可能である．しか

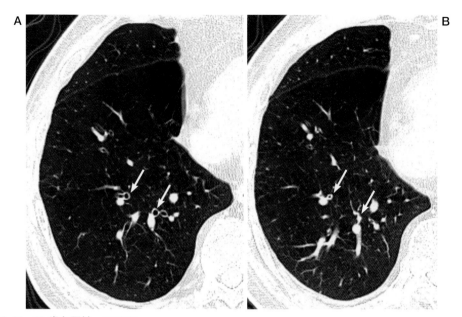

図 8-94　60 歳台男性　COPD
A：吸気 HRCT, B：呼気 HRCT　吸気の CT (A) では気道性病変を反映して気管支壁肥厚と気管支壁吸収値上昇が認められる(→). 呼気の CT (B) では高度の気管支内腔の狭小化が認められる(→).

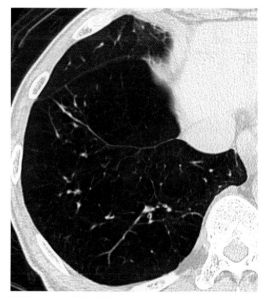

図 8-95　60 歳台男性　COPD
HRCT　末梢肺血管の狭小化, 減少が認められる.

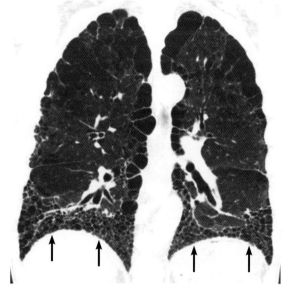

図 8-96　60 歳台男性　気腫合併肺線維症(CPFE)
CT MPR 冠状断像　上肺優位に肺気腫がみられ, 下肺では間質性肺炎を認める(→).

しながら，COPDにおいては超音波検査による肺高血圧評価の信頼性は低いと報告されている．

CT像を用いて肺動脈幹や比較的中枢側の肺動脈径の拡張程度を評価する方法も以前より試みられている．CTによって検出される肺動脈径の大動脈径に対する比が1以上の場合，COPDの急性増悪のリスク上昇に関連すると報告されている[274]．

また近年，単純CT像を用いて肺の末梢血管面積を定量的に評価する方法が報告されている[275,276]．CTのスライス面とほぼ直交に走行する5 mm^{2}以下の肺血管断面積を抽出し，肺野面積に対する割合として，%CSA<5（percentage cross sectional area less than 5 mm^2）という指標を算出する方法である．肺気腫患者において%CSA<5と右心カテーテルより得られた肺動脈圧には良好な負の相関が確認され，%CSA<5がCOPD患者における簡便な肺動脈圧を推定する評価手段となりうる可能性が示されている[275]．

5）COPDと鑑別を要する疾患

COPDの画像的な鑑別としては，Langerhans細胞組織球症（Langerhans cell histiocytosis：LCH）やリンパ脈管筋腫症（lymphangioleiomyomatosis：LAM）などの気腔を形成してくる疾患があがる．LCHは肺気腫でみられる気腔よりもいびつな形状を呈し，LAMは肺野の吸収値が高くなることから鑑別は比較的容易である．またBirt-Hogg-Dube（BHD）症候群も多発性気腔性病変を呈するが，画像的な特徴としては，薄いが壁を有し，気腔性病変の融合傾向はなく，肺底部・胸膜直下に比較的大きな囊胞がみられるとされる．また中枢側の比較的太い肺血管と接する傾向があり，COPDでみられる肺気腫病変とは鑑別は容易である．

なお，近年注目されている気腫を有する疾患として，気腫合併肺線維症（combined pulmonary fibrosis and emphysema：CPFE）があげられる．肺気腫と間質性肺炎が併存している状態であるが，COPD単独，あるいは間質性肺炎単独と比較して，高度の拡散能低下をきたし，また肺癌や肺高血圧の合併率が高い[277]（図8-96，前頁）．

6）COPDの画像診断のピットフォール

COPDは肺癌や感染の合併が多いが，正常肺野に肺癌や肺炎などが生じた場合と異なる画像所見を呈することがある（図8-97）．気腫性病変に肺癌が発生した場合は，正常肺に肺癌が発生したときと異なる画像所見を呈することがまれではなく，一見，陳旧性炎症性変化のような画像所見でも肺癌であることがある．また，周囲の気腫性変化が強い場合には肺癌の診断能が低下すると報告されている[278]．

肺気腫に肺炎や肺水腫を併発した場合には，一見，蜂巣肺を形成しているような所見を呈し，これは"Swiss cheese appearance"と称されるが（図8-98），間質性肺炎などと誤診しないように注意が必要である．

末梢気道を評価するための呼気CTの解釈にもピットフォールがあり，正常でも中葉・舌区の肺野吸収値上昇は乏しいことがあり，また二次小葉大のエア・トラッピングは正常者でもよくみられる所見である．

図 8-97 60 歳台男性　肺気腫に発生した肺癌
HRCT　気腫に肺癌（→）が発生した場合，非典型的な肺癌の画像所見を呈することがある．

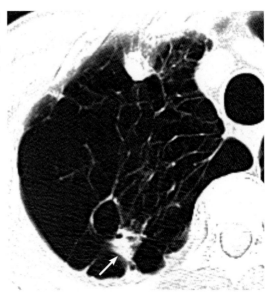

図 8-98 60 歳台男性　肺気腫に発生した肺水腫
HRCT　肺気腫に肺水腫を併発した場合，Swiss cheese appearance を呈する．

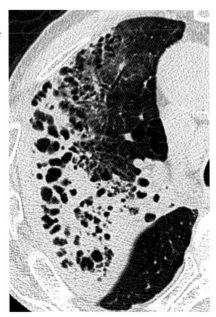

b. 気管支喘息　bronchial asthma

　気管支喘息(以下,喘息)は,「気道の慢性炎症を本態とし,臨床症状として変動性をもった気道狭窄(喘鳴,呼吸困難)や咳で特徴づけられる疾患」と定義される[279]. 気道の炎症には,炎症細胞(好酸球,好中球,リンパ球,マスト細胞など),気道構成細胞(気道上皮細胞,線維芽細胞,気道平滑筋細胞など),および種々の液性因子が関与している. 気道炎症や気道過敏性の亢進によって気道狭窄が引き起こされる. この気道狭窄は,自然に,あるいは治療によって狭窄が解除されるという可逆性を示す. 持続する気道炎症は,気道障害とそれに引き続く気道構造の変化(リモデリング)を引き起こし,非可逆性の気流制限をもたらす[279].

　喘息患者の気道では,活性化した好酸球,リンパ球,マスト細胞の浸潤と,気道上皮の剥離,杯細胞の過形成,さらには基底膜部の肥厚が認められる.

　一般的には,環境アレルゲンに対する非特異的IgE抗体が認められるアトピー型と,認められない非アトピー型に分類される. しかし,気道の病理像は,アトピー型と非アトピー型喘息患者で同様である[279].

　喘息の臨床診断は,1) 発作性の呼吸困難,喘鳴,胸苦しさ,咳などの症状の反復,2) 可逆性の気流閉塞,3) 気道過敏性の亢進,4) 喘息と鑑別すべき他疾患の除外(BOX 8-34)による. また,アトピー素因や気道炎症の存在は,喘息を強く示唆する[279]. 画像診断は喘息の診断に必要とはされないが,BOX 8-34 に示されるいくつかの疾患の除外には有用である.

　喘息のHRCT所見は,気管支壁の肥厚や気管支内腔の狭小化(図8-99, 100),気管支拡張,粘液栓,気道狭窄などにより吸い込んだ空気が呼出できないエア・トラッピング状態に伴うモザイクパターン(図8-101)などである[280〜283](BOX 8-35).

　気道炎症を反映すると考えられる気管支壁の肥厚は,最も重要な画像所見である. 壁肥厚の程度が強いほど気流閉塞が強く,また喘息の重症度も高い[284,285]. さらに,喘息の罹病期間が長いほど壁肥厚も強い傾向にある[285]. 治療の効果も画像で評価できることが報告されている. 吸入ステロイド治療によって気管支壁の肥厚が軽減すること,壁の軽減度合いは罹病期間に反比例することなどが示されている[286]. また,通常の喘息ではないが,慢性咳嗽をきたす咳喘息と胃食道逆流症などの非喘息性慢性咳嗽を比べると,気道壁は,咳喘息＞非喘息性慢性咳嗽＞正常コントロールの順に厚かったとの報告もなされている[287].

　慢性閉塞性肺疾患(COPD)においても気管支壁肥厚はみられるが,喘息とCOPDを比べた場合,喘息＞COPD＞正常コントロールの順であったとされている[288].

　気管支喘息の生理学的特徴のひとつに気道収縮の不均一性(heterogeneity)がある. 喘息患者と正常ボランティアにメサコリン吸入をさせて気道収縮を引き起こさせたところ,正常ボランティアにおいては気道収縮が気道径に応じて規則正しく起こったのに対し,喘息患者では不均一に気道収縮が起こったことがCTを用いた研究で示されている[289]. さらに最近では,ひとつの気道が分岐し2つの気道になった場合,この枝分かれした2つの気道における気道収縮の不均一性(parallel heterogeneity)は,健常者に比べ喘息患者において大きいことが報告されている[290].

　一方,本邦からは,気管から末梢までの気道形状の不均一性(serial heterogeneity)を検討したところ,健常者に比べCOPDでは気道形状の不整度が高かったのに対し,喘息では気

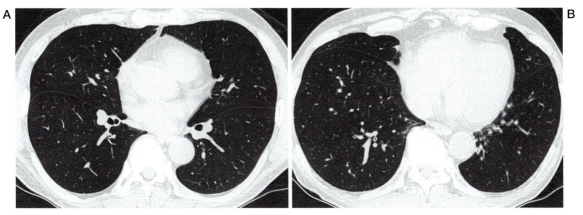

図 8-99　60 歳台男性　気管支喘息
VC 3.29L，％VC 89％，$FEV_{1.0}$ 1.56L，％$FEV_{1.0}$ 53％，$FEV_{1.0}$％ 48％，肺拡散能は正常．FeNO＝69ppb．30 本×40 年の喫煙歴があるが，肺野に気腫性病変は認めない．HRCT（B は A の尾側レベル）　全体に気管支壁の肥厚（特に両下葉）が目立つ．末梢気道の内腔は全体的に細く，確認が困難である．

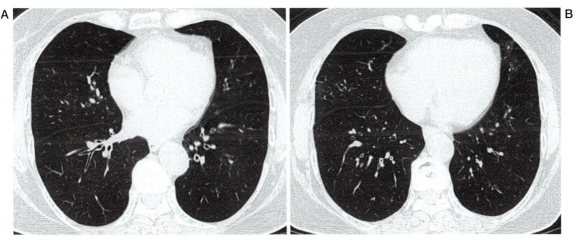

図 8-100　70 歳台女性　難治性喘息
VC 3.19L，％VC 94％，$FEV_{1.0}$ 1.06L，％$FEV_{1.0}$ 86％，$FEV_{1.0}$％ 58％．FeNO＝31ppb．吸入ステロイドによる治療にもかかわらず，難治性．長年の経過で気道のリモデリングが進行したと考えられる．HRCT（B は A の尾側レベル）　肺野全体にわたり，気管支壁の肥厚や気道内腔の狭窄がみられる．

BOX 8-34　喘息と鑑別すべき他疾患

1) 上気道疾患：咽頭炎，喉頭蓋炎，vocal cord dysfunction（VCD，声帯機能不全）
2) 中枢気道疾患：気管内腫瘍，気道異物，気管軟化症，気管支結核
3) 気管支から肺胞領域の疾患：COPD
4) 循環器疾患：うっ血性心不全，肺血栓塞栓症
5) 薬物：アンジオテンシン変換酵素阻害薬などの薬物による咳
6) その他：自然気胸，過換気症候群，心因性咳嗽

（文献 279）より）

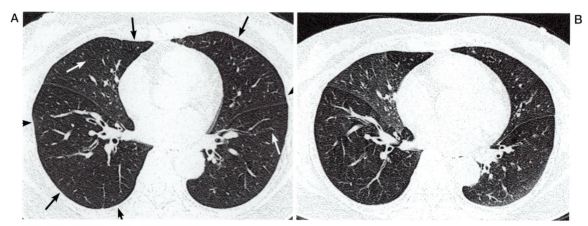

図 8-101　60 歳台女性　気管支喘息
A：吸気 HRCT, B：呼気 HRCT　吸気 HRCT（A）では，肺門よりの気管支壁の肥厚がびまん性にみられる．軽度であるが，右中下葉，舌区，左下葉などに低吸収域があり（→），mosaic perfusion である．呼気 HRCT（B）では mosaic perfusion の低吸収域がエア・トラッピングであることが判明する．（獨協医科大学　荒川浩明先生のご厚意による）

BOX 8-35　喘息の HRCT 所見

- 気管支壁の肥厚
- 気管支内腔の狭小化
- 気管支拡張
- 粘液栓
- モザイクパターン

道形状の不整度は健常者と差を認めなかったとの報告がなされている[291]．これらの報告は，気管支喘息や COPD の病態生理を考えるうえで非常に役立つ呼吸機能イメージングといえる．

C. ACO（asthma and COPD overlap）

　気管支喘息は，「気道の慢性炎症を本態とし，臨床症状として変動性をもった気道狭窄（喘鳴，呼吸困難）や咳で特徴づけられる疾患」と定義され[279]，慢性閉塞性肺疾患（COPD）は，「タバコ煙を主とする有害物質を長期に吸入曝露することなどにより生じた肺疾患であり，呼吸機能検査で気流閉塞を示す疾患」と定義されている[292]．両者は，病態形成の原因や機序が異なるため，気道炎症・気流閉塞の特徴・症状などが異なる．しかし，実際の臨床現場においては，各症例を喘息か COPD かに明確に鑑別することはしばしば困難を伴う．
　このような状況から，2014 年に国際的な喘息と COPD の委員会である GINA（Global Ini-

tiative for Asthma）と GOLD（Global Initiative for Chronic Obstructive Lung Disease）は，合同で「喘息と COPD のオーバーラップ症候群 Asthma and COPD Overlap Syndrome（ACOS）」を提唱した[293]．その後，「症候群」は原因不明で共通の病態に使用される言葉であること，喘息も COPD も単一ではなくさまざまな機序によって病態が形成され，臨床的特徴も多様性を認める疾患であること，などから「症候群」という言葉はふさわしくないとされ，2017 年の GINA では「喘息と COPD のオーバーラップ Asthma and COPD Overlap（ACO）」と呼称することが提唱された[294]．本邦においては，2017 年 12 月に「喘息と COPD のオーバーラップ（Asthma and COPD Overlap：ACO）診断と治療の手引き 2018」が日本呼吸器学会より出版された[295]．呼び名としては ACO が採用されたが，この手引きにおいては ACO と ACOS は同義として扱うこととされている．また，この手引きでは ACO を「慢性の気流閉塞を示し，喘息と COPD のそれぞれの特徴を併せもつ疾患」と定義している[295]．

ACO に関しては，これまでさまざまな定義でその病態が論じられてきたため，頻度ひとつとっても数％から 50％を超えるものまで一定しない[296]．同様に，現時点で ACO の画像の特徴を普遍性のある診断基準のもとに記述することは困難である[295]．ここでは，日本呼吸器学会の手引きに従い，現在の知見を整理する．

CT における低吸収域は COPD において気腫性病変を表すとされている．低吸収域の程度を示す％LAA（低吸収域 low attenuation area：LAA の肺野面積に対する比）に関しては，COPD と ACO において有意差がないとする報告がみられる一方で[297,298]，低吸収域の視覚的評価を示す Goddard 分類[299]では ACO は COPD と喘息の中間に位置するという報告もある[300]．また ACO では，COPD のみの症例に比べエア・トラッピングが有意に多いとの報告がある[297]．一方，気道病変に関しては，疾患の重症度をある程度そろえた場合，COPD よりも喘息の方が気道リモデリングの程度が強いとされている[301,302]が，ACO では重症度を考慮することが困難であり，さらには COPD の気道病変が一様ではないことから[292,303,304]，現時点でははっきりした知見はない．ACO が喘息と COPD の重複したものと考える限り，ACO と喘息・COPD の画像比較においては，それぞれの重症度をどのように揃えるかが問題となり今後の課題である[295]（BOX 8-36）．

BOX 8-36 ACO の CT 所見で今後検討されるべき指標

- 肺野指標
- 気腫性病変
- エア・トラッピング（モザイクパターン，平均肺野 CT 値など）
- 気道病変
    - 気道壁・内腔の評価
    - 気道形状の不均一性
- 心・血管病変

（文献 295）より許可を得て転載）

d. 気管支拡張症　bronchiectasis

　気管支拡張症とは，気管支内腔が非可逆的に拡張した状態と定義される[305]．咳嗽，喀痰，喀血などの臨床症状を呈し，喀血は時に致死的となる．気管支拡張症の原因にはさまざまな病態があり，その病態によって臨床像や画像所見は異なる．気管支拡張症の診断や治療において，原因となる病態の理解は重要である．気管支拡張症の機序は大きく分けて，先天性の気管支形成異常，後天性の気管支壁損傷，後天性の気管支閉塞，気管支周囲組織の線維化(牽引性気管支拡張)がある[305]．

1) 先天性の気管支形成異常と気管支拡張症

　先天性の気管支形成異常である Williams-Campbell 症候群は，第4〜6次の気管支軟骨板の欠損によって末梢気管支の拡張や虚脱が引き起こされる疾患である[306]．吸気CTにて第3次以下の気管支の円柱状，囊胞状拡張がみられ，呼気CTでは拡張した気管支が虚脱し軟骨板の欠損を反映している．CT bronchoscopy では，軟骨輪の欠損がみられる[306]．

　Mounier-Kuhn 症候群は tracheobronchomegaly ともよばれ，先天的な気管支の粘膜筋板の菲薄化や縦走筋層および弾性線維の萎縮が原因と考えられている[307]．吸気CTでは気管気管支の著明な拡張がみられ，気管，右主気管支，左主気管支径がそれぞれ3.0 cm，2.4 cm，2.3 cmを超えると本症の可能性がある[307]．呼気CTでは，拡張した気管気管支がほぼ正常径に戻る[307]．

　気管支閉鎖症はまれな先天奇形で，1つの区域〜亜区域気管支の限局性閉塞・狭窄を示す．左肺上葉に好発し，閉塞した気管支の末梢側に拡張した気管支や内部の粘液栓がみられ，末梢肺野は過膨張を呈して透過性亢進がみられる[305]．

　α_1-アンチトリプシン欠損症は，好中球エラスターゼを強力に阻害するアンチプロテアーゼである α_1-アンチトリプシンが先天的に欠損する．肺や気管支の弾性線維が破壊され，下肺野優位の汎小葉性肺気腫や気管支拡張をきたす．欧米では3000〜6000人に1人の頻度でみられるが，本邦では非常にまれである[308]．

　囊胞性線維症(cystic fibrosis)の本態は管腔の上皮細胞膜上の Cl^- 通過障害であり，粘膜の上皮細胞側に水分が移動して気道や膵臓などの外分泌液の粘稠度が異常に高くなる．気道クリアランスの低下によって感染を繰り返し，気管支拡張をきたす．常染色体劣性の遺伝性疾患で，若年者に好発する．欧米白人では出生2000人に1人の頻度でみられるが，本邦では非常にまれである[309]．HRCTでは，上葉優位に円柱状や囊胞状の気管支拡張を認め，粘液栓(mucoid impaction)，小葉中心性粒状影・分岐状影を伴うことが多い[309]．

　線毛機能不全症候群(dyskinetic cilia syndrome)は常染色体劣性の遺伝性疾患で，上下気道や精子などに存在する線毛の先天的な超微形態的欠損に基づく線毛機能異常が病因である．気道粘膜のクリアランス低下がみられ，繰り返す気道感染によって気管支拡張をきたす[309]．円柱状気管支拡張が多く，下葉優位に分布する(図8-102)．小児期から繰り返す副鼻腔炎，鼻炎，耳炎や，男性では不妊症もみられる．約半数の症例で内臓逆位を伴い，気管支拡張，副鼻腔炎，内臓逆位の三徴は Kartagener 症候群とよばれる[309]．

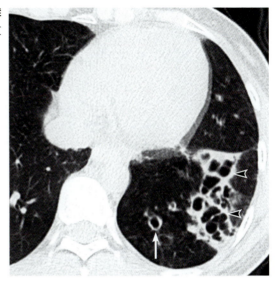

図 8-102　20 歳台男性　線毛機能不全症候群
HRCT　左肺下葉に容積低下，円柱状気管支拡張(→)，静脈瘤様気管支拡張(▶)を認める．

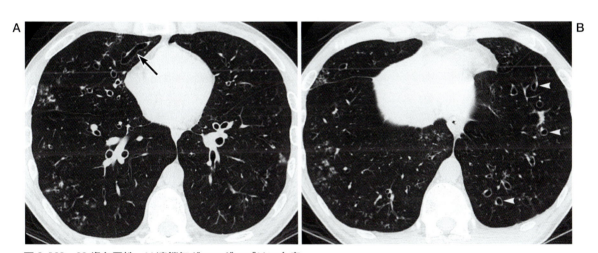

図 8-103　30 歳台男性　X 連鎖無ガンマグロブリン血症
A, B：HRCT（B は A の尾側レベル）　両肺びまん性に円柱状気管支拡張を認める．CT 断面に平行に走行する気管支には先細り(tapering)の消失を認め(A，→)，直交する気管支は伴走する肺動脈よりも径が明らかに大きく，いわゆる "signet ring sign"(B，▶)を呈している．両肺末梢には，小葉中心性の粒状影，分岐状影，すりガラス影も多数みられる．

2）後天性の気管支壁損傷と気管支閉塞

　後天性の気管支壁損傷の原因として最も多いのは，急性および慢性の感染症である．いったん気管支壁が損傷を受けて気管支拡張が形成されると，細菌が定着しやすい環境となり，気道感染が繰り返し起こる[305]．結核による気管支拡張は上葉に多く，活動期よりも治療後に多い．感染による気管支壁損傷に加えて，治癒後の肺実質の線維化による牽引性気管支拡張が関与している．非結核性抗酸菌症の原因菌のほとんどは *Mycobacterium avium* complex(MAC)症であり，気管支拡張の頻度は結核よりも高く，右肺中葉や左肺舌区に好発する．X 連鎖無ガンマグロブリン血症(図 8-103)などの先天性免疫不全，ヒト免疫不全ウイル

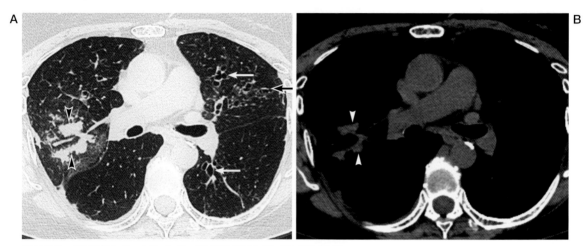

図 8-104　60 歳台女性　アレルギー性気管支肺アスペルギルス症
A：HRCT，B：単純 CT（縦隔条件）　両肺に円柱状気管支拡張を認める（→）．右肺上葉には，拡張した気管支内の粘液栓による棍棒状の陰影を認める（▶）．縦隔条件 CT（B）では，粘液栓は不均一な軽度高吸収を呈している（▶）．

ス（human immunodeficiency virus：HIV）感染および後天性免疫不全症候群（acquired immunodeficiency syndrome：AIDS）では，繰り返す気道感染によって気管支拡張が引き起こされる．後天性の気管支閉塞の原因としては，肺癌やカルチノイドなどの腫瘍性病変，異物，結核などの感染症が多い．気管支結石症（broncholithiasis）は，気管支内腔に石灰化物が存在する状態で，日本では結核後の石灰化リンパ節の気管内への穿孔が最も多く，気管支粘膜の刺激や繰り返す炎症によって気管支拡張をきたす[305]．

喘息やアレルギー性気管支肺アスペルギルス症（allergic bronchopulmonary aspergillosis：ABPA）などのアレルギー疾患でも，気管支壁の損傷によって気管支拡張がみられる．ABPA は，気管支内のアスペルギルス感染に対するアレルギー反応によって引き起こされる喘息様症状，好酸球増多，中枢気管支拡張を特徴とする臨床症候群である．Ⅰ型およびⅢ型アレルギーおよび壊死性肉芽腫性炎症によって，気管支壁の破壊をきたす．胸部単純 X 線写真では，拡張した気管支内の粘液栓を反映する棍棒状やグローブをはめた指のような陰影（gloved finger）が特徴的である．CT では，中枢側，上葉優位の気管支拡張を認める（図 8-104 A）．拡張した気管支内に粘液栓を伴うことも多く，真菌によるカルシウム塩と金属イオンの濃縮による粘液栓の高吸収（図 8-104 B）は特徴的である[309]．膠原病，潰瘍性大腸炎などの炎症性腸疾患，骨髄移植後の移植片対宿主反応（graft versus host disease：GVHD，図 8-105）などでは，免疫反応によって気管支拡張が引き起こされている可能性がある．膠原病では，特に関節リウマチに気管支拡張を伴う頻度が高く，関連した間質性肺炎には牽引性気管支拡張を高頻度に認める．

図 8-105　30 歳台女性　骨髄移植後の移植片対宿主反応
HRCT　両肺びまん性に円柱状(→)，Y字やV字型(▶)の気管支拡張を認める．両肺末梢には，小葉中心性粒状影も散見される．

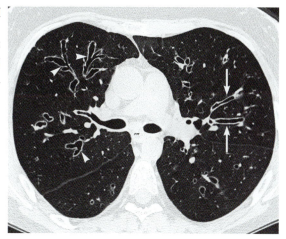

BOX 8-37　気管支拡張症の CT 所見

- 円柱状気管支拡張：気管支内腔径が伴走する肺動脈径に比べて拡大，気管支の先細り(tapering)の消失，tram line，signet ring sign．
- 静脈瘤様，囊胞状気管支拡張
- 間接的所見：粘液栓(mucoid impaction)，気管支壁肥厚，小葉中心性粒状影・分岐状影など．

3) 気管支拡張症の CT 所見（BOX 8-37）

　気管支拡張症は，形態的に円柱状(cylindrical)，静脈瘤様(varicose)，囊胞状(cystic)に分類される[310]．気管支拡張症の直接的な HRCT 所見として，気管支内腔の径が併走する肺動脈より大きくなる．気管支内腔径/肺動脈径の比(bronchoarterial ratio：BA 比)は正常では 0.7 程度であり，1 以上の場合は異常の可能性がある．また，気管支拡張がみられる領域では肺野の血流が低下していることが多く，併走する肺動脈の径は小さくなり，BA 比が 1.5 を超える場合には気管支拡張の可能性が高い[309]．ただし喘息患者，高地居住者，高齢者などは，BA 比が大きくなる傾向ある[309]．

　円柱状気管支拡張では，CT 断面に直交する気管支が指輪のリングに，狭小化した肺動脈が印環に類似し，"signet ring sign" と表現される(図 8-103 B)．CT 断面に水平に走行する円柱状気管支拡張は，先細り(tapering)が消失した気管支壁が平行な 2 本の線として描出されて，"tram line" と表現される(図 8-103 A，図 8-105)．通常 CT では，胸膜から 2 cm 以内の肺野では末梢の細気管支は描出されないが，細気管支の拡張(bronchiolectasis)や壁肥厚があると，この領域に細気管支が描出される[309]．

　静脈瘤様気管支拡張では，気管支径が不均一で拡張部分と狭窄部分が混在し，"真珠の首飾り(string of pearls)" 様と表現されることもある(図 8-102, 106)．

　囊胞状気管支拡張では，比較的大きな気道の囊状拡張がみられ，集簇する場合には"ブド

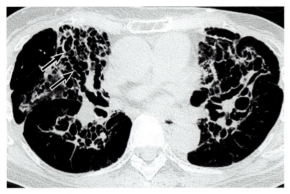

図 8-106　60 歳台女性　小柴胡湯による薬剤性肺障害後の牽引性気管支拡張
HRCT　両肺の内層優位に静脈瘤様から囊胞状の気管支拡張を認め，一部はコルクスクリュー様(→)を呈している．

ウの房(cluster of grapes)"様を呈する(図 8-106)．

　また，気管支拡張症は，粘液栓，気管支壁肥厚，細気管支病変を反映した小葉中心性の粒状影・分岐状影，エア・トラッピング，mosaic perfusion などの間接的所見を伴うことも多い(BOX 8-37)．粘液栓は HRCT では，棍棒状や紡錘状，Y 型の陰影として認められ(図 8-104 A)，ABPA(図 8-104 B)や気管支閉鎖症などでは，縦隔条件にて粘液栓が高吸収を呈することがある．静脈瘤様や囊胞状気管支拡張に感染を伴うと，内部に液体貯留がみられ"液面形成(air-fluid level)"を呈することがある．

　牽引性気管支拡張は気管支壁の異常ではなく，気管支周囲の肺の線維化による受動性の気管支拡張である．肺炎の治癒後，間質性肺炎，慢性過敏性肺炎，薬剤性肺障害(図 8-106)などさまざまな疾患でみられる．線維化が軽微な病変内では円柱状気管支拡張がみられ，肺病変の改善に伴って気管支拡張も改善することがある．線維化が高度な病変内では，気管支は不整に拡張・蛇行して静脈瘤様や"コルクスクリュー"様を呈する(図 8-106)．

　最近では，幼少期の肺炎なども既往のないびまん性の気管支拡張症の存在が問題となっており，特に進行したびまん性汎細気管支炎(DPB)との疾患異同性や鑑別が問題となっている．

e. 再発性多発軟骨炎(RP)などの中枢気道病変

　中枢気道病変は，先天性疾患，腫瘍，全身性疾患などさまざまな疾患により引き起こされる．症状は無症状なことから，咳，喀血，呼吸苦，喘鳴などさまざまである．また，気管狭窄では喘息や慢性閉塞性肺疾患(COPD)と診断治療されていることもある．中枢気道病変の診断には CT が有用と考えられ，病変の狭窄の程度，範囲，壁肥厚の評価とともに，肺・縦隔病変の評価が可能である．MDCT(multidetector-row CT)は，3D 画像，MPR，仮想内視鏡などの情報を提供することができ，診断に有用である．また，気管支鏡やインターベンション施行前の評価としても有用である．以下に代表的疾患について解説し，鑑別に有用と考えられる BOX 8-38 を提示する．

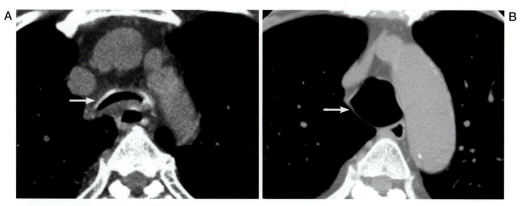

図 8-107 80歳台男性 気管軟化症
A：単純 CT（呼気時），B：単純 CT（吸気時） 呼気時 CT（A）では，気管の著明な虚脱が認められる（frown sign，→）．

BOX 8-38　中枢気道病変の鑑別診断

1) びまん性壁肥厚，膜様部病変なし
   - 気管気管支骨軟骨形成症
   - 再発性多発軟骨炎

2) びまん性壁肥厚，膜様部病変あり
   - サルコイドーシス
   - アミロイドーシス
   - 多発血管炎性肉芽腫症
   - 炎症性腸疾患

3) 限局性気管狭窄
   - 挿管後気管狭窄
   - 感染後狭窄（結核，パピロマトーシス，結核など）
   - 腫瘍性病変（腺様嚢胞癌，扁平上皮癌，カルチノイド，粘表皮癌など）

1）気管軟化症　tracheomalacia

　気管壁の脆弱により生じ，呼気時に気管が扁平に虚脱する．原因は，長期気管チューブ留置，外傷，先天異常，COPD，感染などがあげられる．CT では，呼気時に膜様部が前方に突出することが特徴である（frown sign，図 8-107）．呼気時の気管内腔断面積が吸気時の 50％以上減少するとき，この診断がされるとの報告があった[311]が，最近の報告では，ダイナミック呼気 CT 時には，50％以上虚脱する症例が正常者で 78％にみられるとされており[312]，診断には注意を要する．

2）鞘状気管　saber-sheath trachea

　気管の鞘状変形は COPD や慢性気管支炎の成人男性患者にみられる．胸腔外気管の形態

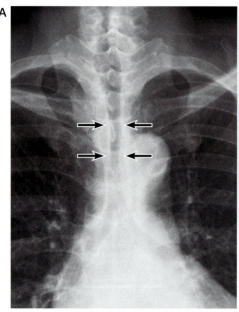
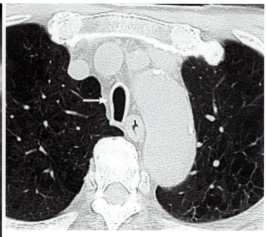

図 8-108　70 歳台男性　鞘状気管
A：単純 X 線写真，B：単純 CT（肺野条件）　単純 X 線写真（A）では，胸腔内気管はスムーズに狭窄を認める（→）が，頸部気管に狭窄はみられない．肺野条件の単純 CT（B）では，気管は鞘状の形態を呈している（→）．両肺には肺気腫を認める．

は保たれる．診断の目安として，気管の前後径と横径の比が 2：1 を超えることがあげられる．単純 X 線写真正面像ではびまん性の気管狭窄として認められる．CT では，気管が鞘状とよばれる前後方向に細長い形態を呈し（図 8-108），気管支壁の肥厚や石灰化がみられることもある[313]．

3）気管気管支骨軟骨形成症　tracheobronchopathia osteochondroplastica

石灰化・骨性成分を含む粘膜下の結節が，気管・主気管支に認められる．病因には諸説あるが，慢性炎症（気管支拡張症，慢性気管支炎，COPD など）も病因のひとつと考えられている．偶然に発見されることが多く，通常，無症状であるが，喀血，呼吸苦，喘鳴など生じることもある．また，19％に悪性腫瘍との合併があったとの報告もあり，そのなかでは肺癌が最も多く 11％であった[314]．CT では 1～3 mm の石灰化結節が内腔に突出するようにみられ，膜様部は保たれることが特徴である（図 8-109）．

4）再発性多発軟骨炎　relapsing polychondritis：RP

まれな慢性炎症性疾患であり，全身の軟骨の炎症や破壊を生じる疾患である．気道病変は約半数の患者に出現する[315]．CT では，気管狭窄，気管壁肥厚，気管壁の石灰化などが認められる（図 8-110）．気管壁肥厚は，膜様部を除いた壁肥厚が特徴的である．肥厚した壁はやや濃度上昇する．しばしば気管軟骨の破壊を伴う．通常の吸気時の CT よりも呼気時の CT の方が異常所見を認めるとの報告があり，RP の気道病変を精査する際は，呼気 CT を追加すべきである[316]．MRI では，気管～主気管支の軟骨部に著明な肥厚がみられ，T1 強調像

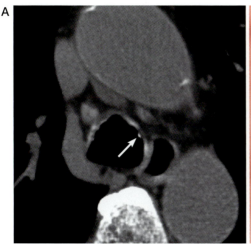 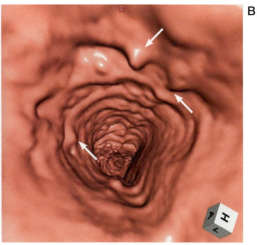

図 8-109　80 歳台男性　気管気管支骨軟骨形成症
A：単純 CT（縦隔条件），B：仮想内視鏡　縦隔条件の単純 CT（A）では，軟骨輪に沿って石灰化を伴う結節を認める（→）．膜様部には病変を認めない．仮想内視鏡（B）では軟骨輪に沿うように多発性に小結節を認める（→）．

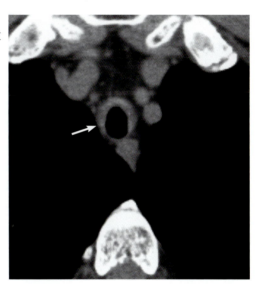

図 8-110　80 歳台男性　再発性多発軟骨炎
単純 CT（縦隔条件）　膜様部を除く気管壁肥厚を認める（→）．

では低信号，T2 強調像では等〜高信号，拡散強調画像では高信号として描出される．披裂軟骨や輪状軟骨の異常信号も同定可能なことがある．

5）多発血管炎性肉芽腫症　granulomatosis with polyangiitis：GPA

病理学的に上・下気道の肉芽腫性炎症と小〜中血管の壊死性血管炎であり，通常，壊死性糸球体腎炎を伴う[317]．その発症機序に抗好中球細胞質抗体（antineutrophil cytoplasmic antibody：ANCA）が関与する血管炎症候群である（「8. 肺血管炎」の項，p.582 参照）．本邦では平均年齢 64 歳，PR3-ANCA 陽性率は約 45％，MPO-ANCA 陽性率は約 55％であ

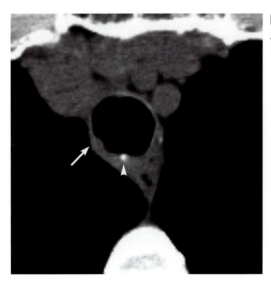

図 8-111　70 歳台女性　気管アミロイドーシス
単純 CT（縦隔条件）　気管に結節状肥厚があり（→），膜様部では石灰化している（▶）．

る[318]．中枢気道病変は約 3 割で認められ，CT では気管・気管支壁の肥厚や狭窄，結節性病変としてみられる[317]．

6）気管気管支アミロイドーシス　tracheobronchial amyloidosis

　アミロイドーシスとは，アミロイド蛋白が臓器に沈着することによって機能障害を引き起こす疾患である（「13．まれなびまん性肺疾患」の項，p.691 参照）．全身諸臓器に沈着する全身性アミロイドーシスと，肺などの特定の臓器に限局性に沈着する限局性アミロイドーシスに分類され，さらに種々のアミロイド蛋白に対応する臨床病型に分類される．気管・気管支のアミロイド沈着は，びまん性あるいは結節状の壁肥厚としてみられ，石灰化がみられることもある（図 8-111）．軟骨部だけではなく膜様部も侵すことが特徴であり，再発性多発軟骨炎，気管気管支骨軟骨形成症とは鑑別可能である．

7）気管切開後・挿管後気管狭窄　post tracheostomy and post intubation tracheal stenosis

　挿管後気管狭窄は，気道狭窄の原因のなかで最も多い原因とされている．正確な発生頻度は不明であり，報告では 0.1〜20% と非常に幅がある[319]．症状を呈するのは 1〜2% 程度とされている．狭窄は，気管内チューブ先端から声門部までのどこにでも生じるが，最も多いのはカフが位置する部分である．低圧カフの使用により挿管後気管狭窄の頻度は減少している．挿管から症状発現までの期間は長く，平均 7 か月との報告がある[319]．そのため，臨床的には喘息と誤診されることもあり，既往歴の確認は重要である．気管切開後の気管狭窄は，気切孔周囲に多いとされる．単純 X 線写真では，病変の同定は困難なこともある．CT では病変のより詳細な評価ができる．全周性・偏心性や病変長などより詳細な評価が可能であり，さらに MPR や仮想内視鏡などを作成することにより詳細な情報を得ることができる（図 8-112, 113）．

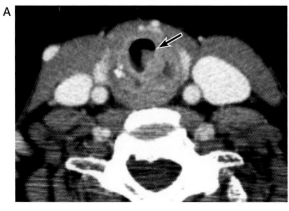
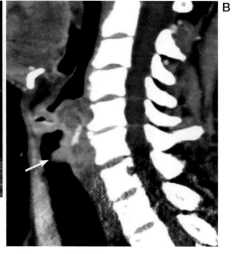

図 8-112　60 歳台女性　挿管後気管狭窄
A：造影 CT（縦隔条件），B：造影 CT MPR 矢状断像　声門下気管後壁優位の肥厚と内腔に突出する結節状構造（→）を認める．

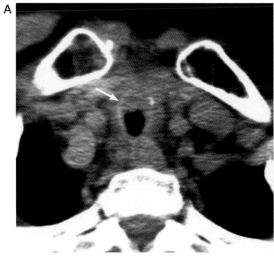
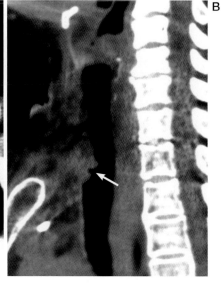

図 8-113　60 歳台女性　気管切開後気管狭窄
A：CT（縦隔条件），B：CT MPR 矢状断像　気管切開が行われていた部位近傍に軟部組織の腫脹（→）と気管壁肥厚を認める．

f. びまん性汎細気管支炎　diffuse panbronchiolitis：DPB

びまん性汎細気管支炎(DPB)は，呼吸細気管支に病変の主座を置く慢性炎症が両肺にびまん性に存在し，強い呼吸障害(閉塞障害)をきたす疾患である．中間領域から高位の非呼吸細気管支および小気管支は，病変の進行に伴い，次第に二次的に上行性に拡張する．高率に慢性副鼻腔炎を合併する[320]．おもに東洋人に起こるが，白人にもまれにみられる[321]．厚生科学研究びまん性肺疾患研究班の診断基準を表8-3に示す[322]．

病理形態学的に，呼吸細気管支壁はリンパ球や形質細胞の浸潤と水腫，リンパ濾胞の形成により肥厚している．呼吸細気管支周囲の肺胞や間質には，脂肪を貪食した泡沫細胞の集簇が認められる(図8-114)．このため，肉眼で黄色の小結節が散布してみえる．胸部単純X線写真上，肺の過膨張所見と両肺野にびまん性に散布する粒状影が認められる．DPBの成因についてはなお不明であるが，モンゴロイド特異抗原とよばれるHLA-Bw54とHLA-A11に密接に関連していることが報告されている[323]．本症にはエリスロマイシン少量長期投与療法が有用である[322]．

DPBのCT所見は，小葉中心性に分布する径数mm大の粒状影と，それにつながる線状影ないし分岐状影である(図8-115，BOX 8-39)．線状影ないし分岐状影は細気管支の炎症による壁の肥厚や拡張，粘液の貯留などによるものと考えられる．進行すると細気管支拡張像が認められるようになる(図8-116)．DPBの粒状影は小葉中心性分布を示す粒状影の典

表8-3　びまん性汎細気管支炎(DPB)の診断基準

1. **主要臨床所見**
    1) 必須項目
        ① 臨床症状：持続性の咳，痰，および労作時息切れ
        ② 慢性副鼻腔炎の合併ないし既往
        ③ 胸部単純X線写真またはCT所見：胸部X線；両肺のびまん性散布性粒状影またはCT；両肺のびまん性小葉中心性粒状影
    2) 参考項目
        ① 胸部聴診所見：断続性ラ音
        ② 呼吸機能および血液ガス所見：1秒率低下(70％以下)および低酸素血症(80Torr以下)
        ③ 血液所見：寒冷凝集素価64倍以上

2. **臨床診断**
    1) 診断の判定
        確実：必須項目①②③に加え，参考項目の2項目以上を満たすもの
        ほぼ確実：必須項目①②③を満たすもの
        可能性あり：必須項目のうち①②を満たすもの
    2) 鑑別診断
        慢性気管支炎，気管支拡張症，線毛不動症候群，閉塞性細気管支炎，囊胞性線維症など．病理組織学的検査は本症の確定診断上有用である．

(文献322)より許可を得て転載)

図 8-114 60 歳台女性 びまん性汎細気管支炎 (DPB)

病理組織像 呼吸細気管支(RB)領域に著明な小円形細胞浸潤と泡沫細胞の集簇が認められる(→)．終末細気管支(TB)に拡張がみられる(▶)．

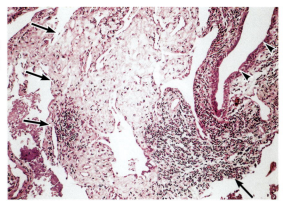

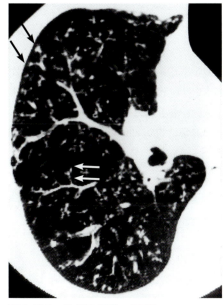

図 8-115 40 歳台男性 DPB
HRCT 肺動脈の先端領域(小葉中心部)に小粒状影とそれに連続する線状影(末梢血管影の視現化)が，mm パターンで分布している(→，CT 分類 II 型)．

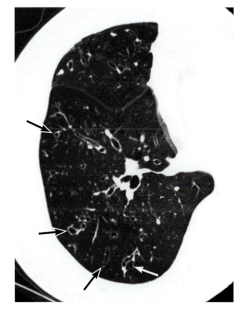

図 8-116 50 歳台男性 DPB
HRCT 小粒状影とともに，多数の管状ないし輪状像(細気管支拡張像)が認められる(→，CT 分類 III 型)．

BOX 8-39 DPB の CT 所見

- 小葉中心性粒状影
- 小葉中心性の分岐状構造をもつ線状影
- 細気管支拡張像
- 肺野外層主体の肺野吸収値の低下
- 気管支壁肥厚像
- 中葉舌区の気管支拡張像(進行例では全気管支)

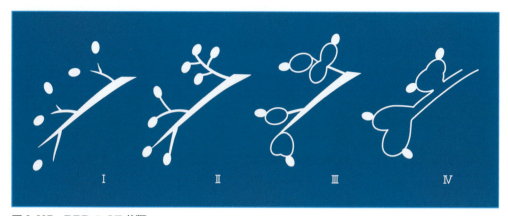

図8-117　DPBのCT分類
Ⅰ～Ⅳ型については本文を参照.

型で，肺動脈の先端領域に位置し，互いに2～3 mmの距離を隔てて規則正しく分布し，比較的太い気管支血管束，葉間，胸膜から2～3 mm離れて存在している[324]．肺動脈先端に小葉中心性粒状影が「木の芽」をつけたようにつながっている像は"tree-in-bud appearance"とよばれている[325]．粒状影につながる細動脈も異常に太い．中枢側の気管支壁肥厚像もよくみられる所見である．また，早期より中葉ないし舌区の気管支拡張を合併していることが多い．

エア・トラッピングのため，粒状影の周辺は低吸収域となる．進行例では肺野吸収値の低下が肺の外層主体にみられる[326]．

DPBのCT像は次の4型に分類される[324]（図8-117）．

Ⅰ型：小葉内肺動脈先端領域（小葉中心性）に粒状影を認めるもの（図8-118）．

Ⅱ型：小葉中心性に粒状影が散布し，これと連続する線状影を認めるもの（図8-115，119 A）．

Ⅲ型：管状ないし輪状影（細気管支拡張像）を認め，これに粒状影を伴うもの（図8-116，119 B）．

Ⅳ型：粗大輪状影とそれにつながる気管支の拡張を認めるもの．

このCT分類は臨床病期分類，呼吸機能とよく相関する．Ⅰ型からⅣ型へ進むにつれ呼吸機能は低下する．経過観察のCTでⅠ型からⅣ型へと移行するのが観察される[327]（図8-119）．Ⅰ～Ⅳ型とも，エリスロマイシン少量持続投与療法に反応するが，特にⅠ，Ⅱ型は著効を示し，粒状影は消失する．Ⅲ，Ⅳ型では，不可逆的な変化が強いため，効果はやや不良である．エリスロマイシン少量持続投与療法を行ったDPB 24例の検討で，小葉中心性粒状影と末梢の細気管支壁肥厚像，細気管支拡張像は治療で改善するが，肺野低吸収域と中枢側の気管支拡張は改善しないことが報告されている[328]．

"Tree-in-bud appearance"は，DPB以外にもいろいろな疾患で認められる（BOX 8-40）．結核や，細菌性細気管支炎，マイコプラズマ肺炎においても認められるが，分布が不均等ないし区域性で，DPBのような細気管支拡張像も認められない．非結核性抗酸菌症では小葉中心性粒状影と細気管支拡張像がともに認められるが，分布が不均等で中葉・舌区

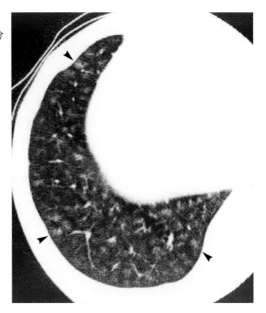

図 8-118　20 歳台男性　DPB
HRCT　小葉内肺動脈先端領域（小葉中心部）に分布する小粒状影が認められる（►, CT 分類 I 型）．

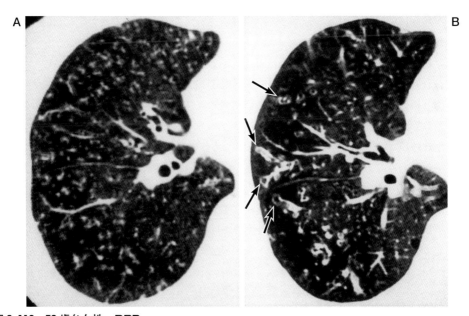

図 8-119　50 歳台女性　DPB
HRCT　A：初診時, B：5 年後　初診時（A）では, 小葉中心性粒状影が認められる（CT 分類 II 型）．5 年後（B）では, 細気管支拡張像が出現している（→, CT 分類 III 型）．肺の外層主体に肺野吸収値の低下がみられる．

や上葉後区に好発する．肺結核では上肺野優位に認められる．これらの疾患の鑑別には陰影の分布, びまん性か区域性か, 気管支・細気管支に異常がみられるかどうか, 粒状影周囲の肺野吸収値の変化などに注意して読影する必要がある．

> **BOX 8-40** Tree-in-bud apperance を示す疾患
>
> - DPB
> - 肺結核
> - 非結核性抗酸菌症
> - 細菌性細気管支炎
> - アスペルギルス肺炎
> - サイトメガロウイルス肺炎
> - 気管支拡張に伴うもの
> - 誤嚥性細気管支炎
> - 毒性ガス，ヒュームの吸入による化学性肺炎
> - 濾胞性細気管支炎
> - 好酸球性閉塞性細気管支炎
> - 細気管支肺胞上皮癌
> - HTLV-1（human T-cell lymphotropic virus type-1）関連肺疾患

g. 閉塞性細気管支炎 bronchiolitis obliterans：BO（肺移植関連を中心に）

閉塞性細気管支炎（BO）は細気管支に何らかの原因による線維性狭窄をきたす病態で，膠原病，喫煙，細菌感染，薬物，有毒ガスや有機塵の吸入などさまざまな原因により生じる疾患・症候群である．

病理学的には大きく，classical proliferative type と constrictive type の2つのパターンに分けられる．前者は肺胞腔とともに終末・呼吸細気管支などの末梢細気管支内腔がポリープ状の肉芽組織で充填され気道が狭窄するのに対し，後者は気管支内腔側ではなく，粘膜下や細気管支周囲の線維化，瘢痕化により外側から細気管支腔が絞扼され気道狭窄をきたす[329]．肺移植や骨髄移植など移植に関連して生じるのは constrictive type で，肺移植後に慢性拒絶反応として移植患者の35〜50％に生じるとされる[330]．閉塞性細気管支炎は発症後5年生存率が30〜40％と予後不良である[331]．肺移植後遠隔期死亡原因のトップを占めており，予後決定因子となるため，その早期診断は重要である．

BOの主症状としては，乾性咳嗽と，慢性または比較的急速に進行する呼吸困難があげられ，生理学的には閉塞性換気障害を呈する．臨床上，BOの診断・重症度分類は1秒量（FEV_1）の低下で表され，生検などの確定診断がなくとも bronchiolitis obliterans syndrome（BOS）という概念で取り扱われている[330,332]（表8-4）．

画像診断はこの BOS の臨床診断を裏づける検査という位置づけとなるが，本邦で多く施行されている生体部分肺移植術の場合，抗原性の異なった2人のドナーから左右の肺葉を提供され移植するため，片側性の BO を発症する．このような場合，初期には BOS の所見が呼吸機能検査のみでははっきりせず，画像診断が有用であることがある[333]．

胸部単純X線写真では進行すれば透過性の亢進を認めるが，早期には正常のことが多く，早期画像診断には CT や肺換気シンチグラフィが必要である．BO に典型的な CT 所見は肺野の過膨張と肺血管の狭小化である．過膨張部がエア・トラッピングにより低吸収域となり，二次小葉単位で肺野の濃度ムラが目立つ所見を認める．これを mosaic attenuation とよび，この所見は呼気 CT により，より明瞭化する[334,335]（図8-120）．

生体部分肺移植の場合，上記のように片側性の BO を発症するが，左右肺葉の吸収値が異

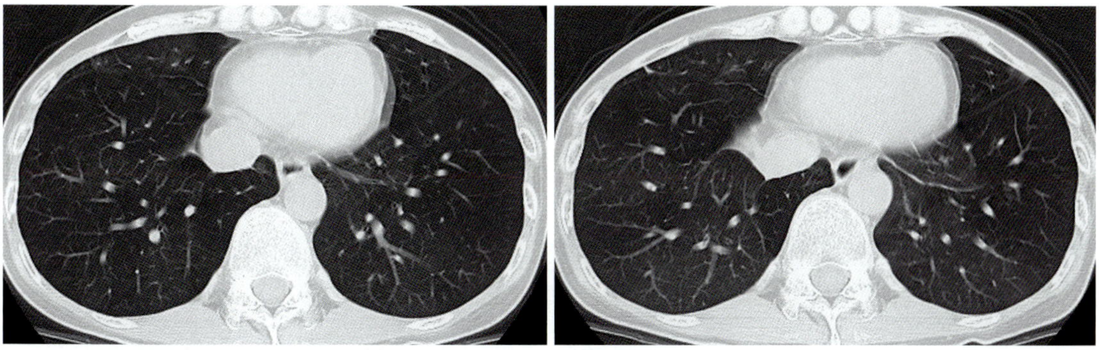

図 8-120　40 歳台男性　閉塞性細気管支炎
A：吸気 CT, B：呼気 CT　吸気 CT (A) にても多小葉性に低吸収域と高吸収域が混在し, mosaic perfusion の所見を呈しているが, 呼気 CT (B) ではエア・トラッピングを伴っていない部分では肺野の吸収値が上昇し, よりモザイク状の所見が明瞭化している.

表 8-4　Bronchiolitis obliterans syndrome (BOS) classification

BOS grade	$FEV_1/FEF_{25\sim75}$ (% of best postoperatve $FEV_1/FEF_{25\sim75}$)
0	$FEV_1 > 90\%$ and $FEF_{25\sim75} > 75\%$
potential BOS	FEV_1 81〜90% and/or $FEF_{25\sim75} < 76\%$
1	FEV_1 66〜80%
2	FEV_1 51〜65%
3	$FEV_1 < 50\%$

FEV_1：1 秒量, FEF_{25-75}：最大中間呼吸流速

なる場合, 高吸収の肺葉に感染を合併しているのか, 低吸収の肺葉に BO を合併しているのか, どちらの肺葉に異常があるかの判断が難しい場合がある (図 8-121 A, B). また, 早期の BO は CT 上ほとんど異常を呈さない場合もある. そのような場合は肺換気シンチグラフィの洗い出し像が有用であり (図 8-121 C), 呼気 CT と合わせて評価することでより正確な早期診断が可能となる[333].

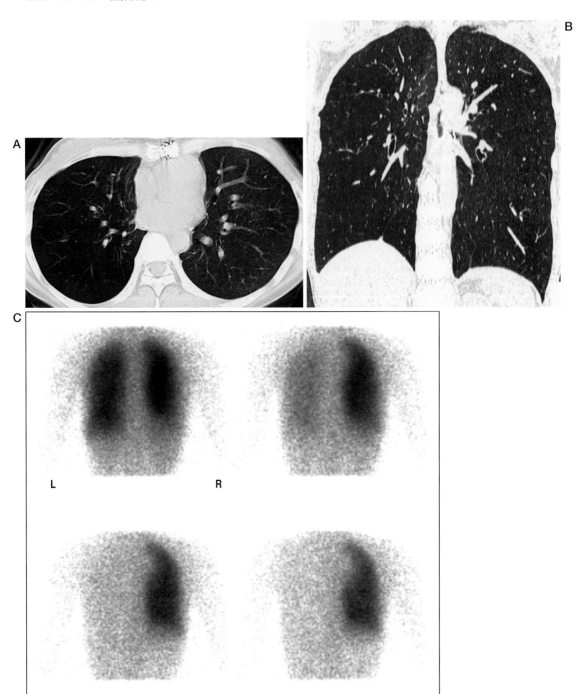

図 8-121　30 歳台女性　両側生体部分肺移植後
A：HRCT，B：MPR 冠状断像，C：^{133}Xe 肺換気シンチグラフィ（洗い出し像）　父から右下葉，母から左下葉を移植されている．HRCT（A）にて右肺は吸収値が全体に低下し，肺血管の狭小化を認め左右差がある．慢性拒絶としての閉塞性細気管支炎の所見である．冠状断像（B）でも左右差が明瞭であるが，一見左右どちらが異常なのかの判断が難しいこともあり，そのような場合，肺換気シンチグラフィが有用である．^{133}Xe 肺換気シンチグラフィ（洗い出し像，C）では，CT とは表示が左右が逆になっているが，右にはトレーサーが集積したままで洗い出しの遅延の所見が認められる．この換気シンチグラフィの所見を踏まえて胸部 CT 像を見ると，右肺がエア・トラッピングによる過膨張にて低吸収化しており，左肺が正常であることが容易に理解できる．

12. リンパ増殖性肺疾患

a. 疾患概念と画像診断に必要な解剖

　リンパ増殖性肺疾患とは，かなりあいまいな概念で，良性反応性のものから，腫瘍性悪性のものまで含まれる．リンパ球系の細胞の著明な集合ないし浸潤を特徴とする一連の疾患群と捉えられるが，厳密な定義は存在しない．リンパ増殖性肺疾患は自己免疫疾患や臓器移植後，免疫抑制剤による治療，HIV 感染といった免疫抑制状態と強く関連している[336]．免疫抑制状態の患者が増加している現在，リンパ増殖性肺疾患も次第に増加している．日常臨床のなかで鑑別を強いられる機会も増えている．この疾患群を定義を理解するうえでは，病理学的ないし分子生物学的知見とともに，リンパの解剖を知ることが必須である．

1）肺のリンパ路

　肺のリンパ路はおもに2系統からなり，両系統とも最終的には肺門付近の肺の内面に至る[337,338]．ひとつは気管支血管束に沿うもの，もう一つは小葉間隔壁に沿うもので，両者間には交通路が存在する（図 8-122）．肺の末梢で見ると前者は求心性リンパ流となり，肺静脈や気管支肺動脈に沿って肺門部へ至る．一方，後者は遠心性リンパ流となり，胸膜直下では小葉内細静脈に沿ったリンパ管を経て胸膜下へ至る．この遠心性リンパ流もその後は多くは胸膜下の集合リンパ管を経て肺静脈に併走して肺門へ達する．遠心性リンパ流の残りは，臓側胸膜リンパ路として胸膜肺境界にリンパ叢を形成し，相互に交通し，さらに胸膜表面に重層したうえ，肺門近くの肺内面へ流入する．いずれの経路を経ても，最終的に肺門付近に至ることは疾患の進展を理解するうえで重要である．また，リンパ路は肺の下方で発達していることも重要である[337,338]．

2）BALT（bronchus-associated lymphoid tissue）の位置と役割

　リンパ増殖性肺疾患は起源と分布の観点より bronchus-associated lymphoid tissue（BALT）との関連が極めて深い[339,340]（図 8-123）．BALT は主として気道分岐部の気管支上皮付近に位置し，免疫応答細胞を内包する．気道分岐部は気道内腔の中央に位置するので微粒子が衝突し沈着しやすいし，その部位の独特の上皮表面は抗原の固着，吸収に理想的な環境なのでBALT が最も発達し，免疫応答の"gate keeper"の役割をしている[340]．

3）BALT の過形成としての良性リンパ増殖性肺疾患

　BALT は健常肺でみられることは少なく，自己免疫疾患や免疫不全で顕著となる[339]．つまり，そのような状態ではBALTの過形成こそが，過剰免疫応答のひとつとなっている．良性のリンパ増殖性肺疾患は BALT の過形成が病的に目立ったものと考えられ，一連のスペクトラムを示し，その過形成の起こる部位により，気管支周囲が主体のものを濾胞性細気

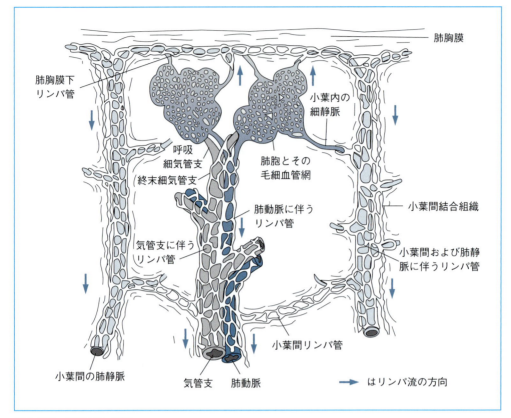

図 8-122 肺のリンパ路
肺のリンパ路には求心路と遠心路があるが，最終的には肺門に至る．（岡田慶夫：図説・肺のリンパ系と肺癌．金芳堂，1989 より改変）

管支炎(follicular bronchiolitis：FB)，肺胞隔壁から小葉間隔壁，気管支肺動脈周囲間質など，いわゆる広義間質まで広汎に間質全体に広がるものを diffuse lymphoid hyperplasia(DLH)，肺胞隔壁が主体のものをリンパ球性間質性肺炎(lymphoid interstitial pneumonia：LIP)と分類される[336,339,340]．また LIP と類似した組織像を有するが，限局しており，悪性リンパ腫との鑑別が問題となるものは nodular lymphoid hyperplasia と分類される(BOX 8-41)．これらは組織学的所見に対する名称でもあり，相互に重なることも多く，また一人の患者で複数の所見がみられることもあるので，厳密に区別することは困難ではある．以下の各論では外科的生検剖検による病理組織学的所見に従い，この分類に沿って記述していく．さらに良性のリンパ増殖性肺疾患では臨床的，病理組織学的に特殊な病態として認識されるものもあり，そういった疾患群も補足していく．

　BALT，リンパ路の位置などからみて，良性悪性を問わずリンパ増殖性肺疾患の画像，ことに CT 像には共通の特徴がある．各論に入る前に，それらを認識しておくことも各疾患の画像に対する理解を容易にするであろう．BALT，リンパ路の位置からみてすりガラス影，小葉中心性分岐粒状影，小葉間隔壁肥厚，気管支肺動脈周囲間質肥厚，胸膜肥厚が共通してみられることは自明であろう(図 8-124～128)[340〜343]．特殊なものとして囊胞の存在(図 8-

12. リンパ増殖性肺疾患 671

図 8-123 bronchus-associated lymphoid tissue(BALT)
病理組織像(HE 染色, ×40)

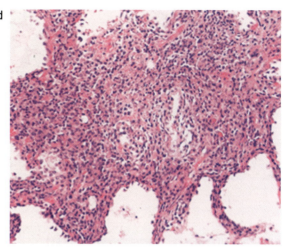

図 8-124 30 歳台女性　非 Hodgkin lymphoma 例
造影 CT　腫瘤内部に既存血管がそのまま残る(→).

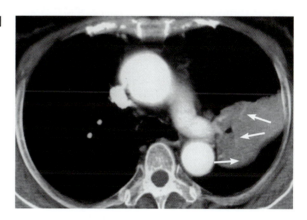

> **BOX 8-41**　BALT の過形成部位からみた良性リンパ増殖性肺疾患の分類
>
> - 気管支周囲が主体のもの：濾胞性細気管支炎(follicular bronchiolitis：FB)
> - 肺胞隔壁から小葉間隔壁，気管支肺動脈周囲間質など，いわゆる広義間質まで広汎に間質全体に広がるもの：diffuse lymphoid hyperplasia(DLH)
> - 肺胞隔壁が主体のもの：リンパ球性間質性肺炎(lymphoid interstitial pneumonia：LIP)
> - 限局しており，悪性リンパ腫との鑑別が問題となるもの：nodular lymphoid hyperplasia

127)と，また浸潤性が乏しく，かつ柔らかいものであることを反映して，腫瘤ないし限局性すりガラス影のなかに血管や気管支といった既存構造が途絶狭窄などをすることなくそのまま残ること(図 8-124)も，リンパ増殖性肺疾患の診断の鍵となる CT 所見である(BOX 8-42)

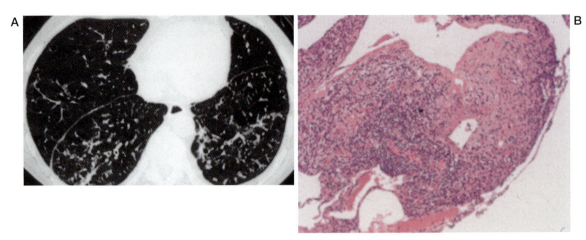

図 8-125　40 歳台女性　濾胞性細気管支炎(FB)
A：HRCT, B：病理組織像(HE 染色, ×20)　HRCT (A)では，小葉中心性分岐粒状影と気管支壁肥厚を広範に認める．(British Columbia 大学 Müller 教授のご厚意による)．病理組織像(B)では，気管支周囲に BALT 過形成を見る．

BOX 8-42　リンパ増殖性肺疾患の画像診断の tips

＊良性悪性を問わずリンパ増殖性肺疾患の画像，ことに CT 像には共通の特徴がある!!
- すりガラス影
- 小葉中心性分岐粒状影
- いわゆる広義間質肥厚像(小葉間隔壁肥厚，気管支肺動脈周囲間質肥厚，胸膜肥厚)
- 囊胞の存在
- 浸潤性が乏しく，かつ柔らかいものであることを反映して，腫瘤ないし限局性すりガラス影の中に血管や気管支といった既存構造がそのまま残ること．

---

b. 良性病変

1) 濾胞性細気管支炎　follicular bronchiolitis：FB

　濾胞性細気管支炎(FB)は気管支に沿ったリンパ過形成であり，気管支に沿ったリンパ球系細胞の浸潤を特徴とする[344,345](図 8-125)．細気管支，気管支周囲の間質内に反応性の芽中心(germinal center)を伴うリンパ濾胞の広汎な形成がみられる．自己免疫疾患との関連が強く，特に Sjögren 症候群，関節リウマチに合併することが多い．HIV 感染やその他の免疫不全に合併することもある[342,344,345]．臨床症状としては，進行する息切れや咳漱が知られている[342,344]．

　CT 像としては細気管支に沿ったリンパ過形成，リンパ球系細胞の浸潤を反映して小葉中心性分岐粒状影が特徴となる(図 8-125)[342]．時に気管支壁肥厚，小囊胞やエア・トラッピング(air trapping)もみられる．Howling らの 12 例の検討では，9 例で広汎なすりガラス影が

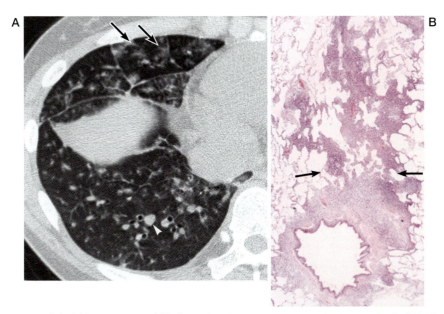

図 8-126　30 歳台女性　Sjögren 症候群にみられた diffuse lymphoid hyperplasia(DLH)
A：HRCT，B：病理組織像(HE 染色，×20)　HRCT (A) では，小葉中心性分岐粒状影(▶)，気管支肺動脈周囲間質の肥厚と周囲のすりガラス影(→)を認める．病理組織像(B)では，細気管支周囲にリンパ球浸潤がみられ(→)，肺胞隔壁へ連続する．

> **BOX 8-43**　濾胞性細気管支炎(FB)の CT 所見
>
> - 主体は，小葉中心性分岐粒状影．
> - 時に気管支壁肥厚，小嚢胞，エア・トラッピングがみられる．
>   （他の良性リンパ増殖性肺疾患の合併を反映しているのかもしれないが）
> - すりガラス影
> - 小葉間隔壁の肥厚
> - 気道周囲の浸潤影

みられ，軽度小葉間隔壁の肥厚や気道周囲の浸潤影もみられたという[342]（BOX 8-43）．肺胞領域へのリンパ球系細胞の浸潤を反映すると考えられるすりガラス影，浸潤影，広義間質へのリンパ球の浸潤による小葉間隔壁の肥厚がみられる点は，たとえ外科的生検で FB の診断が得られても，その他の BALT 過形成を示す疾患が合併する可能性が大いにあることを示唆する知見である．すなわち，純粋な FB は極めてまれであろう．

2）Diffuse lymphoid hyperplasia：DLH

2002 年に米国呼吸器学会(ATS)と欧州呼吸器学会(ERS)により原因不明の間質性肺炎の再分類がなされた[346]．そのなかでリンパ球性間質性肺炎(LIP)は，主として肺胞隔壁にリンパ球系細胞の浸潤のみられるものに限られ，他の間質性肺炎との鑑別の視点からも原因不明

の間質性肺炎の1型に分類し直された．そもそもLiebowとCharringtonにより間質性肺炎の1型として提唱されたLIP[347]は，その後リンパ増殖性肺疾患として取り扱われ，間質性肺炎からは除外されることが多かった[346]が，再度，間質性肺炎としての地位を回復することとなった．そこで，LIPを厳密に定義したため，肺胞隔壁から小葉間隔壁，気管支肺動脈周囲間質など，いわゆる広義間質まで広汎に間質全体に広がるものは形態病理診断名を用いてdiffuse lymphoid hyperplasiaと診断するほかなくなった．LiebowとCarringtonらの定義では，LIPのリンパ球の浸潤する間質を肺胞隔壁には限っておらず，小葉間隔壁，気管支肺動脈周囲間質を含めていたため[347]，2002年のコンセンサスレポート[346]が出る以前の検討で扱われたLIPの症例の多くは，現在の基準ではDLHと診断せざるをえないものが多く含まれていたと考える．そこで，本項では2002年以前にLIPとして画像所見が報告されたものはDLHの画像所見と読み替えて書き進める[343,348〜350]．またFBの場合と同様，その病理診断にはDLH，LIPを問わず良性リンパ増殖性肺疾患にはオーバーラップがみられるため，生検部位によるバイアスがあることも銘記しておきたい．

定義により，DLHにおけるリンパ球浸潤は，肺胞隔壁のみならず小葉間隔壁肥厚や気管支血管周囲間質にも広汎である[336,341,345,346]．リンパ路に沿ってリンパ濾胞がみられることが多い[336,345]．

DLH(以前のLIPではあるが)は女性に多く，40〜70歳台に好発する[341]．症状は進行する息切れ，咳嗽で前述のFBと同様である．発熱，全身倦怠などの全身症状は乏しい．FB同様自己免疫疾患との関連が強く，特にSjögren症候群，関節リウマチに合併することが多い．HIV感染やその他の免疫不全に合併することもある[336,340,341,345]．multicentric(多中心性)Castleman病の肺病変もDLHと考えられる[351]．

高分解能CT(HRCT)では小葉中心性分岐粒状影，気管支血管周囲間質の肥厚(図8-126)，小葉間隔壁の肥厚(図8-127)，囊胞が主たる所見である[347〜351](BOX 8-44)．すりガラス影，胸膜下結節もよくみられる所見である．一方，次項のLIPとは異なり，蜂巣肺，構造改変は乏しい[347]．すりガラス影や広義間質の肥厚，小葉中心性粒状影は治療に反応し改善するが，囊胞は経過で変化がないか増加する[349]．

LIP，FB同様，悪性リンパ腫との鑑別が重要となるが，囊胞は良性のリンパ増殖性肺疾患に多いが，浸潤影や腫瘤は悪性リンパ腫に多く，また良性のものでは胸水はみられない[350]．

3) リンパ球性間質性肺炎　lymphoid interstitial pneumonia：LIP

前述のように2002年にATSとERSにより，リンパ球性間質性肺炎(LIP)は主として肺胞隔壁にリンパ球系細胞の浸潤のみられるものに限られた[346]．そこで，LIPを厳密に定義したため，肺胞隔壁から小葉間隔壁，気管支肺動脈周囲間質など，いわゆる広義間質まで広汎に間質全体に広がるものは形態病理診断名を用いてdiffuse lymphoid hyperplasiaと診断するほかなくなった．しかしながら，その病理診断にはDLH，FB，LIPを問わず良性リンパ増殖性肺疾患にはオーバーラップがみられるため，生検部位によるバイアスがあることも銘記しておきたい．

以前の定義では，LIPのリンパ球の浸潤する間質を肺胞隔壁には限っておらず，小葉間隔壁，気管支肺動脈周囲間質を含めていたため[347]，コンセンサスレポート[346]が出る以前の検

12. リンパ増殖性肺疾患　675

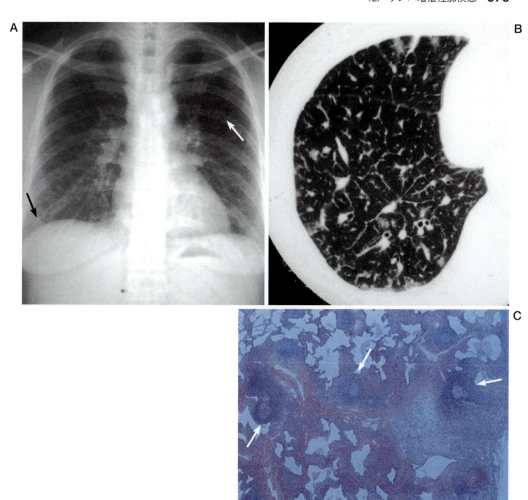

図 8-127　50 歳台女性　多中心型 Castleman 病に伴う diffuse lymphoid hyperplasia(DLH)
A：単純 X 線写真，B：HRCT，C：病理組織像(HE 染色，×10)　単純 X 線写真(A)では，気管支血管影が目立ち，Kirley 線(→)もみられる．HRCT(B)では，広範にすりガラス影と小葉間隔壁の肥厚を認める．病理組織像(C)では，小葉間隔壁にリンパ球浸潤とリンパ濾胞がみられ(→)，リンパ球浸潤は肺胞隔壁へ連続する．

BOX 8-44　Diffuse lymphoid hyperplasia(DLH)の HRCT 所見

- 小葉中心性分岐粒状影
- 気管支血管周囲間質の肥厚
- 小葉間隔壁の肥厚
- 嚢胞
- すりガラス影
- 胸膜下結節
  → multicentric(多中心性) Castleman 病の肺病変も diffuse lymphoid hyperplasia である．

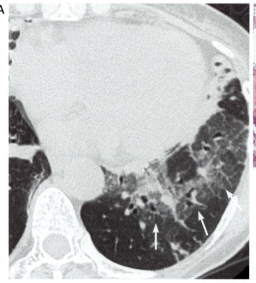
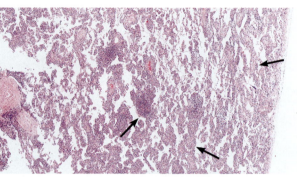

図 8-128　40歳台男性　リンパ球性間質性肺炎（LIP）
A：HRCT，B：病理組織像（HE 染色，×20）　HRCT（A）では，肺底にすりガラス影を認める（→）．囊胞も散見する．病理組織像（B）では，広範に胞隔へのリンパ球浸潤を見る（→）．

> **BOX 8-45**　2002 年に ATS と ERS による新しい定義に基づく LIP の CT 所見
>
> - 下肺野優位の分布
> - すりガラス影
> - 時に蜂巣肺と囊胞がみられる．
> - NSIP に類似．

討で扱われた LIP の症例の多くは，現在の基準では DLH と診断せざるをえないものが多く含まれていた．したがって，LIP の画像診断は再考せざるをえない現状である．
　そこで，我々は 1988 年から 2009 年末までに外科的生検により以前の診断基準で LIP と診断された症例 15 例の組織所見を，2002 年に発表された原因不明の間質性肺炎に関する ATS-ERS コンセンサスレポートに照らして，現在の LIP の診断基準に合致するかどうかを検討した[352]．LIP の病理診断基準はすべての標本において細胞浸潤のみられた間質の 90％以上が肺胞隔壁であるものとした．その結果，6 例は LIP と診断され，残りの 9 例は DLH として LIP から除外された．LIP 6 例のうち，4 例は女性，2 例は男性であり，平均年齢は 54 歳であった．LIP 6 例のうち，3 例は特発性で，3 例は Sjögren 症候群に合併していた．CT 像を DLH と比較すると，下肺野優位の分布と蜂巣肺は LIP のみでみられた．囊胞，小葉間隔壁肥厚，気管支血管束肥厚，小葉中心性粒状影は DLH の方が LIP より多くみられた．すりガラス影は全例にみられた．新診断基準に基づいて診断された LIP の特徴的な CT 像は，下肺野優位の分布とすりガラス影であった．LIP は蜂巣肺と囊胞を示すこともあった（図 8-128，BOX 8-45）．小葉間隔壁肥厚や気管支血管周囲間質肥厚，小葉中心性分岐粒状影もみられたが，これは前述のように DLH や FB とのオーバーラップの可能性が高い．したがって，新しい診断基準で診断された LIP は nonspecific interstitial pneumonia（NSIP）に類

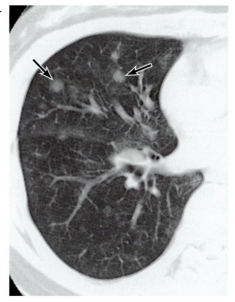

図 8-129　30 歳台女性　nodular lymphoid hyperplasia
CT（肺野条件）　限局性すりガラス影が多発しており，内部に微細分岐状影を示すもの（→）もある．

似し，リンパ増殖性肺疾患から間質性肺炎に再分類されたこともうなずける．しかしながら，LIP と cellular NSIP を鑑別する基準は曖昧である．そこで，LIP と cellular NSIP を肺胞隔壁への浸潤細胞の量で識別するための基準をつくることが必要であろう．2010 年 5 月より始まった 2002 年に出た ATS-ERS IIPs consensus classification[346]の改訂作業でも，LIP を原因不明の間質性肺炎の 1 型とするか，従来のようにリンパ増殖性肺疾患とするのかは大きな議論となっている．

4）Nodular lymphoid hyperplasia

　Nodular lymphoid hyperplasia は"pseudolymphoma"ともよばれる[336,341,345]．組織学的には，病変は多数の芽中心を伴うリンパ組織からなる球形の結節ないし腫瘤を示す．芽中心は典型的には mantle zone をよく保っており，濾胞内には形質細胞が目立つ．中心部に瘢痕をもつことも多いが，構造改変を示すことは少ない．単発でみられることも，多発性にみられることもある．low grade lymphoma との鑑別が問題となるが，免疫組織化学，遺伝子解析の進歩により以前 nodular lymphoid hyperplasia とされていたものは，low grade lymphoma と診断されることが多くなり，実際は極めてまれな疾患である．たいていは無症状で発見される[353]．LIP，FB，DLH 同様，自己免疫疾患，特に Sjögren 症候群にみられることが多い．

　特徴的な CT 像は，肺野中から外層にみられる辺縁整ないし不整な結節影ないし腫瘤とされる[354]．限局性すりガラス影を示すこともあり，内部に微細分岐・粒状影を伴うこともある（図 8-129，BOX 8-46）．本多らによれば，悪性リンパ腫との鑑別点はその大きさであり，nodular lymphoid hyperplasia は悪性リンパ腫よりも小さい傾向がある[350]．

BOX 8-46 Nodular lymphoid hyperplasia の CT 所見

- 中から外層分布
- 辺縁整ないし不整な結節影ないし腫瘤
- 限局性すりガラス影：内部に微細分岐・粒状影がみられる．
- 単発ないし多発

BOX 8-47 IgG4 関連肺疾患の CT 所見

- 孤立性充実性結節ないし腫瘤型
- 多発限局性すりガラス影型
- 気管支血管束周囲型
- 肺胞隔壁型

5) IgG4 関連肺疾患

　自己免疫性膵炎の患者に血清 IgG4 が高値を示す症例があることより発見された IgG4 関連疾患[355]は，その後，耳下腺，腎臓など多くの臓器で発見された[356]が，肺でも注目を浴びることとなった[357,358]．

　病理学的にはびまん性のリンパ球形質細胞の浸潤と不整な線維化を特徴とし，時に好酸球浸潤や閉塞性血管炎を示す．リンパ球形質細胞が免疫組織化学的に IgG4 が高率に陽性であれば，診断される[357,358]．Inoue らは CT 像を，主たる所見から，1) 孤立性充実性結節ないし腫瘤型(図 8-130)，2) 多発限局性すりガラス影型，3) 気管支血管束周囲型(図 8-131)，4) 肺胞隔壁型の 4 型に分類し(BOX 8-47)，IgG4 関連硬化性炎症が肺のすべての間質に沿って広がるのが特徴と結論づけている．1)～3) までの type はこれまで述べてきた良性リンパ増殖性肺疾患(lymphoid hyperplasia)の範疇で理解しやすい．4) に関しては，前述の LIP が NSIP に類似していることと関連しているとも考えられるが，IgG4 関連疾患を合併しやすい膠原病肺との異同に疑問が残る．Inoue らの検討では，すべての症例が組織上のリンパ球の 30％以上が IgG4 陽性であったとしているが，組織にみられたリンパ球形質細胞の数や密度に関する言及がない．仮に他の lymphoid hyperplasia ほど組織中のリンパ球が多くなければ，その数字自体に意味はなく，他臓器で賦活されたまたま循環していた IgG4 陽性リンパ球が遊走していた可能性もあるであろう．組織中のリンパ球形質細胞密度の詳細な検討とコントロールとしての膠原病肺での IgG4 陽性細胞の検討が待たれる．また，type 3 に関しては形態学的に類似する多中心性 Castleman 病での IgG4 陽性細胞の検討も本疾患の独立性を担保するうえで重要であろう．いずれにしろ，リンパ増殖性肺疾患の病因の解明の手掛かりとなる，重要な疾患であることは疑いがない(「h. IgG4 関連疾患と MCD」，p.710 も参照)．

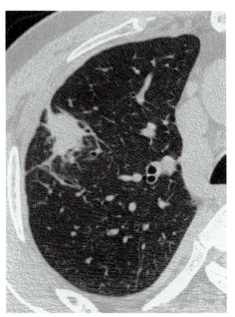

図8-130　50歳台男性　IgG4関連肺疾患
CT（肺野条件）　充実性孤立性結節を示す．

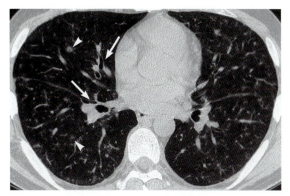

図8-131　36歳女性　IgG4関連肺疾患
CT（肺野条件）　高度に気管支血管束の肥厚（→）と小葉中心性分岐粒状影を認める（▶）．

C. 悪性リンパ腫

　肺の悪性リンパ腫は，発症から少なくとも3か月間は肺実質と肺門リンパ節（lymph node：LN）のみに病変が及ぶ原発性悪性リンパ腫（primary lymphoma）と，発症時に肺実質と肺門LNを含む複数の臓器，器官に病変が進展している続発性悪性リンパ腫（secondary lymphoma）に分けられる[359]．これは組織型によらず，限りなく良性に近いMALTリンパ腫（MALToma）であろうと，高度悪性であるdiffuse large B-cell lymphoma（DLBCL）であろうと，またHodgkinリンパ腫であろうと非Hodgkinリンパ腫であろうと，原発性，続発性いずれの形もとりうる．悪性リンパ腫を含む肺のリンパ増殖性疾患はリンパ路とその周囲の肺実質に病変が分布する点は共通である．悪性度の高低に関わらず，リンパ腫は共通した形態像を示す．そこで，本項では，悪性リンパ腫全般に共通した画像所見にまず言及し，その後，特殊病型であるMALTリンパ腫，リンパ腫様肉芽腫症（lymphomatoid granulomatosis：LYG），血管内リンパ腫（intravascular lymphoma：IVL），後天性免疫不全症候群に伴うリンパ腫，移植後リンパ増殖性疾患（post-transplantation lymphoproliferative disorder：PTLD）を概説する．

1）悪性リンパ腫全般に共通した画像所見

　悪性リンパ腫は，他のリンパ増殖性疾患同様，リンパ路とその周囲の肺実質に病変が分布することを反映し，CT像ではリンパ路とその周囲の肺実質への進展は単発ないし多発結節，腫瘤，コンソリデーションを示す[360]（図8-132）．軽微な進展は含気の存在を反映し，すりガラス影となる．それが腫瘤やコンソリデーション周囲にみられるといわゆる"halo sign"

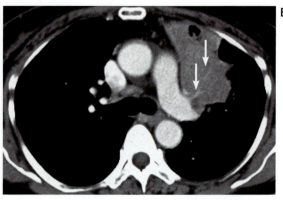

図8-132 40歳台男性　びまん性大細胞型B細胞リンパ腫（DLBCL）
A：CT（肺野条件），B：造影CT像　肺野条件のCT（A）では，左S³に腫瘤様コンソリデーションを認め，周囲にすりガラス影が広がる"halo sign"（→）を認める．空洞も伴っている．造影CT（B）では，コンソリデーション内に造影された血管がみられるangiogram signを示している（→）．

BOX 8-48　悪性リンパ腫全般に共通するCT所見

- 肺門，縦隔リンパ節腫大
- 広義間質肥厚
- リンパ路に沿って分布する単発ないし多発結節，腫瘤，コンソリデーション．
- 既存構造破壊を伴わず柔らかい（angiogram sign）．
- 軽微な進展はすりガラス影．時にhalo sinを示す．
- 囊胞形成

となる．またリンパ路自体の異常として気管支血管束の肥厚，小葉間隔壁の肥厚，胸膜の肥厚ないし不整といった広義間質の肥厚像がみられることが多いし，肺門，縦隔リンパ節腫大を伴うこともある（BOX 8-48）．特筆すべきリンパ腫の画像所見として，リンパ腫は既存構造の破壊を伴わいという病理学的特徴と軟らかいという物性を反映し，腫瘤，結節やコンソリデーションに囲まれた既存構造が保持されていることも重要であり，造影CT縦隔条件で，腫瘤，結節やコンソリデーション内に保持された血管像が明瞭となる"angiogram sign"がみられることも診断の有力な根拠となる[361]．他のリンパ増殖性疾患同様，囊胞（図8-133）や腫瘤，コンソリデーション内の空洞もみられる．

非Hodgkinリンパ腫とHodgkinリンパ腫を比較した検討では，Hodgkinリンパ腫では腫瘤や腫瘤様コンソリデーションが主体である一方，非Hodgkinリンパ腫では気管支血管束の肥厚が主体であったと報告されている[362]．

2）MALTリンパ腫（MALToma）

　MALTリンパ腫は通常，無症状であり，偶然発見されることが多い．当然，予後良好である．MALTに起源をもつ節外marginal zone B cell lymphomaであり，小リンパ球の間

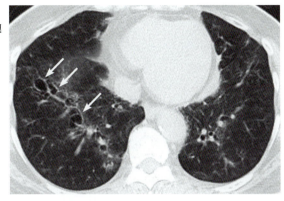

図 8-133　40 歳台男性　DLBCL
CT（肺野条件）　すりガラス影内に囊胞（→）が散見される．

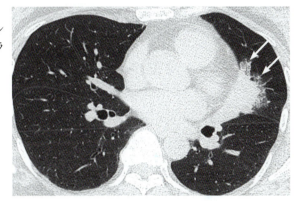

図 8-134　60 歳台女性　MALToma
CT（肺野条件）　左肺舌区に腫瘤様コンソリデーションを認め，周囲にすりガラス影が広がる halo sign を認める（→）．

質への広汎な進展を特徴とし，腫瘤様病変を形成する．小リンパ球は肺胞隔壁のみならず，気管支血管束，小葉間隔壁，胸膜といったいわゆる広義間質にも進展する．MALToma の特徴である lymphoepithelial lesions は気管支粘膜内にみられる．診断は病理形態でなされるが，B cell marker である CD20，T cell marker である CD43 が同時に発現していることや，免疫グロブリンの遺伝子再構成がみられることも診断に有用である[359,360]．

　CT 像は他の悪性リンパ腫とほぼ同様で，単発ないし多発結節，腫瘤，コンソリデーションを示すことが多く（図 8-134），"angiogram sign" を示すこともある[363]．MALToma は時にすりガラス影や囊胞，牽引性気管支拡張を示し，lymphoid interstitial pneumonia との鑑別が難しいことがある[364]（図 8-135）．Lee らは MALToma の CT 像を，1）単発結節，腫瘤，コンソリデーション，2）多発結節，腫瘤，コンソリデーション，3）気管支壁肥厚，拡張，4）びまん性間質性陰影の 4 型に類型化している[365]．

3）リンパ腫様肉芽腫症　lymphomatoid granulomatosis：LYG

　リンパ腫様肉芽腫症（LYG）はまれな Epstein-Barr（EB）virus に関連するリンパ増殖性疾患であり，血管破壊をきたしやすい．30〜50 歳台の男性に多く，予後は不良である．肺は本疾患が最も侵しやすい臓器であるが，中枢神経や皮膚へも進展する．本疾患で monoclonarity を証明することは困難で，血管中心性の分布を示す．LYG は EB ウイルス陽性 B cell と反応性の T cell からなり，EB ウイルス由来の T cell rich B cell lymphoma と考えられて

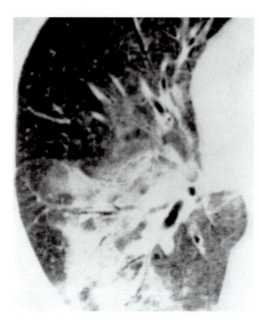

図8-135 50歳台男性　MALToma
CT（肺野条件）　右中下葉に気道周囲に広がり収縮傾向を示すすりガラス影，コンソリデーションを認める．MALTomaはしばしばこのようにリンパ球性間質性肺炎（LIP）と鑑別がつかない画像を示す．

いる．LYGはGrade 1〜3までに分類され，Grade 1はEBウイルス関連B cellが少数のものであり，Grade 3はほとんどが異型リンパ球からなり，病勢の激しいものであり，Grade 2はその中間とされる．臨床像，予後は異型リンパ球の量に比例する[359,360]．

最も特徴的なCT所見は肺底優位に分布する多発結節であり，病変は急速に進行し，融合していき，空洞を形成する[366]（図8-136）．結節，腫瘤のサイズはさまざまではあるが，1 cm以下の結節が主体で結節は気管支血管束に沿って分布する．まれな所見として気管支血管束の不整な肥厚や囊胞もみられる[367]．

4）血管内リンパ腫　intravascular lymphoma：IVL

血管内リンパ腫（IVL）は悪性リンパ腫のまれな特殊病型で，主としてB cell由来の異形リンパ球が血管内腔で増殖することを特徴とする[359]．さまざまな臓器に病変は及ぶが，中枢神経系や皮膚に病変が及ぶことが多い．不明熱，全身倦怠感など全身症状がみられることが一般的だが，病変が肺に及ぶと息切れや低酸素血症が生じ，時に肺高血圧をきたす．

最もよくみられるCT所見は広汎なすりガラス影であり，これは組織学的には肺胞隔壁内の血管内およびその周囲に異形リンパ球が充満，進展していくことによる肺胞隔壁の肥厚に由来する[368]（図8-137）．すりガラス影を背景に小葉中心性粒状影，コンソリデーション，小葉間隔壁や気管支血管束の肥厚がみられることもある．特筆すべきは，高分解能CT（HRCT）で一見異常が捉えられない症例があること（図8-138）で，激しい呼吸困難感や低酸素血症など重篤な呼吸器症状を示しながら，HRCTが一見正常にみえる場合，本症や腫瘍，感染性微小塞栓を疑う必要がある．

5）後天性免疫不全症候群に伴うリンパ腫　acquired immune deficiency syndrome-related lymphoma：ARL

後天性免疫不全症候群に伴うリンパ腫（ARL）は，AIDSに伴う腫瘍のなかでカポジ肉腫に

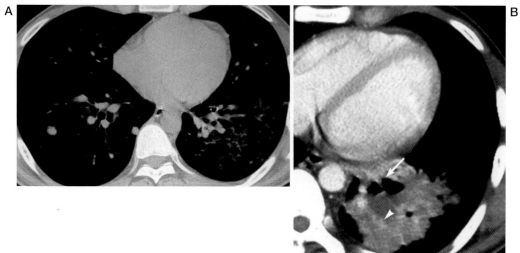

図 8-136　60 歳台女性　リンパ腫様肉芽腫症(LYG)
A：単純 CT, B：造影 CT(1 週間後)　両側下肺野に多発小結節影を認め，一部は分岐粒状影となっている．1 週間後の造影 CT (B) では，左肺下葉の結節影は融合し，空洞(→)を伴う腫瘤となっている．angiogram sign も伴っている(▶)．

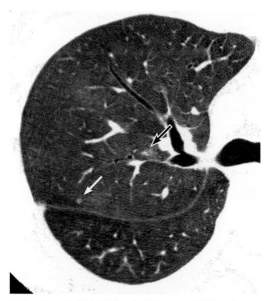

図 8-137　50 歳台男性　血管内リンパ腫(IVL)
CT (肺野条件)　広汎に地図状に広がるすりガラス影を見る．小葉中心性粒状影もみられる(→)．

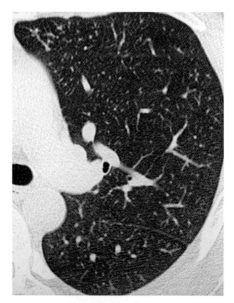

図 8-138　40 歳台男性　IVL
CT (肺野条件)　粒状影を疑う部分もあるが，ほぼ正常にみえる所見で，診断が困難な例がある．

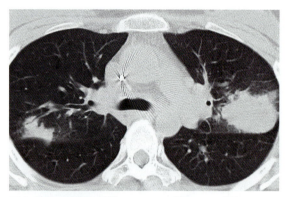

図 8-139　30 歳台男性　AIDS に伴うリンパ腫
CT（肺野条件）　両肺に halo sign を伴う腫瘤を認める．

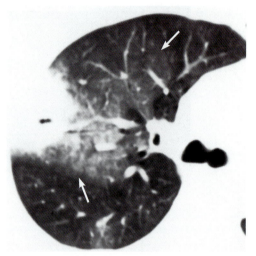

図 8-140　30 歳台女性　移植後リンパ増殖性疾患（PTLD）
CT（肺野条件）　右肺 S^3 に腫瘤様コンソリデーションを認め，周囲にすりガラス影が広がる halo sign（→）を認める．

次いで 2 番目に多い．本症は HIV と EB ウイルス感染による長期にわたる刺激による B cell の増殖によると考えられている．ARL はほぼすべて非 Hodgkin リンパ腫であり，B cell リンパ腫である[359,360]．AIDS 患者では健常者に比べ 40〜100 倍悪性リンパ腫の頻度が高く，死因の 20％を占め，10％が原発性リンパ腫である[359,360]．

CT 像は健常者のリンパ腫と違いはないが，AIDS 患者で結節・腫瘤，胸水，肺門・縦隔リンパ節腫脹を見た場合，本症を疑う[369]（図 8-139）．すりガラス影，コンソリデーション，広義間質の肥厚，心嚢液貯留を伴うこともある．

6）移植後リンパ増殖性疾患　post-transplantation lymphoproliferative disorder：PTLD

移植後リンパ増殖性疾患（PTLD）は EB ウイルス感染と密接に関連しており，免疫抑制剤による T cell の抑制による EB ウイルス刺激による B cell の増殖による．PTLD は移植患者の 2％にみられ，小児では成人の 2〜3 倍多く発生する．多くは移植後 2 年以内に生じるが，2 か月以内に発生する超急性型もある．PTLD は移植患者の予後を決定する重要因子のひとつであり，良性のものは予後良好であるが，悪性は無治療だと致死的である．悪性のものは多くは B cell 由来だが，20％内外は T cell 由来である．悪性の場合 Hodgkin リンパ腫，非 Hodgkin リンパ腫いずれもみられる[359,360]．

よくみられる CT 像は 0.3〜5 cm ほどのランダムに分布する球形結節・腫瘤，肺門リンパ節腫脹，斑状に分布するコンソリデーションであり，まれにすりガラス影や広義間質肥厚もみられる[370]（図 8-140）．

13. まれなびまん性肺疾患

a. LAM, MNPH

1) リンパ脈管筋腫症　lymphangioleiomyomatosis：LAM　(BOX 8-49)

　リンパ脈管筋腫症（LAM）は，腫瘍抑制遺伝子である *TSC1* 遺伝子（第9染色体上に存在し hamartin をコードする），あるいは *TSC2* 遺伝子（第16染色体上に存在し tuberin をコードする）のいずれか一方の遺伝子変異による形質転換で生じた平滑筋様の LAM 細胞が，肺や体軸リンパ系（縦隔・後腹膜・骨盤腔など）で，リンパ管新生を伴いながら増殖する腫瘍性疾患である．結節性硬化症（tuberous sclerosis：TSC）に合併する場合（TSC-LAM）と，孤発性に生じる場合（sporadic LAM：S-LAM）がある．

　おもに妊娠可能年齢の女性に発症し（TSC-LAM では少数ながら男性にも生じる），平均発症年齢は30歳台中頃であるが，閉経後に診断されることもある．本邦の疫学調査では人口100万人あたり1.2〜2.3人の頻度と推定され[371,372]，海外でも同様であることが報告されている．また，2015（平成27）年度より LAM は指定難病の対象疾患となったが，2014（平成26）年度の医療受給者証保持者数は689人である．しかし，女性 TSC 患者の30〜40％程度に LAM が合併することがわかっており[373]，本邦の結節性硬化症患者数（約15,000例）を基に計算すると，TSC-LAM 患者は4000例程度存在している可能性がある．これらの症例は軽症のため報告されていないものと考えられる．LAM の10年予測生存率は，本邦の調査では85％（横断的調査）[371,372]，米国の410症例の解析では86％（移植をしない場合）と報告されている[374]．

① LAM の臨床所見，病理所見

　臨床的には，肺では多発嚢胞により早期より拡散能が低下し，疾患の進行とともに閉塞性呼吸障害が強くなる．診断の契機は労作時呼吸困難もしくは自然気胸による医療機関受診が多いが，無症状のまま胸部検診異常として発見される場合もある．その他の症状として咳嗽，血痰，喘鳴などの呼吸器症状や，乳糜（び）胸水または腹水，下肢のリンパ浮腫，腹部腫瘤（リンパ脈管筋腫），腎血管筋脂肪腫による腹痛・血尿・貧血などを認める場合がある．病態には女性ホルモンが関与しており，妊娠・出産により増悪することがあるため注意を要する．呼吸不全に対しては分子標的薬（シロリムス）が第一選択であり，そのほかにホルモン療法（偽閉経療法）や肺移植，対症療法としての気管支拡張薬や在宅酸素療法などがある．また，腎臓の血管筋脂肪腫（AML）による出血が問題となることがあり，必要に応じて血管塞栓術や腎臓摘出術などを検討する．

　LAM の肺病理像は，平滑筋様の LAM 細胞の小血管・細気管支・肺胞壁・リンパ管・胸膜などへの浸潤と，LAM 細胞による末梢気道閉塞に伴うエア・トラッピング（air trapping）や直接の肺実質破壊などにより生じる多発肺嚢胞が特徴的である[375]．肺嚢胞壁には LAM 細胞が結節様（myoblastic foci）に存在する．肺実質へのヘモジデリンの沈着や異物に対する

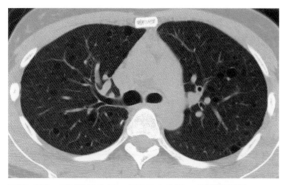

図 8-141　30 歳台女性　TSC-LAM：多発肺嚢胞
HRCT　径 1 cm 未満の薄壁で円形〜楕円形の多発肺嚢胞を両側肺びまん性に認める．

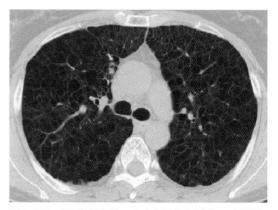

図 8-142　20 歳台女性　S-LAM（重症例）：多発肺嚢胞
HRCT　小型の嚢胞が多発し，嚢胞壁を共有するほどになっている．肺気腫との鑑別が難しくなる．

肉芽腫様変化も伴うことがあり，これは LAM 細胞の血管浸潤による小出血の影響と考えられる[376]．LAM 細胞の存在は，HMB-45，α-SMA，ER，PGR などによる特殊染色で診断される．

② LAM の CT 所見

CT 所見としては，両肺野びまん性に偏りなく存在する薄壁嚢胞が最も特徴的である（図 8-141, 142）．肺病変の進展度は S-LAM と比較し TSC-LAM の方が一般的に軽度である．肺嚢胞の大きさは通常 5〜15 mm 程度で均一な症例が多いが，嚢胞の大小のばらつきが大きい症例もある．疾患の進展とともに肺嚢胞は増大する傾向があり（最大で 5〜6 cm 程度）[377,378]，嚢胞の大きさは吸気・呼気で変化する（呼気で縮小）．肺嚢胞は通常，円形〜楕円形であるが，肺嚢胞の進展が高度になると多角形状や不整形になる．これは肺嚢胞が融合するためと考えられている[379]．肺嚢胞の壁は通常スムーズで薄く均一な厚みをもつ（1〜2 mm 程度）．肺嚢胞の辺縁部に血管陰影みられることが多く，これは低吸収域の中心部に血管影がみられる肺気腫と異なる．肺嚢胞は全肺野に偏りなく分布することが多いが，時に偏りがみられる症例もある[380]．肺嚢胞の進展度は，呼吸機能（一秒量，拡散能）とよく相関する[381]．

肺嚢胞以外の肺野は正常〜やや高吸収となることが多く，高吸収となっている領域（すりガラス影〜均等影）は出血やリンパ流のうっ滞などを示していると考えられる[382,383]．小葉間隔壁肥厚もしばしばみられ，これもリンパ流のうっ滞を示していると考えられている[383]（図 8-143, 144）．時に葉間裂の不整が認められることもあり，これは葉間裂に近接する嚢胞が原因とされる[384]．乳糜胸水は 10〜20％ の症例でみられ，両側・片側いずれもありえる[385]．縦隔リンパ節腫大は 13〜50％，胸管拡張は 4％ の症例で認められる[378,386]（図 8-145）．

肺嚢胞以外に，径数 mm〜10 mm までの小結節影がみられることがあり[382]，これは LAM 細胞の結節様の増殖もしくは multifocal micronodular pneumocyte hyperplasia（MMPH）（次項参照）による[387]．

LAM では腹部病変として，肝臓・腎臓の血管筋脂肪腫（angiomyolipoma：AML，脂肪濃度を含む腫瘤で造影効果あり）（図 8-146, 147），リンパ脈管筋腫（水と同等の濃度を呈する領

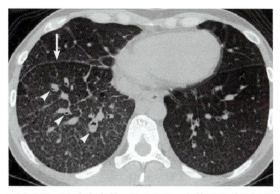

図 8-143　30 歳台女性　S-LAM：小葉間隔壁の肥厚とすりガラス影
HRCT　葉間裂(→)や気管支血管束(▶)の肥厚もみられる．

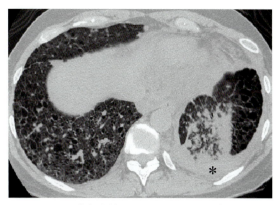

図 8-144　30 歳台女性　S-LAM：左肺下葉の均等影
HRCT　左胸水(＊)も認められる．

図 8-145　20 歳台女性　S-LAM：胸管の拡張
単純 CT　水濃度陰影を呈し，上下に連続する管状構造物を認める(楕円内)．

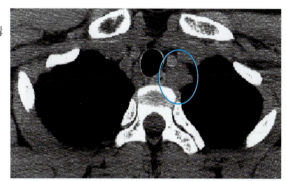

> **BOX 8-49**　TSC-LAM の臨床・画像所見
>
> 1) 臨床所見
>   - 妊娠可能年齢の女性例がほとんどだが，ごくまれに男性例あり．
>   - 気胸，乳糜(び)胸水，呼吸不全，腹部腫瘤などを呈する．
>
> 2) CT 所見
>   - 多発肺嚢胞
>   嚢胞壁は薄く(<3 mm)，スムーズ．
>   大きさは 5〜15 mm 程度のものが多い．
>   びまん性で分布の偏りは少ない．
>   - 小結節影(径数 mm〜10 mm 程度)
>   - 胸水貯留(乳糜)
>   - リンパ管拡張
>   - TSC-LAM では骨病変(骨硬化や増大)がみられる．
>   - 肝臓・腎臓の血管筋脂肪腫(AML)
>   - 後腹膜や骨盤のリンパ脈管筋腫
>   - 腹水貯留(乳糜)

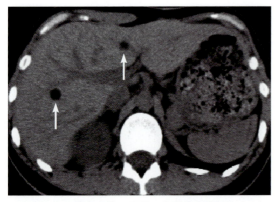

図 8-146　30 歳台女性　肝臓の血管筋脂肪腫（AML）
腹部単純 CT　肝臓に脂肪濃度を含む結節影を認める（→）.

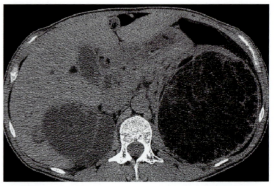

図 8-147　40 歳台女性　腎臓の血管筋脂肪腫（AML）
腹部単純 CT　左腎に脂肪濃度を含む巨大な腫瘤を認める.

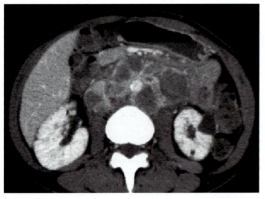

図 8-148　30 歳台女性　後腹膜のリンパ管筋腫
腹部造影 CT　後腹膜に分葉状の比較的大きな腫瘤影で，壁や腫瘍内部に一部増強効果がみられる．内部は水と同等の濃度を呈する．

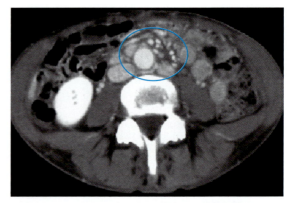

図 8-149　20 歳台女性　傍大動脈リンパ節の腫大
腹部造影 CT　腹部リンパ節の多発性腫大を認める（楕円内）.

域の多い分葉状の比較的大きな腫瘤影で，壁や腫瘍内部に一部造影効果があり，大きさに日内変動がある，図 8-148），リンパ節腫大（図 8-149），cisterna chyli などのリンパ管拡張，腹水貯留などを認める．AML の頻度は S-LAM と比較し TSC-LAM の方が高い[378]（表 8-5）．その他の比較的まれな所見として，後腹膜の出血や下肢のリンパ浮腫がある[388]．

TSC-LAM では，TSC の特徴としての線維性骨異形成症（fibrous dysplasia）や Paget disease 様の肋骨増大や椎体の骨硬化巣などの骨病変も CT でみられることがあり（図 8-150），診断の参考になる[389,390]．

鑑別疾患は肺気腫，Langerhans 細胞組織球症，Birt-Hogg-Dube 症候群，リンパ球性間質性肺炎（LIP）などがあげられるが，病歴と画像所見から鑑別は比較的容易である．

図8-150 30歳台女性 TSC-LAM症例の肋骨の硬化像
単純CT 両側の肋骨に多発性の硬化像を認める(楕円内).

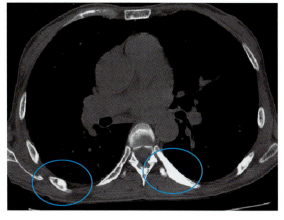

表8-5 S-LAMとTSC-LAMの臨床的特徴・画像所見の差異[384, 395]

CT所見	S-LAM	TSC-LAM
性別	女性のみ	ほとんど女性だが, ごくまれに男性例あり
発症年齢	30～40歳台での発症が多い	S-LAMより4歳程度発見が早い
肺嚢胞の進展度	中等度～高度	軽度～中等度
小結節影	1～33.9%	71.4%
胸管拡張	3～4%	0～7.1%
胸水貯留	11.3～12%	6～7.1%
肝AML	2%	33%
腎AML	32%	93%
リンパ節腫大	30.8%	0～71%
リンパ脈管筋腫	約30%	約30%
腹水貯留	10%	6%

2) Microuodular pneumocyte hyperplasia (MNPH) / multifocal micronodular pneumocyte hyperplasia (MMPH) (BOX 8-50)

結節性硬化症(TSC)患者の肺内にⅡ型肺胞上皮の結節状の増殖を認めることが1968年以降報告されるようになり, 1998年にMuirらがmicronodular pneumocyte hyperplasia (MNPH)という名称を提唱した. MNPHは多発することが多く, 現在はmultifocal micronodular pneumocyte hyperplasia (MMPH)とよばれることが多い[391,392]. MMPHの頻度は不明であるが, 本邦におけるTSC患者95例の胸部合併症の検討によると, LAMが37例〔全体で39%：女性36/67例(54%), 男性1/28例(3.6%)〕, MMPHが67例(71%), 両者の合併が29例(31%)であったと報告している[393]. また, 本邦のLAM患者の胸部CTの検討では, 肺の小結節影は孤発性LAMの33.9%, TSC-LAMの71.4%に認められたと報告されている[394]. このようにTSCや孤発性LAMとの合併が多いことから, *TSC*遺伝子の異常が発症に関与していると考えられているが, 詳細な機序は不明である. さらに, 非常にまれではあるが, 臨床的にTSCや孤発性LAMを背景に認めない症例の報告もある[391,395～398].

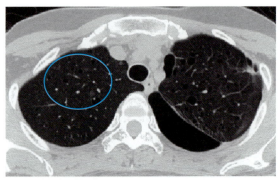

図 8-151　30 歳台女性　TSC-LAM 症例に認められた小結節影
CT（肺野条件）　径数 mm の淡い小結節影を 3 個認める（楕円内）．左肺は慢性気胸を呈している．

> **BOX 8-50**　MNPH/MMPH の臨床・画像所見
>
> 1) 臨床所見
>   - TSC-LAM，または孤発性 LAM
>   - 進行例はまれ．
>
> 2) CT 所見
>   - 小結節〜すりガラス状結節（径 1〜10 mm 程度）
>   - 分布はランダム．
>   - 多発性
>   - 肺 LAM の合併あり．

　臨床的な特徴は，LAM よりやや若年で発症し，呼吸機能の障害は伴わず，悪性化もしないと考えられている．しかし，1 例のみ呼吸不全による死亡例が報告されている[395]．

　病理学的には，肺胞壁に沿って異型のない II 型肺胞上皮細胞が結節様に増殖し，免疫染色上はサイトケラチン，EMA，サーファクタントが陽性で，CEA，α-SMA，HMB-45 は陰性であり，リンパ脈管筋腫症（LAM）とは異なる病態と考えられる[392,399〜401]．増殖した II 型肺胞上皮は腫大しているものの N/C 比は保たれており，核の異型はない．時に病変周囲に肺胞マクロファージの集積，軽度の線維化を伴う間質の肥厚，軽度のリンパ球浸潤などを伴うことがある[390]．

　CT 上は，肺野のいずれの部位にも存在しうる径 1〜10 mm の境界明瞭なすりガラス影ないし充実性の結節性陰影を呈する[371]（図 8-151）．鑑別は異型腺腫様過形成（atypical adenomatous hyperplasia：AAH），上皮内腺癌（pulmonary adenocarcinoma in situ：AIS）であり，多発性であることと TSC の病歴が診断に役立つ．

b. アミロイドーシス　amyloidosis

アミロイドとよばれる難溶性の線維状の糖蛋白質が細胞外に沈着する病態である．アミロイドの組織沈着の結果としてさまざまな臓器の機能障害が引き起こされる[402]．生化学的には，アミロイドーシスは，沈着する物質の種類により30以上に分類される．胸部の病変をきたすものは，AL蛋白(amyloid light chain protein)の沈着するAL型，AA蛋白(amyloid A protein)の沈着するAA型である．AL型アミロイドーシスは，異常形質細胞が産生するモノクローナル免疫グロブリン軽鎖(L鎖)由来アミロイド蛋白が沈着するものである．多発性骨髄腫あるいは原発性マクログロブリン血症が基礎疾患として存在する場合がある．AA型アミロイドーシスが呼吸器系にみられることがまれにある．これは，急性期反応蛋白の一種である血清アミロイドA(SAA)に由来する異常蛋白が原因となりアミロイド沈着をきたすものであり，慢性炎症に起因する．通常は，関節リウマチ，慢性感染症(結核など)が背景にある患者に腎不全や消化器症状(下痢，吸収障害)などで発症する．

呼吸器系のアミロイド沈着が問題となることは少なく，剖検や，他の理由で肺の組織標本が得られた場合に気づかれる偶発的な所見であることが多い．肺アミロイドーシスはAL型が大半を占め，AA型は比較的少ない．AL型，AA型の間で，肺アミロイド沈着部位の頻度の違いや，所見の相違については明らかな傾向はみられない．画像診断のうえでは両者の違いを意識する必要はないと思われる．

肺アミロイドーシスは，いくつかの特徴的な肺内での沈着パターンを呈する[403,404]．肺アミロイドーシスのアミロイド沈着部位による分類としては，1) 気管・気管支型(tracheobronchial amyloidosis)，2) 結節性肺実質型(nodular parenchymal amyloidosis)，3) びまん性肺胞隔壁型(diffuse parenchymal amyloidosis)の3種類に分類されることが一般的である．縦隔，リンパ節のアミロイドーシスによる腫大もみられる場合がある(BOX 8-51)．

1) 気管・気管支型アミロイドーシス

気管～中枢気管支粘膜下のアミロイド沈着が壁肥厚や腫瘤として描出されることがあり，気管・気管支型アミロイドーシスとよばれる[405]．症状としては，咳嗽，呼吸困難，血痰，嗄声がみられる．嗄声は合併する喉頭アミロイドーシス病変によるものである可能性がある．CTでは，気管～中枢気管支内腔に突出する結節，不整な壁肥厚がみられ，石灰化を伴うことがある(図8-152)．緩徐な増大傾向を呈することが多い．

広範な病変の場合は鑑別として再発性多発軟骨炎(relapsing polychondritis：RP)，tracheobronchopathia osteochondroplastica(TO)，多発血管炎性肉芽腫症(Wegener肉芽腫症)があげられる．RP，TOでは，膜様部に病変がみられないことが鑑別点となる．気管支結核，サルコイドーシスも鑑別にあがる．随伴した肺野病変からアミロイドーシスと鑑別しうることが多い．肺野病変が乏しい場合は画像からの鑑別診断が難しい場合がある．また，潰瘍性大腸炎，Crohn病の消化管外合併症として，胸部では気管・気管支病変の頻度が高く，これらの炎症性腸疾患に伴う病変も鑑別として考慮すべきである．

限局性の場合は気管，中枢気管支に発生する腫瘍(腺様嚢胞癌，扁平上皮癌)が鑑別となる．気管周囲への進展の有無は鑑別上注目すべき点である．気管外進展がある場合は腫瘍性の可

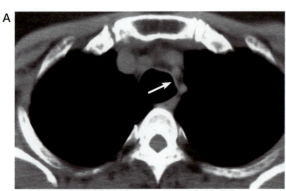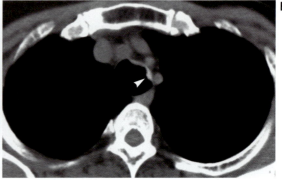

図 8-152　50 歳台女性　気管アミロイドーシス
A, B：単純 CT（縦隔条件, B は A の 6 年後）　気管壁の限局性肥厚があり（→），経時的な増大傾向を呈している（A）．6 年後（B），一部に石灰化が描出されている（▶）．

BOX 8-51　肺アミロイドーシス

1) 難溶性蛋白であるアミロイドの組織沈着による．
2) 肺においては AL（免疫グロブリン軽鎖に由来，より高頻度），あるいは AA（血清アミロイド A 由来，比較的少ない）の沈着を認める．
3) 肺アミロイドーシスの病変パターン
    ① 気管・気管支型（tracheobronchial amyloidosis）
    ② 結節性肺実質型（nodular parenchymal amyloidosis）
    ③ びまん性肺胞隔壁型（diffuse parenchymal amyloidosis）
4) 気管・気管支型アミロイドーシス
    - 気管支壁肥厚と内腔に突出する腫瘤，石灰化を伴うことあり．
    - 軟骨部に限局しない（RP，TO との違い）．
5) 結節性実質型アミロイドーシス
    - 緩徐な増大傾向を示す単発，あるいは多発の境界明瞭な結節（多発がより多い）．
    - 多角形〜分葉状が多い，広義間質に沿った進展（リンパ増殖性疾患と共通の特徴）．
    - 石灰化，骨化をしばしば伴う．
    - 多発囊胞との合併では Sjögren 症候群合併を考慮する．
6) びまん性肺胞隔壁型
    - 全身型アミロイドーシス（特に多発性骨髄腫）症例
    - 網状影，小葉間隔壁肥厚，すりガラス影，多発小結節の報告あり．

能性が高い．病変部に石灰化を伴う場合は，腫瘍よりもアミロイドーシスの可能性が高い．最終的な診断については気管支鏡での観察および生検が必要である．

　病変の進行は一般に緩徐であるが，進行性の場合は治療が必要となる場合がある．標準的治療について定まったものはないが，気管支鏡下の切除，レーザー焼灼，体外放射線照射などによる治療が報告されている．

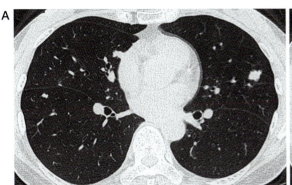
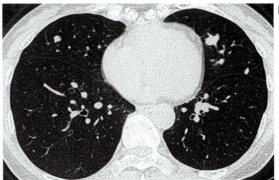
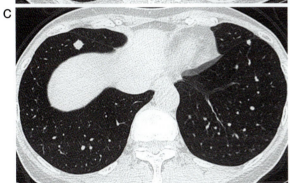

図8-153　60歳台女性　結節型アミロイドーシス
A〜C：HRCT（AからCへ尾側のスライス）　両肺に多発結節の描出を認める．結節の形状は多様で，円形に近いもの，直線状の辺縁をもつもの，辺縁不整なものが混在する．

2) 結節性肺実質型アミロイドーシス

　肺野に多発，時に単発の境界明瞭な結節を呈する．大きさは1〜5 cm程度のものが多い．結節の形状は多様で（図8-153），類球形の病変になることよりも，多角形や分葉状などの形態になることが多い．緩徐な増大傾向を呈する．石灰化，骨化がしばしばみられる特徴である（図8-154）．形態的には，リンパ腫などのリンパ増殖性疾患と共通点があり，気管支，血管に沿った広がりを呈するなど，広義間質に沿った進展を呈しやすいのも特徴的である．気管支壁肥厚や小葉間隔壁肥厚を伴うこともある．特に石灰化を伴う場合には肺のリンパ増殖性疾患の鑑別として考慮すべきである．

　石灰化を伴う肺結節としての鑑別に第一にあげられるのは結核などによる肉芽腫であるが，肉芽腫については増大傾向を呈することはまれであるため，石灰化結節の増大を見た場合は石灰化を伴う腫瘍（骨肉腫，カルチノイド）とともにアミロイドーシスの可能性を考えるべきである．

　肺結節性アミロイドーシスの発症するパターンとして，多発結節と多発囊胞の共存がある[406]．多発囊胞の存在は，アミロイドーシスを強く疑うきっかけとなる重要な所見である．囊胞を合併する場合，背景にSjögren症候群があることが多い．囊胞と多発結節は，Sjögren症候群に伴うアミロイドーシスの特徴的パターンといえ，多数の症例報告がある．囊胞を見た場合，気腫性変化や，偶発的なブラと判断する前に，アミロイドーシスの可能性について検討すべきである．喫煙者における気腫とSjögren症候群に伴う囊胞の鑑別点としては，分布（肺気腫では上肺優位，Sjögren症候群では均等），壁の有無（肺気腫では壁が不明瞭），融合傾向（Sjögren症候群では個々の囊胞に融合傾向が乏しい）という特徴がある．

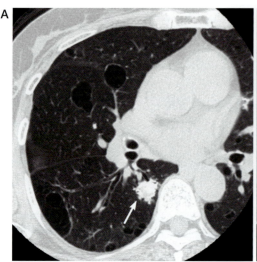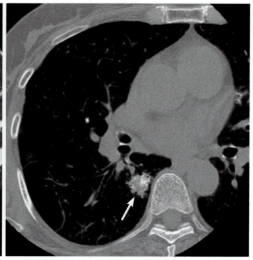

図 8-154 70 歳台女性　結節型アミロイドーシス
A, B：HRCT（A：肺野条件，B：骨条件）　結節は不整形，辺縁不整で内部に石灰化を伴う（→）．多発囊胞の描出を認める．

Sjögren 症候群については，囊胞を伴うリンパ球性間質性肺炎が画像所見として知られているが，Sjögren 症候群で囊胞とアミロイドーシスによる結節を伴う場合，間質肥厚やすりガラス影といったリンパ球性間質性肺炎（LIP）の所見を認めない場合も多い．

3）びまん性肺胞隔壁型アミロイドーシス

全身型アミロイドーシス，特に多発性骨髄腫の部分症としてみられることがほとんどである．小結節，網状影あるいは小葉間隔壁肥厚が所見として報告されている[407]．すりガラス影がみられることもある（図 8-155）．心アミロイドーシス合併による肺水腫や肺胞出血と CT 所見から区別するのは難しい．小結節を呈する場合は多発肺転移，粟粒結核との鑑別が問題となる場合もある．

4）リンパ節腫大

アミロイドーシス症例においてリンパ節腫大がみられることがあるが，リンパ節腫大のみがみられる例は極めてまれである[408]．斑点状の石灰化を伴うことが特徴的という報告があるが，特異的な所見は存在しない（図 8-156）．肺病変を伴わず，リンパ節腫大のみの所見を呈する場合は，リンパ腫，悪性腫瘍のリンパ節転移（肺癌，食道癌，胸腺癌）などが鑑別となり，生検による組織診断が必要である．

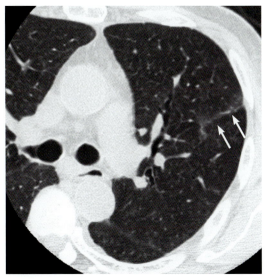

図 8-155　70 歳台女性　びまん性肺胞隔壁型アミロイドーシス
HRCT　肺野にすりガラス状濃度上昇と小葉間隔壁肥厚(→)を認める.

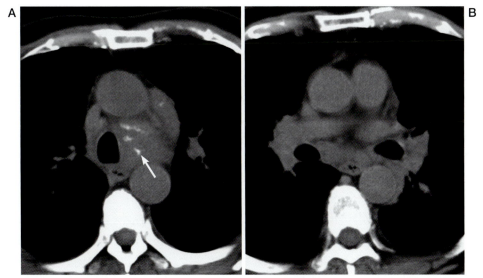

図 8-156　70 歳台男性　アミロイドーシスによる縦隔リンパ節腫大
A, B：単純 CT（縦隔条件）　縦隔，肺門に著明なリンパ節腫大を認める．一部に点状石灰化を伴っている(→).

C. 肺胞蛋白症　pulmonary alveolar proteinosis

　肺胞蛋白症は顆粒球マクロファージ刺激因子(GM-CSF)の活性を阻害する自己抗体の存在により，サーファクタントのクリアランス障害が生じ，肺胞腔内にサーファクタント蛋白とリン脂質が集積する病態で，HE 染色では PAS 陽性の赤い細顆粒状滲出物の貯留が認められる[409]．そのため，胸部単純 X 線所見はその滲出物貯留の多寡により肺門中心のコンソ

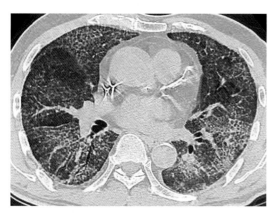

図 8-157　80歳台男性　肺胞蛋白症
HRCT　両肺びまん性に広がるスリガラス影を背景にやや荒い網状・分岐状構造が認められる．

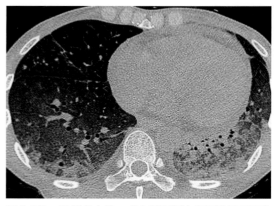

図 8-158　40歳台女性　成人呼吸促迫症候群（ARDS）
HRCT　両肺にすりガラス影とコンソリデーションが混在している．右肺では広範なすりガラス影を背景に細かい網目状構造が認められる．

リデーションからすりガラス影を示す．頻度は少ないが胸膜下にも認められることがある[410]．CT像はすりガラス影を背景に広範な網目状の像を示すことから，Murchらは，その像を"crazy paving appearance (CPA)"と称し，肺胞蛋白症に特徴的な像とした[411]（図8-157）．"crazy paving"とは敷石の形が不揃いである石畳の道路のことである．肺胞蛋白症におけるCPAとその病理像との対比は，Murchらの原著に示されている[411]．開胸肺生検の病理像で，小葉間隔壁が浮腫のため肥厚しており，また隔壁内に存在する静脈とリンパ管の怒張も示されている．このことから小葉間隔壁肥厚と小葉内血管周囲の間質の肥厚が，CPAの成因であるとしている．

その後，CPAは肺胞蛋白症の特徴像として認識されてきたが，1990年代後半から他の疾患でみられることが相次いで報告され始めた．Tanら[412]が1997年にムチン産生性肺胞上皮癌で，Franquetら[413]が外因性リポイド肺炎で，CPAが認められることを報告している．さらに，1999年にJohkohら[414]とMurayamaら[415]により多数の疾患でこのCPAが認められることが発表され，CPAとは肺胞性，間質性，混合性すべての疾患でみられる非特異的所見であることが，最近周知されてきている．

上述のように，CPAは，現在では非特異的所見であることがわかっている．今まで報告されている疾患は，Johkohら[414]が，特発性肺胞蛋白症以外に成人呼吸促迫症候群（図8-158），細菌性肺炎，急性間質性肺炎，放射線肺臓炎，薬剤性肺障害，好酸球性肺炎，肺出血（図8-159），肺水腫などで，Murayamaら[415]はニューモシスチス肺炎（図8-160），成人呼吸促迫症候群，間質性肺炎，放射線肺臓炎，薬剤性肺障害，肺出血で認められたと報告している．そのほかにもCPAが認められる疾患は多数あるが，病変主体が肺胞に存在する疾患にも認められる所見であると思われる．

しかし，CPAは一時的に認められる所見で，疾患の消退，増悪で消失してしまうため，病理像との対比ができている報告は少ないものの，いくつかの論文で肺胞性疾患にてCPAが生じることについて，説明がなされている．まず，肺胞蛋白症のCPAの成因について，KangらはMurchら[411]の解析結果に対して異論を唱えている．すなわち，小葉間隔壁の肥

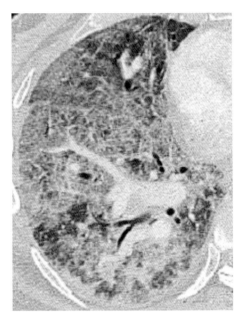

図 8-159　30 歳台女性　肺胞出血
HRCT　右肺全体にすりガラス影が認められるが，一部に荒い網状・分岐状構造が認められる．

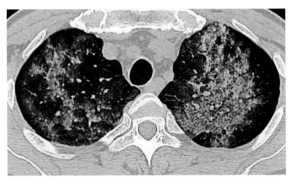

図 8-160　60 歳台女性　ニューモシスチス肺炎
HRCT　両肺に広がるやや高吸収のすりガラス影が認められるが，内部にやや細かい網目状構造が認められる．

厚よりも集積する物質が隔壁近傍に偏って存在することが寄与しているとした[416]．このことを踏まえて，Johkoh らは肺出血，びまん性肺損傷，心原性肺水腫の CPA と病理像との対比を示している[414]．この論文によれば，肺出血では細葉や二次小葉構造の境界部に血液成分が存在した．びまん性肺損傷では細葉壁の線維化と細葉中央部の airspace の拡張による網目構造が生じていた．心原性肺水腫では小葉間隔壁や細葉の境界部に浮腫が生じていた．このように CPA の成因はさまざまで，小葉間隔壁肥厚と小葉内血管周囲の間質の肥厚によるものだけではないとしている．

　Murayama らの論文[415]での，肺胞蛋白症の病理像と CPA との対比を再掲する．肺胞蛋白症では小葉間隔壁は浮腫状に肥厚しており，小葉間隔壁左側の滲出物の少ない部位では血管やリンパ管の拡張も認められている(図 8-161)．この論文には記載されていないが，小葉間隔壁の左側では小葉内の血管，リンパ管の拡張以外に，滲出物の偏りがみられている．Kang らの報告にあるように[416]，後者の所見が肺胞蛋白症において CPA の成因のひとつであることが示唆される．2011 年の De Wever らの論文の CT 像と病理像との比較においても，滲出物が小葉間隔壁や小葉内間質の接して存在することが傍細葉パターンが顕在化する原因であると述べている[417]．この論文では，過敏性肺炎，通常型間質性肺炎(UIP)，非特異性間質性肺炎(NSIP)，放射線肺炎，リポイド肺炎，癌性リンパ管症の CPA についてそれぞれ病理像との比較を行っているが，滲出物の偏り，間質の線維化，毛細血管の怒張や間質の浮腫など疾患によってさまざまな原因で CPA が生じていることを証明している．

　Holbert らは，27 例の肺胞蛋白症の CT 像について詳細に検討している[418]．彼らの報告によれば，病変のスライス内分布は地図状が最も多いが，びまん性も時々みられた．上下の

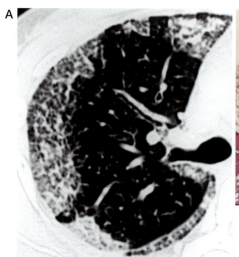
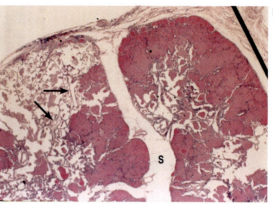

図 8-161　30 歳台男性　肺胞蛋白症
A：HRCT　胸膜下に広がるスリガラス影を背景にやや荒い網状・分岐状構造が認められる．B：**病理組織像(HE 染色×10)**　小葉間隔壁(S)が浮腫により著明に拡張している．小葉内にはPAS陽性の物質が集積しているが，左側の小葉内では物質の分布に偏りがある．拡張したリンパ管や血管(→)も認められる．（文献 415）より許可を得て転載）

分布では全体的が最も多く，下肺野優位が次に多かった．すりガラス影は全症例にみられたが，小葉間隔壁肥厚は 85％で，必ずしも全例でCPAがみられるわけではない．air-space consolidation も 78％に認められている．線維化や小葉内の線維性変化はともに 7％であったが，この検討では相当例が 5 mm 以上の厚いスライスでの撮像であるので，この頻度の信頼性は低く，高分解能CT(HRCT)では高頻度にみられる所見と推察する．

　また，肺胞蛋白症は，白血病などの血液疾患に合併する二次性のものも存在する．Ishii らは自己免疫性と二次性の肺胞蛋白症とのHRCTの所見の比較を行っているが，自己免疫性肺胞蛋白症の画像の特徴は，斑状地図上のパターン，subpleural sparing（胸膜下に病変が及んでいない），CPA，下肺野優位であり，二次性では，これらの所見の頻度が少なかったと報告している[419]．このことは血液疾患に生じる非特異性びまん性肺疾患が肺胞蛋白症の可能性があることを示しており，注意を要する．

d. 肺胞微石症　pulmonary alveolar microlithiasis

　肺胞微石症はリン酸カルシウムの微石が肺胞内に蓄積するまれな疾患であり[420〜422]，現在までにおよそ 1000 例程度の報告がある[423]（BOX 8-52）．性差はないかわずかに男性に多い．診断時年齢は新生児から 80 代まで幅広いが，10〜20 代で発見されることが多い[423]．家族性もしくは孤発性に発生し，家族性の報告は 32〜61％程度である[421]．原因はSLC34A2遺伝子の変異で[424,425]，この遺伝子はⅡ型肺胞上皮に特異的に発現しているⅡb型ナトリウム依存性リン運搬蛋白をコードしており，その欠損によりリンイオンの肺胞腔内か

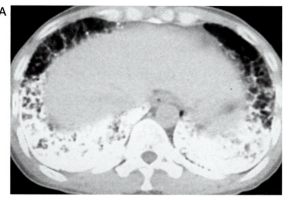
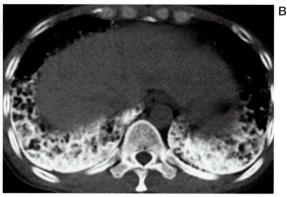

図 8-162　40 歳台男性　肺胞微石症
A：CT（肺野条件，WL 300，WW 1000），B：CT（骨条件，WL 50，WW 1000）　肺野条件の CT（A）では下葉背側に均等影や網状影，すりガラス影が広範に認められる．骨条件の CT（B）では肺野の均等影に重なって石灰化を認める．（文献 435）より許可を得て転載）

BOX 8-52　肺胞微石症の肺病変の特徴

- 肺胞腔内に微石が沈着する．
- 肺野陰影が強いわりに症状が乏しい．

ら II 型肺胞上皮への運搬が妨げられリン酸カルシウムが肺胞腔内に蓄積する[426]．

臨床的には初診時は無症状で，胸部単純 X 線写真にて発見されることが多い[420,421]．緩徐な経過で発見から数年から数十年は無症状だが，次第に呼吸機能障害が現れ，最終的には死に至る[427]．診断は経気管支鏡下肺生検もしくは外科的肺生検によってなされるが，喀痰や気管支肺胞洗浄液（BALF）内の微石によってなされることもある[428,429]．現在のところ肺移植を除いて有効な治療法はない[423]．

肺胞微石症の画像所見

胸部単純 X 線写真では両肺やや中・下葉優位に砂粒様の微細粒状影が広範に認められる．この微細粒上影は 1 mm 以下の大きさで明瞭な境界をもつという特徴がある．胸膜下に black line とよばれる肺野透過性が亢進した帯状影を認めることもある[420,421,430]．また，骨シンチグラムでは肺の病変に合わせて両肺びまん性に取り込みが認められる[431]．

胸部 CT では両側肺野やや下肺野優位にすりガラス影や小粒状影がほぼ全例でみられる所見で，ほかに均等影，小葉間隔壁の肥厚，気管支血管周囲間質の肥厚，胸膜下囊胞などがおもな所見として認められる[420,432〜437]（BOX 8-53）．また，胸膜の肥厚や小葉内網状影がみられることもある．一番の特徴はこれらの所見が強い石灰化を伴うことであるが，病変初期の微細な陰影では CT で石灰化を捉えられないときもある．分布は頭尾方向では下肺野にやや優位であり，横断（軸位断）では優位な分布はみられない[437]．図 8-162 A，B は肺内の均等影に強い石灰化をきたしている像である．粒状や網状，あるいはびまん性の石灰化が肺内にみ

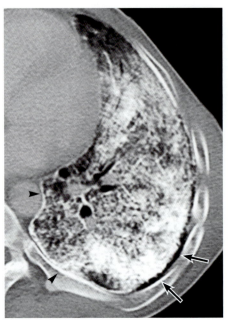

図 8-163　40 歳台男性　肺胞微石症
CT（肺野条件，WL 155，WW 1858，スライス厚 10 mm）
左下葉にびまん性に均等影，粒状影，すりガラス影を認める．外側の胸膜直下には black pleural line とよばれる帯状の低吸収域を認める（→）．また，縦隔側の胸膜には線状の石灰化を認める（▶）．（文献 435）より許可を得て転載）

BOX 8-53　肺胞微石症の CT 所見

- 両側肺野に著明な石灰化を伴う粒状影，均等影がみられる．
- 胸膜，小葉間隔壁に線状石灰化がみられる．
- black pleural line

られ，胸膜や小葉間隔壁では明瞭な線状石灰化としてみられる．これは微石が小葉間隔壁や胸膜，気管支血管周囲に比較的優位に肺内にびまん性に分布しており，これらの微石の集合が CT 所見を反映していると考えられる．そのため CT 像全体としては粒状影が集簇して陰影を形成しているような印象を受ける．また，胸膜直下に数 mm 大の小囊胞性陰影が散見されることが多いが，それが連続して配列し，"black pleural line" とよばれる帯状の低吸収陰影が認められることがある（図 8-163）．肺構造の構築の変化は小さく，末期でも肺の volume は保たれたままとなる．

　画像上の特徴として，肺野の陰影が非常に強いわりに症状が乏しいことがあげられる（BOX 8-52）．また，肺野の陰影も石灰化がはっきりしない初期でもその陰影は非常にコントラストが強い．鑑別診断としてはびまん性に粒状影を呈する疾患や石灰化を呈する疾患であり，結核や塵（じん）肺，サルコイドーシスやリンパ増殖性疾患，ヘモジデローシス，アミロイドーシス，肺骨化症，転移性石灰化などがあげられる．病変の分布や縦隔条件での広範な石灰化を認める，肺野の構造変化に乏しい，若年発見，症状に乏しいなどが肺胞微石症を診断する鑑別点となる．

e. 異所性肺石灰化

異所性石灰化は，血清中のカルシウム・リン積（Ca×P積）の上昇により組織に石灰化をきたす病態で，既存の組織障害を伴わない．転移性石灰化（metastatic calcification）ともよばれる[438]．特に，水素イオン分泌を行う臓器である腎臓，肺，胃においては組織がアルカリ性に傾くためカルシウム沈着を起こしやすい．

異所性石灰化の原因として腎不全，特に血液透析患者がその大半を占める．二次性の副甲状腺機能亢進症による変化である．近年，透析患者に対しカルシウム非含有性リン吸着剤の投与が増えており，肺異所性石灰化の頻度は以前と比べ減っている可能性がある．慢性腎不全以外の原因としては原発性副甲状腺機能亢進症，多発性骨髄腫が多い．

異所性肺石灰化による症状がみられることは少ないが，時に呼吸困難や咳嗽の原因となるとされている．呼吸困難の程度は画像的な石灰化の程度とは相関しないようである．異所性石灰化は緩徐に進行する病態であることが多い．肺石灰化はリン酸・カルシウム値が正常化することによって改善する場合がある．

胸部単純X線写真での異所性肺石灰化の検出感度は低い．CTは少量のカルシウム沈着でも検出可能であり，診断上有用性が高い．病変は上肺で最も目立つことが多い．肺尖に近づくほど換気血流比が高く，二酸化炭素分圧が低下し，組織のアルカリ性が強いことと関連するとされている．典型的なCT所見は小葉中心性の辺縁不明瞭なすりガラス影である（図8-164）．ウィンドウ条件を変えることにより陰影の内部に石灰化に相当する高吸収が認められる場合がある．石灰化した微小結節や高吸収を呈する浸潤影がみられることもある．一方，小葉間隔壁肥厚は通常，認められない．肺外の所見としては胸壁の血管石灰化が鑑別に有用で，肺野の陰影が異所性石灰化であることを強く示唆する所見といえる．

テクネシウムリン酸化合物（^{99m}Tc-HMDP，^{99m}Tc-MDP）を用いたシンチグラムでは肺野の集積亢進を呈する．関節にも集積亢進を伴っていることが多い．胃壁の集積亢進が認められる場合もある．

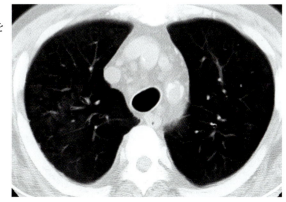

図8-164　60歳台男性　異所性肺石灰化
CT（肺野条件）　両肺に小葉中心性分布を呈する斑状すりガラス影を認める．

f. 肺骨化症　pulmonary ossification

　肺骨化症は組織学的に肺内に骨形成がみられ，しばしば骨髄を伴っている．原発性（特発性）および種々の呼吸器疾患，心疾患，肺外病変に合併する二次性の骨化症がある[439]（表8-6）．肺骨化症の原因は不明であるが血管新生，慢性の肺静脈うっ滞，肺線維化，さまざまな成長因子の関与が疑われている[439]．肺骨化症は形態学的に2つに分けられる．1) nodular type と 2) dendriform type である[440]．

　Nodular type は僧帽弁狭窄や慢性左心室不全などの心疾患による肺うっ血に合併する．組織学的には肺胞腔内に石灰化した類骨の層状の沈着が認められる．通常，骨髄成分は認められない[439]．HRCT では肺内に境界明瞭，辺縁分葉状の結節を生じる[441]．

　一方，dendriform type は炎症や肺線維症，肺傷害などに合併し，しばしば特発性である．組織学的には肺胞隔壁に沿って分岐状の骨組織が認められ，時に肺胞腔内に突出する[440]．しばしば骨髄を含む．HRCT 上は珊瑚状の分岐影を呈する[442]．

　特発性の肺骨化症は通常60歳以上の男性に多いが，若年者や女性にみられることもある．通常は無症状であるか症状に乏しい．病変が広範囲に認められる症例では肺の拘束性障害や拡散能の低下がみられることもある[439]．

　画像所見としては胸部単純 X 線写真では所見の検出が困難であることが多いが，所見がみられるときは両側下肺野主体に網状粒状影が認められる[443]．HRCT は病変の検出に優れ，1～4 mm 程度の線状の石灰化が認められ，時に点状，粒状，分岐状を呈する[443]．縦隔条件や骨条件で表示して高吸収が認められれば，骨化症の可能性が高い（図 8-165, 166）．^{99m}Tc-MDP 骨シンチグラフィで病変が描出されることもある．確立された治療法はない．一般的に肺骨化症自体の予後は良好であるが，年齢や背景疾患が予後に影響する[439,444]（図 8-167）．

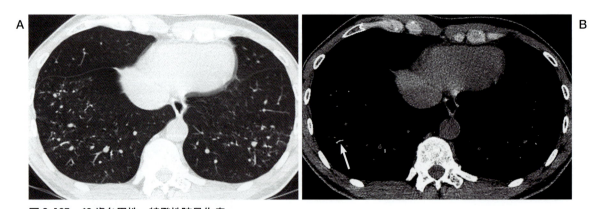

図 8-165　40歳台男性　特発性肺骨化症
薄層 CT　A：肺野条件，B：縦隔条件　肺野条件（A）では，両側下葉末梢優位に線状分枝影が多発している．一部の線状影は高吸収を示し（→），肺骨化症の所見である．

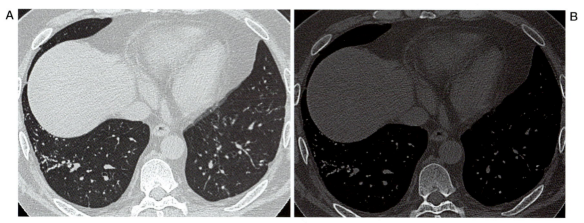

図 8-166　40 歳台男性　無症状，特発性肺骨化症
薄層 CT　A：肺野条件，B：骨条件　肺野条件(A)では，両側下葉末梢優位に線状影が散在して高吸収を示し，骨条件(B)で表示しても淡い高吸収を示している．特発性肺骨化症に特徴的な所見である．(神奈川県立循環器呼吸器病センター　岩澤多恵先生のご厚意による)

表 8-6　肺骨化症をきたす疾患

Ⅰ. 特発性肺骨化症
Ⅱ. 既存肺病変に合併
　　A. 特発性間質性肺炎
　　B. 肺アミロイドーシス
　　C. chronic busulfan therapy
　　D. 急性呼吸促迫症候群
　　E. Hamman-Rich 症候群
　　F. サルコイドーシス
　　G. ヒストプラズマ症
　　H. 結核
　　I. 乳糜(び)の肺転移
　　J. 骨肉腫の肺転移
　　K. 黒色腫の肺転移
Ⅲ. 既存心疾患に合併
　　A. 僧帽弁狭窄
　　B. 慢性左心室不全
　　C. 特発性肥大性大動脈弁下狭窄症
Ⅱ. 既存の心肺疾患以外に合併
　　A. 原発性・二次性副甲状腺機能亢進症
　　B. ビタミンD過剰症
　　C. アルカローシスを伴った幽門狭窄症

(文献 439)より改変)

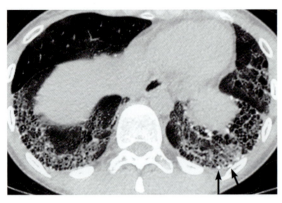

図 8-167　30 歳台女性　慢性間質性肺炎(強皮症肺)に合併した肺骨化症
薄層 CT(肺野条件)　両側下葉末梢優位に網状影，すりガラス影が認められ，下葉の容積減少を伴っている．陰影内に微小結節状の高吸収が散在している(→)．強皮症に合併した慢性間質性肺炎に併発した肺骨化症の所見である．

g. 造血幹細胞移植後非感染性合併症

1) 造血幹細胞移植と合併症

　造血幹細胞移植とは，赤血球，白血球，血小板への分化能をもつ造血幹細胞を移植する治療である．血液系悪性腫瘍や再生不良性貧血，骨髄異形成症候群，先天性代謝異常症などの造血機能低下疾患など治療適応は広い．骨髄移植，末梢血幹細胞移植，臍帯血移植と3種類の移植方法がある．移植後肺合併症の発症を認める割合はおよそ 30～60％ と報告されている[445]．肺合併症には感染症と非感染性合併症がある．化学療法，放射線治療，免疫抑制剤治療を組み合わせた移植前処置により高度な免疫低下状態となるため，生着までは感染症の頻度が非感染性肺合併症より高く，このコントロールが移植成功の鍵となる．一方，非感染性肺合併症は移植後 100 日以降では感染症よりも頻度が高くなると報告されており，移植後慢性期では非感染性肺合併症が重大な予後因子となる．造血幹細胞移植後非感染性合併症には生着症候群，移植片対宿主病(graft-versus-host disease：GVHD)といった移植特有の反応病変と複数の移植前治療が影響し，原因が特定できない病変がある．原因特定が難しいこれら非感染性肺障害はすべて特発性肺炎症候群(idiopathic pneumonia syndrome：IPS)として報告されている．移植後早期に発症する非感染性肺合併症では，急速な発症と進行を特徴にもつ重篤な肺障害病変を認めることが多く，一方，移植後慢性期では膠原病などの間質性肺病変同様に繰り返し発症，徐々に進行する慢性経過を示す病変が多い傾向がある．

2) IPS と LONIPC

　造血幹細胞移植後非感染性合併症は特発性肺炎症候群(IPS)として報告されている(BOX 8-54)．IPS は以下の基準を満たす複数の病態の総称である．1) 移植後肺病変を有する，2) 気管支鏡検査あるいは細菌学的検査で種々感染症が否定されている，3) 心疾患，急性腎不全，肺水腫が否定されている[446]．造血幹細胞移植後非感染性合併症は遅発性非感染性肺障害(late-onset non infectious pulmonary complication：LONIPC)として報告されることもある．IPS は発症の時期を問わないが，LONIPC は移植後 3 か月以降に限定した肺障害を指す[447]．

> **BOX 8-54** 混乱させる用語 IPS
>
> IPS は原因不明の非感染性肺病変を報告してきた経緯がある．このため因果関係がはっきりしている生着症候群は idiopathic という用語と合わず，IPS 分類から外れるのが一般的である．一方，閉塞性細気管支炎(BO)もまた慢性 GVHD を原因とする肺病変で idiopathic pneumonia ではないが，IPS 分類に入るのが一般的とされている．DAH，EP，PVOD も一般的に IPS 内には入らないとする報告もあり，この線引きの不明瞭さが混乱を招く一因と考えられる[446]．
>
> 移植治療では重篤な症例が多く，病理学的な評価が行えない症例が非常に多い．移植後非感染性肺病変を報告する方法として，病理学的評価が行えなかった症例では IPS として報告する，病理評価を行えた症例では，IPS が発症しその病理が OP だったなど病理所見を付記し報告する場合と，IPS は用いず OP などの病理所見のみで報告する場合があり，これらもまた IPS 理解を混乱させる一因となっている．

3）造血幹細胞移植後非感染性肺合併症

非感染性肺合併症は移植後から生着までの早期，生着から 100 日までの中間期，100 日以降の後期では生じやすい病態が異なる．

移植直後から生着まで(およそ移植後 1 か月以内)の期間では，全身性毛細血管漏出症候群(capillary leak syndrome：CLS)，びまん性肺胞出血(DAH)，生着症候群，生着後から 100 日までの期間では，急性呼吸促迫症候群(acute respiratory distress syndrome：ARDS)，DAH，pulmonary cytolitic thrombi(PCT)，器質化肺炎(OP)，100 日を超える移植後後期では，閉塞性細気管支炎(BO)，OP，好酸球性肺炎(eosinophilic pneumonia：EP)，肺静脈閉塞症(pulmonary veno-occlusive disease：PVOD)が生じやすい[448]．

① 生着症候群　engraftment syndrome

生着症候群は，移植後早期白血球が急速に増加する時期に生じる発熱，皮疹，capillary leak，肺異常影，肝障害，下痢を特徴とする症候群である．血球の急速な増加がサイトカインストームを惹起し発症すると推定されている[449,450]．造血幹細胞移植ガイドラインでは Spitzer が提唱した診断基準(表 8-7)が紹介されている[451,452]．

他の原因で生じる非心原性肺水腫と画像所見に違いはない．広義間質の浮腫性肥厚と胸水貯留を認める(図 8-168)．

② びまん性肺胞出血　diffuse alveolar hemorrhage：DAH

びまん性肺胞出血(DAH)は移植後早期，中間期に生じる合併症移植後肺合併症のおよそ 5％の割合で発症する合併症で，30 日以内の早期に生じやすく，致死率は 70〜100％と非常に重篤な肺障害として報告されている[453,454]．自家，同種といったドナーの違いや骨髄移植，末梢血幹細胞移植といった移植方法の違いに関係なく，どの場合においてもほぼ同等に発症するが，致死率は自家移植の方が同種移植よりも低いと報告されている．臨床症状は呼吸苦，発熱，咳が多く，喀血の頻度は全体の 15％ほどと低い．

胸部単純 X 線写真では両側肺野の浸潤影が多く，肺尖，肋骨横隔膜角部を欠く傾向がある．CT では両側性に広がるすりガラス影と浸潤影で(図 8-169)，典型像では肺尖や胸膜下がス

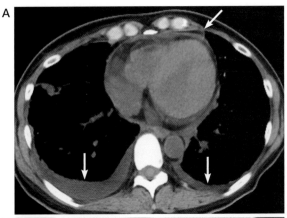

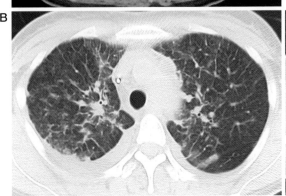 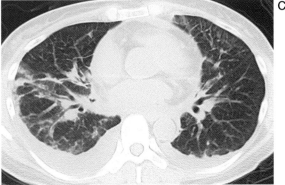

図 8-168　30 歳台女性　生着症候群
A：単純 CT（縦隔条件），B：CT（肺野条件，上葉レベル），C：CT（肺野条件，下葉レベル）　再生不良性貧血で臍帯血移植施行後 27 日目．発熱，下痢，低酸素血症を主訴に発症，臨床的に生着症候群と診断された症例．縦隔条件（A）では両側性胸水と心囊水貯留（→）を認める．肺野条件（B, C）では，両肺広義間質浮腫性肥厚とすりガラス影を認める．

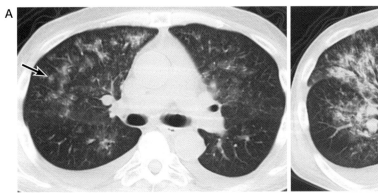 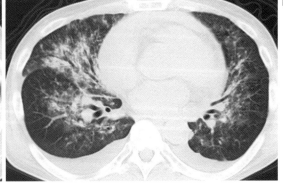

図 8-169　40 歳男性　びまん性肺胞出血
CT（肺野条件）　A：上葉レベル，B：下葉レベル　再生不良性貧血にて同種骨髄移植後．肺野条件の CT（A, B）では，両肺内層を中心に広がる汎小葉性すりガラス影，浸潤影を認める．上葉では小葉中心性分布を示すすりガラス影が混在する（→）．気管支鏡検査で肺胞出血と診断された．

表 8-7 Spitzer の提唱による生着症候群の診断基準[453,454)]

生着 96 時間以内に発症し，急性 GVHD を除外，大基準 3 つ，あるいは大基準 2 つと小基準 1 つ以上を満たすものとされている．

大基準
1) 非感染性の 38.3℃以上の発熱
2) 体表面積 25％以上の非薬剤性皮疹
3) 低酸素血症を伴う非心原性肺水腫

小基準
1) ビリルビン 2 mg/dL 以上あるいはトランスアミナーゼの 2 倍以上の増加
2) クレアチニンの 2 倍以上の増加
3) 2.5％以上の体重増加
4) 原因不明一過性脳症

ペアされ，内中層優位に分布する特徴がある．汎小葉性分布をとる病変が多いが，小葉中心性に淡いすりガラス影を認めることもある．

③ 慢性移植片対宿主病　chronic graft-versus-host disease：CGVHD

GVHD は移植治療特有の反応で，急性と慢性がある．急性 GVHD は移植された骨髄中のリンパ球が移植者を異物と認識し攻撃する反応だが，慢性 GVHD では生着後新たにつくられた T 細胞により生じる免疫反応で自己免疫性疾患類似の反応となる．

急性 GVHD は皮膚，肝臓，消化管をおもな標的臓器とし標的臓器が絞られている．呼吸器では急性 GVHD 特異的な病変はないとされているが，この時期に器質化肺炎(OP)を認めることはある．一方，慢性 GVHD では標的が広がり呼吸器も標的臓器となる．BO は慢性 GVHD と診断することができる唯一の病変である．OP は慢性 GVHD 期にも認めるが前述の通り，急性，慢性どちらの時期にも認めるため診断確定的な病変とはされていない[451)]．

④ 閉塞性細気管支炎　bronchiolitis obliterans：BO

閉塞性細気管支炎(BO)は細気管支の不可逆的閉塞をきたす疾患である．感染，膠原病，有毒ガス吸入，薬剤，健康食品，血液幹細胞移植などをさまざまな誘因で発症が知られている．

病理学的には小気管支から膜性細気管支を主座とし，気道壁の破壊を伴わず気道粘膜主体に内腔に向かって滲出，肉芽組織が形成し，気道狭窄ないし閉塞をきたす endobronchiolitis obliterans (EOB) タイプと，気管支壁破壊や線維化によって気道狭窄をきたす cellular and destructive bronchiolitis (CBD) タイプに分類される．肺移植や造血幹細胞移植後では EOB タイプをとる[455)]．

臨床症状は乾性咳嗽，労作時呼吸困難を訴えることが多く，呼吸機能検査では閉塞性換気障害を示す．病理学的診断確定症例は BO，病理学的な診断がないがこれを疑う臨床症状があり，移植前には認めなかった閉塞性寒気障害を移植後呼吸機能検査で認める症例は bronchiolitis obliterans syndrome (BOS) とし取り扱われる．1) 移植前と比較し，肺過膨張進行を認める(図 8-170 B)．2) 呼気 CT でエア・トラッピングによる正常肺より低吸収を示す病変(mosaic attenuation)を認める(図 8-170 D)．両者の所見を認めた場合 BO を疑う．吸気

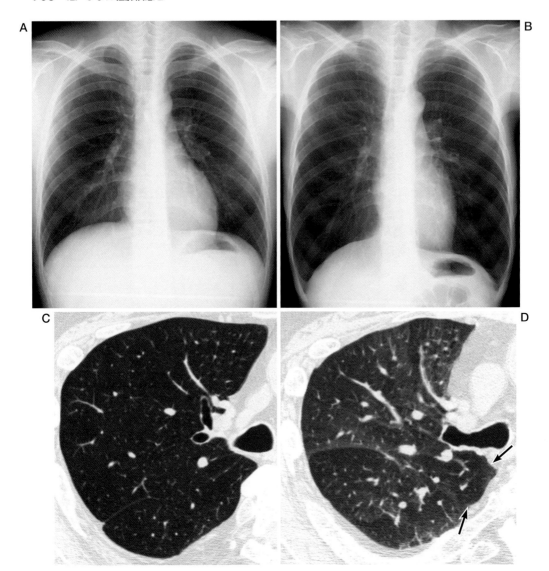

図 8-170 30歳台男性 閉塞性細気管支炎
A：胸部単純X線写真（移植前），B：胸部単純X線写真（移植後BO発症時），C：移植後吸気CT（肺野条件，上葉レベル），D：移植後呼気CT（上葉レベル） 慢性骨髄性白血病(CML)骨髄移植後1年．胸部単純写真では，移植前(A)と発症時(B)を比較し，移植後では横隔膜下方変位，横隔膜平定化を認め，肺過膨張進行を認める．移植後肺野の透過性亢進も認める．呼気CT(D)では肺内に島状の低吸収を示すエア・トラッピングareaを認め(→)，いわゆるmosaic attenuationとなっている．吸気CT(C)ではエア・トラッピングareaが正常肺より透過性亢進を示す低吸収として認める．

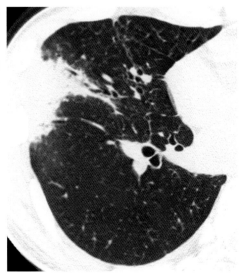

図 8-171 20 歳台男性 器質化肺炎：胸膜下浸潤影型
HRCT（下葉レベル） 再生不良性貧血に対し同種骨髄移植施行後．右下葉胸膜下に浸潤影を認める．治療後病変は消失した．（文献 459）より許可を得て転載）

CT では閉塞性換気障害が軽度でなければ呼気 CT と一致する領域に mosaic attenuation を確認することができるが，診断には呼気 CT を省かず，呼気，吸気両者の検査を行うことが望ましい．また，吸気 CT では移植前と比較し BO 発症時気管支拡張が進行，気管支壁肥厚を認める場合もある[456]．

Konen らの肺移植後閉塞性細気管支炎症例を対象とする検討では，臨床症状が出現する前に画像変化を認める率は以前報告されているほど高くはなく，CT による BO の診断に限界がある[457]．BO の指摘は画像よりも呼吸機能検査の方が鋭敏と報告されており，画像所見記載時に変化がなかった場合でも否定することはできないことに注意が必要である[458]．

⑤ **器質化肺炎 organizing pneumonia：OP**

器質化肺炎（OP）は移植後急性期，慢性期のいずれの時期にも認める肺病変として知られている．当院での慢性 GVHD 肺病変の画像と病理所見の解析では，OP として報告されている病変には次の 2 つの画像パターンがあった．

1) 胸膜下非区域性浸潤影型（COP 類似型）（気管支周囲には病変を欠く，図 8-171）
2) 気管支血管束周囲すりガラス影/浸潤影主体型（胸膜下，小葉間隔壁といった小葉辺縁域にも病変を伴うこともある，図 8-172）

胸膜下浸潤影を示す病変群の病理像は，特発性器質化肺炎（COP）と同じ polypoid plug fibrosis を特徴にもつ OP 像に対し，気管支周囲すりガラス影/浸潤影型では，病変早期では OP，cellular NSIP，非特異的なリンパ球浸潤といった種々の病理像が混在，後期では atelectatic fibrosis といわれる虚脱線維化や fNSIP の病理像でみる mural incorporation fibrosis を特徴としていた．COP 型の病変は完全に消失するが，気管支血管束周囲すりガラス影型は病理学的にも線維化を残していることをよく反映し，治療後も浸潤影，網状影を残す病変が多い．また，慢性 GVHD は繰り返す傾向があり，上記 2) の病変では肺の線維化病変が増え肺の構造破壊が進む傾向をもつ[459]．2) の病変を OP と診断するかは今後議論となる可能性はあるが，いずれにしても 2 種類の画像を区別し読影することは治療や経過を考えるうえで重要と考えられる．

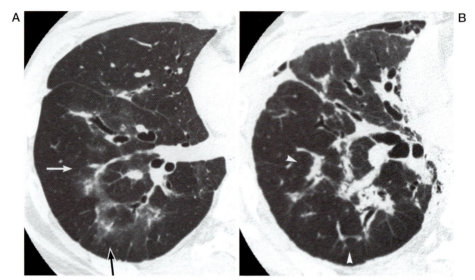

図 8-172　30 歳台女性　器質化肺炎：気管支血管束周囲すりガラス影/浸潤影型　HRCT（右下葉レベル）　A：発症時，B：治療後　発症時 HRCT（A）では，右下葉気管支血管束周囲にすりガラス影を認める（→）．これら病変は治療後 HRCT（B）では周囲を引き込むような濃い浸潤影に変化，右に気胸を併発している（▶）．（文献 459）より許可を得て転載）

h. IgG4 関連疾患と MCD

1）疾患概念と病態

　Castleman（キャッスルマン）病（CD）と IgG4 関連疾患（IgG4 relatd disease：IgG4RD）は，胸部ではリンパ節病変や肺病変などさまざまな臓器に病変を伴うことが知られている．CD は本来リンパ節で記載された病変であり，リンパ節病変の頻度が高い．最近この 2 つの疾患にオーバーラップとも考えられる例が報告されており，本項目では，この 2 つの疾患の画像所見を中心に述べる．

2）疾患概念と病因

　Castleman 病（CD）は当初，縦隔や頸部，後腹膜などのリンパ節に発生する腫瘍性病変として記載された．病理組織像は，硝子血管型（hyaline vascular type）と形質細胞型（plasma cell type）およびその混合型に分類される．また，病変が単発の単発型（unicentric type：UCD）と多発の多中心型（multicentric type：MCD）に分けられる[460〜466]．病因は不明であるが，MCD の多くは IL-6（interleukin 6）の上昇に起因することが知られている．また HIV 感染者に発生することが知られており，本邦では少ないが，HHV8 の感染に関連した例も報告されている[461]．本邦で，皮膚科領域から報告されている idiopathic plasmocytic lymphadenopathy は，特有の皮膚所見，リンパ節腫大，間質性肺炎，polyclonal gammopathy がみられる病態であるが，多中心型 CD（MCD）との異同に議論があるものの，MCD と同一ないしこれにかなり近い病態と考えられる[467,468]．

　従来，自己免疫性膵炎（autoimmune pancreatitis：AIP）と記載されていた病変が，IgG4

表 8-8　IgG4 関連疾患の診断基準(厚生労働省研究班)

1) 臨床的に単一または複数臓器に特徴的なびまん性あるいは限局性腫大，腫瘤，結節，肥厚性病変.
2) 高 IgG4 血症(135 mg/dL 以上)を認める.
3) 以下 2 つの病理組織学的所見.
   a. 組織所見：著明なリンパ球，形質細胞の浸潤と線維化.
   b. IgG4 陽性形質細胞浸潤：IgG4/IgG 陽性細胞比 40％以上，かつ IgG4 陽性形質細胞が 10/HPF 以上.

Definite：1+2+3 を満たすもの, Probable：1+3 を満たすもの, Possible：1+2 を満たすもの.
　付記：できる限り組織診断を加えて，各臓器の悪性腫瘍(癌，悪性リンパ腫など)や類似疾患(Sjögren 症候群，原発性/二次性硬化性胆管炎，Castelman 病，二次性後腹膜線維症，多発血管炎性肉芽腫症，サルコイドーシス，好酸球性多発血管炎性肉芽腫症など)の除外が必要.

陽性形質細胞の浸潤と静脈炎，特有の線維化(花筵様線維化)などの組織反応を示す病変であり，リンパ節病変，唾液腺〔Mikulicz(ミクリッツ)病〕，リンパ節，肺，胸膜，肝臓(硬化性胆管炎)，炎症性大動脈瘤[469]，腎盂腫瘤など多系統を involve する疾患の一部であることが明らかにされ，IgG4RD と称されるようになった[470〜473]．胸腔内でも，リンパ節腫大，縦隔病変，炎症性大動脈瘤，肺病変など多臓器に病変を認めることが記載されている[472]．肺のみの IgG4RD の報告もある[474]．また，他の自己免疫疾患との合併例も知られている[475,476]．IgG4RD の組織反応とされる病理所見は，実は非特異的な所見であり，悪性腫瘍の所属リンパ節などにもみられることがあるが，特有の臨床所見と系統的に全身にこのような組織反応を示す病態が IgG4RD であり，厚生労働省の研究班により仮の診断基準が提唱されている(表 8-8)．

IgG4RD はその病変の本態がまだ十分解明されておらず，また血清 IgG4 上昇の直接機序も不明である．その他の各種疾患，たとえば間質性肺炎の一部で，IGg4 陽性形質細胞が目立ち，血清 IGg4 値が高値を示す症例があるが，これを IgG4RD として扱うべきか否かの結論は得られていない．また近年 MCD と診断された症例で，病理組織学的に病変部に IgG4 陽性形質細胞の豊富な浸潤を伴ったり，血清 IgG4 値の上昇を伴う例が少なからずみられることがあり，臨床的に IgG4 関連疾患とすべきか MCD とすべきか迷う例が報告されている[477]．このような例をどのように考えるべきか？ IgG4RD と MCD の移行例あるいは合併例と考えるべきか，単に IgG4 陽性細胞浸潤が目立つ MCD 例と考えるべきかについては，明確な結論を出せないのが現状である．

3) 臨床像

MCD, Castleman 病ともその呼吸器症状は非特異的である．また臨床症状は，侵される臓器の種類やその範囲によって大きく異なる．検査所見では，CD ことに MCD では，多クローン性グロブリンの上昇，IL-6 の上昇が比較的特異的である[460]．IgG4RD では血清 IgG4 値の選択的上昇(IgG 全体の上昇に比べて IgG4 の上昇が顕著)，CRP 高値などが特異的で，しばしば好酸球の増加を伴う[470,471]．

4）病理像

　CD は，単発病変の UCD と多発病変の MCD に分類される．病理組織像は，リンパ節の胚中心の萎縮と硝子化した毛細血管を特徴とする硝子血管型（hyaline vascular type）と，濾胞間の形質細胞増殖を特徴とする形質細胞型（plasma cell type）およびその混合型に分類される．これらの病理所見は，リンパ節病変で最も典型的にみられる．一方，IgG4RD ではその病理組織学的所見は，唾液腺や膵臓で典型的にみられるが，IgG4 陽性形質細胞の浸潤，花筵様線維化，静脈炎など所見を認める．しかし，肺の臓器特異性から肺病変においてはこれらの所見が必ずしも典型的にはみられない場合もありうる[472, 478]．IgG4RD の所見は非特異的な所見であり，結果の解釈に関しては臨床経過や検査所見を総合して判断する必要がある．たとえば，間質性肺炎の一部に豊富な IgG4 陽性形質細胞の浸潤を伴う例があり，これを IgG4RD とするべきであるどうかは意見が定まらず，慎重な判断が要求される[479]．また，MCD と考えられる症例に IgG4 陽性形質細胞の浸潤を伴う例がまれではなく，これをどのように解釈するか（IgG4RD とすべきか，IgG4 陽性形質細胞の浸潤を伴う MCD あるいは MCD と IgG4RD 合併例とすべきか）については，定まった結論は得られていないことは上述した．単に IgG4 陽性形質細胞の浸潤が多くみられるからといって，それのみに頼って IgG4RD の診断を下すにはリスクがあり，IgG4 陽性細胞の浸潤は部位によってかなりその数が異なるので，特に生検標本での判断にも慎重な態度が要求される．

5）画像所見

① Castleman disease（CD）

　頸部縦隔などの CD は，単発あるいは多発の軟部組織腫瘤としてみられる．発生部位は，縦隔や胸壁，頸部，腋窩，後腹膜などの頻度が高い．CT 所見では，境界が比較的明瞭な腫瘤性病変としてみられる．石灰化を含むことがある．造影 CT で比較的高度の造影効果を示す．特に造影早期相での造影効果が高い[460〜466]（図 8-173, 174）．

　肺病変は，単発性肺腫瘤ないし結節影を呈する多発性，ないしびまん性の陰影を呈する場合は，リンパ増殖性疾患のパターンをとり，気管血管束周囲のいわゆる広義間質分布を示す多発性結節影（図 8-175），腫瘤影（図 8-176），斑状すりガラス影，小葉間隔壁の肥厚（図 8-175, 177）を示す．胸水合併の頻度も比較的高い．多くの場合に，薄壁囊胞の形成を伴う（図 8-177, 178）．囊胞はすりガラス影内部に形成されることも，また一見正常にみえる肺野に形成されることもある．縦隔，肺門リンパ節腫大を高率に伴い，腋窩リンパ節腫大の頻度も高い（図 8-174, 176, 177，BOX 8-55）．

　鑑別診断は，頸部，縦隔，胸壁，肺の単発性腫瘤ないし結節影では，おのおのの造影効果の高いその他の腫瘤性病変（胸腺腫，胸腺カルチノイド，paraganglioma，肉腫，inflammatory myofibroblastic tumor や solitary extramedullary myeloma，hyalinizing granuloma など）が鑑別の対象になる．多発性肺病変を呈する場合は，リンパ腫，リンパ球性間質性肺炎（LIP）などのリンパ増殖性疾患，IgG4RD，Sjögren 症候群の肺病変，アミロイドーシス，サルコイドーシスなどが鑑別診断の対象になる．HIV 関連例では，その他の疾患，ことに感染症や Kaposi 肉腫などとの鑑別も問題になる[461]．

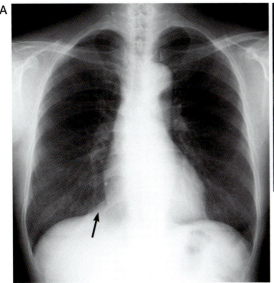
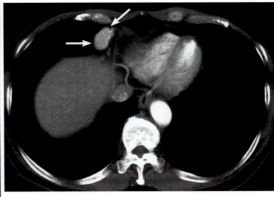

図 8-173　50 歳台女性　unicentric Castleman disease：縦隔病変
A：単純 X 線写真，B：造影 CT　単純 X 線写真(A)では右心横隔膜角の軟部組織腫瘤を認める(→)．造影 CT (B)では右心横隔膜角に造影効果の高い軟部組織腫瘤を認める(→)．

> **BOX 8-55**　多中心型 Castleman 病(MCD)の画像所見
>
> - 肺門，縦隔，腋窩，頸部リンパ節腫大
> - 頸部，縦隔，胸壁の造影効果の高い軟部組織腫瘤
> - 広義間質分布をとる多発腫瘤/結節，コンソリデーション，すりガラス影，小葉間隔壁肥厚
> - 囊胞形成

② IgG4 関連疾患

　肺縦隔以外の病変として，唾液腺腫大(図 8-179)，縦隔，後腹膜の大血管周囲の線維化 (perianeurysmal fibrosis，炎症性大動脈瘤 inflammatory aneurysm，図 8-180)，自己免疫性膵炎(図 8-181)，硬化性胆管炎，間質性腎炎，腎腫瘤(図 8-180)などがみられることがある．

　胸郭内病変としては，縦隔，肺門，腋窩などのリンパ節腫大はほぼ全例にみられる(図 8-182)．縦隔大血管病変では，炎症性大動脈瘤，大動脈周囲線維化による軟部組織腫瘤(線維化性縦隔炎，図 8-180)，心膜炎などがみられる．また背側寄りの胸膜，後縦隔の線維化病変に相当する胸膜肥厚や軟部組織腫瘤(図 8-180)，胸水などの病変の頻度が高い．

　肺病変の異常影は，基本的には，リンパ増殖性疾患にみられる広義間質分布を示す[470,473,478,480]．陰影の多くは，気管支血管束周囲のコンソリデーション，すりガラス影，結節影(図 8-183)，特発性器質化肺炎様の肺野末梢のコンソリデーション，すりガラス影(図 8-184)，小葉間隔壁や気管支血管束の肥厚(図 8-182〜184)を呈する(BOX 8-56)．気管支壁

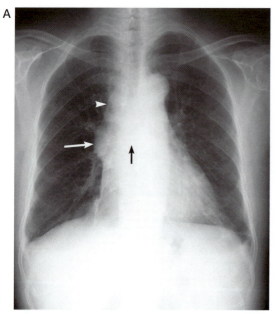
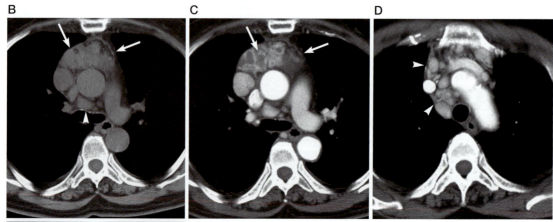
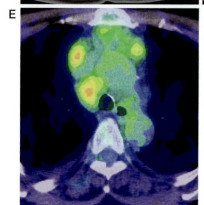

図8-174 60歳台女性 multicentric Castleman disease (MCD)：縦隔病変, 脾腫

A：単純X線写真, B：単純CT, C：造影CT（左主肺動脈レベル）, D：造影CT（縦隔上部レベル）, E：FDG-PET/CT　単純X線写真（A）では縦隔の軟部組織腫瘤（大矢印），右傍気管線の拡大（▶），分岐部領域の軟部組織腫瘤（小矢印）を認める．縦隔上部陰影の拡大もみられる．単純CT（B）では，前縦隔の軟部組織腫瘤（→），気管前リンパ節腫大（▶）もみられる．左主肺動脈レベルの造影CT（C）では，腫瘤は多結節性で，内部に造影効果不良域が多発している（→）．リンパ節腫大も高い造影効果を示す．縦隔上部レベルの造影CT（D）では，縦隔上部の多発リンパ節腫大（▶）がみられる．両側腋窩のリンパ節のサイズもやや大きめである（非提示）．FDG-PET/CT（E）では病変部にFDG集積を認める．

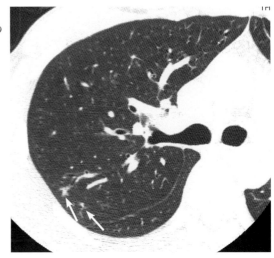

図 8-175　60 歳台男性　MCD：肺病変
HRCT　気管支血管束周囲のリンパ路沿いの分布を示す結節陰影がみられる（→）．

肥厚を主所見とする症例[481,482]（**図 8-185**）や囊胞影を示した例も記載されている[477]．Inoueら[470,473]によれば，病変は，充実性腫瘤性病変，多発または単発の限局性すりガラス濃度を示す円形陰影，蜂巣肺や網状影などの間質性肺炎類似所見，広義間質の肥厚ないし小葉間隔壁，気管支血管束周囲の陰影（円形の限局性すりガラス影の混在）などのパターンが区別されると報告された．これらの所見のうち，間質性肺炎類似の所見に関しては，これを IgG4RD の一部として理解してよいかどうかについては議論があり，IgG4RD とは異なった entity として理解すべきであるという報告もある[479]．

　肺以外の臓器に IgG4RD 関連と思われる所見がみられれば，肺の陰影は IgG4RD の肺病変として理解することができる．肺限局例と考えられる例も存在しているが，このような例では，画像所見や臨床経過，隠れた他臓器病変の有無，検査所見，ステロイド剤に対する治療反応性などを総合して慎重な鑑別が必要である．

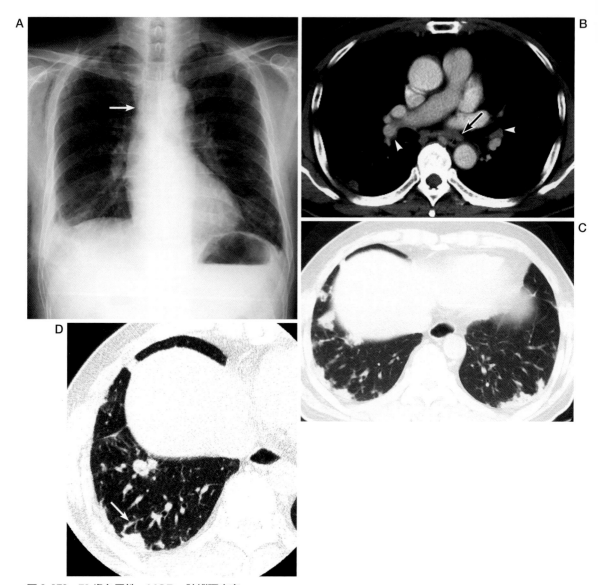

図 8-176　70 歳台男性　MCD：肺縦隔病変
A：単純 X 線写真，B：造影 CT，C：CT（肺野条件），D：HRCT　単純 X 線写真（A）では右傍気管リンパ節腫大を認める（→）．両肺胸膜下優位に多発コンソリデーションを認める．造影 CT（B）では食道周囲の縦隔リンパ節腫大（→），両側肺門リンパ節腫大（▶）を認める．肺野条件の CT（C）では，両肺胸膜下の多発腫瘤ないしコンソリデーションがみられる．HRCT（D）では，胸膜下のコンソリデーションと気管支血管束の肥厚（→）が明瞭である．

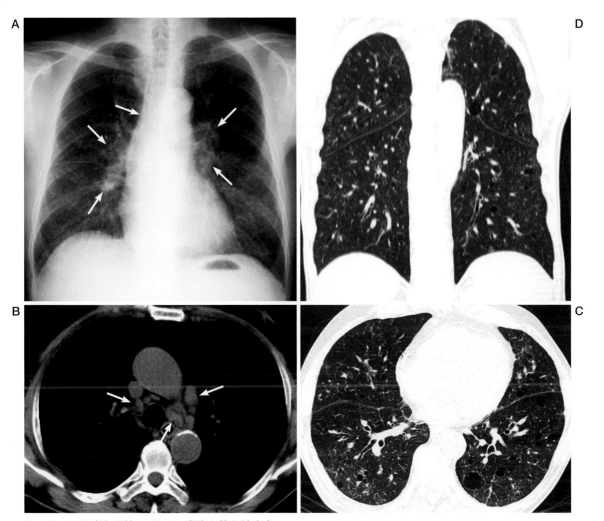

図 8-177　60 歳台男性　MCD：囊胞を伴う肺病変
A：単純 X 線写真, B：単純 CT, C：HRCT, D：HRCT 冠状断再構成像　単純 X 線写真(A)では肺門・縦隔リンパ節腫大(→), 両肺の斑状すりガラス影ないし結節影を認める. 単純 CT (B)では, 縦隔リンパ節の腫大を認める(→). HRCT (C)では, 両肺に多発粒状影, 斑状すりガラス影, 囊胞影を認める. 冠状断再構成像(D)では, 肺野病変は頭尾方向では均等に分布している.

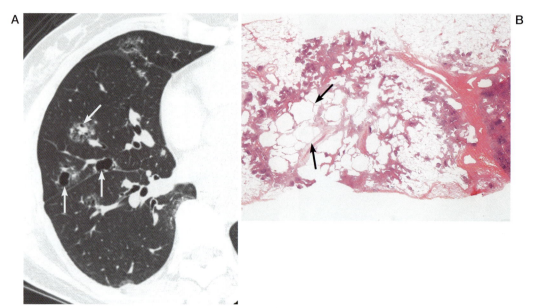

図 8-178 40 歳台女性　MCD：囊胞を伴う肺病変
A：HRCT，B：外科肺生検病理組織像（HE 染色）　HRCT（A）では斑状のすりガラス影ないし網状影がみられる．陰影内部に囊胞の形成を認める（→）．外科肺生検病理組織像（B）でも病変内部に囊胞の形成がみられる（→）．

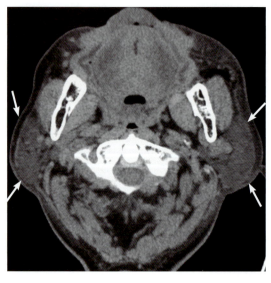

図 8-179 50 歳台女性　IgG4RD：耳下腺腫大
造影 CT　両側耳下腺腫大を認める（→）．腫大した耳下腺は比較的均一な内部構造を示す．

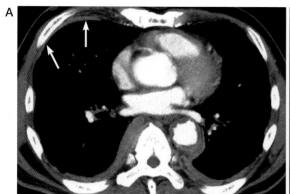
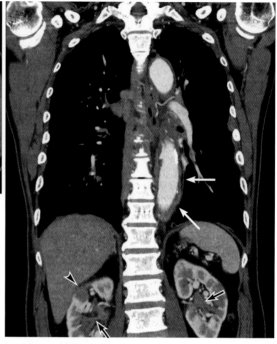

図8-180 60歳台女性　IgG4RD periaortic fibrosis：後縦隔から胸膜病変
A：造影CT，B：造影CT冠状断再構成像　造影CT（A）では，下行大動脈周囲，後縦隔から両側胸壁沿いの線維化病変と思われる所見を認める．前胸壁寄りにも胸膜肥厚を認める（→）．冠状断再構成像（B）では，横隔膜胸膜を含む胸膜肥厚，下行大動脈周囲中心の縦隔線維症（大矢印）を認めるとともに，多発腎病変（▶），腎盂腫瘤（小矢印）を認める．

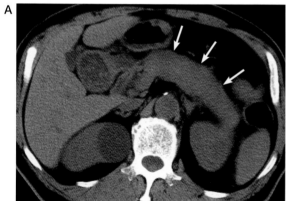
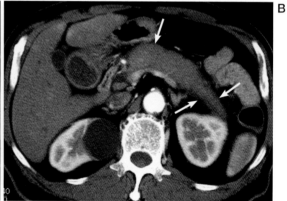

図8-181 70歳台男性　IgG4RD：自己免疫性膵炎
A：単純CT，B：造影CT　単純CT（A）では膵の腫大を認める（→）．主膵管の拡張は認めない．造影CT（B）では膵尾部優位に，腫大した膵周囲に帯状の造影効果の低い部位（capsule like rim）がみられる（→）．

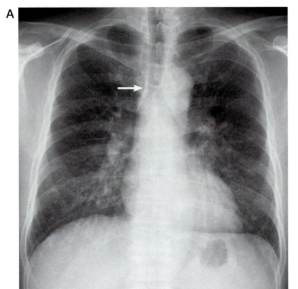

図 8-182　50 歳台男性　IgG4RD：肺病変
A：単純 X 線写真，B：単純 CT，C：HRCT　単純 X 線写真(**A**)では両側下肺優位に斑状すりガラス影を認める．肺野の容積減少を認めない．右傍気管線の肥厚(→)，両側肺門影の拡大を認める．単純 CT(**B**)では縦隔リンパ節腫大を認める(→)．HRCT(**C**)では肺野の広範なすりガラス影および小結節影，気管支血管束の肥厚，気管支壁肥厚，小葉間隔壁の肥厚などの広義間質病変を認める．

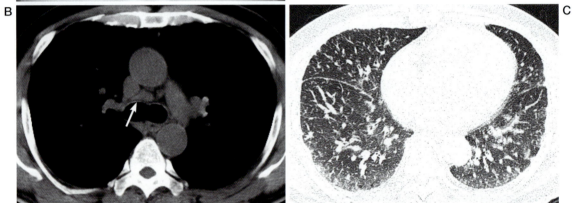

BOX 8-56　IgG4 関連疾患の胸郭内病変の画像所見

- 気管支血管束沿いの多発コンソリデーション，すりガラス影，小結節影，腫瘤影
- 胸膜下の多発コンソリデーション(COP 類似所見)，囊胞形成(頻度は低い)
- 気管支壁肥厚，小葉間隔壁肥厚
- 肺門，縦隔リンパ節腫大，胸膜肥厚(胸膜後縦隔線維化)，胸水，縦隔後腹膜の大動脈周囲・線維化，炎症性大動脈瘤

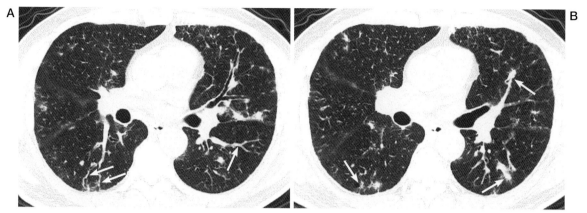

図 8-183　60 歳台男性　IgG4RD：肺病変
HRCT　**A：中間気管支幹レベル，B：A よりやや頭側のレベル**　中間気管支幹レベル HRCT（**A**）では，気管支血管束周囲の不整形結節影，気管支血管束肥厚（→），小葉間隔壁の肥厚を認める．A よりやや頭側のレベル（**B**）では気管支血管束の肥厚（→），気管支血管束沿いの結節がみられる．

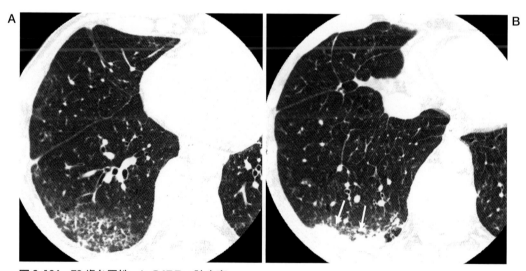

図 8-184　70 歳台男性　IgG4RD：肺病変
HRCT　**A：下肺レベル，B：A よりやや尾側のレベル**　HRCT（**A**）では，右肺下葉末梢にすりガラス影，小葉間隔壁肥厚や網状影がみられる．さらに尾側のスライス（**B**）では，COP 様の胸膜直下のコンソリデーションがみられる（→）．小葉間隔壁の肥厚，気管支血管束周囲のすりガラス影もみられる

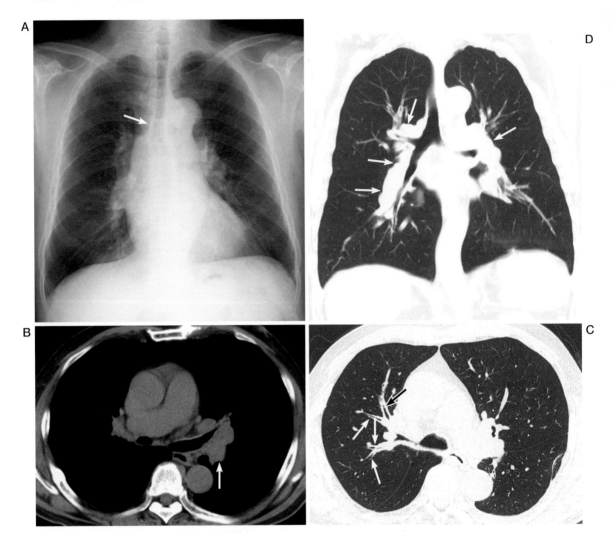

図8-185 60歳台女性　IgG4RD：気道病変
A：単純X線写真，B：単純CT，C：HRCT，D：HRCT冠状断再構成像　単純X線写真(A)では右傍気管線の開大(→)，両側肺門陰影の拡大を認める．単純CT(B)では肺門リンパ節腫大がみられる．HRCT(C)では血管陰影の肥厚は認めないが，気管支壁の肥厚が高度である(→)．冠状断再構成像(D)では，両側肺門部から中枢部気道周囲の軟部組織腫瘤(→)，気管支壁に肥厚がみられる．

文 献

1) 日本呼吸器病学会薬剤性肺障害の診断・治療の手引き作成委員会・編：薬剤性肺障害の診断・治療の手引き．メディカルレビュー，2012.
2) 遠藤正浩, 新槙 剛, 森口理久・他：薬剤性肺障害の評価, 治療についてのガイドライン. 画像診断 2012；32：794-805.
3) Ando M, Okamoto I, Yamamoto N, et al：Predictive factors for interstitial lung disease, antitumor response, and survival in non-small cell lung cancer patients treated with gefitinib. J Clin Oncol 2006；24：2549-2556.
4) Kudoh S, Kato H, Nishiwaki Y, et al：Interstitial lung disease in Japanese patients with lung cancer. a cohort and nested case-control study. Am J Respir Crit Care Med 2008；177：1348-1357.
5) White DA, Camus P, Endo M, et al：Noninfectious pneumonitis after everolimus therapy for advanced renal cell carcinoma. Am J Respir Crit Care Med 2010；182：396-403.
6) Nishino M, Chambers ES, Chong CR, et al：Anti-PD-1 inhibitor-related pneumonitis in non-small cell lung cancer. Cancer Immunol Res 2016；4：289-293.
7) Nishino M, Ramaiya NH, Awad MM, et al：PD-1 inhibitor-related pneumonitis in advanced cancer patients：radiographic patterns and clinical course. Clin Cancer Res 2016；22：6051-6060.
8) Maesaya N, Kenmotsu H, Katsumata M, et al：Osimertinib-induced interstitial lung disease after treatment with anti-PD1 antibody. Invest New Drugs 2017；35：105-107.
9) Johkoh T, Sakai F, Kusumoto M, et al：Association between baseline pulmonary status and interstitial lung disease in patients with none small cell lung cancer treated with erlotinib―a cohort study. Clin Lung Cancer 2014；15：448-454.
10) Camus P：Drug induced infiltrative lung disease. In：Schwarz MI, King Jr TE, eds：Interstitial lung disease. Hamilton；BC Decker, 2003：485-534.
11) Cleverley JR, Screaton NJ, Hiorns MP, et al：Drug-induced lung disease: high-resolution CT and histological findings. Clin Radiol 2002；57：292-299.
12) Akira M, Ishikawa H, Yamamoto S：Drug-induced pneumonitis：thin-section CT findings in 60 patients. Radiology 2002；224：852-860.
13) 酒井文和：薬剤性肺障害の画像診断. 呼吸 2015；34：32-88.
14) Endo M, Johkoh T, Kimura K, et al：Imaging of gefitinib-related interstitial lung disease：multi-institutional analysis by the West Japan Thoracic Oncology Group. Lung Cancer 2006；52：226-230.
15) Sakai F, Johkoh T, Kusumoto M, et al：Drug-induced interstitial lung disease in molecular targeted therapies：high-resolution CT findings. Int J Clin Oncol 2012；17：542-550.
16) Sakai F, Noma S, Kurihara Y, et al：Leflunomide-related lung injury in patients with rheumatoid arthritis：imaging features. Mod Rheumatol 2005；15：173-179.
17) Arakawa H, Yamasaki M, Kurihara Y, et al：Methotrexate-induced pulmonary injury：serial CT findings. J Thorac Imaging 2003；18：231-236.
18) Tamiya A, Endo M, Shukuya T, et al：Features of gemcitabine-related severe pulmonary toxicity: patients with pancreatic or biliary tract cancer. Pancreas 2009；38：838-840.
19) Souza CA, Muller NL, Johkoh T, et al：Drug-induced eosinophilic pneumonia：high-resolution CT findings in 14 patients. AJR Am J Roentgenol 2006；186：368-373.
20) 日本癌治療学会 癌治療効果判定基準作成委員会・編：Common terminology criteria for adverse events (CTCAE) v4.0. 日本語訳 JCOG 版, 2009.
21) Makimoto T, Tsuchiya S, Hayakawa K, et al：Risk factors for severe radiation pneumonitis in lung cancer. Jpn J Clin Oncol 1999；29：192-197.
22) Fraser RS, Müller NL, Colman N, Pare PD：Irradiation. In：Diagnosis of diseases of the chest, 4th ed. Philadelphia：WB Saunders, 1999：2592-2608.
23) Ozawa Y, Abe T, Omae M, et al：Impact of preexisting interstitial lung disease on acute, extensive radiation pneumonitis：retrospective analysis of patients with lung cancer. PLoS One 2015；13：10：e0140437.
24) Johansson S, Bjermer L, Franzen L, et al：Effects of ongoing smoking on the development of radiation-induced pneumonitis in breast cancer and oesophagus cancer patients. Radiother Oncol 1998；49：41-47.

25) Takeda A, Kunieda E, Ohashi T, et al : Severe COPD is correlated with mild radiation pneumonitis following stereotactic body radiotherapy. Chest 2012 ; 141 : 858-866.
26) Fajardo LF, Berthrong M : Radiation injury in surgical pathology. Am J Surg Pathol 1978 ; 2 : 159-199.
27) Katzenstein AL : Radiation pneumonitis. In : Katzenstein and Askin's Surgical pathology of non-neoplastic lung diseases, 4 ed, Philadelphia : WB Saunders, 2006 : 32-33.
28) Matsuno Y, Satoh H, Ishikawa H, et al : Simultaneous measurements of KL-6 and SP-D in patients undergoing thoracic radiotherapy. Med Oncol 2006 ; 23 : 75-82.
29) Goto K, Kodama T, Sekine I, et al : Serum levels of KL-6 are useful biomarkers for severe radiation pneumonitis. Lung Cancer 2001 ; 34 : 141-148.
30) Webb WR, Müller NL, Naidich DP : Drug-induced lung disease and radiation pneumonitis. In : High-Resolution CT of the lung, 4th ed, Philadelphia : Lippincott Williams & Wilkins, 2009 : 362-367.
31) Logan PM : Thoracic manifestations of external beam radiotherapy. AJR 1998 ; 171 : 569-577.
32) Ikezoe J, Takashima S, Morimoto S, et al : CT appearance of acute radiation-induced injury in the lung. AJR 1988 ; 150 : 765-770.
33) Bourgouin P, Cousineau G, Lemire P, et al : Differentiation of radiation-induced fibrosis from recurrent pulmonary neoplasm by CT. Can Assoc Radiol J 1987 ; 38 : 23-26.
34) Onishi H, Araki T, Shirato H, et al : Stereotactic hypofractionated high-dose irradiation for stage I nonsmall cell lung carcinoma : clinical outcomes in 245 subjects in a Japanese multiinstitutional study. Cancer 2004 ; 101 : 1623-1631.
35) Matsuo Y, Nagata Y, Mizowaki T, et al : Evaluation of mass-like consolidation after stereotactic body radiation therapy for lung tumors. Int J Clin Oncol 2007 ; 12 : 356-362.
36) Takeda T, Takeda A, Kunieda E, et al : Radiation injury after hypofractionated stereotactic radiotherapy for peripheral small lung tumors : serial changes on CT. AJR 2004 ; 182 : 1123-1128.
37) Aoki T, Nagata Y, Negoro Y, et al : Evaluation of lung injury after three-dimensional conformal stereotactic radiation therapy for solitary lung tumors : CT appearance. Radiology 2004 ; 230 : 101-108.
38) Koenig TR, Munden F, Erasmus JJ, et al : Radiation injury of the lung after three-dimensional conformal radiation therapy. AJR 2002 ; 178 : 1383-1388.
39) Takeda A, Kunieda E, Takeda T, et al : Possible misinterpretations of demarcated solid patterns of radiation fibrosis on CT scans as tumor recurrence in patients receiving hypofractionated stereotactic radiotherapy for lung cancer. Int J Radiat Oncol Biol Phys 2008 ; 70 : 1057-1065.
40) Dunlap NE, Yang W, McIntosh A, et al : Computed tomography-based anatomic assessment overestimates local tumor recurrence in patients with mass-like consolidation after stereotactic body radiotherapy for early-stage non-small cell lung cancer. Int J Radiat Oncol Biol Phys 2012 ; 84 : 1071-1077.
41) Lingos TI, Recht A, Vicini F, et al : Radiation pneumonitis in breast cancer patients treated with conservative surgery and radiation therapy. Int J Radiat Oncol Biol Phys 1991 ; 21 : 355-360.
42) Ogo E, Komaki R, Fujimoto K, et al : A survey of radiation-induced bronchiolitis obliterans organizing pneumonia syndrome after breast conserving therapy in Japan. Int J Radiat Oncol Biol Phys 2008 ; 71 : 123-131.
43) Miwa S, Morita S, Suda S, et al : The incidence and clinical characteristics of bronchiolitis obliterans organizing pneumonia syndrome after radiation therapy for breast cancer. Sarcoidosis Vasc Diffuse Lung Dis 2004 ; 21 : 212-218.
44) Diane ES, Stover FM, Maureen ZA : Newly recognized syndrome-radiation-related bronchiolitis obliterans organizing pneumonia. Respiration 2001 ; 68 : 540-544.
45) Cottin V, Frognier R, Monnot H, et al : Chronic eosinophilic pneumonia after radiation therapy for breast cancer. Eur Respir J 2004 ; 23 : 9-13.
46) Katayama N, Sato S, Katsui K, et al : Analysis of factors associated with radiation-induced bronchiolitis obliterans organizing pneumonia syndrome afterbreast-conserving therapy. Int J Radiat Oncol Biol Phys 2009 ; 4 : 1049-1054.
47) Crestani B, Valeyre D, Roden S, et al : Bronchiolitis obliterans organizing pneumonia syndorome

primed by radiation therapy to the breast. Am J Respir Crit Care Med 1998 ; 158 : 1929-1935.
48) Falcinelli L, Bellavita R, Rebonato A, et al : Bronchiolitis obliterans organizing pneumonia after radiation therapy for lung cancer : a case report. Tumori 2015 ; 101 : e88-e91.
49) 山本佑樹, 村田研吾, 阪下健太郎・他：乳癌放射線治療後に出現した照射野外肺野病変の臨床的検討. 日呼吸誌 2013 ; 2 : 169-173.
50) Ding X, Ji W, Li J, et al : Radiation recall pneumonitis induced by chemotherapy after thoracic radiotherapy for lung cancer. Radiat Oncol 2011 ; 6 : 24.
51) Burdon J, Bell R, Sullivan J, Henderson M : Adriamycin-induced recall phenomenon 15 years after radiotherapy. JAMA 1978 ; 239 : 931.
52) Azria D, Magné N, Zouhair A, et al : Radiation recall : a well recognized but neglected phenomenon. Cancer Treat Rev 2005, 31 : 555-570.
53) Schwarte S, Wagner K, Karstens JH, et al : Radiation recall pneumonitis induced by gemcitabine. Strahlenther Onkol 2007 ; 183 : 215-217.
54) Chiang CL, Chen YW, Wu MH, et al : Radiation recall pneumonitis induced by epidermal growth factor receptor tyrosine kinase inhibitor in patients with advanced nonsmall-cell lung cancer. J Chin Med Assoc 2016 ; 79 : 248-255.
55) Jennette JC, Falk RJ, Bacon PA, et al : 2012 revised International Chapel Hill Consensus Conference Nomenclature of Vasculitides. Arthritis Rheum 2013 ; 65 : 1-11.
56) Fujimoto S, Watts RA, Kobayashi S, et al : Comparison of the epidemiology of anti-neutrophil cytoplasmic antibody-associated vasculitis between Japan and the U.K. Rheumatology (Oxford) 2011 ; 50 : 1916-1920.
57) Sada KE, Yamamura M, Harigai M, et al : Classification and characteristics of Japanese antineutrophil cytoplasmic antibody-associated vasculitis nationwide, prospective, inception cohort study. Arthritis Res Ther 2014 ; 16 : R101
58) 厚生労働科学研究費補助金 難治性疾患等政策研究事業 難治性血管炎に関する調査研究班(有村義宏), 難治性腎疾患に関する調査研究班(丸山彰一), びまん性肺疾患に関する調査研究班(本間栄)：ANCA 関連血管炎診療ガイドライン 2017, 2017.
59) Eschun GM, Mink SN, Sharma S : Pulmonary interstitial fibrosis as a presenting manifestation in perinuclear antineutrophilic cytoplasmic antibody microscopic polyangiitis. Chest 2003 ; 123 : 297-230.
60) Homma S, Matsushita H, Nakata K : Pulmonary fibrosis in myeloperoxidase antineutrophil cytoplasmic antibody-associated vasculitides. Respirology 2004 ; 9 : 190-196.
61) Birnbaum J, Danoff S, Askin FB, et al : Microscopic polyangiitis presenting as a "pulmonary-muscle" syndrome. Arthritis Rheum 2007 ; 56 : 2065-2071.
62) Arulkumaran N, Periselneris N, Gaskin G, et al : Interstitial lung disease and ANCA-associated vasculitis : a retrospective observational cohort study. Rheumatology 2011 ; 50 : 2035-2043.
63) Guillevin L, Durant-Gasselin B, Cevallos R, et al : Microscopic polyangiitis : clinical and laboratory findings in eighty-five patients. Arthritis Rheum 1999 ; 42 : 421-430.
64) Hogan SL, Nachman PU, Wilkman AS, et al : Prognostic markers in patients with antineutrophil cytoplasmic autoantibody-associated microscopic polyangiitis and glomerulonephritis. J Am Soc Nephrol 1996 ; 7 : 23-32.
65) 大西 尚, 藤山理世, 冨岡洋海・他：P-ANCA 陽性びまん性肺胞出血症例の臨床的検討. 日呼吸会誌 1998 ; 36 : 1017-1022.
66) Collard HR, Schwarz MI : Diffuse alveolar hemorrhage. Clin Chest Med 2004 ; 25 : 583-592.
67) Sugiyama K, Sada K, Kurosawa M, et al : Current status of the treatment of microscopic polyangiitis and granulomatosis with polyangiitis in Japan. Clin Exp Nephrol 2013 ; 17 : 51-58.
68) Suzuki A, Sakamoto S, Kurosaki A, et al : Pulmonary manifestations of microscopic polyangiitis on HRCT. Rheumatology 2017 ; 56 : Supl3 : iii140.
69) Castañer E, Alguersuari A, Gallardo X, et al : When to suspect pulmonary vasculitis : radiologic and clinical clues. RadioGraphics 2010 ; 30 : 33-53.
70) West S, Arulkumaran N, Phillip W, et al : Diffuse alveolar haemorrhage in ANCA-associated vasculitis. Intern Med 2013 ; 52 : 5-13.
71) Tzelepis GE, Kokosi M, Tzioufas A, et al : Prevalence and outcome of pulmonary fibrosis in microscopic polyangiitis. Eur Respir J 2010 ; 36 : 116-121.

72) Tanaka T, Otani K, Egashira R, et al : Interstitial pneumonia associated with MPO-ANCA : Clinicopathological features of nine patients. Respir Med 2012 ; 106 : 1765-1770.
73) Ando M, Miyazaki E, Ishii T, et al : Incidence of myeloperoxidase anti-neutrophil cytoplasmic anti-body positivity and microscopic polyangiitis in the course of idiopathic pulmonary fibrosis. Respir Med 2013 ; 107 : 608-615
74) 金沢　実，徳永大道，高柳　昇・他：特発性肺線維症例での MPO-ANCA 陽性群，陰性群の臨床像の比較および陽性群における治療の必要性の研究．2003 年厚生科学研究特定疾患対策事業報告書．2004：101-104．
75) Foulon G, Delaval R, Valeyre D, et al : ANCA-associated lung fibrosis : analysis of 17 patients. Respir Med 2008 ; 102 : 1392-1398.
76) Frankel SK, Cosgrove GP, Fischer A, et al : Update in the diagnosis and management of pulmonary vasculitis. Chest 2006 ; 129 ; 452-465.
77) Castaner E, Alguersuari A, Gallardo X, et al : When to suspect pulmonary vasculitis : radiologic and clinical clues. RadioGraphics 2010 ; 30 ; 33-53.
78) Ananthakrishnan L, Sharma N, Kanne JP : Wegener's granulomatosis in the chest : high-resolution CT findings. AJR 2009 ; 192 ; 676-682.
79) Lohrmann C, Uhl M, Kotter E, et al : Pulmonary manifestations of Wegener's granulomatosis : CT findings in 57 patients and a review of the literature. Eur J Radiol 2005 ; 53 ; 471-477.
80) Lee KS, Kim TS, Fujimoto K, et al : Thoracic manifestation of Wegener's granulomatosis : CT findings in 30 patients. Eur Radiol 2003 ; 13 ; 43-51.
81) Cordier JF, Valeyre D, Guillevin L, et al : Pulmonary Wegener's granulomatosis : a clinical and imaging study of 77 cases. Chest 1990 ; 97 ; 906-912.
82) Martinez F, Chung FH, Digumarthy SR, et al : Common and uncommon manifestations of Wegener granulomatosis at chest CT : radiologic-pathologic correlation. RadioGraphics 2012 ; 32 : 51-69.
83) Prince JS, Dyhamel DR, Levin DL, et al : Nonneoplastic lesions of the tracheobronchial wall : radiologic findings with bronchoscopic correlation. RadioGraphics 2002 ; 22 : 215-230.
84) Pugnet G, Gouya H, Puéchal X, et al : Cardiac involvement in granulomatosis with polyangiitis : a magnetic resonance imaging study of 31 consecutive patients. Rheumatology 2017 ; 56 : 947-956.
85) Kemna MJ, Bucerius J, Drent M, et al : Aortic ^{18}F-FDG uptake in patients suffering from granulomatosis with polyangiitis. Eur J Nucl Med Mol Imaging 2015 ; 42 : 1423-1429.
86) Watts RA, Lane SE, Bentham G, et al : Epidemiology of systemic vasculitis : a ten- year study in the United Kingdom. Arthritis Rheum 2000 ; 43 : 414-419.
87) Martin RM, Wilton LV, Mann RD : Prevalence of Churg-Strauss syndrome, vasculitis, eosinophilia and associated conditions : retrospective analysis of 58 prescription event monitoring cohort studies. Pharmacoepidemiol Drug Saf 1999 ; 8 : 179-189.
88) Mahr A, Guillevin L, Poissonnet M, et al : Prevalence of polyarteritis nodosa, microscopic polyangiitis, Wegener's granulomatosis, and Churg-Strauss syndrome in a French urban multiethnic population in 2000 : a capture-recapture estimate. Arthritis Rheum 2004 ; 51 : 92-99.
89) 有村義宏：好酸球性多発血管炎性肉芽腫症．診断と治療 2015 ; 103 : 649-654.
90) Vaglio A, Buzio C, Zwerina J : Eosinophilic granulomatosis with polyangiitis (Churg-Strauss) : state of the art. Allergy 2013 ; 68 : 261-273.
91) Comarmond C, Pagnoux C, Khellaf M, et al : Eosinophilic granulomatosis with polyangiitis (Churg-Strauss) : clinical characteristics and long-term followup of the 383 patients enrolled in the French Vasculitis Study Group cohort. Arthritis Rheum 2013 ; 65 : 270-281.
92) Silva CIS, Müller NL, Fujimoto K, et al : Churg-Strauss syndrome : high resolution CT and pathologic findings. J Thoracic Imaging 2005 ; 20 : 74-80.
93) Suzuki A, Sakamoto S, Kurosaki A, et al : Pulmonary manifestations of eosinophilic granulomatosis with polyangiitis on HRCT. Rheumatology 2017 ; 56 : Supl3 : iii143.
94) Chusid MJ, Dale DC, West BC, et al : The hypereosinophilic syndrome : analysis of fourteen cases with review of the literature. Medicine (Baltimore) 1975 ; 54 : 1-27.
95) Baughman RP, Lower EE, du Bois RM : Sarcoidosis. Lancet 2003 ; 36 : 1111-1118.
96) 四十坊典晴，山口哲生：サルコイドーシスの診断基準と診断の手引き-2015．日サ会誌 2015 ; 35 :

3-8.
97) Hansell DM, Lynch DA, McAdams HP, et al：Idiopathic diffuse lung diseases. In：Hansell DM, Lynch DA, McAdams HP, et al,（eds）：Imaging of Diseases of the Chest. 5th ed, Philadelphia：Mosby（Elsevier）, 2010：641-713.
98) Müller NL, Silva CIS：Sarcoidosis. In：Müller NL, Silva CIS, eds：Imaging of the Chest. vol 1, Philadelphia：Saunders, 2008：668-688.
99) 吾妻安良太：びまん性肺疾患，特にサルコイドーシスの病因・病態ならびに疫学研究．日サ会誌 2008；28：3-7.
100) 日本循環器学会：2016年度版心臓サルコイドーシスの診療ガイドライン．www.j-circ.or.jp/guideline/pdf/JCS2016_terasaki_h.pdf
101) Scadding JG, Mitchell DN：Sarcoidosis. London：Chapman and Hall, 1985.
102) 藤本公則：肺門の正常解剖と異常像．画像診断 2004；24：420-441.
103) Lynch 3rd JP, Kazerooni EA, Gay SE：Pulmonary sarcoidosis. Clin Chest Med 1997；18：755-785.
104) 難病情報センター：http://www.nanbyou.or.jp/entry/266.
105) Kirks DR, McCormick VD, Greenspan RH：Pulmonary sarcoidosis. Roentgenologic analysis of 150 patients. Am J Roentgenol Radium Ther Nucl Med 1973；117：777-786.
106) James DG, Neville E, Siltzbach LE：A worldwide review of sarcoidosis. Ann N Y Acad Sci 1976；278：321-334.
107) Siltzbach LE, James DG, Neville E, et al：Course and prognosis of sarcoidosis around the world. Am J Med 1974；57：847-852.
108) Niimi H, Kang EY, Kwong JS, et al：CT of chronic infiltrative lung disease. prevalence of mediastinal lymphadenopathy. J Comput Assist Tomogr 1996；20：305-308.
109) Sider L, Horton ES Jr：Hilar and mediastinal adenopathy in sarcoidosis as detected by computed tomography. J Thorac Imaging 1990；5：77-80.
110) Gawne-Cain ML, Hansell DM：The pattern and distribution of calcified mediastinal lymph nodes in sarcoidosis and tuberculosis：a CT study. Clin Radiol 1996；51：263-267.
111) Smellie H, Hoyle C：The hilar lymph-nodes in sarcoidosis with special reference to prognosis. Lancet 1957；2：66-70.
112) Müller, NL, Kullnig P, Miller RR：The CT findings of pulmonary sarcoidosis. analysis of 25 patients. AJR 1989；152：1179-1182.
113) Brauner M, Lenoir S, Grenier P, et al：Pulmonary sarcoidosis：CT assessment of lesion reversibility. Radiology 1992；182：349-354.
114) Müller NL, Miller RR：Ground-glass attenuation, nodules, alveolitis, and sarcoid granulomas. Radiology 1993；189：31-32.
115) Traill ZC, Maskell GF, Gleeson FV：High-resolution CT findings of pulmonary sarcoidosis. AJR 1997；168：1557-1560.
116) 藤本公則：横断面における内外層の肺病変分布：解剖学，生理学，システム生物学による考察．画像診断 2018；38(4), in press.
117) Munk P, Müller N, Miller R, et al：Pulmonary lymphangitic carcinomatosis：CT and pathologic findings. Radiology 1988；166：705-709.
118) Murata K, Khan A, Herman PG：Pulmonary parenchymal disease：evaluation with high-resolution CT. Radiology 1989；170：629-635.
119) Johkoh T, Ikezoe J, Tomiyama N, et al：CT findings in lymphangitic carcinomatosis of the lung：correlation with histologic findings and pulmonary function tests. AJR 1992；158：1217-1222.
120) Honda O, Johkoh T, Ichikado K, et al：Comparison of high resolution CT findings of sarcoidosis, lymphoma, and lymphangitic carcinoma：is there any difference of involved interstitium？J Comput Assist Tomogr 1999；23：374-379.
121) 藤本公則，佐土原順子，寺崎　洋・他：悪性リンパ腫の画像診断—肺．臨床画像 2002；18：746-760.
122) 藤本公則，寺崎　洋，佐土原順子・他：悪性腫瘍に類似した所見を呈する良性疾患—胸部．臨床画像 2002；18：130-143.
123) Nishimura K, Itoh H, Kitaichi M, et al：Pulmonary sarcoidosis：correlation of CT and histopathologic findings. Radiology 1993；189：105-109.

124) Remy-Jardin M, Giraud F, Remy J, et al : Pulmonary sarcoidosis : role of CT in the evaluation of disease activity and functional impairment and in prognosis assessment. Radiology 1994 ; 191 : 675-680.
125) Akira M, Kozuka T, Inoue Y, et al : Long-term follow-up CT scan evaluation in patients with pulmonary sarcoidosis. Chest 2005 ; 127 : 185-191.
126) Shigematsu N, Emori K, Matsuba K, et al : Clinicopathologic characteristics of pulmonary acinar sarcoidosis. Chest 1978 ; 73 : 186-188.
127) Johkoh T, Ikezoe J, Takeuchi N, et al : CT findings in 'pseudoalveolar' sarcoidosis. J Comput Assist Tomogr 1992 ; 16 : 904-907.
128) Nakatsu M, Hatabu H, Morikawa K, et al : Large coalescent parenchymal nodules in pulmonary sarcoidosis : 'sarcoid galaxy' sign. AJR 2002 ; 178 : 1389-1393.
129) Bergin CJ, Bell DY, Coblentz CL, et al : Sarcoidosis : correlation of pulmonary parenchymal pattern at CT with results of pulmonary function tests. Radiology 1989 ; 171 : 619-624.
130) Smellie H, Hoyle C : The natural history of pulmonary sarcoidosis. Q J Med 1960 ; 29 : 539-559.
131) Berkmen YM : Radiologic aspects of intrathoracic sarcoidosis. Semin Roentgenol 1985 ; 20 : 356-375.
132) Hennebicque AS, Nunes H, Brillet PY, et al : CT findings in severe thoracic sarcoidosis. Eur Radiol 2005 ; 15 : 23-30.
133) Primack SL, Hartma TE, Hansell DM, et al : End-stage lung disease : CT findings in 61 patients. Radiology 1993 ; 189 : 681-686.
134) Brauner M, Grenier P, Mompoint D, et al : Pulmonary sarcoidosis : evaluation with high resolution CT. Radiology 1989 ; 172 : 467-471.
135) Hours S, Nunes H, Kambouchner M, et al : Pulmonary cavitary sarcoidosis : clinico-radiologic characteristics and natural history of a rare form of sarcoidosis. Medicine (Baltimore) 2008 ; 87 : 142-151.
136) Ichikawa Y, Fujimoto K, Shiraishi T, Oizumi K : Primary cavitary sarcoidosis. high-resolution CT findings. AJR 1994 ; 163 : 745.
137) Brandstetter RD, Messina MS, Sprince NL, et al : Tracheal stenosis due to sarcoidosis. Chest 1981 ; 80 : 656.
138) Lenique F, Brauner MW, Grenier P, et al : CT assessment of bronchi in sarcoidosis : endoscopic and pathologic correlations. Radiology 1995 ; 194 : 419-423.
139) Gleeson FV, Traill ZC, Hansell DM : Evidence on expiratory CT scans of small-airway obstruction in sarcoidosis. AJR 1996 ; 166 : 1052-1054.
140) Bartz RR, Stern EJ : Airways obstruction in patients with sarcoidosis : expiratory CT scan findings. J Thorac Imaging 2000 ; 15 : 285-289.
141) Handa T, Nagai S, Fushimi Y, et al : Clinical and radiographic indices associated with airflow limitation in patients with sarcoidosis. Chest 2006 ; 130 : 1851-1856.
142) Lamberto C, Saumon G, Loiseau P, et al : Respiratory function in recent pulmonary sarcoidosis with special reference to small airways. Bull Eur Physiopathol Respir 1985 ; 21 : 309-315.
143) Fazzi P, Sbragia P, Solfanelli S, et al : Functional significance of the decreased attenuation sign on expiratory CT in pulmonary sarcoidosis. report of four cases. Chest 2001 ; 119 : 1270-1274.
144) Terasaki H, Fujimoto K, Müller NL, et al : Pulmonary sarcoidosis : comparison of findings of inspiratory and expiratory high-resolution CT and pulmonary function tests between smokers and nonsmokers. AJR 2005 ; 185 : 333-338.
145) Tan RT, Kuzo R, Goodman LR, et al : Utility of CT scan evaluation for predicting pulmonary hypertension in patients with parenchymal lung disease. Medical College of Wisconsin Lung Transplant Group. Chest 1998 ; 113 : 1250-1256.
146) Ng CS, Wells AU, Padley SP : A CT sign of chronic pulmonary arterial hypertension. the ratio of main pulmonary artery to aortic diameter. J Thorac Imaging 1999 ; 14 : 570-578.
147) Nunes H, Humbert M, Capron F, et al : Pulmonary hypertension associated with sarcoidosis. mechanisms, haemodynamics and prognosis. Thorax 2006 ; 61 : 68-74.
148) Hennebicque AS, Nunes H, Brillet PY, et al : CT findings in severe thoracic sarcoidosis. Eur Radiol 2005 ; 15 : 23-30.
149) Stern EJ, Swensen SJ, Hartman TE, Frank MS : CT mosaic pattern of lung attenuation : distin-

guishing different causes. AJR 1995 ; 165 : 813-816.
150) Contractor S, Maldjian PD, Sharma VK, Gor DM : Role of helical CT in detecting right ventricular dysfunction secondary to acute pulmonary embolism. J Comput Assist Tomogr 2002 ; 26 : 587-591.
151) Lee H, Kim SY, Lee SJ, et al : Potential of right to left ventricular volume ratio measured on chest CT for the prediction of pulmonary hypertension : correlation with pulmonary arterial systolic pressure estimated by echocardiography. Eur Radiol 2012 ; 22 : 1929-1936.
152) Henzler T, Roeger S, Meyer M, et al : Pulmonary embolism : CT signs and cardiac biomarkers for predicting right ventricular dysfunction. Eur Respir J 2012 ; 39 : 919-926.
153) Uemura A, Morimoto S, Hiramitsu S, et al : Histologic diagnostic rate of cardiac sarcoidosis : evaluation of endomyocardial biopsies. Am Heart J 1999 ; 138 : 299-302.
154) Aikawa T, Oyama-Manabe N, Naya M, et al : Delayed contrast-enhanced computed tomography in patients with known or suspected cardiac sarcoidosis : a feasibility study. Eur Radiol 2017 ; 27 : 4054-4063.
155) Iwai K, Tachibana T, Takemura T, et al : Pathological studies on sarcoidosis autopsy : I. epidemiological features of 320 cases in Japan. Acta Pathol Jpn 1993 ; 43 : 372-376.
156) Britt AR, Francis IR, Glazer GM, Ellis JH : Sarcoidosis : abdominal manifestations at CT. Radiology 1991 ; 178 : 91-94.
157) Foltz SJ, Johnson CD, Swensen SJ : Abdominal manifestations of sarcoidosis in CT studies. J Comput Assist Tomogr 1995 ; 19 : 573-579.
158) Koyama T, Ueda H, Togashi K, et al : Radiologic manifestations of sarcoidosis in various organs. RadioGraphics 2004 ; 24 : 87-104.
159) Thanos L, Zormpala A, Brountzos E, et al : Nodular hepatic and splenic sarcoidosis in a patient with normal chest radiograph. Eur J Radiol 2002 ; 41 : 10-11.
160) Abbott GF, Rosado-de-Christenson ML, Franks TJ, et al : Pulmonary Langerhans cell histiocytosis. RadioGraphics 2004 ; 24 : 821-841.
161) Sundar KM, Gosselin MV, Chung HL, et al : Pulmonary Langerhans cell histiocytosis : emerging concepts in pathobiology, radiology, and clinical evolution of disease. Chest 2003 ; 123 : 1673-1683.
162) 巽浩一郎：肺好酸球性肉芽腫症の臨床疫学的検討．日胸 2002；61；478-488.
163) 藤本圭作, 久保惠嗣：若年発症COPD(若年性肺気腫)，肺ランゲルハンス細胞ヒスチオサイトーシス(ヒスチオサイトーシスX)，肺胞低換気症候群に関する全国疫学調査．平成17年度～19年度 厚生労働省科学研究費補助金難治性疾患克服研究事業報告書，2008；41-42.
164) Tazi A, Soler P, Hance AJ : Adult pulmonary Langerhans'cell histiocytosis. Thorax 2000 ; 55 : 405-416.
165) Vassallo R, Ryu JH, Colby TV, et al : Pulmonary Langerhans'-cell histiocytosis. N Engl J Med 2000 ; 342 : 1969-1978.
166) Howarth DM, Gilchrist GS, Mullan BP, et al : Langerhans cell histiocytosis : diagnosis, natural history, management, and outcome. Cancer 1999 ; 85 : 2278-2290.
167) 河端美則, 兼子 耕, 永山剛久・他：肺好酸球性肉芽腫症の病理と病理発生をめぐって．呼吸 1996；15：1317-1323.
168) Fartoukh M, Humbert M, Capron F, et al : Severe pulmonary hypertension in histiocytosis X. Am J Respir Crit Care Med 2000 ; 161 : 216-223.
169) 武村民子：肺ランゲルハンス細胞組織球症の病理(病期別形態像の特徴，囊胞形成機序，鑑別診断)．日サ会誌 2009；29：88-91.
170) Hamada K, Teramoto S, Narita N, et al : Pulmonary veno-occlusive disease in pulmonary Langerhans cell granulomatosis. Eur Respir J 2000 ; 15 : 421-423.
171) Dauriat G, Mal H, Thabut G, et al : Lung transplantation for pulmonary Langerhans'cell histiocytosis : a multicenter analysis. Transplantation 2006 ; 81 : 746-750.
172) Travis WD, Borok Z, Roum JH, et al : Pulmonary Langerhans cell granulomatosis(Histiocytosis X) : a clinicopathologic study of 48 cases. Am J Surg Pathol 1993 ; 17 : 971-986.
173) 河端美則：肺Langerhans細胞肉芽腫症の病理と病態．病理と臨床 2006；24：904-912.
174) 武村民子：肺好酸球性肉芽腫症(ランゲルハンス細胞肉芽腫症)の多彩な病理像．日胸 2002；61：505-511.

175) 岩井和郎, 大崎 饒, 平賀洋明・他：肺好酸球性肉芽腫症の病理所見―組織発生を中心として―. 日胸疾会誌 1983；21：553-562.
176) Kambouchner M, Basset F, Marchal J, et al：Three dimensional characterization of pathologic lesions in pulmonary Langerhans cell histiocytosis. Am J Respir Crit Care Med 2002；166：1483-1490.
177) Brauner MW, Grenier P, Tijani K, et al：Pulmonary Langerhans cell histiocytosis：evolution of lesions on CT scans. Radiology 1997；204：497-502.
178) Moore AD, Godwin JD, Müller NL, et al：Pulmonary histiocytosis X：comparison of radiographic and CT findings. Radiology 1989；172：249-254.
179) Soler P, Bergeron A, Kambouchner M, et al：Is high-resolution computed tomography a reliable tool to predict the histopathological activity of pulmonary Langerhans cell histiocytosis? Am J Respir Crit Care Med 2000；162：264-270.
180) Vassallo R, Jensen EA, Colby TV, et al：The overlap between respiratory bronchiolitis and desquamative interstitial pneumonia in pulmonary Langerhans cell histiocytosis：high-resolution CT, histologic, and functional correlations. Chest 2003；124：1199-1205.
181) Chon S, Kyung SY, Lee SP, et al：A case of pulmonary Langerhans' cell histiocytosis mimicking hematogenous pulmonary metastases. Korean J Intern Med 2009；24：393-396.
182) 荒井直樹, 野中 水, 沼田岳士・他：非典型的画像所見を呈し診断に苦慮した肺ランゲルハンス細胞組織球症の1例. 日呼吸会誌 2017；6：58-61.
183) ten Velde GP, Thunnissen FB, van Engelshoven JM, et al：A solitary pulmonary nodule due to eosinophilic granuloma. Eur Respir J 1994；7：1539-1540.
184) 羽白 高, 石原享介, 藤井 宏・他：孤立性結節陰影を呈した肺好酸球性肉芽腫症の1例. 日呼吸会誌 2005；43：37-40.
185) Embil J, Warren P, Yakrus M, et al：Pulmonary illness associated with exposure to *Mycobacterium avium* complex in hot tub water：hypersensitivity pneumonitis or infection? Chest 1997；111：813-816.
186) Fink JN, Ortega HG, Reynolds HY, et al：Needs and opportunities for research in hypersensitivity pneumonitis. Am J Respir Crit Care Med 2005；171：792-798.
187) 北市正則：過敏性肺臓炎. 呼吸 1990；9：1296-1304.
188) Hariri LP, Mino-Kenudson M, Shea B, et al：Distinct histopathology of acute onset or abrupt exacerbation of hypersensitivity pneumonitis. Hum Pathol 2012；43：660-668.
189) Takemura T, Akashi T, Ohtani Y, et al：Pathology of hypersensitivity pneumonitis. Curr Opin Pulm Med 2008；14：440-454.
190) Akira M, Kita N, Higashihara T, et al：Summer type hypersensitivity pneumonitis：comparison of high-resolution CT and plain radiographic findings. AJR 1992；158：1223-1228.
191) Silva CIS, Müller NL, Lynch DA, et al：Chronic hypersensitivity pneumonitis：differentiation from idiopathic pulmonary fibrosis and nonspecific interstitial pneumonia by using thin-section CT. Radiology 2008；246：288-297.
192) Franquet T, Hansel DM, Senbanjo T, et al：Lung cysts in subacute hypersensitivity pneumonitis. J Comput Assist Tomogr 2003；27：475-478.
193) An Official ATS/ERS/JRS/ALAT Statement：idiopathic pulmonary fibrosis：evidence-based guidelines for diagnosis and management. Am J Respir Crit Care Med 2011；183：788-824.
194) Hartman TE, Jensen E, Tazelaar HD, et al：CT findings of granulomatous pneumonitis secondary to *Mycobacterium avium*-intracellulare inhalation："hot tub lung". AJR 2007；188：1050-1053.
195) van der Zanden RJC, Magis-Escurra C, de Lange WCM, et al：Hypersensitivity pneumonitis caused by *Mycobacterium avium* subsp. hominissuis in a hot tub, as proven by IS1245 RFLP and rep-PCR typing. Int J Mycobacteriol 2012；1：152-154.
196) Verma G, Jamieson F, Chedore P, et al：Hot tub lung mimicking classic acute and chronic hypersensitivity pneumonitis：two case reports. Can Respir J 2007；14：354-356.
197) Hanak V, Golbin JM, Ryu JH：Causes and presenting features in 85 consecutive patients with hypersensitivity pneumonitis. Mayo Clin Proc 2007；82：812-816.
198) Honma K, Abraham JL, Chiyotani K, et al：Proposed criteria for mixed-dust pneumoconiosis：definition, descriptions, and guidelines for pathologic diagnosis and clinical correlation. Hum

Pathol 2004 ; 35 : 1515-1523.
199) Diseases associated with exposure to silica and nonfibrous silicate minerals. Silicosis and Silicate Disease Committee. Arch Pathol Lab Med 1988 ; 112 : 673-720.
200) Gibbs AR, Wagner JC : Diseases due to silica. In : Churg A, Green FHY, (eds): Pathology of occupatinal lung disease, 2nd ed. Baltimore : Williams & Wilkins, 1998 : 209-234.
201) Nagelschmidt G : The relation between lung dust and lung pathology in pneumoconiosis. Br J Ind Med 1960 ; 17 : 247-259.
202) Guidelines for the use of the ILO international classification of radiographs of pneumoconioses. Geneva : International Labour Office ; 2000 No. Occupational Safety and Health Series 22.
203) 労働省安全衛生部労働衛生課：じん肺診査ハンドブック．中央労働災害防止協会，1987.
204) 労災病院じん肺研究グループ：じん肺健康診断．産業医学振興財団，2017.
205) Weill H, Jones RN, Parkes WR : Silicosis and related diseases. In : Parkes WR, (ed): Occupational lung disorders, 3rd ed. Oxford : Butterworth-Heinemann, 1994 : 285-339.
206) Arakawa H, Honma K, Saito Y, et al : Pleural disease in silicosis : pleural thickening, effusion, and invagination. Radiology 2005 ; 236 : 685-693.
207) Mathieson JR, Mayo JR, Staples CA, Muller NL : Chronic diffuse infiltrative lung disease : comparison of diagnostic accuracy of CT and chest radiography. Radiology 1989 ; 171 : 111-116.
208) Cowie RL : The epidemiology of tuberculosis in gold miners with silicosis. Am J Respir Crit Care Med 1994 ; 150 : 1460-1462.
209) Sonnenberg P, Murray J, Glynn JR, et al : Risk factors for pulmonary disease due to culture-positive M. tuberculosis or nontuberculous mycobacteria in South African gold miners. Eur Respir J 2000 ; 15 : 291-296.
210) Corbett EL, Churchyard GJ, Clayton TIM, et al : Risk factors for pulmonary mycobacterial disease in south african gold miners. Am J Respir Crit Care Med 1999 ; 159 : 94-99.
211) IARC monographs on the evaluation of carcinogenic risks to humans. Lyon : IARC ; 1997.
212) Arakawa H, Shida H, Saito Y, et al : Pulmonary malignancy in silicosis : factors associated with radiographic detection. Eur J Radiol 2009 ; 69 : 80-86.
213) Katabami M, Dosaka-Akita H, Honma K, et al : Pneumoconiosis-related lung cancers : preferential occurrence from diffuse interstitial fibrosis-type pneumoconiosis. Am J Rrespir Crit Care Med 2000 ; 162 : 295-300.
214) Arakawa H, Johkoh T, Honma K, et al : Chronic interstitial pneumonia in silicosis and mix-dust pneumoconiosis : its prevalence and comparison of CT findings with idiopathic pulmonary fibrosis. Chest 2007 ; 131 : 1870-1876.
215) Brichet A, Tonnel AB, Brambilla E, et al : Chronic interstitial pneumonia with honeycombing in coal workers. Sarcoidosis Vasc Diffuse Lung Dis 2002 ; 19 : 211-219.
216) 森永謙二：石綿関連疾患の疫学 Mebio ; 23 : 12-20, 2006.
217) Bohlig VH, Otto H : Asbest und Mesothelioma. Stuttgart : Georg Thieme Verlag, 1975 : 47.
218) 北川正信，村井嘉寛：石綿関連疾患の病理．病理と臨床 1989 ; 7 : 702-708.
219) 審良正則：アスベスト関連肺疾患の画像診断．日本胸部臨床 2006 ; 65 : 414-424.
220) Akira M, Yamamoto S, Inoue Y, et al : High-resolution CT of asbestosis and idiopathic pulmonary fibrosis. AJR 2003 ; 181 : 163-169.
221) Voisin C, Fisekci F, Voisin-Saltiel S, et al : Asbestos-related rounded atelectasis : radiologic and mineralogic data in 23 cases. Chest 1995 ; 107 : 477-481.
222) Doyle TC, Lawler GA : CT features of rounded atelectasis of the lung. AJR 1984 ; 143 : 225-228.
223) 山口哲治，芦澤和人，上谷雅孝・他：円形無気肺の MRI―CT 所見との比較．臨床放射線 1997 ; 42 : 135-141.
224) Hillerdal G : Pleural plaques and risk for cancer in the county of Uppsala. Eur J Respir Dis 1980 ; 107 : 111-117.
225) Epler GR, McLoud TC, Gaensler EA : Prevalence and incidence of benign asbestos pleural effusion in a working population. JAMA 1982 ; 247 : 617-622.
226) Peacock C, Copley SJ, Hansell DM, et al : Asbestos-related benign pleural disease. Clin Radiol 2000 ; 55 : 422-432.
227) Hourihane DO, Lessof L, Richardson PC : Hyaline and calcified pleural plaques as an index of exposure to asbestos : a study of radiological and pathological features of 100 cases with a

consideration of epidemiology. Br Med J 1966 ; 1 : 1069-1074.
228) Al-Jarad I, Poulakis N, Pearson MC, et al : Assessment of asbestos-induced pleural disease by computed tomography : correlation with chest radiograph and lung function. Respir Med 1991 ; 85 : 203-208.
229) Friedman AC, Fiel SB, Fisher MS, et al : Asbestos-related pleural disease and asbestosis : a comparison of CT and chest radiography. AJR 1988 ; 150 : 269-275.
230) van Cleemput JV, Raeve HD, Verschakelen JA, et al : Surface of localized pleural plaques quantitated by computed tomography scanning : not relation with cumulative asbestos exposure and no effect on lung function. Am J Respir Crit Care Med 2001 ; 163 : 705-710.
231) 岸本卓巳：胸膜疾患，職業性石綿曝露と石綿関連疾患―基礎知識と労災補償．三信図書，2002：185-211.
232) Schwartz DA, Galvin JR, Dayton CS : Determinants of restrictive lung function in asbestos-induced pleural fibrosis. J Appl Physiol 1990 ; 68 : 1932-1937.
233) Takagi K, Tsuchiya R, Watanabe Y, et al : Surgical approach to pleural diffuse mesothelioma in Japan. Lung Cancer 2001 ; 31 : 57-65.
234) Leung AN, Müler NL, Miller RR, et al : CT in differential diagnosis of diffuse pleural disease AJR 1990 ; 154 : 487-492.
235) Entwisle J : The use of magnetic resonance imaging in malignant mesothelioma. Lung Cancer 2004 ; 45 : S69-71.
236) Heclan RT, Rusch VW, Begg CB, et al : Staging of malignant pleural mesothelioma : comparison of CT and MR imaging AJR 1999 ; 172 : 1039-1047.
237) Schneider DB, Clary-Macy C, Challa S, et al : Positoron emission tomograohy with f-18-fluoro-dexoxyglucose in the staging and preoperative evaluation of malignant pleural mesothelioma. J Thorac Cardiovasc Surg 2000 ; 120 : 128-133.
238) Zahid I, Sharif S, Routledge T, Scarci M : What is the best way to diagnose and stage malignant pleural mesothelioma? Interact Cardiovasc Thorac Surg 2011 ; 12 : 254-259.
239) Goldyn SR, Condos RC, Rom WN : The burden of exposure-related diffuse lung disease. Semin Respir Crit Care Med 2008 ; 29 : 591-602.
240) Akira M : High-resolution CT in the evaluation of occupational and environmental disease. Radiol Clin North Am 2002 ; 40 : 43-59.
241) Nemery B, Verbeken EK, Demedts M : Giant cell interstitial pneumonia (hard metal lung disease, cobalt lung). Semin Respir Crit Care Med 2001 ; 22 : 435-448.
242) Akira M : Uncommon pneumoconioses : CT and pathologic findings. Radiology 1995 ; 197 : 403-409.
243) Gotway MB, Golden JA, Warnock M, et al : Hard metal interstitial lung disease : high-resolution computed tomography appearance. J Thorac Imaging 2002 ; 17 : 314-318.
244) Akira M : Imaging of occupational and environmental lung diseases. Clin Chest Med 2008 ; 29 : 117-131.
245) 小西池穣一，田中正信，橋本武志・他：アルミ（アルミナ）肺7症例の臨床的考察．日本胸部臨床 1980 ; 39 : 195-204.
246) DeVuyst P, Dumortier P, Schandene L, et al : Sarcoid-like lung granulomatosis induced by aluminum dusts. Am Rev Respir Dis 1997 ; 135 : 493-497.
247) Herbert A, Sterling G, Abraham J, et al : Desquamative interstitial pneumonia in an aluminum welder. Hum Pathol 1982 ; 13 : 694-699.
248) Miller RR, Churg AM, Hutcheon M, et al : Pulmonary alveolar proteinosis and aluminum dust exposure. Am Rev Respir Dis 1984 ; 130 : 312-315.
249) Vahlensieck M, Overlack A, Müller K-M : Computed tomographic high-attenuation mediastinal lymph nodes after aluminum exposition. Eur Radiol 2000 ; 10 : 1945-1946.
250) Kraus T, Schaller KH, Angerer J, et al : Aluminosis : detection of an almost forgotten disease with HRCT. J Occup Med Toxico 2006 ; 1 : 4-12.
251) Marchiori E, Lourenço S, Gasparetto TD, et al : Pulmonary talcosis : imaging findings. Lung 2010 ; 188 : 165-171.
252) Akira M, Kozuka T, Yamamoto S, et al : Inhalational talc pneumoconiosis : radiographic and CT findings in 14 patients. AJR 2007 ; 188 : 326-333.

253) Harding HE, McLaughlin AIG, Doig AT : Clinical, radiographic, and pathological studies of the lungs of electric-arc and oxyacetylene welders. Lancet 1958 ; 23 : 394-398.
254) Doig AE, McLaughlin AIG : Clearing of x-ray shadows in welders' siderosis. Lancet 1948 ; 1 : 789-791.
255) Guidotti TL, Denee PB, Abraham JL, et al : Arc Welders' pneumoconiosis : application of advanced scanning electron microscopy. Arch Environ Health 1978 ; 33 : 117-124.
256) Yoshii C, Matsuyama T, Takazawa A, et al : Welder's pneumoconiosis : diagnostic usefulness of high-resolution computed tomography and ferritin determinations in bronchoalveolar lavage fluid. Intern Med 2002 ; 41 : 1111-1117.
257) Hanoa R : Graphite pneumoconiosis : a review of etiologic and epidemiologic aspects. Scand J Work Environ Health 1983 ; 9 : 303-314.
258) Akira M, Higashihara T, Yokoyama K, et al : Radiographic type p pneumoconiosis : Thin-section CT. Radiology 1989 ; 171 : 117-123.
259) Cummings KJ, Nakano M, Omae K, et al : Indium lung disease. Chest 2012 ; 141 : 1512-1521.
260) Hogg JC, Macklem PT, Thurlbeck WM : Site and nature of airways obstruction in chronic obstructive lung disease. N Engl J Med 1968 ; 278 : 1355-1360.
261) Hogg JC, Chu F, Utokaparch S, et al : The nature of small-airway obstruction in chronic obstructive pulmonary disease. N Engl J Med 2004 ; 350 : 2645-2653.
262) Iwamoto H, Yokoyama A, Kitahara Y, et al : Airflow limitation in smokers is associated with subclinical atherosclerosis. Am J Respir Crit Care Med 2009 ; 179 : 35-40.
263) Gevenois PA, de Maertelaer V, De Vuyst P, et al : Comparison of computed density and macroscopic morphometry in pulmonary emphysema. Am J Respir Crit Care Med 1995 ; 152 : 653-657.
264) Park KJ, Bergin CJ, Clausen JL : Quantitation of emphysema with three-dimensional CT densitometry : comparison with two-dimensional analysis, visual emphysema scores, and pulmonary function test results. Radiology 1999 ; 211 : 541-547.
265) Haraguchi M, Shimura S, Hida W, et al : Pulmonary function and regional distribution of emphysema as determined by high-resolution computed tomography. Respiration 1998 ; 65 : 125-129.
266) Nakano Y, Sakai H, Muro S, et al : Comparison of low attenuation areas on computed tomographic scans between inner and outer segments of the lung in patients with chronic obstructive pulmonary disease : incidence and contribution to lung function. Thorax 1999 ; 54 : 384-389.
267) Becker MD, Berkmen YM, Austin JH, et al : Lung volumes before and after lung volume reduction surgery : quantitative CT analysis. Am J Respir Crit Care Med 1998 ; 157 : 1593-1599.
268) Kauczor HU, Hast J, Heussel CP, et al : CT attenuation of paired HRCT scans obtained at full inspiratory/expiratory position : comparison with pulmonary function tests. Eur Radiol 2002 ; 12 : 2757-2763.
269) Eda S, Kubo K, Fujimoto K, et al : The relations between expiratory chest CT using helical CT and pulmonary function tests in emphysema. Am J Respir Crit Care Med 1997 ; 155 : 1290-1294.
270) Nakano Y, Muro S, Sakai H, et al : Computed tomographic measurements of airway dimensions and emphysema in smokers : correlation with lung function. Am J Respir Crit Care Med 2000 ; 162 : 1102-1108.
271) Hasegawa M, Nasuhara Y, Onodera Y, et al : Airflow limitation and airway dimensions in chronic obstructive pulmonary disease. Am J Respir Crit Care Med 2006 ; 173 : 1309-1315.
272) Matsuoka S, Kurihara Y, Yagihashi K, et al : Airway dimensions at inspiratory and expiratory multisection CT in chronic obstructive pulmonary disease : correlation with airflow limitation. Radiology 2008 ; 248 : 1042-1049.
273) Washko GR, Dransfield MT, Estépar RS, et al : Airway wall attenuation : a biomarker of airway disease in subjects with COPD. J Appl Physiol 2009 ; 107 : 185-191.
274) Wells JM, Washko GR, Han MK, et al : Pulmonary arterial enlargement and acute exacerbations of COPD. N Engl J Med 2012 ; 367 : 913-921.
275) Matsuoka S, Washko GR, Yamashiro T, et al : Pulmonary hypertension and computed tomography measurement of small pulmonary vessels in severe emphysema. Am J Respir Crit Care Med 2010 ; 181 : 218.
276) Matsuoka S, Yamashiro T, Matsushita S, et al : Relationship between quantitative CT of pulmonary small vessels and pulmonary perfusion. AJR 2014 ; 202 : 719-724.

277) Jankowich MD, Rounds SI : Combined pulmonary fibrosis and emphysema syndrome : a review. Chest 2012 ; 141 : 222-231.
278) Matsuoka S, Kurihara Y, Yagihashi K, et al : Peripheral solitary pulmonary nodule : CT findings in patients with pulmonary emphysema. Radiology 2005 ; 235 : 266-273.
279) 「喘息予防・管理ガイドライン 2015」作成委員：喘息予防・管理ガイドライン 2015．協和企画, 2015 : 1-10.
280) Lynch DA, Newell JD, Tschomper BA, et al : Uncomplicated asthma in adults : comparison of CT appearance of the lungs in asthmatic and healthy subjects. Radiology 1993 ; 188 : 829-833.
281) McLean AN, Sproule MW, Cowan MD, et al : High resolution computed tomography in asthma. Thorax 1998 ; 53 : 308-314.
282) Mikos M, Grzanka P, Sladek K, et al : High-resolution computed tomography evaluation of peripheral airways in asthma patients : comparison of focal and diffuse air trapping. Respiration 2009 ; 77 : 381-388.
283) Park CS, Müller NL, Worthy SA, et al : Airway obstruction in asthmatic and healthy individuals : inspiratory and expiratory thin-section CT findings. Radiology 1997 ; 203 : 361-367.
284) Awadh N, Müller NL, Park CS, et al : Airway wall thickness in patients with near fatal asthma and control groups : assessment with high resolution computed tomographic scanning. Thorax 1998 ; 53 : 248-253.
285) Niimi A, Matsumoto H, Amitani R, et al : Airway wall thickness in asthma assessed by computed tomography : relation to clinical indices. Am J Respir Crit Care Med 2000 ; 162 : 1518-1523.
286) Niimi A, Matsumoto H, Amitani R, et al : Effect of short-term treatment with inhaled corticosteroid on airway wall thickening in asthma. Am J Med 2004 ; 116 : 725-731.
287) Matsumoto H, Niimi A, Tabuena RP, et al : Airway wall thickening in patients with cough variant asthma and nonasthmatic chronic cough. Chest 2007 ; 131 : 1042-1049.
288) Shimizu K, Hasegawa M, Makita H, et al : Comparison of airway remodelling assessed by computed tomography in asthma and COPD. Respir Med 2011 ; 105 : 1275-1283.
289) King GG, Carroll JD, Müller NL, et al : Heterogeneity of narrowing in normal and asthmatic airways measured by HRCT. Eur Respir J 2004 ; 24 : 211-218.
290) Dame Carroll JR, Magnussen JS, Berend N, et al : Greater parallel heterogeneity of airway narrowing and airway closure in asthma measured by high-resolution CT. Thorax 2015 ; 70 : 1163-1170.
291) Oguma T, Hirai T, Fukui M, et al : Longitudinal shape irregularity of airway lumen assessed by CT in patients with bronchial asthma and COPD. Thorax 2015 ; 70 : 719-724.
292) 日本呼吸器学会 COPD ガイドライン第 4 版作成委員会：COPD（慢性閉塞性肺疾患）診断と治療のためのガイドライン第 4 版．一般社団法人日本呼吸器学会, 2013 : 2-5.
293) Global Initiative for Asthma, Global initiative for chronic obstructive lung disease. diagnosis of diseases of Chronic Airflow Limitation : Asthma, COPD and Asthma-COPD Overlap Syndrome (ACOS) 2015.〔Available from : http://goldcopd.org/asthma-copd-asthma-copd-overlap-syndrome/.〕
294) Global Initiative for Asthma. Global Strategy for Asthma Mangement and Prevention 2017.〔Available from : http://ginasthma.org/2017-gina-report-global-strategy-for-asthma-management-and-prevention/.〕
295) 一般社団法人日本呼吸器学会喘息と COPD のオーバーラップ（Asthma and COPD Overlap：ACO）診断と治療の手引き 2018 作成委員会：喘息と COPD のオーバーラップ（Asthma and COPD Overlap：ACO）診断と治療の手引き 2018．一般社団法人日本呼吸器学会, 2017 : 2-8, 59-63.
296) Tho NV, Park HY, Nakano Y : Asthma-COPD overlap syndrome（ACOS）: a diagnostic challenge. Respirology 2016 ; 21 : 410-418.
297) Hardin M, Silverman EK, Barr RG, et al : The clinical features of the overlap between COPD and asthma. Respir Res 2011 ; 12 : 127.
298) Suzuki T, Tada Y, Kawata N, et al : Clinical, physiological, and radiological features of asthma-chronic obstructive pulmonary disease overlap syndrome. Int J Chron Obstruct Pulmon Dis 2015 ; 10 : 947-954.
299) Goddard PR, Nicholson EM, Laszlo G, et al : Computed tomography in pulmonary emphysema.

Clin Radiol 1982 ; 33 : 379-387.
300) Kitaguchi Y, Yasuo M, Hanaoka M : Comparison of pulmonary function in patients with COPD, asthma-COPD overlap syndrome, and asthma with airflow limitation. Int J Chron Obstruct Pulmon Dis 2016 ; 11 : 991-997.
301) Kurashima K, Hoshi T, Takayanagi N, et al : Airway dimensions and pulmonary function in chronic obstructive pulmonary disease and bronchial asthma. Respirology 2012 ; 17 : 79-86.
302) Shimizu K, Hasegawa M, Makita H, et al : Comparison of airway remodelling assessed by computed tomography in asthma and COPD. Respir Med 2011 ; 105 : 1275-1283.
303) Nakano Y, Muro S, Sakai H, et al : Computed tomographic measurements of airway dimensions and emphysema in smokers. Correlation with lung function. Am J Respir Crit Care Med 2000 ; 162 : 1102-1108.
304) Tho NV, Ogawa E, Trang LTH, et al : A mixed phenotype of airway wall thickening and emphysema is associated with dyspnea and hospitalization for chronic obstructive pulmonary disease. Ann Am Thorac Soc 2015 ; 12 : 988-996.
305) Fraser RS, Müller NL, Colman N, et al : Diagnosis of diseases of the chest. 4th ed, Philadelphia : WB Saunders, 1999 : 2265-2297.
306) Noriega Aldave AP, William Saliski D : The clinical manifestations, diagnosis and management of Williams-Campbell syndrome. N Am J Med Sci 2014 ; 6 : 429-432.
307) Shin MS, Jackson RM, Ho KJ : Tracheobronchomegaly (Mounier-Kuhn syndrome) : CT diagnosis. AJR 1988 ; 150 : 777-779.
308) King MA, Stone JA, Diaz PT, et al : Alpha 1-antitrypsin deficiency : evaluation of bronchiectasis with CT. Radiology 1996 ; 199 : 137-141.
309) Webb WR, Müller NL, Naidich DP : High-resolution CT of the lung. 4th ed, Philadelphia : Lippincott Williams and Wilkins, 2009 : 492-530.
310) Reid LM : Reduction in bronchial subdivision in bronchiectasis. Thorax 1950 ; 5 : 233-247.
311) Boiselle PM : Imaging of the large airways. Clin Chest Med 2008 ; 29 : 181-193.
312) Boiselle PM, O'Donnell CR, Bankier AA, et al : Tracheal collapsibility in healthy volunteers during forced expiration : assessment with multidetector CT. Radiology 2009 ; 252 : 255-262.
313) Acar T, Bayraktaroglu S, Ceylan N, et al : Computed tomography findings of tracheobronchial system diseases : a pictorial essay. Jpn J Radiol 2015 ; 33 : 51-58.
314) Yokoyama T, Ninomiya H, Matsunami M : A case of tracheobronchopathia osteochondroplastica accompanied by lung cancer and a review of similar cases in the Japanese literature. J Jpn Soc Bronchol 1996 ; 18 : 558-562.
315) Chung JH, Kanne JP, Gilman MD : CT of diffuse tracheal diseases. AJR 2011 ; 196 : W240-246.
316) Lee KS, Ernst A, Trentham DE, et al : Relapsing polychondritis : prevalence of expiratory CT airway abnormalities. Radiology 2006 ; 240 : 565-573.
317) 槇野博史, 松尾清一・編：ANCA 関連血管炎の診療ガイドライン (2014 年改訂版). 厚生労働省難治性疾患克服研究事業.
318) Sada KE, Yamamura M, Harigai M, et al : Classification and characteristics of Japanese patients with antineutrophil cytoplasmic antibody-associated vasculitis in a nationwide, prospective, inception cohort study. Arthritis Res Ther 2014 ; 16 : R101.
319) Totonchi Z, Jalili F, Hashemian SM, et al : Tracheal stenosis and cuff pressure : comparison of minimal occlusive volume and palpation techniques. Tanaffos 2015 ; 14 : 252-256.
320) 本間日臣：びまん性汎細気管支炎. 日内会誌 1986；75：1347-1364.
321) Polleti V, Casoni M, Chilosi M, et al : Diffuse panbronchiolitis. Eur Respir J 2006 ; 28 : 862-871.
322) 吾妻安良太, 工藤翔二：びまん性汎細気管支炎. 日本臨牀 2002；60：32-45.
323) Chen Y, Kang J, Wu M, et al : Differential association between HLA and diffuse panbronchiolitis in northern and southern Chinese. Intern Med 2012 ; 51 : 271-276.
324) Akira M, Kitatani F, Lee YS, et al : Diffuse panbronchiolitis : evaluation with high-resolution CT. Radiology 1988 ; 168 : 433-438.
325) Rossi SE, Franquet T, Volpacchio M, et al : Tree-in-bud pattern at thin-section CT of the lungs : radiologic-pathologic overview. RadioGraphics 2005 ; 25 : 789-801.
326) Murata K, Itoh H, Senda M, et al : Stratified impairment of pulmonary ventilation in "diffuse panbronchiolitis" : PET and CT stidies. J Comput Assist Tomogr 1989 ; 13 : 48-53.

327) Akira M, Higashihara T, Sakatani M, et al : Diffuse panbronchiolitis : follow-up CT examination. Radiology 1993 ; 189 : 559-562.
328) Yamada G, Igarashi T, Itoh E, et al : Centrilobular nodules correlate with air trapping in diffuse panbronchiolitis during erythromycin therapy. Chest 2001 ; 120 : 198-202.
329) 蛇澤　晶，朝川勝明，杉野圭史・他：閉塞性細気管支炎の病理．呼吸 2008 ; 27 : 265-274.
330) Trulock EP : Lung transplantation. Am J Respir Crit Care Med 1997 ; 155 : 789-818.
331) Estenne M, Hertz MI : Bronchiolitis obliterans after human lung transplantation. Am J Respir Crit Care Med 2002 ; 166 : 440-444.
332) Estenne M, Maurer JR, Boehler A, et al : Bronchiolitis obliterans syndrome 2001 : an update of the diagnostic criteria. J Heart Lung Transplant 2002 ; 21 : 297-310.
333) Shinya T, Sato S, Kato K, et al : Assessment of mean transit time in the engrafted lung with ^{133}Xe lung ventilation scintigraphy improves diagnosis of bronchiolitis obliterans syndrome in living-donor lobar lung transplant recipients. Ann Nucl Med 2008 ; 22 : 31-39.
334) Leung AN, Fisher K, Valentine V, et al : Bronchiolitis obliterans after lung transplantation : detection using expiratory HRCT. Chest 1998 ; 113 : 365-370.
335) Worthy SA, Park CS, Kim JS : Bronchiolitis obliterans after lung transplantation : high-resolution CT findings in 15 patients. AJR 1997 ; 169 : 673-677.
336) Katzensten A-L A : Primary lymphoid lung lesion. In : Katzenstein A-LA (ed) : Katzenstein and Askin's surgical pathology of non-neoplastic lung disease, Philadelphia : WB Saunders, 2006 : 237-260.
337) Gurney JW : Cross-sectional physiology of the lung. Radiology 1991 ; 178 : 1-10.
338) 岡田慶夫：図説・肺のリンパ系と肺癌．金芳堂，1989．
339) Leslie KO, Wick MR : Lung anatomy. In : Practical pulmonary pathology, Philadelphia : Elsevier, 2005 : 1-17.
340) Swigris JJ, Berry GJ, Raffin TA, et al : Lymphoid interstitial pneumonia : a narrative review. Chest 2002 ; 122 : 2150-2164.
341) Travis WD, Colby TV, Koss MN, et al : Reactive lymphoid lesions. In : King DW (ed) : Non-neoplastic disorders of the lower respiratory tract. Washington, DC : American Registry of Pathology and the Armed Forces Institute of Pathology (AFIP), 2002 : 265-289.
342) Howling SJ, Hansell DM, Wells AU, et al : Follicular bronchiolitis : thin-section CT and histologic findings. Radiology 1999 ; 212 : 637-642.
343) Johkoh T, Müller NL, Pickford HA, et al : Lymphocytic interstitial pneumonia : thin-section CT findings in 22 patients. Radiology 1999 ; 212 : 567-572.
344) Yousem SA, Colby TV, Carrington CB : Follicular bronchitis/bronchiolitis. Hum Pathol 1985 ; 16 : 700-706.
345) Travis WD, Galvin JR : Non-neoplastic pulmonary lymphoid lesions. Thorax 2001 ; 56 : 964-971.
346) American Thoracic Society ; European Respiratory Society : American Thoracic Society/European Respiratory Society international multidisciplinary consensus classification of the idiopathic interstitial pneumonias. Am J Respir Crit Care Med 2002 ; 165 : 277-304.
347) Liebow AA, Carrington CB : Diffuse pulmonary lymphoreticular infiltrations associated with dysproteinemia. Med Clin North Am 1973 ; 57 : 809-843.
348) Ichikawa Y, Kinoshita M, Koga T, et al : Lung cyst formation in lymphocytic interstitial pneumonia. J Comput Assist Tomogr 1994 ; 18 : 745-748
349) Johkoh T, Ichikado K, Akira M, et al : Lymphocytic interstitial pneumonia : follow-up CT findings in 14 patients. J Thorac Imaging 2000 ; 15 : 162-167.
350) Honda O, Johkoh T, Ichikado K, et al : Differential diagnosis of lymphocytic interstitial pneumonia and malignant lymphoma on high resolution CT. AJR 1999 ; 173 : 71-74.
351) Johkoh T, Müller NL, Ichikado K, et al : Intrathoracic multicentric Castleman disease : CT findings in 12 patients. Radiology 1998 ; 209 : 477-481.
352) 上甲　剛：平成 20 年度厚生労働科学研究費補助金(特定疾患対策研究事業)報告書．
353) Abbondanzo SL, Rush W, Bijwaard KE, Koss MN : Nodular lymphoid hyperplasia of the lung : a clinicopathologic study of 14 cases. Am J Surg Pathol 2000 ; 24 : 587-597.
354) Do KH, Lee JS, Seo JB, et al : Pulmonary parenchymal involvement of low-grade lymphoproliferative disorders. J Comput Assist Tomogr 2005 ; 29 : 825-830.

355) Hamano H, Kawa S, Horiguchi A, et al : High serum IgG4 consentration in patients with sclerosing pancreatitis. N Engl J Med 2001 ; 344 : 732-738.
356) Neil GH, Rodriguez-Justo M, Wall C, et al : Hyper-IgG4 disease : report and characterization of a new disease. BMC Med 2006 ; 4 : 23.
357) Zen Y, Kitagawa S, Minato H, et al : IgG4 positive plasma cells in inflammatory pseudotumor (plasma cell granuloma) of the lung. Human Pathol 2005 ; 36 : 710-717.
358) Inoue D, Zen Y, Abo H, et al : Immunoglobulin G4-related lung disease : CT findings with pathologic correlations. Radiology 2009 ; 251 : 260-270.
359) Swerdlow SH, Campo E, Harris NL, et al : WHO classification of tumours of haematopoietic and lymphoid tissues. 4th ed, Lyon : IARC, 2008.
360) Hare SS, Souza CA, Bain J, et al : The radiological spectrum of pulmonary lymphoproliferative disease Br J Radiol 2012 ; 85 : 848-864.
361) Lee KS, Kim Y, Primack SL : Imaging of pulmonary lymphomas. AJR 1997 : 168 : 339-345.
362) Lewis ER, Caskey CI, Fishman EK : Lymphoma of the lung : CT findings in 31 patients. AJR 1991 ; 156 : 711-714.
363) McCulloch GL, Sinnatamby R, Stewart S, et al : High-resolution computed tomographic appearance of MALToma of the lung. Eur Radiol 1998 ; 8 : 1669-1673.
364) Lee DK, Im JG, Lee KS, et al : B-cell lymphoma of bronchus-associated lymphoid tissue (BALT) : CT features in 10 patients. J Comput Assist Tomogr 2000 ; 24 : 30-34.
365) Bae YA, Lee KS, Han J, et al : Marginal zone B-cell lymphoma of bronchus-associated lymphoid tissue : imaging findings in 21 patients. Chest 2008 ; 133 : 433-440.
366) Hicken P, Dobie JC, Frew E : The radiology of lymphomatoid granulomatosis in the lung. Clin Radiol 1979 ; 30 : 661-664.
367) Lee JS, Tuder R, Lynch DA : Lymphomatoid granulomatosis : radiologic features and pathologic correlations. AJR 2000 ; 175 : 1335-1339.
368) Cha MJ, Lee KS, Hwang SH, et al : Pulmonary intravascular lymphoma : Clinical, CT, and PET findings, correlation of CT and pathologic results, and survival outcome. Radiology 2016 ; 280 : 602-610.
369) Blunt DM, Padley SP : Radiographic manifestations of AIDS related lymphoma in the thorax. Clin Radiol 1995 ; 50 : 607-612.
370) Dodd GD 3rd, Ledesma-Medina J, Baron RL, Fuhrman CR : Posttransplant lymphoproliferative disorder : intrathoracic manifestations. Radiology 1992 ; 184 : 6.
371) 久保恵嗣, 井上義一 : 本邦におけるLAMの治療, 予後の現状と問題点. 日本胸部臨床 2006 ; 65 : 150-155.
372) 林田美江, 藤本圭作, 久保恵嗣・他 : わが国におけるLAMの疫学. 日本胸部臨床 2006 ; 65 : 113-119.
373) Moss J, Avila NA, Barnes PM, et al : Prevalence and clinical characteristics of lymphangioleiomyomatosis (LAM) in patients with tuberous sclerosis complex. Am J Respir Crit Care Med 2001 ; 164 : 669-671.
374) Oprescu N, McCormack FX, Byrnes S, et al : Clinical predictors of mortality and cause of death in lymphangioleiomyomatosis : a population-based registry. Lung 2013 ; 191 : 35-42.
375) Kristof AS, Moss J : Lymphangioleiomyomatosis. In : Schwarz M, King T (ed) : Interstitial lung disease. 4th ed, Toronto : Brian C Decker, 2003 : 851-864.
376) Corrin B, Liebow AA, Friedman PJ : Pulmonary lymphangiomyomatosis : a review. Am J Pathol 1975 ; 79 : 348-382.
377) Müller NL, Chiles C, Kullnig P : Pulmonary lymphangiomyomatosis : correlation of CT with radiographic and functional findings. Radiology 1990 ; 175 : 335-339.
378) Tobino K, Johkoh T, Fujimoto K, et al : Computed tomographic features of lymphangioleiomyomatosis : evaluation in 138 patients. Eur J Radiol 2015 ; 84 : 534-541.
379) Lee KN, Yoon SK, Choi SJ, et al : Cystic lung disease : a comparison of cystic size, as seen on expiratory and inspiratory HRCT scans. Korean J Radiol 2000 ; 1 : 84-90.
380) Aberle DR, Hansell DM, Brown K, et al : Lymphangiomyomatosis : CT, chest radiographic, and functional correlations. Radiology 1990 ; 176 : 381-387.
381) Avila NA, Kelly JA, Dwyer AJ, et al : Lymphangioleiomyomatosis : correlation of qualitative and

quantitative thin-section CT with pulmonary function tests and assessment of dependence on pleurodesis. Radiology 2002 ; 223 : 189-197.
382) Pallisa E, Sanz P, Roman A, et al : Lymphangioleiomyomatosis : pulmonary and abdominal findings with pathologic correlation. RadioGraphics 2002 ; 22 : S185-198.
383) Templeton PA, McLoud TC, Müller NL, et al : Pulmonary lymphangioleiomyomatosis : CT and pathologic findings. J Comput Assist Tomogr 1989 ; 13 : 54-57.
384) Abbott GF, Rosado-de-Christenson ML, Frazier AA, et al : From the archives of the AFIP : lymphangioleiomyomatosis : radiologic-pathologic correlation. RadioGraphics 2005 ; 25 : 803-828.
385) Avila NA, Dwyer AJ, Rabel A, et al : Sporadic lymphangioleiomyomatosis and tuberous sclerosis complex with lymphangioleiomyomatosis : comparison of CT features. Radiology 2007 ; 242 : 277-285.
386) Avila NA, Bechtle J, Dwyer AJ, et al : Lymphangioleiomyomatosis : CT of diurnal variation of lymphangioleiomyomas. Radiology 2001 ; 221 : 415-421.
387) Maruyama H, Seyama K, Sobajima J, et al : Multifocal micronodular pneumocyte hyperplasia and lymphangioleiomyomatosis in tuberous sclerosis with a *TSC2* gene. Mod Pathol 2001 ; 14 : 609-614.
388) King Jr TE : Restrictive lung disease in pregnancy. Clin Chest Med 1992 ; 13 : 607-622.
389) Aughenbaugh GL : Thoracic manifestations of neurocutaneous diseases. Radiol Clin North Am 1984 ; 22 : 741-756.
390) Pui MH, Kong HL, Choo HF : Bone changes in tuberous sclerosis mimicking metastases. Australas Radiol 1996 ; 40 : 77-79.
391) Muir TE, Leslie KO, Popper H, et al : Micronodular pneumocyte hyperplasia. Am J Surg Pathol 1998 ; 22 : 465-472.
392) Popper HH, Juettner-Smolle FM, Pongratz MG : Micronodular hyperplasia of type II pneumocytes : a new lung lesion associated with tuberous sclerosis. Histopathology 1991 ; 18 : 347-354.
393) Wataya-Kaneda M, Tanaka M, Hamasaki T, Katayama I : Trends in the prevalence of tuberous sclerosis complex manifestations : an epidemiological study of 166 Japanese patients. Plos One 2013 ; 8 : e63910.
394) Tobino K, Johkoh T, Fujimoto K, et al : Computed tomographic features of lymphangioleiomyomatosis : evaluation in 138 patients. Eur J Radiol 2015 ; 84 : 534-541.
395) Cancellieri A, Poletti V, Corrin B : Respiratory failure due to micronodular type II pneumocyte hyperplasia. Histopathology 2002 ; 41 : 263-265.
396) 岡　輝明：リンパ脈管筋腫症以外の結節性硬化症関連肺病変の画像と病理．呼吸 2005 ; 24 : 505-514.
397) Popper HH : Micronodular hyperplasia of type II pneumocytes. Histopathology 1992 ; 20 : 281.
398) 谷口菜津子，今野　哲，南須原康行・他：結節性硬化症病変を伴わない multifocal micronodular pneumocyte hyperplasia の1例．日呼吸会誌 2011 ; 49 : 355-359.
399) Muzykewicz DA, Black ME, Muse V, et al : Multifocal micronodular pneumocyte hyperplasia : computed tomographic appearance and follow up in tuberous sclerosis complex. J Comput Assist Tomogr 2012 ; 36 : 518-522.
400) Maruyama H, Ohbayashi C, Hino O, et al : Pathogenesis of multifocal micronodular pneumocyte hyperplasia and lymphangioleiomyomatosis in tuberous sclerosis and association with tuberous sclerosis genes *TSC1* and *TSC2*. Pathol Int 2001 ; 51 : 585-594.
401) 小橋陽一郎，望月吉郎：LAM の周辺疾患の病理— Micronodular pneumocyte hyperplasia を中心に—．日胸 2006 ; 65 : 120-128.
402) 厚生労働科学研究費補助金 難治性疾患克服研究事業 アミロイドーシスに関する調査研究班：アミロイドーシス診療ガイドライン 2010, 2010.
403) de Almeida RR, Zanetti G, Pereira E Silva JL, et al : Respiratory tract amyloidosis. state-of-the-art review with a focus on pulmonary involvement. Lung 2015 ; 193 : 875-883.
404) Berk JL, O'Regan A, Skinner M : Pulmonary and tracheobronchial amyloidosis. Semin Respir Crit Care Med 2002 ; 23 : 155-165.
405) 五十嵐修太，江村正仁，中村敬哉・他：嗄声が先行した原発性気管気管支アミロイドーシスの1例．気管支学 2016 ; 38 : 500-504.
406) 原　啓：シェーグレン症候群における肺のアミロイドーシスと囊胞．日本胸部臨床 2009 ; 68 :

311-322.

407) 山川英晃, 高柳　昇, 石黒　卓・他：多発性骨髄腫に合併したびまん性肺胞隔壁型アミロイドーシスの1例. 日呼吸誌 2013；2：68-72.

408) Hoch M, Wang C, Caroline D : Localized mediastinal amyloidosis : a misnomer? Radiol Case Rep 2015 ; 7 : 647.

409) Kitamura T, Tanaka N, Watanabe J, et al : Idiopathic pulmonary alveolar proteinosis as an autoimmune disease with neutralizing antibody against granulocyte/macrophage colony-stimulating factor. J Exp Med 1999 ; 190 : 875-880.

410) Fraser RG and Pare AP : Pulmonary alveolar proteinosis. In : Diagnosis of diseases of the chest. 4th ed, Philadelphia : WB Saunders, 1999 : 2000-2008.

411) Murch CR, Carr DH : Computed tomography appearances of pulmonary alveolar proteinosis. Clin Radiol 1989 ; 40 : 240-243.

412) Tan RT, Kuzo RS : High-resolution CT findings of mucinous bronchioloalveolar carcinoma : a case of pseudopulmonary alveolar proteinosis. AJR 1997 ; 168 : 99-100.

413) Franquet T, Gimenez A, Bordes R, et al : The crazy-paving pattern in exogenous lipoid pneumonia : CT-pathologic correlation. AJR 1998 ; 170 : 315-317.

414) Johkoh T, Itoh H, Müller NL, et al : Crazy-paving appearance at thin-section CT : spectrum of disease and pathologic findings. Radiology 1999 ; 211 : 155-160.

415) Murayama S, Murakami J, Yabuuchi H, et al : "Crazy paving appearance" on high resolution CT in various diseases. J Comput Assist Tomogr 1999 ; 23 : 749-752.

416) Kang EY, Grenier P, Laurent F, et al : Interlobular septal thickening : patterns at high-resolution computed tomography. J Thorac Imaging 1996 ; 11 : 260-264.

417) De Wever W, Meersschaert J, Coolen J, et al : The crazy-paving pattern : a radiological-pathological correlation. Insights Imaging 2011 ; 2 : 117-132.

418) Holbert JM, Costello P, Li W, Hoffman RM, et al : CT features of pulmonary alveolar proteinosis. AJR 2001 ; 176 : 1287-1294.

419) Ishii H, Trapnell BC, Tazawa R, et al : Comparative study of high-resolution CT findings between autoimmune and secondary pulmonary alveolar proteinosis. Chest 2009 ; 136 : 1348-1355.

420) Fraser RG, Pare JAP, Pare PD, et al : Diagnosis of disease of the chest. 3rd ed, Philadelphia : WB Saundres, 1991：2693-2696.

421) Sosman Mc, Dodd GD, Hones WD, et al : The familial occurrence of pulmonary alveolar microlithiasis. AJR 1957 ; 77 : 947-1012.

422) Delic JA, Fuhrman CR, Bittar HET : Pulmonary alveolar microlithiasis : AIRP best cases in radiologic-pathologic correlation. RadioGraphics 2016 ; 36 : 1334-1338.

423) Castellana G, Castellana G, Gentile M, et al : Pulmonary alveolar microlithiasis : review of the 1022 cases reported worldwide. Eur Respir Rev 2015 ; 24(138) : 607-20.

424) Corut A, Senyigit A, Ugur SA, et al : Mutations in SLC34A2 cause pulmonary alveolar microlithiasis and are possibly associated with testicular microlithiasis. Am J Hum Genet 2006 ; 79 : 650-656.

425) Huqun, Izumi S, Miyazawa H, et al : Mutations in the SLC34A2 gene are associated with pulmonary alveolar microlithiasis. Am J Respir Crit Care Med 2007 ; 175 : 263-268.

426) Tachibana T, Hagiwara K, Johkoh T : Pulmonary alveolar microlithiasis : review and management. Curr Opin Pulm Med 2009 ; 15 : 486-490.

427) Prakash UB, Barham SS, Rosenow EC 3rd, et al : Pulmonary alveolar microlithiasis : a review including ultrastructural and pulmonary function studies. Mayo Clin Proc 1983 ; 58 : 290-300.

428) Cale WF, Petsonk EL, Boyd CB : Transbronchial biopsy of pulmonary alveolar microlithiasis. Arch Intern Med 1983 ; 143 : 358-359.

429) Palombini BC, da Silva Porto N, Wallau CU, Camargo : Bronchopulmonary lavage in alveolar microlithiasis. Chest 1981 ; 80 : 242-243.

430) Balikian JP, Fuleihan FJ, Nucho CN : Pulmonary alveolar microlithiasis : report of five cases with special reference to roentgen manifestations. Am J Roentgenol Radium Ther Nucl Med 1968 : 103 : 509-518.

431) Horvatic Herceg G, Bracic I, Korsic M, et al : "Sandstorm" image : bone scintigraphy in pul-

monary alveolar microlithiasis. Eur J Nucl Med Mol Imaging 2009 ; 36 : 1353.
432) Chalmers AG, Wyatt J, Robinson PJ : Computed tomographic and pathological findings in pulmonary alveolar microlithiasis. Br J Radiol 1986 ; 59 : 408-411.
433) Cluzel P, Grenier P, Bernadac P, et al : Pulmonary alveolar microlithiasis : CT findings. J Comput Assist Tomogr 1991 ; 15 : 938-942.
434) Helbich TH, Wojnarovsky C, Wunderbaldinger P, et al : Pulmonary alveolar microlithiasis in children : radiographic and high-resolution CT findings. AJR 1997 ; 168 : 63-65.
435) Sumikawa H, Johkoh T, Tomiyama N, et al : Pulmonary alveolar microlithiasis : CT and pathologic findings in 10 patients. Monaldi Arch Chest Dis 2005 ; 63 : 59-64.
436) Winzelberg GG, Boller M, Sachs M, Weinberg J : CT evaluation of pulmonary alveolar microlithiasis. J Comput Assist Tomogr 1984 ; 8 : 1029-1031.
437) Francisco FA, Rodrigues RS, Barreto MM, et al : Can chest high-resolution computed tomography findings diagnose pulmonary alveolar microlithiasis? Radiol Bras 2015 ; 48 : 205-210.
438) 宮原庸介, 高柳　昇, 米田紘一郎・他：気管・気管支・肺に石灰化を認めた転移性石灰化の１例. 日呼吸会誌 2007 ; 45 : 731-736.
439) Chan ED, Morales DV, Welsh CH, et al : Calcium deposition with or without bone formation in the lung. Am J Respir Crit Care Med 2002 ; 165 : 1654-1669.
440) Ndimbie OK, Williams CR, Lee MW : Dendriform pulmonary ossification. Arch Pathol Lab Med 1987 ; 111 : 1062-1064.
441) Lara JF, Catroppo JF, Kim DU, et al : Dendriform pulmonary ossification, a form of diffuse pulmonary ossification : report of a 26-year autopsy experience. Arch Pathol Lab Med 2005 ; 129 : 348-353.
442) Marchiori E, Souza AS, Franquet T, Müller NL : Diffuse high-attenuation pulmonary abnormalities : a pattern-oriented diagnostic approach on highresolution CT. AJR 2005 ; 184 : 273-282.
443) Gevenois PA, Abehsera M, Knoop C, et al : Disseminated pulmonary ossification in end-stage pulmonary fibrosis : CT demonstration. AJR 1994 ; 162 : 1303-1304.
444) Peros-Golubicić T, Tekavec-Trkanjec J : Diffuse pulmonary ossification : an unusual interstitial lung disease. Curr Opin Pulm Med 2008 ; 14 : 488-492.
445) Breuer R, Lossos IS, Berkman N, Or R : Pulmonary complications of bone marrow transplantation. Respir Med 1993 ; 87 : 571-579.
446) Panoskaltsis-Mortari A, Griese M, Madtes DK, et al : American Thoracic Society Committee on idiopathic pneumonia syndrome : an official American Thoracic Society research statement : non infectious lung injury after hematopoietic stem cell transplantation : idiopathic pneumonia syndrome. Am J Respir Crit Care Med 2011 ; 183 : 1262-1279.
447) Palmas A, Tefferi A, Myers JL, et al : Late-onset noninfectious pulmonary complications after allogeneic bone marrow transplantation. Br J Haematol 1998 ; 100 : 680-687.
448) Worthy SA, Flint JD, Müller NL : Pulmonary complications after bone marrow transplantation : high-resolution CT and pathologic findings. RadioGraphics 1997 ; 17 : 1359-1371.
449) Cahill RA, Spitzer TR, Mazumder A : Marrow engraftment and clinical manifestations of capillary leak syndrome. Bone Marrow Transplant 1996 ; 18 : 177-184.
450) Edenfield WJ, Moores LK, Goodwin G, Lee N : An engraftment syndrome in autologous stem cell transplantation related to mononuclear cell dose. Bone Marrow Transplant 2000 ; 25 : 405-409.
451) 日本造血幹細胞移植学会：造血細胞移植ガイドライン GVHD（急性 GVHD については第 2 版）. JSHCT monograph 2008 年 7 月, 2008.(http://www.jshct.com/guideline/pdf/2009gvhd.pdf)
452) Spitzer TR : Engraftment syndrome following hematopoietic stem cell transplantation. Bone Marrow Transplant 2001 ; 27 : 893-898. review.
453) Afessa B, Tefferi A, Litzow MR, et al : Diffuse alveolar hemorrhage in hematopoietic stem cell transplant recipients. Am J Respir Crit Care Med 2002 ; 166 : 641-645.
454) Huaringa AJ, Leyva FJ, Giralt SA, et al : Outcome of bone marrow transplantation patients requiring mechanical ventilation. Crit Care Med 2000 ; 28 ; 1014-1017.
455) 蛇澤　晶, 朝川勝明, 杉野圭史・他：閉塞性細気管支炎の病理. 呼吸 2008 ; 27 : 265-274.
456) Peña E, Souza CA, Escuissato DL, et al : Noninfectious pulmonary complications after hematopoietic stem cell transplantation : practical approach to imaging diagnosis. RadioGraphics 2014 ; 34 : 663-683.

457) Konen E, Guitierrez C, Chaparro C, et al : Bronchiolitis obliterans syndrome in lung transplant recipients : can thin-section CT findings predict disease before its clinical appearance? Radiology 2004 ; 231 : 467-473.
458) Forslow U, Mattsson J, Gustafsson T, et al : Donor lymphocyte infusion may reduce the incidence of bronchiolitis obliterans after allogeneic stem cell transplantation. Biol Blood Marrow Transplant 2011 ; 17 : 1214-1221.
459) Yanagawa N, Sakai F, Kamata N, et al : High-resolution computed tomography features of pulmonary chronic graft-versus-host disease following hematopoietic stem cell transplantation : histopathological correlation. Jpn J Radiol 2011 ; 29 : 116-128.
460) Madana R, Chenb J, Trotman-Dickensonc B, et al : The spectrum of Castleman's disease : mimics, radiologic pathologic correlation and role of imaging in patient management Eur J Radiol 2012 : 83 ; 123-131.
461) Guihot A, Couderc L, Rivaud E, et al : Thoracic radiographic and CT findings of multicentric Castleman disease in HIV-infected patients J Thorac Imaging 2007 ; 22 : 207-211.
462) Hill A, Tirumani S, Rosenthal L, et al : Multimodality imaging and clinical features in Castleman disease : single institute experience in 30 patients. Br J Radiol 2015 ; 88 : 20140670.
463) Luo J, Li S, Huang H, et al : Clinical spectrum of intrathoracic Castleman disease : a retrospective analysis of 48 cases in a single Chinese hospital. BMC Pul Med 2015 ; 15 : 34. DOI 10.1186/s12890-015-0019-x.
464) Hilliera J, Shawb P, Millerc R, et al : Imaging features of multicentric Castleman's disease in HIV infection. Clin Radiol 2004 ; 59, 596-601.
465) Johkoh T, Müller N, Ichikado K, et al : Intrathoracic multicentric Castleman disease ; CT findings in 12 patinets. Radiology 1998 ; 209 : 477-481.
466) Kligerman S, Auerbach A, Franks T, Galvin J : Castleman disease of the thorax : clinical, radiologic, and pathologic correlation. RadioGraphics 2016 ; 36 : 1309-1332.
467) Kojima M, Nakamura N, Otuski Y, et al : Pulmonary lesion of idiopathic plasmacytic lymphadenopathy with polyclonal hyperimmunoglobulinemia appears to be a cause of lymphoplasmacytic proliferation of the lung : a report of five cases. Pathol Res Pract 2008 ; 204 : 185-190.
468) Kojima M, Nakamura N, Tsukamoto N, et al : Clinical implications of idiopathic multicentric castleman disease among Japanese : a report of 28 cases. Int J Surg Pathol 2008 ; 16 : 391-398.
469) Matsubara T, Nagai K, Okumura K, et al : Immunoglobulin G4-related periaortitis and periarteritis : CT findings in 17 patients. Radiology 2011 ; 261 ; 625-633.
470) Inoue D, Yoshida K, Yoneda N, Ozaki K : IgG4-related disease : dataset of 235 consecutive patients. Medicine 2015 ; 94 : e680.
471) Umehara H, Okazaki K, Masaki Y, et al : Research program for intractable disease by ministry of Health, Labor and Welfare (MHLW) Japan G4 team : a novel clinical entity, IgG4-related disease(IgG4RD) : general concept and details. Mod Rheumatol 2012 ; 22 : 1-14.
472) Matsui S, Yamamoto H, Minamoto S, et al : Proposed diagnostic criteria for IgG4-related respiratory disease. Respir Invest 2016 ; 54 : 130-132.
473) Inoue D, Zen Y, Abo H, et al : Immunoglobulin G4-related lung disease : CT findings with pathologic correlations. Radiology 2009 ; 251 : 260-270.
474) Wibmer T, Kropf-Sanchen C, Rüdiger S, et al : Isolated IgG4-related interstitial lung disease : unusual histological and radiological features of apathologically proven case. Multidiscip Respir Med 2013, 8 : 22.
475) Takeuchi N, Arai T, Kitaichi M, Inoue Y : A comorbid case of multicentric Castleman's disease and pulmonary hyalinising granuloma successfully treated with tocilizumab and corticosteroid. BMJ Case Rep 2013 ; 26 : 2013. doi : 10.1136/bcr-2013-010233.
476) Sun X, Liu H, Feng R, et al : Biopsy-proven IgG4-related lung disease. BMC Pul Med 2016 ; 16 : 20. doi 10.1186/s12890-016-0181-9.
477) Mikumo H, Hamada N, Harada E, et al : A case of immunoglobulin G4-related respiratory disease with multiple lung cysts : a case report. Respir Med Case Rep 2017 ; 21 89e-92.
478) Matsui S, Hebisawa A, Sakai F, et al : Immunoglobulin G4-related lung disease : clinicoradiological and pathological features. Respirology 2013 ; 18 : 480-487.
479) Ikeda S, Sekine A, Baba T, et al : Abundant immunoglobulin (Ig) G4-positive plasma cells in

interstitial pneumonia without extrathoracic lesions of IgG4-related disease : is this finding specific to Ig G4-related lung disease? Histopathology 2017 ; 70 : 242-252.
480) Campbell SN, Rubio E, Loschner AL : Clinical review of pulmonary manifestations of IgG4-related disease. Ann Am Thorac Soc 2014 ; 11 : 1466-1475.
481) Yamamoto H, Yasuo M, Nomura Y, et al : IgG4-related airway involvement which developed in a patient receiving corticosteroid therapy for autoimmune pancreatitis. Intern Med 2011 ; 50 : 3023-3026.
482) Ito M, Yasuo M, Yamamoto H, et al : Central airway stenosis in a patient with autoimmune pancreatitis. Eur Respir J 2009 ; 33 : 680-683.

IX. 血管性病変

Ikezoe's
CT of the Chest

1. 血管性病変の診断へのアプローチ

　この章で取り扱う疾患は多岐に及んでおり，一定の共通な画像診断過程でまとめきれるものではない．ただし，症状が特異的なことがしばしばみられるため，おのおのの疾病の症状に精通し，鑑別疾患のひとつとして想定できるかが正確な診断への近道となることが多い．
　一般的に肺動脈を塞栓し，循環動態を大きく変えるような病態，すなわち肺血栓塞栓症，腫瘍塞栓症，血管内リンパ腫などは呼吸困難感が強いことが多い．これらは胸部単純X線写真における所見が乏しいものの症状が強いのが特徴である．この discrepancy に注目して鑑別疾患に加えることができれば診断への近道となる．感染性塞栓症の場合は，急激な発熱と多発する画像所見の時間的同一性がヒントとなることがある．肺水腫は極めて変化しやすいことが特徴とされる．前日ほぼ正常であった肺実質に，突然，広範な所見が両肺に生じたり，あるいは急激に改善したり悪化したりする場合にはその可能性を考える必要がある．また，肺高血圧症はさまざまなメカニズムで生じるため，個々の原因を想定して読影しなければならず容易ではない．ぜひ後述される各論を精読し，体系的なアプローチをして欲しい．

2. 肺血栓塞栓症 pulmonary thromboembolism：PTE

a. 肺血栓塞栓症へのアプローチ

　肺血栓塞栓症は，欧米では極めて頻度の高い疾患であり，胸痛の鑑別診断として必ず心疾患とともにあげられる病態であるが，本邦では比較的まれと考えられてきた．しかし本邦においても高齢社会の到来，食生活の欧米化，診断能の向上といったさまざまな要因により1996年から2006年の10年間に患者数は2.25倍も増えており[1]，また，エコノミークラス症候群(traveler's thrombosis：旅行者血栓症)といった流行語とあいまって注目を集め，現在では日常診療で頻繁に経験する common disease として取り扱われている．
　その診断アルゴリズムも，この四半世紀で換気血流シンチグラフィ-肺動脈撮影からCTへと移行してきた．すなわち各国の新しいガイドライン[2,3]や総説[4]，多施設共同研究[5]では，急性肺血栓塞栓症の診断において CT pulmonary angiography (CTPA) が中心に置かれている．CTPA は高い診断能，すなわち肺動脈撮影に匹敵する感度と特異度を有するだけでなく，陰性的中率も 99.1% と高いため[6]，CT にて血栓陽性所見による存在診断だけでなく，陰性所見の場合に肺血栓塞栓症を確実に否定することができ，CTPA のみで治療方針決定が可

能な強力な検査となっている．さらに，引き続いて実施される CT venography（CTV）との組み合わせによって，原因追求までもが 1 回の検査で完結できるようになったため[7]，本邦における肺血栓塞栓症の画像診断の中心は CT に完全に移行した．しかし，CTV に関しては後述するように，欧米では超音波検査に取って代わっている．また，ここ 10 年ほどで発展してきた dual energy system を用いた lung perfusion CTPA に関しては，客観性が高く[8]，短時間に撮像でき，通常の CTPA との一致も高く，被曝線量もコントロールされてきて有用な方法であり，さらに perfusion blood volume として定量化もできる[9]．ただし，装置の普及性や還流量の評価は時間がかかることなどから，日常診療にルーチン化されるレベルすなわちガイドラインレベルには至っていない．また，MR angiography（MRA）に関しては PIOPED III[10] の結果からまだ標準的な検査法としての認識には至っていない．

b. 検査方法

肺血栓塞栓症の正確な CT 診断において最も大切なことは，1) 良好な造影効果を得ること，2) 十分に薄い断面を用いて観察することである．

良好な造影効果を得るためには，各施設ごと肺血栓塞栓症評価のための専用撮像プロトコールを設定する必要がある．造影剤量は，日本人の一般的な体型では 100 mL で十分であるが，CT venography を追加させる場合は 150 mL（ヨード含有量 240～300 mg/mL）あるいは高濃度造影剤 100 mL（ヨード含有量 350～370 mg/mL）を用いる．右上肢（おもに肘静脈）から，投与速度 3～4 mL/秒で投与し，注入開始からスキャン開始までの撮像遅延時間 15～30 秒を設定する必要があるが，使用する CT によって肺全体の撮像に要する時間は異なるので，この撮像遅延時間で調整する必要がある．また肺循環時間に関しては病態によって個人差があるので，肺動脈本幹レベルでモニタリングする bolus-tracking 法を利用すればタイミングを外すことが少なくなる．ただし，撮像遅延時間を 20 秒に固定した場合と有意差はないとの報告もある[11]．また，心臓の卵円孔が開存していると心内右左シャントによって早期に大動脈が造影されたり，肺動脈の造影効果が低下することがある（図 9-1）．特に肺血栓塞栓症によって肺動脈圧が上昇すると卵円孔が開く傾向となり，結果としてシャントが生じ，診断が困難となることがある．この場合，呼気での撮像がよいといわれている[12]．

CT による評価時の観察画面の厚さは，partial volume effect の影響を排除できるよう薄くすればするほど診断しやすくなる．多列検出器型 CT（multidetector-row CT：MDCT）を用いた観察において実際に亜区域枝の肺動脈を 90％ 異常同定するには 1.25 mm の薄さが必要であり[13]，肺動脈内の血栓の検出率を高め，良好な観察者間での一致率を得るためにも 1 mm の薄さのスライス厚が勧められている[14]．

胸部 CT に引き続いて実施される CTV は，1) 短時間（全撮像時間 20 分ほど）で肺血栓塞栓症の原因とされる下肢静脈血栓の評価まで可能であること，2) 胸部 CT と連続で施行すれば患者の移動もなく造影剤も有効に使え，人的にも経済的にも効率的に検査ができること，3) 胸部 CT の結果が不十分で判断しにくい場合には，CTV の結果が治療方針決定に寄与すること，4) 胸部 CT にて肺血栓塞栓症が見い出せた場合は CTV による予後評価が有用であること，などから胸部 CT に連続して実施される CTV は推奨されてきた[15,16]が，近年，CT

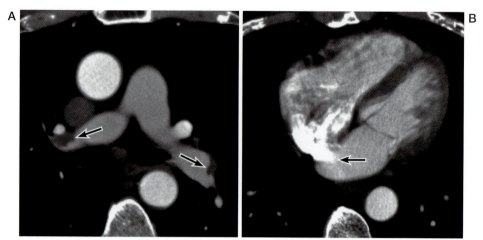

図9-1　70歳台男性　慢性肺血栓塞栓症
A, B：造影CT　下肢側から造影剤が投与されている．肺動脈の造影効果が不十分で(→)，大動脈の造影効果の方が目立つ(A)．右心系はやや拡張しているが，卵円孔を介して右房から左房方向に濃い造影剤が短絡している(B，→)．

による放射線被曝が注目されるに従い再評価されつつある[17]．特に若い女性では問題となる[18]．下肢静脈血栓症のハイリスクグループ(下肢静脈血栓の症状がある患者，下肢静脈血栓症の既往がある患者，集中治療を受けている患者，骨盤あるいは下肢の術後患者など)に適応を絞ったり，骨盤部CTを避け下肢のみを撮像範囲にして被曝を軽減する方法が提唱されている[19]．

また，CTPAにしてもCTVにしても血管内部という高コントラスト画像を観察しており，被曝低減と造影剤減量につながる低電圧撮像が有効である[20,21]．

C. 画像所見

肺血栓塞栓症には急性と慢性がある．急性肺血栓塞栓症は，静脈，心臓内で形成された血栓は遊離し，急激に肺動脈を閉塞することによって発症する．塞栓源の多くは下肢あるいは骨盤内静脈で，実際には症状の程度は無症状から突然死までさまざまであるが，診療においては突然の呼吸困難や胸痛にて来院することが多い．早期に診断し，薬物的抗血栓療法を始める必要がある．

一方，慢性肺血栓塞栓症は，器質化血栓により肺動脈が慢性閉塞することにより発症し，半年以上にわたって血流分布や肺循環動態の異常が大きく変化しない状態とされる[22]．この慢性肺血栓塞栓症には，急性肺血栓塞栓症の血栓の溶解が不完全で器質化した症例，急性発作を繰り返し症状が悪化する症例，不顕性の血栓閉塞症を繰り返し症状が悪化する症例，肺高血圧症を合併し労作時の息切れなどの臨床症状を示す慢性血栓塞栓性肺高血圧症(chronic thromboembolic pulmonary hypertension：CTEPH)などが含まれ，さまざまで不均一な病態となっている．慢性肺血栓塞栓症では内科的治療の予後が不良であることから，肺動脈血栓内膜摘除術の適応が考慮されることがある．

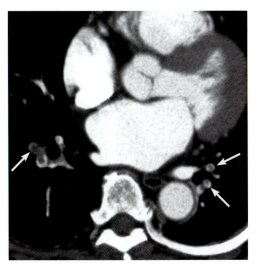

図 9-2　60 歳台女性　急性肺血栓塞栓症
造影 CT　肺動脈内に多数の血栓が認められる（→）．血栓はあたかも浮遊しているかのように血管内中央部に認められることが多い．

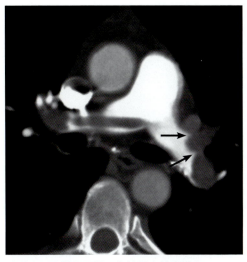

図 9-3　60 歳台男性　急性肺血栓塞栓症
造影 CT　肺動脈壁に血栓が接する場合は，動脈壁との角度は鋭角を呈する（→）．

BOX 9-1　急性肺血栓塞栓症の CT 所見

1) 血管内腔の陰影欠損（血栓は動脈内に浮遊しているようにみえる）
2) 血栓が血管壁と接する場合は，壁からの立ち上がり角度が急峻．
3) 造影されるべき血管の完全な閉塞
4) 血栓で閉塞した血管の拡大
5) 胸膜に接し，楔状の造影効果の乏しい高吸収域．
6) 板状無気肺

このように，急性と慢性肺血栓塞栓症は，発症様式や症状，治療法，経過が異なるため明確に分けて診断しなければならない．CT 診断も両者に違いがある．

急性肺血栓塞栓症の CT 所見を BOX 9-1 にまとめた[23]．血栓は肺動脈内に浮遊しているようにみえることが多く（図 9-2），血栓が血管壁に接している場合，立ち上がりは急峻であることが多い（図 9-3）．また，血栓が血管内を充填してまったく造影されていない血管像を示すことがあるが，この場合は血管が拡張している．肺野では肺出血あるいは出血を伴った梗塞が末梢優位（胸膜直下）に生じることがあるが，肺実質陰影の有無は予後に影響しないといわれる[24]．しかし，造影効果の乏しいコンソリデーションは肺梗塞に特異的で急性肺血栓塞栓症を疑う根拠となる（図 9-4）．

慢性肺血栓塞栓症の CT 所見を BOX 9-2 にまとめた．造影 CT にて壁に付着した血栓は不整で結節状で，立ち上がりは鈍角である（図 9-5）．血管系の急激な狭小化や器質化した血栓が膜状（web 状）に描出されることがある．また，肺実質では mosaic perfusion pattern がみられやすく（図 9-6），肺高血圧症を反映して右心負荷を示す所見や，側副血行路の発達から気管支動脈の拡張などがみられる．

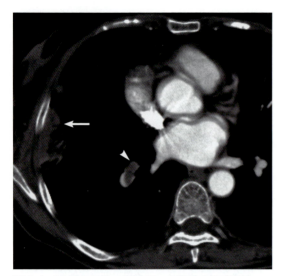

図 9-4　60 歳台女性　卵巣癌，急性肺血栓塞栓症
造影 CT　右肺末梢胸膜直下に造影効果の乏しいコンソリデーションがみられる．肺梗塞巣と考えられる（→）．肺動脈内に血栓が認められる（▶）．

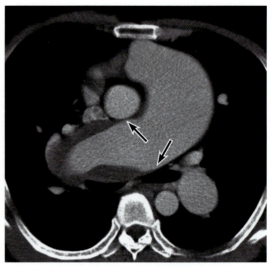

図 9-5　30 歳台男性　慢性肺血栓塞栓症
造影 CT　著明に拡張した肺動脈壁に接して血栓が認められるが，立ち上がりは鈍角である（→）．

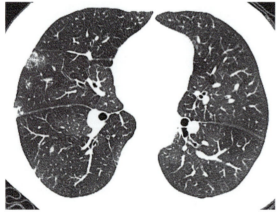

図 9-6　60 歳台女性　慢性肺血栓塞栓症
CT（肺野条件）　肺実質の吸収値は斑状に不均一となっている．mosaic perfusion pattern を呈している．

BOX 9-2　慢性肺血栓塞栓症の CT 所見

1) 血管壁に付着した陰影欠損は壁からの立ち上がりが鈍角．
2) 不整で結節状の中枢側肺動脈壁
3) 血管系の急激な狭小化
4) 肺葉および区域動脈の突然の途絶
5) 器質化血栓の膜様あるいは帯様構造化
6) 右心系の拡大，血栓
7) 肺野の mosaic perfusion pattern
8) 気管支動脈の拡張
9) 気管支拡張症

d. ピットフォール

　肺血栓塞栓症のCT診断のためには，描出されている肺動脈1本1本を丁寧に観察する必要がある．この場合，鑑別すべき病態や正常構造物，アーチファクトなどがあり注意を要する．肺血栓塞栓症のCT所見上のピットフォールをBOX 9-3にまとめた[25]．

　最も頻繁に遭遇し正確に区別しなければならないのは肺門部のリンパ節である(図9-7)．特に右上葉枝直下付近は一般的に間質の多い部分であり，注意を要する．また，肺動脈分岐の股の部分にも軟部陰影がみられることがある．鑑別にはMPRで他方向から観察すると血管外であることが確認しやすい．

　また，造影のタイミングを逸し造影効果の悪い肺静脈や粘液塞栓を有する気管支を，血栓が充填された肺動脈と間違える可能性がある(図9-8)．これらは肺野条件と対比して肺動脈であるかどうか確認する必要がある．また的確に造影された血管においても水平方向に走行する血管(中葉舌区やS^6)では，伴走する気管支のpartial volume effectで欠損があるようにみえることがある．この場合も十分に薄いスライスやMPR (multiplanar reconstruction)による観察が有用である[26]．通常のgeneral radiologistは，chest radiologistと比べoverdiagnosis気味との報告があり[27]，特に孤発性のものや区域肺動脈あるいは亜区域肺動脈の病変を過大評価しがちである．これらは血管や心臓あるいは呼吸の動きに伴うstreak artifact (図9-9)，あるいはmotion artifactによって陰影欠損があるようにみえることがあるので，注意を要する．

　鑑別する疾患としては，まれであるが肺動脈肉腫がある．肺動脈本幹に発生しやすく内腔に突出するため中枢側の大きな血栓と類似する(図9-10)．同部位の大きな陰影欠損を認めたとき，50歳前後の女性で肺血栓塞栓症の危険因子がないときや抗凝固療法の反応がよくないとき，体重減少がある，陰影欠損部分に造影効果があるときは同疾患の可能性を考慮すべきである[28]．また，本邦では肺動脈の狭窄拡張を起こしmosaic perfusion patternを呈するものとして，肺動脈を侵す高安動脈炎はCTEPHの重要な鑑別疾患である．

BOX 9-3　肺血栓塞栓症のピットフォール

- リンパ節
- 気管支(mucus plugging)
- 肺静脈
- 伴走気管支のpartial volume average
- シャント
- pulmonary artery sarcoma
- streak artifact
- motion artifact

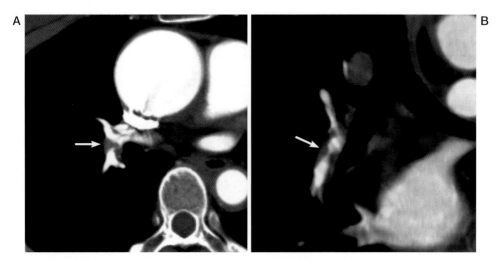

図9-7 20歳台女性 急性肺血栓塞栓症と見誤りやすい肺門部リンパ節
A：造影CT，B：造影CT MPR冠状断像　肺門部肺動脈に隣接して軟部陰影を認める（A，→）．血栓との鑑別が問題となる．MPR冠状断像（B）では軟部陰影は上下方向に長く紡錘状に分布しており，血管外と考えられる（→）．

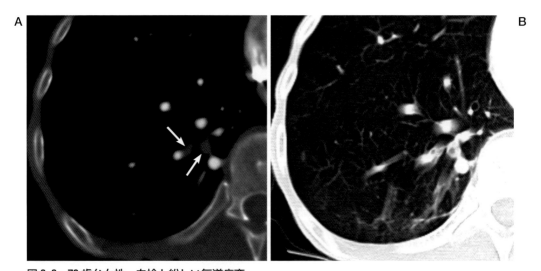

図9-8 70歳台女性 血栓と紛しい気道病変
A：造影CT（縦隔条件），B：造影CT（肺野条件）　縦隔条件（A）では下肺に造影効果の乏しい構造物があり，血栓によって完全に充填された血管のようにみえる（→）．肺野条件（B）では同部位は気管支であることがわかる．気管支内腔が粘液栓により空気が減少し，血栓のように描出されたものである．

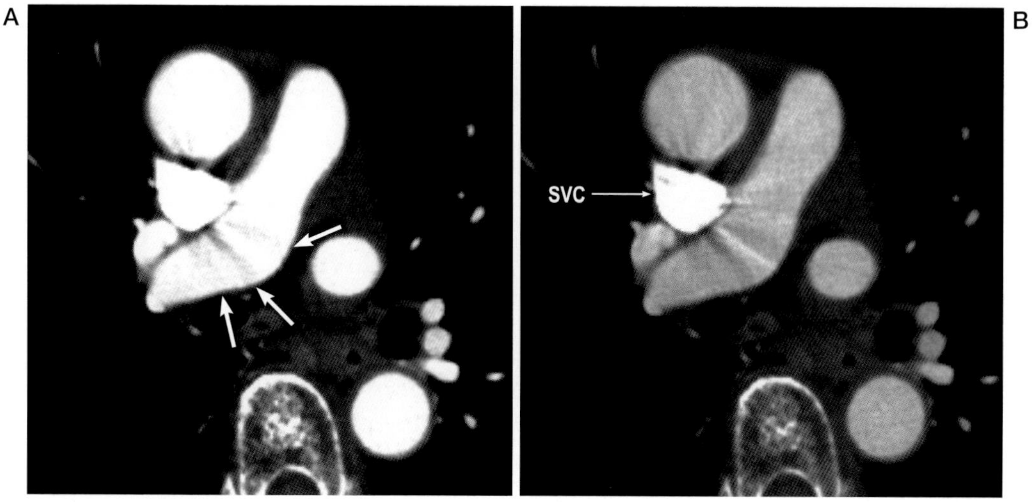

図9-9　80歳台女性　streak artifact
A：造影CT，B：造影CT（wide window）　右肺動脈内に帯状の陰影欠損を認める（A，→）．wide window（B）にすると，帯状陰影は高濃度の造影剤を有する上大静脈（SVC）から放射状に出現していることがわかる．放射状の陰影，解剖を無視した位置関係，そしてSVCとの強い関連性からstreak artifactと判断することは容易である．

図9-10　20歳台女性　肺動脈肉腫
造影CT　右主肺動脈内を満たすように大きな陰影欠損が認められる（＊）．画像上，肺血栓塞栓症との鑑別は容易ではない．

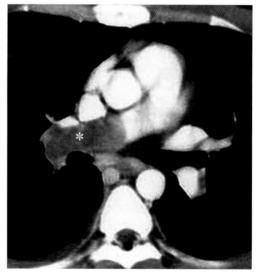

3. 感染性塞栓と腫瘍性塞栓

a. 感染性塞栓

　肺の感染性塞栓は，右心系の心内膜炎や留置カテーテルの感染，経静脈性薬物中毒，感染性血栓性静脈炎などに合併する，病原菌を含む血栓が，炎症反応と肺動脈の閉塞を生じる比較的まれな病態である．臨床症状は軽度の呼吸器症状を伴う緩徐な発熱から感染性ショックまでさまざまであり，診断が遅れると致命傷ともなるため，その特徴的な画像所見と病態の理解が重要である．

　特徴的な画像所見としては，両側性末梢優位の多発性の比較的明瞭な結節影となり，さまざまな程度の空洞形成を伴う．しかし，これらの所見は非特異的であり，軽微なことも多いため早期に診断するには，まずこの病態を疑うことが重要である．

　感染性塞栓や肺梗塞で 5〜10 mm の通常スライス CT の頻度の高い所見としては，結節病変の中心に血管が連続する "feeding vessel sign" がある（図 9-11）．同所見は肺塞栓の 67〜100% でみられ，血行性転移や感染性塞栓にみられる血行性散布の責任血管に特徴的な所見と考えられていた．一方，村田らは，高分解能 CT（HRCT）所見と病理所見との対比から，肺血管と転移との関係を観察し，病巣の中心に肺動脈が流入するのは 20% 弱で，60% 弱は結節の中心ではなく圧排された周囲の血管を見ていたと報告した[29]．肺血管と感染性塞栓病巣との関係については Dodd ら[30]が，高分解能 MDCT と MPR，MinIP（minimum intensity projection）を比較評価し，多方向の画像で肺結節病巣の中心に連続しているのは 13〜15% の病巣のみで，これらの血管は画像上なぞると，左房へ連続する肺静脈と考えられ，同様の所見は転移でも報告されていた．したがって，感染性塞栓で従来の横断 CT 上，栄養血管のように見えていたのは，肺動脈ではなく，病巣周囲の肺静脈であった．グラム陽性菌の敗血症 6 例の CT でみられた 88 病変とグラム陰性菌の敗血症 10 例の 109 病巣との比較においては[31]，グラム陰性菌の敗血症の方が大きく（16 mm，range 3〜44 mm vs 12 mm，range，4〜44 mm，p=0.06），また高頻度に空洞化し（34% vs 21%，p=0.04），周囲のすりガラス影も高頻度であった（63% vs 36%）．

　感染性塞栓では，肺梗塞を生じることがあり，肺の胸膜を底辺とする三角形，扇形の陰影となり，造影剤の注入後に辺縁部は気管支動脈の側副路を介して造影されるのに対し，中心部は壊死や梗塞を反映して造影されない．しかし，これらの所見も常に特異的ではなく，さまざまな肺疾患で類似する．しかし，より非特異的な所見を示す単純 X 線写真に対し，胸部 CT 所見が特徴的であることが多い．鑑別すべき疾患として，多発血管炎性肉芽腫症（granulomatosis with polyangiitis：GPA）などの血管炎や空洞を有する転移がある．感染性塞栓の診断では，臨床症状や経過が重要となる．

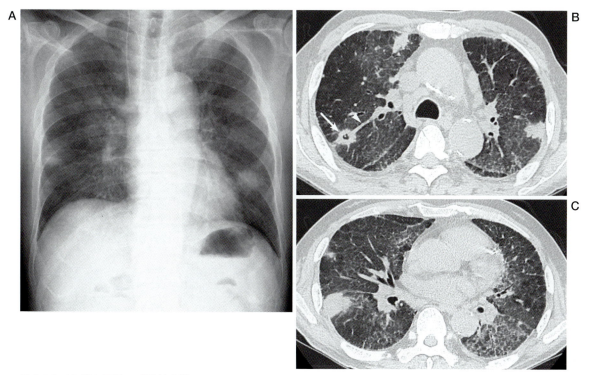

図 9-11　50 歳台男性　感染性塞栓
A：単純 X 線写真，B：HRCT（中肺野レベル），C：HRCT（下肺野レベル）　単純 X 線写真（A）では，末梢優位に多発結節陰影が認められる．中肺野の HRCT（B）では末梢優位に多発結節を認め，右 S^6 の病巣には空洞形成（→）と feeding vessel sign 様の所見（▶）を認める．下肺野の HRCT（C）では末梢優位に胸膜面に広範に接する病巣がある．

b. 腫瘍塞栓

　肺の腫瘍性疾患において，肺高血圧が特徴となることはあるが，肺の血流動態に影響するような広汎な腫瘍塞栓症の頻度は少ない．腫瘍の浸潤は，近位側の大きな塞栓から末梢の微小血管に限局する場合，リンパ管を介する播種，またこれらが混在して生じる，予後不良な重篤な状態となる．播種後に微小血管壁に浸潤して独自の栄養血管を有する転移巣と異なり，腫瘍塞栓では，血管壁に浸潤せずに血栓塞栓のように血管内腔を閉塞する．患者は低酸素血症となり，理学所見上が右心負荷を示す．過去の文献上の検索では，腫瘍塞栓はもっぱら腺癌に多く，原発としては肺浸潤性粘液腺癌，乳癌，胃癌などである．胸部単純 X 線写真は正常であることが多く，肺高血圧症の所見もまれである．CT では腫瘍塞栓を示す拡張した数珠状の血管がみえることがある（図 9-12）．しばしば肺塞栓が唯一の CT 所見となる[32]．

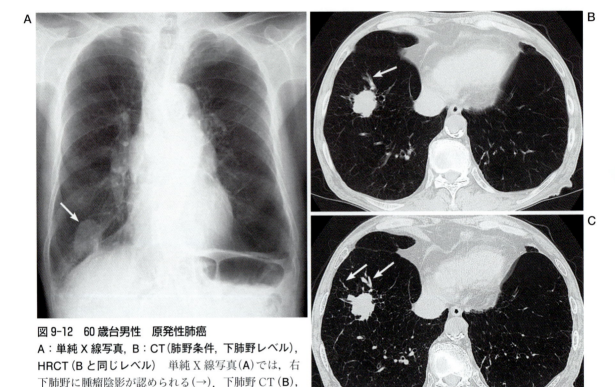

図9-12 60歳台男性 原発性肺癌
A：単純X線写真，B：CT(肺野条件，下肺野レベル)，
HRCT(Bと同じレベル) 単純X線写真(A)では，右
下肺野に腫瘤陰影が認められる(→)．下肺野CT(B)，
HRCT(C)ではS^8に数珠状に拡張した血管を認め
(→)，腫瘍塞栓を見ている．

C. PTTM(primary tumor thrombotic microangiopathy)

　PTTMは1990年に記載された悪性疾患に合併する肺の新しい病態である．腫瘍細胞の塊が末梢肺動脈を閉塞する腫瘍塞栓と異なり，PTTMでは腫瘍塞栓自体は非閉塞性で，病態を進行させるのは末梢肺血管で生じ内腔を閉塞する内膜の線維性増殖であり，それによる進行性の血管抵抗の増加が，肺高血圧症の原因となる．Priceら[33]は，PTTMの病態のキーポイントとして次の5点をあげている．1) PTTMは肺高血圧症のまれな過少に評価された原因であり．2) 通常，胃癌に合併し．3) 特徴的な所見として，腫瘍の微小塞栓と肺の小動脈の線維性内膜増殖があり．4) 早期診断と化学療法により予後の改善を認め．5) 最近の論文ではplatelet derived growth factor (PDGF)などの標的となるgrowth factorに対する治療による生存率の改善が示されたが，公的な治験はまだである．

　PTTMの臨床での診断は難しく，肺の組織学的所見がないと，肺の腫瘍塞栓との鑑別は難しい．初めは原因不明の肺高血圧とされることが多く，最近まではその不良な予後からも，死後変化と考えられていた．その予後の改善が知られたのは最近であり，定義上も肺血管内の腫瘍塞栓はあくまで非閉塞性であること，腫瘍細胞と血管内皮の反応に凝固活性の亢進を示す所見が重要で，遊走マクロファージが生じるendothelial growth factorやPDGFなど，

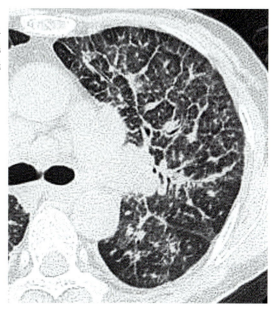

図9-13 60歳台女性　PTTM
HRCT　広範な小葉間隔壁肥厚が認められる．小葉中心性のすりガラス影，粒状影の混在もみられる．（大分大学放射線科 佐藤晴佳先生のご厚意による）

さまざまな物質が関与して血管内膜増生が生じる．PTTMの患者では急激に進行する呼吸不全，低酸素症，右心不全がみられる

PTTMのHRCTの典型的所見は，小葉中心性のすりガラス影（GGO），小葉間隔壁や小葉内間質の肥厚を示す網状変化（図9-13）で，非特異的で，末梢血管周囲の異常や呼吸細気管支炎などの末梢気道病変や肺胞性・間質性肺水腫を見ており，GGOは化学療法の後，消失することがある．短期間に癌性リンパ管症をきたすことが多く，両者の鑑別は難しく，併発することもある．担癌患者に新規の肺高血圧症を見た際に考えるべき病態のひとつである．

4. 肺動脈肉腫 pulmonary artery sarcoma

肺動脈肉腫は，症状や病態が，圧倒的に高頻度な肺血栓塞栓症と類似するため，正しい診断が遅れる傾向があり，手術時や剖検時に初めて診断されることもまれではない（BOX 9-4）．

CTやMRIでは，腫瘍は肺血栓塞栓症と同様に，肺動脈内の造影欠損・flow voidの欠損となる．肺動脈肉腫では，中枢側の造影欠損が主体で，肺血栓塞栓症と異なり末梢に造影欠損が及ぶことはまれである．造影後期相を撮ることができれば，肺血栓塞栓症と異なり，塞栓子が造影されるので，診断の手がかりとなる．^{18}F FDG-PET，^{67}Gaシンチグラフィ・SPECTは，塞栓子にRI集積がみられるため，施行できれば，診断には有用である．

BOX 9-4　肺動脈肉腫の診断へのアプローチ

- 症状や病態が肺血栓塞栓症と類似するため，誤診されやすい．
- 造影CT早期相では，腫瘍は血栓と同様，造影欠損を示す．
- 造影CT後期相やFDG-PET，^{67}Gaシンチグラフィ・SPECTが撮れれば，腫瘍が造影効果/陽性集積を有し，血栓との鑑別に有用．

a. 疾患の一般的事項[34,35]

　肺動脈原発の肉腫は，非常にまれな疾患で，発生率は，人口10万対1〜3例とされ，現在まで，約600〜700例程度の症例報告がある．性比は，男性：女性＝1：1.3とわずかに女性に多いと考えられている．発症年齢は，文献によって多少異なるが，平均40〜50歳台と報告されている．

　初発症状は，呼吸困難，胸痛，咳嗽，血痰などの呼吸器症状をきたすことが多い．症状や病態が，肺血栓塞栓症（pulmonary thromboembolism：PTE）と類似するため，圧倒的に頻度の高いPTEとして診断・治療され，正しい診断が遅れることが多い．実際，手術前や生前にはPTEと診断されていて，手術時や剖検時に，肺動脈肉腫と変更，確定されることも多い．

　他臓器への転移も多く，約半数に胸部への転移を認める（肺実質：40％，縦隔：11％）．胸部以外の遠隔転移は約19％でみられ，肝臓，膵臓，消化管，脳，皮膚などへの転移が報告されている．

　予後は，診断後の平均余命が約1.5か月と非常に不良である．

　治療としては，手術療法のみが予後の改善に有効とされている．放射線治療，化学療法は，一般に有効ではないと考えられている．

　病理学的には，肺動脈肉腫は，大きく分けて内膜肉腫（intimal sarcoma）と壁肉腫（mural sarcoma）に分類されるが，症例の多くは内膜肉腫である．組織学的な内訳は，未分化型（30％），平滑筋肉腫（20％）が多く，ほかに線維肉腫，横紋筋肉腫，悪性間葉腫，血管肉腫，骨肉腫，軟骨肉腫，悪性線維性組織球腫（MFH）などの報告がある．

　病態生理的には，肺血流低下による低酸素血症と右心負荷による右心不全の病態を呈する．

b. CT所見[36,37]

　CTは，この疾患の診断の主役である．造影CT早期（CT pulmonary angiography：CTPA）では，腫瘍は，肺血栓塞栓症と同様，造影欠損として描出される．肺血栓塞栓症では，3次・4次分枝以降の末梢にも造影欠損がしばしばみられるが，肺動脈肉腫の場合，中枢側の肺動脈幹から左右肺動脈主幹部の造影欠損が主体で（図9-14 B, C），末梢に造影欠損が及ぶことはまれである．また，血栓症を合併しない限り，不連続な陰影欠損をきたすことはない．画像所見的に，腫瘍は中枢側肺動脈内腔のほぼ全域を占めるような所見が多い．

　造影CT後期相では，腫瘍は多血性の性質を有し，撮ることができれば，血栓との鑑別に有用である．しかし，腫瘍の可能性に気がつかなければ，通常，後期相を撮ることがないので，可能性に気がつくことが重要である．したがって，依頼書などの病名，情報を過信することなく，常に一歩引いた疑いの目をもつことが必要と考える．

　右心負荷を反映し，心臓では，右心系の拡大，心室中隔の左室側への膨隆などの所見を認める．肺動脈は拡張するが，その目安は肺動脈幹の径が上行大動脈の径よりも上回る所見である．

　肺野条件の画像では，まだらな肺血流の不均一によるmosaic perfusionの所見を見ることがある（図9-14 D）．この場合，多くの肺野病変とは反対に，吸収値の高目な部分が，血流の集中した健常部分，低吸収の部分が血流の低下した罹患部分であることに注意を要する．

c. 他の放射線診断

　単純X線写真では，右心負荷を反映し，右心系中心の心拡大がみられ，心尖部が挙上する．また，肺動脈の拡大による肺門部の腫大，左第2号の膨隆がみられる．時に，肺血栓塞栓症と同様，肺野血管影の減弱による"Westermark sign"，肺動脈中枢側・肺門部の腫大と末梢側肺動脈の急激な先細りによる"knuckle sign"を見ることがある（図9-14 A）．

　MRIでは，腫瘍が肺動脈内のflow voidの欠損像として認められる．腫瘍の信号が，壊死など，血栓と異なることが，診断に役立つことがある．造影MRIが施行できれば，後期相で腫瘍の造影効果が確認され，診断に有用である．

　血管造影の場合，肺動脈造影では，通常のPTEと同様に，肺動脈内の造影欠損を見る．内胸動脈造影，気管支動脈造影などが施行できれば，腫瘍濃染がみられるとともに，栄養血管を同定できることがあるとされている．

　核医学検査では，^{18}F FDG-PETや^{67}Gaシンチグラフィ・SPECTで，塞栓子の腫瘍に一致した陽性集積が認められ，診断に有用である．^{99m}Tc MAAの肺血流シンチグラフィ・SPECTでは，PTEと同様，当該肺動脈区域の肺血流の低下・欠損がみられる．肺換気シンチグラフィ・SPECTでは，これもPTEと同様に，肺血流シンチグラフィ・SPECTと乖離した，換気血流ミスマッチ（V/Q mismatch）の所見となる[38,39]．

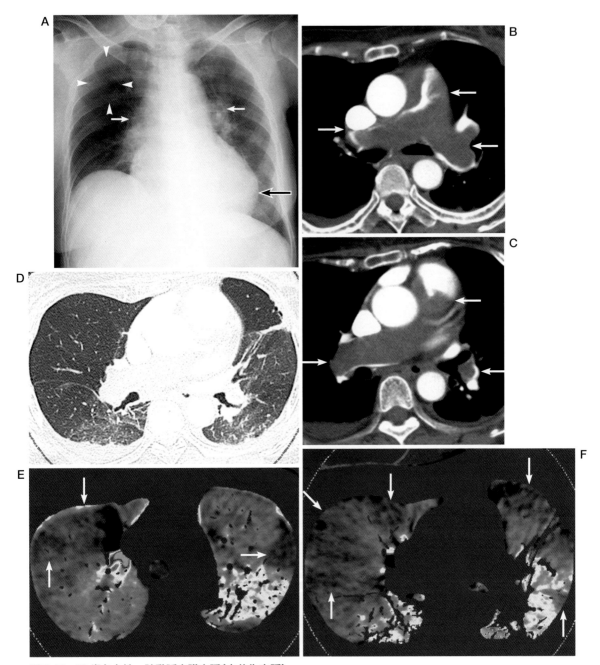

図9-14 60歳台女性 肺動脈内膜肉腫（未分化肉腫）
A：単純X線写真正面像　B, C：造影CT　D：thin-section CT（肺野条件）　E, F：dual energy CTによる肺灌流血液量画像　単純X線写真正面像（A）では，左右肺動脈の拡張があり，左第2弓の拡大，肺門部の腫大がみられる．その末梢側の肺動脈は，急激に先細り，これにより，knuckle sign（小矢印）が形成されている．同部の肺野血管影は描出が低下，肺野濃度は低下し，Westermark sign（▶）をなす．また，右心負荷に伴う右心系・右室の拡張あり，心臓は時計回りに回転，心尖部が挙上している（大矢印）．造影CT（B, C）では，肺動脈幹から左右肺動脈の中枢側に，広範な塞栓子がみられ（→），血流腔が狭窄している．後日，手術が施行され，塞栓子は，肺動脈原発の内膜肉腫（未分化肉腫）であることが判明した．肺野thin-section CT（D）では，肺血流の多寡を反映し，肺野濃度のモザイク状の不均一，mosaic perfusionの所見がみられる．通常の肺野病変とは反対に，吸収値の高目な部分が，血流の集中した健常部分，低吸収の部分が血流の低下した罹患部分である．dual energy CTによる肺灌流血液量画像（E, F）では，左右肺野のところどころに，ヨード分布の低下した領域がみられ（→），肺動脈内の肉腫による肺血流低下域と考えられる．

5. 肺水腫 pulmonary edema

a. 肺水腫の分類

　肺水腫とは,「肺血管外領域に水分が異常に貯留・増加した状態」と定義される．肺水腫は,病態生理学的に, 1) 静水圧の増加により生じる hydrostatic edema (静水圧性肺水腫), 2) 肺血管透過性亢進により生じる permeability edema (透過性亢進型肺水腫), 3) 膠質浸透圧の低下により生じるもの, 4) リンパ組織障害などのリンパ灌流の障害に生じるものなどがある．実際には, これらが混合して発現するものもしばしばみられ, 必ずしも病態生理は単純ではない．さらに, 透過性亢進型肺水腫には, 病理組織像としてびまん性肺胞傷害 (diffuse alveolar damage: DAD) を伴うものと伴わないものがある．ただし, 静水圧性肺水腫と透過性亢進型肺水腫では, 病態生理の違いを反映して画像所見も異なるので, これらの違いをしっかりと把握しておく必要がある．したがって肺水腫は, 1) 静水圧性肺水腫, 2) 透過性亢進型肺水腫 (DAD を伴わない), 3) 透過性亢進型肺水腫 (DAD を伴う), 4) 混合型肺水腫に分類すると, 画像所見と比較的相関して整理される[41,42] (BOX 9-5).

b. 肺水腫の病態生理

　血管外へ液体成分がまず漏出する部位は, 間質である．肺間質は約 500 mL の液体成分を保持できるとされる．正常時でも少量の液体成分は常時血管外へ漏出し, 運動時にはさらに増加するといわれている．一般に肺間質に漏出した液体成分は, リンパ系によって吸収され, そして排泄される．

　正常でも, 静水圧と膠質浸透圧全体の圧較差, 毛細血管の透過性などに従って, 液体は常に毛細血管から間質へ移動しているが, これらは正常時にはリンパによりドレナージされるため肺水腫をきたさない．また, 毛細血管内皮細胞と肺胞上皮細胞はそれぞれ緻密に結合して強固なバリアを形成し, 通常は肺胞内までに液体が漏出することはない[43].

　静水圧性肺水腫の病態生理 (および画像に反映される事象) では, 肺末梢における毛細血管圧が上昇すると間質への水分の漏出が増加する．このためリンパ系によるドレナージも増加する (→リンパ路のある小葉間隔壁, 気管支血管周囲束の肥厚)．さらに毛細血管圧が上昇すると, リンパドレナージが追いつかず間質だけでは水分を保持できなくなり, 水分は肺胞へも漏出する．ただし, 血管内皮細胞の損傷はなく毛細血管の透過性が正常に保たれているため, 血球などの蛋白成分の少ない水分が漏出する (→肺水腫の水分の粘稠度が低く, 重力による移動・分布がみられる)．さらに, 肺胞上皮自体は正常に保たれており, 通常認められる水分の肺胞から間質への輸送は障害されないため, 水分除去の機能は残存する (→原因解除による比較的急速な肺水腫の改善).

> **BOX 9-5　肺水腫の分類**
>
> 1) 静水圧性肺水腫：心原性，肺静脈性疾患，血漿膠質浸透圧低下，急性および慢性肺動脈血栓塞栓症
> 2) 透過性亢進型（DAD を伴わない）：薬物反応，薬物中毒，インターロイキン2による治療後，輸血反応
> 3) 透過性亢進型（DAD を伴う）：ARDS
> 4) 混合型：再膨張性，神経原性，高地，陰圧性，再灌流，移植後，肺切除後，空気塞栓

　これに対して，急性呼吸促迫症候群（acute respiratory distress syndrome：ARDS）などでみられる透過性亢進型肺水腫は injury edema ともよばれており，血管内皮細胞や肺胞上皮細胞の傷害をきたすことが病態生理として大きな違いとなる．通常は静水圧の上昇は伴わないが，肺毛細血管透過性が亢進することで，間質への水分の移動が生じる．直接的あるいは間接的な肺傷害により肺毛細血管内皮細胞のみならず，肺胞上皮細胞間に間隙が生じ，バリアが破壊される．このため，肺胞内には比較的大きな血漿蛋白とともに液体成分が移動する．したがって，肺胞内の肺水腫液は粘稠となる（→重力による移動・分布がみられない）．この基礎病態により，マクロファージや好中球などの炎症細胞が活性化し，サイトカインやメディエーターが過剰に放出されることにより，肺胞上皮自体が傷害されるため，肺胞から間質への水分の輸送も障害され，肺胞からの水分除去はさらに遷延することになる（→肺水腫の遷延化）．

C. 肺水腫の CT 所見

　肺水腫が生じるとき，間質性肺水腫から発現し，次いで肺胞性肺水腫が起こるが，実際には間質性肺水腫だけではなく肺胞性肺水腫との混合型を呈していることが多い．また，軽微な肺胞性肺水腫はすりガラス影を呈することから，両者を厳密に区別することは CT 上も困難である．

1) 静水圧性肺水腫

　静水圧と膠質浸透圧の正常なバランスが変化することで生じる．代表的な疾患は左心不全，僧帽弁疾患などによる心原性であるが，肺静脈閉塞性疾患，線維性縦隔洞炎などの種々の肺静脈疾患，血漿膠浸透圧を低下させるものとして，腎不全，肝硬変，過剰輸液などが含まれる．

　静水圧性肺水腫では，間質内の水腫やリンパドレナージの活性化を反映して，小葉間隔壁肥厚像，すりガラス影が認められる（BOX 9-6）．肺門周囲の気管支血管周囲束の肥厚と胸膜下間質（葉間胸膜の肥厚像としてみられる＝胸膜下水腫 subpleural edema）もしばしば観察される．小葉間隔壁肥厚像は通常，平滑かつ均一であり，これは時に癌性リンパ管症や肺

> **BOX 9-6　静水圧性肺水腫の CT 所見**
>
> - （平滑な）小葉間隔壁肥厚像
> - （平滑な）気管支血管周囲束肥厚像
> - 斑状あるいは汎小葉性のすりガラス影
> - （平滑な）胸膜下水腫
> - 境界不明瞭な気腔結節およびコンソリデーション
> - crazy paving
>
> **特徴**
> - 肺門周囲性分布・重力荷重部分布
> - コンソリデーション内部の air bronchogram はみえづらい
> - 胸水貯留
> - 原因解除による比較的急速な肺水腫の改善

サルコイドーシスで結節状，不整に肥厚する所見とは区別される[44]．ただし，小葉間隔壁内の静脈のうっ血が強いときに局所的に結節状にみえることはある．すりガラス影は肺門周囲優位に，あるいは小葉単位内では重力荷重部に分布する傾向があるが，必ずしも全例でみられるわけではない（図 9-15〜18）[44,45]．さらに進行すると肺胞性肺水腫が顕在化し，癒合傾向のある種々のサイズのコンソリデーション（consolidation）が認められる．特に，初期像では，小葉内気腔に水腫液が漏出し，小葉中心性の境界の不明瞭な結節状の陰影（気腔結節：air space nodule）を形成することがある（図 9-19）．肺胞性肺水腫は気道や Kohn 孔などの側副路を介して進展して，速やかに癒合していくが，小葉内に水腫と非水腫部位が混在し，また小葉単位でも水腫の発現しているものとしていないものが重複するので，コンソリデーションの辺縁は不鮮明であることが多い．うっ血性心不全の際には，背景にある肺うっ血を反映して，血管径の拡張がみられる[44]．また，血管外水分量の増加を反映し，心陰影の拡大，胸水貯留，全身の皮下脂肪など軟部組織の浮腫性腫脹もみられ，左房圧上昇に伴い左房拡大および肺静脈拡張が認められ，診断の一助となる．

① 肺静脈性疾患

肺静脈閉塞性疾患（pulmonary veno-occlusive disease）などに代表される種々の肺静脈疾患でも，毛細血管圧上昇による静水圧性肺水腫が起こってくる．CT では，主として間質性肺水腫を反映してびまん性あるいは斑状の限局性すりガラス影，平滑な小葉間隔壁肥厚像，気管支血管周囲束肥厚像，さらに肺動脈拡張，右室拡大などが認められる．しかし，肺門側の肺静脈拡張や左房拡大はみられない[46]．

② 急性および慢性肺動脈血栓塞栓症

どちらも，肺高血圧症により肺毛細血管圧が上昇し，肺水腫を呈することがある．CT での評価では，急性肺血栓塞栓症で肺水腫が認められるのは 10％未満である．不均一な汎小葉性分布のすりガラス影が血栓のない区域や亜区域に一致して出現する．

③ 周産期（産褥）心筋症　peripartum cardiomyopathy

心疾患の既往のない女性が，妊娠〜産褥期に心不全を発症する特異な心筋症であり，拡張

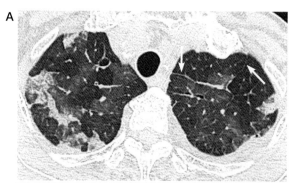
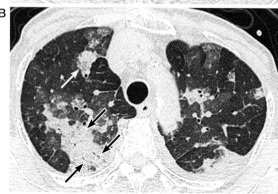
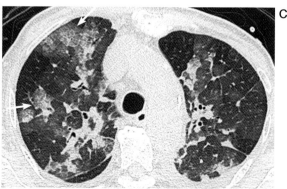

図9-15　80歳台女性　うっ血性心不全による静水圧性肺水腫
HRCT　右上葉・左上区レベル（AからCへ尾側のレベルを示す）　肺尖部レベル（A）では，重力荷重部（背側部）で水腫の濃度が高い傾向がみられる．小葉間隔壁肥厚像もみられる（→）．静水圧性肺水腫では，透過性亢進型肺水腫と比べて，コンソリデーション内部で，air bronchogramがみえづらい（B，→）．すりガラス影と小葉間隔壁肥厚像・小葉内網状影（crazy paving）もみられる（C，→）．

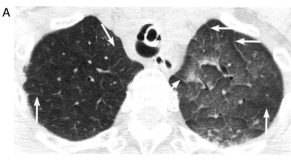
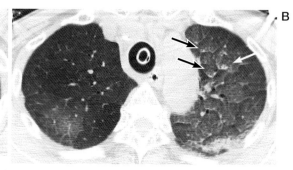

図9-16　70歳台男性　心肺停止蘇生後の静水圧性肺水腫
HRCT　A：肺尖部レベル，B：左上区レベル　肺尖部（A）では，小葉間隔壁肥厚像（→）と広範なすりガラス影が認められる．左上区（B）では小葉単位で，すりガラス影が重力荷重部に優位に（→）分布していることがわかる．

型心筋症に類似した病態を示す．本邦では約2万出産に1例の確率だが，発症率は人種・国によって大きく異なる．危険因子として，高齢，多胎，妊娠高血圧症，切迫早産治療，慢性高血圧などがある．病因は，ウイルス感染，異常免疫反応によるもの，妊娠に伴う循環負荷への反応説，異型プロラクチンの心筋傷害による説などがある．発症時期の約7割が産後であり，分娩時～産褥1週間に1/3が集中しており，最も危険な時期である．治療は一般的な心不全に対するものと同一である．既往者の再妊娠には高いリスクを伴うことが知られている[47,48]．画像上は心不全に伴う間質性および肺胞性肺水腫の所見を呈する．

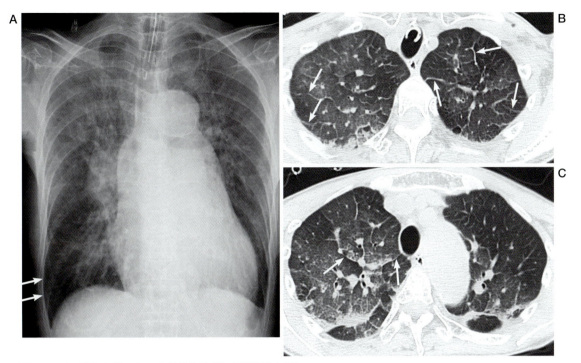

図9-17 70歳台女性 うっ血性心不全(静水圧性肺水腫)
A：単純X線写真，B, C：HRCT (CはBの尾側のスライス) 単純X線写真(A)では，心拡大と上肺の血管影の太まり像，不鮮明化，周囲のすりガラス影，Kerley B線(→)などが認められ，うっ血および間質性〜肺胞性肺水腫の状態と考えられる．HRCT (B, C)では，小葉間隔壁肥厚像(→)，重力荷重部優位な分布のすりガラス影〜コンソリデーションが認められる．これらの陰影は胸膜下ではほとんど認められない．

2) DADを伴わない透過性亢進型肺水腫

　透過性亢進による肺水腫は，毛細血管内皮細胞の傷害により，血管内の水分のみならず蛋白成分までが間質に移動することにより生じる．しばしばDADを伴うが，すべてで伴うわけではない．薬物反応，違法薬物による中毒，インターロイキン2による治療後，輸血反応などでは，DADを伴わない透過性亢進型肺水腫が起こることがある．

　一般的にDADを伴わない透過性亢進型肺水腫のCT所見は，静水圧性肺水腫に類似している．すなわち，すりガラス影と小葉間隔壁肥厚像の所見が主体となり目立つ．ただし，典型的な静水圧性肺水腫よりはすりガラス影が広範に出現する傾向があり，コンソリデーションはほとんどの症例で認められないか，目立たないとされる．肺胞上皮細胞の傷害がないか，軽微な場合には，静水圧性肺水腫と同様に，肺水腫は速やかに改善することがあり，予後は良好とされている[41]．

3) DADを伴う透過性亢進型肺水腫

　DADを伴う最も重症型の透過性亢進型肺水腫が急性呼吸促迫症候群(ARDS)である．原因は肺胞領域の非特異的な過剰炎症反応，およびこれによってもたらされる，広範な肺損傷によるとされる．ARDSについては，長い間にわたり研究が行われ，解明されてきたこともあるが，いまだに不明な点が多い．現在は，2012年に公表された通称ベルリン定義が広

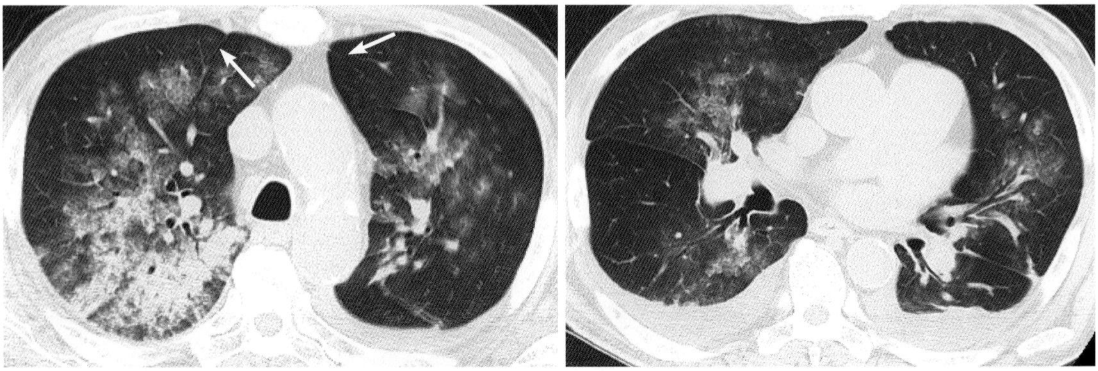

図 9-18　70歳台男性　慢性腎不全(血漿膠質浸透圧低下)による肺水腫
A, B：HRCT (B は A の尾側のスライス)　やや右肺優位であるが，広範なすりガラス影〜コンソリデーションを認め，肺門側に分布している．air bronchogram はみえにくい．小葉間隔壁肥厚像も認められる(→)．両側性胸水がみられる．

く用いられている．

　ARDS は種々の病態を基礎として発症する症候群であり，発症原因となる病態は，肺の直接損傷(重症肺炎，誤嚥など)と肺外の原因(間接損傷：敗血症，外傷ショックなど)の2つに大別される．ただ，臨床上両者を厳密に分けることが困難な場合もあり，両者の間に死亡率で差は認められない．しかし，画像的にはいくつかの相違点を認める．ARDS については「Ⅶ．びまん性肺疾患Ⅰ」の「4.急性呼吸促迫症候群」にて詳細に記されている．

　ここでは，ARDS を含めた DAD を伴う透過性亢進型肺水腫の一般的な画像所見について述べる(BOX 9-7)．ただし，ARDS の CT 像は主たる病理像である DAD の病理学的病期をよく反映したものとなる．急性期である滲出期(exudative stage：発症 1〜7 日以内)では，通常，すりガラス影またはコンソリデーションを呈する．これらのすりガラス影やコンソリデーションは，静水圧性肺水腫と比べると，通常ではより末梢肺，胸膜下領域まで達する．毛細血管内皮細胞や肺胞上皮細胞の傷害により，リンパドレナージの働きが通常通り行われないため，小葉間隔壁肥厚像は認められても，静水圧性肺水腫と比べて頻度は高くなく，また顕著となることは少ない．原因となる病態が肺の直接損傷の場合，コンソリデーションとすりガラス影はほぼ同等にみられ，これらは荷重部以外にも分布する傾向があり，しばしば非対称性である．一方で間接損傷の場合には，すりガラス影の方が優位であり，コンソリデーションが荷重部に対称性に分布する傾向がみられ，腹側部にすりガラス影や正常部が残存する[49]．また，air bronchogram (気管支透亮像)が高頻度に認められ，これは増殖期に移行する際に気管支拡張が起こってくることとも関連している．胸水は，原因病態が肺の直接損傷(55%)，間接損傷(59%)であれ，どちらもほぼ同等に認められるが，静水圧性肺水腫と比べて頻度は低く，その量も少ない[50]．

　亜急性期である増殖(器質化)期(proliferative stage：発症 7〜21 日)では，すりガラス影，コンソリデーションがさらに広範に広がり，すりガラス影内部には小葉間隔壁肥厚像や小葉内網状影が認められる．増殖期への移行は，すりガラス影やコンソリデーション内部に牽引性気管支(細気管支)拡張が出現することで判断される．次第に容積減少も認められる(図9-20)．その後，線維化期(fibrotic stage：慢性期)になると肺構造の改変を反映して，牽引

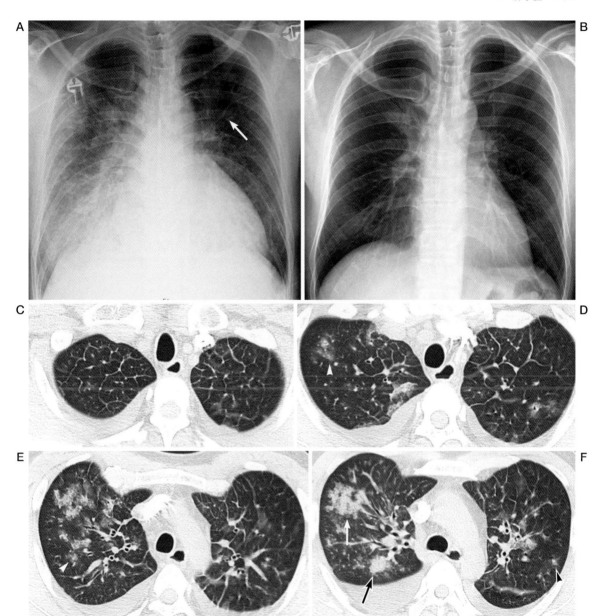

図 9-19　40 歳台男性　不整脈による心不全
A：単純 X 線写真（初診時），B：単純 X 線写真（入院後，症状が改善した時期），C〜F：HRCT（初診時，C から F へ尾側のスライスを示す）　初診時の単純 X 線写真（A）では，著明な心拡大と上肺の血管影の太まり像と不鮮明化が認められ，左上肺では Kerley A 線と考えられるやや長い線状影（→）も認められる．うっ血性心不全と肺水腫の所見である．右優位な胸水貯留も認められる．入院後，症状が改善した時期（B）では，心拡大，肺うっ血，肺水腫は改善し，胸水も消失している．初診時 HRCT（C〜F）では，静水圧性肺水腫を反映して，小葉間隔壁肥厚像が顕著である．すりガラス影も散在している．境界不明瞭な結節状の高吸収陰影（air space nodule）がみられ（▶），これらが癒合して斑状のコンソリデーションを形成している（→）．肺胞性肺水腫の所見である．

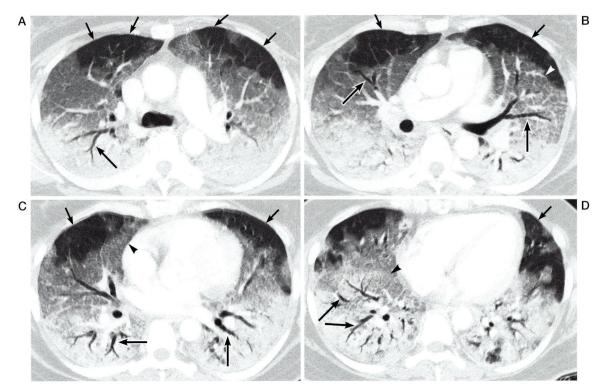

図 9-20　50 歳台女性　急性骨髄性白血病の寛解導入療法中の感染症・DIC による ARDS（DAD を伴う透過性亢進型肺水腫）：増殖（器質化）期
A〜D：HRCT（A から D へ尾側のスライスを示す）　全肺にわたり，胸膜下まで達するすりガラス影とコンソリデーションが広範に認められ，内部の air bronchogram（大矢印）が静水圧性肺水腫と比べてよくみえる．これは牽引性気管支拡張をきたしていることも影響している．D では，静水圧性肺水腫と比べて，小葉間隔壁肥厚像は目立たないが，すりガラス影内部に網状影（▶）がみられる．胸水はほとんど認められない．肺外の原因（間接損傷）を反映して腹側部には正常部が残存している（小矢印）．

性気管支拡張，網状影，小囊胞集蔟像などがみられ，容積減少がさらに目立ってくる（図9-21）．

　ただし，ARDS をはじめとする DAD を伴う透過性亢進型肺水腫の CT 所見は，肺水腫だけではなく，治療に使用される人工呼吸器換気による肺損傷など他の所見も反映されている[51]．

4）混合型肺水腫
　静水圧性と透過性亢進型の両方が混合した病態を示す場合には，肺水腫自体も種々の程度で混合した CT 所見となり，多様になる．代表的な疾患について個々の特徴を述べる．
① 再膨張性肺水腫　reexpansion pulmonary edema
　何らかの原因による虚脱した肺が再膨張する際に発生する肺水腫である．気胸に対する脱気や胸腔ドレナージを急速に施行した際などに発生する．虚脱した肺では肺胞換気量低下により肺胞気酸素分圧が低下するため血管収縮が生じ，血流が低下した状態にある（低酸素性肺血管攣縮 hypoxic pulmonary vasoconstriction：HPV）．肺が再膨張し，当該肺領域の酸素化が改善すると肺小動脈が拡張し血流が再開する．その際に，活性酸素，好中球などによ

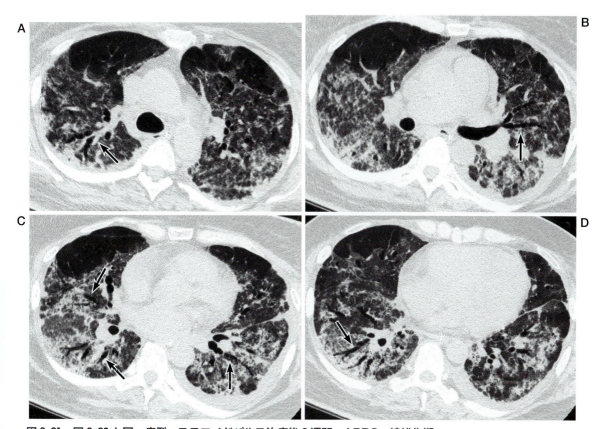

図9-21 図9-20と同一症例 ステロイドパルス治療後2週間 ARDS：線維化期
A〜D：HRCT（AからDへ尾側のスライスを示す） 広範に広がっていた比較的均一なすりガラス影，コンソリデーションは淡くなり吸収傾向がみられる．一方で不均一なすりガラス影〜コンソリデーション，網状影が目立ち，牽引性気管支拡張像(→)が増強している．容積減少も強まっている．

BOX 9-7 透過性亢進型肺水腫（DADを伴う）のCT所見

1) 滲出期
   - 斑状，不均等分布，びまん性のすりガラス影またはコンソリデーション
   - 小葉間隔壁肥厚像はあまり目立たない．
   - 重力荷重部などに依存しない，する分布（肺末梢部まで達する，達しない）
   ※肺損傷が直接損傷か間接損傷かによって異なる．
   　胸水はないか，少ない．

2) 増殖期〜線維化期
   - コンソリデーションの減少
   - 不均一なすりガラス影
   - crazy paving
   - 網状影，小嚢胞陰影
   - 牽引性気管支拡張（air bronchogramが顕在化する）
   - 容積減少

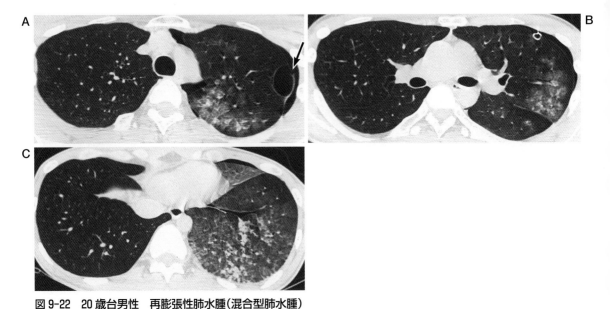

図9-22 20歳台男性 再膨張性肺水腫(混合型肺水腫)
自然気胸(Ⅲ度)発症後15日で来院して,ドレナージ後.A~C:HRCT(AからCへ尾側のスライスを示す) 左肺に小葉中心性および汎小葉性すりガラス影,高吸収結節が認められる.これらは一部で胸膜面まで達しており,小葉間隔壁肥厚像はそれほど目立たない一方で,小葉単位で重力荷重部に優位な分布がみられるなど,透過性亢進型肺水腫と静水性肺水腫の両方の所見を示している.なお,左上区胸膜下に破裂したブラを認める(→).

り放出される血管内皮細胞の各種障害因子によって血管透過性が亢進することにより肺水腫が発生する.一方,肺血流再開とともに胸腔内陰圧の突然の回復,リンパ流の減少,肺静脈の攣縮などに伴う静水圧性の肺水腫が生じるという説もあり,これらのすべての要素が混合して再膨張性肺水腫が発生すると考えられる.通常,再膨張した肺の片側性に肺水腫が起こる[52]が,虚脱していた肺葉に限られることもある[53].ただし,対側肺にもすなわち両側性に発生したという報告もあり,片側肺の再膨張に伴う全身の炎症が惹起され,対側肺にも血管透過性亢進が引き起こされている可能性がある[54].このように,再膨張性肺水腫は通常,虚脱していた肺に片側性に生じるが,画像所見はほかの混合型肺水腫や疾患と区別が困難な場合が多い.CT所見は,斑状のすりガラス影で,時にコンソリデーション,小葉間隔壁肥厚像,小葉内間質肥厚像を伴う(図9-22).陰影自体は,通常3~7日程度で吸収される[55].

肺水腫の時期は,再膨張後1時間以内が最も多く,ほぼ全例で24時間以内に発症する.虚脱期間は3日間以上であったものが80%以上であり,長期肺虚脱はリスク要因である.肺虚脱の程度が大きいほど,肺水腫の発生頻度は高まる.肺を再膨張させる速度も影響し,急速な場合起こりやすい.過去に再膨張性肺水腫により20%が死亡するという報告もみられたが,実際には適切な処置が行われる施設において死亡例はほとんどないと考えられる.

② 神経原性肺水腫　neurogenic pulmonary edema

脳内出血,くも膜下出血,重症頭部外傷などの急性中枢神経疾患に伴って発症する急性肺水腫である.交感神経系の著明な亢進および血中のカテコールアミン上昇による種々の血行動態の変化が起こり,肺毛細血管内圧を上昇させるように働くため,静水圧上昇による血管内から間質への水分移動が生じる.さらに,高い毛細血管圧が血管内皮細胞や肺胞上皮細胞

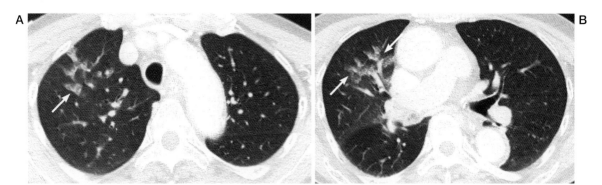

図 9-23　80 歳台女性　広範な急性脳梗塞後の神経原性肺水腫(混合型肺水腫)
A, B：HRCT (B は A の尾側のスライス)　右上葉に限局したすりガラス影を認める(→)．小葉間隔壁肥厚像は目立たない．

を傷害し，透過性亢進を生じる．血行動態異常以外の要因としては，神経系を介する直接的な透過性亢進である．これには，交感神経終末にノルエピネフリンと共存する神経伝達物質であるニューロペプチド Y が重要な役割を果たしていると考えられている[56〜58]．肺水腫による陰影は，上肺優位であることもあるが，それ以外もある．両側性，片側性いずれも起こる(図 9-23)．ただし，肺水腫そのものは 2〜3 日で改善することが多く，DAD を伴っていないと考えられる[59]．

③ 高地肺水腫　high altitude pulmonary edema：HAPE

海抜 2500 m 以上の高地に急速に到達して，1〜5 日後に起こる肺水腫で，時に致死的となる．比較的若い男性に多く，再発例が多いことから体質的素因が考えられていたが，再発者の一部に内皮型 NO 合成酵素遺伝子の変異が報告されている．

最も特徴的な病態は肺高血圧であり，毛細血管圧の上昇を伴う．一酸化窒素(NO)の合成障害，交感神経活動亢進，エンドセリン-1 の上昇などの多くの要因により，高度の低酸素性肺血管攣縮(HPV)が不均等に生じる結果，毛細血管に局所的な過血流が生じ，毛細血管圧上昇と血液漏出が起こる．内皮機能障害は血管弛緩因子の分泌障害と血管収縮因子の分泌過多を招き，他の肺血管内圧を上昇させる運動や風邪などのいくつかの因子と組み合わさり，高地肺水腫(HAPE)は発症する．本症の本態は，静水圧性肺水腫から透過性亢進型肺水腫へ進展する，混合型肺水腫と考えられる[60]．

単純 X 線写真上は，両側肺に非対称性に散在する浸潤影が特徴であり，肺動脈主幹部の拡張を伴うことが多いが，心拡大は通常みられない．気管支血管周囲束の肥厚像やすりガラス影などの間質性肺水腫や，斑状で，多くは非対称性のコンソリデーションなどからなる．小葉間隔壁肥厚像はあまり認められない．胸水は初期の段階ではまず認められない[61]．これらの画像所見は，治療が奏功した場合には速やかに改善する．治療の基本は低地移送であるが，Ca 拮抗薬が治療あるいは予防的投与として用いられる．

④ 陰圧性肺水腫　negative pressure pulmonary edema：NPPE

上気道閉塞に伴う肺水腫であり，閉塞後肺水腫(postobstructive pulmonary edema：POPE)ともいう．

急性気道閉塞の状況下での努力呼気と関連する Type I，慢性の部分気道閉塞が解除され

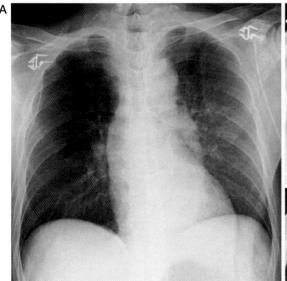
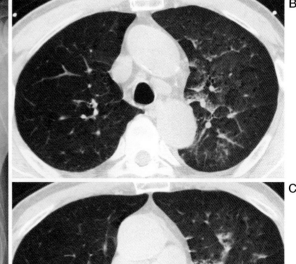
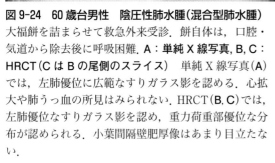

図 9-24 60 歳台男性　陰圧性肺水腫（混合型肺水腫）
大福餅を詰まらせて救急外来受診．餅自体は，口腔・気道から除去後に呼吸困難．A：単純 X 線写真，B, C：HRCT（C は B の尾側のスライス）　単純 X 線写真（A）では，左肺優位に広範なすりガラス影を認める．心拡大や肺うっ血の所見はみられない．HRCT（B, C）では，左肺優位なすりガラス影を認め，重力荷重部優位な分布が認められる．小葉間隔壁肥厚像はあまり目立たない．

た後に発症する Type II とに分類される[62]．

　病因として，Type I は，喉頭痙攣，急性喉頭蓋炎，クループ，絞首・異物，気管内チューブ閉塞，喉頭腫瘍，両側声帯麻痺，溺水，舌根沈下，Type II は，扁桃摘出術，喉頭腫瘍切除術などがあげられる．

　発症機序は，Type I では，急速な気道閉塞に伴う努力呼気により，胸腔内圧の著明な低下（高度の陰圧化）が引き起こされ，肺毛細血管周囲圧の低下により，毛細血管透過性亢進が生じる．さらに，急速な気道閉塞に伴い静脈還流が増加し，肺毛細血管血流増加により，静水圧上昇も生じる．小児や青年/壮年では，胸腔コンプライアンスが高く，胸腔内圧の変動がより顕著となるため，陰圧性肺水腫（NPPE）が生じやすい．Type II では，急激な部分気道閉塞の解除により，胸腔内圧の著明な低下が起こり，毛細血管透過性亢進が生じ，また静脈還流増加による静水圧上昇が生じるとされる．過大な胸腔内陰圧は気道粘膜の血管床や，肺胞・毛細血管を損傷し，気管・気管支出血やびまん性肺胞出血も生じる．画像的には，間質性から肺胞性まで肺水腫として合致する所見が急速に上葉を中心として両側肺に出現する（図 9-24）．

　その他，再灌流肺水腫（reperfusion pulmonary edema），移植後肺水腫（pulmonary edema following lung transplantation），肺切除後あるいは肺容量減少後肺水腫（postreduction pulmonary edema），空気塞栓に伴う肺水腫（pulmonary edema due to air embolism）なども，病因は混合性と考えられている．

6. 肺高血圧症 pulmonary hypertension

a. 肺高血圧症の定義

　肺高血圧症とは肺動脈圧が異常に上昇する疾患で，右心カテーテルで診断する(BOX 9-8)．右心カテーテルでの平均肺動脈圧(m PAP)の平均は14±3 mmHgとされており，正常上限は20 mmHgとされている．肺高血圧症はmPAP 25 mmHg以上と定義されている[63]（mPAPが21〜24 mmHgの扱いについては今後の検討課題となっている）．

　肺高血圧症の診断は右心カテーテルの所見によるが，カテーテルは侵襲的な検査のため，肺高血圧症を疑った場合，ガイドライン上では，まず心エコーを行い，次に背景となる肺疾患などの評価の目的としてCTを施行するとされている．また，慢性血栓塞栓性肺高血圧症(CTEPH)を除外するための肺血流シンチグラフィも推奨されている．ただし，CTがスクリーニング検査として広く行われている本邦の現状，また息切れや疲れやすさなど非特異的な肺高血圧症の症状を考えると，CTが肺高血圧症の発見の契機になることが日常の診療でもしばしばある(図9-25)．近年，肺高血圧症については各種の治療薬が開発され，また肺動脈バルーン拡張術など治療法の進歩も著しく，早期診断が求められている．胸部CTの読影に際しては，常に，肺高血圧症を意識して，近位部の肺動脈の拡張，および右室拡大の有無をチェックする必要がある．

BOX 9-8　肺高血圧症についての基礎的事項

1) 肺高血圧症とは肺動脈圧が異常に上昇する疾患で，右心カテーテルで診断する．
　肺動脈性肺高血圧症は，平均肺動脈圧(mean pulmonary artery pressure：mPAP) 25 mmHg以上．肺動脈楔入圧(pulmonary artery wedge pressure：PAWP) 15 mmHg以下．
　左心疾患による肺高血圧症は，mPAPが25 mmHg以上で，PAWPが15 mmHgを超える．
2) 肺高血圧症の画像所見は，肺動脈近位部の拡張と右室拡大である．
3) 原発性肺高血圧症では，肺野には淡い小葉中心性の陰影が認められる．モザイクパターンはない．
4) 肺動脈近位部の拡張と右室拡大があり，肺野のモザイクパターンを認めた場合，肺動脈血栓塞栓症をまず疑う．
5) 肺高血圧症があって，小葉間隔壁肥厚やリンパ節腫大がみられた場合には肺静脈性肺高血圧症(pulmonary veno-occlutive disease：PVOD)を疑う．PVODでは血管拡張薬が病状を悪化させる．
6) 肺高血圧症は慢性閉塞性肺疾患や間質性肺炎など各種の肺疾患に続発する．
7) 左心系疾患に続発する肺高血圧症は，肺高血圧症のなかで最も頻度が高い．

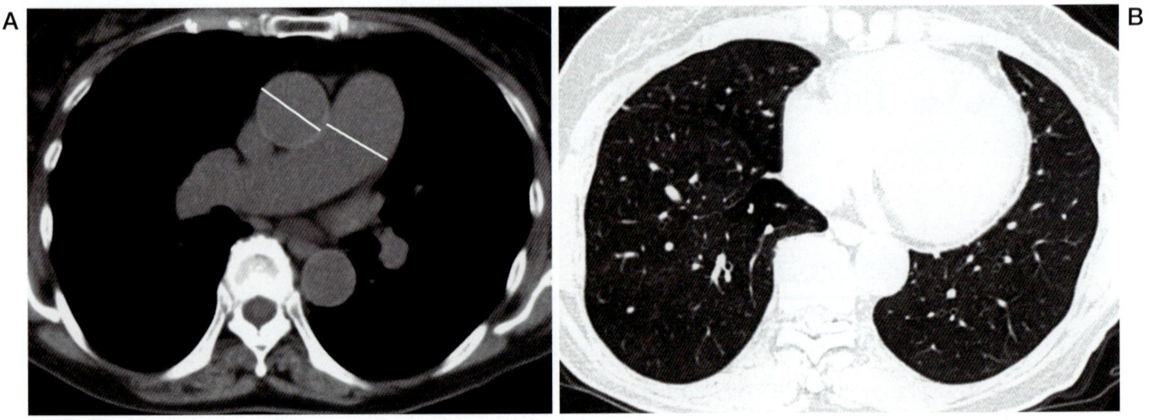

図 9-25 70歳台女性 慢性血栓塞栓性肺高血圧症（CTEPH）
A：単純 CT，B：CT（肺野条件） 単純 CT（A）では，肺動脈の拡張あり（白線部分で計測し，大動脈 31.5 mm，肺動脈 33.7 mm）．肺野条件（B）では，肺野にモザイクパターンあり．2年前より息切れあり．この単純 CT が契機となり CTEPH と診断された．平均肺動脈圧 31 mmHg であった．

b. 肺高血圧症の分類

肺高血圧症には肺動脈圧が高い状態がすべて含まれるため，その原因は多岐にわたる．表 9-1 に 2013 年の国際会議で決められたニース分類を示す[64]（肺高血圧症については 5 年ごとの国際会議でその分類や定義などが見直されているので，最新のものを参照してほしい）．ニース分類では，肺高血圧症は大きく 5 群に分けられる．1) 肺動脈性肺高血圧症（PAH），2) 左心系疾患に伴う肺高血圧症，3) 肺疾患および・または低酸素による肺高血圧症，4) 慢性血栓塞栓性肺高血圧症（CTEPH），5) 原因不明および複合的要因による肺高血圧症，である．このうち，最も頻度が多いのが 2 群の左心系疾患に伴う肺高血圧症で，全体の 80％程度を占めるといわれている．

この分類は，肺高血圧症の原因や病態だけでなく，治療法も踏まえたものである．たとえば全身性エリテマトーデス（SLE）などの膠原病に合併した肺高血圧症では，1 群の PAH の場合も，4 群の CTEPH による肺高血圧症もありうる．1 群ならば血管拡張薬が用いられ，CTEPH ならば抗凝固療法も適応となるから，両者を鑑別することは臨床的にも重要である．したがって，画像診断でも，循環動態の異常を予測し，この分類を踏まえて，肺高血圧症の背景となる疾患や病態の推定する必要がある．

c. 肺高血圧症の CT 所見

肺高血圧症では，なんらかの原因で末梢の肺血管抵抗が上昇すると，肺動脈の近位部の拡張と右室拡大が引き起こされる．この 2 点は肺高血圧症の背景疾患にかかわらず，共通してみられる所見であり，CT だけでなく，単純 X 線写真，MRI にも共通する所見である．

表 9-1　肺高血圧症の 2013 年のニース分類

1. 肺動脈性肺高血圧症（pulmonary arterial hypertension：PAH）
   - 1.1 特発性肺動脈性肺高血圧症（idiopathic PAH）
   - 1.2 遺伝性肺動脈性肺高血圧症（hereditary PAH）（BMPR21, ALK-1, ENG, SMAD9, CAV1, KCNK3）
   - 1.3 薬物および毒物に起因する PAH
   - 1.4 他の疾患に関連する PAH（結合組織病・HIV 感染症・門脈圧亢進症・先天性疾患・住血吸虫症）
- 1'　肺静脈閉塞症および/または肺毛細血管腫症
- 1"　新生児遷延性肺高血圧症
2. 左心系疾患に伴う肺高血圧症
   - 2.1 左室の収縮障害
   - 2.2 左室の拡張障害
   - 2.3 弁膜症
   - 2.4 先天性/後天性の左心流入路/流出路閉塞
3. 肺疾患および・または低酸素による肺高血圧症
   - 3.1 慢性閉塞性肺疾患（chronic obstructive pulmonary disease：COPD）
   - 3.2 間質性肺炎（interstitial lung disease）
   - 3.3 梗塞型閉塞型の混合型を示すその他の呼吸器疾患
   - 3.4 睡眠呼吸障害
   - 3.5 肺胞低換気症
   - 3.6 高所における慢性曝露
   - 3.7 発達障害
4. 慢性血栓塞栓性肺高血圧症（CTEPH）
5. 原因不明の複合的要因による肺高血圧症
   - 5.1 血液疾患：慢性溶血性貧血，骨髄増殖性疾患，摘出脾臓
   - 5.2 全身疾患：サルコイドーシス，肺 Langerhans 細胞組織球症，リンパ脈管筋腫症，心系線維腫症，血管炎
   - 5.3 代謝性疾患：糖原病，Gaucher 病，甲状腺疾患
   - 5.4 その他：腫瘍による閉塞，線維性縦隔洞炎，透析中の慢性腎不全，区域性肺高血圧症

（文献 64）より改変）

　PAH では肺動脈近位部の拡張や右室拡大があっても末梢の肺動脈は細く，肺野の透過性も低下しない．これが肺水腫や心不全と異なる点である．
　CT における肺動脈の拡張の評価には，大動脈と肺動脈の最大径の比（PA/Ao）が 1 以上という基準が多く用いられている[65]．ただし，50 歳以上の症例では，しばしば併存する動脈硬化によって大動脈が拡張するため，PA/Ao＞1 とならず，PA/Ao だけでは過小評価する可能性がある．肺動脈の太さが 29 mm を超えた場合には，肺高血圧症を示唆するその他の所見がないか，チェックが必要である[66]．右室拡大は，CT の横断（軸位断）像では見逃す場合があるので，心室中隔に直交するような斜位断像で，右室が左室より尾側に突出していないかチェックする（図 9-26）．房室間溝の位置によって，単純 CT でも右室拡大を推測でき

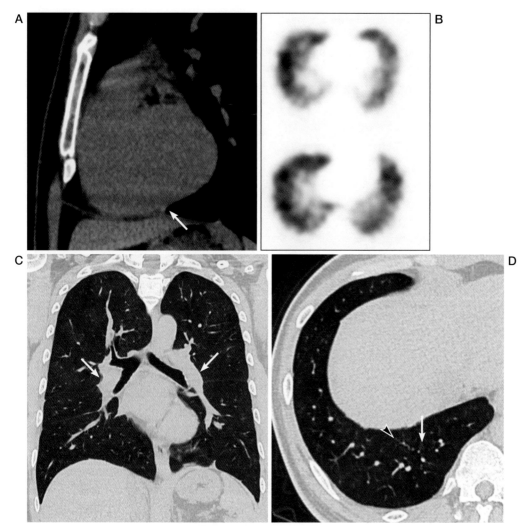

図 9-26 30 歳台男性 家族性の肺動脈性肺高血圧症
主訴は喀血．右心カテーテルで平均肺動脈圧 62 mmHg であった．A：心室中隔に直交する CT 斜位断像，B：肺血流シンチグラム，C：CT 冠状断像（肺野条件），D：CT（肺野条件） 心室中隔に直交する CT 斜位断像（A）では右室が左室より尾側まで張り出し，右室拡大がわかる（→）．肺血流シンチグラム（B）では不均一な集積を示すが，区域性の集積欠損はみられない．CT 冠状断像（C）では肺動脈の近位部の拡張あり（→）．末梢の肺動脈は細い．横断像（D）では，肺野には小葉中心性の淡いすりガラス影がみられる（→）．末梢の肺動脈の蛇行もみられる（▶）．

る場合がある（図 9-27）．造影 CT であれば心室中隔の扁平化の検出も容易である（図 9-28）．右室拡大は肺高血圧症のなかでも右心機能の低下症例で目立ち[66]，CTEPH の症例では右室の最大径，左室の最大径の比が 1.2 以上だと予後不良という報告がある[67]．

　肺循環では，安静時には肺の血管床の 1/4 程度しか使用していない．運動などの肺血流量の増大時には，肺血管が拡張し，あるいは血管が再疎通し（これを pulmonary vascular recruitment とよぶ），血流増加に対応する．このように肺循環は高い予備能を有しており，症状があって，肺動脈近位部の拡張や右室拡大がみられる場合には，すでに肺高血圧は進行

図9-27　11歳女児　原発性肺高血圧症
7歳時に失神発作，その後，息切れが出現し，PPH (primary pulmonary hypertension 原発性肺高血圧症)と診断され生体肺移植．**A：単純CT（肺動脈幹レベル），B：単純CT（心室レベル），C：CT（肺野条件）**　肺動脈幹レベルの単純CT（**A**）では肺動脈（＊）の著明な拡張あり．心嚢水がみられる（→）．心室レベル（**B**）では，単純CTではあるが，房室間溝の位置から右室拡大が明らかである（→）．肺野条件（**C**）では小葉中心性の淡いすりガラス影がみられる．（大阪成人病センター　澄川裕充先生のご厚意による）

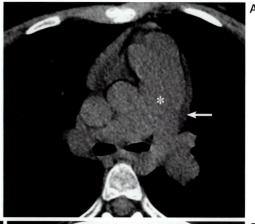
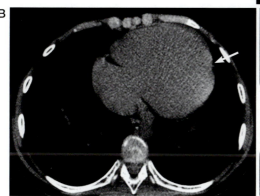
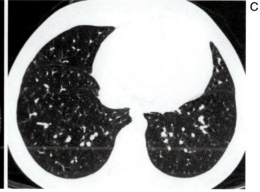

していると考えるべきである．なお，右室拡大があり，肺動脈の拡張があっても必ずしも肺高血圧症があるとは限らない．末梢の肺血管抵抗が上昇した場合，まず右室による代償が起こり，これが破綻した場合は，肺高血圧を示さず，右心不全状態となる．右心不全のほうが，予後不良である[68]．右室機能の画像評価としては現時点ではMRIが推奨されている[69]．

d. 肺動脈性肺高血圧症　pulmonary artery hypertension：PAH

　肺動脈性肺高血圧症は，なんらかの原因により，末梢の肺動脈の内腔が細くなり，肺動脈の血管抵抗が著明に増加，その結果，肺高血圧となる疾患である[63]．
　特発性肺高血圧性肺動脈症は，圧倒的に若年女性に多い（図9-27）．すべての肺高血圧症を除外して初めて診断される．特に強皮症などの膠原病に伴う肺高血圧症（図9-28）の除外が臨床的には重要である．本邦における指定難病の肺高血圧症の登録者数は2015年末で約3000名である（厚生労働省ホームページによる）．家族性肺高血圧症の存在も知られており，肺高血圧症を引き起こす遺伝子としては*BMPR2*，*ALK1*，*endoglin*，*SMAD9*，*CAV1*，*KCNK3*が報告されている[63]（図9-26，29）．
　肺動脈の組織像として，筋性動脈で中膜平滑筋細胞の肥大，正常ではほとんど筋層が存在しない細動脈まで筋層が出現する筋性動脈化，さらに末梢の細動脈では内膜肥厚がみられる

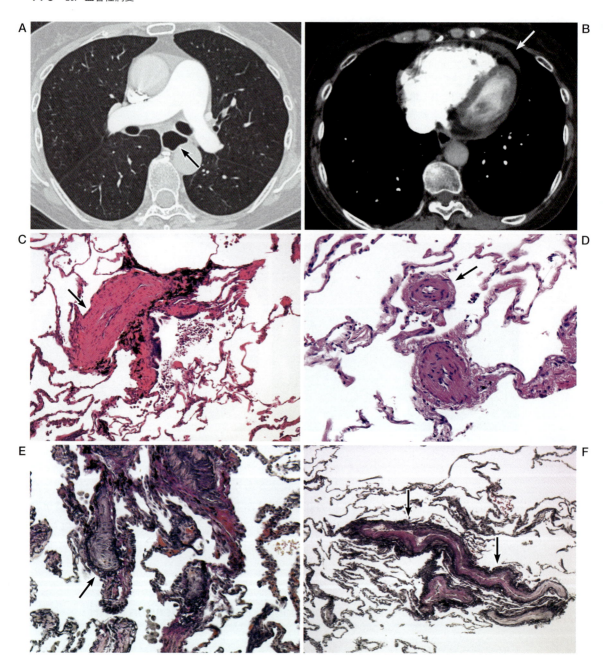

図9-28 60歳台女性 強皮症に伴う肺高血圧症(主訴:息切れ)
A:造影CT(肺野条件),B:造影CT(縦隔条件),C〜F:病理組織像 造影CTの肺野条件(A)では,肺動脈の拡張あり.食道の拡張がみられる点に注意(→).末梢の肺動脈は細く,淡いすりガラス影がみられる.縦隔条件(B)では,右室拡大あり,少量の心囊水がみられる(→).病理組織像では,筋性肺動脈(直径150μm)の中膜の肥厚(C,→),細動脈の筋性動脈化(muscularization of arterioles, D, →),細動脈(直径50μm)の内膜肥厚(E,→),肺静脈の内膜の線維化(F,→)がみられる.強皮症では静脈側にも病的変化があるため,血管拡張剤の効果に限界があるといわれている.

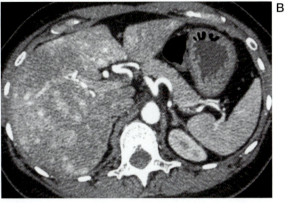

図9-29　40歳台女性　遺伝性出血性毛細血管拡張症(hereditary hemorrhagic telangiectasia：HHT)
主訴は2年前からの呼吸困難．大量出血や血管奇形の家族歴あり．叔父が*ALK1* mutation陽性．HHTに肺高血圧症が合併することはまれである．造影CT　**A：肺動脈幹レベル，B：肝門部レベル**　肺動脈幹レベル(**A**)では，肺動脈の拡張がみられる(→)．肝門部レベル(**B**)では，肝臓内に多発する異常な造影効果がみられる．APシャント，AVシャントと考えられる．(慶應義塾大学　杉浦弘明先生のご厚意による)

(図9-28の病理像参照)．さらに進行すると，叢状病変(plexiform lesion)がみられるようになる(図9-30の病理像参照)[70]．

　肺動脈性肺高血圧症において，この末梢肺動脈の病変を直接CTで形態的に捉えることはできない．末梢血管抵抗の上昇による肺動脈の近位部の著明な拡張，右室拡大がおもな所見である．少量の心嚢水もしばしばみられる．肺の末梢の血管は細く，小葉中心性の淡い構造が広範囲に認められる．これは叢状病変や赤血球を貪食したマクロファージに対応する所見といわれている．重症肺高血圧症では肺胞出血を合併し，それに対応して，コンソリデーションがみられることもある．肺のCT値は不均一ではあるが，はっきりした区域性のモザイクパターンはみられない．モザイクパターンがあった場合にはCTEPHをまず考える．粒状影など明らかな肺野病変を認めた場合には後述のPCHやサルコイドーシスなどによる二次性の肺高血圧症を考えるべきである．

e. 肺動脈性肺高血圧症をきたすその他の疾患

　PAHをきたす膠原病としては強皮症，全身性エリテマトーデス(SLE)，混合性結合組織病(MCTD)に伴う肺高血圧症が多い．強皮症の8〜10%，SLEの3%，MCTDの10%にPPHが合併するとされている．図9-28に強皮症に伴う肺高血圧症を示す．

　門脈体循環シャントに伴うPAHを門脈肺高血圧(portopulmonary hypertension)とよぶ．もともとは門脈圧亢進を伴った肝疾患に合併するPAHとして報告された(図9-30)が，門脈圧が高くなくてもシャントがあればPAHを生じる場合がある．本来，肝臓で代謝されるべき血管作動性物質がシャントを介して肺に流入し，肺高血圧を引き起こすと推測されている[71]．

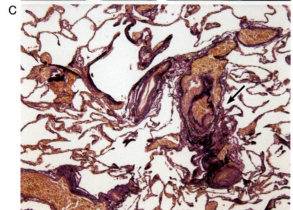
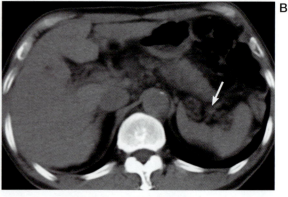

図9-30 60歳台男性 門脈肺高血圧
C型肝炎フォロー中，息切れが増強，解剖により門脈肺高血圧と診断された．**A**：造影CT，**B**：単純CT，**C**：剖検時の病理組織像 造影CT(**A**)では右室拡大あり(＊)．単純CT(**B**)では，脾門部の血管の拡張があり(→)，門脈圧亢進もあることがわかる．剖検時の病理像(**C**)では，肺動脈の叢状病変(plexiform lesion)を示す(→)．

HIV患者の0.4～5％程度にPAHがみられる．また，アミノフレックス(1960年代にヨーロッパで用いられた食欲抑制剤)など，PAHを引き起こす薬物が知られている．また，抗癌剤のダサチニブもPAHを引き起こしたとする報告がある[63]．

f. 肺静脈性肺高血圧症(肺静脈閉塞性疾患 pulmonary veno-occlusive disease：PVODおよび肺毛細血管腫症 pulmonary capillary hemangiomatosis：PCH)

肺静脈閉塞性疾患(PVOD)は肺動脈ではなく，末梢の肺静脈に内腔の狭窄が起きる結果，肺高血圧症となる疾患である[72]．病理的には静脈内膜の線維性の肥厚と閉塞がみられる(図9-31)．肺毛細血管腫症(PCH)は毛細血管の増生を特徴とするまれな疾患で，*EIF2AK4*の遺伝子異常が報告されている[73](図9-32)．PVODでも毛細血管の増殖が認められ(図9-32)，PVODでも，PCHと同じ*EIF2AK4*の関連が証明される例が報告されている[72]．PVODとPCHの相同性が議論されている[74]．

図9-31にPVODの症例を示す．PVODでは，肺動脈が太く拡張するが，肺動脈性肺高血圧症と異なり，肺野のCT値はむしろ上昇する．またリンパ管が拡張し，小葉間隔壁肥厚やseptal lineがみられる．肺静脈が細い点は，肺循環レベルでのなんらかの循環障害を示唆する所見であり，心不全による肺水腫との鑑別ポイントである．進行例ではしばしばリン

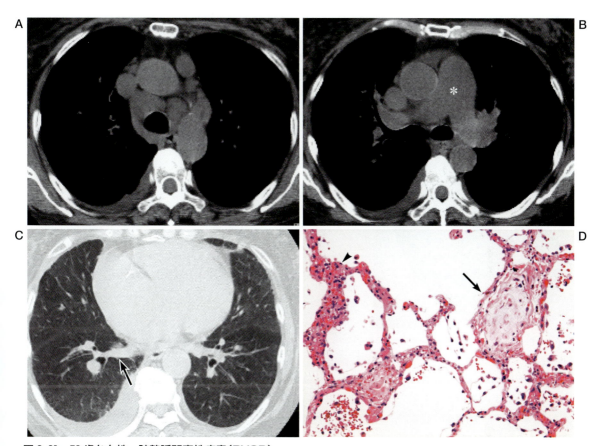

図9-31 50歳台女性 肺静脈閉塞性疾患(PVOD)
A:単純CT(AP windowレベル), B:単純CT(肺動脈幹レベル), C:CT(肺野条件), D:剖検時の病理組織像
AP windowレベルの単純CT(A)では,縦隔リンパ節の腫大がある(→).肺動脈幹レベル(B)では,肺動脈の拡張(＊)あり.肺野条件(C)では,肺は全体にすりガラス影が広がり,小葉間隔壁肥厚もみられる.肺静脈は細く(→),心拡大があっても心不全による肺水腫とはいえない.剖検時の病理像(D)では,静脈内膜の線維性の肥厚と閉塞がみられる(→).毛細血管の増生がある(▶).(東京病院 堀部光子先生,蛇沢 晶先生のご厚意による)

パ節腫大がみられる.PCHでは末梢血管の腫瘍状の増殖に対応して粒状病変がみられる(図9-32).PVOD/PCHには有効な内科的治療法がなく,血管拡張薬でむしろ症状が悪化することが知られており,PAHとの鑑別は極めて重要である.

g. 肺疾患に続発する肺高血圧

慢性閉塞性肺疾患(COPD)や間質性肺炎など,各種の肺疾患に肺高血圧症が続発する(図9-33).COPDでは肺高血圧症や右心不全の合併が予後因子として重要であり,CTでも,肺の所見を記載するだけでなく,肺動脈の太さや右室拡大の程度をチェックすることが必要である[65].松岡らはCOPDの症例においてCTによる末梢肺動脈の定量評価で,平均肺動脈圧との相関が高いことを報告している[75].

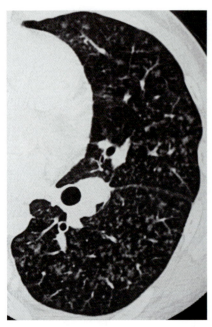

図 9-32　20 歳台男性　肺毛細血管腫症(PCH)
主訴は労作時呼吸困難．解剖により PCH と診断された．**CT (肺野条件)**　肺内に粒状影が多数みられる．病変の形や大きさはさまざまである．(東京女子医科大学　坂井修二先生のご厚意による)

　膠原病や血管炎による間質性肺炎では肺高血圧症の合併も多い．また，特発性間質性肺炎では間質性肺炎の進行とともに，肺動脈拡張と右室拡大をきたす．肺高血圧症になる場合もある(図 9-33)が，肺動脈圧は肺高血圧症の基準を満たさず，右心不全を呈する症例が多い．間質性肺炎では肺動脈血栓塞栓症の合併も多いことに注意が必要である．

　肺気腫と間質性肺炎が合併した気腫合併肺線維症(combined pulmonary fibrosis and emphysema：CPFE)では肺高血圧症の合併が多いと報告されている[76]．CPFE では，肺気腫と間質性肺炎の両方で肺の血管床が減少するため，肺気腫のみ，間質性肺炎のみに注目すると病気の進行を過小評価するので，残っている正常肺の量に注目する必要がある[77]．

h. 慢性血栓塞栓性肺高血圧症　chronic thromboembolic pulmonary hypertension：CTEPH

　前述のように，CTEPH に伴う肺高血圧症では抗凝固療法やバルーン拡張術，外科治療などが適応となり，他の原因による肺高血圧症と鑑別する必要がある．肺血流シンチグラフィによる区域性の集積低下，集積欠損の証明は診断に重要である．画像所見の詳細は「2. 肺血栓塞栓症」を参照されたい．CTEPH では造影 CT で中枢側の肺動脈内に血栓が認められない症例がしばしばあるが，dual energy CT, subtraction CT により診断能が向上したとする報告がみられる[78,79]．肺血流シンチグラフィで区域性の欠損を示し，CTEPH と鑑別すべきまれな疾患として末梢性肺動脈狭窄症があげられる[80] (図 9-34)．

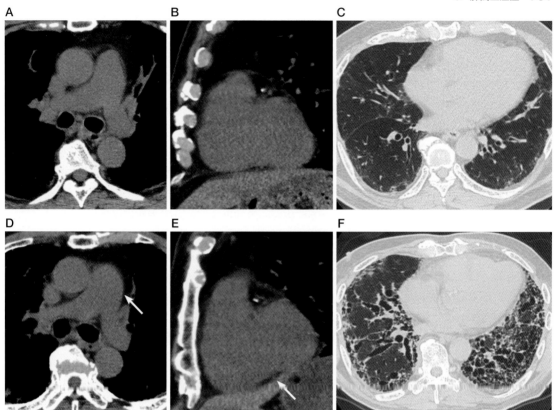

図9-33　70歳台男性　4年間の経過で，間質性肺炎の進行とともに肺高血圧をきたした症例
A〜C：初回のCT，D〜F：4年後のCT（A, D：単純CT，B, E：矢状断再構成像，C, F：肺野条件）　4年間に平均肺動脈圧は16 mmHgから25 mmHgに上昇した．4年間の経過で間質性肺炎は進行し（C, F），肺動脈は拡張（A, D，→），右室拡大も進行している（B, E，→）．

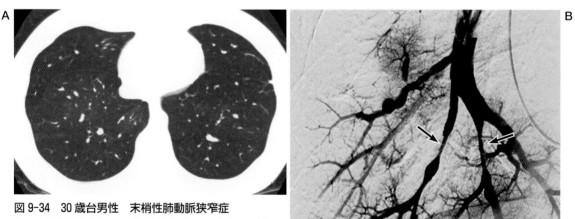

図9-34　30歳台男性　末梢性肺動脈狭窄症
A：CT（肺野条件），B：肺動脈造影　CT（A）では肺にモザイクパターンがみられる．肺動脈造影（B）で，局所的な肺動脈の狭窄がみられる（→）．

i. 心疾患に続発する肺高血圧症　pulmonary hypertension secondary to left heart disease：PH-LHD

　左心系心疾患は，左房圧の上昇が肺循環に影響し起こる肺高血圧の総称で，肺高血圧症の原因疾患として最も頻度が高い．PH-LHD は，死亡や心不全の再入院などの予後と関連し，今後，高齢化によりさらに患者数の増加が予想されるため，現在，注目されている疾患である．PH-LHD は右心カテーテル mPAP 25 mmHg 以上で，かつ平均肺動脈楔入圧(mPAWP) >15 mmHg と定義されている．PH-LHD を評価する指標として，肺動脈拡張期圧から mPAWP を引いた拡張期肺血管厚較差(diastolic pressure difference：DPD)が提唱されている．

　PH-LHD の原因となる左室疾患は，虚血性心疾患から心筋症，弁膜症まで多岐にわたる．駆出率の低下した心不全(heart failure with reduced ejection fraction：HFrEF)の 60%，駆出率の保たれた心不全(heart failure with preserved ejection fraction：HFpEF)の 70%に肺高血圧が合併するとされている[63]．PH-LHD では左房が拡大する．PH-LHD とそれ以外の肺高血圧症を鑑別する方法として，CT で右室/左房の大きさの比が有用だったとする報告がある[81]．

　なお，先天性のシャント性心疾患に伴う肺高血圧症はニース分類(表9-1)では 1.4 に分類される．心エコーで 1 cm 以下の欠損孔を有する心室中隔欠損や 2 cm 以下の欠損孔を有する心房中隔欠損では，臨床経過が特発性肺高血圧症に類似することに注意が必要である．小児期に手術され，明らかなシャントがないにもかかわらず，成人になって PAH を発症する例が報告されている[82]．

文 献

1) Sakuma M, Nakamura M, Yamada N, et al : Venous thoromboembolism : deep vein thrombosis with pulmonary embolism, deep vein thrombosis alone, pulmonary embolism alone. Circ J 2009 ; 73 : 305-309.
2) British Thoracic Society Standards of Care Committee Pulmonary Embolism Guideline Development Group : British Thoracic Society guidelines for the management of suspected acute pulmonary embolism. Thorax 2003 ; 58 : 470-483.
3) Konstantinidis SV, Torbicki A, Agnelli G, et al : 2014 ESC guidelines on the diagnosis and management of acute pulmonary embolism. Eur Heart J 2014 ; 35 : 3033-3080.
4) Konstantinides SV, Barco S, Lankeit M, et al : Management of pulmonary embolism an update. J Am Coll Cardiol 2016 ; 67 : 976-990.
5) Stein PD, Fowler SE, Goodman LR, et al : Multidetector computer tomography for acute pulmonary embolism. N Engl J Med 2006 ; 354 : 2317-2327.
6) Quiroz R, Kucher N, Zou KH, et al : Clinical validity of a negative computed tomography scan in patients with suspected pulmonary embolism : a systemic review. JAMA 2005 ; 293 : 2012-2017.
7) Loud PA, Katz DS, Klippenstein DL, et al : Combined CT venography and pulmonary angiography in suspected thromboembolic disease : diagnostic accuracy for deep venous evaluation. AJR Am J Roentgenol 2000 ; 174 : 61-65.
8) Okada M, Kunihiro Y, Nakashima Y, et al : Added value of lung perfused blood volume imaging using dual-energy CT for assessment of acute pulmonary embolism. Eur J Radiol 2015 ; 84 : 172-177.
9) Meinel FG, Graef A, Bamberg F, et al : Effectiveness of automated quantification of pulmonary perfused blood volume using dual-energy CTPA for the severity assessment of acute pulmonary embolism. Invest Radiol 2013 ; 48 : 563-569.
10) Stein PD, Chenevert TL, Flowler SE, et al : Gadolium-enhanced magnetic resonance angiography for pulmonary embolism : a multicenter prospective study (PIOPED III). Ann Intern Med 2010 ; 152 : 434-443.
11) Hartmann IJ, Lo RT, Bakker J, et al : Optimal scan delay in spiral CT for the diagnosis of acute pulmonary embolism. J Comput Assist Tomogr 2002 ; 26 : 21-25.
12) Henk CB, Grampp S, Linnau KF, et al : Suspected pulmonary embolism : enhancement of pulmonary arteries at deep-inspiration CT angiography—influence of patent foramen ovale and aterial -septal defect. Radiology 2003 ; 226 : 749-755.
13) Ghaye B, Szapiro D, Mastora I, et al : Peripheral pulmonary arteries : how far in the lung does multi-detector row spiral CT allow analysis? Radiology 2001 ; 219 : 629-636.
14) Schoepf UJ, Holzknecht N, Helmberger TK, et al : Subsegmental pulmonary emboli : improved detection with thin-collimation multi-detector row spiral CT. Radiology 2002 ; 222 : 483-490.
15) Remy-Jardin M, Pistolesi M, Goodman LR, et al : Management of suspected acute pulmonary embolism in the era of CT angiography : a statement from the Fleischner Society[editorials]. Radiology 2007 ; 245 : 315-329.
16) Stein PD, Woodard PK, Weg JG, et al : Diagnostic pathways in acute pulmonary embolism : recommendations of the PIOPED II investigators[editorials]. Radiology 2007 ; 242 : 15-21.
17) Perrier A, Bounameaux H : Accuracy or outcome in suspected pulmonary embolism. N Engl J Med 2006 ; 354 : 2383-2385.
18) Brenner DJ, Hall EJ : Computed tomography : an increasing source of radiation exposure. N Engl J Med 2007 ; 357 : 2277-2284.
19) Goodman LR, Sostman HD, Stein PD, et al : CT venography : a necessary adjunct to CT pulmonary angiography or a waste of time, money, and radiation? Radiology 2009 ; 250 : 327-330.
20) Heyer CM, Mohr PS, Lemburg SP, et al : Image quality and radiation exposure at pulmonary CT angiography with 100- or 120-kVP protocol : prospective randomized study. Radiology 2007 ; 245 : 577-583.
21) Fujikawa A, Matsuoka S, Kuramochi K, et al : Vascular enhancement and image quality of CT venography : comparison of standard and low kilovoltage setting. AJR 2011 ; 197 : 828-843.
22) 肺血栓塞栓症および深部静脈血栓症の診断，治療，予防に関するガイドライン（2009年改訂版）http://www.j-circ.or.jp/guideline/pdf/JCS2009_andoh_h.pdf

23) Remy-Jardin M, Remy J, Wattinne L, et al : Central pulmonary thromboembolism : diagnosis with spiral volumetric CT with the single-breath-hold technique—comparison with pulmonary angiography. Radiology 1992 ; 185 : 381-387.
24) 星　俊子，叶内　哲，松本寛子・他：肺血栓塞栓症の画像診断．臨床放射線 2008 ; 53 : 961-970.
25) Gotway MB, Patel RA, Webb WR : Helical CT for the evaluation of suspected acute pulmonary embolism : diagnostic pitfalls. J Comput Assist Tomogr 2000 ; 24 : 267-273.
26) Remy-Jardin M, Remy J, Cauvain O, et al : Diagnosis of central pulmonary embolism with helical CT : role of two-dimensional multiplanar reformations. AJR 1995 ; 165 : 1131-1138.
27) Hutchinson BD, Navin P, Marom EM, et al : Overdiagnosis of pulmonary embolism by pulmonary CT angiography. AJR 2015 ; 205 : 271-277.
28) Long AA, JohnsonPT, Hruban RH, et al : CT features pf pulmonary artery sarcoma : critical aid to a challenging diagnosis. Emerg Radiol 2010 ; 17 : 153-155.
29) Murata K, Takahashi M, Mori M, et al : Pulmonary metastatic nodules : CT-pathologic correlation. Radiology 1992 ; 182 : 331-335.
30) Dodd JD, Souza CA, Müller NL : High-resolution MDCT of pulmonary septic embolism : evaluation of the feeding vessel sign. AJR 2006 ; 187 : 623-629.
31) Kwon WJ, Jeong YJ, Kim KI, et al : Computed tomographic features of pulmonary septic emboli : comparison of causative microorganisms. J Comput Assist Tomogr 2007 ; 31 : 390-394.
32) Shepard JA, Moore EH, Templeton PA, et al : Pulmonary intravascular tumor emboli : dilated and beaded peripheral pulmonary arteles at CT. Radiology 1993 ; 187 : 797-801.
33) Price LC, Wells AV, Wort SJ : Pulmonary tumor thrombotic microangiopathy. Curr Opin Pulm Med 2016 ; 22 : 421-428.
34) Burke AP, Virmani R : Sarcomas of the great vessels : a clinicopathologic study. Cancer 1993 ; 71 : 1761-1773.
35) 小野修一：肺動脈肉腫(肺内膜肉腫)．第6章 血管性疾患，NPO法人日本胸部放射線医学研究機構・日本胸部放射線研究会・研究教育リエゾン，高橋雅士・上甲　剛・高橋康二・栗原泰之・田中伸幸・編：胸部画像診断スタンダード，メディカル・サイエンス・インターナショナル 2013 : 238-239.
36) Remy-Jardin M, Remy J : Spiral CT angiography of the pulmonary circulation. Radiology 1999 ; 212 : 615-636.
37) Castañer E, Gallardo X, Rimola J, et al : Congenital and acquired pulmonary artery anomalies in the adult : radiologic overview. RadioGraphics 2006 ; 26 : 349-371.
38) Ito K, Kubota K, Morooka M, et al : Diagnostic usefulness of 18F-FDG PET/CT in the differentiation of pulmonary artery sarcoma and pulmonary embolism. Ann Nucl Med 2009 ; 23 : 671-676.
39) Chong S, Kim TS, Kim BT, et al : Pulmonary artery sarcoma mimicking pulmonary thromboembolism : integrated FDG PET/CT. AJR 2007 ; 188 : 1691-1693.
41) Ketai LH, Godwin JD : A new view of pulmonary edema and acute respiratory distress syndrome. J Thorac Imaging 1998 ; 13 : 147-171.
42) Gluecker T, Capasso P, Schnyder P, et al : Clinical and radiologic features of pulmonary edema. RadigoGraphics 1999 ; 19 : 1507-1531.
43) Ware LB, Matthay MA : Acute pulmonary edema. N Engl J Med 2005 ; 353 : 2788-2796.
44) Storto ML, Kee ST, Golden JA, et al : Hydrostatic pulmonary edema : high-resolution CT findings. AJR 1995 ; 165 : 817-820.
45) Hedlund LW, Vock P, Effmann EL, et al : Hydrostatic pulmonary edema : an analysis of lung density changes by computed tomography. Invest Radiol 1984 ; 19 : 254-262. ii.
46) Mandel J, Mark EJ, Hales CA : Pulmonary veno-occlusive disease. Am J Respir Crit Care Med 2000 ; 162 : 1964-1973.
47) Elkayam U, Tummala PP, Rao K, et al : Maternal and fetal outcomes of subsequent pregnancies in women with peripartum cardiomyopathy. N Engl J Med 2001 ; 344 : 1567-1571.
48) Elkayam U, Akhter MW, Singh H, et al : Pregnancy-associated cardiomyopathy : clinical characteristics and a comparison between early and late presentation. Circulation 2005 ; 111 : 2050-2055.
49) Goodman LR, Fumagalli R, Tagliabue P, et al : Adult respiratory distress syndrome due to pulmonary and extrapulmonary causes : CT, clinical, and functional correlations. Radiology 1999 ;

213 : 545-552.
50) Tagliabue M, Casella C, Zincone GE, et al : CT and chest radiography in the evaluation of adult respiratory distress syndrome. ACTA Radiologica 1994 ; 35 : 230-234.
51) Thompson BT, Chambers RC, Liu KD : Acute respiratory distress syndrome. N Engl J Med 2017 ; 377 : 562-572.
52) Humphreys RL, Berne S : Rapid re-expansion of pneumothorax : a cause of unilateral pulmonary edema. Radiology 1970 ; 96 : 509-512.
53) Vuong TK, Dautheribes C, Robert J, et al : Reexpansion pulmonary edema localized to a lobe. Chest 1989 ; 95 : 1170b-1170.
54) Matsuura Y, Nomimura T, Murakami H, et al : Clinical analysis of reexpansion pulmonary edema. Chest 1991 ; 100 : 1562-1566.
55) Baik JH, Ahn MI, Park YH, et al : High-resolution CT findings of re-expansion pulmonary edema. Korean J Radiol 2010 ; 11 : 164-168.
56) Fein IA, Rackow EC : Neurogenic pulmonary edema. Chest 1982 ; 81 : 318-320.
57) Smith WS, Matthay MA : Evidence for a hydrostatic mechanism in human neurogenic pulmonary edema. Chest 1997 ; 111 : 1326-1333.
58) Sedy J, Zicha J, Kunes J, et al : Mechanism of neurogenic pulmonary edema development. Physiol Res 2008 ; 57 : 499-506.
59) Felman AH : Neurogenic pulmonary edema. AJR 1971 ; 112 : 393-396.
60) Maggiorini M, Mélot C, Pierre S, et al : High-altitude pulmonary edema is initially caused by an increase in capillary pressure. Circulation 2001 ; 103 : 2078-2083.
61) Vock P, Brutsche MH, Nanzer A, et al : Variable radiomorphologic data of high altitude pulmonary edema. features from 60 patients. Chest 1991 ; 100 : 1306-1311.
62) Udeshi A, Cantie SM, Pierre E : Postobstructive pulmonary edema. J Critical Care 2010 ; 25 : 508. e1-508. e5.
63) Galie N, Humbert M, Vachiery JL, et al : 2015 ESC/ERS guidelines for the diagnosis and treatment of pulmonary hypertension : the joint task force for the diagnosis and treatment of pulmonary hypertension of the European Society of Cardiology (ESC) and the European Respiratory Society (ERS) : Endorsed by : Association for European Paediatric and Congenital Cardiology (AEPC), International Society for Heart and Lung Transplantation (ISHLT). Eur Heart J 2016 ; 37 : 67-119.
64) Simonneau G, Gatzoulis MA, Adatia I, et al : Updated clinical classification of pulmonary hypertension. J Am Coll Cardiol 2013 ; 62 : D34-41.
65) Wells JM, Washko GR, Han MK, et al : Pulmonary arterial enlargement and acute exacerbations of COPD. N Engl J Med 2012 ; 367 : 913-921.
66) Davarpanah AH, Hodnett PA, Farrelly CT, et al : MDCT bolus tracking data as an adjunct for predicting the diagnosis of pulmonary hypertension and concomitant right-heart failure. AJR 2011 ; 197 : 1064-1072.
67) Ema R, Sugiura T, Kawata N, et al : The dilatation of main pulmonary artery and right ventricle observed by enhanced chest computed tomography predict poor outcome in inoperable chronic thromboembolic pulmonary hypertension. Eur J Radiol 2017 ; 94 : 70-77.
68) Vonk-Noordegraaf A, Haddad F, Chin KM, et al : Right heart adaptation to pulmonary arterial hypertension : physiology and pathobiology. J Am Coll Cardiol 2013 ; 62 : D22-33.
69) Freed BH, Collins JD, Francois CJ, et al : MR and CT imaging for the evaluation of pulmonary hypertension. JACC Cardiovasc Imaging 2016 ; 9 : 715-732.
70) Pietra GG, Capron F, Stewart S, et al : Pathologic assessment of vasculopathies in pulmonary hypertension. J Am Coll Cardiol 2004 ; 43 : 25s-32s.
71) Kumar A, Gonzalez G, Wilkinson L, et al : Computed tomography findings of spontaneous portopulmonary shunts in 3 patients with portal hypertension. J Thorac Imaging 2010 ; 25 : W70-74.
72) Montani D, Lau EM, Dorfmuller P, et al : Pulmonary veno-occlusive disease. Eur Respir J 2016 ; 47 : 1518-1534.
73) Best DH, Sumner KL, Austin ED, et al : EIF2AK4 mutations in pulmonary capillary hemangiomatosis. Chest 2014 ; 145 : 231-236.
74) Hadinnapola C, Bleda M, Haimel M, et al : Phenotypic characterisation of EIF2AK4 mutation

carriers in a large cohort of patients diagnosed clinically with pulmonary arterial hypertension. Circulation 2017 ; 136 : 2022-2033.
75) Matsuoka S, Washko GR, Yamashiro T, et al : Pulmonary hypertension and computed tomography measurement of small pulmonary vessels in severe emphysema. Am J Respir Crit Care Med 2010 ; 181 : 218-225.
76) Cottin V, Nunes H, Brillet PY, et al : Combined pulmonary fibrosis and emphysema : a distinct underrecognised entity. Eur Respir J 2005 ; 26 : 586-593.
77) Iwasawa T, Kato S, Ogura T, et al : Low-normal lung volume correlates with pulmonary hypertension in fibrotic idiopathic interstitial pneumonia : computer-aided 3D quantitative analysis of chest CT. AJR 2014 ; 203 : W166-173.
78) Le Faivre J, Duhamel A, Khung S, et al : Impact of CT perfusion imaging on the assessment of peripheral chronic pulmonary thromboembolism : clinical experience in 62 patients. Eur Radiol 2016 ; 26 : 4011-4020.
79) Tamura M, Yamada Y, Kawakami T, et al : Diagnostic accuracy of lung subtraction iodine mapping CT for the evaluation of pulmonary perfusion in patients with chronic thromboembolic pulmonary hypertension : correlation with perfusion SPECT/CT. Int J Cardiol 2017 ; 243 : 538-543.
80) Kreutzer J, Landzberg MJ, Preminger TJ, et al : Isolated peripheral pulmonary artery stenoses in the adult. Circulation 1996 ; 93 : 1417-1423.
81) Aviram G, Rozenbaum Z, Ziv-Baran T, et al : Identification of pulmonary hypertension caused by left heart disease (World Health Organization group 2) based on cardiac chamber volumes derived from chest CT. Chest 2017 ; 152 : 792-799.
82) van Riel AC, Blok IM, Zwinderman AH, et al : Lifetime risk of pulmonary hypertension for all patients after shunt closure. J Am Coll Cardiol 2015 ; 66 : 1084-1086.

X.

胸膜・胸壁疾患

Ikezoe's
CT of the *Chest*

1. 胸膜・胸壁疾患の診断へのアプローチ

a. 胸壁胸膜の正常解剖と正常像，変異

1) 解剖学的事項

　胸膜には，肺の表面を覆う臓側胸膜と胸壁内面や縦隔臓器を覆う壁側胸膜があり，この間の胸膜腔に少量の生理的な胸水が存在している．臓側胸膜表面には一層の中皮細胞が存在し，その下には弾性線維に富む外弾性板，内弾性板の2層の弾性板が存在する．2層の弾性板の間には結合組織が存在している．内弾性板は肺と臓側胸膜の境界をなす．壁側胸膜や縦隔胸膜下には結合組織が存在して胸壁や縦隔の組織に強固に癒着する．壁側胸膜下には脂肪組織(胸膜外脂肪組織)が存在している．胸壁では，この外側に最内，内，外肋間筋の3層の肋間筋がある．最内肋間筋のすぐ胸壁側に胸内筋膜が存在する．肋骨溝では，肋間動静脈と肋間神経が，最内肋間筋下に位置している[1]（図10-1）．この外側にさらに，脊柱起立筋，前鋸筋や広背筋，僧帽筋，大胸筋，小胸筋などの胸壁を構成する筋肉が位置している．

　肋間筋の一部はその部位により欠損している．最内肋間筋は傍椎体領域では欠如，外肋間筋は腹側寄りの前胸壁では欠如している．

　胸膜外脂肪層は，肥満者など脂肪が多い患者では豊富に認められCTで認識可能である．胸膜外脂肪の多い患者では，胸膜外脂肪がエプロン状に胸腔に突出し，肋骨上に位置することも少なくない．

2) 正常CT像と病変に類似する正常構造
① 胸壁・肋骨胸膜の正常CT像

　CT横断像では，病的な量の胸水が存在しない限り，胸壁の内面から臓側・壁側胸膜，胸膜外脂肪，肋間筋，胸壁筋が同定できる．傍椎体領域では，胸膜外脂肪層内部に肋間動静脈が線状ないし索状構造としてみられる（図10-2,3）．それより外側では，肋骨溝に位置する肋間動静脈が点状の陰影として同定可能であり，高分解能CT (high-resolution CT : HRCT)では肋間筋最内層がその胸腔側に同定できる．肋間筋の外側に前鋸筋，脊柱起立筋，広背筋，僧帽筋，大胸筋，小胸筋などの胸壁筋が同定できる．胸壁の肋間の部分では肋間筋などの胸壁筋が胸膜肥厚に類似することがあるが，肋骨直上部には軟部組織陰影はみられることはない．傍椎体領域では，肋間筋最内層が欠如し，胸膜外脂肪の胸腔側に存在する線状の軟部組織は胸膜と胸内筋膜に相当する．

② 病変に類似する胸壁・肋骨胸膜の正常構造

　肺末梢の病変と胸膜病変が縦隔条件表示のCT画像では鑑別できず，胸膜病変に類することがあるので，胸膜病変を評価する場合には必ず肺野条件表示のCT画像も同時に参照する必要がある．胸膜病変に類似する正常構造として，特に傍椎体領域では肋間動静脈(図10-2〜4)，前胸壁下では胸骨筋(図10-4)があげられる．肋間動静脈は，肺を内側に圧排するこ

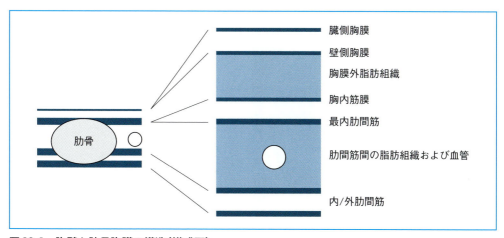

図 10-1　胸壁と肋骨胸膜の構造(模式図)
肋骨胸膜直下には胸膜外脂肪組織が存在し，その内面に胸内筋膜と最内肋間筋が存在する．また，この胸壁寄りに肋間動静脈が存在し，その外側に内，外肋間筋が存在する．最内肋間筋は傍椎体領域では欠如する．(文献1)より改変)

図 10-2　正常胸壁 CT 像(1)
造影 CT　胸膜外脂肪組織内の肋間動静脈(大矢印)．肋骨下縁の肋骨溝付近でより明瞭で，蛇行する管状構造として同定できる(▶)．傍椎体領域では，最内肋間筋がないために，胸膜外脂肪内の肋間動静脈が胸膜肥厚に類似することが多い．胸膜肥厚と異なって肺を内側に圧排することはない．一方，前胸壁の内胸動静脈の胸腔寄りにみられる胸膜肥厚様の所見は胸骨筋によるものである(小矢印)

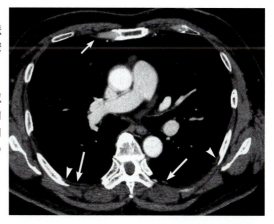

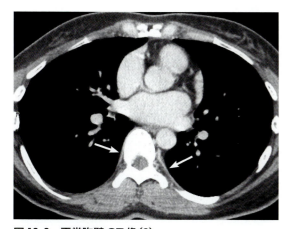

図 10-3　正常胸壁 CT 像(2)
造影 CT　傍椎体領域の肋間動静脈(→)．肋間動静脈に蛇行はみられない

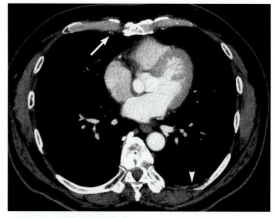

図 10-4　正常胸壁 CT 像(3)
造影 CT　蛇行する肋間動静脈(▶)と胸骨筋(→)がみられる．

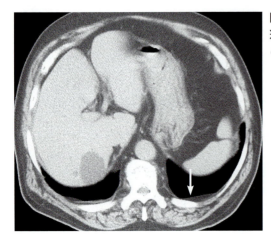

図 10-5　正常 CT 像
造影 CT　胸膜外脂肪が目立ち，肋骨直上部にも及ぶ（→）

とはなく造影 CT で明瞭な造影効果を示す．胸骨筋は内胸動静脈を覆うように存在しており，左右対称である（図10-2, 4）．この部では軽度の胸膜病変の有無は判断すべきではない．また，豊富な胸膜外脂肪が胸膜肥厚に類似することがある（図10-5）．またエプロン状に突出した胸膜外脂肪層が肋骨直上部に明瞭な脂肪濃度を示す腫様陰影を呈することがある．すなわち，肋骨直上部に脂肪が存在することは必ずしも異常とはいえないが，肋骨直上部に軟部組織陰影を呈する構造があれば，異常所見の可能性が高い．

b. 胸膜疾患，胸壁疾患へのアプローチ

　胸膜疾患で，最もよくみられる所見は胸水であり，その原因は多岐にわたる．胸水の質的あるいはその原因の診断は，胸水所見のみからは行えないことがほとんどで，胸水の性状や細胞学的，生化学的，血清学的検索に頼るところが大きい．しかし，併存する所見により，その原因にある程度迫ることができる．たとえば，心拡大や上大静脈の拡張など心不全を示唆する所見があれば，心不全による胸水を疑える．また肺炎を疑うコンソリデーション（consolidation，浸潤影）があれば，肺炎随伴性胸水や膿胸を考慮し，石灰化胸膜プラーク（plaque）があれば，石綿胸膜炎や早期の中皮腫が鑑別の対象になろう．胸水の濃度からは，その濃度が上昇すれば血胸や器質化胸水を疑いうることがある．また，胸水の被包化の有無や分布などは胸水穿刺の際に重要な情報を与えうる．
　気胸の診断はその多くは単純 X 線撮影で十分であるが，少量の気胸や臥位撮影しかできない患者での気胸には CT が有用なことがある．最近の軀幹部外傷では，CT が第一選択になり，気胸の見落としは減少した．
　胸膜肥厚の質的診断に関しては，CT はある程度有用な情報を与える[2]．まず斑状の胸膜肥厚，特に石灰化斑状胸膜肥厚は，本邦ではほとんどの例が，石綿関連胸膜プラークである．肋骨横隔膜角には乏しく，側胸壁や横隔膜近傍に多い．
　びまん性胸膜肥厚の鑑別診断における画像診断の役割もまた有用な情報を与える．びまん性胸膜肥厚の鑑別に関して CT は，腫瘍性胸膜肥厚と炎症性胸膜肥厚の鑑別に関して有用な

図10-6　偽中皮腫様肺腺癌

造影CT　一側胸郭全周にわたる厚い不整胸膜肥厚．胸水，分岐部リンパ節腫大(→)を伴う．肺野条件では明瞭な肺病変を認めなかったが，生検では肺腺癌の病理組織所見を得た．画像所見は中皮腫としても矛盾しない．

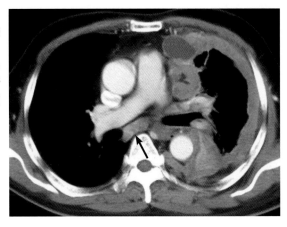

情報を与える．CTで腫瘍性胸膜肥厚を示唆する所見は，1) 縦隔側胸膜肥厚，特に一側胸郭を全周性にとりまく胸膜肥厚，2) 厚い(>1cm)胸膜肥厚，3) 不整の胸膜肥厚があげられる．これらの所見は，腫瘍性胸膜肥厚について高い特異度をもち，これら3つの所見のいずれかが存在すれば95％の特異度をもって腫瘍性胸膜肥厚と診断しうる．しかし，これらの所見の感度は低く45％程度である．すなわち，これらの所見がないからといって腫瘍性胸膜肥厚を否定することができない．逆に炎症性胸膜肥厚は，縦隔側に肥厚が及ばず，薄い一様な胸膜肥厚を呈することが多い．

　胸膜腫瘍で代表的で重要な疾患は，胸膜中皮腫と悪性腫瘍(おもに肺癌)の胸膜播種である．これらの腫瘍は，胸膜肥厚を示すことが多く，炎症性胸膜肥厚との鑑別に関しては，その検出率が低いものの特異度の高い所見があることは上述した．しかし，中皮腫と胸膜播種の鑑別は，原発巣を疑う肺内病変が明瞭である場合を除いては難しい．肺腺癌では，原発巣が非常に小さいあるいは播種に埋もれてしまい，肺内病変が不明瞭な症例があり，偽中皮腫様肺腺癌とよばれる．このような症例での鑑別には病理組織検査が必須である．中皮腫の画像診断所見は，各論の項目で詳述されるが，その有用性と限界はわきまえなければならない(図10-6)．中皮腫の鑑別には，胸壁肉腫，滑膜肉腫，膿胸合併リンパ腫，胸壁に接する多形癌，孤立性線維腫など多彩であり，非典型的な中皮腫の鑑別に重要である．中皮腫などの胸膜腫瘍の診断に関しては，MRIはCTに有用な情報を追加できる．軟部組織の組織間コントラストが高く，腫瘍の進展範囲の診断に関してCTより優れた点が多い．

　胸壁疾患において画像診断所見が有用な疾患は，骨折，炎症性疾患，骨軟部組織腫瘍などである．胸壁炎症性疾患の所見は非特異的であり，画像のみでの質的診断は難しいことが多い．胸壁軟部組織腫瘍に関しては，その範囲や質的診断は，CTのみでは不十分なことが多く，MRI，FDG-PETなどと総合することが推奨される．胸壁の腫瘍性病変として代表的なものは，胸壁肉腫，滑膜肉腫，膿胸合併リンパ腫などである．

2. 胸膜疾患

a. 胸水　pleural effusion

臓側胸膜と壁側・横隔・縦隔胸膜に囲まれた胸膜腔に液体が貯留した状態である．健常成人でも5～10 mLの生理的胸水が存在するが，胸膜の炎症や腫瘍のほか，肺炎随伴胸水，心不全などの心大血管系疾患，低蛋白血症やネフローゼ症候群，膠原病などの全身性疾患などで胸水の産生と吸収の不均衡が生じ，増加し貯留する[3]．液体成分により漿液性，血性，膿性，脂肪性に分類され，それぞれ胸水，血胸，膿胸，乳糜(び)胸とよばれる．発生機序からは漏出性と滲出性に分けられ，漏出性はおもに非炎症性の静水圧亢進や膠質浸透圧低下が，滲出性は炎症や腫瘍による毛細血管の透過性低下やリンパ液灌流低下が原因とされ，液体の比重や胸水と血清中のlactate dehydrogenase (LDH)比から臨床的に診断される[4]．

漿液性または漿液性に近い胸水の場合，胸部単純X線写真の正面立位像で両側肋骨横隔膜角，側面像では背部肋骨横隔膜角の鈍化所見は有名である(図10-7 A)．しかし正面像で200 mL以上，側面像で50 mL以上の貯留で認められる所見であり[5]，「正面像で両側肋骨横隔膜角に鈍化がない」と「胸水貯留はない」は厳密にはイコールではない．

CTでは胸部単純X線写真では評価できない量の胸水も評価可能で，形状から遊離胸水か被包化胸水かの鑑別や，胸水の原因疾患の評価にも役立つことがある．遊離胸水は漏出性の漿液または漿液性に近い液体の場合で，胸部下部背側から側方部の三日月状の低吸収構造として認められる(図10-7 B)．滲出性胸水でみられることが多い被包化胸水は炎症や腫瘍による膿性，血性など粘稠性の高い液体成分で，被膜を伴う三日月状や凸レンズ状の構造として認められる．この被膜は肥厚した壁側胸膜と臓側胸膜であり，正常CTでは分離できない両胸膜が観察できる(split pleura sign)．通常，漿液のCT値は0～20 HUであるが，CT値計測のみで漏出性か滲出性かの鑑別は困難な場合が多く，臨床情報や造影CTでの胸膜や肺の随伴所見と合わせた評価が必要である[6]．

葉間胸水は，胸水が葉間裂に貯留した状態である．胸部単純X線写真では腫瘤陰影として認められるが，CTでは葉間裂に沿った凸レンズ状や分葉状病変で，造影効果を認めないことが多い(図10-8)．漏出性の場合は原因疾患の改善とともに消退する(vanishing tumor)[7]．

b. 膿胸　empyema

胸膜の炎症や感染により胸膜腔内に膿性の滲出液が貯留した状態で，感染性肺炎や結核，真菌感染，術後などに認められることが多い．初期には非特異的胸水貯留が一側性にみられることが多く，炎症に伴う線維化が臓側および壁側胸膜に生じると被膜が形成される．肥厚

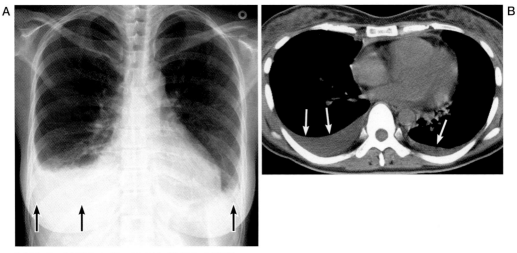

図 10-7　30 歳台女性　SLE に伴う胸水貯留
A：単純 X 線写真，B：単純 CT　単純 X 線写真 (A) では両側の肋骨横隔膜角の鈍化と肺底部の透過性低下を認め (→)，200 mL 以上の胸水貯留が示唆される．CT (B) では両側の胸水貯留が三日月状構造として描画される (→)．

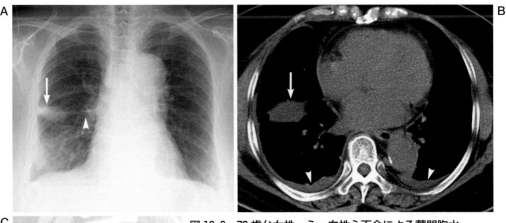

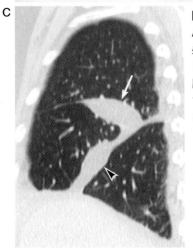

図 10-8　70 歳台女性　うっ血性心不全による葉間胸水
A：単純 X 線写真，B：単純 CT，C：CT MPR 矢状断像（肺野条件）　単純 X 線写真 (A) では，右中肺野に紡錘状腫瘤陰影 (→) を認め，葉間裂の肥厚 (▶) を伴う．単純 CT (B) で腫瘤 (→) は胸水 (▶) と等吸収を呈する．CT 肺野条件の MPR 矢状断像 (C) では，小葉間裂の葉間胸水 (→) と大葉間裂の葉間胸水 (▶) が認められる．

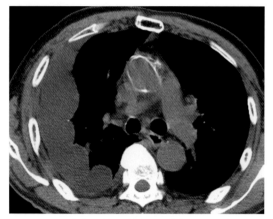

図 10-9　60 歳台男性　肺炎から移行した膿胸
単純 CT　重力効果のない，多発瘤状の胸腔内液体貯留を認める．

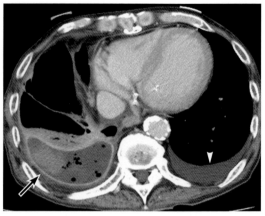

図 10-10　80 歳台男性　外傷後膿胸
造影 CT　造影効果を認める被膜(split pleura sign)を有する膿瘍腔があり(→)，腔内ガスを伴う．左には漿液性パターンの三日月状胸水を認める(▶)．

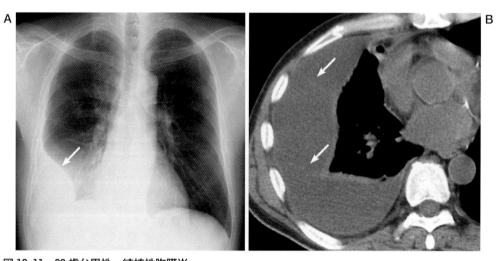

図 10-11　60 歳台男性　結核性胸膜炎
A：単純 X 線写真，B：単純 CT　単純 X 線写真(A)で右下肺野から肋骨横隔膜角に膨隆性の腫瘤状陰影を認める(→)．CT(B)では重力効果のない，やや高吸収の胸腔内液体貯留を認める．内部には隔壁様構造も認められ(→)，液体が高粘稠性であることが示唆される．胸水細胞診で結核性胸膜炎と診断された．

した被膜は造影効果を呈し，最終的に三日月状や凸レンズ状の形態(split pleura sign)を呈する[8](図 10-9, 10)．慢性期や治癒後には，器質化に伴い石灰化や胸膜下脂肪層の増生がみられたり，壁側と臓側胸膜が癒着し，瘢痕収縮による胸郭の狭小化をきたす．

　結核性胸膜炎は肺結核の罹患後，長期の経過後でも発症することがある．診断が遅れることも多く，慢性膿胸に移行することがある．CT で 2 cm 以上の胸膜肥厚や分葉状の被包化胸水，石灰化，胸膜下脂肪層増生を認めた場合は結核性胸膜炎も考慮する必要がある[9](図 10-11)．

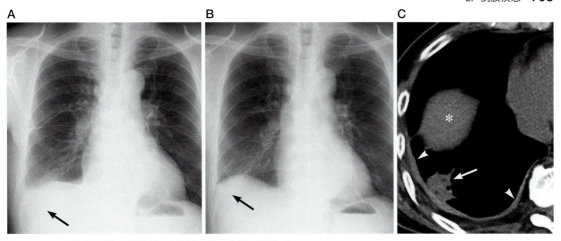

図 10-12　80 歳台男性　解体業で石綿曝露, 良性石綿胸水
A：単純 X 線写真（発症時），B：単純 X 線写真（発症から 2 年後），C：単純 CT（B と同時期）　発症時の単純 X 線写真（A）では，右肋骨横隔膜角の鈍化と肺底部の透過性低下を認め（→），胸水貯留がある．発症から 2 年後（B），胸水は消退し，右肋骨横隔膜角の胸膜癒着と肺容積の減少に伴う右横隔膜挙上を認める（→）．B と同時期の CT（C）で，びまん性の胸膜肥厚（▶）と円形無気肺（→）の出現を認める．＊：肝臓．

> **BOX 10-1　良性石綿胸水（石綿胸膜炎）の一般的事項**
>
> - 石綿曝露による非腫瘍性胸膜疾患．
> - 他の胸水貯留をきたす疾患の除外診断による．
> - 特に悪性腫瘍と膠原病に伴う胸水貯留の除外診断が重要．
> - 血性胸水の頻度が高い．
> - ドレナージ後に繰り返し出現したり，未治療で自然消退することがある．
> - 経過中または治癒後に，びまん性胸膜肥厚や円形無気肺を生じることがある．

C. 良性石綿胸水（石綿胸膜炎） benign asbestos pleural effusion (asbestos pleuritis)

　石綿の吸入曝露後数年から約 40 年の潜伏期間を経て出現する胸水である．病理学的には非悪性，非感染性の線維性胸膜炎で，診断基準は，1) 石綿曝露歴がある，2) 胸部単純写真または胸腔穿刺で胸水の存在が証明される，3) 石綿曝露以外に胸水の原因がない，4) 胸水の確認後 3 年以内に悪性腫瘍の発症を認めないこと，の 4 項目をすべて満たす必要がある[10]．3 年間の経過観察で，悪性腫瘍や結核性胸膜炎，膠原病などの除外診断が重要となる．
　性状は滲出性胸水で血性の頻度が高く，好酸球が認められることもある．胸水中ヒアルロン酸値は 5 万 ng/mL 以下で胸膜中皮腫より低いことが多い．患者の半数は無症状だが胸痛，発熱，咳嗽，呼吸困難を認めることもある．右側に多く，無治療で自然消退や再貯留もみられる．慢性化すると，器質化胸水を呈する．経過中に円形無気肺が出現したり，胸水消退後にびまん性胸膜肥厚を引き起こし拘束性呼吸機能障害をきたすことがある[10]（図 10-12, BOX 10-1）．画像は非特異的所見であるため，石綿関連胸膜プラークがある場合には胸膜

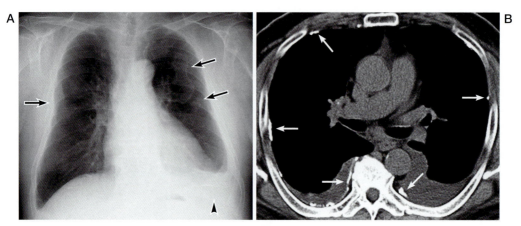

図 10-13　60 歳台男性　建築業で石綿曝露, 良性石綿胸水
A：単純 X 線写真, B：単純 CT　単純 X 線写真(A)で, 左胸水貯留所見(▶)と, 両側上・中肺野に不整形な透過性低下域(→)を認める. CT(B)では典型的な石綿関連胸膜プラーク形成が両側にあり, 一部で石灰化している(→). 石綿曝露歴のある胸水の場合, 高リスクである中皮腫や肺癌の可能性を常に考えつつ, 胸腺腫など他の悪性腫瘍の胸膜転移・播種や, 膠原病性, 感染症性, 代謝性などの原因を確認する必要がある.

中皮腫や悪性腫瘍の胸膜播種の可能性を常に考えつつ, 鑑別診断(除外診断)としてあげておく必要がある(図 10-13).

d. 気胸　pneumothorax

　胸膜腔に空気が貯留した状態をいう. 原因は外傷性, 医原性, 特発性に分類され, さらに特発性は原因不明の一次性と肺に基礎疾患を有する二次性に分けられる. 一次性特発性気胸の場合, 10～30 歳台のやせ型, 高身長の男性に多い. 喫煙は再発も含めて危険因子であり, 喫煙歴の聴取は重要である. 二次性特発性気胸の原因にはさまざまな鑑別疾患があげられる(BOX 10-2)[11]. 気胸の程度により症状や画像所見も軽度から重度を呈する.
　胸部単純 X 線写真では肺野の薄い臓側胸膜の描出(visceral white pleural line)(図 10-14 A)と, 臥位像で深い肋骨横隔膜角の描出(deep sulcus sign)が特徴的であるが, CT の方が検出能が高く, 背景肺の既存疾患の評価も同時にできる(図 10-14 B). 鑑別すべき疾患に縦隔気腫(pneumomediastinum)がある. 胸部単純 X 線写真の臥位像では縦隔に沿った透亮像として認められたり, CT で縦隔の空気が壁側胸膜下に進展すると診断に苦慮することがある. 縦隔気腫では体位変換による空気の移動がないことや, CT で壁側胸膜下の結合組織が索状や隔壁様にみえることが鑑別点となる.

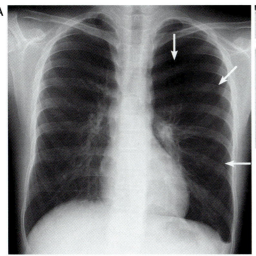
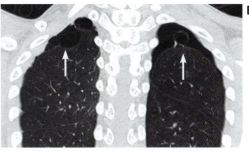

図 10-14　17 歳男性　ブラ破裂による左気胸
A：単純 X 線写真，B：CT MPR 冠状断像（肺野条件）　単純 X 線写真（A）で左肺野に薄い臓側胸膜の描出（visceral white pleural line）を認める（→）．CT（B）では両側肺尖に気胸の原因であるブラ形成を認める（→）．

> **BOX 10-2　二次性気胸の鑑別診断**
>
> - 感染症：肺炎，肺膿瘍，肺結核，ニューモシスチス肺炎（特に AIDS 患者）
> - 腫瘍：原発性肺癌，転移性肺腫瘍（癌，肉腫）
> - 結合組織疾患：リンパ脈管筋腫症，結節性硬化症，神経線維腫症，Marfan 症候群，Ehlers-Danlos 症候群
> - 自己免疫疾患：関節リウマチ，多発筋炎/皮膚筋炎，強皮症，Langerhans 細胞組織球症，サルコイドーシス，多発血管炎性肉芽腫症
> - 慢性閉塞性肺疾患：気管支喘息，肺気腫，囊胞性線維症
> - 塵（じん）肺：珪（けい）肺，ベリリウム肺
> - その他：月経随伴性気胸（胸郭内子宮内膜症）

e. 胸膜気管支瘻　bronchopleural fistula

　胸膜腔と気管支や肺実質が連続性した状態で，肺の切除術後に生じることが多く，肺化膿症や敗血症性肺塞栓，肺結核などの感染症，鋭的外傷，壊死を伴う悪性腫瘍などが原因となることもある[12,13]．画像では上記の原疾患の経過中に，誘引のない気胸発症，胸水内ガスや液面形成がみられた場合には，CT による瘻孔の同定が外科的修復術に有用な情報となる[14]（図 10-15）．

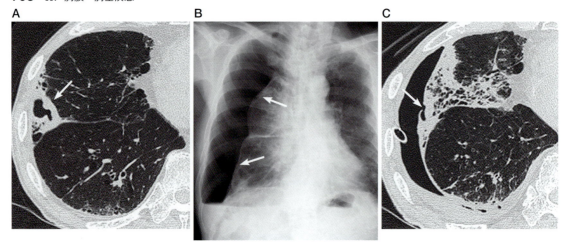

図 10-15　70 歳台男性　胸膜気管支瘻
気腫合併肺線維症（combined pulmonary fibrosis and emphysema：CPFE）で加療中，発熱と右胸痛が出現した．
A：CT（肺野条件），B：単純 X 線写真，C：CT（肺野条件，胸腔ドレナージチューブ刺入後）　CT（A）で，中葉胸膜下に空洞病変が認められ（→），肺化膿症と診断された．加療中に，突然の胸痛と呼吸困難が出現し，単純 X 線写真（B）で右気胸が確認された（→）．胸腔ドレナージチューブ刺入後の CT（C）で，虚脱肺の表面に瘻孔と考えられる胸膜欠損ないし菲薄化を認める（→）．

f.　胸膜肥厚　benign pleural thickening

　胸膜肥厚はさまざまな原因で認められる非特異的所見で，日常診療でもよく遭遇する所見のひとつであるが，臨床的に問題にならない肥厚や呼吸機能障害を生じるもの，労災補償に関連するものなど，その解釈と存在診断は意外に重要なこともある．

1）石綿関連胸膜プラーク（胸膜斑）　asbestos-related pleural plaque

　石綿曝露に伴う胸膜プラークはおもに壁側胸膜に生じる膠原線維性の限局性肥厚である．瘢痕収縮を伴う線維化ではないため，臓側胸膜との癒着による呼吸機能障害は通常認められない．胸膜プラークには臨床的意義はないが，過去の石綿曝露の指標となり，職業歴のほか家族の職歴，環境歴や居住歴など詳細な問診が必要となる．労災補償や 2011 年から施行された石綿健康被害救済制度の補償における石綿曝露の医学的根拠としても胸膜プラークの診断は重要である．吸入された石綿線維に鉄タンパクが付着した石綿小体は肺癌や中皮腫の腫瘍原性物質とされるが，胸膜プラーク自体は腫瘍化せず，前癌病変ではない（BOX 10-3）．初回曝露から約 15～30 年以上経過して発生し，約 10～15％の症例で約 20 年以降に石灰化が出現する．石綿曝露量が多いほど胸膜プラークの発生率が高く，曝露機会がなくなった後も，年単位の緩徐な肥厚，増加，増大がみられることがある[15～18]．

　好発部位は，横隔膜穹窿部（肺底胸膜）中央が最も典型的で，外背側第 6～10 肋骨レベル，外腹側第 5～9 肋骨レベル，前腹側第 3,4 肋骨レベル，下部傍脊椎領域に認められることが多く，進行例では左室レベルの心膜領域にもみられる．肺尖部と肋骨横隔膜角には通常認められない．通常は左右同程度に分布するが，非対称性分布や横隔膜上にのみ認められる症例も経験される[19,20]．

BOX 10-3　石綿関連胸膜プラーク

1) 一般的事項
- 石綿初回曝露から15〜30年後に出現する.
- 石綿曝露の医学的根拠となる.
- 高濃度曝露でも低濃度曝露でも発生する.
- 病理学的には非対称性な壁側胸膜の線維性肥厚病変.
- 胸膜中皮腫などへの悪性転化はない.

2) 画像的特徴
- 横隔膜穹窿部中央(肺底胸膜)が最も典型的.
- 次いで外背側, 外腹側, 前腹側, 下部傍脊椎領域, 心膜部にもみられる.
- 肺尖部と肋骨横隔膜角部はまれ.
- 偽病変：結核性胸膜炎後などの胸膜肥厚, 肺尖帽, 胸横筋, 肋間静脈, 胸膜下肺病変, 増生した胸膜下脂肪層.

　胸部単純写真の正面像(図10-16 A)では辺縁不明瞭な結節状, 索状, 地図状, 分葉状などの淡い陰影として, 側胸部や横隔膜部では辺縁平滑な隆起状陰影や結節影として認められることが多い. 石灰化を伴うと淡い陰影の顕在化や, 横隔膜部の胸膜プラークが高吸収陰影としてみえることがある. 胸部単純写真の胸膜プラークの検出率は胸膜下脂肪層の増生や炎症後胸膜プラークなどの偽病変の影響もあり, CTよりも低い[21].

　CTでは, 限局性で平板状, 結節状の胸膜肥厚像を呈し, 筋肉よりも高吸収である. 瘢痕線維化はないため, 胸膜プラークに隣接する肺に引きつれや網状影などはみられないが, 肺気腫や炎症後線維化など既存病変がある場合は注意が必要である. 石灰化は点状, 線状, 平板状, 結節状を呈し, 壁側胸膜側に多く認められる[20](図10-16 B〜F). 胸膜プラークの観察は縦隔条件で典型的な大きい病変を探した後, 胸壁に沿った1〜2 mm厚の薄い胸膜プラークがないか, 2 mm以下のスライス厚の肺野条件と縦隔(軟部)条件の画像で対比しながら注意深く見る必要がある(図10-17). 横隔膜部病変も横断像では部分容積現象や, 薄いスライス厚ではかえって肝臓辺縁の凹凸が不明瞭になるため, 冠状断や矢状断の再構成画像を利用した観察が肝要である(図10-16 G).

　石綿関連胸膜プラークと鑑別すべき正常構造(偽病変)に肋間静脈(図10-18), 胸横筋(図10-19), 肺病変に伴う胸膜肥厚(図10-20)などがあげられる.

2) びまん性胸膜肥厚　diffuse pleural thickening

　石綿による胸膜プラークが壁側胸膜の病変で臓側胸膜との癒着を伴わないのに対し, びまん性胸膜肥厚は臓側胸膜の疾患で, 壁側胸膜にも及び癒着や広範な胸膜肥厚を伴うことが多く, 呼吸困難や拘束性呼吸機能低下などの原因となる[22]. 良性石綿胸水の後に生じることが多いが, 胸水の出現を認めずに緩徐に胸膜肥厚が進展することもある[22]. 病理学的には臓側胸膜の慢性線維性胸膜炎の所見を呈する. まれな所見ではなく, 一般的に大量の石綿曝露歴, 曝露からの経過が長期の場合に有所見率は高くなる. しかし石綿以外にも, 細菌性膿胸や結

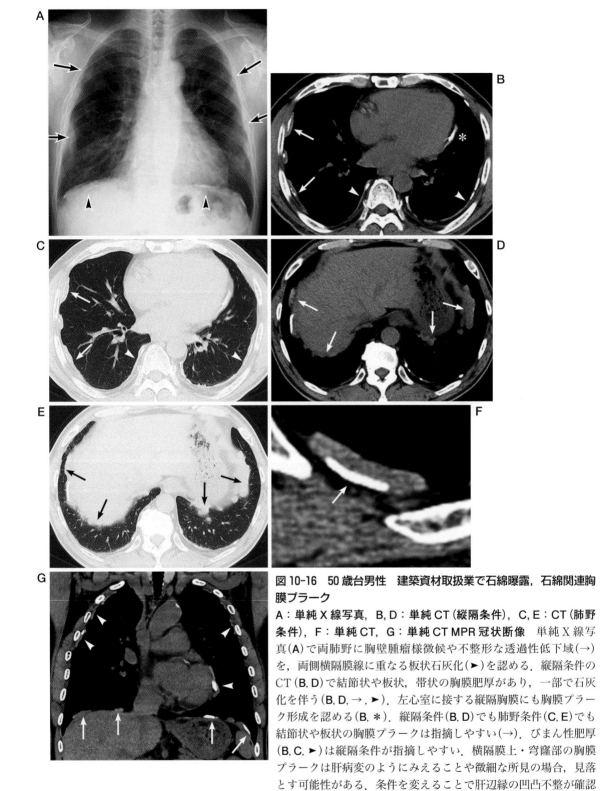

図10-16　50歳台男性　建築資材取扱業で石綿曝露，石綿関連胸膜プラーク

A：単純X線写真，B, D：単純CT（縦隔条件），C, E：CT（肺野条件），F：単純CT，G：単純CT MPR冠状断像　単純X線写真（A）で両肺野に胸壁腫瘤様徴候や不整形な透過性低下域（→）を，両側横隔膜線に重なる板状石灰化（▶）を認める．縦隔条件のCT（B, D）で結節状や板状，帯状の胸膜肥厚があり，一部で石灰化を伴う（B, D, →, ▶）．左心室に接する縦隔胸膜にも胸膜プラーク形成を認める（B, ＊）．縦隔条件（B, D）でも肺野条件（C, E）でも結節状や板状の胸膜プラークは指摘しやすい（→）．びまん性肥厚（B, C, ▶）は縦隔条件が指摘しやすい．横隔膜上・穹窿部の胸膜プラークは肝病変のようにみえることや微細な所見の場合，見落とす可能性がある．条件を変えることで肝辺縁の凹凸不整が確認でき（D, E, →），横隔膜上胸膜病変を指摘可能となる．典型的な石綿関連胸膜プラークでは壁側胸膜側に石灰化を認める（F, →）．肋骨胸膜や縦隔胸膜の胸膜プラーク（G, ▶）や，横隔膜上の胸膜プラーク（G, →）は冠状断像や矢状断像での観察も有用．

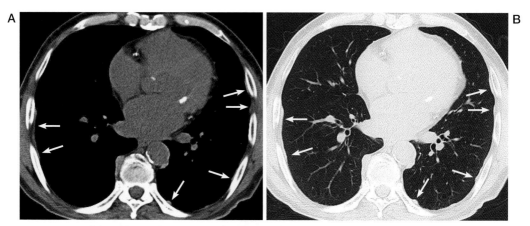

図10-17 50歳台男性　石綿スレート切断業務で石綿曝露，薄い石綿関連胸膜プラーク
A：単純CT（縦隔条件），B：CT（肺野条件）　1〜2mm厚の薄い胸膜プラークは縦隔条件（A）では観察しにくく，見落とす可能性がある（→）．肺野条件（B）と縦隔条件の画像（A）を対比しながら，薄い胸膜プラークを注意深く観察する必要がある（→）．

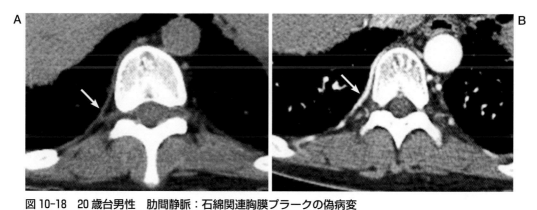

図10-18 20歳台男性　肋間静脈：石綿関連胸膜プラークの偽病変
A：単純CT，B：造影CT　単純CT（A）で肋間静脈は中部から下位胸椎レベルでは肋間領域に認められ，胸膜プラークと紛らわしい（→）．造影CT（B）では，静脈である（→）ことや，奇静脈や半奇静脈との連続性も確認しやすい．

核性胸膜炎後，関節リウマチや全身性エリテマトーデス（SLE）などの膠原病性胸膜炎後，薬剤性[23]，繰り返す心原性胸水貯留後，放射線照射後，尿毒症などでも認められるため，既往疾患や石綿による胸膜プラークなどの情報と合わせて判定することが重要である[24]．

　胸部単純写真では側胸壁内側の辺縁平滑な軟部陰影で肋骨横隔膜角にも及び，鈍化を呈することが多い（図10-21A）．CTでは連続した広範な胸膜肥厚と胸膜下肺の引きつれなどの肺実質内帯状陰影（crow's feet）を伴い，臓側と壁側の胸膜癒着による胸郭の縮小，胸膜下脂肪層の増生，円形無気肺を合併することもある[25,26]（図10-21B, C）．片側性の場合は側胸壁の1/2以上，両側肥厚例では側胸壁の1/4以上のびまん性胸膜肥厚と著しい肺機能障害がある場合，労災疾病として認定される．鑑別診断は前述の疾患以外に，胸膜中皮腫や癒合した石綿関連胸膜プラークもあげられる．いずれにしても石綿曝露に伴う病変かどうかは，詳細な粉塵曝露歴の聴取と画像による石綿関連胸膜プラークの検出が手がかりとなる．

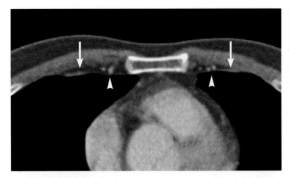

図10-19　60歳台男性　横胸筋：石綿関連胸膜プラークの偽病変
単純CT　心臓レベルもしくは胸骨体下部から剣状突起レベルで，肋骨・肋軟骨の腹内側，内胸動静脈（►）の近傍に対称性にみられる（→）．

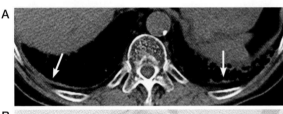
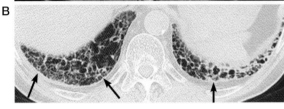

図10-20　60歳台男性　肺線維症：石綿関連胸膜プラークの偽病変
A：単純CT，B：CT（肺野条件）　単純CT（A）では肺底背側に胸膜下脂肪増生を伴う胸膜肥厚を認める（→）．肺野条件（B）では肺線維症による胸膜下の線維化・肺虚脱（→）が胸膜プラーク様にみえることがあり，縦隔条件と肺野条件を見比べて評価することが肝要である．同様の変化は肺気腫や慢性心不全，慢性過敏性肺臓炎などの慢性肺疾患でもみられることがある．

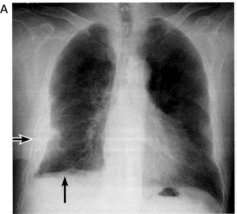
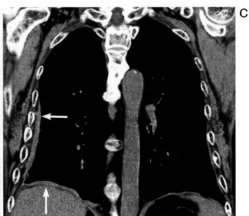
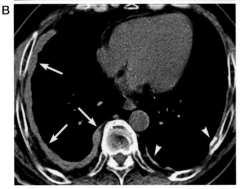

図10-21　60歳台男性　粉塵曝露歴は不明，びまん性胸膜肥厚
A：単純X線写真，B：単純CT，C：単純CT MPR冠状断像
単純X線写真（A）では，右肺の容積減少と膨張制限があり，中下肺野側壁から肋骨横隔膜角の胸膜肥厚，右横隔膜平坦化も認め（→），胸膜癒着が考えられる．CT（B）では右胸壁4/5周にわたる，1cm厚のびまん性胸膜肥厚を認める（→）．左には石綿関連胸膜プラークを認める（►）．MPR冠状断像（C）では右肋骨横隔膜角から側胸部，横隔膜上胸膜まで肥厚が進展している（→）．

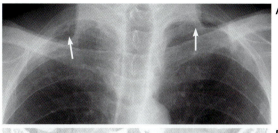
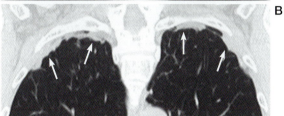

図10-22 60歳台男性 肺尖帽
A：単純X線写真，B：CT MPR 冠状断像（肺野条件） 単純X線写真(A)では両肺尖部に非対称性の透過性低下所見を認める(→)．CT(B)では肺尖部胸膜と胸膜下肺に軟部陰影があり，陰影の下縁は明瞭で平滑または波状を呈する(→)．

3）肺尖帽　apical cap

　肺尖部にしばしばみられる胸膜肥厚様所見で病的意義はない．男女差はなく加齢とともに頻度が高くなるが，肺容積の進行性減少や肺機能低下を伴うことはない．病理学的には臓側胸膜の膠原線維性肥厚と胸膜下肺の弾性線維性の虚脱肺で，虚血性変化や非特異的炎症が原因とも考えられているが，よくわかっていない．

　胸部単純写真やCTでは通常，両側性，5 mm以下の厚さで非対称形状，陰影の下縁は明瞭で平滑または波状を呈することが多い[27]（図10-22）．鑑別診断は，左右の厚さが1 cm以上ある場合には肺尖部肺癌（パンコースト型肺癌）を考慮し過去画像との比較が必要とされる．肺尖部は石綿関連胸膜プラークがみられない部位であり鑑別点となる．古い肺結核の炎症瘢痕や肺癌，乳癌，頭頸部癌症例の放射線照射後の線維化との区別は難しいことがある．まれな上葉優位の進行性肺線維症（pleuroparenchymal fibroelastosis：PPFE）との鑑別には上葉優位な線維化の拡大や容積減少の進行があるか経過観察が必要となる[28]．

4）胸膜炎や膿胸後の炎症後胸膜プラーク　post inflammatory pleural plaque

　日常診療では非石綿曝露者の胸膜肥厚所見でしばしば遭遇する．細菌性膿胸や結核性胸膜炎の既往後にみられる片側性，癒着性の胸膜肥厚所見で，癒着による肺膨張・胸郭運動障害による肺・胸郭縮小変形を伴う．線維性胸膜炎からびまん性胸膜肥厚と同様，肋骨横隔膜角に病変を生じ，胸膜下脂肪層の増生を合併する．CTでは胸郭の縮小，臓側と壁側胸膜に沿った二層性の石灰化（split pleura sign）や，厚く辺縁不整な板状石灰化を認めることが多い[29]（図10-23）．

5）胸膜癒着術後の胸膜肥厚　post talc pleulodesis

　2013年12月に癌性胸膜炎の治療薬として胸腔内注入用タルク（滑石）製剤が保険適用となった．タルク自体，長期曝露により塵（じん）肺を引き起こす鉱物である．胸腔内投与により化学的胸膜炎を生じさせ，臓側および壁側胸膜の癒着を惹起し，胸水再貯留を抑制させる薬剤である．欧米では以前から使用されていたが，日本でも使用される頻度が多くなってい

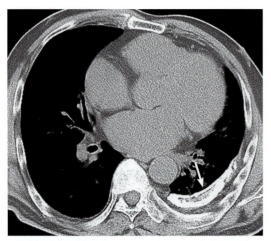

図 10-23　60 歳台男性　結核性胸膜炎後の炎症後石灰化胸膜プラーク
単純 CT　左下葉背側に厚い石灰化を有する胸膜肥厚と胸膜下脂肪増生があり，偏在性石灰化が split pleura sign を呈する(→)．臓側胸膜と壁側胸膜の癒着があり，左胸壁は縮小している．

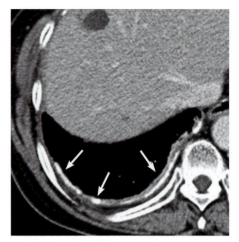

図 10-24　60 歳台男性　右肺扁平上皮癌の胸膜浸潤に対しタルク製剤の胸膜癒着術後 2 か月
造影 CT　肺底背側の結節状や板状の石灰化を伴う，びまん性胸膜肥厚を認める(→)．

る．胸腔内投与後 2～3 か月で，背尾側の胸膜肥厚と石灰化が出現する例もある．CT ではびまん性や結節状の胸膜肥厚と線状高吸収ないし石灰化を伴う(図 10-24)ことから，石綿関連胸膜プラークや化膿性・結核性胸膜炎の合併，胸膜腫瘍の増大などと間違わないように既往疾患や治療歴の確認が重要である[30,31]．

g. 胸膜腫瘍　pleural tumor

1) 胸膜中皮腫　pleural mesothelioma

　2006 年に尼崎市で環境性曝露により中皮腫患者が多く発症し，社会的問題に発展した．以降，石綿曝露と中皮腫発生について国民の関心も高くなり，現在では石綿が関与した中皮腫は，労災補償か石綿健康被害救済制度の対象となっている．
　胸膜中皮腫は胸膜の中皮細胞に由来する原発性腫瘍で予後は悪い．通常，腫瘍は良性と悪性に分類されるが，中皮腫はすべて悪性を意味する．80～90％以上で石綿曝露歴が確認される．潜伏期間は 20～40 年で初回曝露から経過が長いほど発生頻度も高くなる．また，間接曝露や近隣環境曝露など直接の石綿曝露機会がない低濃度曝露でも発症するため，本人の職業歴のほか家人の職業歴や居住環境などの詳細な聴取が必要である．日本では 2004 年に石綿使用が全面禁止になったため，2025 年に発生ピークを迎え 2040 年頃まで続くと予想される(BOX 10-4)．
　病理組織学的には上皮型，肉腫型，二相型の 3 型に大別され，線維形成型は肉腫型の亜型とされる[32]．上皮型が最も多く，肉腫型が最も少ない．組織学的にも中皮腫と反応性中皮過形成，上皮型と癌，肉腫型と肉腫様癌や肉腫，線維形成型と線維性胸膜炎やびまん性胸膜肥

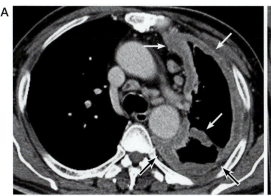 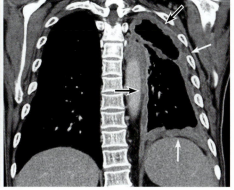

図10-25 60歳台男性 建築業で石綿曝露，胸膜中皮腫
A：造影 CT，B：造影 CT MPR 冠状断像 肋骨胸膜，縦隔胸膜，葉間胸膜，横隔膜上胸膜の1cmを超えるびまん性胸膜肥厚(pleural rind)と異常造影効果を認め(A, B, →)，胸郭の縮小を伴う．

BOX 10-4 胸膜中皮腫

- 石綿曝露との因果関係が証明されている腫瘍性胸膜病変．
- 石綿曝露後 20～40 年の潜伏期間．
- 日本の発症ピークは 2025 年頃．
- 初発症状は息切れ，胸痛，咳嗽，80％に胸水貯留．
- 初期は胸水のみや非石灰化石綿関連胸膜プラークと区別できない肥厚胸膜のみ．
- 進行例では，びまん性または広範で，不均一な胸膜肥厚や胸膜結節，葉間胸膜や縦隔胸膜の肥厚・結節形成，胸壁への浸潤．

厚の鑑別が問題となり，確定診断には免疫組織化学的染色法を用いた組織診断が必須である[32]．

呼吸困難や胸痛を伴う胸水貯留で発症することが多いが，無症状の場合や他疾患の診療中に偶然発見されることもある．胸水は血性であることが多いが，良性石綿胸水，結核性胸膜炎や癌性胸膜炎などの血性胸水を発症する疾患との鑑別が必要となる．胸水ヒアルロン酸値は診断に有用とされるが，陽性率は 35～45％であり，10万 ng/mL 以下でも中皮腫を除外する根拠にはならない．

胸膜中皮腫の胸部単純写真は，片側性の胸水，片側性のびまん性胸膜肥厚や胸膜結節がみられる．CTでは約80％に片側性の胸水貯留を伴う胸膜の複数の結節状肥厚や腫瘤形成を認め，進行すると葉間胸膜や縦隔胸膜にも進展し，患側胸郭の狭小化もみられる．さらに肺を縁取るように凹凸不整なびまん性胸膜肥厚(pleural rind)や腫瘤形成を認め(図10-25)，縦隔脂肪や胸膜下脂肪層の消失，肋間筋や肋骨浸潤など胸壁や縦隔への浸潤像を呈するようになる．特に縦隔側の1cm厚以上の不整な胸膜肥厚の出現は悪性の胸膜肥厚パターンで(図10-26)，腫瘍以外の胸膜肥厚との鑑別の一助となる．しかし，病初期では胸水のみの例や石綿関連胸膜プラークと区別できない限局性の薄い肥厚所見しか認められない例もあり，1回

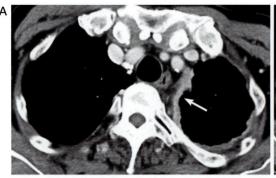 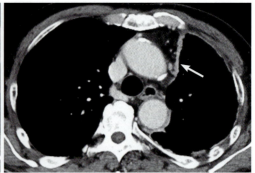

図10-26　70歳台男性　断熱材取り扱い業務で石綿曝露：上皮型胸膜中皮腫
A, B：造影CT　中皮腫や担癌症例では，縦隔胸膜の不均一な肥厚と造影効果(A, B, →)は常に悪性腫瘍の鑑別診断を念頭におくべき所見である．

の検査だけでは診断がつかないことも経験される．この場合には胸水細胞診や繰り返しの画像検査が必要とされる．造影CTによる造影効果は石綿関連胸膜プラークとの鑑別点となる．

2）胸膜孤発性線維性腫瘍　solitary fibrous tumor of pleura

比較的まれな胸膜中皮下の間葉系腫瘍で，石綿の関与はなく，2/3は臓側胸膜から，1/3は壁側胸膜側から発生する．病理学的には有茎性が多い．男女差はなく，50～70歳台に多い[33]．腫瘍が小さい場合は，無症状のため胸部画像検査で偶然発見されることが多い．腫瘍が増大すると呼吸困難，胸痛，咳嗽などで発症する．腫瘍が10 cmを超えるような大きい場合は悪性を考える必要があり，また約4％に肺性肥厚性骨関節症(pulmonary hypertrophic osteoarthropathy)や低血糖を臨床的に認めることがある[34, 35]．

小さな腫瘍ではCTで辺縁平滑な円形，分葉状，有茎性病変を呈し，病変と胸膜・葉間裂の境界はなだらかに移行する[24, 33, 36]（図10-27 A, C, 28 A～C）．内部は軟部組織濃度で，均一な造影効果を呈する（図10-27 B, 28 B）．造影ダイナミックCTでは組織を反映して細胞成分が多い部分は早期濃染し，線維成分に富む領域は緩徐な造影効果を呈する[36]．時に肺癌などの胸膜播種と鑑別がつかない症例もあり，胸膜播種を念頭に置いた読影が必要である．大きな腫瘍になると胸膜とのなだらかな移行所見が認められず肺腫瘍との鑑別が困難な場合がある．大きな腫瘍は粘液変性や囊胞変性，出血，壊死を伴うことが多く，単純CTで不均一な内部濃度，造影CTで不均一な造影効果を呈する．石灰化は点状，線状や結節状で，大きな病変で認められることが多い（図10-29）．有茎性病変では呼吸や体動で移動することもある．

3）悪性腫瘍の胸膜転移・播種　pleural metastasis/pleural dissemination

胸膜の悪性腫瘍の約90％を占める．転移性胸膜腫瘍の原発巣は肺癌が40％で最も多く，乳癌，胃癌，卵巣など腺癌系や悪性リンパ腫でも認められる[37]．胸膜播種は肺癌や浸潤性胸腺腫，胸腺癌の臓側胸膜浸潤部から胸腔内散布によって生じる．胸部単純写真では両側性の胸水貯留を伴う胸膜肥厚所見や胸壁結節陰影を認めることが多い．一側性の場合は胸膜中皮

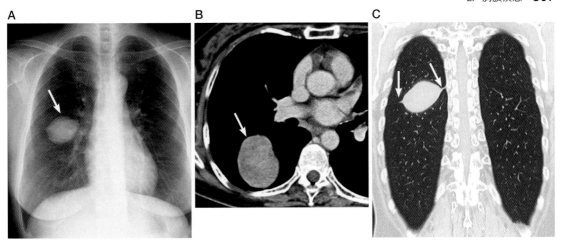

図 10-27　60 歳台女性　葉間臓側胸膜の孤発性線維性腫瘍
A：単純 X 線写真，B：造影 CT，C：CT MPR 冠状断像（肺野条件）　単純 X 線写真（A）では，右中肺野に紡錘状で辺縁平滑な腫瘤陰影を認める（→）．造影 CT（B）で腫瘤は辺縁平滑で，概ね均等な造影効果を呈する（→）．腫瘤の両端は葉間胸膜への移行が認められ（C, →），葉間胸膜由来が示唆される．

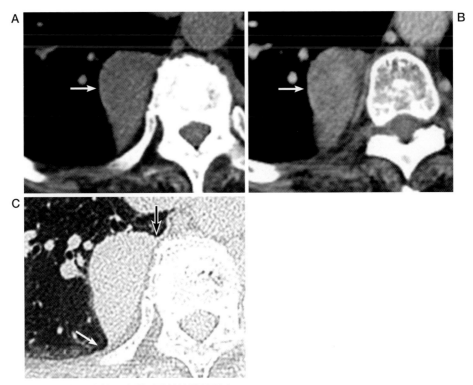

図 10-28　70 歳台女性　胸膜孤発性線維性腫瘍
A：単純 CT，B：造影 CT，C：CT（肺野条件）　単純 CT（A）では傍胸椎部の胸膜に接する隆起性腫瘤を認め（→），内部は均一な低吸収で石灰化は認められない．造影 CT（B）では腫瘤は均等な造影効果を呈し，壊死や囊胞変性を示す造影効果不良域はない（→）．腫瘤と胸壁の境界は，なだらかに移行しており胸膜由来の病変が考えられる（C, →）．

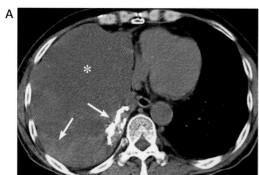
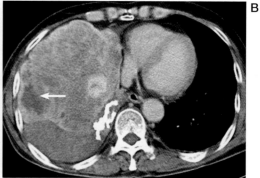
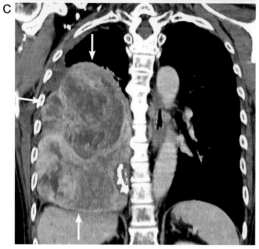

図10-29　60歳台男性　悪性胸膜孤発性線維性腫瘍
A：単純CT，B：造影CT，C：造影CT MPR冠状断像　単純CT(A)では右胸腔を占居する巨大腫瘤を認める(＊)．出血を示す高吸収や石灰化を伴う(→)．造影CT(B)では不均一な造影効果を呈し，一部壊死や液状変性を示唆する造影効果不良域(→)もみられる．胸壁への浸潤所見は乏しい．病理組織像を反映して細胞成分や線維成分の多寡，出血や壊死により，さまざまな造影効果を呈している(C, →)．

腫との鑑別が難しい．特に原発性肺癌の偽中皮腫様肺腺癌(pseudomesotheliomatous adenocarcinoma)は肺内病変が視認できず，広範な胸膜転移・播種を呈するためFDG-PET/CTも含めて画像での鑑別はできない．そのため免疫染色法による病理組織診断が必須である[38]．

　CTでは縦隔胸膜や横隔膜上胸膜を含めたびまん性の不均一な胸膜肥厚や結節，腫瘤形成が典型的である．しかし小さな病変が散在する場合も多く，スライス厚5mm以上の横断像では部分容積効果により局在診断が困難なことがあり，薄いスライス厚の画像での観察が有用である．葉間胸膜の病変には3mm以下のMPR冠状断像や矢状断像が診断の一助になる(図10-30)．また造影CTで腫瘍病変は造影効果を呈するため，胸水との分離や石綿関連胸膜プラークとの鑑別に有用である(図10-31)．

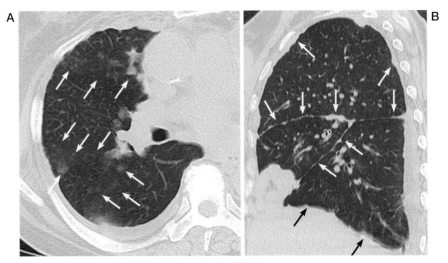

図10-30 70歳台女性 右乳癌の肝・骨転移，胸膜播種
A：CT（肺野条件），B：CT（肺野条件 MPR矢状断像） 横断像（A）では，葉間胸膜の転移・播種結節は部分容積現象の影響で淡いすりガラス結節などにみえ（→），観察しにくい場合がある．MPR画像（B）では葉間胸膜や横隔膜上の胸膜病変なども観察しやすい（→）．

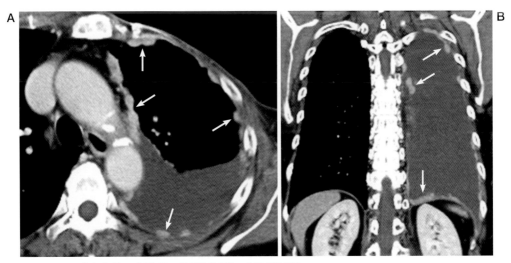

図10-31 60歳台女性 左乳癌の多発肝転移，左胸膜播種
A：造影CT，B：造影CT MPR冠状断像 左乳房切除後．造影CT（A）では左胸水を伴う肋骨胸膜や縦隔胸膜の結節状や不整な肥厚を認める（→）．横隔膜上の胸膜病変はMPR画像（B）が有用である（→）．石綿関連胸膜プラークでは造影効果が認められない点が，鑑別の一助となる．

3. 胸壁疾患

おもな胸壁疾患を BOX 4-5 に示す．

a. 先天形成異常

胸壁の先天異常で，比較的よくみられるものは，肋骨奇形，椎体奇形などである．
胸壁大胸筋の欠損，肋骨奇形，胸郭変形に手の奇形を伴うものを Poland 症候群(図10-32)と称する．

b. 炎症性疾患

胸壁の炎症性疾患では，胸壁結核，分枝状菌(*Actinomyces, Nocardia*)感染症がみられることがある(図 10-33)．胸膜や肋骨の炎症からの波及による[39,40]．感染性椎体炎は，結核によるものや一般細菌によるものがあるが，画像所見は類似する．

c. 外傷

胸壁の外傷は，肋骨骨折(「XI. 胸部外傷」を参照)，胸壁血腫，胸壁開放性損傷，胸壁気腫などがあげられる．

d. 腫瘍性疾患

1) 胸壁原発腫瘍[39〜46]

さまざまの組織由来の骨腫瘍，軟部組織腫瘍が胸壁に発生する．肋骨や肩甲骨，椎体骨の腫瘍として原発性のものでは，骨軟骨腫(図 10-34)，線維性骨異形成(図 10-35)，巨細胞腫，動脈瘤性骨嚢腫(図 10-36)，軟骨肉腫(図 10-37)，骨髄腫，骨肉腫，血管腫などがあげられる[46]．このうち画像で骨皮質の膨隆がみられる線維骨異形成，巨細胞腫，動脈瘤様骨嚢腫などが比較的特徴的な像を示す．骨軟骨腫は，発生母地となった骨の皮質と連続性を有する骨構造としてみられるが，時に悪性化を示す．悪性化例では，軟部組織腫瘤を伴い，MRIでの軟骨帽の不整がみられる．椎体血管腫は，骨梁の粗糙化がみられる点が特徴的である．悪性腫瘍は，転移性骨腫瘍の頻度が最も高いが，骨破壊像と軟部組織腫瘤の形成がみられる．骨髄腫は転移性腫瘍との鑑別が難しい．軟骨肉腫は，骨の破壊所見と軟骨基質特有の無定形

BOX 10-5　胸壁疾患

1) 感染症：結核，分枝状菌感染症，骨髄炎
2) 先天形成異常：肋骨奇形，椎体奇形，Poland 症候群など
3) 外傷
4) 胸壁原発腫瘍
   ① 骨腫瘍：骨軟骨腫，線維性骨異形成，巨細胞腫，動脈瘤性骨嚢腫，軟骨肉腫，骨髄腫，骨肉腫，血管腫
   ② 軟部組織腫瘍
      - 脂肪性腫瘍：脂肪腫，脂肪肉腫
      - 線維性腫瘍：MFH (malignant fibrous histiocytoma)，侵襲性線維腫，dermatofibroma proturerans，背部弾性線維腫 (elastofibroma dorsi)
      - 神経原性腫瘍：神経鞘腫，神経線維腫，神経肉腫，PNET
      - 血管性腫瘍：血管腫
      - 悪性リンパ腫
      - その他：滑膜肉腫
5) 転移性胸壁腫瘍
6) 悪性腫瘍の胸壁浸潤：肺癌，乳癌，中皮腫などの胸膜腫瘍

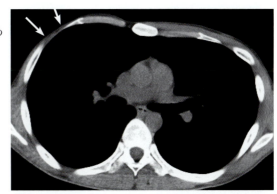

図 10-32　Poland 症候群
造影 CT　患側胸壁筋の欠損，低形成を認める (→)．

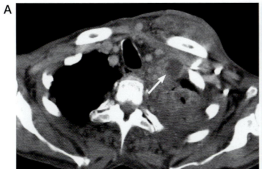
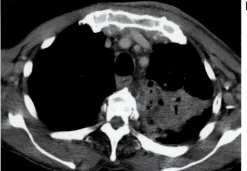

図 10-33　*Nocardia asteroides* による肺炎，頸部胸壁膿瘍
A, B：造影 CT　鎖骨上から頸部，胸壁にかけて腫瘤を認める．内部に造影効果不良域がみられる (A, →)．病変は皮膚に穿孔し，穿孔部から *Nocardia asteroides* が検出された．左肺上葉に造影効果を示すコンソリデーション (consolidation) がみられ，air bronchogram (気管支透亮像) を含んでいる (B)．

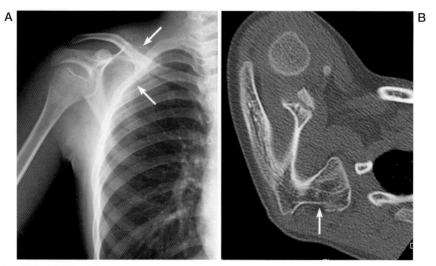

図10-34 肩甲骨骨軟骨腫
A：単純X線写真，B：単純CT（骨条件）　単純X線写真（A）では右肩甲骨の皮質に連続する骨性腫瘍を認める（→）．骨条件の単純CT（B）では，右肩甲骨の骨皮質と連続性を有する骨性の腫瘤を認める（→）．軟部組織腫瘤の形成を認めない．

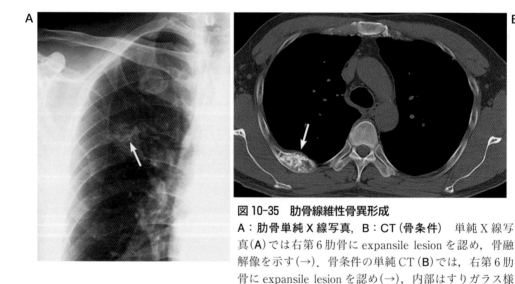

図10-35 肋骨線維性骨異形成
A：肋骨単純X線写真，B：CT（骨条件）　単純X線写真（A）では右第6肋骨にexpansile lesionを認め，骨融解像を示す（→）．骨条件の単純CT（B）では，右第6肋骨にexpansile lesionを認め（→），内部はすりガラス様にみえる部分に混在して骨硬化巣を認める．

の石灰化が典型的所見である．

　軟部組織腫瘍では，さまざまな組織由来のものがあるが，脂肪を含む脂肪性腫瘍以外は画像所見からその病理診断を推定できることは少ない[45]．

　脂肪性腫瘍では脂肪腫，脂肪肉腫があげられる．脂肪腫や分化型脂肪肉腫や脱分化型脂肪肉腫では，CTやMRIで脂肪成分が証明できることが多い．胸壁ないし胸膜外腫瘍で肋骨破壊を伴わない場合は，胸壁脂肪腫の頻度が最も高い．

　線維性腫瘍は，非特異的な軟部組織腫瘍としてみられることが多いが，そのうち背部弾性

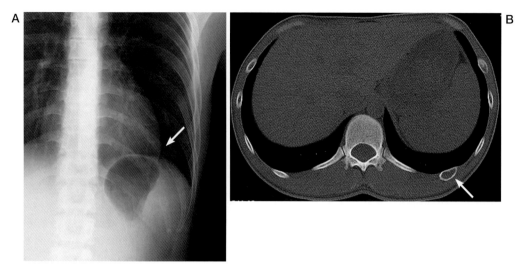

図10-36　肋骨動脈瘤様骨嚢腫
A：肋骨単純X線写真，B：CT（骨条件）　単純X線写真（A）では左第10肋骨の骨融解を認め（→），expansile lesion である．骨条件の単純CT（B）では，肋骨の expansile lesion を認める（→）．

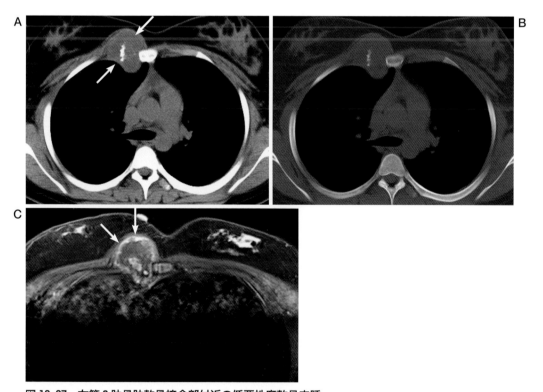

図10-37　右第3肋骨肋軟骨接合部付近の低悪性度軟骨肉腫
A：単純CT，B：単純CT（骨条件），C：MRI，脂肪抑制造影T1強調像　単純CT（A）では，右第3肋骨の胸骨接合部付近を中心とする大きな軟部組織腫瘤を認める（→）．内部に無定形の骨または石灰化を含んでいる．骨条件（B）では，胸骨の骨破壊は認めない．造影MRI（C）では，腫瘤の辺縁部優位に造影剤増強効果を認める（→）．中心部の造影効果は低い．

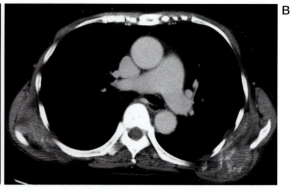

図10-38　背部弾性線維腫(elastofibroma dorsi)
A：単純CT，B：造影CT(骨条件)　単純CT(A)では両側の肩甲骨と前鋸筋の間に軟部組織腫瘤を認め(→)，石灰化を示唆する高吸収域と脂肪を示唆する低吸収を含む．造影CT(B)では腫瘤はほとんど造影されない．

線維腫(elastofibroma dorsi, 図10-38)は両側性に肩甲骨の内面に沿って存在するので，その存在部位から診断を疑うことができる[47]．孤立性線維腫(solitary fibrous tumor：SFT)はその約半数は臓側胸膜から発生する．胸壁に接する軟部組織腫瘤を形成する．造影遅延相で比較的高い造影効果を示す(図10-39)．

神経原性腫瘍では，神経鞘腫や神経線維腫，悪性のものでは神経肉腫，primitive neuroectodermal tumor(PNET)[46,48,49]があげられる．PNETは未分化な間葉系腫瘍で，特有の遺伝子転座を証明することにより診断される．画像所見は，胸壁の大きな軟部組織腫瘤で，周辺への浸潤傾向が強く，かってAskin tumorなどとよばれた腫瘍であり，Ewing tumor familyに属する腫瘍である．骨破壊を伴う大きな軟部組織腫瘤としてみられるが(図10-40)，その所見は非特異的である

血管性腫瘍の代表例である海綿状血管腫では，静脈石様の石灰化を認める場合には質的診断の手掛かりになりうる．悪性リンパ腫も胸壁に腫瘤を形成することがある．日本人に多いとされる膿胸関連悪性腫瘍のなかではEpstein-Barr(EB)ウイルス関連のびまん性大細胞性リンパ腫の頻度が最も多いが，膿胸近傍の肺や胸膜，胸壁の腫瘤としてみられ，経過の長い石灰化膿胸患者の胸壁腫瘤の鑑別として考慮しなければならない[50,51](図10-41)．胸腔の滑膜肉腫も胸壁に腫瘤を形成することがあるが，滑膜肉腫やPNETでは，特有の遺伝子転座を証明することが診断上必要である[52]．PNETや滑膜肉腫は，さまざまな臓器に病変を形成するが，その画像所見にもvariationが多い．肺，胸膜，胸壁に広範に浸潤する大きな腫瘤を形成することがまれでない(図10-42)．

2) 転移性胸壁腫瘍

悪性腫瘍の転移や肺癌，乳癌，中皮腫などの胸膜腫瘍直接浸潤で胸壁に浸潤をきたし，胸壁に軟部組織腫瘤を形成することがある(図10-43)．

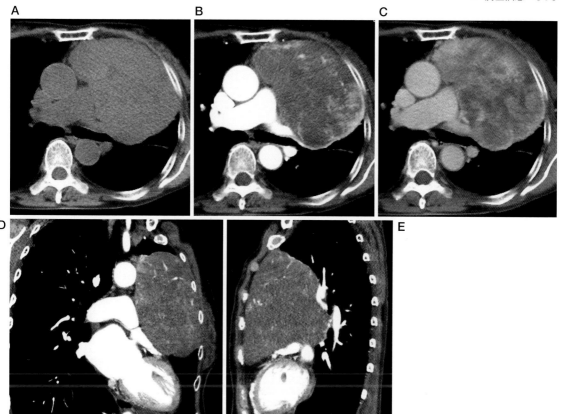

図 10-39　縦隔腫瘍と鑑別が難しい胸壁孤立性線維腫（SFT）
A：単純 CT，B：造影 CT（早期相），C：造影 CT（遅延相），D：造影 CT 斜冠状断再構成像，E：造影 CT 矢状断再構成像　単純 CT（**A**）では，左前縦隔と左前胸壁に接して軟部組織腫瘤を認める．造影 CT 早期相（**B**）では腫瘤辺縁部に造影効果を認める．腫瘤内部の造影効果は低い．造影 CT 遅延相（**C**）では腫瘤内部に比較的高度の造影効果を認める．造影 CT 斜冠状断再構成像（**D**）では，腫瘤が縦隔か胸壁下の判断が難しい．矢状断再構成像（**E**）では，冠状断再構成像同様に腫瘤の origin は判断ができないが，手術では胸壁由来の SFT であった．

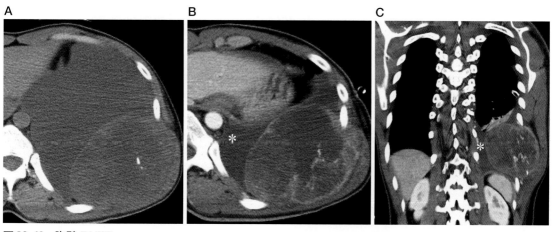

図 10-40　胸壁 PNET
A：単純 CT，B：造影 CT，C：造影 CT 冠状断像　単純 CT（**A**）では左胸水多量．左胸壁に肋骨破壊を伴う大きな軟部組織腫瘤を認める．造影 CT（**B**）では，おもに腫瘤の辺縁を中心に造影剤増強効果を認める．中心部には造影効果は低い．冠状断像（**C**）では，胸水（＊）との位置関係が明瞭である．

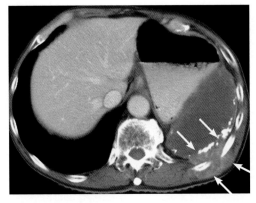

図 10-41　胸壁に腫瘤を形成した膿胸関連リンパ腫
造影 CT　石灰化膿胸周囲の胸腔および胸壁に軟部組織腫瘤の形成を認める（→）．

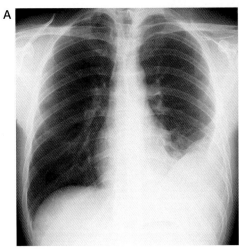

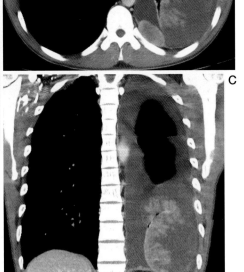

図 10-42　滑膜肉腫
A：単純 X 線写真，B：造影 CT，C：造影 CT 冠状断再構成像　単純 X 線写真（A）では，左大量胸水がみられる．造影 CT（B）では，胸腔内の充実性腫瘤が主体の所見である．冠状断再構成像（C）では，腫瘤は不均一な造影効果を示す．

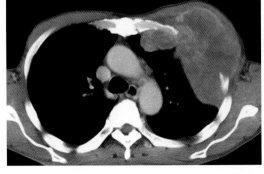

図 10-43　胸壁腫瘤を主体とする限局性悪性中皮腫
造影 CT　胸壁の肋骨破壊を伴う軟部組織腫瘤．胸膜に沿って広がるのではなく胸壁軟部組織への進展が主体で中皮腫としては非典型的である．病理学的には肉腫型中皮腫と診断された．

文 献

1) Im JG, Webb WR, Rosen A, Gamsu G : Costal pleura : apperance at HRCT. Radiology 1989 ; 171 : 125-131.
2) Leung AN, Müller NL, Miller RR : CT in differential diagnosis of diffuse pleural disease. AJR Am J Roentgenol 1990 ; 154 : 487-492.
3) Sahn SA: The differential diagnosis of pleural effusions. West J Med 1982 ; 137 : 99-108.
4) Light RW, Macgregor MI, Luchsinger PC : Pleural effusion : the diagnosis separation of transdates and exudates. Ann Intern Med 1972 ; 77 : 507-513.
5) Blackmore CC, Black WC, Dallas RV, et al : Pleural fluid volume estimation : a chest radiograph prediction rule. Acad Radiol 1996 ; 3 : 103-109.
6) Arenas-Jimenez J, Alonso-Charteerina S, Sanchez-Paya J, et al : Evaluation of CT findings for diagnosis of pleural effusions. Eur Radiol 2000 ; 10 : 681-690.
7) Haus BM, Stark P, Shofer SL, et al : Massive pulmonary pseudotumor. Chest 2003 ; 124 : 758-760.
8) Hanna JW, Reed JC, Choplin RH : Pleural infections : a clinical-radiologic review. J Thorac Imaging 1991 ; 6 : 68-79.
9) Choi JA, Hong KT, Oh YW, et al : CT manifestations of late sequelae in patients with tuberculous pleuritis. AJR 2001 ; 176 : 441-445.
10) Epler GR, McLoud TC, Gaensler EA : Prevalence and incidence of benign asbestos pleural effusion in a working population. J Am Med Assoc 1982 ; 247 : 617-622.
11) Noppen M : Spontaneous pneumothorax : epidemiology, pathophysiology and cause. Eur Respir Rev 2010 ; 19 : 217-219.
12) Westcott JL, Volpe JP : Peripheral bronchopleural fistula : CT evaluation in 20 patients with pneumonia, empyema, or postoperative air leak. Radiology 1995 ; 196 : 175-181.
13) Stern EJ, Sun H, Haramati LB : Peripheral bronchopleural fistulas: CT imaging features. AJR 1996 ; 167 : 117-120.
14) Ricci ZI, Haramati LB, Rosenbaum AT, et al : Role of computed tomography in guiding the management of peripheral bronchopleural fistula. J Thorac Imaging 2002 ; 17 : 214-218.
15) Peacock C, Copley SJ, Hansell DM : Asbestos-related benign pleural disease. Clin Radiol 2000 ; 55 : 422-432.
16) Becklake MR, Case BW : Fiber burden and asbestos-related lung disease: determinants of dose-responce relationships. Am J Respir Crit Care Med 1994 ; 150 : 1488-1492.
17) Nishimura SL, Broaddus VC : Asbestos-induced pleural disease. Clin Chest Med 1998 ; 19 : 311-329.
18) 加藤勝也, 岸本卓巳：胸膜プラーク．独立行政法人 労働者健康福祉機構編：アスベスト関連疾患日常診療ガイド 第2版．労働調査会，2012：26-31.
19) 本田広樹, 木村清延, 阿波加正弘・他：石綿胸膜プラークの発生部位ならびに進展様式に関する検討．日職災医会誌 2008；56：6-12.
20) 篠崎健史, 歌野健一, 杉本英治：アスベスト関連良性胸膜病変の画像診断—胸膜病変とピットフォール：胸膜中皮腫ならびにアスベスト関連疾患—必須知識と最近の話題．画像診断 2007；27：31-40.
21) Gefter WB, Conant EF : Issues and controversies in the plain-film diagnosis of asbestos-related disorders in the chest. J Thorac Imaging 1988 ; 3 : 11-28.
22) 三浦溥太郎：びまん性胸膜肥厚．森永謙二・編：職業性石綿ばく露と石綿関連疾患：基礎知識と労災補償，改訂新版．三信図書，2005：215-221.
23) Huggins JT, Sahn SA : Drug-induced pleural disease. Clin Chest Med 2004, 25 : 141-153.
24) Hussein-Jelen T, Bankier AA, Eisenberg RL : Solid pleural lesions. AJR 2012 ; 198 : W512-W520.
25) Gevenois PA, deMaertelaer V, Madani A, et al : Asbestosis, pleural plaques and diffuse pleural thickening: three distinct benign responses to asbestos exposure. Eur Respir J 1998 ; 11 : 1021-1027.
26) Abere DR, Balmes JR : Computed tomography of asbestos-related pulmonary parenchymal and pleural diseases. Clin Chest Med 1991 ; 12 : 115-131.
27) Renner RR, Makarian B, Pernice NJ, et al : The apical cap. Radiology 1974 ; 110 : 569-573.
28) 日比野真：pleuroparenchymal fibroelastosis(PPFE). 呼と循 2015；63：676-681.
29) Sahn SA, Iseman MD : Tuberculous empyema. Semin Respir Infect 1999 ; 14 : 82-87.

30) Narayanaswamy S, Kamath S, Williams M : CT appearances of talc pleurodesis. Clin Radiol 2007 ; 62 : 233-237.
31) Murray JG, Patz EF Jr, Erasmus JJ, et al : CT appearance of the pleural space after talc pleurodesis. AJR 1997 ; 169 : 89-91.
32) Inai K : Pathology of mesothelioma. Environ Health Prev Med 2008 : 13 : 60-64.
33) Luciano C, Francesco A, Giovanni V, et al : CT sign, patterns and differential diagnosis of solitary fibrous tumors of the pleura. J Thorac Dis 2010 ; 2 : 21-25.
34) England DM, Hochholzer L, McCarthy MJ : Localized benign and malignant fibrous tumors of the pleura : a clinicopathologic review of 223 cases. Am J Surg Pathol 1989 ; 13 : 640-658.
35) Chamberlain MH, Taggart DP : Solitary fibrous tumor associated with hypoglycemia : an example of the Doege-Potter syndrome. J Thorac Cardiovasc Surg 2000 ; 119 : 185-187.
36) Mendelson DS, Meary E, Buy JN, et al : Localized fibrous pleural mesothelioma : CT findings. Clin Imaging 1991 ; 15 : 105-108.
37) Bonomo L, Feragalli B, Sacco R, et al : Malignant pleural disease. Eur J Radiol 2000 ; 34 : 98-118.
38) Nakamori T, Kosuda S, Kyoto Y, et al : Pseudomesotheliomatous lung cancer mimicking mesothelioma on ^{18}F-FDG PET/CT images : report of 2 cases. Jpn J Radiol 2013 ; 31 : 542-545.
39) Jeung MY, Gangi A, Gasser B, et al : Imaging of chest wall disorders. RadioGraphics 1999 ; 19 : 617-637.
40) Jafri SZ, Roberts JL, Bree RL, Tabor HD : Computed tomography of chest wall masses. RadioGraphics 1989 ; 9 : 51-68.
41) Carter BW, Benveniste MF, Betancourt SL, et al : Imaging evaluation of malignant chest wall neoplasms CT and MRI. RadioGraphics 2016 ; 36 : 1285-1306
42) Nam SJ, Kim S, Lim BJ, et al : Imaging of primary chest wall tumors with radiologic-pathologic correlation. RadioGraphics 2011 ; 31 : 749-770.
43) Tateishi U, Gladish GW, Kusumoto M, et al : Chest wall tumors : radiologic findings and pathologic correlation. RadioGraphics 2003 ; 23 : 1477-1490.
44) Tateishi U, Gladish GW, Kusumoto M, et al : Chest wall tumors: radiologic findings and pathologic correlation. RadioGraphics 2003 ; 23 : 1491-1508.
45) Foran P, Colleran G, Madewell J, O'Sullivan PJ : Imaging of thoracic sarcomas of the chest wall, pleura, and lung. Semin Ultrasound CT MR 2011 ; 32 : 365-376.
46) O'Sullivan P, O'Dwyer H, Flint J, et al : Malignant chest wall neoplasms of bone and cartilage : a pictorial review of CT and MR findings. Br J Radiol 2007 ; 80 : 678-684.
47) Berthoty DP, Shulman HS, Miller HA : Elastofibroma : chest wall pseudotumor. Radiology 1986 ; 160 : 341-342.
48) Schulman H, Newman-Heinman N, Kurtzbart E, et al : Thoracoabdominal peripheral primitive neuroectodermal tumors in childhood : radiological features. Eur Radiol 2000 ; 10 : 1649-1652.
49) Qian X, Kai X, Shaodong L, et al : Radiological and clinicopathological features of PNET. Eur J Radiol 2013 ; 82 : e888-893.
50) Minami M, Kawauchi N, Yoshikawa K, et al : Malignancy associated with chronic empyema : radiologic assessment. Radiology 1991 ; 178 : 417-423.
51) Maeda E, Akahane M, Kiryu S, et al : Spectrum of Epstein-Barr virus-related diseases : a pictorial review. Jpn J Radiol 2009 ; 27 : 4-19.
52) Kim GH, Kim MY, Koo HJ, et al : Primary pulmonary synovial sarcoma in a tertiary referral center : clinical characteristics, CT, and ^{18}F-FDG PET findings with pathologic correlations. Medicine (Baltimore) 2015 ; 94 : e1392.

XI.

胸部外傷

Ikezoe's
CT of the Chest

1. 胸部外傷の診断へのアプローチ

　外傷診療は，通常診療のように患者の主訴に応じて診療を進めるのではなく，防ぎうる外傷死を回避することを目的とし，本邦ではJATEC（外傷初期診療ガイドライン：Japan Advanced Trauma Evaluation and Care）[1]に準じて行われるのが普通である．胸部には肺，心臓，大血管など呼吸循環のための重要な臓器が存在するため，外傷診療におけるABC，すなわちAirway（気道），Breathing（呼吸），Circulation（循環）を脅かす異常が生じやすく，緊急性が高い病態に陥りやすい．具体的には，気道閉塞，フレイルチェスト（flail chest，胸壁動揺），開放性気胸，緊張性気胸，大量血胸，心タンポナーデ，ショックなどにより重篤な事態となりやすいので，早期に診断し治療を開始することが必要とされる．

　実際にはprimary surveyにおいて，身体所見と胸部単純X線写真や超音波検査（FAST：focused assessment with sonography for trauma）といった最低限の画像検査から，上記のような緊急性の高い胸部外傷を診断し，ただちに対応し蘇生を行う．引き続いてsecondary surveyに移り，「切迫するD：dysfunction of CNS」があれば頭部CTが行われ，引き続いて外傷パンスキャンが実施されることとなる．現在，多くの臨床の現場において多列検出器型CT（multi-detector CT：MDCT，マルチスライスCT）が運用され，短時間に広範囲，詳細に観察することが可能となった．また任意な方向の画像であるMPR（multiplanar reconstruction）作成も比較的容易にできるようになり，外傷による解剖構造の複雑な変化を正確に把握できるようになってきている．

　外傷初期診療ガイドラインでは，この外傷パンスキャンの読影も3段階読影法となっており，第1段階は超音波検査のFASTになぞってFACT（focused assessment with CT for trauma）とよばれている．FACTでは短時間（患者がCT寝台からストレッチャーに移乗するまでの3分間）で緊急処置を必要とする損傷の把握を行う．具体的には胸部の場合は，大動脈損傷，縦隔血腫，広範な肺挫傷，血気胸，心嚢血腫，胸椎の骨折や周囲出血があげられる．第2段階では，迅速な処置が求められる損傷，すなわち活動性出血の検索が重要となる．胸部においてはfree spaceである胸腔へ広がるextravasationは短時間で循環不全をきたす可能性がある危険な出血と予想できるため，バイタルサインの顕在化前に指摘する必要がある．また，大量肺内出血も注意する必要がある．そして第3段階は，患者の状態が安定した後，見落としがないか丁寧に読影することを指す．

　一方，欧米では鈍的外傷に対するシステマチックな画像対応としてThe National Emergency X-ray Utilization Study（NEXUS）が以前から提示されてきたが，最近，胸部外傷に対するアルゴリズムも提示され，胸部単純X線写真や胸部CTの適応が示されている[2]．しかし，その評価はまだ定まっていない．

2. 胸部外傷

a. 気胸 pneumothorax

　気胸は，胸腔内の空気の貯留と定義づけられるが，外傷時は肋骨や胸骨などの骨性胸郭の骨折に伴う肺実質の損傷，臓側胸膜の損傷によって生じることが多い．鈍的胸部外傷患者のうち30〜40％に認められる[3]．そのチェックは単純X線写真の重要な役目であるが，見逃され放置あるいは挿管管理，陽圧管理となると緊張性気胸に進み，重篤な状態を招くこともあるので注意を要する．

　気胸の診断は臓側胸膜を見い出すことにある．胸腔内に漏れ出た空気は，立位では胸腔の肺尖部に溜まるために臓側胸膜の陰影を見い出すことは容易だが，外傷患者ではしばしば臥位ポータブル撮影が実施され，横隔膜周辺から前胸部が最も高い部位となる．よって気胸を示すX線所見は立位の所見とは大きく異なる(BOX 11-1)．たとえ十分な注意を払っても，背臥位にて気胸の診断が可能となるには，胸腔内に200〜400 mL以上の空気貯留がある場合に限られるため[4]，ポータブル写真では気胸症例の3割が見落とされる危険がある(occult pneumoconcy)．このため気胸が疑われる場合には積極的に decubitus film や cross-table lateral film，そして CT を付加すべきである(図 11-1)．

　CT による気胸の診断は容易で，単純X線写真と同様，臓側胸膜を見い出せばよい．ただし，縦隔気腫や心嚢気腫と確実に鑑別すべきである．特に縦隔気腫が骨性胸壁と壁側胸膜の間に進展した extrapleural air collection with detachment of parietal pleura を気胸と見間違わないようにする必要がある[5](図 11-2, BOX 11-2).

> **BOX 11-1** 臥位単純X線写真における気胸の所見
>
> 1) 胸腔内側部(medial recess)，肺下部(subpulmonic recess)に入り込んだ空気による心陰影，大動脈陰影，横隔膜の明瞭化．
> 2) 緊張性気胸に伴う肺下部(subpulmonic recess)の開大による deep sulcus sign あるいは bacilar hyporluconcy
> 3) 胸腔前部(anterior recess)の空気による一側肺の透過性亢進
> 4) 緊張性気胸に伴う縦隔の偏位などである(ただし，両側性緊張性気胸では偏位しないことがある)．

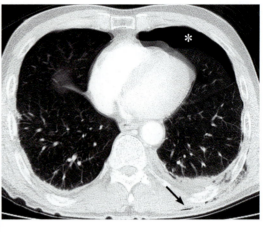

図 11-1 60歳台男性　両側肋骨骨折，左気胸
A：臥位ポータブルX線写真，B：単純CT　臥位ポータブル写真(A)では左右複数の肋骨骨折を認める(→)．左肋骨横隔膜角付近に臓側胸膜と思われる上下に走行する線状影を認め，小さな気胸が疑われるものの確定できない(▶)．こうした疑わしい症例ではCTが有効である．CT(B)では胸腔内のanterior recessに空気の貯留(∗)を認める．この部分の空気を臥位ポータブル写真で認識するのは難しい．CTではさらに胸壁内に皮下気腫を認める(→)．

> **BOX 11-2** extrapleural air collection with detachment of parietal pleura と気胸との鑑別点
>
> 1) 立位から臥位に体位を変えても分布が変化しないこと．
> 2) CTでは背側や荷重部の分布をとることがある．気胸は通常，非荷重部に分布する．
> 3) 異常ガス像内に線状構造やネットワーク構造物が介在することが多い．壁側胸膜外の軟部組織に分け入った空気が線維組織を解離させるために生じたものと考えられる．
> 4) CTの連続画像で観察すると，この異常ガス像と縦隔内空気との連続性が確認できる．

b. 血胸 hemothorax

　血胸も鈍的外傷患者の約半数でみられる頻度の高い所見である．出血源も肺実質，胸壁，大血管，心臓，横隔膜損傷に伴う腹部臓器とさまざまであるが，肋間動脈や鎖骨下動脈，内胸動脈などの動脈性出血は早期に大量出血につながり注意を要する．また胸腔はfree spaceで，本来陰圧であるため大量出血を招きやすい傾向がある．1000 mL以上の出血が急速に起こると，循環血液量減少と胸腔内圧上昇に伴う静脈還流量の減少が生し，循環不全に陥るため，血胸の量や変化に関して注意を払うべきである．血胸に対する開胸術の適応は，1) 胸腔ドレナージ施行時1000 mL以上の血液を吸引，2) 胸腔ドレナージ開始後1時間で1500 mL以上の血液を吸引，3) 2〜4時間で200 mL/時以上の出血の持続，4) 持続する輸血が必

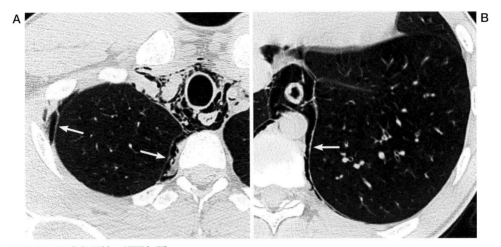

図 11-2　20 歳台男性　縦隔気腫
A, B：**単純 CT**　縦隔気腫が骨性胸壁と壁側胸膜間に進展し，壁側胸膜を浮きあげるとあたかも気胸のように壁側胸膜が hair line として認められる．しかし気胸ではないので胸腔ドレナージの対象にはならない．分布が背側にもあること，縦隔内気腫との連続性があることなどから鑑別できる（→）（BOX 11-2 参照）．

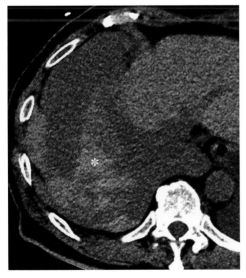

図 11-3　70 歳台男性　血胸
単純 CT　右胸腔内に中等量の胸水を認めるが，その背側部に凝固した血液成分が高吸収域として見い出され（＊），血胸であることがわかる．

要とされる場合があげられている[6]．

　立位の単純 X 線写真では肋骨横隔膜角の鈍化として容易に診断できるが，それでも 300 mL 以上の胸腔内出血が必要である．臥位ポータブル写真では胸水と同様に背側に一層となって存在するためにしばしば見逃され，診断は容易ではない（BOX 11-3）．正確な診断と定量的な判断には CT が欠かせない．少量の血胸では，CT が撮像されて初めてその存在に気づくことがしばしばある．さらに CT では凝固した血液の固形成分が高吸収域（50〜90HU）として胸腔内荷重部に見い出されることがあり，血胸という特異的診断につながる（図 11-3）．

> **BOX 11-3** 臥位ポータブル写真の血胸, 胸水所見
>
> - 患側肺野の透過性低下
> - 肋骨横隔膜角の鈍化
> - 肺底部血管影の不鮮明化
> - 横隔膜上縁の不鮮明化
> - apical cap
> - minor fissure の肥厚

c. 胸部大動脈損傷 aortic injury

外傷性胸部大動脈損傷患者の大部分(80〜90%)は現場で即死し,残りの生存者の死亡率も高く,30%が6時間以内に,40〜50%が24時間以内に,そして90%が4か月以内に亡くなるとされている.よって救命のためには早期発見と手術が必要となる.

損傷部位は大動脈弓・下行大動脈移行部である峡部が最も多い(80〜90%).これは大動脈の可動部から固定部に移行するため shearing stress (剪断外力)が最も強くなるためと考えられている.その他の好発部位は上行大動脈(5〜9%),横隔膜部(1〜3%)である[7].

単純X線所見(BOX 11-4)は上縦隔拡大など縦隔血腫を反映した所見であり,特異性は高くなく,また血腫が存在しない場合は画像所見が得られないため検出できない.CTでは縦隔血腫に加えて,直接所見として仮性大動脈瘤や造影剤の血管外漏出像,大動脈壁の不整像,intimal flap などを呈する.特に大動脈峡部すなわち左主気管支レベルや左肺動脈レベルにおいての観察が重要となり,紡錘状の拡張所見を検出するために大動脈の走行に平行な斜矢状断面の MPR による観察が必要となる(図11-4).また,縦隔血腫が存在しない場合には遺残動脈管索を鑑別しなければならない.造影CTのスクリーニング検査としての有用性は高く[8],現在のMDCTによる診断では感度は95%以上,陰性的中率はほぼ100%である.よってヘリカルCTにて胸部大動脈損傷の直接所見と縦隔血腫があれば,さらなる検査をすることなくステントグラフト内挿術や開胸修復術に進むべきである.またヘリカルCTが陰性であるなら,胸部大動脈損傷は除外できる.血管撮影の必要性は上記以外のヘリカルCTにて不確実な判断しかできなかった場合に限られることとなる[9].

d. 気管気管支損傷 tracheobronchial tear

気管気管支損傷の多くは穿通性損傷であり,鈍的損傷の場合は高エネルギー損傷で起こりえるが頻度はわずかに1.5〜3%と少ない.この場合,上部骨性胸郭の骨折など他の損傷を合併していることが多い.鈍的損傷の場合は解剖学的には固定されている気管と比較的自由に動く肺実質との間に剪断外力が強く加わりやすいため,損傷部位は80%が気管分岐部から2.5 cm以内であり,特に右主気管支が最も多い傾向にある.しばしば初回検査で見逃され,後で気づかれることも多い.遷延する縦隔気腫,気胸,無気肺を認めた場合は気管気管支損傷を疑う必要がある.

画像所見は,難治性の大きな気胸,縦隔気腫,皮下気腫,気管支壁の変形や不連続性(図

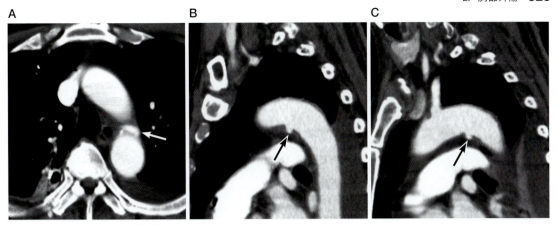

図 11-4　60 歳台男性　大動脈損傷
A：造影 CT, B, C 造影 CT MPR 矢状断像　造影 CT 横断像(A)では大動脈弓・下行大動脈移行部である峡部に帯状の造影される異常構造物が認められる(→)．MPR 矢状断像(B, C)では峡部から突出する構造物(pseudoaneurysm)を容易に認識することができる(→)．大動脈損傷の典型像であるが，遺残動脈管索との鑑別をしなければならない．周囲に存在する血腫が大動脈損傷を強く支持する所見となる．

BOX 11-4　臥位ポータブル写真の胸部大動脈損傷の所見

- 縦隔の拡大(>8 cm，左鎖骨下動脈起始レベル)
- aortic knob の不鮮明化
- AP window の不明瞭化
- 気管の右方偏位
- 経鼻胃管の右方偏位
- apical cap
- 左主気管支の下方偏位
- 下行大動脈の不明瞭化
- 左血胸
- 傍脊椎線の拡大
- 傍気管線の拡大
- 第 1，第 2 肋骨骨折

11-5)，挿管チューブのカフの異常形態(著明な拡張や位置異常)，末梢肺の異常などであり，単純 X 線写真より CT の方が検出しやすい．損傷領域末梢肺は無気肺となりやすく，主気管支損傷では，通常の無気肺が肺門に向かって虚脱するのと異なり，虚脱した肺が縦隔より離れて後側方にたれて下垂する(fallen lung sign)[10]．

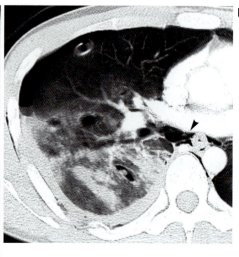

図11-5　20歳台男性　気管支損傷
A：臥位ポータブルX線写真，B：単純CT　臥位ポータブル写真（A）ではすでに右胸腔ドレナージチューブが挿入されている（→）．右肺の透過性が低下しているのは，右血気胸と肺実質損傷による．著明な縦隔気腫が認められる．単純CT（B）では右中葉枝中枢側の描出は不鮮明となっており，その近傍の縦隔側には縦隔気腫が認められる（▶）．

e. 肺実質損傷

　肺挫傷の病態は，肺毛細管構造の断裂や破壊による肺間質あるいは肺胞内出血，浮腫，そして微小無気肺で，CTでは鈍的外傷後すぐに受傷部位と関連する非区域性の境界不鮮明な斑状，びまん性のコンソリデーション（consolidation，浸潤影）として，軽ければすりガラス影として描出されるが，受傷部位と対側，いわゆる"contre-coup"にも生じうる．単純X線写真では受傷時，明らかな異常陰影を描出されないことがあるが，受傷数時間以内に顕在化することが多い．通常3, 4日〜2週間以内に消失する[11]（図11-6）．

　肺裂傷すなわち肺実質の亀裂で，いくつかのメカニズムが提示されている．肺と中枢気道系が圧排されることで中央部分に大きな亀裂が生じる場合，下葉が脊椎との間でねじれ，絞られるように損傷する場合，肺末梢にみられ気胸を伴いやすい肋骨が穿通する場合，また既存の胸膜癒着部分がはがされるように損傷する場合などがあげられている[12]．この裂傷部分に血液が満たせば円形の血腫になるし，空気が満たせばair cystやpneumatoceleが形成され，両者が存在すればair-fluid levelが形成される．肺裂傷は経時的にはtraumatic pneumatoceleとなったり，血腫が縮小し結節となることがある．

　CTは単純X線写真と比較して，肺実質損傷の検出率が極めて高い．しかし，臨床的に意義の少ない病変まで描出する傾向がある[13]．

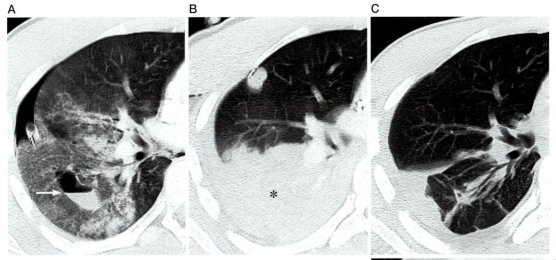
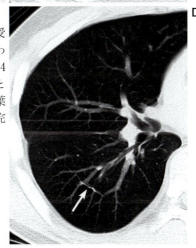

図11-6 10歳台男性 交通外傷に伴う肺実質損傷
単純CT A：第1病日，B：第4病日，C：1か月後，D：2か月後 受傷当日のCT（A）では広汎にすりガラス影が広がっており，肺挫傷が疑われる．右下葉にはair-fluid level（→）を有する肺裂傷が認められる．第4病日（B）にはすりガラス影の大半は改善しており，肺挫傷であったものと考えられる．右下葉は無気肺となっている（＊）．1か月後（C）には右下葉の含気が回復し，裂傷部分は小さくなっている．2か月後（D）にはほぼ完全に治っており，肺裂傷部は線状影となっている（→）．

f. 横隔膜損傷

　横隔膜損傷は全鈍的外傷の0.8〜8％に認められる．左右差があり，左横隔膜が右側に比べて3倍くらい多い．損傷は横隔膜の後外側部10 cmを越える大きなものが多く，内臓の逸脱は32〜58％に生じ，特に胃の脱出が最頻である．また横隔膜損傷時には腹腔内臓器損傷を伴うことが多く，特に右側横隔膜損傷では肝損傷を合併しやすい．単純X線写真は77％に異常を認めるものの，非特異的であり見逃されることも多い．こうした場合，遅発性の横隔膜ヘルニアが生じることがあり，その死亡率は30％と高いので，初回の検査で発見し外科的治療を施すことが重要である．

　胸部単純X線写真の所見は，横隔膜挙上（通常，横隔膜は左側が低位に位置するので，左側横隔膜が右側と比較し4 cm以上高位の場合は横隔膜損傷を疑う所見となる），横隔膜不鮮明化，左胸腔内消化管ガス像，胃管の位置異常，縦隔の偏位などがあげられるが，外傷に合併する無気肺や，胸水，肺挫傷などが診断を困難とすることがしばしばある．また，右側損傷では肝臓の存在によりヘルニアの合併が少なく，単純X線写真では指摘されない可能

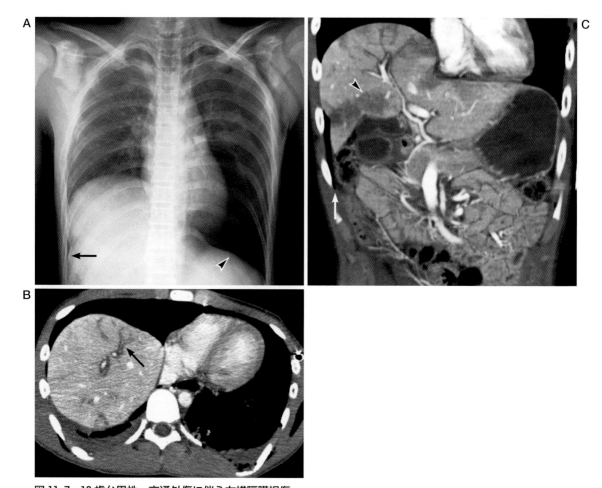

図11-7 10歳台男性 交通外傷に伴う右横隔膜損傷
A：臥位ポータブルX線写真, B：造影CT, C：造影CT MPR冠状断像　臥位ポータブル写真(A)では右横隔膜の挙上が認められる．左右肩甲骨，複数の肋骨に骨折を認め，右 deep sulcus sign(→)があり，右気胸が疑われ，左血気胸もみられる(▶)．造影CT(B)では肝内には血管周囲に造影効果の低い領域が存在する(→)．MPR冠状断像(C)では，肝臓が不自然に胸腔内へ突出しており，横隔膜損傷が疑われる．肝臓がヘルニア門となる横隔膜によって絞扼されている部位は低吸収域の造影不良域として描出されている(collar sign, ▶)．またCTでも右 deep sulcus sign がみられる(→)．

性もある．

　CTでは，横隔膜の不連続性，腹腔脂肪や腸管，腹部臓器のヘルニア，"collar sign"（腹腔内臓器が胸腔内に脱出する際，臓器がヘルニア門となる横隔膜によって絞扼されている状態）[14]，"dependent viscera sign"（脱出した腹部臓器腸管が後方肋骨に直接接する状況），横隔膜周囲の出血などで，さらに血胸，腹腔内出血，気胸，気腹などが合併することがある[15]．MPRによる冠状断・矢状断の観察は直接ヘルニア門を描出することがしばしばあり，有効である（図11-7）．

g. 肋骨骨折　rib fracture

　骨性胸郭損傷のなかで最も多く，鈍的胸部外傷患者の約60％，交通事故では2/3の患者に発生する．骨折の部位により合併する損傷を考慮する必要がある．第1～3肋骨の上位肋骨は，肩関節領域の骨構造や筋肉によって保護されるために骨折の頻度は低いものの，認めた場合は強い外力（高エネルギー）の関与が疑われ，特に高齢者では大動脈損傷や気道損傷の除外を注意深く行う必要がある．また，腕神経叢や鎖骨下動静脈損傷が認めることがある．第4～8肋骨は比較的骨折の頻度が高い部位である．また第9～12肋骨といった下位肋骨骨折では，右側の骨折では肝損傷が，左側では脾損傷や横隔膜損傷の合併があるので，これら臓器の評価が必要となる．

　さらに一般的な合併症として気胸，血胸，肺挫傷，皮下気腫，flail chestなどがあげられる．flail chestの診断には胸郭の奇異性運動の確認が必要であるが，5本以上連続する肋骨骨折や3か所以上に分割される肋骨骨折（たとえば1つの肋骨で2か所の骨折があると3つの部分に分割される）では注意を喚起すべきである（図11-8）．

　肋骨骨折の診断はポータブル写真でも可能ではあるが，20％しか検出できないともいわれる．CTでは骨条件の薄いスライス厚の画像をpagingしながら観察すると骨折は見つけやすいし，MPR像やVR（volume rendering）像では骨折部位を把握しやすい．また，CT像では骨周囲の血腫を見い出すことによって微細な骨折を見い出すことがあり，有用である[16,17]．

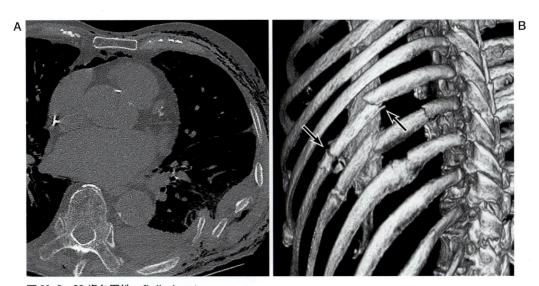

図11-8　90歳台男性　flail chest
A：単純CT（骨条件），B：volume rendering像　単純CT（A）では複数レベルで肋骨骨折がみられ，正常の骨性胸郭の並びが失われ，いくつかの骨片が内側にシフトしている．volume rendering像（B）では骨折の位置を把握しやすい．同一肋骨において2か所の骨折があり（→），3つの部分に分割される箇所もみられる．

h. 脊椎骨折　thoracic fracture

胸椎損傷の多くは胸郭形成に関わっていない胸腰椎移行部に好発する．椎体前方成分に生じやすい圧迫骨折は安定性がよいが，一方，後方成分にまで及ぶ粉砕骨折(burst fracture)は不安定性となりやすい．胸椎損傷は神経症状を伴いやすいが，多発外傷によって意識レベルが低下した場合は神経学的評価が困難となり見つけにくくなる．また胸椎損傷は，ポータブル写真では不鮮明なことも多いため，疑われた場合CTによる評価を選択すべきである[18]．さらに積極的に矢状断MPR像による観察を加えるべきであり，脊髄の評価も必要である場合，MRIの適応についても検討すべきである．

i. 胸骨骨折

胸骨骨折は鈍的外傷患者の8%に，胸部外傷患者のうち多発外傷がある場合18%に認められる[19,20]．交通事故では3点式シートベルト装着者やハンドル損傷でよくみられ，胸骨柄と胸骨体の連結部分(胸骨角)から2cm以内の水平骨折として認められることが多い[21]．

胸骨骨折では前縦隔血腫が形成されることが多く，大動脈損傷との鑑別が必要となる．また心外傷の合併も報告されている．しかし，胸骨骨折自体はあまり予後と関連しないことが多く，近年その臨床的重要度は再評価されつつある[22]．

胸骨骨折は単純X線写真側面像でも診断可能なことがあるが，胸骨自体の同定も困難な不満足な画像になることが多いため，当外傷が疑われた場合はCTが望ましい．この場合も横断像では診断が難しい場合があり，矢状断像や冠状断像のMPR像が有用となる[23](図11-9)．

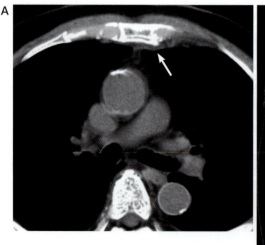 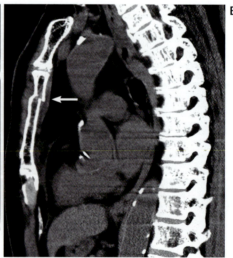

図11-9　80歳台男性　胸骨骨折
A：単純CT，B：単純CT MPR矢状断像　転倒後胸痛が続き受診．CT横断像(A)では胸骨背側の皮質が二重に描出され，その後方に血腫と思われる軟部陰影を認める(→)．単純CT MPR矢状断像(B)では，胸骨体の水平骨折が明瞭に描出され，胸骨後方に血腫を認める(→)．

j. 食道損傷

鈍的外傷にて食道損傷が起こる頻度は約1％で，穿通性損傷や医原性損傷で起こることの方がはるかに多い．鈍的外傷による食道損傷の82％は頸部および上部胸部食道で起こり，胸骨と脊椎に挟まれることで生じると考えられている[24]．また，胃食道移行部直上でも生じやすい．食道損傷は縦隔炎へと移行し予後不良となるため，早期診断が重要となる．

胸部単純X線写真では左気胸，縦隔気腫，皮下気腫，左胸水，左下葉無気肺，"Naclerio's V sign"（下行大動脈あるいは左脊椎傍線に沿う線状の透亮像と左横隔膜に沿う線状透亮像が形成するV字のこと）などで，非特異的で診断は容易ではない．CTでも画像所見は単純X線写真と同様であるが，特に食道周囲の異常ガス像や液体貯留や血腫を見出すことが診断に重要である．

文 献

1) 日本外傷学会・日本救急医学会・監修：外傷初期診療ガイドライン 改訂第5版．へるす出版，2016．
2) Rodriguez RM, Hendey GW, Mower WR : Selective chest imaging for blunt trauma patients : the national emergency X-ray utilization studies (NEXUS-chest algorithm). Am J Emerg Med 2017 ; 35 : 164-170.
3) Sariego J, Brown JL, Matsumoto T, et al : Predictors of pulmonary complications in blunt chest trauma. Int Surg 1993 ; 78 : 320-323.
4) Rhea JT, Novelline RA, Lawrason J, et al : The frequency and significance of thoracic injury detected on abdominal CT scans of multiple trauma patients. J Trauma 1989 ; 29 : 502-505.
5) Kurihara Y, Nakajima Y, Niimi H, et al : Extrapleural air collections mimicking pneumothorax : helical CT finding. J Comput Assist Tomogr 1997 ; 21 : 771-772.
6) 日本外傷学会・日本救急医学会・監修：外傷初期診療ガイドライン 改訂第5版．へるす出版，2016 ; 80．
7) Petal NH, Stephens KE, Mirvis AE, et al : Imaging of acute thoracic aortic injury due to blunt trauma : a review. Radiology 1998 ; 209 : 335-348.
8) Dyer DS, Moore EE, Ilke DN, et al : Thoracic aorta injury : How predictive is mechanism and is chest computed tomography a reliable screening tool : a prospective study of 1,561 patients. J Trauma 2000 ; 48 : 673-683.
9) O'Conor CE : Diagnosing traumatic rupture of the thoracic aorta in the emergency department. Emerg Med J 2004 ; 21 : 414-419.
10) Tack D, Defrance P, Delcour C, et al : The CT fallen-lung sign. Eur Radiol 2000 ; 10 : 719-721.
11) Wanek S, Mayberry JC : Blunt thoracic trauma : flail chest, pulmonary contusion, and blast injury. Crit Care Clin 2004 ; 20 : 71-81.
12) Wagner RB, Crawford WO, Schimpf PP : Classification of parencymal injuries of the lung. Radiology 1988 ; 167 : 77-82.
13) Deunk J, Poels TC, Brink M, et al : The clinical outcome of occult pulmonary contusion on multi-detector-row computed tomography in blunt trauma patients. J Trauma 2010 ; 68 : 387-394.
14) Bergin D, Ennis R, Keogh C, et al : The "dependent viscera" sign in CT diagnosis of blunt traumatic diaphragmatic rupture. AJR Am J Roentgenol 2001 ; 177 : 1137-1140.

15) Murray JG, Caoili E, Gruden JF, et al : Acute rupture of the diaphragm due to blunt trauma : diagnostic sensitivity and specificity. AJR 1996 ; 166 : 1035-1039.
16) 山下寛高, 松本純一, 箕輪良行・他：胸部外傷. 臨床画像 2009 ; 25 : 87-95.
17) Worthy SA, Kang EY, Hartman TE, et al : Diaphragmatic rupture : CT findings in 11 patients. Radiology 1995 ; 194 : 885-888.
18) El-Khoury GY, Whitten CG : Trauma to the upper thoracic spine : anatomy, biomechanics, and unique imaging features. AJR 1993 ; 160 : 95-102.
19) Budd JS : Effect of seat belt legislation on the incidence of sternal fractures seen in the accident department. Br Med J(Clin Res Ed) 1985 ; 291 : 785.
20) Arajarvi E, Santavirta S : Chest injuries sustained in severe traffic accidents by seatbelt wearers. J Trauma 1989 ; 29 : 37.
21) Ben-Menachem Y : Avulsion of innominate artery associated with fracture of the sternum. AJR 1988 ; 150 : 621-622.
22) Perez MR, Rodriguez RM, Baumann BM, et al : Sternal fracture in the age of pan-scan. Injury 2015 ; 46 : 1324-1327.
23) 堅見文枝, 西巻　博, 相馬一亥・他：胸部外傷. 臨床画像 2008 ; 24 : 52-70.
24) Maroney MJ, Mirvis SE, Shanmuganathan K : Esophageal occulusion caused by thoracic spine fracture or dislocation : CT diagnosis. AJR 1996 ; 167 : 714-715.

XII.

先天異常

Ikezoe's
CT of the Chest

1. 先天異常の診断へのアプローチ

　胸部には多くの先天異常が生じるが，その発生は，表 12-1 に示す正常肺の発育過程[1]のどこかで異常が生じたものと考えることができる．種々の発生機序が想定されているが，個々の奇形に巻き込まれる構造の多様性から考えると1つの機序で説明するのは難しく，発生機序や分類に関して一定の確立したものはない[2〜7]．そこで本章では，鑑別診断や術前評価の観点から，最近のレビュー論文で便宜的に用いられる分類[6〜8]に従って，原始前腸あるいは肺原基由来の発生異常と考えられる気管支肺実質異常(bronchopulmonary anomaly)，第6大動脈弓[9]や静脈原基由来の発生異常である肺血管異常(pulmonary vascular anomaly)，および気管支肺実質と血管の合併異常(combination of bronchopulmonary and vascular anomaly)の3つに分け，その代表的疾患の概要と画像診断について述べる．また，代表的なリンパ系と心膜の奇形については，その他の奇形として最後に記載する．

　先天異常には気管支や肺実質のみ，あるいは血管のみの異常もみられるが，両者が合併することも多く，また同一疾患であっても非典型的な複雑な奇形を示す症例が少なくない．したがって，先天異常の症例の画像診断では，肺を構成するさまざまな成分ごとに異常の有無をチェックする必要がある．確認すべきおもなポイントは，1) 肺実質の異常，2) 気管支の異常，3) 血管系の異常(供給血管，還流静脈)，4) 肺実質病変と気管支，あるいは消化管との交通の有無，5) 合併奇形の有無，などである．

　先天異常では胎児や新生児期に発見されることも多く，これらの症例では胎児超音波検査や胎児 MRI が画像診断の中心となる[6]が，一方で，無症状で経過して成人になり，他の目的で撮影された胸部 X 線写真や CT で偶然に発見される先天異常も少なくない．このような症例では，単純 X 線写真，超音波検査，CT，MRI といった非侵襲的検査法を用いて病変の特徴を捉え，鑑別診断を進めていくが，特に近年の MDCT(multidetector-row CT，マルチスライス CT)技術の進歩は目覚ましく，多くの先天異常において，CT 検査から確定診断に近づく詳細な情報を得ることが可能である．ただ，これらの非侵襲的検査で診断が確定しない症例では，血管造影などの侵襲的検査が必要になる．

　前述したように，肺野に発生する先天異常の診断では肺実質の変化だけでなく，血管や気

表 12-1　肺の発育

時　期	胎　齢	発　育
embryonic	4〜6 週	気管，葉気管支の形成
pseudo-glandular	6〜16 週	終末細気管支までの形成，前細葉肺動脈の形成
canalicular	16〜28 週	細葉およびその血管網の形成，肺小葉の形成
saccular	28〜36 週	間質の菲薄化，肺胞の出現
alveolar	36 週〜8 年	肺胞の発育

(文献 1)より改変)

管支の異常を捉える必要があり，このためには短時間で高画質の薄層連続画像が撮像でき，種々の再構成画像も作成可能なMDCTを用いる．まず，5mm厚程度の通常横断像の肺野条件，縦隔条件で胸部全体の評価を行い，病変の広がりや形，性状，および正常肺との関係の概略を捉える．次に，1～2mmの薄いスライス厚の肺野高分解能CT (high-resdetion CT：HRCT) 像で，病変内の詳細な形態変化を観察し，同時に肺内の気管支，肺動脈，肺静脈を丁寧にトレースすることによって，気管支，血管の異常や病変に関与する血管を捉える．病変内の血管の評価には縦隔条件の薄層造影CTの画像で，病変内部性状の評価に加えて，病変に関与する血管の起始部や走行を同定するとともに，病変と連続する縦隔内の血管構造の異常の有無を確認する．通常，先天異常における異常血管の走行はしばしば不規則であり，連続横断像に加えて，MPR (multiplanar reconstruction) 画像やMIP (maximum intensity projection) 画像，あるいは3次元画像を用いて病変の全体像を正確に評価することが鑑別診断や術前評価として重要になる[10,11]．

MRIはCTと比較して高い組織分解能をもつので，先天異常内の充実成分の詳細な解析が必要な場合，あるいはヨード造影剤禁忌患者やX線被曝を抑えたい患者において血管情報を得たい場合に，CTに追加，あるいは代替検査として用いる[6]．

2. 気管支肺異常 bronchopulmonary anomaly

a. 肺無形成，低形成 pulmonary agenesis, aplasia, or hypoplasia

肺の形成が障害される時期，程度によって，すべての肺構造がまったく形成されないagenesis，気管支の盲端がみられるが気管支末梢や血管，肺実質はみられないaplasia，および肺構造自体に異常はみられないものの数や大きさが減少するhypoplasiaの3つに分けられるが，agenesisとaplasiaは実際的には区別する必要があまりない．片側性の場合もあるが，予後は悪く，成人まで生き延びることはほとんどない．hypoplasiaは通常，肺全体が低形成となり，種々の合併奇形を伴うことが多く，特に肺静脈還流異常を伴う場合は"hypogenetic lung syndrome (scimitar syndrome)"とよばれる．肺無形成の頻度は1万人に1人程度であり，また先天奇形としての肺低形成の発生頻度は1万出生あたり1～2人と報告されている[1,2,12]．肺の無形成や低形成自体は，単純X線写真で一側肺の含気不良や含気減少，胸郭容量の減少などから診断できる場合が多いが，無気肺との鑑別，あるいは気管支や血管の異常を正確に評価するにはCTが必要になる (図12-1)．肺低形成の場合，最も鑑別が問題になるのは幼少期の感染が原因と考えられているSwyer-James症候群であるが，呼気の単純X線写真やCTでのエア・トラッピング (air trapping) の存在が鑑別点になる (BOX 12-1)．

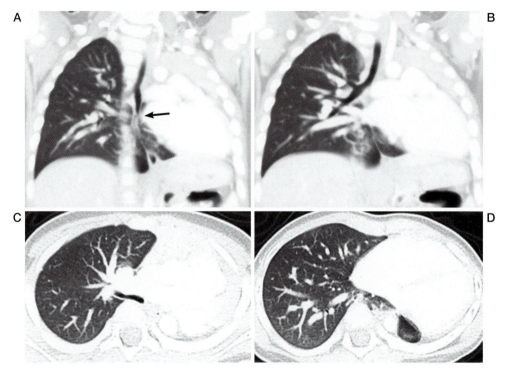

図 12-1　1歳男児　左肺の低形成
A, B：単純 CT 冠状断像（肺野条件），C, D：単純 CT（肺野条件）　単純 CT 冠状断像（A, B）では，左肺底部に通常に比べて小さな肺実質とそれにつながる左気管支（→）を確認できる．左胸腔内は大部分が心陰影にて占められている．

> **BOX 12-1　肺無形成，低形成の特徴**
>
> - agenesis, aplasia, hypoplasia に分ける．
> - agenesis, aplasia は予後悪く，区別する必要なし．
> - hypoplasia に静脈還流異常を伴うものを hypogenetic lung syndrome（scimitar syndrome）とよぶ．
> - Swyer-James 症候群との鑑別は，呼気のエア・トラッピングが鑑別点になる．

b. 気管支原性嚢胞　bronchogenic cyst

　一般的に気管支原性嚢胞は気管気管支系が分岐発育する過程で，その一部が分離し成長が止まって形成されると考えられている．肺分画症と同様に，発育のどの時期に分離が発生するかによって気管支原性嚢胞の局在が決まり，気道の周囲に肺組織がない早期に発生すれば縦隔型気管支原性嚢胞となり，肺組織に囲まれた後期に発生すれば肺野型気管支原性嚢胞となる．75％は縦隔に生じ，25％が肺内に発生するが，まれに心膜，胸膜，横隔膜，頸部，後腹膜などに生じることが報告されている[1,2,13,14]．気管支原性嚢胞は，通常，孤立性の単房性嚢胞で壁は薄く，ほぼ球形の形態を示す．典型的な症例では嚢胞壁に気管支上皮，軟骨，平

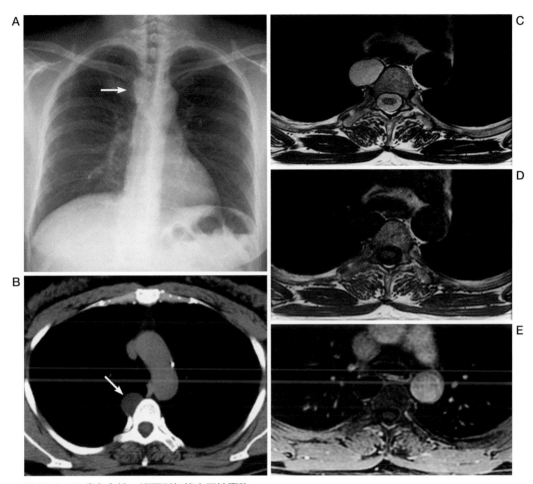

図12-2 40歳台女性 縦隔型気管支原性嚢胞
A：単純X線写真，B：単純CT，C：MRI, T2強調像，D：T1強調像，E：造影T1強調像　単純X線写真(A)では，気管右側に接して境界明瞭な円形腫瘤影が認められる(→)．単純CT(B)では，中縦隔に水成分とほぼ同等の均一なCT値をもった境界明瞭な腫瘤を椎体の右側に認める(→)．接する椎体に変化はない．MRI, T2強調像(C)では均一な高信号，T1強調像(D)では低信号，造影T1強調像(E)では内部に造影効果を認めず嚢胞であることがわかる．

滑筋，あるいは気管支腺などがみられるが，肺内型で感染が合併すると，これらの構造が破壊され，感染性ブラ(bulla)との鑑別が困難となる．

　画像上，明瞭な境界をもった円形の結節ないしは腫瘤影を示し(図12-2)，肺下葉に多い[15]．50%の症例では嚢胞成分は漿液で水に近いCT値を示すが，残りの50%の症例では液体成分に含まれる高い蛋白質濃度やカルシウム濃度を反映して，軟部組織に近いCT値を呈する．しかし，薄壁嚢胞で造影効果がみられないことから通常は軟部腫瘍との鑑別は可能である．また，肺野型気管支原性嚢胞の75%の症例で感染を合併するとされ，感染が生じると気管支との交通が形成され，嚢胞内に空気が入り込む．空気に置換された嚢胞の場合，先天性肺気道奇形(CPAM，後述)との鑑別が問題になるが，気管支原性嚢胞は通常，単房性で，多房性のCPAMとは異なる[2](BOX 12-2)．縦隔型気管支原性嚢胞では気管支との交通はまれであり，辺縁明瞭な縦隔腫瘤影を形成し，中縦隔にみられることが多い(図12-2)．

> **BOX 12-2　気管支原性嚢胞の特徴**
>
> - 縦隔型気管支原性嚢胞（75％），肺野型気管支原性嚢胞（25％）
> - まれに心膜，胸膜，横隔膜，頸部，後腹膜などに生じる．
> - 通常，孤立性の単房性嚢胞．
> - 嚢胞成分は50％で漿液性，50％で蛋白質やカルシウム含む．
> - 肺野型の75％の症例で感染を合併する．
> - 気管支嚢胞は通常，単房性で，CPAMは多房性である．

C．先天性肺気道奇形 congenital pulmonary airway malformation：CPAM

　過去には，congenital cystic adenomatoid malformation（CCAM）とよばれていたが，"adenomatoid"という語が適切ではないことから，最近は，名称がcongenital pulmonary airway malformation（CPAM）と変わりつつある[6,7,16]．嚢胞は通常，正常気管支と交通し，血管支配は肺循環である．大部分が5歳までに発見されるが，時に成人発見例がみられる[17]．CPAMの発生頻度は，25,000～35,000出生に1人程度と考えられている[2]．

　CPAMは臨床的，病理学的に，0～4の5型に分類され，過去のCCAM分類のⅠ～Ⅲ型は1～3に相当する．0型は極めてまれとされ，気管，気管支由来と考えられている．粘液腺や軟骨形成を伴う5mm程度の嚢胞病変が，両肺全体に及んでおり生存は不可能とされる．1型はCPAMの50～65％を占め，気管支，細気管支由来とされ，病変部はおもに周囲を小さな嚢胞で囲まれた直径2cm以上の大型の嚢胞からなる．末梢肺組織は正常である．通常，合併奇形はない．2型は，10～15％を占め，細気管支由来とされ，線毛のある細気管支上皮をもつ0.5～2cm以下の小型の嚢胞が均一に存在するタイプで，正常な肺実質成分が混在する場合もある．軟骨は認めない．このタイプは腎臓や心臓の合併奇形が多いとされる．3型は，5％程度の頻度といわれ，肺胞由来とされ腺腫様構造を特徴とし，肉眼的には充実成分様にみえるが，0.5cm以下の微小嚢胞で形成されている．4型は10～15％程度の頻度といわれ，遠位細葉由来とされ，肺葉末梢または一葉を占める極めて大きな薄壁の嚢胞を形成する[12]．

　画像所見は病変の程度やタイプによってさまざまであるが[6,18]，1型，2型，4型では含気のある，時にはair-fluid levelをもつ多房性嚢胞病変として，3型では塊状の腫瘤として描出される．先天性に生じた肺内の腫瘤あるいは嚢胞性病変の鑑別診断としては，気管支原性嚢胞，CPAM，肺分画症，neonatal lobar hyperinflationがあげられる[19,20]．まれにCPAMの年長児や成人の報告例があり，CTでは1型が多く，2cmを超える嚢胞を含む薄壁の多房性嚢胞腫瘤として捉えられるとされる（図12-3）[17,21,22]．1型は"mucinous bronchoalveolar carcinoma"への悪性転換が報告されており，2型でもrabdomyosarcomaへの悪性転換の可能性や，3型ではpulmonary blastomaの除外が困難であり，無症候性の新生児においても外科切除が望まれる[23]（BOX 12-3）．

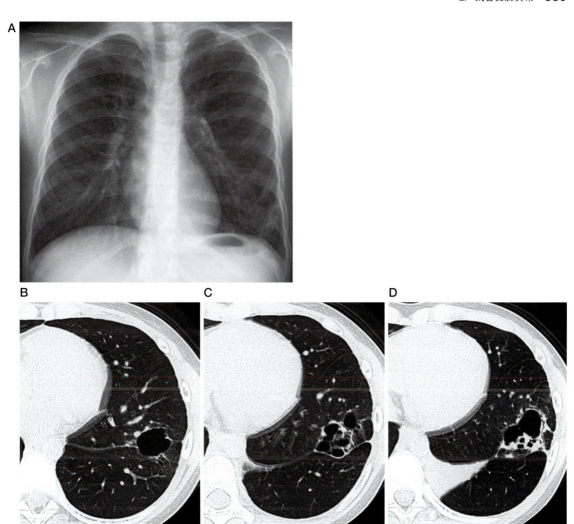

図12-3 8歳女児 CPAM
A：単純X線写真，B〜D：単純CT(肺野条件) 単純X線写真(A)では右下肺野に網状影や索状影，すりガラス影を認める．単純CT(B〜D)では左下葉に小囊胞や，部分的に肥厚した壁を伴った比較的大きな囊胞病変を認める．手術でCPAMと確認された．

BOX 12-3　先天性肺気道奇形(CPAM)の特徴

- 0型(まれ)：気管，気管支由来
- 1型(50〜65%)：気管支，細気管支由来
- 2型(10〜15%)：細気管支由来．腎臓や心臓の合併奇形が多い．
- 3型(5%)：肺胞管由来
- 4型(10〜15%)：遠位細葉由来
- 画像上，1型，2型，4型では含気のある多房性囊胞病変，3型では塊状の腫瘤としてみられる．
- 悪性転換の報告があり，無症状でも外科切除を行う．

d. Neonatal lobar hyperinflation(congenital lobar emphysema)

　Neonatal lobar hyperinflation は，そのほとんどが呼吸促迫症状で発見される新生児期の疾患で，従来"congenital lobar emphysema"とよばれてきたが，組織学的にみると破壊性の肺気腫変化が生じていない場合も多く，最近では気道狭窄に伴う過膨張が本体と考えて"neonatal lobar hyperinflation"とよぶことが多い．15～50％の症例で心奇形が合併し，男女比は3：1で男性に多く，発生部位は左上葉(43％)，右中葉(32％)，右上葉(20％)が多く，下葉はまれとされる[1]．通常，片側性であるが，20％に両側性も認める[24]．気道狭窄の原因として，1) 異常血管や縦隔腫瘤による壁外性の圧迫，2) 軟骨欠損などの気管支壁の異常，3) 粘膜ヒダや気管支狭窄などの壁内性の変化が考えられている．単純X線写真で片側性の過膨張がみられ，同側の横隔膜は下降し，縦隔構造は反対側に偏位する[19,20]．エア・トラッピングがあるために，呼気写真で縦隔が反対側により偏位し，吸気写真で正中方向に戻る．また，数が減少しているものの過膨張肺の中に肺血管が存在することが，肺囊胞や気胸との鑑別のうえで重要である(BOX 12-4)．

e. 気管支閉鎖症　bronchial atresia

　葉気管支，区域気管支，あるいは亜区域気管支が先天的に閉鎖する異常で，左上葉の後上区域枝(B^{1+2})が最も多い．右上葉や中葉の区域枝がこれに続くが，下葉はまれである．ほとんどの症例で無症状である．発生機序は，1) 気管支原基先端が分離して発育を続けたためか，2) 気管支動脈の虚血によって気管支が限局的に閉塞したもの，と考えられている[6]．閉塞部位より末梢の気管支や肺組織はほぼ正常であるのが特徴である．隣接する正常肺組織からの側副換気によって含気は保たれているが，中枢気管支が閉塞しているためにエア・トラッピングの状態である．また，気管支内には排出されない粘液などが貯留することによって拡張し，粘液栓を形成することが多い(BOX 12-5)．

　単純X線写真やCTで特徴的な，棍棒状，樹枝状，あるいは卵円形の粘液栓がみられることが多く(図 12-4)，またCTで連続性をたどると，この陰影が拡張した気管支に相当することが明らかになり，さらに，その気管支支配領域が正常肺と比べて低吸収域であることから，エア・トラッピングと血流低下があることが診断できる[25] (図 12-4)．エア・トラッピングは呼気CT像を撮像すると，より明瞭になる．気管支内病変でもエア・トラッピングが生じるが，深吸気位での区域性の過膨張は気管支閉鎖症にほぼ特異的と考えられている[1] (BOX 12-5)．

> **BOX 12-4** Neonatal lobar hyperinflation の特徴
>
> - 気道狭窄に伴う過膨張が本体である．
> - 新生児期に呼吸促迫症状で発見される．
> - 心奇形合併（15〜50％）
> - 左上葉（43％），右中葉（32％），右上葉（20％）
> - 両側性（20％）

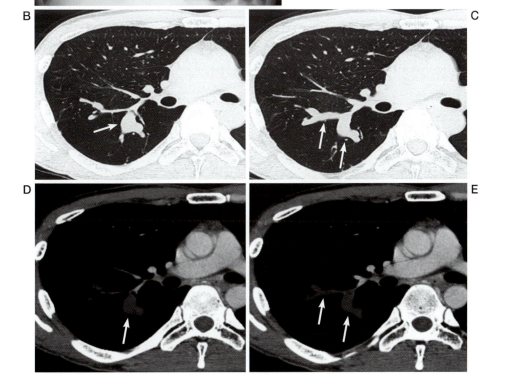

図 12-4　60 歳台男性　気管支閉鎖症
A：単純 X 線写真，B, C：造影 CT（肺野条件），D, E：造影 CT　単純 X 線写真（A）では右肺門に粘液栓とみられる円形の腫瘤影を認める．その周囲および尾側の肺野は低吸収となっている（→）．肺野条件の CT（B, C）では，右上葉 S^2 の領域が低吸収域を示し，内部の気道に相当する部位に棍棒状の陰影がみられる（→）．造影 CT（D, E）では，気道内に充満した粘液が棍棒状の低吸収域として確認できる（→）．

BOX 12-5　気管支閉鎖症の特徴

- 気管支が先天的に閉鎖する.
- 左後上区域に多く,下葉はまれ.
- 通常,無症状.
- 合併奇形はまれ.
- 病変部より末梢の気管支分岐は正常.
- 気管支拡張と粘液栓を形成することが多い.

f. 先天性気管気管支狭窄および拡張

　気管気管支の狭窄あるいは拡張を示す先天奇形には,1)気管軟化症(tracheomalacia),2)気管狭窄症(tracheal stenosis),3)巨大気管気管支症(tracheobronchomegaly, Mounier-Kuhn syndrome)がある(図12-5).気管軟化症自体は後天性であることも多いが,先天性の場合は限局的な気管軟骨の欠損が原因で呼気時の狭窄が特徴である.同様の変化は気管支レベルでも起こりうる.また,気管狭窄症は気管軟骨の形成異常によって,円筒状あるいは漏斗状の気管狭窄を生じる病態である.一方,巨大気管気管支症では,壁内の縦走弾性線維や粘膜筋板の欠損や萎縮によって軟骨部や膜様部が脆弱になり拡張する[26](BOX 12-6).

　これらの病態を診断するには,気管をギャップなく連続CT像として捉えることと,吸気および呼気における気管径の変化を捉えることが必要になる.

g. 先天性気管支分岐異常　anomaly of tracheobronchial branching

　Ghayeらの報告によると気管支鏡や気管支造影の1〜12%に気管支の分岐異常を認めるとある[27].気管気管支の分岐異常には多くの種類があるが,大別すると,1)複数の葉気管支あるいは区域気管支の存在,2)葉気管支あるいは区域気管支の起始部位の異常(図12-6),3)気管支の左右対称分岐,4)気管支憩室,に分けられる[1,27].複数区域気管支の存在,葉気管支や区域気管支の起始部位の異常は比較的頻度が高いが,まれな異常気管支として記載されているのがtracheal bronchusとaccessory cardiac bronchusである.tracheal bronchusは,ほとんどは気管分岐から2cm以内の気管右壁から分岐する異常気管支で(図12-7),肺尖部分をカバーするものが多い.

　まれに右上葉全体をカバーするtracheal bronchusはpig bronchusといわれ,逆に盲端で終わるものは気管憩室とよばれる.tracheal bronchusのみられる頻度は0.1%〜0.2%と報告されている[2].また,右主気管支あるいは中間気管支から内側に分岐する余剰気管支をaccessory cardiac bronchusといい,その頻度も0.1%程度といわれている(図12-8).そのほとんどは臨床的には問題にならないが,外科適応のある症例では,術前に分岐異常を正確に捉えておくと,手術時に無用の混乱を避けることができる(BOX 12-7).

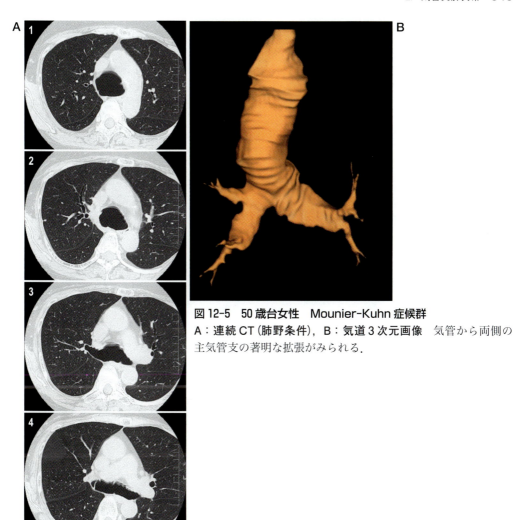

図 12-5　50 歳台女性　Mounier-Kuhn 症候群
A：連続 CT（肺野条件），B：気道 3 次元画像　気管から両側の主気管支の著明な拡張がみられる．

BOX 12-6　先天性気管気管支狭窄および拡張の特徴

- 気管軟化症，気管狭窄症，巨大気管気管支症がある．
- 気管軟化症は気管軟骨の欠損による呼気時の狭窄が特徴．
- 気管狭窄症は気管軟骨の形成異常による気道狭窄．
- 巨大気管気管支症は縦走弾性線維や粘膜筋板の欠損や萎縮による異常拡張．

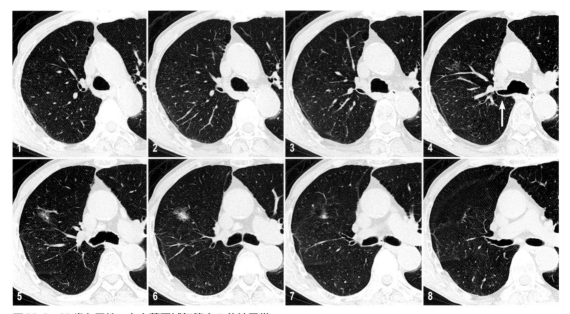

図 12-6 80歳台男性 右上葉区域気管支の分岐異常
連続単純 CT（肺野条件） B^{1+3}（→）は B^2 と離れて，気管分岐レベルから直接分岐している．

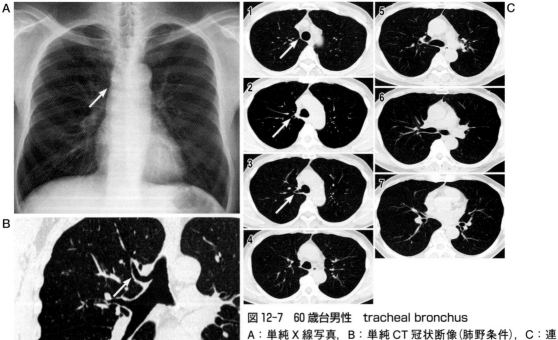

図 12-7 60歳台男性 tracheal bronchus
A：単純 X 線写真，B：単純 CT 冠状断像（肺野条件），C：連続単純 CT（肺野条件） 単純 X 線写真（A）でもよく見ると気管から直接分枝する気道を指摘できる（→）．CT 冠状断像（B）では気管分岐よりも頭側の気管から肺尖方向へ直接分岐する tracheal broncus が指摘できる（→）．CT 横断像（C）にても大動脈弓レベルから順に尾側へ気管を追うと，気管より右肺尖方向へ直接分岐する枝を確認できる（C3，→）．それより尾側の右気管支本幹より残りの B^2，B^3 が分枝している．

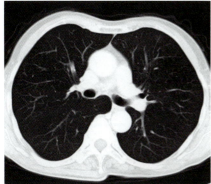
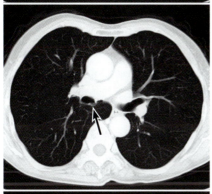
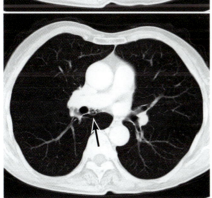

図12-8　60歳台女性　accessory cardiac bronchus
単純CT(肺野条件)　右主気管支内側から小気管支が分岐し(→)，虚脱した小肺領域に流入している．

BOX 12-7　先天性気管支分岐異常の特徴

- tracheal bronchus は気管分岐上方 2 cm 以内から出て右上葉の一部をカバーする．
- 右上葉全体をカバーする tracheal bronchus は pig bronchus という．
- accessory cardiac bronchus は右主気管支あるいは中間気管支から内側に分岐する余剰気管支である．
- 外科手術前に分岐異常を指摘することは術中の混乱を避けるためにも必要．

3. 肺血管異常 pulmonary vascular anomaly

a. 肺動脈欠損症 proximal interruption of pulmonary artery

　左右どちらかの肺動脈の中枢部(縦隔部)が欠損する奇形であるが，肺内の肺動脈はほぼ正常に開存していることが多い．通常，気管支動脈，あるいは大動脈から分岐する異常血管によって肺内の血流は保たれている．ただ，病側の肺は低形成となり，容量が小さくなるのが普通である．欠損は大動脈弓の反対側に認めるため，右肺動脈欠損の頻度が高い．Fallot四徴症や心室中隔欠損などの合併奇形を伴う症例では幼児期に発見される例が多いが，合併奇形がない場合には無症状で経過し，検診で発見されることが多い[28]．画像上，このような症例の単純X線写真では，正常の肺門陰影がなく，多数の側副血行による小血管影がみられる(図12-9 A)．片側の肺野の血管陰影が減少する疾患として，Swyer-James症候群と似た所見を示すが，肺動脈欠損症では気道系には異常はみられないために，Swyer-James症候群と異なって，吸・呼気の単純X線写真あるいはCTでエア・トラッピングを示さない[28] (BOX 12-8)．CTでは肺動脈が起始部あるいは起始部から1cm以内で欠損しているのが明瞭に認識でき，側副血行の評価もできる場合がある[29] (図12-9 B)．大循環からの側副血行路による肺高血圧症，循環量増加や健側の代償性過膨張により，健側または患側の肺野がモザイク状の陰影を呈することもあり，慢性塞栓症による閉塞との鑑別を要する．

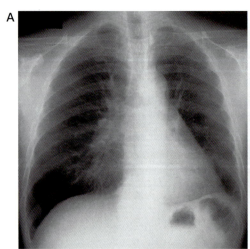
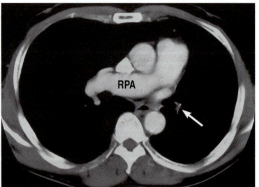

図12-9　70歳台男性　左肺動脈欠損症
A：単純X線写真，B：造影CT　単純X線写真(A)では，左肺動脈本幹がみられず，肺門が小さい．造影CT(B)では，左主気管支背側に左肺動脈中枢部がみられず(→)，右肺動脈(RPA)は著明に拡張している．〔京都市立病院(現 京都第一赤十字病院)放射線科　早川克己先生のご厚意による〕

BOX 12-8 肺動脈欠損症の特徴

- 肺動脈中枢部の欠損
- 肺内肺動脈はほぼ正常．
- 気管支動脈あるいは大動脈分枝より血液供給を受ける．
- 病側肺の低形成
- 気道狭窄はなく，エア・トラッピングがない．

b. 左肺動脈右肺動脈起始症 pulmonary artery sling

　Pulmonary artery sling は，左肺動脈が気管の右側を回って食道と気管の間を左方へ走行し，左肺門に至る奇形である．通常，気管や右主気管支を取り囲むために，生後間もなくから，気道圧迫症状を示すことが多い．まれに，無症状の成人例も報告されている[29]．剖検の50％で気管気管支異常の合併（リング状の気管軟骨による気管の狭窄，右上葉気管支の気管からの直接分岐など）を認める[30]．この疾患は外科治療がよい適応になる．画像上，左肺動脈は正常では左主気管支の上方のスライスで左後方に走行し左肺門に達するが，pulmonary artery sling では連続画像で見ると，気管の右方を回って左肺門に到達する左肺動脈が描出できる（図 12-10）．また，前述のように，気管支の奇形も合併することが多いので，術前に気道の変化も評価しておくことが重要である（BOX 12-9）．

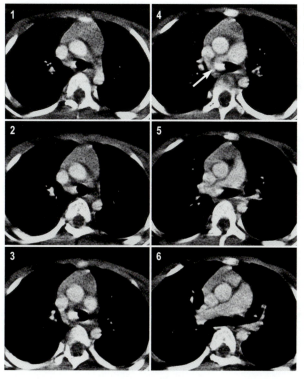

図 12-10　4 歳女児　pulmonary artery sling
連続造影 CT　左肺動脈（→）が気管の右方を回るのがわかる．

> **BOX 12-9** 左肺動脈右肺動脈起始症の特徴
>
> - 左肺動脈が気管の右側を回って食道と気管の間を左方へ走行し，左肺門に至る．
> - 気管が圧迫され，生後すぐに気道圧迫症状を呈する．
> - 50%で気管気管支異常の合併がみられる．
> - 外科的治療の適応

C. 肺底区動脈大動脈起始症　systemic arterial supply to normal basal segments of the lung

　この病態は，かつて Pryce I 型の肺分画症とよばれていたが，分画肺は存在しないことから，現在は独立した肺底区動脈大動脈起始症[31～33]といわれる．過膨張を示すタイプの肺内型分画症との鑑別が問題になる．この疾患は正常の気管支分岐や肺組織，胸膜をもっている下葉の肺底区の一部あるいは全体が，大動脈から分岐する異常血管によって栄養される病態で，左側の頻度が高い．右側に認める場合には異常血管は腹部大動脈から分岐することが多い．CTでは大動脈から分岐する異常血管を捉えるとともに，異常血管と静脈の瘻孔がないこと，異常血管が栄養する肺領域の気管支分岐や肺実質には異常がないこと，同領域の静脈は異常がなく左房に還流することを確認する必要がある（図12-11）．また，気管支肺病変や胸膜病変に伴う後天的な異常血管の肺への流入を否定することも重要である．無症状のこともあるが，多くの患者は喀血，胸痛，繰り返す感染，呼吸困難，うっ血性心不全の症状を呈するため，外科的切除または異常血管のコイル塞栓術などが行われる[34]（BOX 12-10）．

> **BOX 12-10** 肺底区動脈大動脈起始症の特徴
>
> - 分画肺は存在しない．
> - 正常の気管支分岐や肺組織，肺静脈，胸膜をもつ．
> - 左側の頻度が高い．
> - 治療は外科的切除または異常血管のコイル塞栓術．

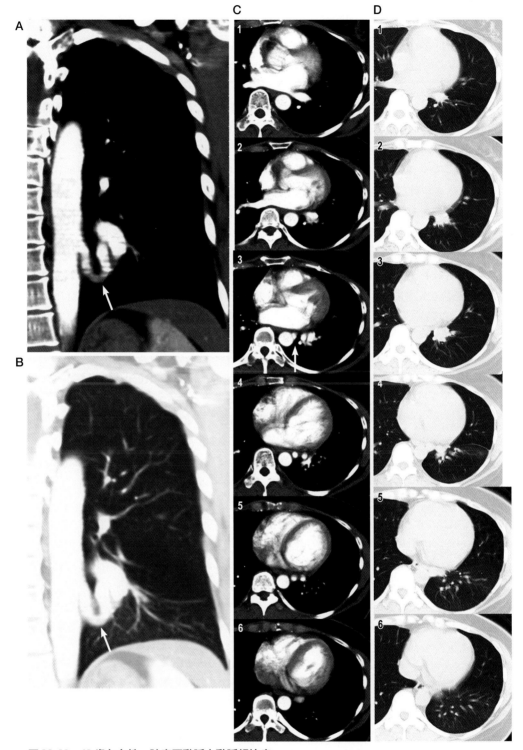

図12-11 40歳台女性 肺底区動脈大動脈起始症
A：造影CT冠状断像，B：造影CT冠状断像（肺野条件），C：連続造影CT，D：連続造影CT（肺野条件） 造影CT冠状断像（A, B）では，左下葉に大動脈から直接分枝する拡張した異常血管を認める（→）．連続造影CT（C）でも大動脈から分枝して（C3, →），蛇行しながら左肺野に分布する拡張した異常血管を指摘できる．造影CT（肺野条件，D）にて左下葉に分画肺は認めない．

d. 部分肺静脈還流異常 partial anomalous pulmonary venous return：PAPVR

部分肺静脈還流異常は，肺静脈の一部が右心系に還流する奇形で，多数のパターンが報告されているが，合流部位によって，1) supracardiac (50％)，2) cardiac (30％)，3) infradiaphragmatic (15％)，4) mixed (5％)，の4つに大きく分けられる[1]．

部分肺静脈還流異常の頻度は，剖検例では0.4％〜0.7％と報告されている[2]．無症状で発見されることも多いが，健側肺の切除後に症状を発現することもあり，肺切除時には注意が必要である．症状がある場合は，心房中隔欠損(ASD)などの合併奇形が原因であることが多い．単純X線写真で異常肺静脈が描出されるが，詳しい奇形の解析にはCTが必要になる．最も頻度の高い部位は左上葉で，異常血管が大動脈弓外側から左腕頭静脈に合流する(図12-12)．左右の下葉静脈の異常合流もみられ，これらの異常肺静脈の合流部位や合流血管の解析には連続CT像に加えて，MDCTから作成されたMPR像や3次元画像が有用である[35] (BOX 12-11)．

e. 肺動静脈奇形 pulmonary arteriovenous malformation：AVM

肺動静脈奇形(AVM)は異常な肺動脈と肺静脈の交通を意味し，35％が多発，10％が両側性といわれる．AVMは拡張した薄壁の血管嚢の集合でできた結節状の部分と，これに流入する拡張した肺動脈，流出する拡張した肺静脈とからなる．AVMをもつ患者の35〜67％は皮膚，粘膜，その他の臓器にもAVMをもち，Rendu-Osler-Weber病(hereditary hemorrhagic telangiectasia)といわれる[12]．

CTにて結節性病変に流入および流出する拡張した血管を捉えれば診断は容易である(図12-13)．ただ，1スライスで流入および流出血管を同定できる場合は少ないので，通常は連続した薄層のCT像が必要になる(図12-13)．さらに，MDCTのデータを用いると，血管と病変の関係が一目でわかるようなMIP像や3次元画像を作ることが可能で，診断上有用である[36] (図12-14)．サイズが大きくなると脳梗塞，脳膿瘍，菌血症，低酸素血症などがみられるため，流入動脈が3 mmを超える症例では，治療として，血管造影を用いた塞栓術が行われることが多い[37] (BOX 12-12)．

3. 肺血管異常

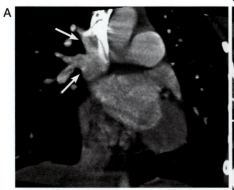
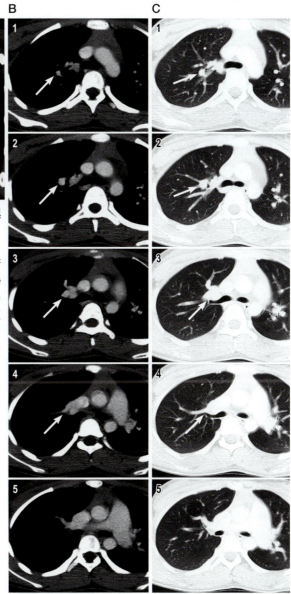

図 12-12 10歳台女性　部分肺静脈還流異常
A：造影 CT 冠状断像，B：連続造影 CT，
C：連続造影 CT（肺野条件）　CT 冠状断像(A)にて，右上葉の静脈の一部が上大静脈に流入するのを認める(→)．縦隔条件の造影 CT 連続画像(B)では動脈と静脈の区別が少しわかりにくいが，肺野条件(C)を合わせることで肺静脈(→)の異常な走行を追うことができる．

BOX 12-11　部分肺静脈還流異常の特徴

- 肺静脈の一部が右心系に還流する奇形．
- supracardiac (50%)，cardiac (30%)，infradiaphragmatic (15%)，mixed (5%)．
- 基本は無症状．健側肺の切除で症状を発現することもある．
- 左上葉の異常静脈が大動脈弓部〜左腕頭静脈に還流する頻度が高い．

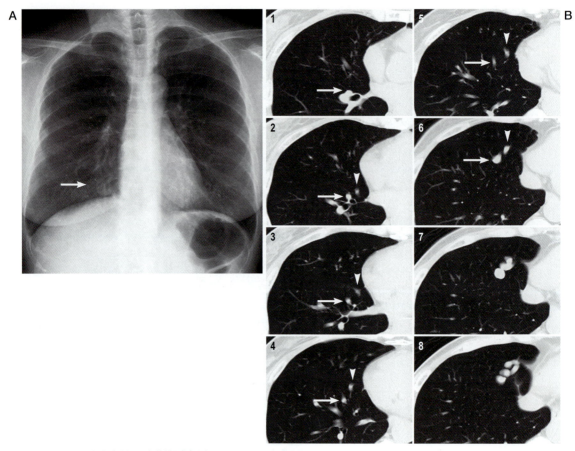

図 12-13　50歳台女性　肺動静脈奇形
A：単純 X 線写真，B：連続造影 CT　単純 X 線写真（A）では，右肺野内側寄りに拡張蛇行する血管とそれに連続する結節影を認める（→）．縦隔条件の連続造影 CT（B）では，拡張した流入肺動脈（→）と，流出する拡張した肺静脈（▶）およびナイダス（nidus）を追うことができる．

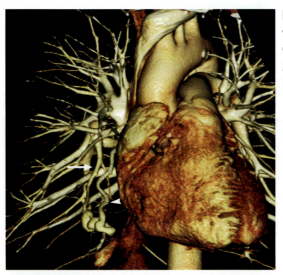

図 12-14　50歳台女性（図 12-13 と同一症例）　肺動静脈奇形
CT 3 次元画像（VR）　3 次元冠状断像を作成するとナイダスに流入する動脈（→）と流出する静脈（▶）の形態が評価しやすい．

BOX 12-12　肺動静脈奇形の特徴

- 結節と拡張した流入・流出血管とからなる.
- 2/3 が単発,1/10 が両側性.
- 35〜67％が他臓器にも動静脈奇形がある.
- ダイナミック CT で結節は血管と同じ動態を示す.
- 流入動脈が 3 mm を超える症例では血管塞栓術で治療する.

f. 縦隔内の血管奇形

　無症状でありながら縦隔内血管の奇形をもつ症例が偶然見つかることがある. これらの奇形自体は外科治療の対象になるものではないので, 非侵襲的検査で正しく診断すべきであり, そのためには血管奇形に対する知識が必要となる(BOX 12-13).

　血管奇形には大きく分けて, 動脈系の奇形と静脈系の奇形の 2 つがある. 動脈系の奇形は, ほとんどが大動脈弓とその分枝に集中している. どのような奇形が発生学的に生じ, それが気管, 食道とどのような位置関係になるかは, 仮説的重複大動脈弓の模式図を考えると理解しやすい[9,38](図 12-15, 表 12-2). これらの奇形のなかで, 左大動脈弓に生じた異常右鎖骨下動脈(図 12-16)は最も頻度の高い奇形で, 200 人に 1 人の割合で存在するといわれている[38]. これと鏡像をなす右大動脈弓から異常左鎖骨下動脈を出す奇形(図 12-17)の頻度も高く, 1000 人に 1 人の割合で, この奇形の 10％は心奇形を合併する. この両者において, 異常な鎖骨下動脈は大動脈から出て食道の後方を走行し, その起始部は通常, 憩室状に拡張しており, 動脈瘤と間違えないようにしなければならない. ほかの奇形はまれだが, 連続するCT 像上で血管をトレースし, 図を考え合わせれば, 診断にそれほどの困難はない.

　静脈系の奇形も発生学的に考えると理解しやすい[39](図 12-18). 無症状の成人に偶然見つかる静脈系の奇形としては, 左上大静脈遺残(persistent left superior vena cava)と奇静脈連結(azygos continuation)があげられる. どちらも血行動態自体には異常は起こらないが, ほかの心奇形を合併することが多いので, この点に留意が必要である. 左上大静脈遺残(図 12-19)は, 左主静脈が退縮しないで残り, 冠静脈洞を通って右房に開口するものである. 奇静脈連結は腎静脈以下の下大静脈と心臓の直接の連結が失われ, 下半身の静脈血が奇静脈を介して還流する奇形で, 奇静脈には著明な拡張がみられる.

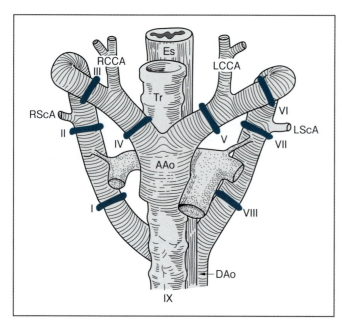

図 12-15 仮説的重複大動脈弓の模式図
AAo：上行大動脈，DAo：下行大動脈，Es：食道，LCCA：左総頸動脈，LScA：左鎖骨下動脈，RCCA：右総頸動脈，RScA：右鎖骨下動脈，Tr：気管．I〜IX は発生学的断裂部位，表 12-2 は対応する発生奇形を示す．(文献 38)より改変)

表 12-2 発生学的断裂部位に対応する発生奇形

I：	正常
II：	左大動脈弓＋大動脈憩室
III：	左大動脈弓＋異常右鎖骨下動脈
IV：	左大動脈弓＋異常右腕頭動脈
V：	右大動脈弓＋異常左腕頭動脈
VI：	右大動脈弓＋異常左鎖骨下動脈
VII および VIII：	右大動脈弓(鏡像)
IX：	重複大動脈弓(断裂なし)

BOX 12-13　縦隔内の血管奇形の特徴

- 必ずしも外科治療の対象になるものではない．
- 発生過程における大動脈弓や静脈系の模式図で考えることが重要．

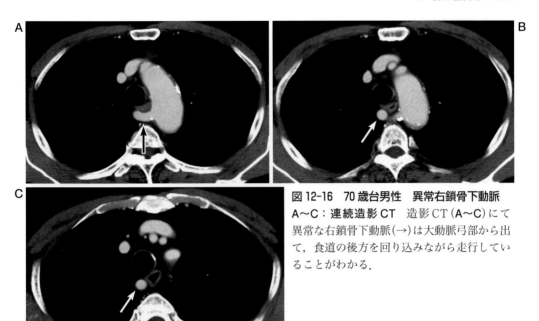

図 12-16 70歳台男性 異常右鎖骨下動脈
A～C：連続造影 CT　造影 CT（A～C）にて異常な右鎖骨下動脈（→）は大動脈弓部から出て，食道の後方を回り込みながら走行していることがわかる．

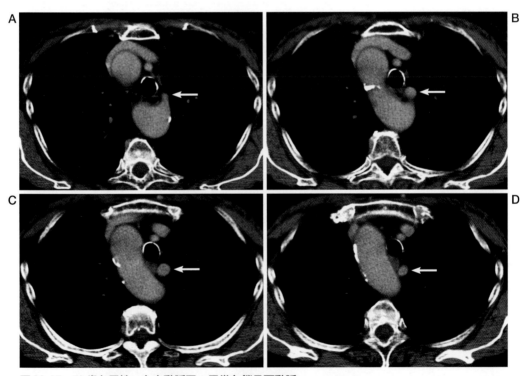

図 12-17 70歳台男性 右大動脈弓＋異常左鎖骨下動脈
A～D：連続造影 CT　造影 CT（A～D）では右大動脈弓とそこから出て食道背側を回り込み，食道左側を上行する異常左鎖骨下動脈（→）が描出されている．

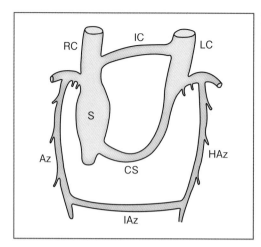

図 12-18　胎生 7 週の静脈系の模式図
Az：奇静脈，CS：冠静脈洞，HAz：半奇静脈，IAz：奇静脈間静脈，IC：主静脈間静脈(腕頭静脈)，LC：左主静脈(左上大静脈)，RC：右主静脈(上大静脈)，S：静脈洞(右房)．（ ）内は発達完成後の名称．（文献 39）より改変)

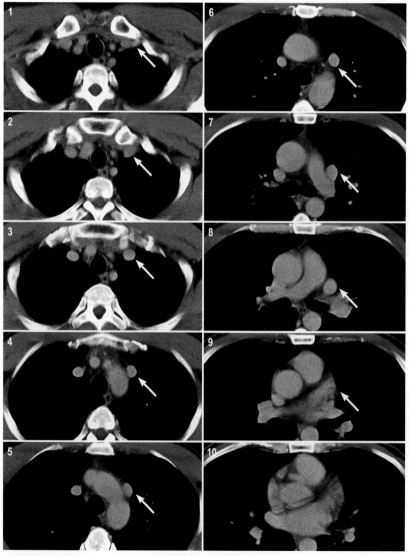

図 12-19　40 歳台男性　左上大静脈遺残
連続造影 CT　左腕頭静脈は左上大静脈(→)を下降し，冠静脈洞に入る．

4. 気管支肺実質と血管の合併異常
combination of bronchopulmonary and vascular anomaly

a. 肺低形成症候群　hypogenetic lung syndrome（scimitar syndrome）

　Hypogenetic lung syndrome は"scimitar syndrome"あるいは"congenital venolobar syndrome"ともいわれる[12,40,41]．頻度は100万人あたり1〜3人と報告されている．1) 右肺と右肺動脈の低形成，2) 右側の気管支異常，3) 右肺から下大静脈への肺静脈還流異常，で構成されるが，左側や両側性の報告もある[42]．肺静脈還流部位は，横隔膜下の下大静脈，より頭側の下大静脈，冠静脈洞，奇静脈などさまざまであるが，心臓の右方をゆるやかにカーブしながら横隔膜内側に至る特徴的な刀剣（scimitar）様の形態であることが多い（図12-20）．また，hypogenetic lung は下葉あるいは全体が体循環動脈で栄養されるため，肺高血圧症を引き起こすことがある．患者の25%は心室中隔欠損，心房中隔欠損，動脈管開存，大動脈縮窄症などさまざまな心奇形を合併する．気管支の異常は左右対称形（mirror image）や憩室形成が多い（BOX 12-14）．

BOX 12-14　肺低形成症候群の特徴

- 別名"scimitar syndrome"
- 右肺と右肺動脈の低形成，右気管支異常，右肺から大静脈への肺静脈還流異常．
- 肺静脈還流部位は，下大静脈，冠静脈洞，奇静脈などさまざま．
- 肺高血圧症を引き起こすことがある．
- 25%は心奇形を合併する．

---

b. 肺分画症　pulmonary sequestration[43]

　肺分画症は，肺の一部が正常肺から分離された（正常な気管支樹との交通がない）病態で，体循環から血液が供給されるものと定義される．通常，正常肺との境界に胸膜がなく，正常肺と胸膜を共有する肺内型分画症（intralobar sequestration）と，独自の胸膜で包まれ正常肺とは分離される肺外型分画症（extralobar sequestration）に分けられる．頻度は，肺の先天奇形の0.15%〜6%と記載されている[2]．実際の症例のなかには定義に合わない症例も多いために，気道，供給動脈，還流静脈，肺実質のどれか1つ以上の異常結合をもつ，すべての奇形を"spectrum of pulmonary sequestration"として，まとめようとする考え方もある[44]．確かに，論理的な考え方ではあるが，あまりに多くの疾患が含まれ，臨床的には使い

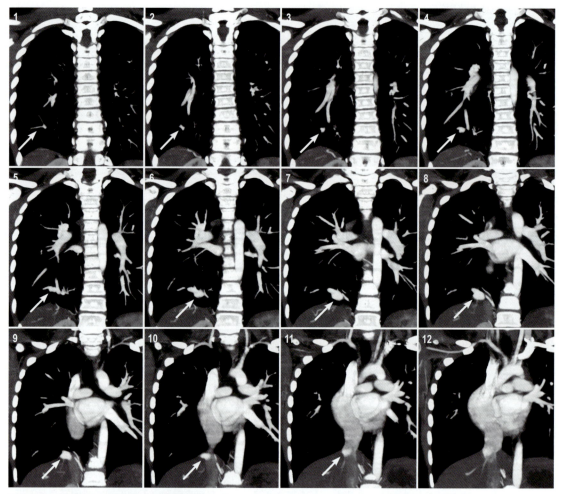

図12-20　10歳台女性　肺低形成症候群
造影CT冠状断連続画像　右下肺野の異常静脈（→）は特徴的なカーブを描きながら下方へ走行し，横隔膜面から下大静脈に流入する．

にくいので，ここでは，体循環系の供給血管をもつ肺病変[45]を分画症および類縁疾患として記載する．肺外型分画症はしばしば合併奇形がみられ，新生児期に発見されるのに対して，肺内型分画症では他の奇形の合併はまれで，若年成人で発見されることが多いことから，その機序は先天性ではなく，慢性の気管支閉塞や感染が原因のものがあるのではないかいう考え方もある[2,46,47]．一方，新生児や胎児にも報告症例があり，後述する消化管と連続する肺分画症（congenital bronchopulmonary foregut cyst）の存在から考えて，分画肺は前腸を由来とする副肺芽から発生したもので，正常肺と癒合すれば肺内型，分離したままであれば肺外型になるのではとする考え方も存在する[48,49]．

1）肺内型分画症

肺内型分画症は最もよく認められるタイプである（75〜85％）[12,50〜52]．通常は正常気管支との交通がないが，分画肺と正常肺の境界に胸膜がないために感染を生じやすく，感染に伴って気管支交通が生じる．臨床的にも繰り返す肺炎症状で発見されることが多い．発生部位

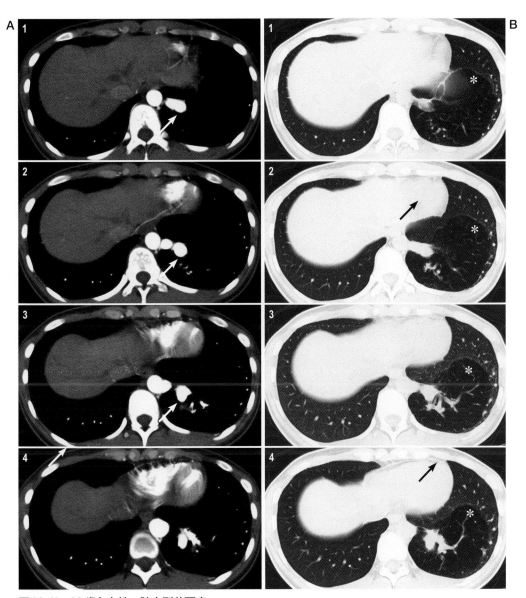

図 12-21　10 歳台女性　肺内型分画症
A：連続造影 CT，B：連続造影 CT（肺野条件）　連続造影 CT（A）では，大動脈から出て蛇行しながら肺内に分布する拡張した異常血管（→）を指摘できる．肺野条件の連続画像（B）では，分画肺（＊）は過膨張となっているのがわかる．

は，ほぼ下葉の後肺底区（S[10]）に限られている（98％）[44]．胸部大動脈（75％）や腹部大動脈，肋間動脈，腹腔動脈などから分岐する異常血管が肺靱帯下部を通って分画肺へ流入し，血液は肺静脈に還流するとされるが，近年は体循環へ還流するものも報告されている[12,53]．分画肺の肺実質は高度の変化を伴い，空気，粘液などを含む単発ないし多発囊胞であることが多い．囊胞は呼吸粘膜上皮で覆われていて，種々の程度に軟骨や気管支腺をもつ．囊胞の周囲には，結合組織，炎症細胞，発育不全を伴う肺胞などがみられる．ここでみられる肺胞は，発育不全を伴っていることが多く，しばしば過膨張や気腫性変化を示す（図 12-21，BOX 12-15）．また，体循環からの動脈血により喀血や血胸をきたすこともある[54]．

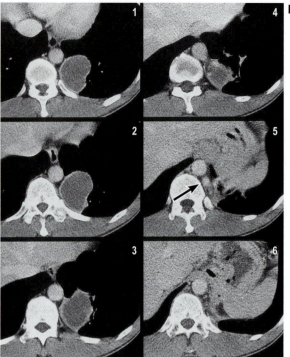

図 12-22　50 歳台男性　肺内型分画症
A：単純 X 線写真，B：連続造影 CT　単純 X 線写真（A）では，心陰影に重なって辺縁鮮明な腫瘤影がみられる（→）．連続造影 CT（B）では，横隔膜に接する傍脊椎領域に均一な腫瘤がみられ，大動脈から腫瘤に流入する拡張した血管（→）がみられる．

> **BOX 12-15　肺内型分画症の特徴**
>
> - 肺分画症の 75〜85% を占める．
> - 通常，下葉後肺底区（S^{10}）に局在する．
> - 単発あるいは多発嚢胞構造
> - 正常肺との境界に胸膜なし．
> - 正常肺との気管支交通なし．
> - 供給血管は大動脈あるいはその分枝．
> - 還流静脈は肺静脈，時に体循環．
> - 感染合併が多い．
> - 新生児での発見はまれ．
> - 合併奇形は少ない．
> - 治療は外科切除．

　肺内型分画症の画像所見は気腔交通や感染の有無によって大きく変化する．気腔交通がない場合には，異常組織は辺縁の鮮明な，均一な構造の腫瘤としてみられる（図 12-22）．腫瘍との鑑別が問題になるが，正常肺と異常組織の間には気管支の連続性がないこと，異常組織の静脈が肺静脈に戻ることなどが確認できる．気腔交通が確立すると異常組織は含気をもつが，肺野はエア・トラッピングの存在によって正常肺と比べて低吸収域となる．また正常肺の気管支や肺動脈は偏位し，流入しないことを HRCT で確認でき，大動脈から分岐し異常組織を栄養する拡張した異常動脈を，造影 CT で明瞭に描出することが可能である[55,56]（図 12-23）．一方，感染が合併すると，気管支との交通が生じるために異常組織内に空気が入り，炎症による滲出液も加わって，air-fluid level を伴う多房性嚢胞性陰影となる．肺内型分画症の異常組織内に粘液貯留も肺炎所見もない場合には患者は無症状で，胸部単純 X 線写真で大動脈から分岐する異常血管が「肺野結節の疑い」で発見されることが多い（図 12-23 A，

4. 気管支肺実質と血管の合併異常

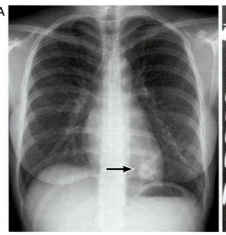
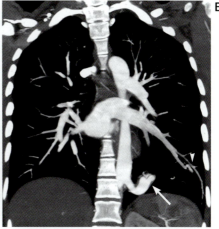
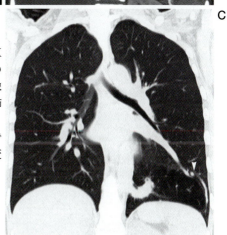

図 12-23　19 歳女性　肺内型分画症
A：単純 X 線写真，B：造影 CT 冠状断像，C：造影 CT 冠状断像（肺野条件）　単純 X 線写真（**A**）では心陰影に重なって不整形の結節影がみられる（→）．造影 CT 冠状断像（**B**）では，この不整形陰影は大動脈から肺内に分岐する拡張した異常血管であることがわかる（→）．肺野条件の冠状断像（**C**）では，正常の肺動脈や気管支は偏位して病変部に流入しないことが確認できる（►）．

BOX 12-16　肺内型分画症の CT 所見

- S^{10} で横隔膜に接した均一な腫瘤としてみられる．
- 感染合併により多房性囊胞性腫瘤となる．
- 時に異常血管を含む低吸収域を示す．
- 気管支と交通なし．
- 大動脈から分岐する異常血管がみられる．
- 還流静脈が同定できる場合は肺静脈が多い．

BOX 12-16）．基本的な治療は外科的切除であるが，出血のリスクを下げる，または分画肺の容積を減らす目的で術前に経血管的コイル塞栓術などが行われることがある[57]．

2）肺外型分画症

　肺外型分画症は肺内型に比べるとあまり一般的ではない（15〜25％）[12,51,58]．固有の胸膜に包まれた異常組織であるため，消化管との交通がないかぎり感染は起こりにくく，したがって，画像上も均一な軟部腫瘤として捉えられる（BOX 12-17）．左下葉と横隔膜の間にできることが多く，横隔膜ヘルニアやcongenital pulmonary airway malformation（CPAM）などの他の合併奇形の頻度が高く（15〜40％）[59,60]，生後まもなくから呼吸困難，チアノーゼといった症状を示し発見されることが多い．近年，流入動脈の捻転による間欠的な胸痛・腹痛や，妊娠出産後や外傷後に出血性梗塞を呈して発見される事例も報告されている[61,62]．

　画像所見は横隔膜と肺底区間の境界明瞭な腫瘤としてみられ，肺内型と同様，胸部あるいは腹部大動脈からの分枝によって栄養されるものが多い（80％）が，脾動脈や胃動脈，肋間動脈などから血流を受けるものもある．還流静脈は大部分が奇静脈などの体循環に戻る（図12-24）．横隔膜ヘルニアなどの合併奇形の頻度も高い（15〜40％[59]，BOX 12-17）．

3）Complex（communicating）bronchopulmonary foregut malformation（esophageal lung）

　通常の分画症では消化管との交通はまれであるが，時に消化管（主として食道）との交通を含み血管系も巻き込んだ複雑な奇形が生じることがあり，complex（or communicating）bronchopulmonary foregut malformationといわれる[10,48,63〜65]．この奇形では主気管支，葉気管支，あるいは余剰気管支が食道（時に胃）から発生する．病変の局在は一定していないが，約1/3は右肺の無形成を伴い，異常肺組織が右胸郭全体を占居し（図12-25），1/3では異常肺組織が左下葉に向かって突出する[63]．独自胸膜の有無，栄養血管や還流静脈が体循環か肺循環かについても症例ごとに異なり，一定の傾向はない．したがって，この奇形の画像診断では，1）正常の主気管支，葉気管支があるか，2）気管支が食道（あるいは胃）と交通しているか，3）栄養血管がどこから分岐するのか，4）還流静脈がどこに戻るのか，を明らかにすることが診断につながり，手術にも必要な情報となる（図12-25，BOX 12-18）．

BOX 12-17　肺外型分画症の特徴

- 肺分画症の15〜25％を占める．
- 左側横隔膜近傍に多い．
- 独自の胸膜をもつ．
- 供給血管は大動脈あるいはその分枝．
- 還流静脈は奇静脈あるいは門脈．
- 感染合併は少ない．
- 新生児発見が多い．
- 横隔膜ヘルニアなどの合併奇形の頻度が高い．

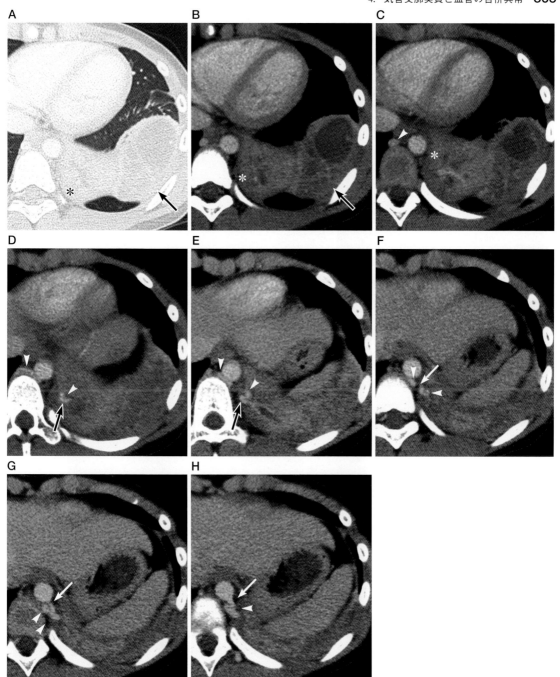

図12-24　8歳女児　肺外型分画症（CPAMとの合併症例）

A：造影CT（肺野条件），B～H：連続造影CT　造影CT（肺野条件，A）および縦隔条件（B）では，左下葉内側に接して肺外型分画症がある，軟部影を認める（＊）．そのすぐ外側に接してCPAMである囊胞病変を認める（→）．軟部影内には胸部下行大動脈から直接分枝する異常動脈（H，→）が上行しながら流入するのが確認できる（D～H）．軟部影から出る還流静脈（▶）は蛇行しながら大動脈背側へ走行し，奇静脈に流入する（C～H）．（守山市民病院小児科　野々村和男先生のご厚意による）

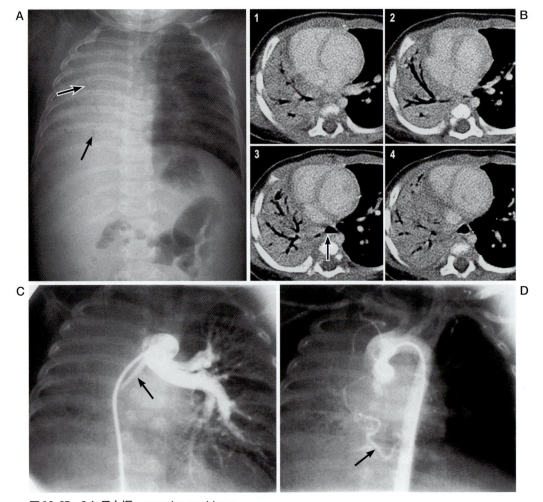

図 12-25　3 か月女児　esophageal lung
A：単純 X 線写真，B：連続単純 CT，C：肺動脈造影，D：大動脈造影　単純 X 線写真(A)では，右肺の含気はほとんどなく，内部に air bronchogram 様の透亮像(→)がみられる．連続単純 CT(B)では，右肺内の透亮像が気道で食道(→)から分岐することがわかる．気管から分岐する右主気管支はない．肺動脈造影(C)では，右肺動脈(→)は低形成である．大動脈造影(D)では，大動脈から分岐し気道と伴走する太い血管(→)がみられる．

> **BOX 12-18**　Complex bronchopulmonary foregut malformation の特徴
>
> - 分画肺と消化管(食道や胃)が主気管支，葉気管支，あるいは余剰気管支により交通を伴った奇形．
> - 約 1/3 は右肺の無形成を伴い，異常肺組織が右胸郭全体を占居する．
> - 1/3 では異常肺組織が左下葉に向かって突出する．

5. その他の先天異常

　リンパ系異常(lymphatic anomaly)には，1)末梢リンパ管と導出管の交通が障害されるために，分離されたリンパ系が拡張し，腫瘤状の病変を縦隔に形成する機序が考えられている lymphangioma，2)リンパ管の数，大きさや吻合が増加する diffuse pulmonary lymphangiomatosis，3)リンパ管の数や吻合の複雑さに増加はみられず，拡張が主体である congenital lymphangiectasia，の3つが記載されている[1]．

　Diffuse pulmonary lymphangiomatosis は，ほとんどが乳幼児期に発見され，病理学的には，気管支血管周囲間質，胸膜，小葉間隔壁といった結合組織内において，リンパ管が種々の大きさに拡張し，数や吻合も増加するとともに，周囲にも紡錘形細胞による線維組織の増生がみられる．これらの病理像を反映して，単純X線写真では下肺野主体の浸潤影や線状影がみられ，CT では気管支血管束の腫大や小葉間隔壁の肥厚とともに，浮腫変化を反映した斑状のすりガラス影がみられる(図12-26)．また，縦隔の脂肪組織のCT値の上昇もみられ，胸水(乳糜胸水)がみられる頻度も高い．

　Congenital lymphangiectasia は新生児にみられる重篤な疾患で，本来存在するリンパ管が，数や吻合を増すことなく著明に拡張する病態で，3つの subtype に分けられる．Group I は心奇形を伴うグループで，肺静脈の還流異常と密接に関連している．Group II は心奇形を伴わないもので，胎生14〜20週の肺の発育異常が原因と考えられている．胎生期18〜20週頃に，肺実質の成長に合わせてリンパ管を含む結合組織の退縮がみられるのが通常であるが，この退縮が生じず，リンパ管の径が大きいまま残存したものである．また，Group III は，肺の病変ばかりでなく，腸管など他臓器にも lymphangiectasia がみられる病態である．

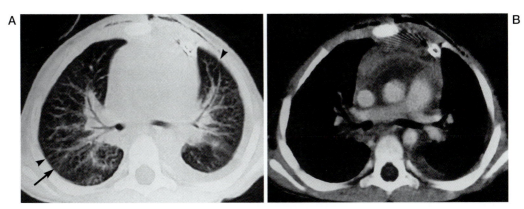

図 12-26　2歳男児　diffuse congenital lymphangiomatosis
A：造影CT(肺野条件)，B：造影CT　肺野条件のCT(A)にて，気管支血管束の腫大(→)，隔壁線の腫大(►)がみられ，肺野のすりガラス影もみられる．縦隔条件(B)では，気管支や血管周囲の軟部組織に加えて，縦隔部脂肪組織のCT値の上昇がみられる．(天理よろづ相談所病院放射線部　野間恵之先生のご厚意による)

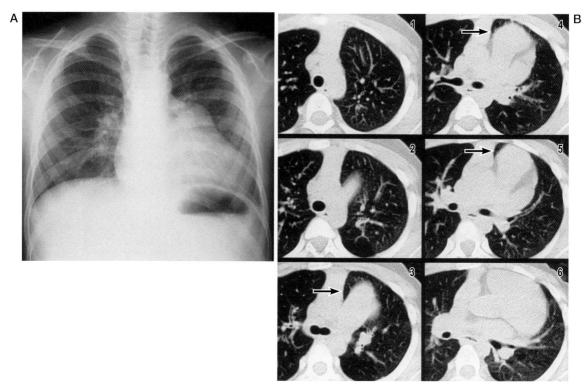

図 12-27　8 歳女児　心膜欠損(pericardial defect)
A：単純 X 線写真，B：連続単純 CT　単純 X 線写真(A)では，心左縁中央部が異常に突出している．連続単純 CT(B)では，肺動脈と大動脈の間に肺が鋭角に入り込む特徴的な像を示している(→)．

　心膜欠損(pericardial defect)は心膜が全体に，あるいは部分的に欠損しているために，この欠損部を通して心臓の一部が左胸郭内にヘルニアを起こす先天異常である．心膜全体が欠損している場合(完全欠損)は臨床的にはほとんど問題がないが，部分的欠損(不完全欠損)は，左側に多く(70％)，これにより左室がヘルニアを起こした場合には死亡に至る場合がある．動脈管開存や心房中隔欠損症など心奇形との合併が 30％程度に認められる[66]．単純 X 線写真では，心左縁に 3 つの突出した部分(大動脈弓，異常に大きい肺動脈，左室)がみられるのが特徴とされている(図 12-27 A)．CT では肺が心大血管の間に鋭角の切れ込みを示すのが明瞭に描出され，診断は容易である[67](図 12-27 B)．

文 献

1) Keslar P, Newman B, Oh KS : Radiographic manifestations of anomalies of the lung. Radiol Clin North Am 1991 ; 29 : 255-270.
2) Fraser R, Müller NL, Colman N : Diagnosis of diseases of the chest, 4th ed. Philadelphia : Saunders, 1999 : 597-675.
3) Zylak CJ, Eyler WR, Spizarny DL, Stone CH : Developmental lung anomalies in the adult : radiologic-pathologic correlation. RadioGraphics 2002 ; 22 : S25-43.
4) Berrocal T, Madrid C, Novo S, et al : Congenital anomalies of the tracheobronchial tree, lung, and mediastinum : embryology, radiology, and pathology. RadioGraphics 2004 ; 24 : e17
5) Biyyam DR, Chapman T, Ferguson MR, et al : Congenital lung abnormalities : embryologic features, prenatal diagnosis, and postnatal radiologic-pathologic correlation. RadioGraphics 2010 ; 30 : 1721-1738.
6) Thacker PG, Rao AG, Hill JG, Lee EY : Congenital lung anomalies in children and adults : current concepts and imaging findings. Radiol Clin North Am 2014 ; 52 : 155-181.
7) Trotman-Dickenson B : Congenital lung disease in the adult : guide to the evaluation and management. J Thorac Imaging 2015 ; 30 : 46-59.
8) Thacker PG, Schooler GR, Caplan MJ, Lee EY : Developmental lung malformations in children : recent advances in imaging techniques, classification system, and imaging findings. J Thorac Imaging 2015 ; 30 : 29-43 ; quiz 44-25.
9) Hanneman K, Newman B, Chan F : Congenital variants and anomalies of the aortic arch. RadioGraphics 2017 ; 37 : 32-51.
10) Remy J, Remy-Jardin M, Artaud D, Fribourg M : Multiplanar and three-dimensional reconstruction techniques in CT : impact on chest diseases. Eur Radiol 1998 ; 8 : 335-351.
11) Remy-Jardin M, Remy J : Spiral CT angiography of the pulmonary circulation. Radiology 1999 ; 212 : 615-636.
12) Webb WR, Higgins CB : Thoracic imaging : pulmonary and cardiovascular radiology. Philadelphia : Lippincott Williams & Wilkins, 2011 : 1-31.
13) Lee DH, Yoon TM, Lee JK, Lim SC : Bronchogenic cyst in the head and neck region. J Craniofac Surg 2017 ; 28 : e303-e305.
14) Miwa E, Tani T, Okada Y, Furukawa Y : A rare cardiac tumor : bronchogenic cyst of interatrial septum. Echocardiography 2017 ; 34 : 474-475.
15) Yoon YC, Lee KS, Kim TS, et al : Intrapulmonary bronchogenic cyst : CT and pathologic findings in five adult patients. AJR Am J Roentgenol 2002 ; 179 : 167-170.
16) David M, Lamas-Pinheiro R, Henriques-Coelho T : Prenatal and postnatal management of congenital pulmonary airway malformation. Neonatology 2016 ; 110 : 101-115.
17) Oh BJ, Lee JS, Kim JS, et al : Congenital cystic adenomatoid malformation of the lung in adults : clinical and CT evaluation of seven patients. Respirology 2006 ; 11 : 496-501.
18) Kim WS, Lee KS, Kim IO, et al : Congenital cystic adenomatoid malformation of the lung : CT-pathologic correlation. AJR 1997 ; 168 : 47-53.
19) Winters WD, Effmann EL : Congenital masses of the lung : prenatal and postnatal imaging evaluation. J Thorac Imaging 2001 ; 16 : 196-206.
20) Takeda S, Miyoshi S, Inoue M, et al : Clinical spectrum of congenital cystic disease of the lung in children. Eur J Cardiothorac Surg 1999 ; 15 : 11-17.
21) Hulnick DH, Naidich DP, McCauley DI, et al : Late presentation of congenital cystic adenomatoid malformation of the lung. Radiology 1984 ; 151 : 569-573.
22) Patz EF Jr, Müller NL, Swensen SJ, Dodd LG : Congenital cystic adenomatoid malformation in adults : CT findings. J Comput Assist Tomogr 1995 ; 19 : 361-364.
23) Bolde S, Pudale S, Pandit G, et al : Congenital pulmonary airway malformation : a report of two cases. World J Clin Cases 2015 ; 3 : 470-473.
24) Chandran-Mahaldar D, Kumar S, Balamurugan K, et al : Congenital lobar emphysema. Indian J Anaesth 2009 ; 53 : 482-485.
25) Kinsella D, Sissons G, Williams MP : The radiological imaging of bronchial atresia. Br J Radiol 1992 ; 65 : 681-685.
26) Woodring JH, Howard RS 2nd, Rehm SR : Congenital tracheobronchomegaly (Mounier-Kuhn

syndrome): a report of 10 cases and review of the literature. J Thorac Imaging 1991 ; 6 : 1-10.
27) Ghaye B, Szapiro D, Fanchamps JM, Dondelinger RF : Congenital bronchial abnormalities revisited. RadioGraphics 2001 ; 21 : 105-119.
28) Catala FJ, Marti-Bonmati L, Morales-Marin P : Proximal absence of the right pulmonary artery in the adult : computed tomography and magnetic resonance findings. J Thorac Imaging 1993 ; 8 : 244-247.
29) Castaner E, Gallardo X, Rimola J, et al : Congenital and acquired pulmonary artery anomalies in the adult : radiologic overview. RadioGraphics 2006 ; 26 : 349-371.
30) Gumbiner CH, Mullins CE, McNamara DG : Pulmonary artery sling. Am J Cardiol 1980 ; 45 : 311-315.
31) Miyake H, Hori Y, Takeoka H, et al : Systemic arterial supply to normal basal segments of the left lung : characteristic features on chest radiography and CT. AJR 1998 ; 171 : 387-392.
32) Yamanaka A, Hirai T, Fujimoto T, et al : Anomalous systemic arterial supply to normal basal segments of the left lower lobe. Ann Thorac Surg 1999 ; 68 : 332-338.
33) Do KH, Goo JM, Im JG, et al : Systemic arterial supply to the lungs in adults : spiral CT findings. RadioGraphics 2001 ; 21 : 387-402.
34) Jiang S, Yu D, Jie B : Transarterial embolization of anomalous systemic arterial supply to normal basal segments of the lung. Cardiovasc Intervent Radiol 2016 ; 39 : 1256-1265.
35) Inoue T, Ichihara M, Uchida T, et al : Three-dimensional computed tomography showing partial anomalous pulmonary venous connection complicated by the scimitar syndrome. Circulation 2002 ; 105 : 663.
36) Remy J, Remy-Jardin M, Giraud F, Wattinne L : Angioarchitecture of pulmonary arteriovenous malformations : clinical utility of three-dimensional helical CT. Radiology 1994 ; 191 : 657-664.
37) White RI Jr, Lynch-Nyhan A, Terry P, et al : Pulmonary arteriovenous malformations : techniques and long-term outcome of embolotherapy. Radiology 1988 ; 169 : 663-669.
38) Moss A, Gamsu G, Genant H : Computed tomography of the body, 2nd ed. Philadelphia : WB Saunders, 1992 : 43-118.
39) 小塚隆弘, 野崎公敏 : 心疾患のレントゲン診断, 第3版. 南山堂. 1976 : 99-103, 259-282.
40) Ahamed MF, Al Hameed F : Hypogenetic lung syndrome in an adolescent : imaging findings with short review. Ann Thorac Med 2008 ; 3 : 60-63.
41) Konen E, Raviv-Zilka L, Cohen RA, et al : Congenital pulmonary venolobar syndrome : spectrum of helical CT findings with emphasis on computerized reformatting. RadioGraphics 2003 ; 23 : 1175-1184.
42) Kabbani M, Haider N, Abu-Sulaiman R : Bilateral scimitar syndrome. Cardiol Young 2004 ; 14 : 447-449.
43) Qian X, Sun Y, Liu D, et al : Pulmonary sequestration : a case report and literature review. Int J Clin Exp Med 2015 ; 8 : 21822-21825.
44) Felker RE, Tonkin IL : Imaging of pulmonary sequestration. AJR 1990 ; 154 : 241-249.
45) Langston C, Askin F : Pulmonary diseases in neonate, infant, and child. In : Thurlbeck WM, Churg AM (eds) : Pathology of the lung, 2nd ed. New York : Thieme Medical Publishers, 1995 : 163-164.
46) Walford N, Htun K, Chen J, et al : Intralobar sequestration of the lung is a congenital anomaly : anatomopathological analysis of four cases diagnosed in fetal life. Pediatr Dev Pathol 2003 ; 6 : 314-321.
47) Frazier AA, Rosado de Christenson ML, et al : Intralobar sequestration : radiologic-pathologic correlation. RadioGraphics 1997 ; 17 : 725-745.
48) Gerle RD, Jaretzki A 3rd, Ashley CA, Berne AS : Congenital bronchopulmonary-foregut malformation : pulmonary sequestration communicating with the gastrointestinal tract. N Engl J Med 1968 ; 278 : 1413-1419.
49) Iwai K, Shindo G, Hajikano H, et al : Intralobar pulmonary sequestration, with special reference to developmental pathology. Am Rev Respir Dis 1973 ; 107 : 911-920.
50) Lee E, Boiselle P, Cleveland R : Multidetector CT : evaluation of congenital lung anomalies. Radiology 2008 ; 247 : 632-648.
51) Tokel K, Boyvat F, Varan B : Coil embolization of pulmonary sequestration in two infants : a

safe alternative to surgery. AJR 2000 ; 175 : 993-995.
52) Wei Y, Li F : Pulmonary sequestration : a retrospective of 2635 cases in China. Eur J Cardiothorac Surg 2011 ; 40 : 9-42.
53) 叶内 哲, 星 俊子, 上田みゆき・他. 肺葉内分画症は固有の還流静脈を持つ. 日呼吸会誌 2011 ; 49 : 816-821.
54) Kim TE, Kwon JH, Kim JS : Transcatheter embolization for massive hemoptysis from an intralobar pulmonary sequestration : a case report. Clin Imaging 2014 ; 38 : 326-329.
55) Ikezoe J, Murayama S, Godwin JD, et al : Bronchopulmonary sequestration : CT assessment. Radiology 1990 ; 176 : 375-379.
56) Franco J, Aliaga R, Domingo ML, Plaza P : Diagnosis of pulmonary sequestration by spiral CT angiography. Thorax 1998 ; 53 : 1089-1092 ; discussion 1088-1089.
57) Berthod PE, Chevallier O, Pottecher P, et al : Transcatheter embolization of a large aberrant systemic artery to an intralobar pulmonary sequestration using an Amplatzer vascular plug in an adolescent. Quant Imaging Med Surg 2017 ; 7 : 152-155.
58) Lee EY, Boiselle PM, Cleveland RH : Multidetector CT evaluation of congenital lung anomalies. Radiology 2008 ; 247 : 632-648.
59) Haddon MJ, Bowen A : Bronchopulmonary and neurenteric forms of foregut anomalies : imaging for diagnosis and management. Radiol Clin North Am 1991 ; 29 : 241-254.
60) Cheney LB, Patel B, Lam A, et al : Extralobar pulmonary sequestration in association with congenital cystic adenomatoid malformation : an unusual abdominal mass. ANZ J Surg 2011 ; 81 : 556-558.
61) Takeuchi K, Ono A, Yamada A, et al : Two adult cases of extralobar pulmonary sequestration : a non-complicated case and a necrotic case with torsion. Pol J Radiol 2014 ; 79 : 145-149.
62) Chen W, Wagner L, Boyd T, et al : Extralobar pulmonary sequestration presenting with torsion : a case report and review of literature. J Pediatr Surg 2011 ; 46 : 2025-2028.
63) Leithiser RE Jr Capitanio MA, Macpherson RI, Wood BP : "Communicating" bronchopulmonary foregut malformations. AJR 1986 ; 146 : 227-231.
64) Kiral H, Tezel CS, Kosar A, Keles M : Clinicopathologic demonstration of complex bronchopulmonary foregut malformation. Ann Thorac Surg 2008 ; 85 : 2114-2116.
65) Ballouhey Q, Abbo O, Rouquette I, et al : Complex communicating bronchopulmonary foregut malformation with pancreatic heterotopy depicted with fetal magnetic resonance imaging : a case report. J Pediatr Surg 2012 ; 47 : E7-9.
66) 木道圭子, 井上晃男, 野出孝一：先天性心膜欠損症. 新領域別症候群シリーズ No. 7, 循環器症候群Ⅳ, 第2版. 日本臨床社 2008 : 142-144.
67) Baim RS, MacDonald IL, Wise DJ, Lenkei SC : Computed tomography of absent left pericardium. Radiology 1980 ; 135 : 127-128.

和文索引

複数頁に載っている用語は，必要に応じて主要説明箇所の頁数をボールド体で示した．
症例写真の載っている頁数は，できるだけゴシック体で示した．

あ

悪性末梢神経鞘腫瘍　312, 321
悪性リンパ腫　298, 312, **679**
　──，原発性　679
　──，続発性　679
亜充実結節　185
アスベスト　621
アスベスト関連肺胸膜病変　621
アミロイドーシス　527, 691, **695**
　──，AA 型　691
　──，AL 型　691
　──，気管　660, **692**
　──，気管・気管支型　660, **691**
　──，結節型　**693**, 694
　──，結節性肺実質型　691, **693**
　──，びまん性肺胞隔壁型　691, 694, **695**
アルミニウム肺　634, **635**
アレルギー性肉芽腫性血管炎　586

い

異型腺腫様過形成　220, **223**
異常左鎖骨下動脈　853, **855**
異常右鎖骨下動脈　853, **855**
移植後リンパ増殖性疾患　684
移植片対宿主病　704
　──，慢性　707
異所性胸腺　313
異所性肺石灰化　701
イットミグ　42, **264**
イヌ回虫　425
イヌ糸状虫症　427
医療・介護関連肺炎　342
医療被ばくガイドライン　5
インジウム肺　638
インターロイキン 6　305
院内肺炎　339
インフォームド・コンセント　239

インフルエンザウイルス　363
インフルエンザウイルス肺炎　344, **363**
　──，A 型　364, 365, 366
　──，B 型　366
インフルエンザ桿菌　345
インフルエンザ桿菌肺炎　347

う

ウェステルマン肺吸虫症　422, **424**
右側大動脈弓　264

え

エア・トラッピング　171, 602, 611, 643, **644**, 662
　──による動的過膨張　17
腋窩リンパ節　152
液面形成　316
エコノミークラス症候群　744
遠隔転移　155
　──，多発性　155
　──，単発　155
円形無気肺　624
炎症性結節　140

お

横隔神経　55
横隔神経浸潤　159
横隔膜損傷　827, **828**
黄色ブドウ球菌　348
黄色ブドウ球菌肺炎　348
　──，メチシリン感受性　349
　──，メチシリン耐性　349
オウム病　360
オウム病クラミドフィラ肺炎　360
オートプシーイメージング　17

か

外傷初期診療ガイドライン　820

塊状線維化巣　599
架橋線維化　126
拡散強調画像　160
喀痰細胞診　164
加算平均投影法　21
仮想超音波　25
仮想内視鏡　25
画像誘導放射線治療　570
喀血　235
褐色細胞腫　328
滑膜肉腫　791, **816**
過敏性肺炎　610
　──，亜急性　610, 611, 612, **613**
　──，急性　610
　──，夏型　443, **445**
　──，慢性　118, 610, **613**
顆粒球マクロファージ刺激因子　695
カルチノイド　182
　──，異型　214, **218**
　──，定型　214, 216, 217, **218**
カルチノイド腫瘍　214, **285**
換気血流ミスマッチ　757
間質　107
　──，狭義の（本来の意味の）　107
　──，広義　110
　──，肺胞隔壁性　107
　──，リンパ路性　110
間質性肺炎　579
　──，細気管支中心性分布を示す　493
　──，慢性　454, **620**
　──，慢性線維化性　562
癌性リンパ管症　176, 205, 206, 562, **598**
関節リウマチ　406, **511**
　──に伴うニューモシスチス肺炎　522
　──に伴う気管支拡張症　517
　──に伴う器質化肺炎　515
　──に伴う胸膜炎　520

——に伴う通常型間質性肺炎　515
——に伴う肺高血圧症　520
——に伴う非特異性間質性肺炎　515
——に伴うびまん性肺胞傷害　515
——に伴う閉塞性細気管支炎　519
——に伴う濾胞性細気管支炎　518
感染性塞栓(症)　744, 752, 753
乾酪壊死　385

き

気管気管支骨軟骨形成症　658, 659
気管気管支腺　523
気管気管支損傷　824
気管狭窄症　842
気管後腔　263
気管後三角部　263
気管支　72
　——の動的狭窄　17
気管支拡張症　516, 652
気管支鏡的肺容量減少術　642
気管支腔内超音波断層法　160
気管支憩室　842
気管支結核症　402, 403
気管支原性嚢胞　266, 314, 836, 837
気管支喘息　648, 649, 650
気管支損傷　826
気管支動脈造影　14
気管支透亮像　183
気管支内過誤腫　225
気管支内転移　213
気管支嚢胞　268, 314, 316
気管支肺炎　342
　——パターン　358
気管支肺動脈周囲間質　356
気管支・肺動脈束　116
気管支閉鎖症　652, 840, 841
気管食道傍領域　46, 309
気管切開後気管狭窄　660, 661
気管軟化症　657, 842
気管分岐下リンパ節　152
気胸　234, 795, 797, 821, 822
　——, 二次性特発性　796
奇形腫　269, 291

——, 成熟(型)　291, 292, 293, 294, 295
——, 嚢胞性(状)　293, 266, 267
——, 未熟型　293, 295
器質化肺炎　185, 188, 503, 512, 709
——, 急性線維素性　492, 494
——, 照射野外　573
偽中皮腫様肺腺癌　808, 791
気腫合併肺線維症　470, 645
奇静脈葉　265
奇静脈連結　265, 853
キースライス　72
喫煙関連間質性肺炎　466
気道炎症　648
気道解析　26
気道狭窄　648
気道中心性間質性線維症　493, 495
吸気CT　643
菌球　376
急性間質性肺炎　476, 479
急性呼吸促迫症候群　400, 533, 535, 536, 537, 696, 760
急性増悪　459, 514
急性ループス肺炎　528, 529
胸郭入口部　42
胸骨後腔　263
胸骨骨折　830
胸水　790, 792, 793
　——, 葉間　793
胸腺癌　281, 284
胸腺脂肪腫　268, 269
胸腺腫　272
　——, B2型　290
　——, 異所性　273
　——, 浸潤性　277, 278, 279
　——, 非浸潤性　276
　——のWHO分類　274
　——, 嚢胞状　270
胸腺上皮性腫瘍　281
　——のWHO分類・病期分類　288
胸腺神経内分泌腫瘍　284, 285, 286, 287
胸腺扁平上皮癌　282
胸椎損傷　830
強度変調放射線治療　570
胸内筋膜　788

強皮症肺　496, 497, 498, 499, 500, 501, 502
胸部間接X線写真　240
胸部大動脈損傷　824
胸部直接X線写真　240
胸壁結核　810
胸壁肉腫　791
胸膜外脂肪層　790
胸膜外弾力膜　159
胸膜下帯状影　505
胸膜下肺静脈　122
胸膜陥入像　187
胸膜気管支瘻　797, 798
胸膜孤発性線維性腫瘍　806, 807, 808
胸膜腫瘍　804
胸膜中皮腫　630, 804, 805, 806
　——, 悪性　630, 631
胸膜転移　208
胸膜嚢胞　329
胸膜播種　806, 809
胸膜斑　798
胸膜肥厚　791, 798
　——, 炎症性　791
　——, 胸膜癒着術後の　803
　——, 腫瘍性　791
　——, びまん性　790
胸膜プラーク　625, 626, 627, 628, 793, 804
　——, 炎症後　803
　——, 石綿関連　790, 798, 800, 801, 802
棘状突起　182
巨細胞腫　810
巨細胞性間質性肺炎　632
巨大気管気管支症　842
緊張性気胸　234

く

空気塞栓　235
空洞　192, 379
空洞形成　752
空洞性病変　376, 385, 392
クラミドフィラ・ニューモニエ肺炎(→肺炎クラミドフィラ肺炎も見よ)　359, 361

け

経時的変化　142

和文索引 873

珪肺 615, **616, 617, 618, 619,
620**
経皮的肺生検 229
　――の適応 230
結核症(→肺結核症も見よ)
　181, 383
　――, 一次 384
　――, 限局性細葉性 391
　――, 二次 384
結核性胸膜炎 402, **403**, 794
結核性肉芽腫 181
結核性肺炎 393, **395, 396, 397**
結節性病変 392
血管炎 576
血管筋脂肪腫 686, **688**
血管腫 **270**, 810
血管前領域 46
血管内リンパ腫 682, **683**, 744
血胸 235, **822**, 823
結節
　――計測 28
　――のサイズ 230
結節性硬化症 685
血腫 235
牽引性気管支拡張 656
原頭節 424
顕微鏡的多発血管炎 576
　――に伴う間質性肺炎 580,
　581
　――に伴う肺胞出血 579

こ

抗 ARS 抗体症候群 507
抗 CADM-140 抗体 503, 505
抗 MDA-5 抗体 503
抗アミノアシル tRNA 合成酵
　素(ARS) 464, 503
高エネルギー外傷 6
硬化性肺胞上皮腫 142, **143,
　182, 225, 227, 228**
交感神経幹 319
交感神経腫瘍 325
交感神経節 55, 325
膠原病肺 496
抗好中球細胞質抗体 577, 659
好酸球性気管支・細気管支炎
　586
好酸球性多発血管炎性肉芽腫症
　576, **586**
好酸球性肉芽腫症 607

好酸球性肺炎 539
　――, 急性 **542**, 543
　――, 慢性 540, **541, 542**
後縦隔 43, 46, 319
拘束性呼吸機能低下 799
後天性免疫不全症候群 426,
　654
　――に伴うリンパ腫 682
高分解能 CT 9, 136, 338, 443
高分化腺癌 185
誤嚥性肺炎 429, **430, 431**
呼気 CT 643
呼吸細気管支 96
呼吸細気管支炎関連間質性肺疾
　患 467, **468, 469**
呼吸動態 CT 17
黒鉛肺 636, **638**
国際対がん連合 144
コクシジオイデス 382
骨シンチグラフィ 160
骨髄腫 810
骨軟骨腫 810
骨肉腫 192, 810
孤発性線維性腫瘍 807
孤立性結節 379
孤立性鎖骨下動脈 264
孤立性線維腫 791, 814, **815**
混合型胸腺癌 288
混合感染 359
混合性結合組織病 529, **532**
　――に伴う NSIP 532
コンソリデーション 189, 338,
　457, 479

さ

細気管支拡張像 662
細菌性肺炎 339, 341
最小値投影法 21
最大値投影法 21
サイトメガロウイルス肺炎
　369, **371, 372, 373**, 561
再発性多発軟骨炎 658, **659**
細胞性細気管支炎 356
細胞性破壊性細気管支炎 516
細葉 96, 390
細葉性陰影 356
細葉性病変 387, 390
細葉中心 103
鎖骨下動脈起始異常 264
鎖骨上窩リンパ節 152

サーフェスレンダリング 23
サルコイドーシス 313, **591,
　593, 595, 596, 597, 598, 599,
　600, 601, 602, 606**, 618
　――, 心臓 604
　――の診断基準 592
　――の肺野病変 596
サルコイド反応 313
産褥心筋症 761
散布影 390
サンプリングエラー 234

し

自己免疫性膵炎 710, **719**
市中肺炎 339, **341**
実効線量 30
質的診断 138
自動照射制御 37
自動露出機能 248
脂肪 184
脂肪吸収値 269
死亡時 CT(AiCT) 17
脂肪腫 812
脂肪肉腫 812
縦隔 42, 262
縦隔気腫 796, 821, **823**
縦隔区分 43
　――, 古典的な 43
縦隔(胸腺)原発大細胞型 B 細
　胞性リンパ腫 299, **300**
縦隔腫瘍 262
縦隔腫瘍取扱い規約(第 1 版)
　46, 264
縦隔上部 46
縦隔内甲状腺腫 264, **265, 309**
住血吸虫症 428
　――, ビルハルツ 428
　――, マンソン 428
周産期心筋症 761
充実成分径 158
重症筋無力症 272
重複大動脈 264
重複大動脈弓 853
終末細気管支 96
住民検診 241
絨毛癌 297
主軸系 96
腫瘍
　――の最大径 158
　――の播種 236

──(容積)倍加時間 142, 244
腫瘍塞栓(症) 744, **753**
小細胞癌 148, **153**, 165, 182, 200, 201, 286
照射想起現象 575
上縦隔 43
鞘状気管 657, **658**
上大静脈症候群 165
上皮成長因子受容体 161
上皮成長因子受容体チロシンキナーゼ阻害剤 161
上皮内腺癌 144, 148, **149**, 158, 186, **195**, 196, 220, 244, 246
上皮内扁平上皮癌 222
小葉 442
小葉間隔壁 120, 121
──肥厚 696
小葉性陰影 356
小葉性肺炎 342
小葉中心 103
小葉中心性陰影 355
小葉中心性病変 443
小葉中心性分岐状影 390
小葉中心性粒状影 390, 613
小葉中心性粒状病変 126
小葉内細静脈 122
小葉内網状影 564
小葉辺縁性病変 126
食道拡張 500
食道重複囊胞 314
食道浸潤 179
食道損傷 831
食道囊胞 266, 268
食道平滑筋腫 266, 309, 310
神経芽細胞腫 327
神経芽腫 325
神経芽腫群腫瘍 325
神経原性腫瘍 266, 268, **311**
神経鞘腫 **267**, 319, 320, 322, 814
──, Antoni A 型 319
──, Antoni B 型 319
神経節芽腫 325
神経節細胞腫 **326**
神経節神経腫 325
神経線維腫 321, 814
神経線維腫症 1 型 321, **324**
神経腸管性囊胞 328
神経内分泌癌 199
神経肉腫 814

心後腔 263
人工呼吸器関連肺炎 351
人獣共通感染症 422
滲出性病変 385
浸潤影 379
──, びまん性 381
浸潤癌 195
浸潤性腺癌 **197**, 247
──, 置換型の 187
浸潤性粘液性腺癌 189, **190**, 198
深達進展 174, **177**
診断参考レベル 5, 33
伸展固定肺 116
進展範囲診断 143
心囊 314
塵肺 632
──, 混合性 632, **633**
心膜横洞 314
心膜憩室 266, 268, 314
心膜欠損 868
心膜斜洞 314
心膜囊胞 314

す

髄外造血 328, **329**
スピキュラ 182
スペクトラル CT 17
すりガラス影 183, 363, 446, 698
すりガラス型(状)結節 222, 185, **186**

せ

生検針を保持するデバイス 231
生検ロボットの開発 232
成熟奇形腫 291, **292**, 293, 295
成熟型奇形腫 294
──, 囊胞状 266, **267**
──の悪性転化 270, **271**
精上皮腫 294, **295**, 296
成人呼吸促迫症候群 696
成人 T 細胞白血病 426
生着症候群 705, **706**
精度管理 250
生物学的製剤 406
生理食塩水による後押し 12
世界肺癌学会 144

脊髄神経節 55, 319
脊椎傍領域 46
脊椎骨折 830
石綿関連胸膜プラーク 790, 798, **800**, 801, 802
石綿胸膜炎 795
石綿肺 621, **623**
石綿肺癌 624
石綿曝露歴 804
石灰化 141, 184, 191
──, 異所性肺 701
──, 転移性 701
セルカリア 428
線維芽細胞巣 490
線維性胸膜炎 795
線維性骨異形成 810, **812**
腺癌 **154**, 155, 156, 157, 183, 184, 185, 187, 191, 192, 193, 195, 246
前縦隔 43, 45, 46
全身性エリトマトーデス 528
──に伴う NSIP **531**
──に伴う肺胞出血 530, 531
全身性強皮症 496
喘息 648
──, 難治性 **649**
──と COPD のオーバーラップ 651
前腸嚢胞 268, 314, **318**
先天性肺気道奇形 838, **839**
潜伏癌 158
線毛機能不全症候群 652, **653**
腺様嚢胞癌 220, 221, 222

そ

造影 CT 11
造影剤腎症 14
挿管後気管狭窄 660, **661**
臓器領域 309
造血幹細胞移植後非感染性合併症 704
臓側胸膜浸潤 159
側枝系 96
側方髄膜瘤 328, **329**
粟粒影 381
粟粒結核 399, **401**, 402, 445, 446
組織吸収線量 30
ソマトスタチン受容体 217

存在診断　137

た

大細胞癌　202
大細胞神経内分泌癌　182, 200, 201, 286
対策型検診　241
胎児性癌　296
大腸癌　192
大動脈小体　56, 327
大動脈造影　14
大動脈損傷　825
大動脈肺動脈傍神経節　56
大動脈弓・下行大動脈移行部（峡部）　824
ダイナミックCT　188
大葉性肺炎　342, 446
唾液腺型腫瘍　217
高安動脈炎　749
多形癌　202
多結節　379
多断面再構成法　18
多発血管炎性肉芽腫症　576, 582, 583, 659
　——に伴う器質化肺炎　584
　——に伴う肺胞出血　585
多発結節　381
多発性筋炎　502
　——に伴う間質性肺炎　505
多発性筋炎/皮膚筋炎　502
多房性胸腺囊胞　270
タルク肺　634, 636
多列化　3
多列検出器型CT　2
単純性肺アスペルギローマ　374, 375
単色X線等価画像　4, 17

ち

チェックバルブ機構　192
置換型腺癌　154
逐次近似再構成法　4, 37, 136, 248
遅発性非感染性肺障害　704
中縦隔　43, 45, 46, 309
虫道　423
虫囊　423
超音波気管支鏡ガイド下針生検　160

超硬合金肺　632, 633, 634
超高精細CT　4, 10
貯留囊胞　316
陳旧性結核性胸膜炎　628

つ

椎体傍領域　46, 319
通常型間質性肺炎　454, 512
蔓状神経線維腫症　266

て

定位放射線治療　570
低管電圧撮像　14, 37
低吸収域解析　26
低酸素性肺血管攣縮　766
低線量CT　11
　——画像　248, 249
　——検診　241
低分化腺癌　182
テスト注入法　13
テストボーラストラッキング法　13
転移性胸膜腫瘍　806
転移性石灰化　701
転移性肺腫瘍　203, 208, 209, 210, 212, 213

と

糖尿病　404
等方性ボクセル画像　2
動脈瘤様骨囊腫　810, 813
特発性器質化肺炎　481, 484, 485
特発性胸膜肺実質線維弾性症　488, 490, 491
特発性肺炎症候群　704
特発性肺線維症　122, 454, 455, 459, 564
　——，肺癌発生　460
　——の急性増悪　460

な

内因性再燃　367, 384
軟骨骨腫　812
軟骨性過誤腫　328
軟骨肉腫　810, 813

に

肉芽腫性病変　385, 387, 393, 400
二次小葉　442
日本胸腺研究会　46
乳頭型腺癌　152
ニューモシスチス肺炎　367, 368, 369, 370, 373, 521, 561, 697
尿中抗原　361
任意型検診　241
人間ドック　241

ね

粘液栓　171, 172, 377, 655
粘表皮癌　217, 219, 220
粘膜下進展　177, 178
粘膜関連リンパ組織　524
粘膜関連リンパ組織型節外性濾胞辺縁帯リンパ腫　299

の

ノイズ低減フィルタ　37
膿胸　792, 794
　——，外傷後　794
膿胸合併リンパ腫　791
膿胸関連リンパ腫　816
脳転移　158
囊胞状リンパ管腫　314, 317
囊胞性線維症　652
ノカルジア症　352

は

肺Langerhans細胞組織球症（→Langerhans細胞組織球症も見よ）　607, 609, 610
肺アスペルギルス症　374
　——，アレルギー性　379
　——，アレルギー性気管支　377, 654
　——，血管侵襲性　377, 378
　——，侵襲性　376, 378
　——，慢性進行性　374, 376
肺炎桿菌　346
肺炎桿菌肺炎　347
肺炎球菌　344, 346
肺炎球菌肺炎　345

肺炎クラミドフィラ肺炎　359
肺過誤腫　141, **142**, 182, **223**, 224, 225, 226
肺癌
　　——, 充実型　148
　　——, すりガラス型　148
　　——, 肺門部　162, **169**, 173, **180**
　　——, 肺野型　181
　　——, 部分充実型　148
　　——, 末梢型　181
　　——CT 検診　11, 240
　　——対策　240
　　——の WHO 分類　144
肺癌取扱い規約(改訂第 8 版)　141, 144
肺カンジダ症　381, **382**
肺感染症　338
肺灌流画像　17
肺気腫　193, 396, **473**, 639, 642
　　——, 細葉中心性　129
　　——, 小葉中心性　639, **640**
　　——, 汎小葉性　639, **641**
　　——, 傍隔壁型　639, **641**
　　——に発生した肺癌　647
　　——に発生した肺水腫　647
肺区域解剖　72
肺クリプトコックス症　379, **380**, **381**
肺結核症　386, 388, 389, 391, 394, 405, 406
　　——, 慢性細葉性散布　396, **399**
肺血栓塞栓症　744
　　——, 急性　747, **748**, 750
　　——, 慢性　746, **748**
肺高血圧(症)　496, 519, 602, 603, 754, 771, **772**, 775, 776
　　——, 肺静脈性　778
　　——, 肺動脈性　**774**, 775
肺抗酸菌症　383
肺梗塞症　381
肺骨化症　702, **704**
　　——, 特発性　702, **703**
胚細胞性腫瘍　290
　　——, 混合型　297, **298**
肺挫傷　826
肺出血　235, 697
肺静脈　72
肺静脈・境界膜系　116

肺静脈閉塞性疾患　499, **778**, **779**
肺真菌症　374
肺水腫　564, 744, **759**, 764
　　——, 陰圧性　**769**, 770
　　——, 高地　769
　　——, 混合型　766, **769**, 770
　　——, 再膨張性　766
　　——, 神経原性　768, **769**
　　——, 心原性　542, 697
　　——, 静水圧性　**759**, 760, **762**, **763**
　　——, 透過性亢進型　**759**, **763**, 766
　　——, 肺気腫に発生した　647
　　——, 閉塞後　769
肺生検　231
　　——, 間欠的 CT 透視　231
　　——, MRI ガイド下　233
　　——, X 線透視下　231
　　——, 超音波ガイド下　233
肺性心　602
肺性肥厚性骨関節症　806
肺線維症　193
肺尖部胸壁浸潤癌　159
肺尖帽　803
肺塞栓　427
肺組織球症　607
肺底区動脈大動脈起始症　**848**, **849**
肺低形成　835, **836**
肺低形成症候群　857, **858**
肺動静脈奇形　850, **852**
肺動脈　72
肺動脈血栓塞栓症　761
　　——, 急性　761
　　——, 慢性　761
肺動脈欠損症　846
肺動脈浸潤　179
肺動脈造影　14
肺動脈肉腫　749, **751**, **755**, **758**
　　内膜肉腫　756
　　壁肉腫　756
肺トリコスポロン症　382
肺内転移　151
肺内肺動脈狭窄症　780
肺内リンパ節　137, 181
肺内リンパ装置腫大　244, **247**
肺膿瘍　354
肺ノカルジア症　352, **353**
肺のリンパ路　669

肺分画症　857
　　——, 肺外型　857, 862, **863**
　　——, 肺内型　857, 858, **859**, **860**, **861**
肺胞出血　519, **528**, 577, 697
肺胞上皮置換型肺腺癌　222
肺胞性肺炎　342
　　——パターン　358
肺胞蛋白症　447, 638, 695, 696, 697, **698**
肺胞微石症　698, **699**, **700**
肺無形成　835
肺毛細血管腫症　778, **780**
肺門　162
肺門部肺癌　162, **169**, **173**, **180**
肺門リンパ節　679
肺門リンパ節結核　385
肺門リンパ節腫大　384
肺野型肺癌　181
肺葉切除　89
薄層 CT　9
剝離性間質性肺炎　468, **470**, **471**, 541
播種性血管内凝固症候群　360
播種巣　154
初感染結核　385
発癌リスク　35
汎小葉性病変　446
汎小葉性分布　395

ひ

非 Hodgkin リンパ腫　312, 680
皮下気腫　238
比較解剖学　84
非結核性抗酸菌　407
非結核性抗酸菌症　383, 521
微少浸潤性腺癌　144, 148, **149**, **150**, **151**, 195, 197, **197**, **199**, 245, 247
非精上皮腫悪性胚細胞性腫瘍群　296
左上大静脈　265
左上大静脈遺残　853, **856**
左肺動脈右肺動脈起始症　847
非定型抗酸菌症　181
非定型肺炎　339, **354**
非特異性間質性肺炎　461, **463**
　　——の経過　465
　　——の治療　464

ヒト・ヘルペスウイルス8型　305
ヒト免疫不全ウイルス　653
被曝　234
　——，術者の　231
　——線量　248
　——線量の管理　234
　——低減機構　234
　——の評価方法　29
皮膚筋炎　502
　——に伴う間質性肺炎　504, 506, 508, 509, 510, 511
びまん性嚥下性細気管支炎　431, **432**
びまん性胸膜肥厚　628, 629, 799, **802**
びまん性大細胞性リンパ腫　814
びまん性特発性肺神経内分泌細胞過形成　223
びまん性肺疾患　442
びまん性肺損傷　697
びまん性肺胞出血　586, 705
びまん性肺胞傷害　129, 361, **476**, 478, 480, 503, 512, 533, 560
びまん性汎細気管支炎　662, 663, 665
びまん性リンパ過形成　486
表層・内腔進展　167

ふ

フィルタ補正逆投影法　4
副腫瘍結節　151
不全分葉　89
ブタ回虫　425
部分充実結節　185, **186**
部分肺静脈還流異常　850, **851**
部分容積効果　160
分枝状菌　810
分子診断　229
分子標的薬　560
糞線虫症　426, **427**

へ

平滑筋肉腫　311
閉塞性細気管支炎　516, 666, 667, 707, 708
閉塞性肺炎　170

ヘリカルスキャン　2
扁平上皮異形成　222
扁平上皮化生　162
扁平上皮癌　153, 162, 182, 183, 192, 194, 198, 199, 201
　——，上皮内　222

ほ

傍隔壁結節　244
蜂窩肺　123
放射線肺障害　564, 569
放射線肺線維症　569
放射線肺臓炎　569
傍神経節　55
傍神経節腫　327, 328
放線菌症　352
蜂巣肺　123, 446, 454, 458
包虫症　424
　——，多　425
星形結節　632
ポータブル写真　821
ポップコーン様　184
ボーラストラッキング法　13
ボリュームレンダリング　23

ま

マイクロCT　116
マイコプラズマ肺炎　346, 355, 357, 358
正岡-古賀分類　273
正岡分類　273
末梢型肺癌　181
末梢神経腫瘍　319
マルチスライスCT　2, 136
マルチ物質密度弁別画像　4
慢性血栓塞栓性肺高血圧症　746, 780
慢性腎不全　404
慢性閉塞性肺疾患　346, 639, 645, 650

み

右大動脈弓　855
未分化リンパ腫キナーゼ　161
宮崎肺吸虫症　423
ミレリ・グループ　352

む

無気肺　171, 173, 174, 175, 176
　——，円形　624
無効X線ビーム遮蔽用コリメータ　38
ムコール症　382
無増悪生存期間　161

め

迷走神経　55
メタセルカリア　422
メチシリン感受性黄色ブドウ球菌肺炎　349
メチシリン耐性黄色ブドウ球菌肺炎　349
メトトレキサート　521
　——による薬剤性肺炎　**522**
免疫チェックポイント阻害剤　560
免疫不全　340, 404

も

モザイクパターン　369, 648
モニター診断　250
モノクロマチック画像　17
モラクセラ・カタラーリス　350
モラクセラ・カタラーリス肺炎　350
門脈肺高血圧　777, **778**

や

薬剤性間質性肺炎　560
薬剤性肺炎　520
薬剤性肺障害　560, 567

ゆ・よ

有効性評価に基づく検診ガイドライン　240
葉間胸膜　89
溶接工肺　636, **637**
幼虫移行症　425, **426**
ヨード密度画像　17

ら・り

卵黄嚢腫瘍　296, **297**

リウマチ結節　519, **521**
リコール現象　566
流注膿瘍　328
良性石綿胸水　628, **629**, 795, **796**
緑膿菌　350
緑膿菌肺炎　**351**
旅行者血栓症　744
リンパ管　116
リンパ球性間質性肺炎　**486**, **487**, **488**, **489**, 524, 670, 674, **676**, 694
　──, 特発性　486
リンパ腫様肉芽腫症　**523**, 681, **683**
リンパ節腫大　694
リンパ節転移　313
リンパ増殖性(肺)疾患　118, 523, 669
リンパ脈管筋腫症　646, **685**

れ・ろ

レジオネラ肺炎　360, **362**

裂隙状弯入　224
連続回転CT　2
肋間筋　788
　──, 外　788
　──, 最内　788
　──, 内　788
肋間神経　55, 319
肋骨骨折　**822**, 829
濾胞性細気管支炎　516, 524, **672**

わ

腕神経叢　55

欧文索引

%CSA 646
%LAA 642, 651
%low attenuation area
　（%LAA） 642

320 列面検出器 CT 3
3D-CTA 14, 25

α_1-アンチトリプシン欠損症
　640, 652
β-D-グルカン 368

A

AAH 220, **223**
aberrant subclavian artery
　264
ABPA 377, 654
absorbed dose 30
accessory cardiac bronchus
　842, **845**
ACIF 493, **495**
acinus 96
ACO 650, 651
ACOS 651
acquired immune deficiency
　syndrome（AIDS） 654
acquired immune deficiency
　syndrome-related
　lymphoma（ARL） 682
Actinomyces 352, 810
actinomycosis 352
acute fibrinous and organizing
　pneumonia（AFOP） 492
acute interstitial pneumonia
　（AIP） 476
acute lupus pneumonia 528
acute respiratory distress
　syndrome（ARDS） **533**, 760
ADCT 3, 17
adenocarcinoma **154**, 195
adenocarcinoma *in situ*（AIS）
　144, 148, **149**, 158, **195**, 220,
　246
adenoid cystic carcinoma 220
AEC 37, 248

AEF 470, **473**, **474**
AEP 542, 543
AFOP 492, **494**
AGA 586
AHP 類似パターン 568
Ai 17
AiCT 17
AIDS 426, 654
AIP **476**, **479**, **480**, 710
AIP/DAD 類似パターン 568
air bronchogram 183
air crescent sign 374, 377
air trapping 171, 602, 643
airspace enlargement with
　fibrosis（AEF） 470, **473**, **474**
airway-centered interstitial
　fibrosis（ACIF） 493
AIS 144, **149**, **195**, 220, 246
ALARA 5
ALK 161
ALK 遺伝子 161
allergic bronchopulmonary
　aspergillosis（ABPA） 377,
　654
allergic granulomatous angiitis
　（AGA） 586
alveolar hemorrhage 528
aminoacyl-tRNA synthetase
　（ARS） 503
AML 686, **688**
amyloidosis 691
　──, diffuse parenchymal
　　691
　──, nodular parenchymal
　　691
　──, tracheobronchial 660,
　　691
anaplastic lymphoma kinase
　（ALK） 161
ANCA 576, 577, 659
ANCA 関連血管炎 576
　──, ANCA 陰性 577
　──, 肺限局型 580
angiitis 576
angiogram sign 189, 211, 680
angiomyolipoma（AML） 686

anglioneuroma 325
anterior mediastinum 46
anterior zone 45
anti-neutrophil cytoplasmic
　antibody（ANCA） 576, 577,
　659
anti-synthetase syndrome
　（ASyS） 505
aortic body 56
aortic injury 824
apical cap 490, 803
ARDS 400, **533**, **535**, **536**, **537**,
　696, 760
area detector CT（ADCT） 3
ARL 682
ARS 抗体 464, 503
as low as reasonably
　achievable（ALARA） 5
asbestos pleuritis 795
asbestosis 621
asbestos-related lung cancer
　624
asbestos-related pleural
　plaque 798
Ascaris suum 425
Askin tumor 814
aspiration pneumonia 429
asthma and COPD overlap
　syndrome（ACOS） 651
asthma and COPD overlap
　（ACO） 650, 651
ASyS 507
atoll sign 483
atypical adenomatous
　hyperplasia（AAH） 220
autoimmune pancreatitis（AIP）
　710
automatic exposure control
　（AEC） 37
autopsy imaging（Ai） 17
AVM 850
axial pathway 96
azygos continuation 265, 853
azygos lobe 265

B

BALT 669, 671
beam-hardening artifact 268
benign asbestos pleural effusion 795
benign asbestos pleurisy 628
benign pleural thickening 798
Berlin 定義 533
BHD 症候群 646
Birt-Hogg-Dube(BHD)症候群 646
black pleural line 700
BO 516, **666**, 707
bolus tracking 13
BOS 666
brachial plexus 55
bronchial asthma 648
bronchial atresia 840
bronchial cyst 314
bronchial tuberculosis 402
bronchiectasis 652
bronchio-arterial lymphatic 116
bronchiolitis obliterans(BO) 516, **666**, 707
bronchiolitis obliterans syndrome(BOS) 666
bronchiolocentric patterns of interstitial pneumonia 493
bronchogenic cyst 314, 836
bronchopleural fistula 797
bronchus-associated lymphoid tissue(BALT) 669, 671
butterfly shadow 98

C

CAP 341
carcinoid tumor **214**, 285
Carney's triad 328
Castleman 病(CD) 305, **306**, 311, 710
——, multicentric type (MCD) 311, 710, **714**
——, unicentric type (UCD) 710, **713**
——, hyaline vascluar type 311, 712
——, plasma cell type 311, 712
——, 形質型 712
——, 硝子血管型 712
——, 多中心型 **675**, 710, **715**, **716**, **717**, **718**
——, 単発型 710
cavitary lesion 392
CCAM 838
CD 710
CD4 陽性リンパ球 367, 371
CDB 516
cellular and destructive bronchiolitis(CDB) 516
cellular bronchiolitis 356
central zone 45
centri-acinar 103
centri-lobular 103
CEP 540, **541**, 542
CGVHD 707
Chlamydophila pneumoniae pneumonia 359
Chlamydophila psittaci pneumonia 360
choriocarcinoma 297
chronic obstructive pulmonary disease(COPD) 639
chronic thromboembolic pulmonary hypertension (CTEPH) 746
Churg-Strauss 症候群(CSS) 582, 586
cm pattern 101
CMV 561
coelomic cyst 329
collar sign 828
combined pulmonary fibrosis and emphysema(CPFE) 470
combined thymic carcinomas 288
comet tail sign 624
communicating bronchopulmonary foregut malformation 862
community-acquired pneumonia(CAP) 341
complex bronchopulmonary foregut malformation 862
congenital bronchopulmonary foregut cyst 858
congenital cystic adenomatoid malformation(CCAM) 838
congenital lobar emphysema 840
congenital lymphangiectasia 865
congenital pulmonary airway malformation(CPAM) 838
congenital venolobar syndrome 857
conglomerate fibrosis 599
consolidation 189, 338, 457, 479
——, air-space 698
COP 481, **484**, **485**, 541
COPD 346, **639**, **645**, 650
CPA 696
CPAM 838, **839**
CPFE 453, 470, **472**, 645
CPPA 374
CPR 21
crazy paving appearance (CPA) 363, 369, 540, 584, 696
cryptogenic organizing pneumonia(COP) 481, 541
CSS 586
CT angiogram sign 171
CT angiography 25
CT bronchography 25
CT bronchus sign 25
CT dose index(CTDI) 30
CT features most consistent with non-IPF 457
CT halo sign 210, 372, 377, 584
CT pulmonary angiography (CTPA) 744
CT 気管支造影法 25
CT 検診 262
CT 線量指標 30
CTDI 30
CTDI$_{vol}$ 248
CTEPH 746
CTPA 744
CT ガイド下生検 229
——の合併症 234
——の診断成績 231
CT 透視 231
curved planar reconstruction (CPR) 21
cystic fibrosis 652

cytomegarovirus pneumonia　369

D

DAB　431, **432**
DAD　129, 361, **476**, **478**, 503, 512, **533**, 560
DAH　577, 586, 705
daughter bronchus　98
de novo pathway　164
DECT　16
deep sulcus sign　796
dependent viscera sign　828
dermatomyositis(DM)　502
desquamative interstitial pneumonia(DIP)　**468**, 541
diagnostic reference level (DRL)　33
DIC　360
diffuse alveolar damage(DAD)　129, 361, **476**, 503, 512, **533**, 560
diffuse alveolar hemorrhage (DAH)　577, 705
diffuse aspiration bronchiolitis (DAB)　431
diffuse congenital lymphangiomatosis　865
diffuse idiopathic pulmonary neuroendocrine cell hyperplasia(DIPNECH)　223
diffuse large B-cell lymphoma (DLBCL)　679, **681**
diffuse lymphoid hyperplasia (DLH)　486, 524, 670, **673**, **675**
diffuse panbronchiolitis(DPB)　662
diffuse pleural thickening　628, 799
diffuse pulmonary lymphangiomatosis　865
diffusion-weighted imaging (DWI)　160
DIP　**468**, **470**, **471**, 541
DIPNECH　223
dirofilariasis　427
disseminated tuberculosis　399
DLBCL　679, **681**

DLH　486, 524, 670, **673**, **675**
DLP　31
DM　502
dose length product(DLP)　31
double aortic arch　264
DPB　662, **663**, **665**
DRL　33
drowned lung　171
DSCT　3
dual energy CT(DECT)　3, **16**
　　——, 2回転方式　16
　　——, 2層検出器　16
　　——, X線束分割方式　16
　　——, 超高速スイッチング方式　16
dual sourse CT(DSCT)　3, 16
dust macule　615
Dutch-Belgian NELSON Trail　241
DWI　160
dynamic airway narrowing　17
dynamic hyperinflation　17
dyskinetic cilia syndrome　652
dysplasia　222
dysplasia-carcinoma sequence　162

E

E/I ratio　634
EBUS　160
EBUS-TBNA　160
echinococcosis　424
effective dose　30
EGFR-TKI　161
*EGFR*遺伝子　161
eggshell calcification　618
EGPA　576, **586**, **588**, **589**
elastofibroma dorsi　812, **814**
embryonal carcinoma　296
emphysema　639
empyema　792
endobronchial ultrasonography (EBUS)　160
endobronchial ultrasound-guided transbronchial needle aspiration(EBUS -TBNA)　160
engraftment syndrome　705

eosinophilic granuloma　607
eosinophilic granulomatosis with polyangiitis(EGPA)　576, **586**
eosinophilic pneumonia　539
　　——, acute(AEP)　542
　　——, chronic(CEP)　540
eparterial bronchus　84, 85
epidermal growth factor receptor(EGFR)　161
epipericardial fat pad　42
epithelial-lined cleft　224
esophageal duplication cyst　314
esophageal leiomyoma　309
esophageal lung　862, **864**
extralobar sequestration　857
extramedullary hematopoiesis　328
extranodal marginal zone lymphoma of mucosa-associated lymphoid tissue　299
extrapleural air collection with detachment of parietal pleura　821
extravasation　820

F

FACT　820
fallen lung sign　825
FB　516, **672**
FBP　4, 136
FDG-PET/CT　152
feeding bronchus appearance　413
feeding vessel sign　203, 584, 752
Felsonの区分　43, 46
fibroblastic foci　490
filtered back projection(FBP)　4, 136
flail chest　829
Fleischner Societyガイドライン　245
fluid-fluid level　316
focused assessment with CT for trauma(FACT)　820
follicular bronchiolitis(FB)　516, 524, **672**

foregut cyst　314
frown sign　657

G

Gemstone 検出器　3
germ cell tumors　290
GGA　446
GGN　185
　——, pure　185, **186**
GGO　183, 363
giant cell interstitial pneumonia(GIP)　632
GIP　632
gloved finger shadow　215, 654
GM-CSF　695
golden pneumonia　170
GPA　576, **582**, **583**, 659, 752
　——に伴う器質化肺炎　**584**
　——に伴う肺胞出血　**585**
graft-versus-host disease (GVHD)　704
　——, chronic(CGVHD)　707
granulomatosis with polyangiitis(GPA)　576, **582**, 659, 752
granulomatous lesion　387
graphitosis　636
gravitation abscess　328
Grocott 染色　368
ground glass attenuation (GGA)　446
ground glass opacity(GGO)　183, 363, 446
ground glass nodules(GGN)　185
GVHD　704

H

Haemophilus influenzae　345
Hamman-Rich 症候群　476
HAPE　769
hard metal pneumoconiosis　632
Heitzmann による区分　43
hemothorax　822
hereditary hemorrhagic telangiectasia　850

high-resolution CT(HRCT)　9, 136, 338, 443
histiocytosis X　607
HIV　404, 654
Hodgkin リンパ腫　312, 680
　——, 結節硬化型古典的　303, **304**
honeycomb lung　123
honeycombing　123
hot tub lung　418, **419**, 610, **614**
HPV　766
HRCT　9, 136, 338, 443
human immunodeficiency virus(HIV)　654
hyparterial bronchus　84, 85
hypersensitivity pneumonitis　610
hypogenetic lung syndrome　857
hypostatic abscess　328
hypoxic pulmonary vasoconstriction(HPV)　766

I

IASLC 分類　144
idiopathic interstitial pneumonias(IIPs)　451
idiopathic plasmocytic lymphadenopathy　710
idiopathic pleuroparenchymal fibroelastosis(IPPFE)　488
idiopathic pneumonia syndrome(IPS)　704
idiopathic pulmonary fibrosis (IPF)　448, **454**
IgG4 relatd disease(IgG4RD)　710
IgG4 関連疾患　678, **679**, 710, 713, **718**, **719**, **720**, 721, 722
IgG4RD　710
IGRT　570
IIPs　451
　——, chronic fibrosing　452
　——, rare　452
　——, smoking related　452
　——, unclassifiable　**452**, 453
image-guided radiotherapy (IGRT)　570
IMRT　570

intensity-modulated radiotherapy(IMRT)　570
intercostal nerve　55, 319
International Thymic Malignancy Interest Group (ITMIG)　42
interstitial-venous lymphatic　116
intimal sarcoma　756
intralobar sequestration　857
intravascular lymphoma(IVL)　682
invasive adenocarcinoma　**197**, 247
invasive mucinous adenocarcinoma　198
inverted S sign　174
iodine density　17
IPA　376
IPF　448, **454**, **455**, 459
　——, 肺癌発生　**460**
　——の急性増悪　**460**
IPF/UIP　122
IPPFE　488, **490**, **491**
IPS　704
isotropic voxel　2
Italung-CT Trail　241
iterative reconstruction　4
ITMIG 区分　42, 264, 309, 319
IVL　682, **683**

J

Japanese Association for Research of Thymus (JART)　46
JART 区分　46, 262, 319
JATEC　820
JECS 研究　242

K

Kartagener 症候群　652
Klebsiella pneumoniae　346
knuckle sign　757

L

LAA 計測　26
LAM　646, **685**
　——, S-　**685**, **686**, 687

――, sporadic 685
――, TSC- 685, **686**, **689**, **690**
Lambert-Eaton 症候群 165
Langerhans cell histiocytosis (LCH) 466, 646
Langerhans 細胞組織球症 466, 646
Langerhans 細胞肉芽腫症 607
large cell carcinoma 202
large cell neuroendocrine carcinoma (LCNEC) 286, **200**
Larrey 孔ヘルニア 270
late-onset non infectious pulmonary complication (LONIPC) 704
lateral bronchus 98
lateral meningocele 328
lateral pathway 96
LCH 466, 646
LCNEC 286
lead time bias 241
left superior vena cava 265
Legionella pneumophila pneumonia 360
leiomyosarcoma 311
length bias 241
lepidic adenocarcinoma **154**
LIP 486, **487**, **488**, **489**, 524, 670, 674, **676**, 694
――, idiopathic 486
localized acinar tuberculosis 391
Löffler 症候群 539
LONIPC 704
LPD 523
Luftsichel 173
lung perfusion blood volume 17
lung volume reduction surgery (LVRS) 642
LVRS 642
LYG 681, **683**
lymphangioleiomyomatosis (LAM) 646, **685**
lymphangioma 865
――, cystic 314
lymphangitic carcinomatosis 205

lymphoid interstitial pneumonia (LIP) 486, 524, 670, 674
――, idiopathic 486
lymphomatoid granulomatosis (LYG) 681
lymphoproliferative disorder (LPD) 523

M

M 因子（遠隔転移） 144
MAC 181
MAC 症 408, **409**, **411**, **412**, **413**, **414**, **415**, **417**, **418**
――, 過敏性肺炎型 418
――, 結節・気管支拡張型 408
――, 孤立性結節型 416
――, 線維空洞型 412
――, 全身播種型 416
malignant lymphoma 298, **679**
――, primary 679
――, secondary 679
malignant peripheral nerve sheath tumor (MPNST) **312**, 321
malignant transformation 271
MALT 524
MALT リンパ腫（MALToma） 299, **301**, **680**, **681**, **682**
maximum intensity projection (MIP) 21
MBIR 248
MCD 710, **715**, **716**, **717**, **718**
MCTD 529, **532**
――に伴う NSIP **532**
MDCT 2, 136
MDF 615
mediastinal goiter 309
mediastinum 42
melanoma differentiation-associated gene 5 (MDA-5) 503
MEN type 1 214, 285
Mendelson 症候群 431, **432**
metastatic calcification 701
methotrexate (MTX) 521
MIA 144, 148, **149**, **197**, 247
micronodular pneumocyte hyperplasia (MNPH) 689

microscopic polyangiitis (MPA) 576
middle mediastinum 46, 309
migration track 423
Mikulicz 病 711
miliary tuberculosis 399
Miller の小葉 101
minimally invasive adenocarcinoma (MIA) 144, 148, **149**, **197**, 247
minimum intensity projection (MinIP) 21
MinIP 21
MIP 21
mixed connective tissue disease (MCTD) 529
mixed dust fibrosis (MDF) 615
mm pattern 101
MMPH 689
MNPH 689
model-based iterative reconstruction (MBIR) 248
Moraxella catarrhalis 350
Morgagni 孔ヘルニア 270
mosaic perfusion 757
motion artifact 749
Mounier-Kuhn 症候群 652, 842, **843**
MPA 576
――に伴う間質性肺炎 **580**, **581**
――に伴う肺胞出血 **579**
MPNST **312**, 321
MPR **18**, 136, 158
MSCT 2
MTX 521
MTX 肺炎 521
mucoepidermoid carcinoma 217
mucoid impaction 655
mucosa-associated lymphoid tissue (MALT) 524
multidetector-row CT (MDCT) 2, 136
multifocal micronodular pneumocyte hyperplasia (MMPH) 689
multilocular thymic cyst 270
multiplanar reconstruction (MPR) **18**, 136, 158

multiple endocrine neoplasm type 1(MEN1)　214
multiple-dot ELISA 法　422
mural sarcoma　756
Mycobacterium abscessus　421
Mycobacterium abscessus 症　421
Mycobacterium avium complex (MAC)　181, 408
Mycobacterium kansasii　419
Mycobacterium kansasii 症　419, **420**
Mycoplasma pneumoniae pneumonia　355

N

N 因子(所属リンパ節)　144
neonatal lobar hyperinflation　840
neurinoma　319
neuroendocrine tumors　199
neurofibroma　321
neurogenic tumors　311
NHCAP　342
NLST　241
nocardia　810
nodular lesion　392
nodular lymphoid hyperplasia　677
nodular sclerosis classical Hodgkin lymphoma (NSCHL)　303
nontuberculous mycobacteriosis(NTM 症)　383
nonseminomatous malignant germ cell tumors　296
nonspecific interstitial pneumonia(NSIP)　461
nontuberculous mycobacteria (NTM)　407
NPPE　769
NSCHL　303
NSIP　461, **463**
──, fibrosing　452
──+OP　453
──経過　465
──治療　464
NTM　407
NTN 症　383

nursing and healthcare-associated pneumonia (NHCAP)　342

O

oblique sinus　314
OP　503, 512, 709
── with fibrosis　503
──, fibrosing　503
organizing pneumonia(OP)　188, 503, 709
overdiagnosis bias　241

P

PAH　775
Pancoast 腫瘍　194
papillary adenocarcinoma　**152**
PAPVR　850
paraganglioma　327, 328
paraganglion　55
──, aortopulmonary　56
paragonimiasis miyazakii　423
paragonimiasis westermani　422
paravertebral compartment　47, 319
paravertebral zone　46, 319
part solid nodule　185, **186**
part solid type　148
partial anomalous pulmonary venous return(PAPVR)　850
partial volume effect　160
PCH　778, **780**
PCP　367, 561
perfusion CT　16
pericardial defect　868
perifissural nodules　244
peripartum cardiomyopathy　761
peritracheoesophageal zone　46
persistent left superior vena cava　853
PFS　161
pheochromocytoma　328
photographic negative of pulmonary edema pattern　540

phrenic nerve　55
PIE 症候群　422
PIOPED III　745
PLAAV　580
PLCH　607, **609**, 610
PLCO トライアル　240
pleomorphic carcinoma　202
pleural cyst　329
pleural effusion　792
pleural mesothelioma　630, 804
pleural plaque　625
──, post inflammatory　803
pleural rind　805
pleural tumor　804
PM　502
PM-DM　502
PMBL　299
PMF　617
PNET　814, **815**
pneumoconiosis　632
──, hard metal　632
──, mixed dust　632
Pneumocystis jirovecii　367
Pneumocystis pneumonia (PCP)　367
pneumomediastinum　796
pneumothorax　**795**, 821
Poland 症候群　**811**
polymyositis(PM)　502
polymyositis-dermatomyositis (PM-DM)　502
POPE　769
portopulmonary hypertension　777
post tracheostomy and post intubation tracheal stenosis　660
posterior mediastinum　46, 319
post-transplantation lymphoproliferative disorder (PTLD)　684
precardiovascular zone　45, 46
prevascular compartment　47
primary mediastinal(thymic) large B cell lymphoma (PMBL)　299

primary tumor thrombotic microngiopathy(PTTM) 754, **755**
primitive neuroectodermal tumor(PNET) 814, **815**
progression free survival (PFS) 161
progressive massive fibrosis (PMF) 617
proximal interruption of pulmonary artery 846
pseudolymphoma 677
pseudomesotheliomatous adenocarcinoma 808
Pseudomonas aeruginosa 350
psittacosis 360
PTE 744
PTLD 684
PTTM 211, 754, **755**
pulmonary agenesis 835
pulmonary aluminosis 634
pulmonary alveolar microlithiasis 698
pulmonary alveolar proteinosis 695
pulmonary aplasia 835
pulmonary arteriovenous malformation(AVM) 850
pulmonary artery hypertension(PAH) 775
pulmonary artery sarcoma 755
pulmonary artery sling 847
pulmonary aspergillosis 374
―, chronic progressive (CPPA) 374
―, invasives(IPA) 376
pulmonary candidiasis 381
pulmonary capillary hemangiomatosis(PCH) 778, **780**
pulmonary cryptococcosis 379
pulmonary edema 759
―, high altitude (HAPE) 769
―, hydrostatic 759
―, negative pressure (NPPE) 769
―, neurogenic 768
―, permeability 759

―, postobstructive (POPE) 769
―, reexpansion 766
pulmonary hamartoma 223
pulmonary hypertension 771
pulmonary hypertrophic osteoarthropathy 806
pulmonary hypoplasia 835
pulmonary infiltration with eosinophilia(PIE) 422
pulmonary Langerhans cell histiocytosis(PLCH) 607
pulmonary limited AAV (PLAAV) 580
pulmonary ossification 702
pulmonary sequestration 857
―, spectrum of 857
pulmonary talcosis 634
pulmonary thromboembolism (PTE) 744
pulmonary tumor thrombotic microangiopathy(PTTM) 211
pulmonary veno-occlusive disease(PVOD) 499, **778**
PVOD 499, **778**, **779**

R

RA 511
――に伴う気管支拡張症 517
――に伴う器質化肺炎 515
――に伴う胸膜炎 520
――に伴う通常型間質性肺炎 515
――に伴うニューモシスチス肺炎 522
――に伴う肺高血圧症 520
――に伴う非特異性間質性肺炎 515
――に伴うびまん性肺胞傷害 515
――に伴う閉塞性細気管支炎 519
――に伴う濾胞性細気管支炎 518
radiation fibrosis 569
radiation pneumonitis 569
radiation recall phenomenon 575

RA-UIP 516
――に伴う肺腺癌 522
RB-ILD 467, **468**, **469**
―― with fibrosis 470, **474**
recurrent bronchus 98
Reed-Sternberg cell 303
Reidの小葉 101
relapsing polychondritis(RP) 658
Rendu-Osler-Weber病 850
respiratory bronchiolitis-interstitial lung disease (RB-ILD) 467
retention cyst 316
retro-cardiac space 263
retrocardiovascular zone 45
retrograde bronchus 98
retro-sternum space 263
retro-tracheal space 263
retrotracheal triangle 263
reversed (CT) halo sign 382, 483, 565, 584
reversed pulmonary edema pattern 540
rheumatoid arthritis(RA) 511
rib fracture 829
right aortic arch 264
rounded atelectasis 624
RP 658

S

saber-sheath trachea 657
salivary gland-type tumors 217
salt and pepper appearance 328
sarcoid galaxy sign 599
sarcoidosis 591
――, pseudoalveolar 597
SCC 286
schistosomiasis 428
schwannoma 319
scimitar syndrome 857
sclerosing pneumocytoma 225
seminoma 294
separate tumor nodule 151
septum 120
――, larger 120

―, major　120
―, minor　120
SFT　814, 815
signet ring sign　653, 655
simple pulmonary aspergilloma (SPA)　374
simple pulmonary eosinophilia　539
single faced alveolar wall　126
size-specific dose estimates (SSDE)　32
Sjögren syndrome (SjS)　523
Sjögren 症候群　300, 523, 525, 526, 527
SjS　523
SLE　528
　――に伴う NSIP　531
　――に伴う肺胞出血　530, 531
small cell carcinoma (SCC)　148, 165, 200, 286
SMG　352
smoking-related interstitial fibrosis (SRIF)　470, 474
solid type　148
solitary fibrous tumor (SFT)　806, 814
SPA　374
spicula　182
spinal ganglion　55, 319
split notochord syndrome　328
split pleura sign　794
squamous cell carcinoma　162, 198
squamous cell carcinoma in situ　222
SRIF　470, 474
SRT　570
SSc　496
SSDE　32
SST　159, 194
standard uptake value (SUV)　152
Staphylococcus aureus　348
stellate nodule　615, 632
stereotactic radiotherapy (SRT)　570
streak artifact　749
Streptococcus milleri group (SMG)　352
Streptococcus pneumoniae　344

strongyloidiasis　426
subpleural edema　760
subpleural sparing　462, 494, 698
subsolid nodule　185
SUM　21
　――, ray　21
superior portion of the mediastinum　46
superior sulcus tumor (SST)　159, 194
surface rendering　23
SUV　152
Swiss cheese appearance　646
sympathetic ganglion　55, 325
sympathetic trunk　319
systemic arterial supply to normal basal segments of the lung　848
systemic lupus erythematosus (SLE)　528
systemic sclerosis (SSc)　496
　―― associated interstitial lung disease　496

T

T lymphoblastic leukemia/lymphoma (TLL)　301
T 因子（原発腫瘍）　144
T 細胞リンパ芽球型リンパ腫　302
T 細胞リンパ芽球型白血病/リンパ腫　301
talcoasbestosis　635
target sign　321
TB　383
TDT　142
teratoma　291
　――, immature　293
　――, mature　291
terminal bronchiole　96
test injection　13
thin-section CT　9
thoracic fracture　830
thoracic inlet　42
thymic carcinoma　281
thymic neuroendocrine tumor　284
thymic squamous cell carcinoma　282

thymolipoma　269
thymoma　272
　――, cystic　270
TKI　161
TLL　301
TNF 阻害薬　406
TNM 病期分類　144
Toxocara canis　425
tracheal bronchus　842, 844
tracheal stenosis　842
tracheobronchomegaly　652
tracheobronchopathia osteochondroplastica　658
tracheomalacia　657, 842
traheobronchial tear　824
tram line　655
transverse sinus　314
trauma pan-scan　6
traveler's thrombosis　744
tree-in-bud appearance (pattern)　358, 377, 390, 408, 411, 662
triple-rule-out CT　7
TSC　685
tuberculosis (TB)　383
tuberculous pleurisy　402
tuberculous pneumonia　393
tuberous sclerosis (TSC)　685
tumor doubling time (TDT)　142
tumorlet　214
TXN0M0　158
tyrosine kinase inhibitor (TKI)　161

U

UCD　710
UICC 分類　144
UIP　448, 449, 454, 512
　――, CT pattern indeterminate for　457
　――, inconsistent with　454, 457
　――, possible　449, 454, 456
　――, probable　457
　――, RA-　514
　――, typical CT　457
usual interstitial pneumonia (UIP)　448, 454

V

V/Q mismatch　757
vagus nerve　55
vanishing tumor　792
VAP　340, 351
vasculitis　576
ventilator-associated pneumonia(VAP)　340, 351
virtual endoscopy　25
virtual sonography　25
visceral compartment　47, 309
visceral larva migrans　425
visceral white pleural line　796
volume rendering(VR)　23
volume scan　3
volumetric CT dose index (CTDI$_{vol}$)　248
von Recklinghausen病　321
VR　23

W

welder's pneumoconiosis　636
Westermark sign　174, 757
Williams-Campbell症候群　652

X・Y

X連鎖無ガンマグロブリン血症　**653**

yolk sac tumor　296

胸部のCT　第4版　　　定価：本体 15,000 円＋税

1998 年　2 月 10 日発行　第 1 版第 1 刷
2004 年　3 月 24 日発行　第 2 版第 1 刷
2011 年　4 月　5 日発行　第 3 版第 1 刷
2018 年　4 月 10 日発行　第 4 版第 1 刷 ©
2020 年 10 月　1 日発行　第 4 版第 2 刷

編集者　村田喜代史・上甲　剛・村山貞之・酒井文和

発行者　株式会社 メディカル・サイエンス・インターナショナル
　　　　代表取締役　金子　浩平
　　　　東京都文京区本郷 1-28-36
　　　　郵便番号 113-0033　電話(03)5804-6050

印刷：横山印刷／表紙装丁：トライアンス

ISBN 978-4-8157-0118-5　C3047

本書の複製権・翻訳権・上映権・譲渡権・貸与権・公衆送信権(送信可能化権を含む)は(株)メディカル・サイエンス・インターナショナルが保有します．本書を無断で複製する行為(複写，スキャン，デジタルデータ化など)は，「私的使用のための複製」など著作権法上の限られた例外を除き禁じられています．大学，病院，診療所，企業などにおいて，業務上使用する目的(診療，研究活動を含む)で上記の行為を行うことは，その使用範囲が内部的であっても，私的使用には該当せず，違法です．また私的使用に該当する場合であっても，代行業者等の第三者に依頼して上記の行為を行うことは違法となります．

JCOPY〈出版者著作権管理機構　委託出版物〉
本書の無断複写は著作権法上での例外を除き禁じられています．複写される場合は，そのつど事前に，出版者著作権管理機構(電話 03-5244-5088, FAX 03-5244-5089, info@jcopy.or.jp)の許諾を得てください．